Verhandlungsbericht der Deutschen Gesellschaft für Urologie

31. Tagung
17. bis 20. Oktober 1979, München

Tagungsleitung
W. Mauermayer, München

Redigiert durch den zweiten Schriftführer
der Deutschen Gesellschaft für Urologie
H. Frohmüller, Würzburg

Mit 284 Abbildungen und 177 Tabellen

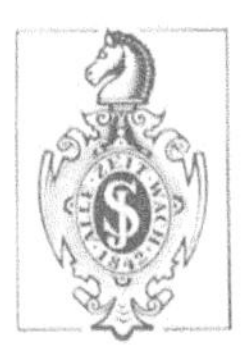

Springer-Verlag
Berlin Heidelberg New York 1980

Prof. Dr. W. Mauermayer
Direktor der Urologischen Klinik und Poliklinik rechts der Isar der Technischen Universität München, Ismaninger Straße 22, D-8000 München 80

Prof. Dr. H. Frohmüller
Direktor der Urologischen Universitätsklinik und Poliklinik, Luitpoldkrankenhaus, D-8700 Würzburg

ISBN-13: 978-3-540-10170-3 e-ISBN-13: 978-3-642-81494-5
DOI: 10.1007/978-3-642-81494-5

CIP-Kurztitelaufnahme der Deutschen Bibliothek
Deutsche Gesellschaft für Urologie:
Verhandlungsbericht der Deutschen Gesellschaft für Urologie: Tagung. - Berlin, Heidelberg, New York: Springer.
31. 1979. 17. bis 20. Oktober 1979 in München.
- 1980.

Satz, Druck und Bindearbeiten: Meisenbach KG, Bamberg
Verantwortlich für den Anzeigenteil: H. Hüttig, Kurfürstendamm 237, D-1000 Berlin 15
2329/3321-543210

H. J. de Voogt, P. Rathert, M. E. Beyer-Boon

Praxis der Urinzytologie

Phasenkontrastmikroskopie und Analyse gefärbter Präparate
Vorwort von L.G. Koss

Überarbeitete Übersetzung der englischen Ausgabe von P. Rathert 1979. 79 überwiegend farbige Abbildungen in 327 Teilbildern, 9 Tabellen. Etwa 210 Seiten
Gebunden DM 118,–; approx. US $ 64.90
ISBN 3-540-09361-3

Die Früherkennung von Tumoren des Harntraktes ist ein vordringliches medizinisches Problem unserer Zeit; denn der wichtigste Faktor zur Verbesserung der Krebsbehandlung ist und bleibt dessen frühzeitige Erkennung. So hat die Einführung der regelmäßigen zytologischen Krebsvorsorgeuntersuchung bei Frauen die Heilungs- bzw. Überlebenschancen bereits verbessert. In allen Industrieländern ist die Häufigkeit des Blasenkarzinoms ansteigend. Die einzige, allgemein anwendbare, wirksame und sichere Methode zu seiner Früherkennung und Kontrolle ist die zytologische Untersuchung des Urins.

Diese Monographie gibt einen Überblick über die Urinzytologie zur Diagnostik und Kontrolle der Urothelialtumoren. Es bleibt zu hoffen, daß dies zu entsprechenden Entwicklungen in der Behandlung der Tumoren des Urogenitalsystems beiträgt.

Der vorliegende Atlas gibt dem Praktiker die Möglichkeit, mittels Phasenkontrastmikroskopie, Methylenblau und Testsimplets zu diagnostizieren und dem Spezialisten und Cytologen eine detaillierte Darstellung der Ergebnisse von Färbemethoden. Der statistische Vergleich von Untersuchungsmethoden einerseits und die Gewißheit der Effektivität der Urinzytologietechnik andererseits, zeigt die umfangreichen Möglichkeiten aber auch die Begrenzungen dieser Methode bei der Krebsfrüherkennung. Eine breitere Anwendung der Urinzytologie, wie sie in diesem Buch dargestellt wird, sollte zu einer Verbesserung der Prognose, insbesondere des Blasenkarzinoms führen.

Inhaltsübersicht:
Klinische Anwendung der Urinzytologie. – Präparationstechniken. – Urinzytologie und ihre Beziehung zur Histologie des Harntraktes. – Phasen-Kontrast-Mikroskopie des Urinsediments. – Methylenblau-Färbung des Urinsediments. – Epidemiologie und Ätiologie der Urotheltumoren. – Aussagefähigkeit der Urinzytologie zur Entdeckung von Tumoren des Harntraktes.

Preisänderungen vorbehalten.

1465/5/1

Springer-Verlag
Berlin
Heidelberg
New York

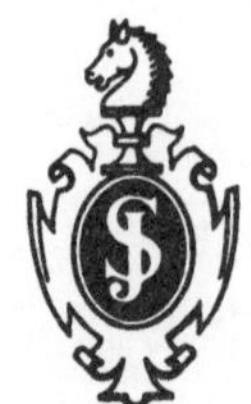

Handbuch der medizinischen Radiologie
Encyclopedia of Medical Radiology
Herausgeber: L. Diethelm, F. Heuck, O. Olsson, F. Strnad, H. Vieten, A. Zuppinger
Band 13, Teil 2

Röntgendiagnostik des Urogenitalsystems, Teil 2
Roentgen Diagnosis of the Urogenital System, Part 2

Weibliches Genitale/Female Genitals

1979. Etwa 300 Abbildungen in etwa 440 Einzeldarstellungen. Etwa 530 Seiten (etwa 40 Seiten in Englisch).
Gebunden DM 360,–;
approx. US $ 198.00
Vorbestellpreis/Subskriptionspreis
Gebunden DM 288,–;
approx. US $ 158.40
ISBN 3-540-09364-8

Von/By L. Alà-Ketola, G. Benz, A. Breit, K. Fochem, M. Forss, P. Grotemeyer, A. Kauppila, K. Kivimiitty, A. Kratochwil, J. Lissner, T. Mattsson, W. Platzer, U. Rohde, U. Scherer, C.-E. Unnerus, P. Vuoria, E. Willich

Redigiert von/Edited by F. HEUCK, A. BREIT

Dieser Band des **Handbuches der medizinischen Radiologie** über die Diagnostik des weiblichen Genitale ist das erste umfassende Sammelwerk der Weltliteratur auf dem Gebiet der gynäkologischen und geburtshilflichen Röntgendiagnostik einschließlich der ergänzenden Verfahren. Neben der Röntgendiagnostik von Uterus und Adnexen (Hysterosalpingographie) werden die Methoden und die anatomischen Grundlagen der speziellen radiologischen Diagnostik, einschließlich der Röntgen-Ganzkörper-Computertomographie des weiblichen Beckens behandelt. Ein besonderes Kapitel befaßt sich mit der gynäkologischen Röntgendiagnostik in der Pädiatrie. Die Möglichkeiten der röntgenologischen Spezialdiagnostik wie Angiographie, Phlebographie, Pneumo-Pelvigraphie und Röntgen-Computer-Tomographie zum Nachweis gynäkologischer Primärtumoren sowie in der Rezidiv-Diagnostik von Geschwülsten und Metastasen werden in einzelnen Teilabschnitten ausführlich besprochen. Auf die Bedeutung der radiologischen Diagnostik für die Therapieplanung und Kontrolle bei gynäkologischen Tumoren wird in einem eigenen Kapitel eingegangen. Die besondere Problematik einer subtilen frühzeitigen Diagnostik von Harnabflußstörungen bei Frauen wird besprochen. Es folgen Kapitel über die allgemeinen und speziellen Verfahren der Röntgendiagnostik in der Geburtshilfe. Der Ultraschalluntersuchung kommt im Rahmen der geburtshilflichen Diagnostik große Bedeutung zu, so daß sich mit diesem Verfahren ein eigenes Kapitel beschäftigt.
Die Handbuchautoren sind international anerkannte Wissenschaftler und Experten auf dem Gebiet der radiologischen Diagnostik des weiblichen Genitale und eine Gewähr dafür, daß das Werk den neuesten Stand unserer Kenntnisse vermittelt.

Inhalt: Gynäkologische Röntgendiagnostik: Der gesunde und kranke Uterus im Hysterosalpingogramm. Der morphologische Röntgenbefund der Tuben. Die gynäkologische Röntgendiagnostik in der Pädiatrie. Radiologische Spezial-Diagnostik in der Gynäkologie. Diagnostik gynäkologischer Tumoren. Radiodiganostic in the Planning and Follow-Up of Radiotherapy given for Gynecological Tumours – Planung und Kontrolle der Strahlenbehandlung von gynäkologischen Tumoren. Harnabflußstörungen bei Frauen.– Radiologische Diagnostik in der Geburtshilfe: Röntgendiagnostik in der Geburtshilfe. Spezielle Diagnostik und ergänzende Methoden in der Gravidität. Weitere Untersuchungsmethoden in der Geburtshilfe. Ultraschalluntersuchung in der Geburtshilfe.

1494/5/1

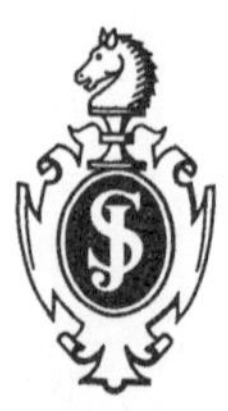

Springer-Verlag
Berlin
Heidelberg
New York

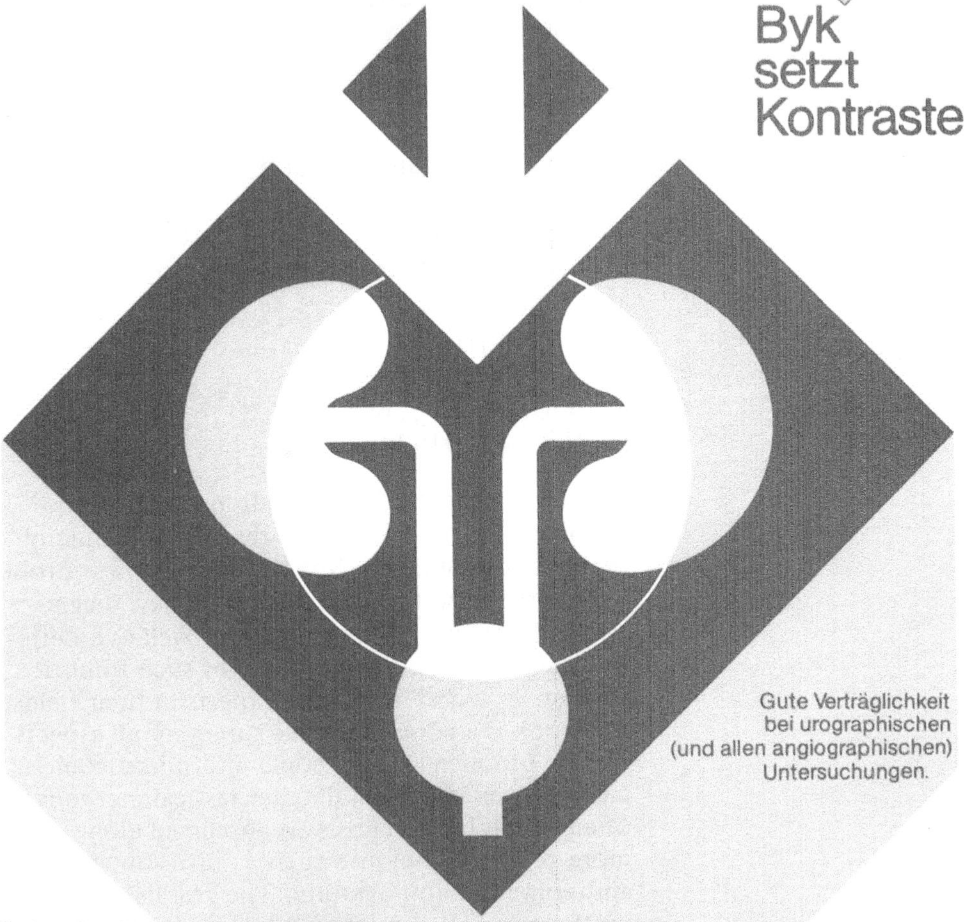

Renal and Adrenal Tumors

Pathology, Radiology, Ultrasonography, Therapy, Immunology

By R. Ackermann, D.K. Bachmann, A. Baert, H. Behrendt, D. Beyer, W. Bischoff, E. Boijsen, H.C. Dominick, V. Fiedler, W.A. Fuchs, M. Georgi, U. Goerttler, H. Goldberg, R. Günther, W. Havers, R. Heckemann, H. Holfeld, L. Jeanmart, J.V. Kaude, L.-D. Leder, E. Löhr, M. Marberger, G. Marchal, P. Mellin, A. Moss, O. Olsson, M. Osteaux, H.J. Richter, E. Scherer, C. Stambolis, M.W. Strötges, B. Swart, G. Wilms

Editor: E. Löhr, University of Essen, Germany

Translated in Part from the German by H.-U. Eickenberg

1979. 208 figs (14 in color) in 344 sep. ills., 42 tab. XVIII, 372 pages.
Cloth DM 198,–; approx. US $116.90
ISBN 3-540-09192-0

Tumors of the kidney and adrenal glands pose problems for physicians and researchers in many branches of medicine. Not the least of these problems is the need for information on new diagnostic and therapeutic techniques, as well as a better understanding of the pathology of such tumors. Written by highly respected experts in their fields, this book is a comprehensive survey of all aspects of this problem. Macroscopic and microscopic pathology is treated in detail. Classical methods of angiographic diagnosis are discussed alongside more recent techniques such as ultrasonography and computer tomography. The results of Chemotherapy and radiotherapy for tumors in adults and children are compared with surgical results as well as with the use of embolization for non-operable tumors. The book concludes with a consideration of immunology as one of the techniques which will play an important role in the early recognition of renal tumors.
This book is sure to attract a wide audience from among radiologists, urologists, pediatricians, and internists, as well as from among those active in pathology and immunology.

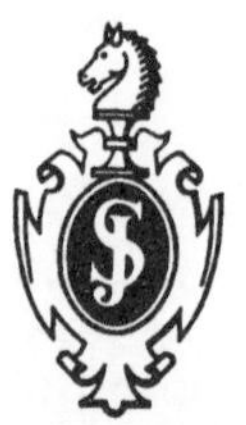

Springer-Verlag
Berlin
Heidelberg
New York

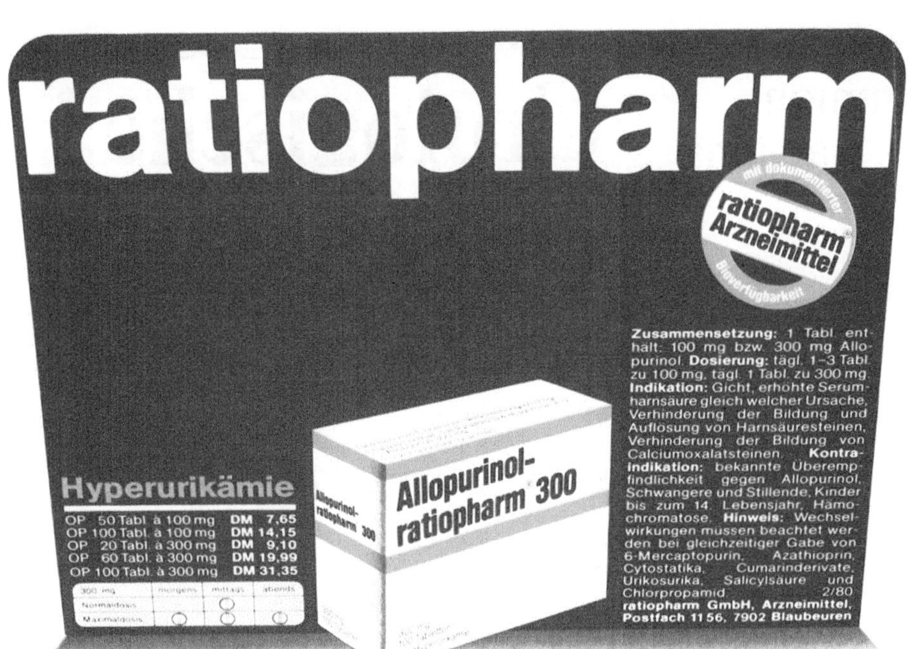
ratiopharm
mit dokumentierter
ratiopharm® Arzneimittel
Bioverfügbarkeit
Hyperurikämie
OP 50 Tabl. à 100 mg DM 7,65
OP 100 Tabl. à 100 mg DM 14,15
OP 20 Tabl. à 300 mg DM 9,10
OP 60 Tabl. à 300 mg DM 19,99
OP 100 Tabl. à 300 mg DM 31,35
Allopurinol-ratiopharm® 300
Zusammensetzung: 1 Tabl. enthält: 100 mg bzw. 300 mg Allopurinol. Dosierung: tägl. 1–3 Tabl. zu 100 mg, tägl. 1 Tabl. zu 300 mg. Indikation: Gicht, erhöhte Serumharnsäure gleich welcher Ursache, Verhinderung der Bildung und Auflösung von Harnsäuresteinen, Verhinderung der Bildung von Calciumoxalatsteinen. Kontraindikation: bekannte Überempfindlichkeit gegen Allopurinol, Schwangere und Stillende, Kinder bis zum 14. Lebensjahr, Hämochromatose. Hinweis: Wechselwirkungen müssen beachtet werden bei gleichzeitiger Gabe von 6-Mercaptopurin, Azathioprin, Cytostatika, Cumarinderivate, Urikosurika, Salicylsäure und Chlorpropamid. 2/80
ratiopharm GmbH, Arzneimittel, Postfach 1156, 7902 Blaubeuren

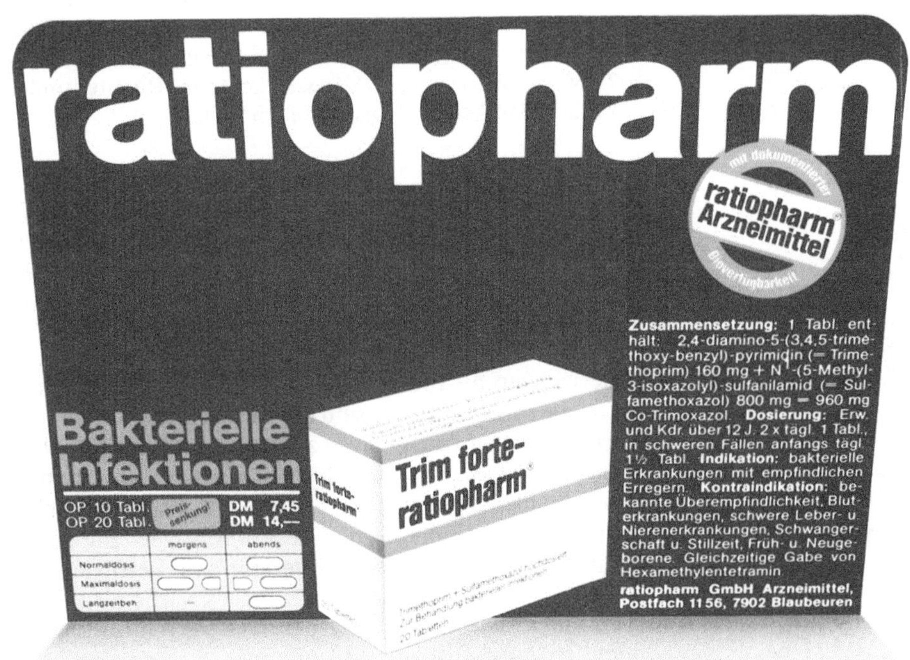
ratiopharm
mit dokumentierter
ratiopharm® Arzneimittel
Bioverfügbarkeit
Bakterielle Infektionen
OP 10 Tabl. DM 7,45
OP 20 Tabl. DM 14,—
Preissenkung!
morgens
abends
Normaldosis
Maximaldosis
Langzeitbeh.
Trim forte-ratiopharm®
Zusammensetzung: 1 Tabl. enthält: 2,4-diamino-5-(3,4,5-trimethoxy-benzyl)-pyrimidin (= Trimethoprim) 160 mg + N1-(5-Methyl-3-isoxazolyl)-sulfanilamid (= Sulfamethoxazol) 800 mg = 960 mg Co-Trimoxazol. Dosierung: Erw. und Kdr. über 12 J. 2 x tägl. 1 Tabl., in schweren Fällen anfangs tägl. 1½ Tabl. Indikation: bakterielle Erkrankungen mit empfindlichen Erregern. Kontraindikation: bekannte Überempfindlichkeit, Bluterkrankungen, schwere Leber- u. Nierenerkrankungen, Schwangerschaft u. Stillzeit, Früh- u. Neugeborene. Gleichzeitige Gabe von Hexamethylentetramin.
ratiopharm GmbH Arzneimittel, Postfach 1156, 7902 Blaubeuren

J. Ammon
J.-H. Karstens
P. Rathert

Urologische Onkologie

Radiologische Diagnostik und Strahlentherapie

1979. 77 Abbildungen, 74 Tabellen
XII, 268 Seiten
DM 59,–; US $ 32.50
ISBN 3-540-09025-8
Preisänderungen vorbehalten

Inhaltsübersicht:
Einleitung.– Strahlenphysikalische und strahlenbiologische Gegebenheiten.– Behandlungsplanung und Durchführung.– Malignome des Nierenparenchyms.– Malignome des harnableitenden Systems.– Prostatakarzinome.– Hodenmalignome.– Primär retroperitoneale Tumoren.– Sekundär retroperitoneale Tumoren.– Penis- und Skrotumkarzinome.– TNM-Klassifizierung.– Adressen zentraler Register und Verbundstudien urologischer Tumoren.

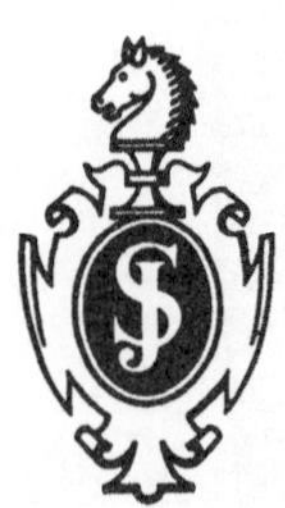

Die Monographie behandelt den aktuellen Stand der systematisierten, radiologischen Diagnostik und Therapie von Tumoren des urogenitalen Systems. Eine solche systematisierte Behandlungsplanung ist nur bei konsequenter Anwendung des TNM-Systems zur Bestimmung der Größe der Tumorinvasion sinnvoll. Entsprechende Vorschläge, die auch auf die Indikationen und Grenzen der Computer-Tomographie eingehen, sind übersichtlich in Tabellen und schematischen Zeichnungen zusammengestellt. In zahlreichen Abbildungen sind Bestrahlungspläne mit Isodosen in computertomographisch ermittelte Körperquerschnitte eingezeichnet. Einheitliche Gliederung, sowie zahlreiche Tabellen und umfangreiche Literaturhinweise erleichtern die Orientierung und die Benutzung als Nachschlagewerk. Das Buch ist somit ein wertvoller Leitfaden für Diagnostik und Therapie urogenitaler Tumoren.

Springer-Verlag
Berlin
Heidelberg
New York

PROGRESS IN MEDICAL ULTRASOUND

reviews & comments

VOLUME 1/1980

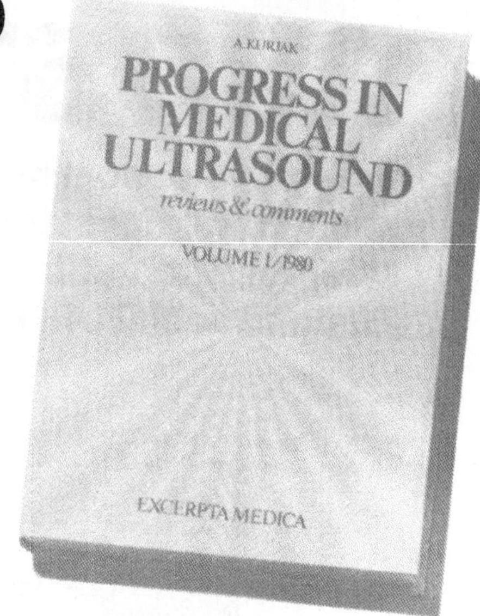

edited by A. Kurjak

1980. approx. 340 pages
ISBN: 0 444 90144 2
Price: Dfl. 125.00/US$ 61.00

or

Dfl. 95.00/US$ 46.25 if a continuation order for 1980, 1981 and 1982 is placed

'Progress in Medical Ultrasound, reviews & comments' will provide on an annual basis, comprehensive and critical reviews of the relevant literature found in approx. 3500 medical journals. We will do this fast and we shall try to do it accurately. We shall also speak with authority. By way of elucidation: the reader will find almost 800 references in this book to articles which have appeared in 1978 and in the first half of 1979. All reviews have been written by experts of international reknown.
The chapters provide not only essential new data, but also serve as a guideline to how this literature may be interpreted and what the repercussions may be for medical practice. In other words, this book should inform our colleagues of the information available on the topic concerned, how reliable this information appears to be and what conclusions may be drawn from it. It should be a tool for distinguishing facts from fiction.

A. Kurjak

CONTENTS:
Foreword - A. Kurjak; Introductory essay: Sonar - its present status in medicine - I. Donald; Equipment standardization and imaging testing - B. Breyer; Tissue characterization - C. R. Hill; New techniques - N. Bom and C. T. Lancée; New clinical applications - G. Kossoff; Fetal movements in early pregnancy - E. Reinold; Fetal cardiovascular dynamics - J. W. Wladimiroff; Fetal activity in late pregnancy - K. Maršál; Fetal abnormalities in early and late pregnancy - A. Kurjak; Ultrasonic examination in gynecology - A. Kratochwil; Ultrasonic monitoring of ovarian structural changes - B. J. Hackelöer and S. Nitschke-Dabelstein; Ultrasonic monitoring of ovarian stimulating therapy - S. Nitschke-Dabelstein, B. J. Hackelöer and G. Sturm; Ultrasound - evaluation as a method of choice in the diagnosis of ectopic pregnancy - P. Jouppila; Current status of breast echography - T. Kobayashi; Recent advances in mitral valve disease - I. Čikeš; Recent advances in tricuspid valve disease - I. Čikeš; Recent echocardiographic evaluation of the great vessels and their valves - S. Chang and J. K. Chang; Recent echocardiographic evaluation of prosthetic cardiac valves - S. Chang and J. K. Chang; Recent advances in intracardiac mass lesions - I. Čikeš; Recent advances in ultrasound diagnosis of congenital heart disease - Y. Nimura; Recent advances in urology - H. Watanabe; Trends in ophthalmic ultrasonography - S. Chang, D. Jackson Coleman and Richard L. Dallow; Safety of medical ultrasound - G. ter Haar; Subject index - A. Timmermans.

Please send this Order Form to: **EXCERPTA MEDICA**

P.O.Box 1126,
1000 BC AMSTERDAM,
The Netherlands

In the USA and Canada:
Elsevier/North-Holland Inc., 52 Vanderbilt Avenue,
New York, N.Y. 10017, USA

L. N. Pyrah

Renal Calculus

Foreword by D. Innes Williams

1979. 55 figures, 26 tables. XIV, 372 pages
Cloth DM 89,–; approx. US $ 49.00
ISBN 3-540-09080-0

This work is a summary of that which is presently known about the etiology, pathology, clinical features, investigation and treatment of renal calculus disease. The book discusses structural and compositional variations in renal calculi. The relationship of renal calculi to many other intrarenal and extrarenal diseases is dealt with, as are the biochemical and anatomic factors concerning these relationships. The book examines the association between renal calculus and substances ingested orally by patients as a medicine, as part of the diet, or as a result of their occupations.

The characterization of calculus syndromes, such as primary hyperoxaluria and idiopathic hypercalciuria is described, as well as the various chemical substances in the urine thought to either prevent or promote stone formation.

The life-long character of the disease observed in many patients is emphasized, and the surgical and non-surgical treatment of the disease in its early and advanced stages is detailed.

Urologists, nephrologists, those preparing to specialize in these fields, and even general practitioners will find this to be an indispensable reference in dealing with this complex group of disorders.

Contents: Epidemiology of Urolithiasis.– Pathology of the Stone-Bearing Kidney.– Intrarenal, Pararenal and Ureteric Disorders Complicated by Renal Calculi and Calcification.– Some Extrarenal Diseases Associated with Renal Stone or Nephro-Calcinosis.– Renal Calculi and Nephrocalcinosis Contributed to by Ingestion of Certain Substances: Environmental Calculosis.– Levels of the Principal Crystalloids in the Urine of Patients with Calcium-Containing Calculi.– Primary Hyperoxaluria and Related Conditions.– Idiopathic Hypercalciuria.– Chemical Substances in Urine Promoting or Preventing Renal Stone.– Clinical Picture of Renal and Ureteric Calculus.– Some General Considerations in the Surgical Treatment of Renal and Ureteric Stone.– The Conservative Treatment of Renal and Ureteric Calculi.– Operative Treatment of Renal and Ureteric Calculi.– Special Groups of Cases of Stone and Their Treatment.– Uric Acid Calculi.– Cystinuria and Cystine Lithiasis.– Xanthine Calculi and Xanthinuria.– Subject Index.

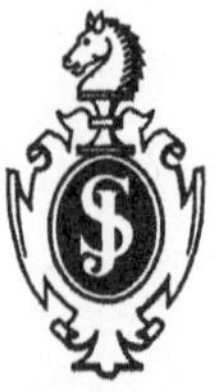

Springer-Verlag
Berlin
Heidelberg
New York

1406/5/1

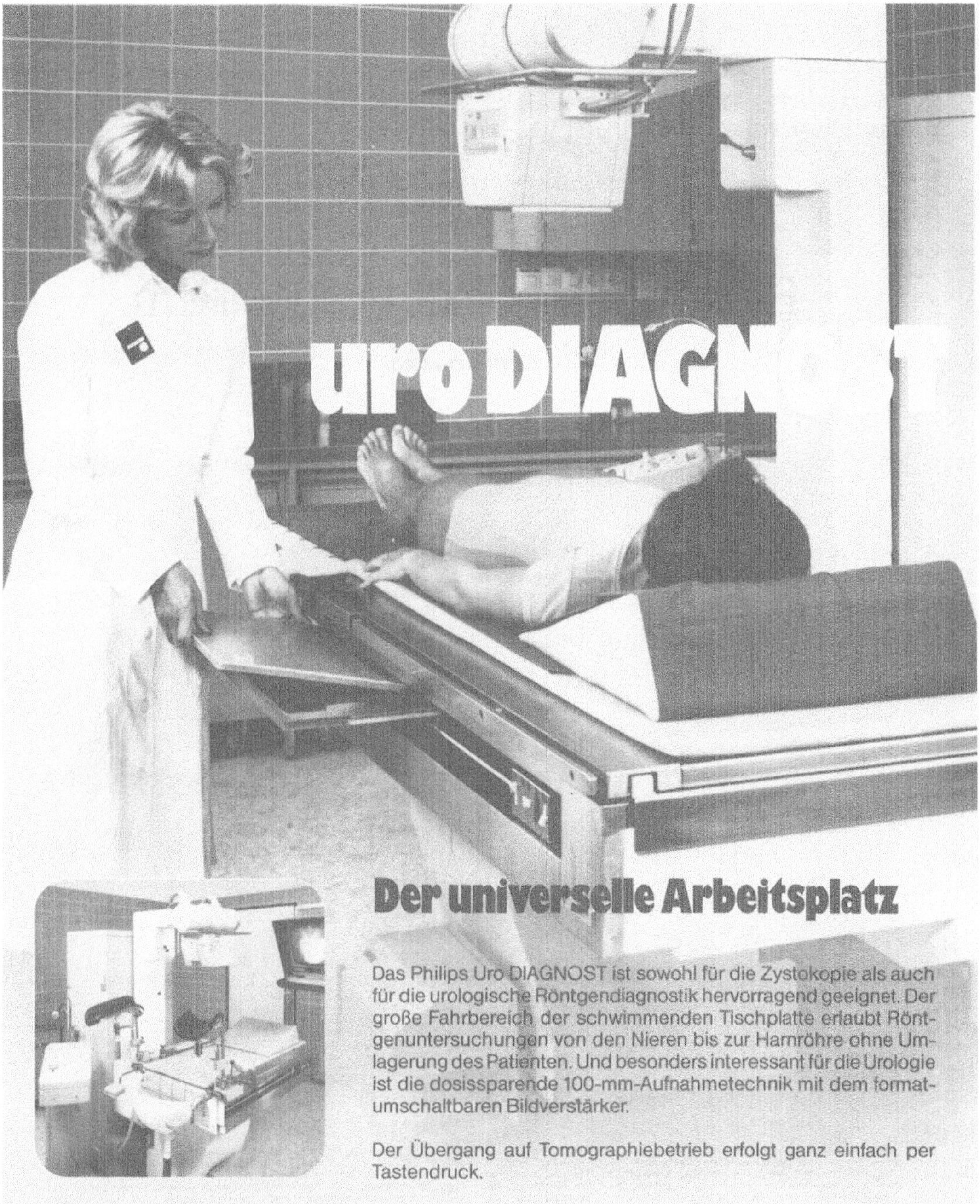

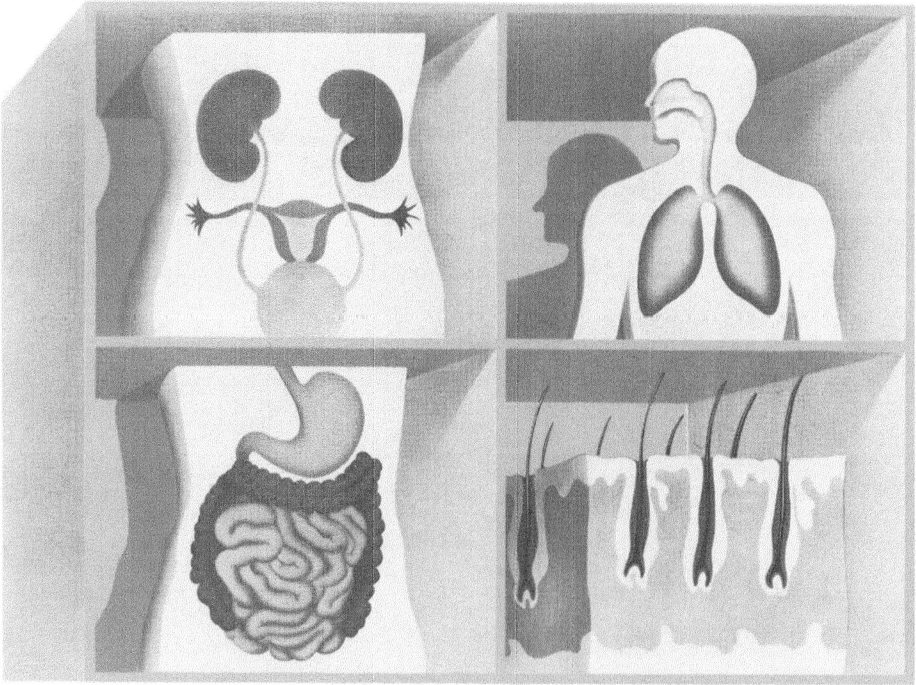

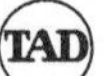
TAD

Inhaltsverzeichnis

I. Hauptthema: Die entzündlichen Erkrankungen der männlichen Adnexe

Hauptreferate

Diagnostik

Labor

Cytologie

Nebenhoden

Proktologie

Psychosomatik

Therapie

II. Hauptthema: Neue endoskopische Techniken

Kinderurologie: Hauptthema Reflux

I. Grundlagen, Fortschritte der Diagnostik und Vorabklärung

II. Einfacher, unkomplizierter, primärer vesikorenaler Reflux

III. Komplizierter sekundärer Reflux – refluxiver Megaureter

Freie Vorträge
Operations-Techniken

Stand der Immunologie in der Urologie

Freie Vorträge

Fortbildungsseminar
Ultraschall und Computertomographie

Niere

Prostata, Blase

Eröffnung und Begrüßung durch den Präsidenten Herrn Prof. Dr. W. Mauermayer

Verhandlungsbericht der Deutschen Gesellschaft für Urologie, 31. Tagung (1979), XI–XVI

Meine sehr verehrten Damen und Herren!
Zur Eröffnung des XXXI. Kongresses der Deutschen Gesellschaft für Urologie heiße ich Sie herzlich willkommen!

Der Deutsche Urologenkongreß findet in diesem Jahr zum vierten Mal in München statt.

Die erste Tagung, die 1929 von Ludwig Kielleuthner geleitet wurde, hat medizinhistorisches Interesse. Alexander von Lichtenberg, der bedeutende Berliner Urologe, berichtete damals über die ersten Erfahrungen, die er mit der intravenösen Pyelographie gemacht hat. Diese Methode, durch die die Röntgendarstellung der Harnorgane ohne instrumentelle Hilfsmittel möglich wurde, hat sich von da an weltweit durchgesetzt. Wir können daher heuer den 50. Jahrestag dieser großen Entdeckung feiern. Erst seit dieser Zeit war es möglich, daß auch Nicht-Urologen, z.B. Radiologen oder Internisten, die Harnorgane röntgenologisch untersuchen konnten.

Die zweite Tagung in München wurde 20 Jahre später unter dem Vorsitz von Ferdinand May abgehalten. Ebenso wie beim ersten Kongreß war der Hörsaal des Anatomischen Instituts der Tagungsort. Damals, vier Jahre nach Kriegsende, war alles sehr schlicht und ohne großen Aufwand. Die Tagung aber, die ich als junger Assistent von May miterlebt habe, war deswegen nicht weniger bedeutend als die vorgehende. Die großen Meister der deutschen Urologie waren anwesend. Völcker, Pflaumer und Kielleuthner nahmen am Kongreß teil und wurden von uns Jungen bestaunt. Die geistreiche Damenrede von Schlagintweit ist mir noch heute in lebhafter Erinnerung. Am meisten hat mich aber die Diskussion zwischen Franz Volhardt und Niels Allwall beeindruckt, in der recht lebhaft das Für und Wider der extrakorporalen Dialyse besprochen wurde. Welche Bedeutung die künstliche Niere in späteren Jahren erlangen sollte, war damals nur in Umrissen zu ahnen.

Die dritte Tagung unserer Gesellschaft in München fand 1974 unter dem Vorsitz von Egbert Schmiedt statt. Die stark angewachsene Teilnehmerzahl war gerade noch im großen Saal eines Münchner Hotels unterzubringen. Wir haben damals über die iatrogene Harnröhrenstriktur und ihre Vermeidung gesprochen. Dies hat später weitere Arbeiten und technische Innovationen stimuliert.

Mit diesen wenigen Worten der Einleitung wollte ich nur kurz den Rahmen andeuten, der sich um München als Kongreßort unserer Gesellschaft spannt.

Erlauben Sie mir bitte, daß ich nun unsere Ehrengäste begrüße: Es ist für uns alle eine besondere Ehre, daß der bayerische Staatsminister für Unterricht und Kultus, Herr Professor Dr. Hans Maier, gekommen ist, um anschließend zu uns zu sprechen. Ich begrüße ferner Herrn Bürgermeister Dr. Zehetmeier von der Landeshauptstadt München und den Bürgermeister meiner Heimatgemeinde Neukeferloh-Grasbrunn, Herrn Dresel, ferner den Präsidenten unserer technischen Universität, Herrn Professor Dr. Grigull, und unser Ehrenmitglied, Herrn Professor Dr. Zenker.

Unsere ausländischen Kollegen, die aus 15 Ländern zu uns gekommen sind, heiße ich herzlich willkommen. Mein Gruß gilt auch den Ehren- und korrespondierenden Mitgliedern unserer Gesellschaft sowie allen Anwesenden. Ich danke Ihnen für Ihr Kommen.
Verehrte Anwesende!

Ich habe die traurige Pflicht, der Mitglieder zu gedenken, die seit der letzten Tagung in Essen für immer von uns gegangen sind: Dr. Wolfgang Becker, Oldenburg; Dr. Walter Böhmer, Gelsenkirchen; Prof. Dr. Ernst Derra, Düsseldorf; Prof. Dr. Franco de Gironcoli, Florenz; Dr. Wolrad Feiber, Bad Wildungen; Prof. Dr. Werner Forßmann, Wambach/Baden; Prof. Dr. Rudolf Hellenschmied, Berlin; Dr. Walter Jacobi, Bad Brükkenau; Prof. Dr. Gösta Jönsson, Lund/Schweden; R. Gösta Leander, Stockholm; Dr. Leo Römer, Düsseldorf; Dr. Carl Wagener, Bad Wildungen; Prof. Dr. Richard Weyenet.

Obwohl wir im Tode alle gleich sind, erlaube ich mir doch, einiger Kollegen, die von uns gegangen sind, besonders zu gedenken!

Es sind dies die vier Ehrenmitglieder unserer Gesellschaft, über die ich einige Worte sagen möchte:

Prof. Dr. Ernst Derra hat sich große Verdienste um die Verselbständigung unseres Faches erworben. Er hat als erster der führenden deutschen Chirurgen die Errichtung urologischer Lehrstühle befürwortet.

Prof. Franco de Gironcoli, ein humanistisch gebildeter Europäer, hat sich große Verdienste um die Freundschaft zwischen der italienischen und deutschen Gesellschaft für Urologie erworben.

Prof. Dr. Werner Forßmann ist Ihnen allen durch seinen Selbstversuch des Herzkatheters bekannt. Für diese Pioniertat hat er den Nobelpreis erhalten.

Prof. Dr. Gösta Jönsson, unser schwedischer Freund, war unserer Gesellschaft durch viele Jahre verbunden. Er gehörte zu den bedeutenden Forschern auf dem Gebiet der hormonellen Behandlung des Prostata-Carcinoms.
Wir werden den verstorbenen Kollegen allzeit ein ehrendes Gedenken bewahren.

Sie haben sich zur Erinnerung an die Verstorbenen von Ihren Plätzen erhoben. Ich danke Ihnen!
Die Themen dieses Kongresses sind vielgestaltig:

Das erste Hauptthema, das wir besprechen wollen, sind die entzündlichen Erkrankungen der männlichen Adnexe. Es lag mir am Herzen, daß einmal über einen Krankheitskomplex verhandelt wird, der in der Praxis des Urologen zahlenmäßig eine besondere Rolle spielt, mehr als z.B. die Steinerkrankung oder die Tumoren der Niere.

Die erste Zystoskopie am lebenden Menschen, die Maximilian Nitze am 9. März 1879 in Wien durchführte und an deren 100. Jahrestag wir heuer denken, war die Veranlassung, über neue endoskopische Techniken zu sprechen.

Die Kinderurologie, ein fester Bestandteil unseres Faches und daher all unserer Tagungen, befaßt sich diesmal mit Fragen der Refluxerkrankung.

Die Tumorimunologie als diagnostisches Verfahren, die auch therapeutische Hoffnungen erweckt hat, werden wir in einer parallelen Sitzung besprechen.

Schließlich soll der jährliche Kongreß unserer Gesellschaft auch einen Überblick über die vielfältigen wissenschaftlichen Arbeiten geben, die in den einzelnen Kliniken und Instituten entstanden sind. Die mehr als schwierige Aufgabe, aus der Fülle der Anmeldungen eine Auswahl treffen zu müssen, ist allen meinen Vorgängern bekannt.

Der Ultraschall und die Computertomographie sind seit den letzten Jahren als nicht invasive diagnostische Verfahren kaum mehr bei urologischen Untersuchungen wegzudenken. Um unsere Kollegen mehr mit diesen neuen Techniken vertraut zu machen, haben wir als Fortbildungsveranstaltung ein Seminar eingeplant, das schon gestern Nachmittag abgehalten wurde.

Und letztlich: Auch für unsere Krankenschwestern und Krankenpfleger haben wir mit Hilfe des Berufsverbands der Deutschen Urologen ein Fortbildungsseminar organisiert. Unsere nicht-ärztlichen Mitarbeiter sollen ja an unseren Kongressen die gleiche Möglichkeit des Weiterlernens haben wie wir.

Das vergangene Jahr war für uns sehr erfolgreich. Wir hatten in diesem Jahr mehr als fünfzig Neuaufnahmen zu verzeichnen. Ich darf die neuen Mitglieder herzlich in unserem Kreis willkommen heißen! Dieses Wachstum der Gesellschaft ist sicher die Folge einer immer größer werdenden Zahl von Fachkollegen, die aus den vielen Weiterbildungsstätten hervorgegangen sind. Wir haben damit eine sehr hohe Facharztdichte erreicht, die aber auch einer echten Sättigung entspricht.

Unsere Gesellschaft hat sich immer bemüht, die Kontakte zu den Fachvereinigungen anderer Nationen zu vertiefen. Sie hat diesem Wunsch nach Internationalität dadurch entsprochen, indem sie renommierte Fachkollegen aus anderen Ländern zu korrespondierenden und Ehrenmitgliedern ernannt hat.

Ich habe die große Freude, daß ich Ihnen die Namen folgender Kollegen nennen darf, die durch den Vorstand zu Ehren- und korrespondierenden Mitgliedern vorgeschlagen wurden:

Ich möchte zuerst den Namen von Herrn Prof. Pieter Jakob Donker nennen, der zum Ehrenmitglied unserer Gesellschaft vorgeschlagen wurde.
Herr Donker ist Ordinarius für Urologie an der Universität Leiden und darüber hinaus eine internationale wissenschaftliche Persönlichkeit. 1973 hat er den Kongreß der Internationalen Gesellschaft für Urologie geleitet. Er ist durch persönliche, freundschaftliche und wissenschaftliche Bande mit vielen Kollegen unserer Gesellschaft verbunden.

Erlauben Sie mit bitte, daß ich mich jetzt nicht

an die alphabetische Reihenfolge halte und Ihnen die drei neuen korrespondierenden Mitglieder aus Italien vorstelle. Alle drei sind ausgewiesene und bedeutende italienische Urologen, deren Erfahrung und großes Wissen in Zukunft auch unserer Gesellschaft zugute kommen soll.

Ich darf als ersten Herrn Prof. Dr. Alfiero Costantini zu mir bitten, damit ich ihm seine Urkunde überreichen kann. Er war Präsident der Italienischen Gesellschaft für Urologie und ist Direktor der Urologischen Klinik in Florenz.

Als zweiten darf ich Herrn Prof. Dr. Luciano Giuliani aufrufen. Herr Giuliani ist zur Zeit Präsident der Italienischen Gesellschaft für Urologie und Direktor der Urologischen Klinik in Genua.

Ich darf nun Herrn Prof. Dr. Koenraad Van Camp aus Antwerpen zu mir bitten. Herr Van Camp gehört zu den bedeutenden belgischen Urologen. Er ist Ordinarius für Urologie an der Universität Antwerpen und langjähriges Mitglied unserer Gesellschaft. Auch er ist durch wissenschaftliche und freundschaftliche Bande mit unserer Vereinigung verbunden.

Herr Prof. Dr. Gerhard Flachenecker ist Ingenieur. Er hat den Lehrstuhl für Hochfrequenztechnik an der Bundeswehrhochschule in München inne. Er hat sich mit zahlreichen Arbeiten auf dem Gebiet der urologischen Hochfrequenzchirurgie beschäftigt und darüber auch im Urologen A berichtet.

Ich hoffe, daß Herr Flachenecker uns weiterhin mit Rat und Tat zur Verfügung stehen wird.

Als letzten möchte ich Herrn Prof. Dr. Russell Scott aus Aspen, Colorado, zu mir bitten. Prof. Scott ist der Leiter des Amtes für Fort- und Weiterbildung der Amerikanischen Gesellschaft für Urologie. Er hat uns in Fragen, die sein engeres Arbeitsgebiet betreffen, hervorragend beraten und uns in großzügiger Weise Lehr- und Weiterbildungsmaterial der Amerikanischen Gesellschaft für Urologie zur Verfügung gestellt. Ich hoffe, daß er als korrespondierendes Mitglied unserer Gesellschaft uns weiter mit seinem Rat helfen wird.

Einer alten Tradition gemäß gedenkt der Präsident dieser Gesellschaft bei der Eröffnungsansprache seiner Lehrer und schildert dabei auch seinen beruflichen Werdegang:

Ich hatte das große Glück, daß ich gleich nach Staatsexamen und Kriegsende im Frühjahr 1945 eine Assistentenstelle antreten konnte. Der Chirurg Dr. Hans von Bomhardt war mir nicht nur Lehrer im Handwerk, sondern auch in der Art, wie er sein Arzttum auffaßte und vorlebte. Immer voll menschlicher Anteilnahme für seine Patienten, gütig und humorvoll, hat er nicht nur seine klinische Tätigkeit, sondern auch eine umfangreiche Ambulanz mit großem Engagement bewältigt. Dort, in der kleinen Privatklinik in Schwabing, habe ich auch durch die Vermittlung meines Freundes Walter Hueber meinen späteren urologischen Lehrer, Ferdinand May, kennengelernt. Im Januar 1948 habe ich dann im Urologischen Krankenhaus in der Thalkirchner Straße meine Fachausbildung begonnen. May war ein strenger Chef. Bei seinen täglichen Visiten zu allen Kranken der Klinik hat er uns immer wieder mit seinem hervorragenden Gedächtnis für die klinischen Daten seiner Patienten verblüfft. Von dieser harten Schulung profitiere ich noch heute.

Entscheidend für meinen Lebensweg war eine Einladung der Amerikanischen Regierung für eine Studienreise zu den damals bekanntesten Kliniken. Ich konnte unter anderem die brillante transurethrale Operationstechnik der Altmeister Nesbit, Flocks und Barnes bewundern. Dabei habe ich eine besonders hilfsbereite Gastfreundschaft kennengelernt. May hat mir dann 1952 als jungem Oberarzt die Möglichkeit gegeben, das Gesehene und Erlernte in Deutschland anzuwenden.

Meine Freude an technischen Entwicklungen hat mich damals mit Walter Heynemann zusammengebracht. Er hat mir über Jahre hinweg viel von seinem großen urotechnischen Wissen mitgeteilt. Manches, was wir später beim Neubau unserer Klinik verwirklicht haben, geht auf Gedanken und Ideen zurück, die damals in den Diskussionen aufgetaucht sind.

Meine Damen und Herren! Der Vorstand unserer Gesellschaft hat sich in den letzten Jahren in einem zunehmenden Maß mit zwei großen Themenkreisen zu befassen gehabt. Es handelt sich dabei

1. um die Fragen, die mit dem Begriff der Qualitätssicherung verbunden sind und
2. um die berufliche Weiter- und Fortbildung.

Beide Dinge sind eng miteinander verbunden, da auf die Dauer eine Leistung nur dann auf einem hohen Niveau erhalten werden kann, wenn neue Erkenntnisse kontinuierlich und sinnvoll in die Tat umgesetzt werden.

Die ersten Versuche, die Qualität ärztlicher Leistung zu erfassen, haben Gynäkologen und Kinderärzte in Bayern im Rahmen der „Münchner-Perinatal-Studie“ gemacht. Die ersten Vorgespräche dazu wurden 1970 geführt, 1973 hat man mit der Planung begonnen und am 1.1.1975 die Studie voll anlaufen lassen.

Bis jetzt sind 55000 Geburten erfaßt worden, 77% der bayerischen Gynäkologen nehmen freiwillig an dieser Studie teil.

Die Deutsche Gesellschaft für Chirurgie hat während der Präsidentschaft von Prof. Schega 1975 eine Qualitätssicherungsstudie zur Erfassung der operativen Therapie ins Leben gerufen. Auch dieses Vorhaben hat nach einer etwas längeren Anlaufzeit jetzt praktische Dimensionen angenommen. Da auch wir Urologen zu den operativen Fächern gehören, darf ich Ihnen kurz am Programm der Chirurgen erläutern, was bisher geschehen ist.

Mehrere Kliniken, und zwar Universitätskliniken, größere kommunale Krankenabteilungen und Kreiskrankenhäuser haben sich auch hier zu einer freiwilligen Arbeitsgruppe zusammengeschlossen. Ein Fragebogen zur Erfassung einiger weniger Krankheitsbilder wurde entworfen, wobei man anfangs leicht überschaubare und oft wiederkehrende Diagnosen ausgewählt hat.

Der Fragebogen wurde so konzipiert, daß er schnell auszufüllen war, wobei die typischen Komplikationen eines Eingriffs, zum Beispiel die Wundheilungsstörungen, die Thrombose und Embolie bis hin zu den Todesfällen aufgelistet wurden.

Dabei zeigte sich bei der Auswertung, daß fast alle Kliniken die gleiche Komplikationsdichte hatten, daß aber eine Arbeitsstätte deutlich schlechtere Resultate hatte.

Entsprechend einem vor Beginn der Studie festgelegten Modus nahm nun der federführende Leiter des Projekts mit dem verantwortlichen Arzt der auffällig aus dem Rahmen fallenden Klinik Verbindung auf und sah mit ihm die Krankenblätter all der Patienten durch, bei denen postoperative Schwierigkeiten registriert wurden.

Erst durch diese gründliche Analyse der Aufzeichnungen ist dann die Entscheidung möglich geworden, ob es sich um eine zufällige Häufung von Komplikationen gehandelt hat oder ob andere Ursachen an einer höheren Komplikationsdichte Schuld hatten.

Das Ziel dieser Studie ist also keinesfalls ein Eingriff in die ärztliche Entscheidungsfreiheit oder gar ein Herumschnüffeln in anderen Kliniken, sondern die Erstellung einer breit angelegten Sammelstatistik, durch die Abweichungen von einem Mittelwert nach oben und unten erkannt werden können.

Nur durch beratende Gespräche im Falle einer Minusabweichung können die Ursachen für eine solche Situation erkannt und ein Weg zu ihrer Beseitigung gesucht werden. Das Ziel ist also die Erstellung eines möglichst gleichmäßigen und qualifizierten Leistungsangebots. Dies läßt sich nur dann erreichen, wenn die Auswertung der Patientendaten und die sich daraus ergebende Beratung in den kollegialen Händen *freier* Ärzte ohne Eingriffe des Staates bleibt.

Wir Ärzte sind in dieser Sache gefordert, nicht nur durch unser Gewissen, sondern auch durch den Druck einer immer stärker werdenden öffentlichen Kritik mit nicht übersehbaren politischen Akzenten.

Um Sie aber leichter mit dem Gedanken vertraut zu machen, daß Sie Ihre Kliniken durch eine freiwillige Fragebogenaktion berufenen Kollegen öffnen, darf ich Ihnen sagen, daß die Krankenhäuser schon heute transparent geworden sind. Die gesetzlichen Krankenkassen können ohne einen wesentlichen Mehraufwand von Verwaltungsarbeit schon heute aus den Daten, die ihnen automatisch zufließen, einen genauen Einblick in die Leistungsfähigkeit der Kliniken in ihrem Einzugsbereich gewinnen.

Aus all diesen Überlegungen heraus hat der Vorstand unserer Gesellschaft beschlossen, eine Pilot-Studie zu beginnen. Die Kollegen des engeren Vorstandes zusammen mit Herrn Dr. Diener aus Siegen werden erst einmal mit der Erfassung der operativen Behandlung der gutartigen Prostatahyperplasie beginnen und eigene Untersuchungen in die Wege leiten, über deren Ergebnisse Prof. Nagel in Berlin berichten wird.

Ich möchte zum zweiten Themenkreis kommen, nämlich zur beruflichen Fortbildung. Die Kollegen in den USA haben im Rahmen ihrer wissenschaftlichen Vereinigung Großes, und, wie mir scheint, Vorbildliches geleistet. Dr. Russel Scott, unser neues korrespondierendes Mitglied, war Anfang Juni auf Einladung unserer Gesellschaft für mehrere Tage in München. Er ist der hauptamtliche Leiter des Weiter- und Fortbildungsamtes der AUA, der American Urological Association. Sie unterhält in Aspen, Colorado, ein eigenes, personell und materiell bestens ausgestattetes Bureau, dem R. Scott vorsteht. Dort werden die Fortbildungsprogramme der Gesellschaft konzipiert und auch zum Teil produziert. Diese Lehrprogramme sind sowohl in audiovisueller Form, z.B. als Tonbandkassetten mit Diaserien, als Tonfilme und Videobänder, aber auch als Bücher und Broschüren erhältlich. Parallel dazu hat man Programme für Fortbildungsveranstaltungen in Form von Seminaren mit kleiner Teilnehmerzahl sowohl auf regionaler Ebene als auch im Rahmen des nationalen Urologenkongresses entwickelt. Für die Seminare sind Scripten als Lernunterlage erhältlich, die sowohl eine kurze Zusammenfassung des Stoffes als auch die nötigen Literaturangaben enthalten. Immer dann, wenn auf einem bestimmten Gebiet der Urologie richtungweisende neue Erkenntnisse angefallen sind, wird die Unterrichtung der Kollegen mit diesem Themenkreis intensiviert.

Vorbildlich und nachahmenswert ist die Kombination des Lehrangebots mit einem Fragebogen zur Feststellung des Lernerfolges. Diese Fragebogen, die in Form der „multiple choice questions" verfaßt sind, können von einer EDV-Anlage gelesen werden. Der Computer in Aspen wertet sie aus, korrigiert und benotet sie.

Bei falschen Antworten druckt er die Literaturstelle, in der die richtige Antwort zu finden ist, aus.

Ich muß Ihnen aber zu Ihrer vollen Information sagen, daß die erfolgreiche Teilnahme an den Fortbildungsprogrammen unter dem harten Zwang steht, die Berufslizenz zu behalten.

Was für Lehren können wir aus dieser Form der Fortbildung ziehen, ohne daß man das amerikanische Modell kopiert? Wie durch eine Anpassung an unsere Verhältnisse ein kontinuierliches Fortbildungssystem bei uns aussehen könnte, will ich in einigen Punkten erläutern:

1. Das Lehrangebot sollte bundesweit programmiert und in ein System gebracht werden, durch das die wichtigsten neuen Erkenntnisse vermittelt, aber auch ältere Themen im Turnus wiederholt werden.

2. Das Seminar, bei dem die Auswahl der Themen vom Lernziel bestimmt wird, sollte die bevorzugte Form der Fortbildung werden. Die Tendenz zu dieser Form der Wissensvermittlung ist in den letzten Jahren ohnehin stärker geworden.

3. Die Fortbildungsveranstaltungen sollten in kleineren Kreisen stattfinden. Fragen und Diskussionen zwischen Auditorium und Vortragenden werden dadurch erfahrungsgemäß spontaner und lebhafter.

4. Durch ausreichende Teilnahmegebühren könnten die Unkosten für die Referenten und die vorbereiteten Lehrhilfen in Form von Weiterbildungsbroschüren und Scripten für die einzelnen Veranstaltungen beglichen werden.

5. Die regionalen Kongresse sollten mehr als bisher in einem programmierten Themenkatalog eingebaut werden, der im Einvernehmen mit der Deutschen Gesellschaft für Urologie und dem Berufsverband erstellt wird.

6. Dieser sechste Punkt erscheint mir besonders wichtig: Unsere Vereinigung könnte zusammen mit dem Berufsverband einen Weiterbildungsbeirat gründen, dem ein Kollege vorsteht, der für mehrere Jahre in dieses Amt gewählt wird. Dieser besonders für didaktische Aufgaben qualifizierte Urologe sollte auch Sitz und Stimme im Vorstand der Deutschen Gesellschaft für Urologie und im Berufsverband haben, um dort zusammen mit den Vorständen die Programme zu entwickeln.

7. Unsere Fachpresse, ich denke dabei besonders an den Urologen B, könnte man mit besonderen didaktischen Beilagen ausstatten. Das könnten mehrere beigeheftete Seiten sein, deren letzte ein Fragebogen ist, den es zu beantworten gilt. Im nächsten Heft würde dann die Auflösung mit Literaturhinweisen und -erklärungen den Fragebogen entschlüsseln. Dies könnte eine Vorstufe der Prüfung und Benotung durch eine EDV-Anlage sein, wie es die amerikanischen Kollegen bereits durchführen.

8. Die Redaktionen unserer Fachpresse sollten bei der Gestaltung ihrer Zeitschrift neben dem reinen wissenschaftlichen Anliegen die Fortbildung besonders im Auge haben und Artikel mit besonderem didaktischem Wert bevorzugen und die Autoren zur Verfassung solcher Publikationen stimulieren.

9. Für die klinische und operative Fortbildung hat sich das Medium des Fernsehens besonders bewährt, wie entsprechende Kurse an der Mainzer, der Berner und an meiner Klinik zeigten. Die Life-Übertragung von Operationen ist dem Film weit überlegen, da nur hier das unmittelbare Operationserlebnis vermittelt werden kann.

Obwohl, und das möchte ich ausdrücklich betonen, auch bei uns auf dem Sektor der Fortbildung viel getan worden ist und wird, sollten diese Bemühungen besser koordiniert und programmiert werden. Als Anreiz zur Teilnahme an den programmierten Fortbildungsveranstaltungen könnte aber auch die Überreichung eines Diploms an diejenigen dienen, die sich erfolgreich, also mit Schlußprüfung, diesem Lernprozeß unterzogen haben.

Meine Damen und Herren!

Die Deutsche Gesellschaft für Urologie hat ihren Mitgliedern und Gästen zu diesem Kongreß ein Geschenk gemacht. Es handelt sich um eine Faksimile-Ausgabe aller Präsidentenreden seit dem Gründungsjahr 1907. Herr Schulze-Seemann und ich haben den Ansprachen, die den Kongreßbänden entnommen wurden, auch die Bilder und einen kurzen Lebenslauf der Vorsitzenden beigefügt. Die Geschichte unserer Vereinigung spiegelt sich ja in nichts so sehr wider wie in diesen Ansprachen. Die Herstellung dieses Bandes ist erst durch eine großzügige Firmenspende und durch das Engagement des Springer-Verlages und seines Verlagsdirektors, Herrn E. Seidler, möglich geworden. Den Verlagen, die für diesen Zweck auf ihr Copyright verzichtet haben, möchte ich hier danken. Ich hoffe sehr, daß Sie an diesem Buch Gefallen finden werden, das zum Teil schon mit der Post an Sie abgeschickt wurde. Erst das Wissen um die Geschichte gibt ja der Gegenwart ihre Bezugspunkte.

Ich komme zum Ende meiner Ausführungen!

Ich möchte Sie alle noch einmal hier in München, meiner Heimat- und Vaterstadt, herzlich willkommen heißen. Wir, meine Mitarbeiter, meine Familie und ich wollen alles tun, damit Sie einen angenehmen und erfolgreichen Aufenthalt in München haben werden.

Ich möchte diese Eröffnungsansprache aber nicht schließen, ohne mich bei all denen, die bei der Vorbereitung zu diesem Kongreß mitgeholfen haben, von ganzem Herzen zu bedanken. Ohne das Mitwirken vieler ist ein Kongreß dieser Größenordnung nicht mehr zu gestalten.

Ihnen, meine sehr verehrten Damen und meine lieben Kollegen, wünsche ich einen angenehmen Aufenthalt in München, uns allen aber einen wissenschaftlich erfolgreichen Kongreß. Danke!

Prof. Dr. W. Mauermayer
Direktor der Urologischen Klinik
und Poliklinik rechts der Isar
der Technischen Universität München
Ismaninger Straße 22
D-8000 München 80

Grußwort im Namen der Bayerischen Staatsregierung durch den Staatsminister für Unterricht und Kultus Prof. Dr. Hans Maier

Verhandlungsbericht der Deutschen Gesellschaft für Urologie, 31. Tagung (1979), XVII–XVIII

Sehr geehrter Herr Präsident, meine sehr verehrten Damen und Herren!

Zu ihrem 31. Fachkongreß überbringe ich der Deutschen Gesellschaft für Urologie die besten Grüße der Bayerischen Staatsregierung und heiße alle Teilnehmer dieser Veranstaltung auch persönlich auf das herzlichste willkommen. Besonders begrüße ich die zahlreichen Gäste aus dem europäischen und außereuropäischen Ausland. Ihre Teilnahme zeigt eindrucksvoll die breite und intensive Zusammenarbeit der Urologen auf internationaler Ebene. Sie unterstreicht, welch hohes Ansehen diese Arbeitstagung der Deutschen Gesellschaft für Urologie über die Landesgrenzen hinaus genießt.

Ich darf der Fachvereinigung namens der Staatsregierung danken, daß sie ihren Kongreß zum zweiten Mal innerhalb von fünf Jahren im Freistaat Bayern und in München abhält. Sie setzt damit ein deutliches Zeichen einer starken Verbundenheit mit diesem Land und mit dieser Stadt, wie auch mit den hier tätigen Urologen.

München spielt als Tagungsort der Gesellschaft eine hervorragende Rolle. Auf den hiesigen Kongressen wurden zum Teil umwälzende Neuerungen in Diagnostik und Therapie diskutiert und initiiert. Die Eröffnungsrede des Herrn Präsidenten hat die einzelnen Höhepunkte eindrucksvoll veranschaulicht. Namen wie Schlagintweit, Kielleuthner und May sind als Vertreter der Münchener Schule zum Begriff geworden.

Mit Stolz kann ich aber auch feststellen, daß die herausragende Stellung Münchens auf dem Gebiet der Urologie von den Fachvertretern an den beiden Münchner Medizinischen Fakultäten nicht nur auf ihrem hohen Niveau gehalten, sondern in entscheidenden Bereichen wesentlich ausgebaut wurde. Prof. Schmiedt, der den 74er Kongreß in München ausrichtete, hat sich besondere Verdienste um die Laserchirurgie und um die „Berührungsfreie Zerstörung von Nierensteinen durch Stoßwellen" erworben. Gerade das letztgenannte Vorhaben berechtigt zu ganz großen Hoffnungen. Aus dem Bereich der Urologischen Klinik rechts der Isar sind das Steinforschungslabor sowie die Entwicklung und Verbesserung transurethraler Operationsmethoden hervorzuheben. Die von Prof. Mauermayer entwickelte Methode, Eingriffe durch die Harnröhre mit Hilfe von Fernsehkameras live zu übertragen, hat die Ausbildung der Studenten und Ärzte auf diesem Sektor grundlegend verbessert. Das kommt direkt der Qualität unserer jungen Mediziner und damit den Patienten zugute: ein exemplarischer Fall der Einheit von Forschung, Lehre und Krankenversorgung!

Vielleicht haben Sie, meine Damen und Herren, während Ihres Aufenthalts in München auch die Gelegenheit, die beiden Urologischen Universitätskliniken zu besuchen. Der Freistaat Bayern hat hier Einrichtungen geschaffen, die von Fachleuten des In- und Auslands als vorbildlich angesehen werden. Dies betrifft sowohl die Konzeption der einzelnen Bereiche als auch die hochtechnisierte Ausstattung. Ich muß an dieser Stelle den beiden Klinikdirektoren das Kompliment aussprechen, daß es ihnen in einmaliger Weise gelungen ist, modernste medizinische Erkenntnisse ihres Fachgebiets so zu artikulieren, daß sie in eine Bauform umgesetzt werden konnten. Dabei unterscheiden sich beide Kliniken grundlegend dadurch, daß die eine in herkömmlicher Pavillonbauweise errichtet und die andere in ein Klinikum unter einem Dach integriert wurde. Die Urologische Klinik rechts der Isar wurde übrigens innerhalb von dreieinhalb Jahren geplant und fertiggestellt. Manchmal geht es eben auch beim Staat sehr schnell!

Die Urologie ist der Paradefall einer medizinischen Disziplin, die es durch Spezialisierung und intensive Anwendung technischer Hilfsmittel in kurzer Zeit zu spektakulären und gefeierten Leistungen gebracht hat. Diese Erfolge und die Erwartung weiterer Fortschritte haben m. W. eine Kritik an den Behandlungsmethoden dieses Fachs bisher nicht laut werden lassen. Andere und ältere Disziplinen müssen sich längst damit auseinandersetzen, daß der Optimismus der naturwissenschaftlich-technischen Zivilisation im Schwinden ist und die Bedenken gegen eine ausschließlich naturwissenschaftlich orientierte Medizin zunehmen. Derlei Gedanken sind aber auch der Urologie nicht fremd. So hat der hochverehrte Senior der deutschen Urologen, Geheimrat und Professor Alken, vor einiger Zeit die Frage gestellt, ob Biotechnik und technische Medizin noch harmonisierbar seien mit dem uralten Begriff der Heilkunde. Er hat es als aktuelle Aufgabe bezeichnet, die Grenzen der Technik zu sehen und alte Quellen der Kunst des Heilens wieder zu erschließen oder neue zu suchen. Ich zitiere dies, weil es mich beeindruckt, daß die Urologie im Moment größter Erfolge an eine Weiterentwicklung denkt, die auch Alternativen zur Technik einschließt.

Aber auch heute schon gilt es und ist es möglich, dem allgemeinen Unbehagen über eine technisierte Medizin entgegenzuwirken. Dem Patienten muß beispielsweise die Angst vor der – wie es genannt wird – Mühle des Krankenhauses genommen werden. Wir haben heuer auf dem Medizinischen Fakultätentag an die Hochschullehrer appelliert, bereits dem angehenden Mediziner die richtige Einstellung zum kranken Menschen zu vermitteln. Das sicher übertriebene Schlagwort von der seelenlosen Apparatemedizin muß verschwinden. Sie als fertige Fachärzte können hierzu in erster Linie durch verstärkte Aufklärung des Patienten beitragen. Der Patient muß die Gewißheit erhalten, daß an ihm Eingriffe nur durchgeführt werden, die zu seiner Heilung unbedingt notwendig sind, und daß immer nur der geringstmögliche Eingriff vorgenommen wird.

Die beste Werbung um das Vertrauen des Patienten ist die Qualität ärztlichen Handelns. Qualität wird durch die individuelle Fähigkeit des Arztes bestimmt und nicht z. B. vom Ausschöpfen technischer Möglichkeiten. Sie setzt die Beherrschung der jeweils modernsten Erkenntnisse und die sichere und richtig dosierte Handhabung diagnostischer und therapeutischer Möglichkeiten voraus. So verstanden ist Qualität auch nicht Ursache dafür, daß die Kosten für Sachaufwendungen ins Uferlose steigen.

Ich bin der Deutschen Gesellschaft für Urologie außerordentlich dankbar, daß sie sich so engagiert der Fortbildung annimmt: Fortbildung sichert die Qualität ärztlichen Handelns. Gerade weil sich die Urologie so stürmisch entwickelt, kann der niedergelassene Facharzt mit seinem Examenswissen allein auf Dauer mit der Entwicklung des Fachs nicht Schritt halten. Fortbildung kommt dem Patienten zugute. Sie erhöht seine Chance zur Heilung und bewirkt auch, daß er weniger belastet wird.

Fortbildung trägt schließlich dazu bei, die Kosten zu begrenzen. Sie garantiert uns Ärzte, die der Qualität verpflichtet sind. Das aber ist Voraussetzung für ein effektives und sparsames ärztliches Handeln.

Ich sehe es mit Freude, daß die Mitglieder der Vereinigung so zahlreich an dieser Tagung, die ja in erster Linie der Fortbildung dient, teilnehmen. Ich darf sehr herzlich an Sie appellieren, von dem Angebot Ihres Vorstands, die Fortbildung in neuer Form und mit größerer Intensität durchzuführen, weitestgehend Gebrauch zu machen. Als Vertreter des Staates kann ich mir nichts Besseres wünschen, als daß die Fortbildung der Ärzte von diesen selbst in die Hand genommen und zufriedenstellend durchgeführt wird. Würde der Staat genötigt sein, diese Aufgabe zu übernehmen, so ginge damit unnötig ein wesentliches Stück der Selbstverwaltung der Ärzteschaft verloren.

Meine sehr verehrten Damen und Herren, ich wünsche der Deutschen Gesellschaft für Urologie einen erfolgreichen Verlauf ihres Kongresses und Ihnen allen einen möglichst großen Gewinn von dieser Tagung sowie einen angenehmen Aufenthalt in München.

Verhandlungsbericht der Deutschen Gesellschaft für Urologie, 31. Tagung (1979), 1/2

Zum 100. Geburtstag der Kystoskopie 1879–1979: Erinnerungen an Maximilian Nitze

F. Schultze-Seemann

Vor 100 Jahren – am 9. Mai 1879 – demonstrierte Nitze den von ihm erfundenen Blasenleuchter erstmalig am Lebenden in Wien in dem Sitzungssaal der Gesellschaft der Ärzte, in dem später auch 1907 der I. Kongreß der Deutschen Gesellschaft für Urologie stattfand. Ein kurzer Überblick soll Nitzes Lebensweg und Werk in Erinnerung rufen:

Er wurde am 18. September 1848 in Berlin geboren. Medizinstudium seit 1869 in Heidelberg, Würzburg und Leipzig. 1874 Staatsprüfung in Leipzig und Promotion.

Während seiner Assistenten-Tätigkeit in Dresden – seit Frühjahr 1876 – hat sich Nitze vorwiegend mit der Schaffung brauchbarer Instrumente auf dem Gebiet der Endoskopie beschäftigt. Sie galten besonders der optischen Darstellung des Nasen-Rachen-Raumes und von Oesophagus und Magen, Rektum, Harnröhre und Blase. Auf letzterem Gebiet gelang ihm mit der ersten brauchbaren Demonstration seines Blasenleuchters an der Leiche am 2. Oktober 1877 in Dresden der entscheidende Durchbruch auf diesem Teilgebiet der Endoskopie, dem sich Nitze fortan nur noch widmete. 1880 ließ sich Nitze als Arzt für Harn- und Blasenkrankheiten in Berlin nieder. In seiner Praxis und in seiner Poliklinik behandelte er mit seinen neuen Instrumenten die oft von weither – besonders aus Osteuropa – kommenden Patienten. Berlin wurde zum Zentrum der Urologie in Deutschland.

Von den Erfordernissen dieser Praxis ausgehend, schuf Nitze neben dem Übersichtskystoskop 1889 das Irrigationskystoskop, und für die nun so häufig gefundenen, besonders gutartigen Blasentumoren und zur galvanokaustischen Behandlung des Prostata-Adenoms 1891 das Operationskystoskop. Von 1891 bis 1895 widmete er sich der Schaffung eines brauchbaren Harnleiterkystoskops. 1897 folgte der Kystoskopische Evakuationskatheter, der der Litholapaxie zu ihrer letzten Vervollkommnung verhalf. Sein letztes Instrument 1905 – der Harnleiter-Okklusiv-Katheter – galt der nun immer mehr in den Vordergrund tretenden Nierendiagnostik.

Seine mit diesem Instrument gewonnenen Erfahrungen legte Nitze 1889 in dem heute klassischen Werk „Lehrbuch der Kystoskopie“ nieder, dem 1894 der ergänzende Bildband, der „Kystophotographische Atlas“, folgte. Nitze hat damit erstmalig den Wert der Photographie für den Zustand tief gelegener Organe gezeigt. Seit dem 7. Band des „Centralblattes für die Krankheiten der Harn- und Sexual-Organe“ – seit 1896 – war Nitze der Herausgeber. 1905 begann Nitze die „Jahresberichte über die Erkrankungen des Urogenital-Apparates“ zu planen. Die Herausgabe des I. Bandes 1906 erlebte er nicht mehr.

Aufgerieben durch eine große Praxis und operative Tätigkeit in seiner Poliklinik sowie die reiche literarische Tätigkeit setzten zwei Schlaganfälle am späten Abend des 22. Februar 1906 seinem Leben in seiner Praxis ein schnelles Ende.

An äußeren Ehren war ihm bis dahin zuteil geworden: Die Habilitation am 3. 12. 1889, 1900 die Ernennung zum a. o. Professor und 1904 die zum Geheimen Medizinalrat. Bis zu seinem Tode war Nitzes Lebenswerk als vollendet anzusehen. Die größte Fehlerquelle an seinem Instrument, das optische System, wurde nach seinem Tode zunächst durch Kollmorgen 1907 verbessert durch eine bildaufrichtende Linsenkombination. Die entscheidenden optischen Arbeiten begann ab 1907 der Nitze-Schüler Ringleb in Zusammenarbeit mit den Zeiss-Werken in Jena.

Nach Nitzes Tod vereinigte sich 1907 das Centralblatt mit den „Monatsberichten für Urologie“ seines alten Gegners Casper zur „Zeitschrift für Urologie“.

Und nach seinem Tode 1906 wurde die Deutsche Gesellschaft für Urologie gegründet; dazu hatte Nitze im September 1896 noch die erste Anregung auf der Sitzung der Gesellschaft Deutscher Naturforscher und Ärzte in Frankfurt gegeben.

Seine Erfahrungen in der Behandlung der Nieren- und Blasenkrankheiten hat Nitze nicht mehr in einem geplanten Lehrbuch der Urologie niederlegen können. Aber einem seiner ältesten Schüler, Alfred Rothschild in Berlin, verdanken wir 1911 dieses über 500 Seiten starke Werk, in dem Rothschild Nitzes Diagnostik und Therapie der Harnkrankheiten niederzulegen versucht hat.

In der Rückschau aus der Distanz von 100 Jahren kann festgestellt werden, daß Nitze dem alten Sonderfach Urologie mit seinen Steinschnittmethoden, der Behandlung der Harnröhren-Strikturen und der Hodenerkrankungen sowie seiner Urinschau und -untersuchung mit der endoskopischen Diagnostik und Therapie eine neue Dimension gegeben hat. Die Ursache der Harnblutung konnte nun abgeklärt und behandelt werden, der Verlauf der Blasenerkrankung erstmals verfolgt werden und der Sitz der Blasentuberkulose stellte sich erstmals dem beobachtenden Auge dar. Er begann den Weg in eine neue Ära der Pathologie und der Therapie der Harnkrankheiten.

Was vor Nitzes Wirken Urologie war, ist nachzulesen in drei Klassikern der Urologie: In Thompsons Werk über die chirurgischen Krankheiten der Harnorgane, in Grünfelds Endoskopie und in Guyons Werken. In Nitzes Todesjahr 1906 wurde die erste Pylographie ausgeführt. Der Urologie wurde nun mit den Röntgenstrahlen eine weitere Dimension eröffnet.

Die Anerkennung der Urologischen Welt wurde ihm zum 25. Jahrestag der Kystoskopie 1904 in reichem Maße zuteil, die manch anderer Erfinder nicht mehr erlebt hat. Und doch konnte nichts mehr die innere Verbitterung und die Enttäuschung über die verzögerte Anerkennung des Kystoskops verbessern. Das Gespött der Unbedeutenden und Unbelehrbaren hatte ihm schon hart zugesetzt, aber mehr noch schmerzte die fehlende Anerkennung der bedeutendsten Chirurgen seiner Zeit. Nicht v. Bergmann, dem er die Patienten untersuchte, sondern einem dankbaren Patienten, dem Minister v. Gossler, verdankte er die Möglichkeit zur Habilitation. Infolge der fehlenden Klinischen Abteilung in einem Städt. Krankenhaus kam sein Unterricht in der Poliklinik weitgehend nur Ausländern zugute. Die Entwicklung einer deutschen Schul-Urologie wurde auf Jahrzehnte von Anfang an gehemmt.

So wurde er in klarer Erkenntnis dieser Tatsache immer einsamer und verbitterter – nur wenigen, wie dem Berliner Urologen Posner, ein treuer Freund. Erholung in seinen wenigen Mußestunden fand er in Geschichte und Kunst, in guten Büchern sowie Kunstreisen nach Italien.

Für uns in der Erinnerung bleibt er aber der große Erfinder, der dem damals noch kleinen urologischen Fachgebiet die Möglichkeit gegeben hat, nun auch den Weg in die Selbständigkeit zu beschreiten. Ihm zu Ehren sollte für die nachfolgende junge Urologen-Generation der Nitze-Preis Ansporn und Verpflichtung sein.

Ich habe lange genug als Schüler Ferdinand Mays am Urologischen Krankenhaus dieser Stadt gearbeitet, um nicht zu wissen, daß diesen ernsten historischen Betrachtungen nicht auch ein heiter-süddeutscher Abschlußpunkt zu Ehren der Münchener Stadt gesetzt werden müßte: Vor 50 Jahren – 1929 – fand erstmalig ein Kongreß der Deutschen Gesellschaft für Urologie in München statt. Es war der 9. und auch zugleich letzte Kongreß der alten Deutschen Gesellschaft für Urologie vor dem Zweiten Weltkrieg. Ihm zu Ehren gab einer der damaligen bekanntesten Münchener Urologen, Felix Schlagintweit, ein kleines Heft mit heiteren Betrachtungen zum Kongreß heraus: „Der lustige Urologe". Darin stellte er die Frage: „Was wird aus der Urologie nach uns?" Dann drücken Nitze, Israel und Guyon im Himmel wieder die Schulbank, und der Nitze-Schüler Ringleb wird immer wieder vergeblich versuchen, ihnen den Strahlengang der kystoskopischen Optik zu erklären.

Und warum konnte sich die Urologie erst so spät durchsetzen? Schon das Spezialfach Magen-Darm-Krankheiten hatte es schwer. Aber die Urologie galt als unpassend, nicht aristokratisch, wie sich schon früher Zuckerkandl in Wien geäußert hatte. Die Urologie fiel erst nicht mehr auf und konnte ein eigenes Spezialfach werden, als die Menschheit durch den kniefreien Damenrock und die fleischfarbenen Seidenstrümpfe abgelenkt wurde. Dann war der Weg auch für die Urologie frei – nach Ansicht Schlagintweits.

Dr. F. Schultze-Seemann
Archivar der Deutschen Gesellschaft für Urologie
Münchener Str. 22
D-1000 Berlin 28

I. Hauptthema: Die entzündlichen Erkrankungen der männlichen Adnexe

Hauptreferate

Verhandlungsbericht der Deutschen Gesellschaft für Urologie, 31. Tagung (1979), 5

Einführung

W. Mauermeyer

Die Erkrankungen der männlichen Adnexe spielen in der Sprechstunde des praktizierenden Urologen und im poliklinischen Bereich eine überproportional große Rolle:

Die Diagnose der Prostatitis wird sehr häufig allein anhand der Symptome gestellt. Diese oft nicht sehr charakteristische Symptomatologie verleitet den Arzt leicht dazu, daß er alle Beschwerden, die sich in einem Bereich von der suprasymphysären Blasengegend an über die beiden Leistengegenden und über den Skrotal-Bereich bis zur Dammgegend hin erstrecken als Ausdruck einer *„Prostatitis"* ansieht.

Diese summarische Feststellung ohne adäquate Labordiagnostik stempelt leicht einen Kranken zu einem „Prostatitiker", ohne daß diese Diagnose durch Laboruntersuchungen objektiviert wurde.

Diese Diagnosestellung, allein von den Symptomen der Erkrankung ausgehend, ist noch ein Relikt aus einer Periode, in der die Abgrenzung einer Vielzahl von Erkrankungen mit ähnlichen Symptomen noch nicht möglich war.

Wir wissen heute, daß sich hinter dem vielfältigen Symptomenbild der sog. Prostatitis eine Reihe anderer Krankheiten verbergen können.

So können z. B. die Erkrankungen des unteren Mastdarms ähnliche und oft sogar gleiche Symptome wie eine echte Prostatitis verursachen. Durch eine proktologische Untersuchung können Erkrankungen in diesem Bereich festgestellt werden. Mit einer Abheilung lokaler Erkrankung durch eine spezifische Therapie verschwinden in vielen Fällen auch die Beschwerden.

Bei vielen Kranken kann trotz gründlichster bateriologischer Untersuchung von Urin, Prostataexprimat und Sperma eine bakterielle Infektion ausgeschlossen werden. Diese Untersuchung muß nach heutigem Wissensstand in besonderen Fällen auch Spezielkulturverfahren für Mycroplasmen und Clamydien einschließen.

Bei vielen Kranken erahnt der erfahrene Arzt schon beim ersten Gespräch mit dem Patienten Zeichen einer auffälligen psychischen Verhaltensweise. Es sind nicht selten ängstliche, etwas gehemmte Meschen, die ihre geringen Beschwerden sehr überbewerten. Oft wird ein Ziehen in der Leisten- und Genitalgegend, dessen Schmerzgrad meist als gering geschildert wird, zu einem Zentralthema des Kranken.

Gerade diese Menschen sollte der Arzt besonders ernst nehmen und ihnen darüber hinaus Gelegenheit geben, daß sie sich bei ihm aussprechen können.

Zur Darstellung all dieser Teilaspekte werden erfahrene Hauptreferenten, jeder für sein eigenes Teilgebiet, ihre Erfahrungen mitteilen.

Ich darf als ersten Redner Herrn Prof. Altenehr zu seinem Vortrag bitten, indem er als pahtologischer Anatom über die entzündlichen Erkrankungen der männlichen Adnexe berichtet.

Prof. Dr. W. Mauermayer
Direktor der Urolog. Klinik und Poliklinik
der Techn. Universität
Klinikum rechts der Isar
Ismaninger Straße 22
D-8000 München 80

Verhandlungsbericht der Deutschen Gesellschaft für Urologie, 31. Tagung (1979), 6–11

Pathophysiologie und pathologische Anatomie

E. Altenähr, M. Paulsen, T. Hasselbeck

1. Unspezifische Entzündungen

Die unspezifischen Entzündungen von Nebenhoden, Ductus deferens, Samenblasen und Prostata können grundsätzlich bakteriell oder abakteriell sein. Dies im Einzelfall zu entscheiden, ist pathohistologisch nicht möglich; das Entzündungsbild ist gleichartig. Jedoch kann bei Abszessen eine bakterielle Infektion angenommen werden.

1.1 Infektionswege

Im Vordergrund steht die urogen aszendierende Infektion aus der Urethra. Disponierende Faktoren sind pathologische Veränderungen der unteren Harnwege:

Angeborene Urethralklappen, Urethritis, Katheterisierung, transurethrale Operationen, Verletzungen und Traumen der Harnwege, Urethrastriktur, benigne Prostatahyperplasie, neurologische Erkrankungen mit Blasenentleerungsstörungen. Die Möglichkeit der hämatogenen oder lymphogenen Infektion beweisen z.B. Fälle, bei denen nach transurethraler Prostataresektion trotz prophylaktischer Vasoligatur oder Vasoresektion eine bakterielle Epididymitis auftrat (Melchior und Mitarb., 1974). Ferner kann eine Prostatitis durch lymphogene oder direkte Infektion aus dem Rektum entstehen. Infolge canaliculärer Ausbreitung sind häufig mehrere Adnexorgane gleichzeitig betroffen.

1.2 Pathophysiologie

Der Reflux von Urin in die Samenwege dürfte ein wesentliches pathophysiologisches Moment für die Entstehung insbesondere der Epididimytis darstellen. Sachse (1965) hat die verschiedenen bis dahin beschriebenen Verschlußsysteme der Samenwege dargestellt: Klappenverschluß, Sphincter spermaticus, Muskelschleifen, Musculus interampullaris, Schwellkörper und Druck auf die Colliculuswand. Er selbst hat die Vorstellung hinzugefügt, daß zwei Verschlußmechanismen wirken: Erstens der Ruhekollaps der Ductus ejaculatorii durch elastische Fasern in deren Wand, und zweitens bei Druck in der Urethra ein Ventilverschluß der Ductus ejaculatorii infolge Druck auf den Samenhügel von außen und Erweiterung des Utriculus prostaticus. Jede Verletzung des Colliculus seminalis, z.B. durch instrumentelle Maßnahmen, zerstört dieses Verschlußsystem und kann zum Reflux führen (Sachse, 1966).

Bekanntermaßen entsteht eine Epididymitis jedoch häufig auch bei Patienten mit normalen Harnwegen und ohne urologische Anamnese. Eine pathophysiologische Erklärung hierfür scheint die Hypothese der Refluxentstehung nach Koff (1976) zu geben. Ausgangspunkt sind die physiologischen Reflexe des in der Pars membranacea urethrae gelegenen quergestreiften Musculus spincter externus urethrae. Der Muskel kontrahiert sich entweder bei zunehmender Blasenfüllung langsam oder bei plötzlicher Zunahme des intraabdominellen Druckes plötzlich. Bei der normalen Miktion sind Kontraktion der Harnblasenmuskulatur und Erschlaffung des Sphincter externus koordiniert. Bei Patienten mit neurogener ungehemmter und krampfartiger Blasenkontraktion kommt es hingegen unkoordiniert zur reflektorischen Kontraktion des Sphincter, gleichzeitig zur Erschlaffung des Blasenhalses und zum Reflux in die Ductus ejaculatorii.

Bei einer zweiten Gruppe von Patienten mit habituell seltener Miktion und daher übervoller Blase kontrahiert sich der Sphincter externus reflektorisch ebenfalls maximal. Gleichzeitig sind Blasenhals und Pars prostatica urethrae durch die Überfülle erweitert. Kommt es nun aus beliebigem Anlaß zum Anstieg des intraabdominellen Druckes, so erfolgt auch hier der Reflux in die Samenwege.

Für die Entstehung einer Epididymitis bei Reflux ist ein bakterienhaltiger Urin natürlich ein wichtiger Faktor. Aber auch steriler Urin kann – wie Graves und Engel (1950) experimentell durch Injektion in den Ductus deferens zeigten – eine Entzündung im Nebenhoden erzeugen.

Tabelle 1. Nebenhodenbefunde in 235 konsekutiven Operationspräparaten (Institut für Pathologie, Klinikum Steglitz der Freien Universität Berlin, 1976–1977)

	Nebenhodenbefund = Hauptbefund	Nebenhodenbefund bei anderen Hauptbefunden[a]
Unspezifische Epididymitis	41	23
Tuberkulöse Epididymitis	2	–
Spermagranulom	3	–
Nebenhodenfibrose	15	53
Spermatocele	38	9
Hämorrhagischer Infarkt	–	4
Hydatide	4	–
Nebenhodendysplasie/-atrophie	–	9
Adenomatoidtumor	4	–
Infiltration durch Hodentumor	–	7
Leukämische Infiltration	–	2
Normalbefund	3	18
Gesamt	110	125

[a] Prostatacarcinom, Hodentumor, Hydrocele, Leistenhernie, Torsion, Maldescensus, Dysgenesie

1.3 Unspezifische Epididymitis

Die Nebenhodenbefunde bei 235 konsekutiven Operationspräparaten sind in Tabelle 1 dargestellt. Bei den 110 Fällen mit Hauptbefund am Nebenhoden handelte es sich etwa in der Hälfte der Fälle um Entzündungen und deren Restzustände, außerdem 38mal um Spermatozelen. Die Freilegung und die Gewebeentnahme vom Nebenhoden erfolgte offenbar häufig wegen Tumorverdachtes. 56mal lautete die klinische Frage an den Pathologen „Epididymitis oder Tumor?". Elfmal wurde eine Schnellschnittuntersuchung gewünscht. Auffallend häufig sind auch bei Orchidektomien aus anderer Ursache Entzündungen und narbige Fibrosen unterschiedlichen Grades im Nebenhoden.

Die *akute unspezifische Epididymitis* wird infolge einer serofibrinösen Exsudation häufig von einer symptomatischen Hydrozele begleitet. Der Nebenhoden ist gerötet, der Schwanz mit dem Ductus epididymitis stärker betroffen als der Kopf mit den Ductuli efferentes. Das Epithel des Nebenhodenganges ist zum Teil abgehoben. Im Lumen, subepithelial, in der Muskulatur und im Zwischengewebe liegen massenhaft Granulocyten (Abb. 1). In schweren Fällen entstehen Abszesse, und die Entzündung kann kontinuierlich auf den Hoden übergreifen. Daß letzteres nicht häufiger geschieht, liegt anscheinend daran, daß ein Lymphgefäßsystem zwischen Hoden und Nebenhoden fehlt (Rényi-Vámos, 1955).

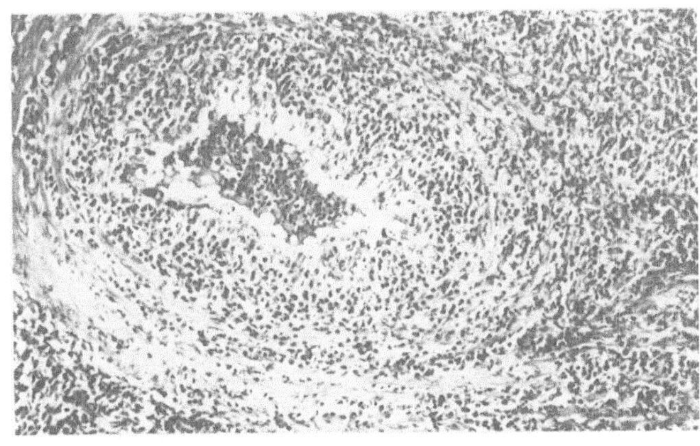

Abb. 1. Akute eitrige Epididymitis: Entzündliches Exsudat im Lumen und Wandinfiltrat des Ductus epididymidis. H.-E., Vergr. 100x

Die *chronische Epididymitis* entwickelt sich entweder durch Chronifizierung einer akuten Entzündung oder primär schleichend. Es kommt zu einer knotigen Verdickung des Nebenhodens mit granulierender Entzündung, lymphocytären Infiltraten und schließlich mehr oder minder narbiger Verödung. Sowohl im Gefolge einer akuten als auch bei chronischer Epididytis können Nebenhodengang oder Ductuli efferentes narbig obliterieren. Es kommt zum Spermastau und gegebenfalls zur Ausbildung einer Spermatocele.

1.4 Unspezifische Deferentitis und Vesiculitis seminalis

Ein grundsätzlich gleichartiger Entzündungsvorgang wie bei der Epididymitis mit Hyperämie, Epitheldesquamation und leukozytärem Exsudat spielt sich bei der Deferentitis und Vesiculitis seminalis ab. In schweren Fällen entsteht ein Empyem der Samenblasen.

1.5 Unspezifische Prostatitis

Die *akute unspezifische Prostatitis* betrifft entweder diffus die ganze Prostata, häufig jedoch handelt es sich histologisch um einen disseminiert herdförmigen Befall. Es finden sich intraalveolär und intraduktal Eiteransammlungen, die dann auch im Exprimat erscheinen. In der Umgebung der Drüsen liegen Infiltrate überwiegend aus Granulozyten (Abb. 2). Das fibromuskuläre Stroma ist durch Infiltrat und Ödem aufgelokkert. Häufig sieht man histologisch eine Einschmelzung einzelner Drüsen. Größere Abszes-

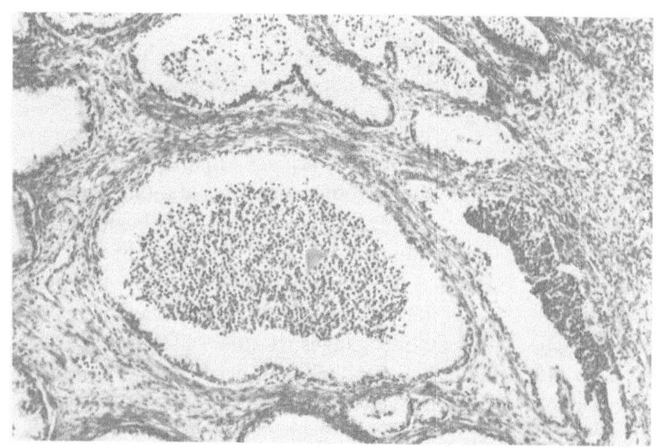

Abb. 2. Akute eitrige Prostatitis: Leukocytäres Exsudat in Drüsenlumina und im Stroma. H.-E., Vergr. 70x

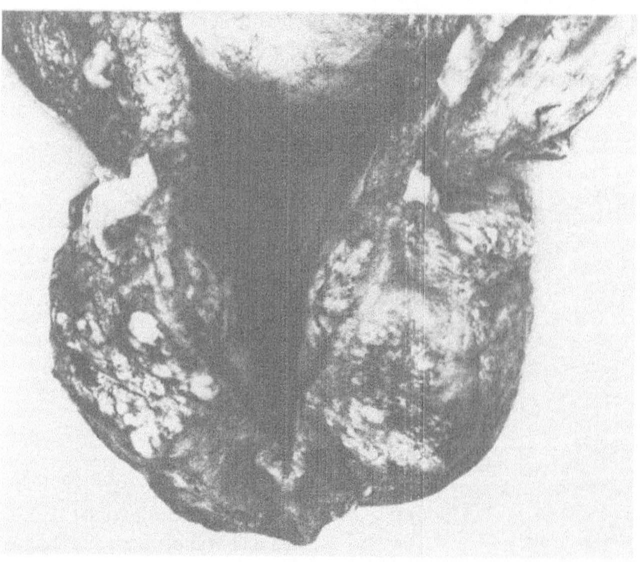

Abb. 3. Eitrig abszedierende Prostatitis. Autopsiepräparat

se sind spätere Komplikationen und entleeren sich mitunter in die Harnröhre (Abb. 3). Seltener erfolgt der Durchbruch ins Rectum. Phlegmonen können sich in den periprostatischen Lymphräumen und unter den Beckenfascien ausbreiten.

Bei der *chronischen Prostatitis* sind die histologischen Befunde weniger stark ausgeprägt. Man findet meist um die Acini herum eine Infiltration aus Lymphozyten, Plasmazellen und Histiozyten. Geringe derartige Befunde bestehen meist bei benigner Prostatahyperplasie. Ob es sich hierbei um bakterielle Entzündungsherde oder um eine Reaktion – z. B. auf Zirkulationsstörungen – handelt, ist im Einzelfall nicht zu entscheiden.

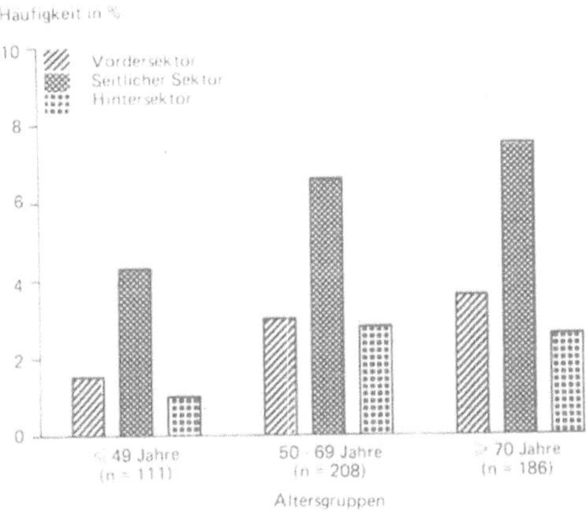

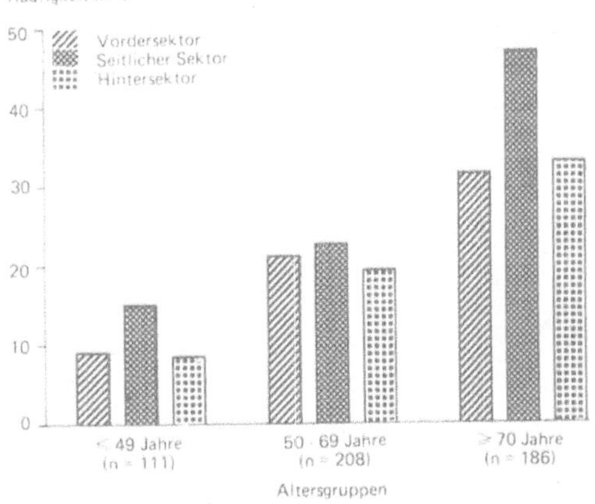

Abb. 4. (a) Häufigkeit der eitrigen Prostatitis bei 505 konsekutiven Autopsien nach Altersgruppen und Lokalisation (b) Häufigkeit der chronischen lympho-histiocytären Prostatitis bei 505 konsekutiven Autopsien nach Altersgruppen und Lokalisation (Institut für Pathologie, Universität Hamburg)

Was die Häufigkeit der eitrigen und der chronischen Prostatitis anbelangt, so fanden wir für beide Gruppen in einem Obduktionsgut von 503 Männern eine deutliche Zunahme mit dem Lebensalter und eine Bevorzugung der seitlichen Prostataanteile gegenüber der vorderen und hinteren Prostataregion (Abb. 4). Auch betrug die Häufigkeit der Prostatitis bei 401 Patienten, die nach längerem Klinikaufenthalt mit Katheterversorgung verstorben waren, 80 %, dagegen bei den 108 Patienten mit plötzlichem Tod ohne Klinikbehandlung 14 %.

2. Tuberkulose der männlichen Adnexe

Die Genitaltuberkulose des Mannes ist in der Regel eine Sekundärerkrankung bei bereits bestehender oder abgelaufener Tuberkulose anderer Organe, insbesondere der Lunge und der Niere. Sowohl der hämatogene als auch der canaliculäre Infektionsweg sind möglich. Wenn so das Genitale befallen wird, ist dort die primäre (genitoprimäre) Manifestation meist die Prostata oder die Samenblase. Wie Kühn und Unger (1966) an 125 Autopsiefällen zeigten, sind in der Mehrzahl der Fälle mehrere Genitalorgane und Harnwegsabschnitte betroffen (Tabelle 2). Am häufigsten – und auch das nur bei knapp einem Drittel ihrer Fälle – war die Prostata als einziges Genitalorgan befallen. Steinhauser und Wurster (1975) stellten an 325 bioptisch untersuchten Nebenhodentuberkulosen aus 40 Jahren (1932–1971) während der letzten 20 Jahre überwiegend eine verkäsende Tuberkulose fest. Sie vermuten, daß jetzt wegen des Gesamtrückganges der Genitaltuberkulose Patienten mit allgemeiner Resistenzschwäche überwiegen. Auch die tuberkulöse Epididymitis beginnt fast immer in

Tabelle 2. Genitaltuberkulose des Mannes bei 125 Autopsiefällen (nach Kühne und Unger, 1966)

Organbefall	isoliert	insgesamt	Relation
Prostata	34	97	1:3
Samenblasen	2	59	1:30
Nebenhoden	10	59	1:6
Hoden	3	38	1:13
Ductus deferens		19	
Urethra		7	
Penis		2	
Harnblase		38	
Ureter		20	

der Cauda, was auf eine besonders starke Durchblutung dieses Organabschnittes zurückgeführt wird.

3. Unspezifische granulomatöse Entzündungen der männlichen Adnexe

Unspezifische granulomatöse Entzündungen des Nebenhodens und der Prostata können dem Kliniker und Pathologen differential-diagnostische Schwierigkeiten bereiten.

Ein Austritt von Spermien in das Interstitium des Nebenhodens induziert *Spermagranulome*. Hierbei entwickelt sich um die Spermien herum eine granulomatöse Reaktion mit Lymphozyten, Makrophagen und Fremdkörperriesenzellen. Die Spermien werden zum Teil phagozytiert oder verklumpen, und das Stroma fibrosiert zunehmend (Abb. 5). In den meisten Fällen geht eine Epididymitis, ein Trauma oder eine Operation voraus und erklärt die Pathogenese. Ob ein spontaner Austritt von Spermien in das Nebenhodenstroma ohne zusätzliche Noxe möglich ist, ist umstritten (Glassy und Mostofi, 1956; Goodson und Fruchtman, 1975).

Bei der *unspezifischen granulomatösen Prostatitis* ist klinisch der carcinomähnliche Palpationsbefund bemerkenswert (Schröder und Gerecht, 1971). Der Prozeß ist herdförmig. Die Granulome bestehen aus Epitheloidzellen, mehrkernigen Riesenzellen, Histiozyten, Lymphozyten und Plasmazellen sowie einzelnen Eosinophilen (Abb. 6). Die Prognose ist gut (O'Dea und Mitarb., 1977). Der Pathologe muß differentialdiagnostisch eine Prostatatuberkulose, bei histiocytenreichem Infiltrat gelegentlich auch ein anaplastisches Prostatacarcinom ausschließen.

Abzugrenzen ist ferner die *eosinophile granulomatöse Prostatitis* mit ihrem sehr dichten Eosinophilen-Infiltrat und fibrinoiden Nekrosen, die häufig bei Patienten mit Bronchialasthma

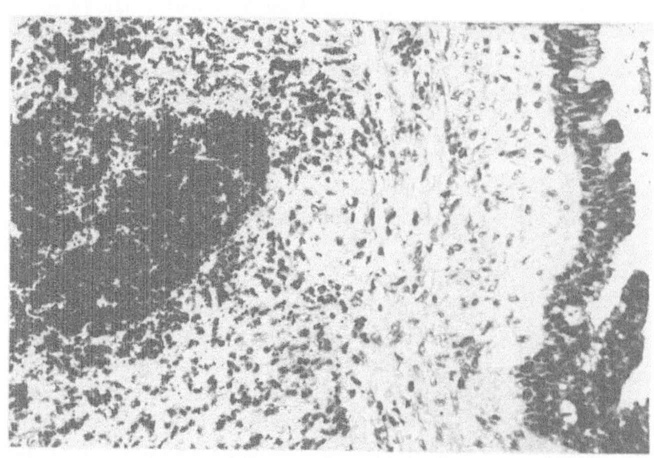

Abb. 5. Spermagranulom (links) des Nebenhodens außerhalb eines Ductulus efferens (rechts). H.-E., Vergr. 150x

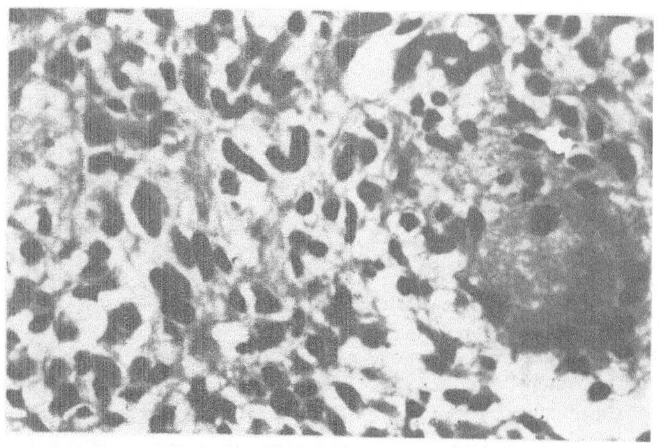

Abb. 6. Granulomatöse Prostatitis mit polymorphen Histiocyten und Riesenzellen. H.-E., Vergr. 400x

auftritt, so daß offenbar allergische Granulome vorliegen (Towfighi und Mitarb., 1972).

Bisher nur 15mal beschrieben ist die *Malakoplakie* der Prostata (McClure, 1979). Es handelt sich um entzündliche granulomatöse Infiltrate von Makrophagen, die als Charakteristikum Michaelis-Gutmann-Körperchen mit Kalksalzen und Eisen enthalten.

Literatur

Glassy FJ, Mostofi FK (1956) Spermatic granulomas of the epididymis. Am J Clin Pathol 26:1303–1313. – Goodson JM, Fruchtman B (1975) Spermatic granulomas of epididymis. Urol 5:278–280. – Graves RS, Engel WJ (1950) Experimental production of epididymitis with sterile urine: Clinical implications. J Urol 64:601. – Koff SA (1976) Altered bladder function and non-specific epididymitis. J Urol 116:589-592. – Kühn H, Unger M (1966) Beitrag zur Kenntnis der Genitaltuberkulose bei Mann und Frau. Zentralbl allg Pathol 109:139–153. – McClure J (1979) Malakoplakia of the prostate: A report of two cases and a review of the literature. J Clin Pathol 32:629–632. – Melchior J, Valk WL, Foret JD, Mebust WK (1974) Transurethral prostatectomy and epididymitis. J Urol 112:647–650. – ODea MJ, Hunting DB, Greene LF (1977) Non-specific granulomatous prostatitis. J Urol 118:58–60. – Rényi-Vámos F (1955) Das Lymphsystem des Hodens und des Nebenhodens. Z Urol Nephrol 48:355–372. – Sachse H (1965) Morphologie und Funktion des Samenwegverschlusses. Med Klin 60:1925–1929. – Sachse H (1966) Klinik des insuffizienten Samenwegverschlusses. Med Klin 61:537–538. – Schröder FH, Gerecht W (1971) Granulomatöse Prostatitis und Prostatacarcinom – ein differentialdiagnostisches Problem. Urologe [A] 10:236–237. – Steinhauser K, Wurster U (1975) Die Nebenhodentuberkulose im Wandel der Zeit. Urologe [A] 14:6–12. – Twofighi J, Sadeghee S, Wheeler JE, Enterline HT (1972) Granulomatous prostatitis with emphasis on the eosinophilic variety. Am J Clin Pathol 58:630–641

Prof. Dr. E. Altenähr
Institut für Pathologie
Klinikum Steglitz
FU Berlin
Hindenburgdamm 30
D-1000 Berlin 45

Verhandlungsbericht der Deutschen Gesellschaft für Urologie, 31. Tagung (1979), 12/13

Symptomatologie und klinische Diagnostik

E. Schmiedt

Wie bei anderen entzündlichen Erkrankungen sind in symptomatologischer Hinsicht auch bei den männlichen Adnexen die akuten von den chronischen Entzündungsprozessen zu unterscheiden. Während akut entzündliche Prozesse im Bereich der Prostata bekanntlich durch hohes Fieber, ja sogar Schüttelfrost, mit mehr oder weniger ausgeprägtem Krankheitsgefühl, Miktionsschmerzen, Pollakisurie, Dysurie bis zur Harnsperre und Beschwerden im Dammbereich wie auch im Rectum und Kreuzbein gekennzeichnet sind, beginnt die akute Epididymitis, um die zweite, noch häufigere entzündliche Manifestation im Bereich der männlichen Adnexe zu nennen, ebenfalls mit hohem Fieber, rascher Anschwellung des Nebenhodens, der schon nach einigen Stunden nicht mehr vom Hoden abzugrenzen ist, sowie mit Rötung und Oedem des Scrotums und starker Druckschmerzhaftigkeit. Im Falle der Einschmelzung ist eine Fluktuation nachweisbar.

Ursächlich sind für die aktute Epididymitis vor allem eine bereits bestehende chronische Prostatitis, transurethrale Instrumentationen sowie – abgesehen von einer TUR oder Adenomektomie – der Übertritt von sterilem Harn in die Samenwege bei Utriculusinsuffizienz verantwortlich zu machen.

Bei beiden akuten Entzündungsformen liegt meist gleichzeitig eine Urethritis mit purulentem Fluor vor. Hin und wieder – meist bei Coli- oder Proteusinfektionen – zeigt sich initial, terminal oder auch total eine Makrohämaturie. Im Harn ist in den meisten Fällen, jedoch keineswegs immer, ein Harnwegsinfekt nachweisbar. Die Prostata ist bei akuter Prostatitis rektal vergrößert, teigig, fühlt sich „heiß" an, ist stark druckschmerzhaft und fluktuiert, sofern Einschmelzungen entstanden sind.

Beiden Erkrankungen pflegen oftmals eine Infektion des oberen Respirationstraktes, Zahnextraktionen oder auch eine transurethrale Instrumentation vorauszugehen. Die Diagnose ist bei Beachtung der Vorgeschichte und anhand des Lokalbefundes wie der Laborwerte im allgemeinen nicht allzu schwierig zu stellen. Differentialdiagnostisch ist bei Krankheitsprozessen des Scrotalinhaltes neben der Mumps-Orchitis vor allem an eine Samenstrangtorsion zu denken, wobei diese meist aufgrund der Anamnese, des Lebensalters und durch das Prehnsche Zeichen von einer Epididymitis abzugrenzen ist.

Dagegen ist die Stellung der Diagnose bei chronischen Entzündungsprozessen der männlichen Adnexe, wie Sie alle wissen, wesentlich schwieriger. Insbesondere muß hier neben den unspezifischen auch an spezifische Entzündungsprozesse, das heißt eine Urogenitaltuberkulose, gedacht werden. Die chronische Entzündung der Prostata rührt gewöhnlich von einem Harnröhreninfekt her, jedoch ist hier auch der hämatogene Infektionsweg möglich. Ferner können ungenügend behandelte akute oder subakute Prostatitiden in die chronische Verlaufsform übergehen. Gar nicht selten ist eine Genorrhoe vorausgegangen.

Was die Symptomatik anlangt, so verläuft die chronische Prostatitis gewöhnlich symptomlos. Die relativ wenigen Beschwerden machenden chronischen Prostatitiden, mit denen wir ständig konfrontiert werden, und die wegen dieses oftmals kaum beeinflußbaren Leidens ein Kreuz für den Patienten wie für den Urologen sind, machen sich meist durch ein Druckgefühl oberhalb der Symphyse, Kreuzschmerzen, Beschwerden in der Dammgegend, ziehende Beschwerden in der Leistengegend mit Ausstrahlung in die Hoden und Oberschenkel, durch Ejakulationsbeschwerden sowie gelegentlich subfebrile Temperaturen und Ausfluß neben einem meist initialen Brennen bei der Miktion sowie gelegentlich auch mit oder ohne cystitische Erscheinungen bemerkbar.

Rektal ist eine normale, eine indurierte oder auch eine teigige Prostata zu tasten. Im Falle einer granulomatösen Prostatitis finden sich derbharte Knoten, die palpatorisch karzinomverdächtig sind und eine diesbezügliche Abklärung erfordern. Im Preßsaft der Vorsteherdrüse sind im Falle einer chronischen Prostatitis Leukozyten und Plasmazellen vermehrt, das heißt mehr als 30 je Gesichtsfeld. Dies ist hinsichtlich der Diagnosestellung manchmal ein wichtigeres Kriterium als der Erregernachweis bzw. entsprechende Keimzahlen. Finden sich doch bei Kranken mit dem sogenannten Prostatitis-Syndrom in ca. zwei Drittel der Fälle keinerlei Erreger, während im restlichen Drittel wiederum nur bei etwa 30% Bakterien nachweisbar sind. Die abakteriellen Prostatitiden werden vor allem durch die fakultativ pathogenen Chlamydien, Mykoplasmen, Trichonomaden, Pilze und Viren hervorgerufen.

Zur Differentialdiagnose der durch Mikroorganismen verursachten chronischen Prostatitis hat sich die quantitative Bestimmung der Immunglobuline und der Akut-Phase-Proteine (A. Hofstetter et al., H. W. Bauer) bewährt.

Wichtige prädisponierende Faktoren für chronische Prostatitiden sind bulböse Harnröhrenstrikturen und Schleimhautmilieuänderungen nach Infektionen. In unserem Krankengut fand sich bei ca. 80% derartiger Harnröhrenengen eine chronische Prostatitis. Nachdem bei etwa zwei Drittel der Kranken, die an einem sogenannten Prostatitis-Syndrom leiden, ursächlich ein anogenitales Syndrom oder ein psychovegetatives Urogenital-Syndrom zugrunde liegt, sollten diese Kranken zunächst proktologisch abgeklärt und gegebenenfalls einer Verödungsbehandlung unterzogen werden. Man ist hiernach immer wieder erstaunt, wie viele Kranke, die bereits jahrelang kiloweise Antibiotika und Chemotherapeutika konsumiert haben, plötzlich beschwerdefrei werden. Die Projektion der durch eine chronische Proktitis, Kryptitis usw. ausgelösten Beschwerden in die Prostata- bzw. Harnröhren-Region beruht auf der Verflechtung der vegetativen Schmerzbahnen des Rektums und der Genital-Region des Mannes über den Plexus mesentericus inferior.

Das noch verbleibende Drittel von Kranken mit prostatitischen Beschwerden muß dem sogenannten psychovegetativen Urogenital-Syndrom zugeordnet und dementsprechend psychotherapeutisch behandelt werden.

Schließlich noch ein Wort zur akuten Orchitis. Diese entsteht, sofern nicht eine abszedierende Nebenhodenentzündung auf den Hoden übergreift, was äußerst selten ist, auf hämatogenem Wege, wobei die Erreger praktisch stets Viren sind. Diese werden, wie bei der Mumps-Orchitis, auch im Harn ausgeschieden und sind in diesem nachweisbar.

Der Beginn der Orchitis ist plötzlich. Schwellung und Schmerzen des Hodens, Oedem und Rötung des Scrotums, hohes Fieber, schweres Krankheitsgefühl und besonders das Fehlen irgendwelcher Harnwegssymptome kennzeichnen dieses Krankheitsbild. Es können beide Hoden befallen sein und bei Mumps-Orchitis, wie der Name sagt, gleichzeitig eine Parotitis vorliegen. Auffällig sind hier eine Einschränkung der Nierenfunktion sowie eine Proteinurie.

Der Sinn meiner Ausführungen war lediglich, einige wichtige Fakten der Symptomatologie und Diagnostik der entzündlichen Adnexerkrankungen des Mannes stichwortartig in Erinnerung zu rufen.

Prof. Dr. E. Schmiedt
Direktor der Urologischen Klinik
und Poliklinik der LM-Universität München
Klinikum Großhadern
Marchioninistraße 15
D-8000 München 70

Verhandlungsbericht der Deutschen Gesellschaft für Urologie, 31. Tagung (1979), 14/15

Proktologische Aspekte

H.-J. Vogt

Akute Entzündungen der männlichen Adnexe bedingen selten die Aufmerksamkeit des Proktologen. Allerdings kann im Rahmen einer entsprechenden Behandlung die Hilfe eines Proktologen benötigt werden, zum Beispiel bei akuten Veränderungen im Analbereich nach Diarrhoe als Folge von Antibiotikagaben (Vogt). Ebenso bedarf eine Exazerbation einer genitalen Candidosis gegebenenfalls einer enteralen sowie analen und perianalen Sanierung. Auch ist die Rezidivfreudigkeit von Condylomata acuminata gelegentlich nur dann zu stoppen, wenn die Anal- und Perianalregion kuriert ist. Neben der Lokalbehandlung wird dies unter Umständen erst dann erreicht, wenn der haemorrhoidale Symptomenkomplex behandelt und somit die lokale Oekologie geändert ist.

Chronische Entzündungen der männlichen Adnexe werden nicht durch Erkrankungen des Anorektalbereiches hervorgerufen, können jedoch proktogen unterhalten werden. Die nahe lokale Beziehung einschließlich des gemeinsamen Lymphabflusses und der gekoppelten sensiblen Versorgung zwingen zu dieser Vermutung. Der Beweis hierfür ist zu erbringen durch eine Behandlung des haemorrhoidalen Symptomenkomplexes. Gleiches gilt im übrigen für die Fokussuche im Rahmen chronischer Erkrankungen im Urogenitalbereich.

Die ersten Hinweise auf das Vorliegen eines haemorrhoidalen Symptomenkomplexes gibt die gezielte Anamnese. Bei der Lokalinspektion fallen Dermatitiden, Marisquen oder perianale Spontanthrombosen auf. Eine Stichinzision mit entsprechender Nachbehandlung kann meist die erheblichen Schmerzen sofort lindern. Bei der digital-rektalen Austastung können Haemorrhoiden nicht getastet werden, doch ein erhöhter Sphinktertonus sowie Resistenzen im Analkanal signalisieren ein pathologisches Geschehen in dieser Region. Selbstverständlich wird auf das Vorliegen von Karzinomen geachtet werden.

Mit dem Proktoskop wird in der Tiefe zwischen 8 und 12 cm nach Haemorrhoidalknoten gesucht. Dabei wird gleichzeitig Farbe und Zustand einschließlich Vulnerabilität der Schleimhaut beurteilt. Finden sich hierbei behandlungswürdige Veränderungen, wird eine Sklerosierungstherapie eingeleitet.

Mit dem Anoskop wird der Analkanal aufgespreizt und inspiziert. Liegt eine Papillitis oder eine Kryptitis vor, sollte mit einer Behandlung des verursachenden Haemorrhoidalleidens nicht gezögert werden. Eine entzündende Vorpostenfalte verrät das Vorliegen einer Analfissur. Hierbei handelt es sich um ein Ulkus, dessen entzündliches Infiltrat bis in die Sphinktermuskulatur hineinreicht. Anamnestisch wird von hellem Blut, das meist dem Stuhl aufgelagert ist, und von starken Schmerzen berichtet, welche bis zu Stunden anhalten können. Derartige Fissuren sollten dem Chirurgen überstellt werden. Bei blanden Fissuren ohne das Vorliegen einer Vorpostenfalte und mit einem nicht zu starken Sphintertonus wird oftmals eine kombinierte Therapie mit Unterspritzung mit Scandicain®, lokaler Behandlung mit $AgNO_3$-Lösung, zusätzlicher Verordnung von lokal wirksamen Suppositorien, Antiphlogistika, Analhygiene und Stuhlregulierung erfolgreich sein. Bei der Auswahl geeigneter Laxantien sind Drastika unbedingt zu vermeiden, während sogenannten Gleit- oder Quellmitteln, wie zum Beispiel Agiolax®, der Vorzug gegeben werden sollte. Grundsätzlich sollte der Patient davor bewahrt werden, seine Beschwerden lediglich mit Salben und Suppositorien behandeln zu müssen, da eine langdauernde Therapie mit den meist kortikoidhaltigen Präparaten nicht nur eine lokale Candidosis begünstigt, sondern auch zur Hautatrophie bis hin zur Ulkusbildung führen kann.

Wir unterziehen jeden Patienten mit einer chronischen beziehungsweise rezidivierenden Urethritis, Urethroprostatitis, Prostatitis, Epididymitis oder Deferentitis sowie einer Urethro-Prostatopathie oder Schmerzen beim Geschlechtsverkehr einer proktologischen Inspektion. Werden hier Hinweise auf ein entzündliches Geschehen gefunden, wird sofort eine entsprechende Behandlung eingeleitet. Dabei wird ein haemorrhoidaler Symptomenkomplex III° dem Chirurgen zugewiesen. Stadium I und II wird sklerotherapiert. Dieses Vorgehen ist gerechtfertigt durch den therapeutischen Erfolg in vielen Fällen. Dieser ist einerseits auf die Lokalbehandlung, zum anderen auf die psychische Führung während der einmal pro Woche über mehrere Wochen sich hinziehenden Behandlung zurückzuführen.

Vom Patienten in die Genitalregion lokalisierte Schmerzen müssen nicht immer von Entzündungen der männlichen Adnexe herrühren. Man sollte fragen, wann / wo / wie / wie oft derartige Schmerzen auftreten. Die so gewonnene Information erlaubt meist schon die Entscheidung, ob die geklagten Beschwerden organisch oder psychisch bedingt sind. Dabei darf natürlich nicht übersehen werden, daß organische Leiden sowohl psychisch bedingt wie psychisch überlagert sein können. Gelegentlich kann schon die Angabe über die Lokalisation der Schmerzen den Verdacht auf bestimmte organische Erkrankungen lenken (Tabelle 1).

Tabelle 1. Algopareunie

Schmerzen bei	am häufigsten bedingt durch
Erektion	Phimose; Entzündungen am/im Penis; Induratio penis plastica; Hernia incipiens
Orgasmus	Urethritis; Prostatitis; Urethro-Prostatopathie; Funiculitis; analer Symptomenkomplex
Ejakulation	Urethritis; Prostatitis; Analfissur

Da die Schmerzen jedoch häufig nicht genau lokalisiert werden können, andererseits Haemorrhoidalbeschwerden oftmals schamhaft verschwiegen werden, wird dieser ätiologische Faktor oft übersehen. Andererseits wird der Zusammenhang schnell klar, da die Perinealmuskulatur und der Sphincter ani in die Kontraktionen, welche während des Orgasmus physiologischerweise ablaufen, mit einbezogen sind. Ist die Ursache erkannt, kann schnell geholfen werden.

Die Erkenntnis, daß in vielen Fällen chronischer Beschwerden im Adnexbereich nach proktologischer Behandlung die geklagten Symptome verschwanden, fand auch ihren Niederschlag in der Andrologie: Bei einer Viskosipathie fahnden wir immer nach entzündlichen Vorgängen im Genitalbereich. Nachdem wir unsere Suche auch auf die Anorektalregion ausgedehnt haben, konnten wir mehrfach erhebliche chronische Entzündungen aufdecken. Nach entsprechender Behandlung war auch die vorher mindestens zweimal nachgewiesene Viskosipathie behoben.

Zusammenfassend ist zu sagen, daß bei chronischen oder rezidivierenden Erkrankungen der männlichen Adnexe immer eine proktologische Diagnostik durchgeführt werden sollte.

Literatur

Böhm C (1967) Das Haemorrhoidalleiden. Schattauer, Stuttgart. – Miles WE (1939) Rectal surgery. Cassell, London. – Roschke W (1971) Die proktologische Sprechstunde, 3. Aufl. Urban und Schwarzenberg, München Berlin Wien. – Schnierstein J (1965) Fehler und Grenzen der Prostatitis-Diagnostik. Eine Kritik der diagnostischen Bedeutung des Prostataexprimates. Urologe 4:170–172. – Stelzner F, Staubesand J, Machleidt H (1962) Das Corpus cavernosum recti – die Grundlage der inneren Haemorrhoiden. Langenbecks Arch Chir 299:302–312. – Vogt H-J (1975) Bedeutung der Darmregulation für die Prophylaxe und Therapie des Haemorrhoidalleidens. Inform Arzt 3:217–224. – Vogt H-J (1975) Konservative Proktologie. Derm Mitt 23:288–294. – Vogt H-J, Hofstetter A (1975) Chronische Urethritis: Psychosomatische Aspekte. Diagnostik 8:351–354. – Vogt H-J, Hofstetter A (1976) Das Urethritis-Problem. Folia Ichthyolica 19, 2. Aufl. Ichthyol-Gesellschaft, Cordes Hermanni, Hamburg. – Vogt H-J (1974) Konservative Behandlung proktologischer Erkrankungen. Fortschr Med 92:1331–1336

Dr. med. H.-J. Vogt
Dermatologische Klinik und Poliklinik
der Technischen Universität München
Biedersteiner Str. 29
D-8000 München 40

Verhandlungsbericht der Deutschen Gesellschaft für Urologie, 31. Tagung (1979), 16-18

Psychosomatik in der Urologie

G. Kockott, R. Sintermann

Patienten mit psychosomatischen Beschwerden sind in der Urologie sicher nicht seltener als in irgendeinem anderen Fachgebiet. Die Patienten berichten meistens diffuse Symptome, die sich keinem urologischen Krankheitsbild eindeutig zuordnen lassen: Mißempfindungen am äußeren Genitale, ziehende Schmerzen in der Leistenbeuge, prä- und postkoitale Schmerzen in der Penisspitze, Ausfluß, Schmerzen in der Prostatagegend, Hodenschmerzen und vieles andere mehr. Fragt man nach Beschwerden in anderen Bereichen, so werden häufig zusätzlich Herzbeschwerden, Kopfschmerzen, Neigung zu gastrointestinalen Erscheinungen und weiterhin psychovegetative Symptome angegeben. Die urologische und internistische Durchuntersuchung ist in der Regel unauffällig.

Hinter dieser Symptomatik verbirgt sich oft eine psychische Problematik - in der Regel eine Sexualproblematik, und es lohnt sich, danach zu fragen - aber wie?

Hierzu sind bestimmte Voraussetzungen nötig:

1. Gespräch unter vier Augen.
2. sich für das Gespräch Zeit nehmen; es ist sinnvoller, einmal 20 Minuten mit dem Patienten zu sprechen und dann die Problematik erkannt zu haben, als ihn zehnmal fünf Minuten zu sehen mit dem Gefühl, doch nicht recht weitergekommen zu sein.
3. Der Patient muß sich ernstgenommen fühlen.
4. Der Arzt muß sich unbefangen äußern können.

Sind diese Bedingungen erfüllt, dann wird der Patient eventuell seine Problematik berichten. Häufig jedoch sind die Patienten sehr stark auf die körperlichen Symptome fixiert und können einen Zusammenhang mit einer Sexualproblematik nicht sehen. Wir müssen ihnen eine Brücke bauen. Wir müssen dem Patienten klarmachen, daß wir ihm seine Beschwerden glauben. „Psychisch bedingt" heißt ja nicht, er hätte die Beschwerden nicht. Sie sind funktionell bedingt, z. B. durch Verspannungen, Verkrampfungen auf Grund einer psychischen Problematik. Wir kennen es ja von Kopfschmerzen bei psychischer Belastung: „ein Problem bereitet mir Kopfschmerzen". Nachdem in dieser Weise dem Patienten eine Brücke gebaut wurde, kann er vielleicht den Zusammenhang sehen und seine Problematik darstellen.

Für die Differentialdiagnose ist jetzt wichtig festzustellen, ob eine Libidostörung besteht. Findet sich ein *primärer* Libidomangel, d. h. hat die Sexualproblematik mit einer Libidostörung angefangen, dann ist immer zunächst an eine organische Ursache zu denken - oder es besteht eine Depression. Liegt eine *sekundäre* Libidostörung vor, d.h. hat sie sich erst entwickelt, nachdem bereits Erektionsstörungen bestanden, oder besteht überhaupt keine Libidostörung, dann ist die Psychogenese sehr wahrscheinlich. Ausnahme sind die Erektionsstörungen bei Diabetes mellitus und bei peripheren Durchblutungsstörungen.

Wenn eine Psychogenese besteht, ist dann immer Überweisung zur Psychotherapie nötig? Nein - häufig reicht eine Beratung aus, etwa bei fehlendem Wissen über normalphysiologische Abläufe in der Sexualität oder über die Variationsbreite üblichen Sexualverhaltens. Aber diese Beratung muß fundiert sein. Sind die Sexualprobleme Ausdruck einer Partnerproblematik - und das ist sehr oft der Fall -, dann können vielleicht einige wenige Gespräche ebenfalls die Problematik klären. Der Arzt dient dann oft als Katalysator dafür, daß ein Gespräch zwischen den Partnern überhaupt zustandekommt. Wann soll man zur Psychotherapie überweisen?

Als Richtschnur kann gelten:

1. Die Sexualproblematik besteht seit langem
2. Sexuelle Versagensängste und Vermeiden sexueller Kontakte sind deutlich
3. Sexualberatung ist unzureichend
4. Es besteht erhebliche Partnerproblematik

Je nach Schwerpunkt der Problematik wird die Psychotherapie eine Partnertherapie, eine Psychoanalyse oder eine Verhaltenstherapie sein müssen.

Steht die Sexualproblematik deutlich im Vordergrund, dürfte sich das Vorgehen nach Masters und Johnson am besten bewähren: eine sehr aktive Form der Psychotherapie, in der das Umlernen eine große Rolle spielt. Um das Prinzip der Behandlung zu erläutern, muß zunächst kurz auf das ungestörte Sexualverhalten eingegangen werden, das anhand eines Schemas erläutert werden soll.

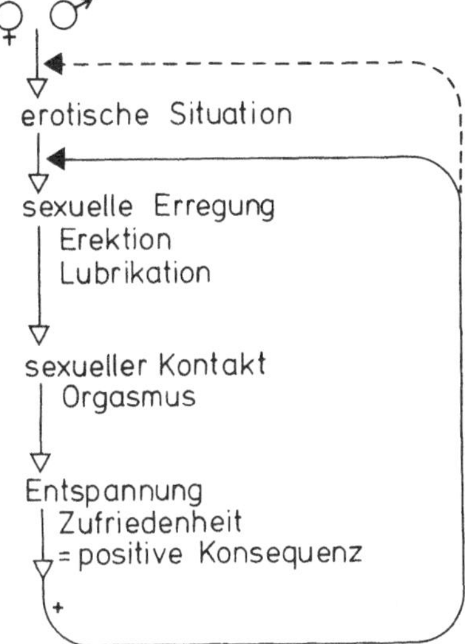

Abb. 1. Ungestörtes Sexualverhalten

In erotischen Situationen läuft eine lange Verhaltenskette ab. Grob vereinfacht beginnt das ungestörte Sexualverhalten (Abb. 1) mit Signalen gegenseitiger Zuneigung. Hieraus kann sich der Wunsch nach Körperkontakt und eine sexuelle Erregung entwickeln. Über Petting kommt es zum Koitus mit Orgasmus und einem Gefühl zufriedener Entspannung. Die Verhaltenskette endet angenehm. Aus der Lernpsychologie ist bekannt: Verhaltensketten, die angenehm enden, verstärken sich selbst. Auf diese Weise wird das ungestörte Sexualverhalten aufrechterhalten.

Auch die Verhaltenskette bei gestörtem Sexualverhalten (Abb. 2) beginnt mit Zeichen gegenseitiger Zuneigung. Stagniert jedoch während des Pettings die sexuelle Erregung aus irgendeinem Grund, so entwickeln sich Erektions- oder Ejakulationsprobleme. Der Koitus wird erschwert oder kommt überhaupt nicht zustande, und die Verhaltenskette endet mit Enttäuschung. Nach diesem Ereignis hemmt in weiteren erotischen Si-

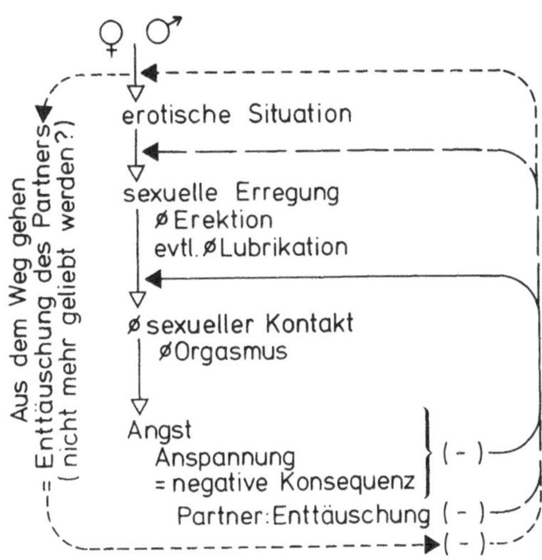

Abb. 2. Gestörtes Sexualverhalten

tuationen die Erinnerung an diese Enttäuschung, die Angst vor erneutem Versagen bremst die sexuelle Erregung weiter und verschlimmert dadurch die Problematik. Hinzu kommt der Partner: Die sexuelle Enttäuschung wird in Anwesenheit des Partners erlebt, der seine eigene Enttäuschung kaum wird verbergen können. Das wiederum steigert noch die Angst des Patienten vor erneutem Versagen. Um solchen Situationen aus dem Wege zu gehen, beginnt der Patient, mehr und mehr, sexuelle Kontakte zu vermeiden. Das kann vom Partner falsch als „Nicht-mehr-Geliebtwerden" angesehen werden – und es entwikkeln sich sekundär Partnerprobleme.

Aus dem Gesagten lassen sich drei Grundprinzipien der Behandlung ableiten:

1. Die Therapie muß den Partner einschließen. Er ist verunsichert und weiß nicht, wie er sich verhalten soll.
2. Die Verhaltenskette muß zunächst frühzeitig unterbrochen werden, damit der Teufelskreis der Versagensangst gestoppt werden kann. Deshalb steht im Anfang der Therapie das Gebot, den Koitus zu meiden.
3. Unter dem Schutz des Koitusverbotes wird langsam ein ungestörtes Sexualverhalten schrittweise wieder aufgebaut.

Mit diesem Vorgehen haben Masters und Johnson über 800 Patienten behandelt mit einer Gesamterfolgsquote von 80%. Nach fünf Jahren lag sie weiterhin bei 75%. Die Ergebnisse anderer Autoren – auch unsere eigenen – sind ähnlich günstig: Von 40 Paaren waren unmittelbar nach Therapieende 30 geheilt oder deutlich gebessert, also 75%. Ein bis drei Jahre später konnten wir von 15 geheilten bzw. deutlich gebesserten Paaren und fünf erfolglos behandelten Paaren Katamnesen erhalten. Die unmittelbaren Therapieergebnisse waren konstant geblieben: 75% Erfolgsquote, d.h. aber auch 25% Versager. Bei den Versagern hatte aber auch keine andere Psychotherapieform irgendeinen erkennbaren Erfolg gebracht. Es wird Aufgabe der Zukunft sein, diese Versagerquote von ca. 25% weiter zu drücken.

PD Dr. G. Kockott
Max-Planck-Institut für Psychiatrie
Kraepelinstr. 10
D-8000 München

Verhandlungsbericht der Deutschen Gesellschaft für Urologie, 31. Tagung (1979), 19-21

Vorschläge zur praxisgerechten Diagnostik der Prostato-Urethritis

L. Weißbach, Ch. Krasemann, E.W. Rugendorff, M. Lumper

Einleitung

Die Praktikabilität von diagnostischen Maßnahmen hängt von verschiedenen Voraussetzungen ab:

1. Personelle, räumliche und instrumentelle Gegebenheiten niedergelassener Kollegen sind zu berücksichtigen.
2. Wirtschaftliche Gesichtspunkte müssen beachtet werden.
3. Bei optimaler Befunderhebung sollte der Patient so wenig wie möglich belastet werden.

Zum Nachweis einer Prostato-Urethritis wird ein sehr unterschiedlicher diagnostischer Aufwand in der Praxis bzw. in der Klinik betrieben. Er reicht von der Leukozytenzählung im Urin bis zum Antikörpernachweis im Ejakulat [4]. Zum Nachweis einer Entzündung von Prostata oder Harnröhre wurde von Meares u. Stamey [5] die Vier-Gläserprobe empfohlen. Bevorzugt wird sie in der modifizierten Technik unter Einschluß einer Ejakulatuntersuchung [9, 11] durchgeführt.

Die Aufarbeitung der verschiedenen Urin- und Sekretproben muß sachgerecht und sofort erfolgen. Das setzt eine enge Kooperation mit einem Facharzt für Mikrobiologie bzw. ein eigenes kleines bakteriologisches Labor voraus. Berechnet man unter Zugrundelegung der Ersatzkassengebührenordnung bzw. des Bundesmanteltarifs für RVO-Kassen die Kosten für die mikroskopischen und kulturellen Untersuchungen der verschiedenen Fraktionen, so betragen diese – je nach Keimgehalt – zwischen DM 200,– und 300,–. Diese Darlegungen lassen den Schluß zu, daß die Durchführung einer Vier-Gläserprobe für den niedergelassenen Urologen organisatorisch und personell zu aufwendig und zu teuer ist.

Aus diesen Gründen haben wir eine umfassende prospektive Untersuchung bei 126 Männern vorgenommen. Es sollte dabei die Frage geklärt werden, ob eine Vereinfachung der Diagnostik möglich ist.

Eigene Untersuchungen

Die Patienten suchten mit „prostatitischen Beschwerden" eine Facharztpraxis bzw. die Ambulanz einer Universitäts-Klinik auf. Zusätzlich zur Vier-Gläserprobe wurde von uns noch das Ejakulat untersucht. Die Lokalisation der Infektion erfolgte entsprechend dem Nachweis von zellulären Elementen und Bakterien in den verschiedenen Urin- und Sekretproben (Tabelle 1). Der Erregernachweis erfolgte mit Hilfe der üblichen Optimal- und Selektiv-Nährböden (Kochblutagar, Kochblutagar mit Lincomycin, Thayer-Martin-Agar, Schafblutagar, Endoagar, Sabouraud-Agar, Thioglycollat-Agar, Hirndextrose-Agar, Hofstetter-Agar, Glycose-Cystein-Agar, Kanamycin-Vancomycin-Agar, Kulturmedium nach Asami). Auf diese Weise wurde der Nachweis auf aerobe und anaerobe Bakterien, Mykoplasmen, Trichomonaden, Gonokokken und Pilze geführt. Es wurden nur Keimzahlen von über 10^3 berücksichtigt (vgl. [11]). Der Nachweis von Mykoplasmen gelang uns nur qualitativ. Bei signifikant erhöhten Zahlen von gram-positiven Bakterien wurden nur Enterokokken als pathogen angesehen. Die zellulären Bestandteile wurden in der ersten Urinportion, im Mittelstrahlurin, im Prostataexprimat und im Exprimaturin

Tabelle 1. Lokalisationsdiagnostik bei Verdacht auf Prostato-Urethritis

Erste Urinportion (Harnröhrensekret)	→	Urethritis anterior
Mittelstrahlurin	→	Harnwegsinfektion
Prostataexprimat (Harnröhrenabstrich) Exprimaturin Ejakulat	→	Prostatitis

quantitativ ermittelt. Für einen Teil der Patienten waren Uroflowmetrie und Urethrographie obligate diagnostische Maßnahmen.

Ergebnisse

Urodynamisch wirksame Veränderungen der Harnröhre und des Blasenhalses fanden wir in 41% der Fälle (n = 44). Mit Hilfe der im Einzelfall ergänzend durchgeführten Urethrocystoskopie gelang der Nachweis von Stenosen, Ringen oder Strikturen der Harnröhre, einer Sphinkterbarre des Blasenhalses bzw. einer Meatusstenose. Die bakteriologischen Befunde sind für das Exprimat (Tabelle 2) und Ejakulat (Tabelle 3) ähnlich. Jeweils ließ sich in 70% der Fälle eine Infektion ausschließen. Nur bei etwa 10% der Patienten gelang der Nachweis von Ureaplasma urealyticum. Den im Exprimat bzw. Ejakulat erhobenen kulturellen bzw. zellulären Befund haben wir jeweils auch in dem nach Prostatamassage entleerten Urin (Exprimat-Urin) nachweisen können.

Tabelle 2. Aussage des Exprimats bei Verdacht auf Prostatitis (n = 68)

Keine Infektion		69%
Bakterien > 10^3, Pilze, Trichomonaden		24%
Ureaplasma		7%
(Bakterien, Pilze, Trichomonaden, Ureaplasmen)	→	4%

Tabelle 3. Aussage des Ejakulats bei Verdacht auf Prostatitis (n = 111)

Keine Infektion		73%
Bakterien > 10^3, Pilze		21%
Ureaplasmen		6%
(Bakterien, Pilze, Ureaplasmen)	→	2%

Die Verfügbarkeit des zur Untersuchung geeigneten Materials spielt in der Praxis eine große Rolle. Alle von uns untersuchten Patienten willigten in eine Prostatamassage ein. Exprimat konnte jedoch nur bei 40% von ihnen gewonnen werden. Die Gewinnung von Ejakulat gelang bei 88% der Patienten. Exprimat-Urin stand in allen Fällen zur Verfügung.

Diskussion

Strebt man eine Vereinfachung der Diagnostik einer Prostato-Urethritis an, so muß man von der Verfügbarkeit der zur Untersuchung gelangenden Materialien ausgehen. Bei Verdacht auf eine Urethritis anterior genügt die Untersuchung des Harnröhrensekrets bzw. der ersten Urinportion. Wird eine Prostatitis vermutet, so empfehlen wir zunächst den Ausschluß einer Harnwegsinfektion durch Untersuchung des Mittelstrahlurins mit Hilfe der Objektträger-Methode. Für die praxisgerechte Diagnostik der Prostatitis empfehlen wir die Untersuchung des Exprimaturins, der immer von den Patienten gewonnen werden kann. Von ihm wird eine Objektträger-Kultur angelegt. Die Leukozyten werden nativ oder im Sediment gezählt.

Statt des Exprimatharns kann das Ejakulat untersucht werden, wenn eine gleichzeitige Aussage über die Fertilität gemacht werden soll. Hierzu wird das Ejakulat steril aufgefangen, das Gesamtvolumen bestimmt und ein Teil davon mit Hilfe eines geeigneten Transportmediums[1] innerhalb 24 Std. an ein nahegelegenes bakteriologisches Labor verschickt.

Die Untersuchung des Harnröhrenabstriches können wir nicht empfehlen, da die Harnröhre klinisch gesunder Männer durch fakultativ pathogene Erreger besiedelt ist und eine Quantifizierung von Keimen nicht ohne weiteres möglich ist. Bandhauer hat auf die technisch-klinischen Probleme bei der Gewinnung des Harnröhrenabstriches und auf die Notwendigkeit einer kritischen Wertung der dadurch erzielten Befunde hingewiesen [1].

Ist der Nachweis von Mykoplasmen bzw. Chlamydien aus technischen Gründen nicht möglich, so kann nach Ausschluß anderer Erreger eine probatorische Tetracyclin- bzw. Erythromycin-Behandlung über zwei Wochen bei Patient und Partnerin eingeleitet werden. Der Nachweis abakterieller Infektionen (Mykoplasmen, Trichomonaden, Pilze) hatte bei unseren Patienten nur eine geringe Bedeutung gehabt. Anaerobe Erreger wurden nur bei einem Patienten nachgewiesen und spielen ursächlich bei der

1 Transportmedien stehen von den Firmen Becton-Dickinson GmbH in D-6900 Heidelberg und Bio Merieux GmbH in D-7400 Nürtingen zur Verfügung

Prostatitis keine Rolle [7]. Relativ häufig fanden wir Corynebakterien, die jedoch in Übereinstimmung mit anderen Autoren [2] nicht als einzige Ursache einer unspezifischen Prostatitis angesehen werden.

Die Zählung zellulärer Bestandteile im Rahmen einer Prostatitis-Diagnostik ist nur eine ergänzende Maßnahme, da auch ein wechselnder Prozentsatz Gesunder hohe Leukozytenwerte im Prostata-Exprimat bzw. anderen Urin- und Sekretportionen hat [8].

Von hohem Wert ist die Durchführung der Uroflowmetrie, der Urethrographie und gegebenenfalls der Urethrocystoskopie bei Patienten mit einer „Prostatitis-Symptomatik". In vielen Fällen lassen sich damit urodynamisch wirksame Veränderungen bei entzündlichen Erkrankungen des urogenitalen Grenzbereiches nachweisen. Die von Moormann beschriebene Harnröhren- und Blasenhalspathologie führt zu Störungen des Auswaschmechanismus bei der Miktion, zur Keimaszension und zur Entzündung des urogenitalen Grenzbereichs [6].

Zusammenfassung

Zum Ausschluß einer bakteriellen Prostatitis ist für die routinemäßige Durchführung die Vier-Gläserprobe zu aufwendig. Bei 126 Patienten wurde geprüft, inwieweit eine Vereinfachung der Diagnostik möglich ist. Danach ist bei Ausschluß einer Harnwegsinfektion vor allem der Exprimat-Urin für eine quantitative Bestimmung von Keimen und Leukozyten geeignet. Wird gleichzeitig eine Abklärung der Fertilität angestrebt, so kann auch das Ejakulat untersucht werden. Harnröhrenabstrich und Exprimat sind wenig dafür geeignet. 70% unserer Patienten hatten keine bakterielle Entzündung. 40% hatten subvesikal einen pathologischen Befund.

Literatur

1. Bandhauer K (1978) Die Bedeutung des Harnröhrenabstrichs zur Diagnostik der unspezifischen Prostato-Urethritis. Münch Med Wochenschr 120:1597. – 2. Furness G, Kamat MH, Kaminski Z, Seebode JJ (1971) Isolation of Corynebacteria from non-specific urethritis. J Urol 106:557. – 3. Janssen PL, Kukahn R, Weißbach L (1978) Psychosomatische Aspekte der chronischen Adnexaffektion beim Mann. Münch Med Wochenschr 120:1615. – 4. Lunglmayr G, Stemberger H (1978) Spermienantikörper und chronisch entzündliche Adnexaffektion beim Mann. Münch Med Wochenschr 120:1603. – 5. Meares EM, Stamey TA (1968) Bacteriological localization patterns in bacterial prostatitis and urethritis. Invest Urol 5:492. – 6. Moormann JG (1979) Erkrankungen des urogenitalen Grenzbereichs. Münch Med Wochenschr 121:971. – 7. Nielsen NL, Justesen T (1974) Studies on the pathology of prostatitis. Scand J Urol Nephrol 8:1. – 8. Schnierstein J (1965) Fehler und Grenzen der Prostatitis-Diagnostik. Eine Kritik zur diagnostischen Bewertung des Prostataexprimats. Urol 4:170. – 9. Weidner W, Brunner H, Krause W, Rothauge CF (1978) Zur Bedeutung von Ureaplasma urealyticum bei unspezifischer Prostato-Urethritis. Dtsch Med Wochenschr 103:1465. – 10. Weidner W, Krause W, Brunner H, Pust R (1978) Zur Problematik der Diagnostik der chronisch-bakteriellen «Prostato-Urethritis». Münch Med Wochenschr 120:1611. – 11. Weidner W, Brunner H, Krause W, Pust R (1979) Ureaplasma urealyticum bei chronisch spezifischer Prostato-Urethritis. Akt Urol 10:1

Prof. Dr. L. Weißbach
Urol. Klinik der Universität Bonn
D-5300 Bonn-Venusberg

Verhandlungsbericht der Deutschen Gesellschaft für Urologie, 31. Tagung (1979), 22

Diagnostik abakterieller Entzündungen in der Praxis

F. Reinecke, H. Blenk, E. Mohr

Auf unsere Initiative hin wurde in Hamburg ein Labor für spezielle Mikrobiologie und Immunologie gegründet, welches unter der Mitwirkung von Herrn Blenk vom Bundeswehrkrankenhaus für uns Hamburger Urologen bei Problempatienten mit chronischer Urethroadnexitis mikrobiologische Untersuchungen durchführt, die eine normale urologische Praxis überfordern würde.

15 bis 20 Urologen beliefern das Labor regelmäßig mit Untersuchungsmaterialien. Im Zeitraum vom Februar bis September dieses Jahres überblicken wir 750 Untersuchungen an 483 Patienten. Wir fanden bei 339 Männern in 81,6% der Fälle eine Urethro-Adnexitis, die eine gezielte Antibiotikatherapie erforderlich machte. Um eine immer wieder auftretende Reinfektion durch den Partner auszuschließen, wurden gleichzeitig 144 Frauen mituntersucht. Hier lag die Infektionsrate mit 87,5% ebenfalls erstaunlich hoch. Bei den restlichen 267 Kontrolluntersuchungen nach Antibiotikatherapie waren 90% der Fälle saniert und weitgehend beschwerdefrei.

Das angewandte Untersuchungsschema: Der Primärurin gibt uns einen Aufschluß über die Bakterienflora im Bereich der Harnröhre. Anschließend gewinnt der Patient Ejakulat, aus dem dann der mikrobiologische Befall der männlichen Adnexe diagnostiziert wird. Durch den behandelnden Urologen erfolgen Tupferabstriche aus dem Bereich der vorderen und mittleren Harnröhre, da speziell im mittleren Anteil der Harnröhre die Clamydien zu finden sind. Noch am gleichen Vormittag wird das Untersuchungsmaterial im Labor aufbereitet.

Zum Erregerspektrum der von uns untersuchten 339 Männer: In 37,6% der Fälle fanden wir eine bakterielle Infektion mit Enterokokken, Coli und Proteus, die wir auch mit unseren Methoden in der Praxis gefunden hätten. Der Nachweis von 10,6% haemolisierender Streptokokken der Gruppe B würde in der Praxis schon nicht mehr gelingen, wenn man die handelsüblichen Nährbodenträger wie Urotube oder das Uricultverfahren benutzt hätte. Beim Nachweis der Keime der Haemophyllusgruppe sind spezielle mikrobiologische Untersuchungstechniken erforderlich. Dieser Keim ist immerhin in 10,5% als Ursache für eine Urethro-Adnexitis gefunden worden. 36,3% zeigten eine abakterielle Infektion, bedingt durch Mycoplasmen. In fast 5% fand sich eine Infektion mit Clamydia trachomatis und in über 7% fanden wir eine Infektion mit Anaerobiern.

Zu den Prozentzahlen muß gesagt werden, daß die Summe natürlich nicht 100% ergibt, da auch Mischinfektionen mit mehreren Keimen vorkamen. Lediglich in 18,6% war mikrobiologisch kein Befund zu erheben, so daß es sich bei diesen Patienten um ein sogenanntes Urogenitalsyndrom handeln mußte.

Ähnlich liegt das Erregerspektrum bei 144 Frauen, bakterielle Infektionen, bedingt durch Coli, Enterokokken und Proteus, fanden wir 43,7%. Erstaunlich ist der hohe Anteil von 54,8% Mykoplasmen, aber auch die Anaerobier mit wiederum etwas über 7% spielen eine Rolle. Lediglich in 12,5% konnte kein mikrobiologischer Befund erhoben werden.

Daß es sich bei den positiven Befunden um echte Infektionen handelt, beweisen immunologische Tests im Ejakulat mittels Bestimmung von Coeruloplasmin und C 3 C, die in allen Fällen positive Reaktionen zeigten. Für den Praktiker ist jedoch der klinische Erfolg viel entscheidender. Aus eigener Erfahrung kann ich nur bestätigen, daß die meisten Patienten nach gezielter Antibiotikagabe nicht nur saniert, sondern auch beschwerdefrei waren. Entscheidend für die Abnahme der Rezidivhäufigkeit ist eine gleichzeitige Partnerbehandlung. Eine solche ist aber nur vertretbar, wenn bei wenigstens einem der Beteiligten der Nachweis einer pathologischen Infektion erbracht worden ist.

Dr. med. F. Reinecke, Facharzt für Urologie
Hamburger Str. 208, D-2000 Hamburg 76

Verhandlungsbericht der Deutschen Gesellschaft für Urologie, 31. Tagung (1979), 23/24

Untersuchungsmethode an Patienten mit chronischer Prostatitis

F.M.J. Debruyne, M.F. Peeters, G.C.J. van der Ploeg

Für Patienten mit chronischer Prostatitis halten wir an unserer Poliklinik eine extra Sprechstunde ab. Hierbei ist, und das ist ganz wesentlich, ein eigens dazu angestellter Mikrobiologe anwesend.

Bei den Patienten wird ein Urethra-Abstrich gemacht. Die ersten 10 ml Urin und der Mittelstrahlurin werden gesammelt. Danach wird eine Prostata-Massage durchgeführt. Prostata-Sekret und Urin, unmittelbar nach der Prostata-Massage bekommen, werden gesammelt. Nach einer Woche bringt der Patient frisches Ejakulat. Alle Media für die mikrobiologische Untersuchung werden sofort geimpft. Von allen Fraktionen werden Präparate für die Mikroskopie angefertigt und Kulturen angelegt. Gezüchtet werden Bakterien (aerob und anaerob), Pilze (Candida, Torulopsis), Trichomonas vaginalis, Chlamydia trachomatis, Mycoplasma hominis, Ureaplasma urealyticum, Herpes simplex-Virus und Cytomegalovirus. Auch wird mit Hilfe von Elektronenmikroskopie nach Viren in Urin und Sperma gesucht. Bei positiver Bakteriologie wird auf „antibody-coating" untersucht. Die Sera von allen Patienten werden mit Hilfe der Mikroimmunofluoreszens auf Chlamydia trachomatis, mit der Komplement-Bindungsreaktion auf Herpes simplex und Cytomegalovirus untersucht.

Wir haben in den letzten 19 Monaten 76 Patienten, bei denen klinisch die Diagnose chronische Prostatitis gestellt war, auf diese Weise untersucht (Gruppe I). Lebensalter: 19 bis 70 Jahre, durchschnittlich 40,5 Jahre. Als Vergleichsgruppe untersuchten wir 38 klinisch gesunde Männer (Gruppe II). Lebensalter: 29 bis 52 Jahre, durchschnittlich 39,8 Jahre. Beide Untersuchungsgruppen sind kriteriengemäß statistisch vergleichbar.

In Gruppe I finden wir bei neun einen deutlichen bakteriellen Infekt. Das bedeutet bei 12% des Gesamtmaterials. Dieses Ergebnis stimmt mit Literaturangaben überein. Alle neun ergaben ein positives Antibody-coating. Ein Patient war mit dem Pilz Torulopsis glabrata infiziert. Neisseria gonorrhoea, Mycobacterium tuberculosis oder Trichomonas vaginalis konnten in keinem Fall isoliert werden.

Wir fanden keine statistisch signifikanten Unterschiede zwischen der Patienten- und Kontrollgruppe für der Kontamination mit Staphylococcus epidermidis, Staphylococcus saprofyticus und Micrococcus species.

Obwohl viele obligatorisch anaerobe Bakterien aus dem Tractus urogenitalis gezüchtet werden konnten, sowohl bei Patienten als auch beim Gesundenkollektiv, haben wir niemals eine Reinkultur von $> 10^4$ obligatorisch anaeroben Bakterien/pro ml. Prostata- oder Ejakulationsflüssigkeit gesehen. Mit diesem Ergebnis können wir die in der Literatur erwähnte mögliche Pathogenität der anaeroben Bakterien für die Genese der chronischen Prostatitis nicht bestätigen.

In Gruppe I haben wir in 33 Fällen (das heißt in 43,4%) Ureaplasma urealyticum isolieren können. Insgesamt fanden wir in Gruppe I bei 66 Fällen von nicht spezifischer, chronischer Prostatitis bei 32 Patienten Ureaplasma urealyticum, das heißt in 48,5% (die neun Fälle mit bakterieller Infektion und ein Patient mit einer Torulopsis glabrata Infektion sind hier außer Betracht gelassen).

In Gruppe II fanden wir diesen Erreger bei zehn Gesunden, das heißt in 26,3%. Dieser Unterschied im Erregerbefall ist für die beiden Gruppen statistisch signifikant ($P = 0{,}027$). Bei drei Patienten (Gruppe I) haben wir Viren isolieren können (einmal Herpes simplex Typ I und zweimal Cytomegalovirus). Bei keiner der Kontrollgruppen (Gruppe II) war es möglich, Viren zu isolieren.

Bei 60 Patienten (Gruppe I) wurden elektronenmikroskopische Untersuchungen des Urins nach Prostata-Massage und des Ejakulates durchgeführt. Hierbei konnten wir in keiner einzigen Probe Viren sehen. Es gelang selbst nicht einmal, Viren in den drei Fällen, wo Viren isoliert werden konnten, zu visualisieren.

Wir fanden keine statistisch signifikanten Unterschiede zwischen Gruppe I und II in der Titerhöhe der Komplement-Bindungsreaktion bei Herpes simplex-Viren und Cytomegaloviren.

Wir stellten einen statistisch signifikanten Unterschied im Titer des Chlamydia trachomatis bei der Mikroimmunofluoreszenz fest. Bei 35 der 76 Patienten bestand ein für eine durchgemachte Infektion beweisender Titer > 1:8. Bei den 66 nicht-spezifischen Prostatitiden war in 32 Fällen ein Titer > 1:8 vorhanden, das heißt in 48,5 %. Nur in vier Fällen aus der Gruppe II von Gesunden wird dieser Titer erreicht. Dieser Unterschied ist statistisch signifikant ($P < 0{,}001$).

Drei der Patienten mit chronischer nicht spezifischer Prostatitis (66 insgesamt), bei denen wir nur Ureaplasma isolierten, waren nach adäquater Therapie beschwerdefrei. Ebenso waren fünf Patienten, bei denen nur ein positiver Titer für Chlamydia trachomatis nachzuweisen war, nach adäquater Therapie beschwerdefrei.

Aus diesen Ergebnissen ist die Schlußfolgerung, daß nicht nur Ureaplasma urealyticum, sondern auch Chlamydia trachomatis einen Beitrag liefern in der Pathogenese der chronischen Prostatitis.

Dr. F. M. J. Debruyne
Urologische Klinik, Universität Nijmegen
Niederlande

Verhandlungsbericht der Deutschen Gesellschaft
für Urologie, 31. Tagung (1979), 25-28

Zur Differentialdiagnose von chronischer Prostatitis und vegetativem Urogenitalsyndrom - Langzeitbeobachtungen an 267 Männern

W. Weidner, W. Krause, H. Brunner, C.F. Rothauge, H.G. Schiefer

Einleitung

Die Diagnose „chronische Prostatitis" stützt sich auf zwei wesentliche Befunde,

1. den Nachweis von signifikanten Keimzahlen in der Vier-Gläserprobe und im Ejakulat,
2. den Nachweis von Entzündungszeichen.

Dabei werden die chronische bakterielle und abakterielle Prostatitis mit Nachweis beider Parameter unterschieden und davon das vegetative Urogenitalsyndrom ohne Hinweis auf eine entzündliche Genese abgegrenzt [1].

In der vorliegenden Untersuchung wird folgenden Fragestellungen nachgegangen:

1. Wie hoch ist der Anteil einer Prostatitis im Untersuchungskollektiv?
2. Bestehen Unterschiede im Verlauf einer Prostatitis in Abhängigkeit von der Erregerart?
3. Werden Diskrepanzen zwischen Erregernachweis und Bestimmungen der Entzündungsparameter durch den routinemäßigen Nachweis von Chlamydia trachomatis erklärt?
4. Bestehen typisch praedisponierende Veränderungen bei Patienten mit Neigung zu rezidivierenden Infektionen?

Patientengut, Material und Methodik

Patientengut: Die vorliegenden Untersuchungen wurden in der Prostatitissprechstunde Gießen an 267 Patienten durchgeführt. Der Mindestbeobachtungszeitraum betrug zwei Jahre. Alle Patienten stellten sich mindestens viermal im Verlauf des Beobachtungszeitraumes in unserer Sprechstunde vor.

Urologisch-andrologische Diagnostik: Die standardisierte Diagnostik in unserer Arbeitsgruppe umfaßte bei allen Patienten „Vier-Gläserprobe", Ejakulatanalyse sowie Abklärung der infravesikalen Verhältnisse mittels Uroflowmetrie, Infusionsurethrographie und falls erforderlich Urethrozystoskopie [9]. Neben den bereits früher von uns angegebenen signifikanten Keimzahlen [9] für die von uns als pathogen angesehenen Erreger gramnegative Bakterien, Enterokokken und Ureaplasma urealyticum, wurde weiter die Vermehrung der Rundzellen, der Nachweis von Erythrozyten und der Nachweis von C3C-Komplementfraktion im Seminalplasma als Entzündungsparameter angesehen [7]. Darüber hinaus untersuchten wir zytologisch Exprimaturin auf Entzündungszellen [2].

Mikrobiologische Diagnostik: Die angewendete Technik unter Einschluß eines quantitativen Mycoplasmennachweises wurde bereits früher ausführlich beschrieben [8]. Eine routinemäßige Chlamydienkultur aus Urethralabstrichen bei Urethritis bzw. Urethralabstrichen nach Prosta-ta-Massage bei Verdacht auf Prostatitis wurde anlehnend an das Verfahren von Ripa und Mardh [6] bei jedem Patienten durchgeführt.

Ergebnisse

Nachweis einer Prostatitis ohne Berücksichtigung von C. trachomatis

Unter Benutzung dieser Untersuchungstechniken fanden wir primär bei 149 (56%) der 267 Patienten keine Hinweise auf eine Infektion der Prostata. Bei 59 (22%) Patienten wurde eine infektiöse Prostatitis durch gramnegative Bakterien, Enterokokken oder Ureaplasmen nachgewiesen. Bei 25 Patienten wurden apathogene oder fakultativ pathogene Keime (S. aureus, S. albus, hämolysierende Streptokokken der Gruppe A und B, Mycoplasma hominis sowie in einem Fall Trichomonas vaginalis) nachgewiesen, bei 34 Patienten fanden sich nur Entzündungszeichen ohne Keimnachweis (Abb. 1).

Bei den 23 Patienten mit gramnegativen Infektionen bzw. Nachweis von S. faecalis und bei 36 Patienten mit Nachweis von Ureaplasma urealyticum in signifikanten Keimzahlen fand sich das typische Diagramm einer infektiösen Prostatitis in der „Vier-Gläserprobe“ mit geringen Keimzahlen im ersten Urin, Mittelstrahlurin und hohen Keimzahlen im Exprimat und Exprimaturin.

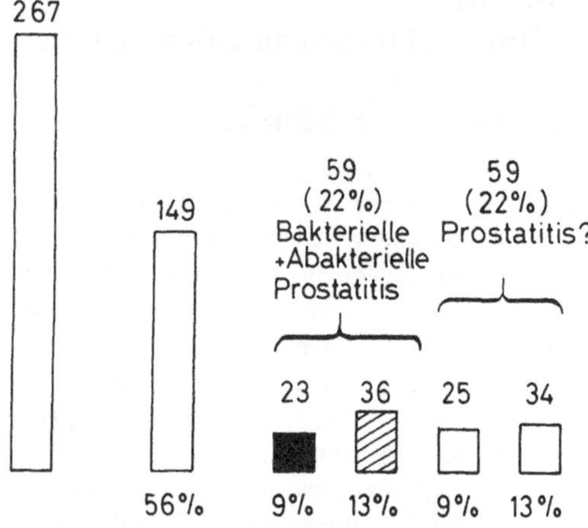

Abb. 1 Nachweis einer infektiösen Prostatitis ohne Berücksichtigung von C. trachomatis (n 267)
Linke Säule – Gesamtpatientengut

n 149	– vegetatives Urogenitalsyndrom ohne Nachweis von Erregern bzw. Entzündungsparametern
n 59	– bakterielle und abakterielle Prostatitis durch gramnegative Bakterien. Enterokokken (23) bzw. Ureaplasma urealyticum (36)
n 59	– Prostatitis bei Nachweis von sogenannten apathogenen Keimen in hoher Keimzahl (25) bzw. Nachweis von Entzündungsparametern (34)
schwarz	– bakterielle Prostatitis
schraffiert	– abakterielle Prostatitis

Deutlich unterschiedlich verhielten sich beide Krankheitsgruppen im Verlauf nach entsprechender erregerspezifischer Antibiose bzw. kombiniert urologisch-antibiotischer Therapie. So fand sich bei den Patienten mit chronisch bakterieller Prostatitis nach zwölf Monaten ein hoher Anteil von beschwerdefreien Patienten, in fast der Hälfte der Patienten ließen sich jedoch noch Entzündungsparameter nachweisen. Bei der Verlaufskontrolle der abakteriellen Prostatitis durch Ureaplasma urealyticum war das Bild umgekehrt. Nach Mitbehandlung der Partnerin und Ausschluß einer persistierenden Blasenentleerungsstörung heilten 32 von 36 Patienten aus.

Nachweis einer Prostatitis unter Berücksichtigung von C. trachomatis

Bei den untersuchten 267 Patienten fanden wir im Prostataexprimat bei 36 (14%) des Gesamtkollektives Chlamydia trachomatis. Im einzelnen konnten wir bei acht Patienten mit einem vegetativen Urogenitalsynchrom, bei keinem Patienten mit bakterieller und abakterieller Prostatitis, bei sechs Patienten mit Nachweis von sogenannten fakultativ pathogenen Keimen und bei 22 Patienten ohne sonstigen Keimnachweis Chlamydia trachomatis nachweisen (Abb. 2).

Im Gegensatz zu dieser niedrigen Isolierungsrate wurde bei 62 (44%) von 141 Patienten mit einer Urethritis (als Vergleichskollektiv) Chlamydia trachomatis im spontanen Urethralfluor nachgewiesen (Abb. 2).

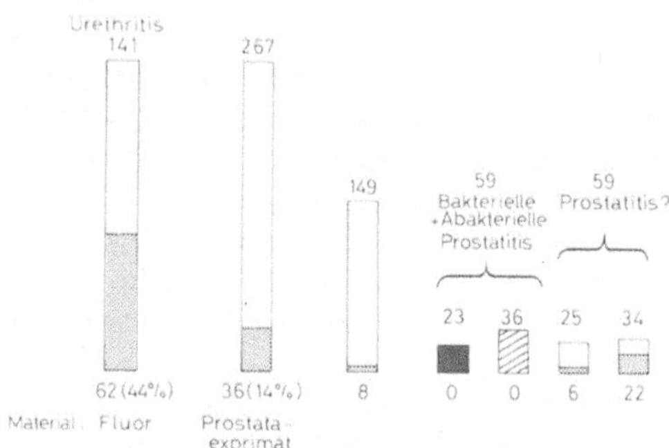

Abb. 2 Nachweis einer infektiösen Prostatitis mit Berücksichtigung von C. trachomatis (n 267)

Mittlere Säule	– Nachweis von C. trachomatis am Gesamtpatientengut	(36)
n 149	– Nachweis von C. trachomatis bei Patienten mit vegetativem Urogenitalsyndrom	(8)
n 59	– Nachweis von C. trachomatis bei bakterieller und abakterieller Prostatitis	(0)
n 59	– Nachweis von C. trachomatis bei Patienten mit Prostatitis	(28)
	und Nachweis von apathogenen Keimen	(6)
	bzw. Entzündungsparametern	(22)
schwarz	– bakterielle Prostatitis	
schraffiert	– abakterielle Prostatitis	
grau unterlegt	– C. trachomatis Nachweis	

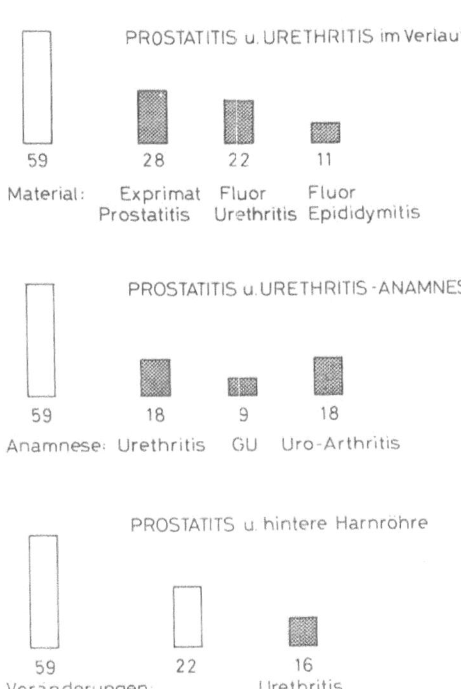

Abb. 3 Prostatitis und Urethritis
Analyse von 59 Patienten mit einer Prostatitis und Nachweis von apathogenen Keimen bzw. Entzündungsparametern

Obere Reihe - Entwicklung einer Urethritis bzw. Urethritis und Epididymitis bei Nachweis von C. trachomatis im Urethralfluor

Mittlere Reihe - Urethritisanamnese bzw. Entwicklung einer „Uroarthritis" bei Patienten mit Nachweis von C. trachomatis im Urethralfluor

Untere Reihe - Anatomische Veränderungen am Blasenhals bzw. Nachweis einer „Urethritis posterior" bei Patienten mit Nachweis von C. trachomatis im Urethralfluor

grau unterlegt - C. trachomatis Nachweis

Prostatitis und Urethritis
Bei den 59 Patienten mit nicht eindeutigem Keimnachweis (fakultativ pathogene Keime), aber vorhandenen Entzündungszeichen, konnten wir bei 28 Patienten im Exprimat Chlamydia trachomatis nachweisen. 22 dieser Patienten entwickelten im weiteren Verlauf eine unspezifische Urethritis, elf zusätzlich eine Epididymitis. Bei allen diesen Patienten konnte auch Chlamydia trachomatis im spontanen Urethralfluor im Beobachtungszeitraum nachgewiesen werden.

Bei der Analyse der Anamnese der Patienten konnte bei 18 dieser 28 Patienten eine Urethritis, bei neun Patienten eine gonorrhoische Urethritis und bei 18 der 59 Patienten eine sogenannte Uroarthritis [4] mit der typischen Definition chronische urethritische Beschwerden, typisches rheumatisches klinisches Bild und negative Rheumafaktoren nachgewiesen werden.

Bei der Analyse von Veränderungen am Blasenhals konnten wir bei 22 Patienten unter Nichtberücksichtigung von bulbären Engen urodynamisch behindernde Veränderungen finden, bei 16 Patienten bestand das typische Bild einer pseudopapillären Urethritis posterior [3]. Bei 16 von 18 Patienten mit typisch uroarthritischen Symptomen wurde die klassische Trias eines kompletten Reitersyndroms nachgewiesen, wobei der Befund mit pseudopapillären urethritischen Veränderungen korrelierte, wie sie bereits früher bei der sogenannten Uroarthritis beschrieben worden sind [5].

Zusammenfassung

1. Bei über der Hälfte der Patienten wurde primär durch Untersuchung von Keimzahlen und Analyse entzündlicher Parameter im Exprimat, Exprimaturin und Ejakulat eine Prostatitis ausgeschlossen.

2. Nach den bisher vorliegenden Untersuchungen sehen wir gramnegative Bakterien, Enterokokken und Ureaplasma urealyticum bei entsprechenden Keimzahlen im Exprimat, Exprimaturin und Ejakulat als Erreger infektiöser Prostatitiden an.

3. Chlamydia trachomatis spielt u. E. bei der chronischen Prostatitis eine untergeordnete Rolle.

4. Anhaltende prostatitische Beschwerden werden häufig im Verlauf durch eine rezidivierende Urethritis erklärt.

5. Bei rezidivierender Symptomatik ohne eindeutigen Keimnachweis können anatomische Veränderungen am Blasenhals nachgewiesen werden. Dabei korrelieren gehäuft urethroskopisch pseudopapilläre Veränderungen der hinteren Harnröhre mit chronischer Urethritis, Chlamydiennachweis im Harnröhrensekret und uroarthritischen Beschwerden.

Literatur

1. Drach G, Meares EM, Fair WR, Stamey TA (1978) J Urol 120:266. – 2. Eliasson R, Johannisson E (1978)

Intern J Androl 1:582. - 3. Gaca A (1976) Acta endoscopica et radiocinematographica 6:403. - 4. Olhagen B (1975) Chronic arthritis and prostatitis. In: Daniellson D (ed) Proceedings of the symposion-genital infections and their complications. Almquist Wiksell, Stockholm. - 5. Olhagen B, Romanus R (1975) Discussion. In: Daniellson D (ed) Proceedings of the symposion-genital infections and their complications. Almquist und Wiksell, Stockholm. - 6. Ripa KT, Mardh PA (1977) J Clin Microbiol 6:328. - 7. Weidner W, Krause W, Brunner H, Pust R (1978) Münch med Wochenschr 120:1611. - 8. Weidner W, Brunner H, Krause W, Rothauge CF (1978) Dtsch med Wochenschr 103:465. - 9. Weidner W, Krause W, Brunner H, Pust R (1979) aktuelle Urologie 10:1

Dr. med. W. Weidner
Urologische Abteilung
der JLU Gießen
Klinikstr. 37
D-6300 Gießen

Labor

Verhandlungsbericht der Deutschen Gesellschaft für Urologie, 31. Tagung (1979), 29-31

Endokrine Profile bei Erkrankungen der Anhangsdrüsen des männlichen Genitalapparates

J. Frick, Ch. Danner

Durch die besonderen, anatomischen Gegebenheiten am männlichen Genitalapparat mag durch Erkrankungen bzw. Funktionsausfall eines Teiles das ganze System in Mitleidenschaft gezogen werden und spezifische Funktionseinbußen erleiden.

Alle Hormonuntersuchungen im Plasma wurden mittels recht spezifischer Methoden durchgeführt. Die für diese Radioimmunoassays notwendigen Antiseren wurden uns von verschiedenen Institutionen, wie dem National Institute of Health in Bethesda und dem Population Council in New York, zur Verfügung gestellt.

Die Plasmawerte der wichtigsten Hormone aus der Hypophysen-Gonadenachse bei normalen, jungen Männern in unserem Labor zeigt die folgende Tabelle 1.

Tabelle 1

T (Testosteron)	5,2 ± 1,1	(SD) ng/ml
LH	2 - 4	ng/ml
FSH	2 - 4	ng/ml
DHT (Dihydro-testosteron)	1,3 ± 0,27	(SD) ng/ml
17-β-Östradiol E_2	9 - 25	pg/ml
PRL (Prolactin)	3,9 ± 1,5	(SD) ng/ml
Androstendion	0,8 - 1,5	ng/ml

SD = Standardabweichung

Die bakterielle Prostatitis ist möglicherweise der häufigste Infekt beim Mann in den mittleren Lebensjahren und stellt eines der schwierigsten Probleme in der Urologie dar.

Aber auch während der sexuell aktivsten Periode des Mannes sind Attacken von Prostatitiden nicht so selten. Eine der Hauptursachen für Fertilitätsstörungen bei jungen Männern sind entzündliche Prozesse der männlichen Adnexe.

Bei Patienten mit einer echten, eitrigen Prostatovesiculitis findet man in einem hohen Prozentsatz eine Erniedrigung der Plasmatestosteronspiegel (Abb. 1). Eine Tatsache, die auch sehr gut mit den klinischen Aspekten korreliert. Es ist anzunehmen, daß bei einer echten, purulenten Prostatovesiculitis nicht nur die Funktion der Adnexe in Mitleidenschaft gezogen ist, sondern das ganze System des Reproduktionstraktes eine temporäre Funktionseinbuße erleidet.

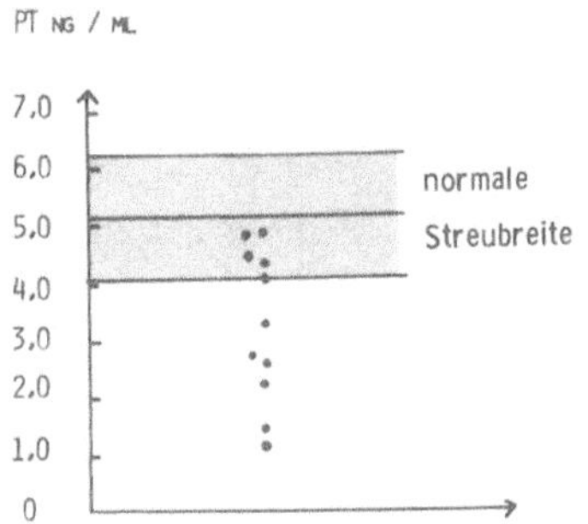

Abb. 1. Plasmatestosteronwerte in ng/ml bei elf Patienten (Durchschnittsalter: 38 Jahre ± 6,5 SD) mit einer akuten, eitrigen Prostatovesiculitis

Die Kongestion der Prostata und der Samenblase sehen wir relativ häufig in der Altersgruppe zwischen 20. und 40. Lebensjahr. Die Symptome variieren. Die Patienten klagen über Unbehagen, Kreuzschmerzen, Schmerzen in der Leiste und am Damm. Die Prostata ist bei der Rektaluntersuchung meist sekretgestaut und druckschmerzhaft. Die basalen Hormonwerte von 14 Patienten mit dieser Affektion sind auf der Abbildung 2 dargestellt.

Zur Therapie haben wir bei einer solchen Gruppe mit Hämotospermie eine temporäre Behandlung mit einer Hormonkombination, beste-

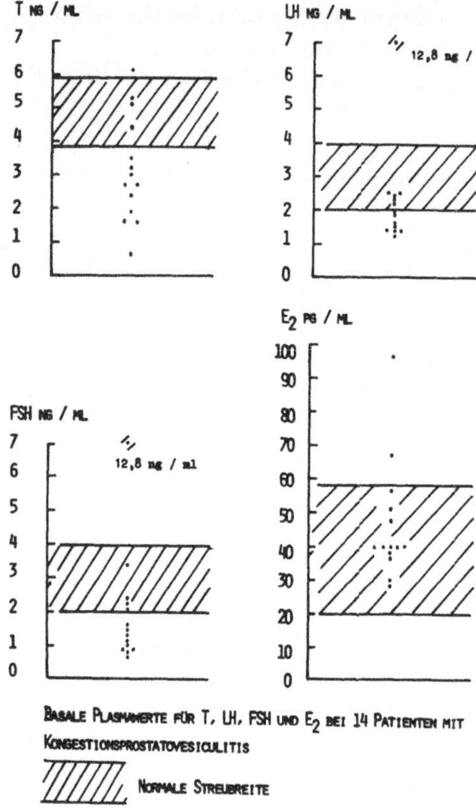

Abb. 2. Plasmahormonwerte für Testosteron, FSH, LH und 17-β-Östradiol (E_2) bei 14 Patienten mit Kongestionsprostatovesiculitis

hend aus d' Norgestrel und Östron – einem potenten, sehr androgen wirksamen Gestagen und einem sehr schwachen Östrogen – versucht. Beide Medikamente wurden mittels Implantata subcutan verabreicht. Wie Abbildung 3 zeigt, kommt es unter dieser Therapie zu Veränderungen der endogen produzierten Hormone. Bei allen Patienten, die damit behandelt wurden, sind die Beschwerden von seiten der Prostata rasch verschwunden und zudem ist es bei allen Fällen durchschnittlich vier bis sechs Wochen nach Absetzen dieser Kombinationsbehandlung zur Normalisierung der Plasmahormonspiegel auf ihre Ausgangswerte gekommen.

Schlußendlich noch ein Wort zur Epididymitis. Sie verursacht in einem hohen Prozentsatz eine Störung der Sexualfunktion und Fertilität. Wir glauben, daß einer entzündlichen Erkrankung des Nebenhodens sehr oft eine Erkrankung oder Funktionsstörung der männlichen Adnexe vorausgeht.

Abbildung 4 zeigt die Verlaufskurven für LH, FSH, Testosteron und Prolactin über 480 Min. nach i.v. Gabe von 100 ug LH–RH bei einem 52jährigen Patienten während der akuten Phase einer Epididymitis. Es kommt bereits zehn Min. nach Beginn der LH–RH Applikation zu einer signifikanten LH-Spitze, die aber dann im Gegensatz zu einem normalen LH-RH-Test für weitere 110 Min. plateauartig verläuft. Eine FSH-Spitze oder T-Spitze konnte während des gesamten

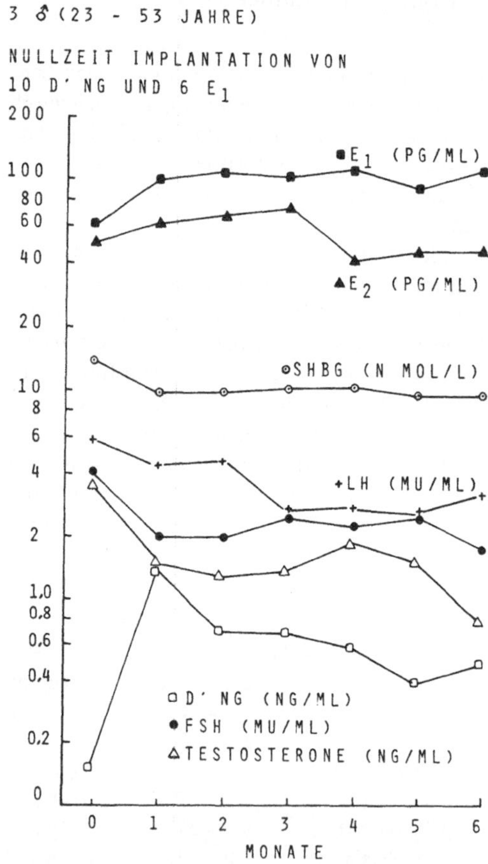

Abb. 3. Endokrine Profile der Plasmahormonwerte für Östron (E_1), 17-β-Östradiol (E_2), Sexhormon-bindendes-Globulin, LH, FSH, Testosteron und d' Norgestrel bei drei Patienten (Alter: 23–53 Jahre) über einen Beobachtungszeitraum von sechs Monaten. Am Tage Null wurden jeweils 10d' Norgestrel und 6 Östron Implantate re. submamillar subkutan appliziert. Die technischen Daten dieser Implantate sind folgende: es handelt sich um zylindrische Kapseln von 30 mm Länge und 2,4 mm äußerem Durchmesser aus einem Silikonpolymerisat, das homogen entweder mit d' Norgestrel oder Östron imprägniert ist. Die Freisetzungsrate pro Kapsel pro 24^{h} beträgt für diese beiden Hormone während der ersten drei Monate nach Implantation etwa 80–90 ug und geht nach einem Jahr auf etwa 30 ug zurück

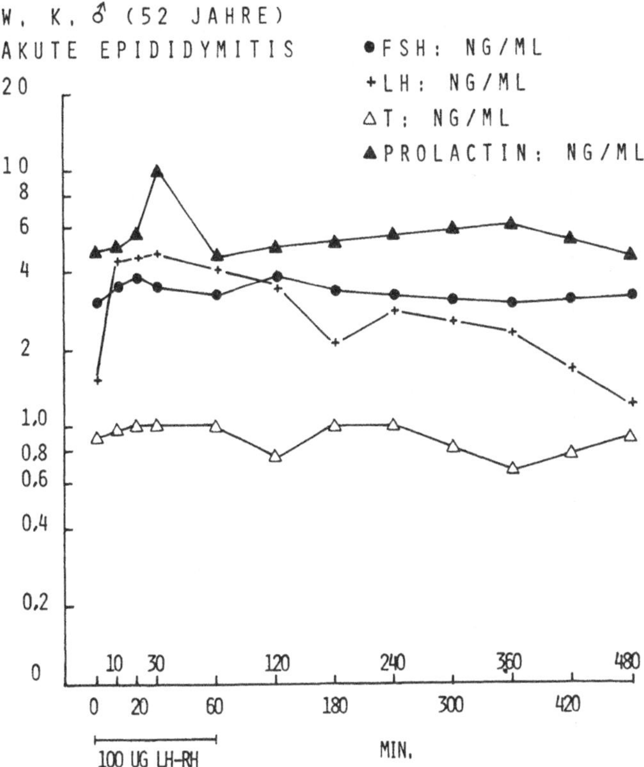

Abb. 4. LH-RH Test bei einem 52jährigen Patienten während der akuten Phase einer Epididymitis. Die Abbildung zeigt die hormonalen Verlaufskurven für FSH, LH, Testosteron und Prolactin vor (0) und bis 480 Min. nach intravenöser Gabe von 100 ug LH-RH

Beobachtungszeitraumes von 480 Min. nicht gemessen werden. Die Plasmaprolaktinwerte zeigen 30 Min. nach Beginn der LH-RH Verabreichung einen flüchtigen, signifikanten Anstieg. Ähnliche Profile konnten auch bei drei weiteren Patienten während der akuten Phase einer Epididymitis erhoben werden.

Entzündliche Erkrankungen der männlichen Adnexe, wie auch der Nebenhoden, gehen in sehr vielen Fällen mit einer Funktionseinschränkung des gesamten Genitaltraktes einher und verursachen in einem gewissen Prozentsatz Veränderungen – wenn auch nur temporär – der endokrinen Parameter.

Literatur

1. Bartke A, Steele RE, Musto N, Caldwell BV (1973) Fluctuations in plasma testosterone levels in adult male rats and mice. Endocrinology 92:1223. – 2. Crosignani PG, Nakamura RM, Hovland DN, Mishell Jr DR (1970) A method of solid phase radioimmunoassay utilizing polypropylene discs. J Clin Endocrinol Metab 30:153. – 3. Croxatto H, Diaz S, Vera RM, Atria P (1969) Fertility control in women with a progestogen released in micro-quantities from subcutaneous capsules. AM J Obstet Gynecol 105:1135. – 4. Edquist LE, Johannson ED (1972) Radioimmunoassay of oestrone and oestradiol in human and bovine peripheral plasma. Acta Endocr 71:716–731. – 5. Frick J (1976) Exploration and Treatment of Obstructions and Infections in the Seminal Duct and Accessory Genital Glands. Treatment of Infections. I. International Congress of Andrology, Barcelona (Spain), 12.–15. July 1976. Post-Graduate Course. – 6. Frick J (im Druck) Hormonbestimmungen in der Andrologie. Andrologia. – 7. Frick J, Bende T, Aulitzky H, Schmidt F (im Druck) Subdermal implants of different steroidal compounds for treatment of endocrinological disorders. European Urology. – 8. Frick J, Leary WMO (1976) Prostatitis: Congestion, T-Mycoplasma Infection. Prostatic Disease: 405–416. – 9. Hotchkiss J, Atkinson LE, Knobil E (1971) Time course of serum estrogen and luteinizing hormone concentrations during the menstrual cycle of the rhesus monkey. Endocrinology 89:177. – 10. Kincl FA, Benagiano G, Angee I (1968) Sustained release hormonal preparations. 1. Diffusion of various steroids through polymer membranes. Steroids 11:673. – 11. Weiner E, Johansson EDB (1976) Plasma levels of d-norgestrel, estradiol and progesterone during treatment with silastic implants containing d-norgestrel. Contraception 14:81

Prof. Dr. med. J. Frick
Urologische Abteilung, Landeskrankenanstalten
Müllner Hauptstr. 48, A-5020 Salzburg

Verhandlungsbericht der Deutschen Gesellschaft für Urologie, 31. Tagung (1979), 32

Fruktose und Fruktolyse als Indikator einer männlichen Adnexentzündung?

H. H.-J. Leliefeld, F. Hild

Nach den bisherigen Erkenntnissen gilt die niedrige Initialfruktose im Seminalplasma bei normalen Testosteronwerten als Indikator für eine Adnexentzündung beim Mann. Desgleichen werden hohe Fruktolysewerte als Ausdruck des erhöhten Fruktoseverbrauches durch anwesende Bakterien gewertet, sofern niedrige Spermienanzahl und mangelnde Beweglichkeit gefunden werden. Dies haben wir bei 324 Fertilitätspatienten überprüft. Es wurden drei Gruppen von Ejakulaten ausgewählt (Tabelle 1):

Gruppe I umfaßt 17 Ejakulate mit einer erniedrigten Initialfruktose unter 1200 Gamma/ml. Die Spermienanzahl und die Beweglichkeit lagen unter der Norm. Diese Gruppe haben wir gewählt, um den Fruktoseverbrauch durch die Spermien möglichst auszuschließen. Zu erwarten wäre hier ein bakterieller Infekt. Die mikrobiologische Untersuchung ergab jedoch viermal ein steriles Ejakulat, neunmal Staphyl. epidermidis und viermal vergrünende Streptokokken, die beide bekanntlich keine Fruktose verbrauchen können. Die Ursache der erniedrigten Initialfruktose lag also nicht bei dem erhöhten Verbrauch durch die Spermien, aber auch nicht bei einem Infekt.

Als nächstes untersuchten wir den erhöhten Fruktoseverbrauch, d.h. die Fruktolyse. Der Fruktoseverbrauch bei Normo- und Oligoasthenospermie liegt innerhalb von fünf Stunden bei maximal 20%. Bei 109 Patienten mit einem Fructoseverbrauch mehr als 20% würde man einen bakteriellen Infekt vermuten. Wir fanden lediglich in 5,5% der Fälle einen bakteriellen Infekt.

Dann untersuchten wir die Fruktolyse bei 72 Patienten mit Vasektomie, wobei keine Spermien im Ejakulat mehr nachzuweisen waren. Ein Fruktoseverbrauch konnte bei dieser Gruppe nicht durch Spermien bedingt sein. Bei den 21 sterilen Ejakulaten würde man keine Fruktolyse erwarten. Wir fanden aber sogar eine erhöhte Fruktolyse.

Unsere Untersuchungen zeigen also, daß man die Initialfruktose und die Messung des Fruktoseverbrauches nicht als diagnostischen Hinweis für eine bakterielle Infektion der männlichen Adnexen werten kann.

Dr. med. H. H.-J. Leliefeld
Abtl. Urologie der Med. Fak.
an der RWTH Aachen
Goethestraße 27/29
D-5100 Aachen

Tabelle 1. Adnexentzündung beim Mann

Fruktose und Fruktolyse als Entzündungsindikator?

n	Ausgangsbefund	Erwarteter Befund	Ergebnis
17	Initialfruktose unter 1200 Gamma/ml und Oligospermie	bakterieller Infekt	4 X steril 9 X Staphyl. ep. 4 X Streptokokken
109	Fruktolyse mehr als 20%	bakterieller Infekt	nur in 5,5% bakterieller Infekt
21	Azoospermie nach Vasektomie Steriles Ejakulat	keine Fruktolyse	erhöhte Fruktolyse

Verhandlungsbericht der Deutschen Gesellschaft
für Urologie, 31. Tagung (1979), 33/34

Aussagekraft des Gehaltes an Eiweißen im Prostatasekret für die Differenzialdiagnose der Prostataentzündungen

G. Popelier, H. Sion

Die Differenzialdiagnose zwischen den verschiedenen Formen von Prostatitisleiden bleibt schwer, besonders bei Patienten, die bereits eine antibakterielle Behandlung empfangen haben. Wir haben bei der biochemischen Untersuchung von 301 Prostataflüssigkeiten erfahren, daß eine beschränkte Anzahl von Eiweißen von differenzialdiagnostischen Werten sein kann.

Das Prostatasekret, mittels der „Vier-Gläser-Probe" gesammelt, wurde zytomorphologisch und bakteriologisch untersucht. Weiterhin ist im Exprimat der Gesamt-Eiweißgehalt mittels der Biuretreaktion bestimmt. Für die Bestimmung der individuellen Eiweiße ist die Immunodiffusionsmethode nach Fahey verwendet worden.

Die Patienten sind unterteilt in vier klinische Gruppen. Eine Gruppe mit akuter Infektion, eine Gruppe mit chronischer Prostatitis und eine weitere Gruppe mit Prostatalgie. Die vierte Gruppen besteht aus Patienten, die eine Behandlung empfangen haben und ist weiter unterteilt in eine Gruppe mit einem guten und eine Gruppe mit einem unbefriedigenden Resultat.

Die wichtigsten Resultate sind auf der Tabelle 1 zusammengefaßt.

1. Der durchschnittliche Gesamt-Eiweißgehalt beträgt 2,5 ± 0,1 g %. Zwischen den vier klinischen Gruppen ist statistisch kein signifikanter Unterschied anzudeuten.

2. Der Albumingehalt hat einen durchschnittlichen Wert von 89 ± 5 mg %. Der Gehalt ist statistisch signifikant verschieden zwischen den vier klinischen Gruppen. Die höchsten Werte von 286 ± 40 mg % sind in Fällen von akuter Infektion gemessen. Patienten mit einer Prostatalgie zeigen nur 63 ± 4 mg % Albumin. Das ist statistisch sehr signifikant verschieden von der Gruppe mit chronischer Prostatitis (86 ± 7 mg %) und von der Gruppe Patienten, die behandelt sind (95 ± 9 mg %).

3. Die Patienten mit einer akuten Infektion zeigen den höchsten Wert an Immunglobulin A, und zwar 54 ± 9 mg %. Der Gehalt bei Patienten mit chronischer Prostatitis ist drei- bis viermal niedriger (15 ± 1 mg %). Etwas höhere Werte findet man in der Gruppe Patienten, die behan-

Tabelle 1. Gehalt an Eiweißen im Prostatasekret (X ± SEM mg %)

	Akute Infektion	Chronische Prostatitis	Prostatalgie	Post-Therapie Gesamt	Post-Therapie Erfolg Gute	Post-Therapie Erfolg Unzureich.
N.	27	95	143	72	41	31
Leukoz.	> 50	> 10	0–10		0–10	> 10
Bakterien	++	+/−	−		−	+/−
Beschwerden	++	+/−	+		+/−	+/−
Ges. Eiweiß.	3,0 ± 0,4	2,4 ± 0,1	2,5 ± 0,2	2,4 ± 0,2	2,7 ± 0,3	1,8 ± 0,2
Albumin	286 ± 40	86 ± 7	63 ± 4	95 ± 9	94 ± 12	97 ± 13
IgA	54 ± 9	15 ± 1	7 ± 1	20 ± 2	15 ± 1	25 ± 4
IgG	131 ± 20	42 ± 3	22 ± 1	44 ± 4	44 ± 2	25 ± 4
IgM	8,0 ± 1	1,8 ± 0,3	1,8 ± 0,2	3,8 ± 1	1,6 ± 0,5	8,1 ± 2,5

delt sind (20 ± 2 mg%), besonders als die Behandlung keinen befriedigenden Erfolg hat (25 ± 4 mg%). Die Patienten mit einer Prostatalgie zeigen sehr niedrige Werte von 7 ± 1 mg%.

4. Auch das Immunglobulin G kommt bei Fällen mit einer akuten Infektion in höchster Konzentration vor (131 ± 20 mg%). Einen dreimal niedrigeren Wert findet man sowohl bei der Gruppe mit chronischer Prostatitis (42 ± 3 mg%), als bei der Gruppe Patienten, die behandelt sind (44 ± 4 mg%). Es gibt keinen Unterschied im Gehalt infolge des Resultates der Behandlung. Halb so hoch ist der Wert des IgG in der Gruppe Patienten mit einer Prostatalgie (22 ± 1 mg%).

5. Die Bestimmung des Immunglobulins M ist nicht so bedeutungsvoll, weil es nur in der Gruppe mit akuter Infektion und in der behandelten Gruppe mit unzureichendem Resultat in 70 bis 80% der Flüssigkeiten angetroffen werden kann, mit einem durchschnittlichen Wert von 8 ± 1 mg%. Zwischen diesen beiden Gruppen ist statistisch kein signifikanter Unterschied. In den übrigen klinischen Gruppen wird das IgM, wenn es vorkommt, mit einem Wert von 1,8 ± 0,2 mg% angetroffen.

Zusammenfassend kann man sagen, daß bei der akuten Infektion die Immunglobulinen und Albumin in sehr hoher Konzentration in den Prostataflüssigkeiten vorkommen. Die Patienten mit einer chronischen Prostatitis haben im Prostatasekret einen Gehalt an IgA und IgG, der zweimal so hoch ist wie bei den Patienten mit Prostatalgie. Weiterhin ist diese Gruppe nicht zu unterscheiden von der Gruppe Patienten, die mit gutem Erfolg behandelt worden sind. Nur wenn die Behandlung unbefriedigend ist, gibt es einen relativ höheren Wert an IgA und vorkommendenfalls an IgM. Niedrige Werte an Albumin, IgA, IgG und IgM weisen immer auf eine Prostatalgie, womit man sie unterscheiden kann von den Patienten mit einer chronischen Prostatitis, auch wenn sie eine Behandlung bekommen haben.

Dr. G. Popelier
Urologische Abt.
Eeuwfeestkliniek
Harmoniestraat 68
B-2000 Antwerpen

Verhandlungsbericht der Deutschen Gesellschaft
für Urologie, 31. Tagung (1979), 35/36

Lasernephelometrischer Nachweis von Immunglobulinen und „Akute-Phase-Proteinen" im Prostataexprimat und Ejakulat bei entzündlichen Adnexprozessen

H.-W. Bauer, P. Mayer, H.-E. Mellin, J. Schüller, F.J. Marx

Arbeiten von A. Hofstetter et al. und W. Weidner et al. haben gezeigt, daß die Bestimmung von Immunglobulinen und „Akute-Phase-Proteinen" im Ejakulat die Abgrenzung entzündlicher Adnexprozesse des Mannes von lokalisierten Urethritiden, vom vegetativen Urogenitalsyndrom sowie dem anogenitalen Syndrom erleichtert. Während bei diesen Untersuchungen die Bestimmung der Immunglobuline und „Akute-Phase-Proteine" mit Hilfe der radialen Immundiffusion gemacht wurden, soll hier über die erstmalige lasernephelometrische Bestimmung der Immunglobuline IGA, IGG, IGM, der „Akute-Phase-Proteine" Coeruloplasmin, saures α_1-Glykoprotein, α_2-Makroglobulin und des Haptoglobins sowie der Complementfaktoren C 3 und C 4 im Ejakulat und Prostataexprimat berichtet werden. Die Messungen wurden mit dem PDQ^{TM}-Laser-Nephelometer (Hyland Division of Travenol Laboratories Inc.) durchgeführt.

Die Nachteile der radialen Immundiffusion wie eingeschränkter Testbereich, schlechte Reproduzierbarkeit, lange Inkubationszeit und das Fehlen jeglicher Mechanisierung haben eine Alternative zu dieser Methode verlangt und in der Nephelometrie gefunden. Das Verfahren der Lasernephelometrie beruht auf dem Prinzip der Streulichtmessung eines Laserstrahles. In einer Lösung von Antigen-Antikörperkomplexen wird ein Laserstrahl eingeleitet. Die Intensität der dabei auftretenden Lichtstreuung ist proportional der Konzentration der vorhandenen Immunkomplexe. Zur Bestimmung von Antigen im Serum oder Liquor hat sich diese Methode bereits bewährt - während Sekrete wie das Prostatasekret und Ejakulat auf Grund ihrer Eigentrübung nicht dazu geeignet schienen. Wir haben nun diese Eigentrübung durch Zugabe von Frigen im Verhältnis 2:1 und der Einschaltung eines Zentrifugationsschrittes eliminiert und konnten die Methode somit für die Bestimmung von Immunglobulinen, „Akute-Phase-Proteinen" und Complementfaktoren im Ejakulat und Prostataexprimat adaptieren. Unser besonderes Augenmerk galt der Präzision der Meßmethode im Sinne der Intra- und Interassayreproduzierbarkeit sowie dem Methodenvergleich mit der radialen Immundiffusion.

Zur Ermittlung der Präzision in der Serie wurden je Antigen fünf Proben zehnmal innerhalb einer Testreihe eingesetzt. Für die Präzision von Tag zu Tag wurden an drei aufeinanderfolgenden Tagen je Antigen zehn identische Proben untersucht. Aus den in Tabelle 1 und 2 dargestellten Daten ergibt sich ein Variationskoeffizient für die Intraassayreproduzierbarkeit von: 3–7% und für die Interassayreproduzierbarkeit von: 5–10%.

Tabelle 1. Spezifizierung der Intraassayreproduzierbarkeit

	Präzision in der Serie mittlerer Variationskoeffizient (VK) n = 10				
	IgA	IgG	IgM	C_3	C_4
VK %	4,0	5,8	4,8	2,9	3,2
	Coeruloplasmin			Haptoglobin	
VK %	3,7			4,1	
	α_2-Makroglobulin			saures α_1-Glykoprotein	
VK %	5,6			6,4	

Tabelle 2. Spezifizierung der Interassayreproduzierbarkeit

	Präzision von Tag zu Tag mittlerer Variationskoeffizient (VK) n = 10				
	IgA	IgG	IgM	C_3	C_4
VK %	7,1	8,6	9,2	5,2	6,0
	Coeruloplasmin			Haptoglobin	
VK %	5,9			5,5	
	α_2-Makroglobulin			saures α_1-Glykoprotein	
VK %	6,9			7,6	

Die erreichte Reproduzierbarkeit ist kaum abhängig von der Konzentration der gemessenen Proteine. Somit werden niedrige und hohe Proteinkonzentrationen mit gleichguter Genauigkeit gemessen. Um die Brauchbarkeit dieser Technik für klinische Belange zu erproben, wurde sie mit der radialen Immundiffusion verglichen. Insgesamt wurden 60 Vergleiche durchgeführt. Es ergaben sich dabei nur geringe Abweichungen (bis 15 %), insbesondere jedoch in den höheren Konzentrationsbereichen.

Diese Ergebnisse eröffnen die Möglichkeit, künftig häufiger als in der Vergangenheit die Bestimmungen von Immunglobulinen und „Akute-Phase-Proteine" sowie Komplementfaktoren aus dem Prostataexprimat und Ejakulat zur Diagnostik und Verlaufskontrolle bei Erkrankungen im Adnexbereich des Mannes heranzuziehen. Vielleicht wird es dann auch möglich sein, auf Grund von sogenannten Proteinmustern die Diagnose einer akuten bzw. chronischen Prostatitis mit einer wesentlich höheren Treffsicherheit als derzeit zu stellen.

Dr. H.-W. Bauer
Urolog. Klinik und Poliklinik
der Universität München
Klinikum Großhadern
Marchioninistraße 15
D-8000 München 70

Verhandlungsbericht der Deutschen Gesellschaft für Urologie, 31. Tagung (1979), 37/38

Veränderungen des Zink-Gehalts in menschlichen Spermaplasma bei chronischer Prostatitis

B. Jannopoulos, M. Lykourinas, A. Kostakopoulos, C. Dimopoulos

Die prostatische Drüse stellt den Hauptort der Zinkkonzentration beim Menschen dar. Daraus resultiert auch eine verhältnismäßig hohe Konzentration von Zink im Spermaplasma. Laut Arbeiten von Halsted und Smith bewegt sich der Zn-Spiegel im Blut zwischen 75 und 115 µg/100 ml, während die Normwerte im Ejakulat mit 150 bis 300 µg/ml weit höher liegen (Tabelle 1).

Tabelle 1

Zn-Konzentration	Im Blutserum	75–115 µg/ml
	Im Ejakulat	150–300 µg/ml
Erste Spermafraktion		294 µg/ml
Zweite Spermafraktion		44 µg/ml

Nach Linholmer und Eliason ist diese Konzentration viel höher in der ersten (294 µg/ml) als in der zweiten (44 µg/ml) Fraktion des Ejakulats. Diese Tatsache hat viele dazu bewogen, Vergleiche zwischen verschiedenen Spermiogrammtypen und dem Verhalten von Zink im Spermaplasma zu ziehen.

Es ist also anzunehmen, daß verschiedene Prostataerkrankungen Veränderungen auf den Zn-Spiegel des Spermaplasmas bewirken können.

Tabelle 2. Diagnose der chronischen Prostatitis

subjektive Kriterien	objektive Kriterien
Brennen beim Wasserlassen	rektale Untersuchung
Druck am Perineum	Urinkultur
Pollakisurie	Prostatasekretkultur (Stamey-Meares)
	Ejakulatuntersuchung und Kultur

Es wäre also interessant, den Zinkgehalt als Verlaufskontrolle bei Prostataerkrankungen zu messen. Da bei Prostataadenom oder Karzinom andere objektive Kriterien für Diagnose und Verlauf existieren, bietet sich die chronische Prostatitis besonders an (Tabelle 2), wegen der Schwierigkeit der objektiven Feststellung einer endgültigen Heilung oder auch Besserung.

Aus Vergleichsgründen wurden auch Patienten mit Prostataadenom und Karzinom, die konservativ behandelt wurden, miteinbezogen. Unsere Untersuchungen hatten als Zweck, den Zinkgehalt im Spermaplasma bei verschiedenen Prostataerkrankungen vor, während und nach einer durchgeführten Therapie zu beobachtenh

Es wurden 69 Patienten in diesen Untersuchungen aufgenommen, 50 mit chronischer Prostatitis, 15 mit Prostataadenom und 4 mit Prostata-Ca (Tabelle 3).

Bei denen mit chronischer Prostatitis wurde die Diagnose auf subjektive (Brennen beim Wasserlassen, Druck am Perineum, Pollakisurie) und objektive Kriterien (rektale Untersuchung, Betasten von entzündlichen Regionen) gestützt. Sie wurde durch Urin und Prostatasekretkulturen nach der Methode von Stamey-Mears bestätigt. Bei allen Patienten wurde außer Prostataexprimat und Urinkulturen auch eine Ejakulatuntersuchung durchgeführt und der Zn-Gehalt im Spermaplasma gemessen. Die Bestimmung erfolgte durch das Plasmaphotometer (Perkin, Elmer) und die Methode von Sparque und Slavin.

Bei 45 der 50 Patienten mit chronischer Prostatitis (also 90%) wurden niedrigere Zink-Werte festgestellt (mittlerer Wert 73 µg/ml – 19–245 µg/ml). Bei vier (8%) war der Zn-Wert im Bereich der Norm und bei einem erhöht. Bei allen waren Störungen im Spermiogramm festzustellen.

Nach der Behandlung der Prostatitis (negative Kultur von Prostataexprimat und Spermaplasma) wurde eine Erhöhung des Zink-Wertes um durchschnittlich 162 µg/ml beobachtet.

Tabelle 3

	Patientenzahl	Vor der Therapie		Nach der Therapie	
		Mittlerer Wert Zn mg. %	Fluktuation	Mittlerer Wert Zn mg. %	Fluktuation
Chronische Prostatitis	50	7,3 (45)	1,9–24,5	16,2 (42)	2,4–28,9
Prostata-hypertrophie	15	23,05 (14)	21,9–22,9		
Prostata Ca	4	10,8 (4)	6,8–13,4	10,6 (4)	6,3–13,5

Das Spermiogramm zeigte Besserung in 72% der Fälle. Bei PA-Patienten war der Zn-Wert in 93,2% der Fälle erhöht (mittlerer Wert 230 μg/ml, 219–239 μg/ml).

Nur in 6,8% war der Zn-Spiegel erniedrigt (mittlerer Wert 108, 68–134 μg/ml). Diese Zn-Werte blieben nach jeglicher konservativen Therapie sowohl bei Adenom- wie Karzinompatienten unverändert.

Im Spermaplasma findet sich ein höherer Zn-Spiegel als im Blut oder sonstigen menschlichem Gewebe. Nach heutigen Erfahrungen resultiert es nach Sekretion aus der prostatischen Drüse. Jede Prostataerkrankung übt einen Einfluß auf den Zn-Spiegel aus.

Bei der chronischen Prostatitis finden sich erniedrigte Zn-Werte, die sich nach erfolgreicher Behandlung wieder normalisieren.

Auch Störungen im Spermiogramm lassen sich durch orale Gaben von $ZnSO_4$ positiv beeinflussen. Abschließend läßt sich sagen, daß es wohl nicht möglich ist, aufgrund des Zn-Wertes eine Prostatitis festzustellen. Dieser Wert kann aber wichtige Informationen über den Verlauf und die Therapiewirkung bei einer chronischen Prostatitis dem behandelnden Urologen liefern.

Literatur

1. Chisholm D, Short M, Chanadian D, McRae R (1979) Radiozinc uptake and scintidcanning in prostatic disease. Journal Nucl Med 15:739. – 2. Collier J, Flower R, Stanton S (1975) Seminal prostaglandins in infertile men. Fertil Steril 26:868. – 3. Eliasson R (1970) Correlation between the sperm density, morphology, and motility and the secretory function of the accessory genital glands. Andrologia 2:165. – 4. Eliasson R, Lindholmer C (1971) Zinc in human seminal plasma. Andrologia 3:147. – 5. Eliasson R, Molin L, Rajka G (1970) Involvement of the prostate and seminal vesicles in urethritis with special reference to semen analysis. Andrologia 2:179. – 6. Farnsworth EW (1975) Physiology and biochemistry of prostate. Scientific Foundations of Urology II:240. – 7. Halsted J, Smith J, Irwin M (1974) A conspectus of research of zinc requirements of man. J Nutr 104:347. – 8. Lindholmer C, Eliasson R (1974) The effects of albumin, magnesium and zinc on human sperm survival in different fractions of split efaculates. Fertil Steril 25:424. – 9. Lindholmer C (1974) Toxicity of zinc ions to human spermatozoa and the influence of Albumin. Andrologia 6:7. – 10. Lerebours E, Galmiche JP (1978) Le zinc en pathologie digestive. Nouv Presse Méd 7:37. – 11. Marmar J, Katz S, Praiss D, Benedicts T de (1975) Semen zinc levels in infertile and postvasectomy patients and patients with prostatitis. Fertil Steril 26:1057. – 12. Müntzing J, Kirdani R, Murphy G, Sandberg A (1977) Hormonal control of zinc uptake and binding in the rat dorselateral prostate. Invest Urol 14:492.

Dr. B. Jannopoulos
Facharzt für Urologie, D.
Urologische Universitätsklinik Athen
Aiginitoustraße 4,
Athen 811/Griechenland

Verhandlungsbericht der Deutschen Gesellschaft für Urologie, 31. Tagung (1979), 39

Zur Pathologie der granulomatösen Prostatitis

Ch. Hohbach, B. Kopper, H.E. Reichert, G. Dhom

Es handelt sich um ein eigenständiges Krankheitsbild in Form einer unspezifischen granulomatösen und destruierenden Entzündung, die vom rektalen Palpationsbefund her fast immer als Karzinom interpretiert und biopsiert wird. Auf diese Weise wurden bisher 193 granulomatöse Prostatitiden am Prostatakarzinom-Register erfaßt, entsprechend 1,45% des Gesamtvolumens von 13 387 bisher ausgewerteten Fällen.

In 12% unserer Fälle ist die granulomatöse Prostatitis mit einem typischen Prostata-Karzinom kombiniert, wobei reine Adeno-Karzinome mit 68% überwiegen.

Nach dem aufgrund des Tastbefundes vermuteten Karzinomstadium imponiert die granulomatöse Prostatitis sowohl als isolierter Knoten als auch als nicht abgegrenztes tumorartiges Infiltrat. Die aufgenommenen Stadien A und B stellen den größten Anteil mit 69%.

Die Altersverteilung der granulomatösen Prostatitis zeigt einen breiten Gipfel mit 46,6% in der Gruppe der 60- bis 69jährigen gegenüber dem Karzinom mit 52% in der Gruppe der 65- bis 74jährigen. Der Anteil unter 60jähriger Männer ist mit 26% bei der granulomatösen Prostatitis erheblich größer als beim Karzinom mit nur 8%.

Im Frühstadium findet man Epitheldefekte der Drüsenendstücke mit eingedrungenen, oft eosinophilen Leukozyten, die sich mit Sekretresten und Epitheltrümmern in der Lichtung vermischen, in der Umgebung Lymphozyten und Plasmazellen.

Bei weiter fortschreitender Epitheldestruktion dringen meist zahlreiche Histiozyten in die Lichtung ein, die besonders Sekretreste, daneben auch Zell- und Kerntrümmer phagozytieren. Die starke Makrophagenaktivität steht offenbar in engem Zusammenhang mit dem oft schollig eingedickten Sekret, das nach Zerstörung des Epithels in Kontakt mit dem umgebenden Stroma gelangt. Die Konfiguration der zerstörten Drüsen scheint ein weiterer lokalisierender und disponierender Faktor für den granulomatösen Charakter der Entzündung zu sein. Häufig entwickeln sich hierbei mehrkernige histiozytäre Riesenzellen, die an Sekretschollen angelagert sein können - ein Befund, der auch im zytologischen Ausstrich oft erhalten bleibt. In späteren Stadien entwickelt sich bisweilen unter Rückdrängung des entzündlichen Infiltrates eine erhebliche Sklerosierung der befallenen Areale, die meist noch die granulomatöse Grundstruktur des Entzündungsprozesses gut erkennen läßt (ausgebrannte granulomatöse Prostatitis!).

Durch das oft dichtzellige und polymorphe histiozytäre Infiltrat bestehen für den Pathomorphologen mitunter erhebliche diagnostische Schwierigkeiten in der Abgrenzung gegen ein solides anaplastisches Karzinom der Prostata.

Dr. Ch. Hohbach
Pathologisches Institut der Universität
des Saarlandes
D-6650 Homburg-Saar

Verhandlungsbericht der Deutschen Gesellschaft für Urologie, 31. Tagung (1979), 40/41

Zytologie der Prostatitis

W. Leistenschneider, R. Nagel

Einleitung

Die therapieresistente chronische bzw. chronisch rezidivierende Prostatitis stellt das Hauptindikationsgebiet für eine bioptische Zusatzdiagnostik dar [1,3]. Wegen der minimalen Belastung für den Patienten und der geringen Komplikationsrate [1,2] bietet sich hierzu die Zytologie mittels Aspirationsbiopsie nach Franzén an. Es stellt sich die Frage, inwieweit diese Methode nicht nur den Nachweis einer Prostatitis im allgemeinen führen, sondern die verschiedenen Prostatitisformen ausreichend sicher differenzieren kann.

Ergebnisse

Nach unseren eigenen zytodiagnostischen Erfahrungen an 129 auswertbaren, zufällig gefundenen Fällen von Prostatitis können wir zytologisch sechs verschiedene Prostatitistypen differenzieren (Abb. 1).

Danach lassen sich eine akut-eitrige, eine abszedierende, eine chronische, eine chronisch rezidivierende, eine granulomatöse und tuberkulöse Prostatitis zytomorphologisch differenzieren. Am häufigsten wurde die chronische Form nachgewiesen. Bemerkenswert ist das ebenso häufige Vorkommen der granulomatösen und chronisch rezidivierenden Prostatitis. Jeder Prostatitistyp bietet bei suffizient bearbeiteten zytologischen Ausstrich klar einzuordnende zytomorphologische Merkmale. Im folgenden dafür einige Beispiele.

Abbildung 2 zeigt einen zytologischen Ausstrich bei akut-eitriger Prostatitis mit reichlich Leukozyten, die diffus in den Prostataepithelverbänden eindringen (540 x Öl).

Abbildung 3 zeigt einen Haufen aus Epitheloidzellen und Histiozyten bei tuberkulöser Prostatitis (540 x Öl). Ein typischer zytomorphologischer Befund bei TBC-Prostatitis ist darüber hinaus der schmutzige „Background" des Ausstriches, der durch die Nekrosen bei der TBC erklärt ist. Riesenzellen vom Langhans-Typ werden sowohl bei TBC als auch bei granulomatöser Prostatitis nachgewiesen.

Wie zuverlässig ist die zytologische Differenzierung der Prostatitis? Zur Beantwortung dieser Frage haben wir die Ergebnisse von 78 simultan

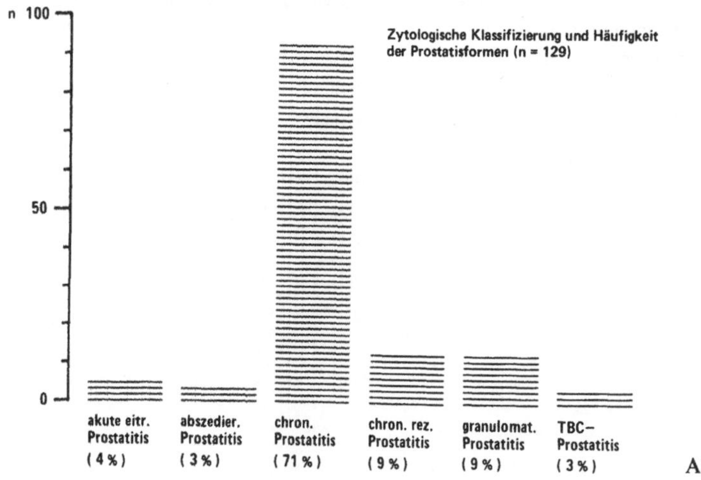

Abb. 1

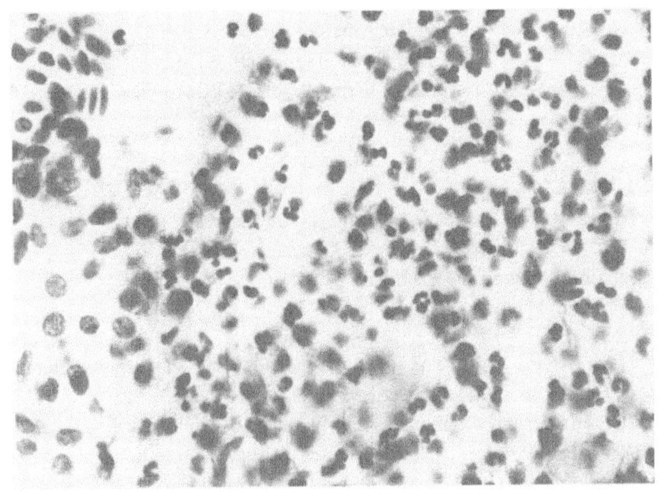

Abb. 2

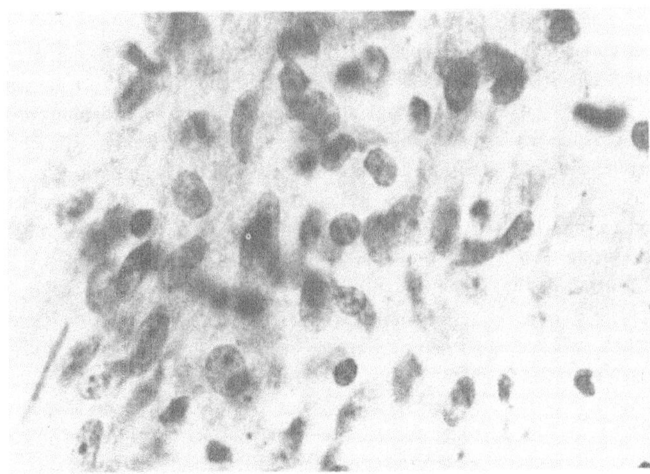

Abb. 3

durchgeführten Stanz- und Aspirationsbiopsien bei Prostatitis miteinander verglichen und fanden eine diagnostische Zuverlässigkeit von praktisch 90% bei einer angenommenen Sicherheit der Histologie von 100%. Es liegt somit eine hohe diagnostische Zuverlässigkeit der Prostatitis-Zytologie vor, die damit eine wesentliche Bereicherung der Prostatitis-Diagnostik darstellen dürfte.

Literatur

1. Esposti PL, Elman A, Norlén H (1975) Complications of transrectal aspiration biopsy of the prostate. Scand J Urol Nephrol 9:208. - 2. Leistenschneider W, Nagel R (1977) Komplikationen bei transrektaler Stanz- und Feinnadelbiopsie. Vortrag 18. Tagung Südwestdtsch. Ges. Urol. Mannheim. - 3. Ziegler H, Völter D (1973) Die zytologische Diagnose der Prostatitis. Urologe [A] 12:123

Dr. W. Leistenschneider
Urologische Klinik und Poliklinik
der FU Berlin im Klinikum Charlottenburg
Spandauer Damm 130
1000 Berlin 19

Verhandlungsbericht der Deutschen Gesellschaft für Urologie, 31. Tagung (1979), 42–44

Diskussion zu den Vorträgen: Seite 1 bis 41
Die entzündlichen Erkrankungen der männlichen Adnexe. Diagnostik-Labor

Moderatoren: Rothauge, C.F., Giessen, und Altenähr, E., Berlin

Rothauge, C.F., Giessen: Darf ich eine Frage stellen, die von grundsätzlicher Wichtigkeit ist? Sie hatten ja gesagt, daß bei der Epididymitis zur differentialdiagnostischen Abgrenzung die Hodentorsion wegen der therapeutischen Konsequenzen eine große Rolle spielt und Sie hatten dabei auf das Prehn'sche Zeichen hingewiesen. Ich möchte Sie fragen, ob Sie auch die Beobachtung gemacht haben, daß in der Ultraschalldopplermethodik eine ausgezeichnete Methode vorliegt, um diese Differentialdiagnose innerhalb der Sechs-Stunden-Grenze zu stellen.

Schmiedt, E., München: Das ist richtig. Auch wir verwenden die Dopplermethode bei der Diagnostik von Hodentumoren, aber auch bei anderen Prozessen im Bereich des Hodens und Nebenhodens, und ich muß sagen, mit gutem diagnostischem Erfolg. Wir wenden das natürlich auch bei der Samenstrangtorsion an. Allerdings ist es manchmal da nicht so ganz eindeutig, was wir wirklich vor uns haben, und ich glaube, wir müssen erst mehr Erfahrungen sammeln, ehe man das allgemein empfehlen kann. Aber vielleicht kann Herr Albrecht dazu noch etwas sagen, denn er benützt ja die Ultraschall-Methode schon seit vielen, vielen Jahren.

Albrecht, K.-F., Wuppertal: Die Differentialdiagnose bei akuter Epididymitis und Hodentorsion wird bei uns bei allen akut eingelieferten Fällen immer mit der Ultraschall-Doppler-Sonde durchgeführt. Diese Methode ist sehr sicher, ich kann die genauen Prozentsätze nicht sagen. Herr Bartels, jetzt in Göttingen, hat früher schon einmal darüber eine Arbeit im Deutschen Ärzteblatt veröffentlicht. Falls er im Saal ist, könnte er vielleicht dazu Stellung nehmen. Die Sicherheit der Ultraschall-Methode ist sehr hoch, sie geht an die 95% heran.

Rothauge, C.F., Giessen: Herzlichen Dank, Herr Albrecht. Herr Altenähr wollte zu diesem Thema noch etwas sagen.

Altenähr, E., Berlin: Ich habe auch eine Frage an den Kliniker. Ich hatte kurz angesprochen die Häufigkeit, mit der wir bei der Epididymitis gefragt werden: „Entzündung oder Tumor?" Dies ist auch nicht klinikspezifisch. Das habe ich an vielen Stellen gemerkt. Ist dies eine Routinefrage, oder ist die klinische Differentialdiagnostik wirklich so schwierig?

Schmiedt, E., München: Also ich glaube, gerade mit der angesprochenen Ultraschall-Methode einerseits und andererseits natürlich auf Grund der Anamnese und des Lokalbefundes, kann man die Unterscheidung zwischen Tumor und Entzündungsprozeß mit sehr großer Wahrscheinlichkeit stellen.

Rothauge, C.F., Giessen: Herzlichen Dank, Herr Schmiedt. Wir kommen nun zu dem Vortrag von Herrn Vogt aus München über die Bedeutung der Proktologie. Wird hierzu noch das Wort gewünscht? Nun, wenn das nicht der Fall ist, dann darf ich noch fragen, ob zu den Ausführungen von Herrn Kockott und Herrn Sintermann über die Psychosomatik noch eine Diskussionsbemerkung gemacht werden soll, ja?

Bergmann, M., Linz: Darf ich vielleicht die Gelegenheit nützen, die Anwesenheit eines Psychiaters zu mißbrauchen, um zu fragen, uns etwas zu sagen über die diagnostischen und die therapeutischen Möglichkeiten der Methode von Masters und Johnson? Vielleicht kann er uns über die Durchführung etwas sagen.

Kockott, G., München: Ich möchte versuchen – die Frage war an mich gerichtet – mich kurz zu fassen, um das Grundprinzip der Methode nach Masters und Johnson Ihnen darzustellen und zu erläutern. Die Methode hat eine Grundvoraussetzung, die gleichzeitig wieder eine gewisse Einschränkung bedeutet, nämlich, daß nicht derjenige, der die Problematik hat, allein behandelt wird, sondern das Paar. Der Partner muß in die Therapie mit hineingenommen werden. Grundsätzlich geht man, in kurzen Worten gesagt, so vor, daß es zunächst eine Reihe klärender Gespräche gibt mit dem Paar, wobei festgestellt wird, ob der gestörte Bereich ausschließlich im sexuellen Bereich liegt oder ob sonstige Dinge vorliegen, also das, was man halt auch sonst in der Diagnostik tun würde. Anschließend ist der ganz wesentliche Aspekt der Methode nach Masters und Johnson, daß dem Paar bestimmte Handlungsweisen gegeben werden für das, was sie zu Hause tun bzw. nicht tun sollen. Das kann man vielleicht summieren in der Feststellung, daß das gestörte

Sexualverhalten schrittweise wieder aufgebaut wird. Es fängt also so an, wie ich andeutete, daß dem Paar zunächst gesagt wird, sie möchten keine sexuellen Kontakte miteinander ausüben, und es sollte zunächst nur zum Austausch von Zärtlichkeiten, vielleicht bis hin zum Petting gehen, und man versucht dann mit dem Paar festzustellen, zu welchem Zeitpunkt der Hauptfaktor, der bei dieser Problematik eine Rolle spielt, nämlich die Angst vor dem Versagen, wann das auftritt. Man wird dann Schritt für Schritt langsam vorgehen, indem man mit dem Paar in der Sprechstunde bespricht, was zu Hause als nächster kleiner vorsichtiger Schritt hinzugenommen werden soll, zunächst immer alles unter dem Aspekt, daß es zunächst nicht zum sexuellen Verkehr, zum Koitus, kommen sollte. Auf diese Weise kann man sich langsam Schritt für Schritt vortasten, und es gibt dann, wenn das wieder möglich ist, wenn dieses Paar wieder zu sexuellen Kontakten ohne Koitus fähig ist, wiederum noch bestimmte weitere Techniken, mit denen man dann die schwierige Klippe, die immer dann entsteht, wenn es zum ersten Kotitus wieder kommen soll, überbrücken kann. Es geht vielleicht ein bißchen zu weit, das jetzt im Detail zu sagen, aber das Wesentliche ist ein schrittweises Vorgehen, in dem Anweisungen an das Paar eine große Rolle spielen, die man dem Paar gibt, und diese Anweisungen sollten dann zu Hause ausgeführt werden.

Rothauge, C.F., Giessen: Herzlichen Dank, Herr Kockott. Die Zeit drängt, und zwar durch die vielfachen Überziehungen der Redezeit durch die einzelnen Redner. Wir müssen deshalb dazu übergehen, die einzelnen Vorträge jetzt en bloc zu diskutieren, und ich frage, ob irgendwelche Diskussionsbemerkungen zu den Vorträgen gewünscht werden, die sich mit der Diagnostik der entzündlichen Erkrankungen der männlichen Genitalorgane befaßt haben?

Ludvik, W., Wien: Wir führen seit vielen Jahren eine quantitative Leukozytenbestimmung routinemäßig durch, vor allem bei andrologischen Patienten. Die Grenze zwischen normalem Prostatasekret und pathologischem liegt bei 300000 Zellen pro ml, vor allem kann damit der Verlauf einer Therapie gut verfolgt werden. Weiter finden wir es wichtig, nativ das Prostataexprimat anzusehen, einerseits um Trichomonaden rasch zu erkennen, andererseits um das Lipoidmuster beurteilen zu können. Bei der ausgebrannten Prostatitis, bei einem narbigen Restzustand nach Prostataentzündung, fehlt dieses Lipoidmuster. Weiter bewährt hat sich auch die pH-Bestimmung des Prostataexprimats. Eine ausgeprägte Entzündung führt zu einer Verschiebung in alkalische Bereiche. Und als letztes wollte ich noch sagen, man soll das Prostataexprimat mehrmals untersuchen, und man soll eine Karenz vom Patienten fordern. Die mehrmalige Untersuchung zeigt nicht selten, daß bei der ersten Untersuchung der Patient nur wenige Leukozyten hat, das nächste Mal findet man massenhaft Leukozyten, da entleeren sich Mikroabszesse, und dann ist auch die bakteriologische Austestung positiv.

Rothauge, C.F., Giessen: Herzlichen Dank, Herr Ludvik. Ich bitte um weitere Diskussionsmeldungen, ja?

Hofstetter, A., München: Ich möchte eine Bemerkung machen zu dem Vortrag von Herrn Leliefeld. Ich finde ja den Aufbau dieser Untersuchungsergebnisse sehr interessant. Bloß wenn ich das richtig gesehen habe, wurde ja hier nur die bakterielle Infektion bewertet und die abakteriellen Infektionen, von denen wir ja heute schon sehr viel gehört haben, sind völlig außer acht gelassen worden. Ich möchte bloß deswegen darauf hinweisen, weil wir zum Beispiel eindeutig nachweisen konnten, daß es verschiedene Mykoplasmenstämme gibt, die sehr wohl Fruktose verbrauchen. Damit glaube ich, daß dieser Test oder dieses Vorgehen wertlos ist, so wie es dargestellt wird.

Rothauge, C.F., Giessen: Herzlichen Dank, Herr Hofstetter. Ich darf selbst noch eine Frage an die Referenten stellen. Es war ja doch etwas verwirrend anzuhören, daß die Zahl bzw. die Prozentzahlen der durch Erreger hervorgerufenen Prostatatitiden und des vegetativen Urogenitalsyndroms sehr differierten. Insbesondere hatte die Hamburger Arbeitsgruppe eine sehr hohe erregerbedingte Prostatitisquote, und ich möchte Herrn Reinecke deshalb fragen, ob er als Basis dieser Feststellung einen sterilen Mittelstrahlurin zugrunde gelegt hat.

Reinecke, F., Hamburg: Ich glaube, die hohe Zahl pathologischer Infekte liegt an unserem Patientenmaterial. Wir wählen von ca. 40 Patienten täglich drei bis vier Patienten in der Woche aus, die Schwierigkeiten in der mikrobiologischen Diagnostik dadurch machen, indem ein Infekt klinisch zu vermuten ist, die diagnostischen Mittel in der Praxis jedoch versagen. Herr Blenk, als exzellenter Fachmann in der Diagnostik solcher Infekte, findet dann natürlich bei dieser negativen Patientenauswahl eine viel höhere Infektionsrate, als sie bei einer viel geringeren Patientenauswahl aus der urologischen Poliklinik von Herrn Weißbach gefunden werden kann.

Rothauge, C.F., Giessen: Herzlichen Dank, Herr Reinecke. Sie hatten allerdings die Frage nicht beantwortet, ob Sie als Basis Ihrer Untersuchungen von Urinen einen sterilen Mittelstrahl haben.

Reinecke, F., Hamburg: Das kann ich ganz kurz beantworten. Das ist in der Primärdiagnostik in der Praxis quasi ausgeschlossen, die Patienten haben alle einen sterilen Mittelstrahlurin.

Rothauge, C.F., Giessen: Danke sehr. Herr Altenähr wollte noch etwas sagen.

Altenähr, E., Berlin: Ich frage mich, wie weit der fehlende Nachweis von Erregern im Exprimat die bakterielle Genese ausschließt. Gerade bei der chronischen Prostatitis hat man ja kaum Exsudat in den Alveolen oder in den Gängen. Das heißt, man müßte sich das Gewebe ansehen, und da wäre z. B. die Aspirationsbiopsie oder die Stanze von Herrn Leistenschneider bakteriell zu untersuchen.

Leistenschneider, W., Berlin: Unser Material war rein zufällig gefundenes Material von Prostatitis, und wir haben dabei, da wir zunächst die Prostatitis nicht erwartet haben – es handelte sich primär um auf Karzinom suspekte Prostatae –, unser Material nicht bakteriell aufgearbeitet. Es wird natürlich nicht möglich sein, ein transrektal gewonnenes Aspirat bakteriell aufzuarbeiten. Aber es sind ja aus der Literatur Aufarbeitungen von Stanzen bekannt, so z. B. in der Serie von Cohnen und Drach, die sowohl eine morphologische als auch eine mikrobiologische Untersuchung aus der Stanze machen, die dann allerdings perineal gewonnen wird.

Rothauge, C. F., Giessen: Herzlichen Dank, Herr Leistenschneider. Wir müssen zum Schluß kommen, die Zeit drängt. Herr Lutzeyer hatte sich aber noch zur Diskussion gemeldet. Ich möchte nun Herrn Lutzeyer zur letzten Diskussionsbemerkung bitten.

Lutzeyer, W., Aachen: Herr Rothauge, ich würde Sie doch bitten, daß Sie die Diskussion von Herrn Hofstetter, bezogen auf einen Mitarbeiter meiner Klinik, beantworten lassen. Diese Frage ist im Raum hängengeblieben. Ich fände es nicht korrekt. Würden Sie vielleicht Herrn Leliefeld bitten, Herrn Hofstetter zu antworten.

Rothauge, C. F., Giessen: Ich bitte darum.

Leliefeld, H. H.-J., Aachen: Erstens bezweifle ich, ob Fruktose tatsächlich von Mykoplasmen verbraucht wird, und zweitens werden von verschiedenen anderen Arbeitsgruppen in max. 10 % Mykoplasmen im Ejakulat festgestellt. Ein so niedriger Prozentsatz kann unsere Ergebnisse nicht beeinflussen. Das wichtigste Gegenargument ist aber, daß wir, ausgehend von einer Gruppe von Ejakulaten mit massivem bakteriellem Infekt, keine niedrige Initialfruktose fanden und nur in Ausnahmefällen eine erhöhte Fruktolyse.

Rothauge, C. F., Giessen: Herzlichen Dank, Herr Letiefeld. Wir sind nun am Ende unserer Diskussion, weil die Zeit abgelaufen ist. Ich möchte allen Referenten danken und besonders auch den Zuhörern für ihr geduldiges Ausharren.

Verhandlungsbericht der Deutschen Gesellschaft für Urologie, 31. Tagung (1979), 45/46

Indikationen zur Epididymektomie bei Epididymitis

I. Malek, D. Zoedler

Im Gegensatz zur tuberkulösen Nebenhodenentzündung hat sich bei der unspezifischen chronischen Epididymitis die Epididymektomie noch nicht durchsetzen können.

In unserer Klinik stellen wir die Indikation zur Nebenhodenentfernung aus folgenden Gründen:

1. Bei mehrfach recidivierenden Epididymitiden,
2. bei chronischer Epididymitis mit Induration des Nebenhodens,
3. wenn nach akuter Epididymitis ein Indurationsprozeß am Nebenhoden über mehrere Wochen tastbar war,
4. bei indolenter indurativer Schwellung des Nebenhodens,
5. Selbstverständlich beim Verdacht auf eine spezifische Entzündung.

Der chronische Entzündungsprozeß, der unter Umständen zur Hodenatrophie führen kann oder als potentieller Streuherd die Therapieresistenz chronischer Entzündung der Prostata und der Samenblasen verursachen kann, wird beseitigt. Das Übergreifen abszedierender Entzündungen auf den Hoden wird vermieden und damit dem Patienten eine mögliche Semikastration erspart.

Tabelle 1. Epididymektomien 1974–1979 (n = 25)

unter 50 Jahren	19
über 50 Jahren	6
Harnwegsinfekt	6
Prostata-Adenom	2
Prostatitis (unspezifische)	1
Harnröhrenstriktur	1
Uro-Tbc.	3
	13

Nach erfolgreicher Operation verbleibt ein inkretorisch vollwertiger Hoden.

Bezüglich der Fertilität ergibt sich kein Nachteil, weil ein chronisch entzündeter Nebenhoden ohnehin funktionell meist wertlos ist. Wir haben in den letzten fünf Jahren in unserer Klinik 25 Epididymektomien durchgeführt (Tabelle 1).

Von den 25 Patienten waren 19 unter 50 Jahre alt, und davon sieben unter 30. Weniger als die Hälfte der Patienten bot vor Auftreten der Epididymitis eine urologische Symptomatik, und bei keinem der Patienten ging der Epididymitis eine instrumentelle Untersuchung oder andere ärztliche Maßnahme voraus.

Bemerkenswert ist, daß die 25 Patienten nur eine einseitige Epididymitis aufwiesen und die andere Seite in diesen Prozeß nicht einbezogen wurde, so daß sich unseres Erachtens die Frage, ob man durch eine kontralaterale Vasoresektion das Übergreifen der Entzündung auf die andere Seite verhindern soll, mit Nein beantworten läßt.

Was die histologische Diagnose anbetrifft, zeigt unsere kurze Übersicht (Tabelle 2), daß nur in drei Fällen von 25 ein spezifischer Nebenhodenprozeß nachgewiesen wurde, von denen nur ein Patient eine spezifische Erkrankung in der Anamnese bot. In keinem Fall war wegen Mitbeteiligung des Hodens eine spätere Ablatio testis notwendig, obgleich annähernd die Hälfte der Patienten einen abszedierenden Prozeß am Nebenhoden aufwiesen.

Tabelle 2. Histologische Diagnose bei Epididymektomie (n = 25)

unspezifisch chronische Entzündung	12
abszedierende Entzündung	9
Tbc. (mit Uro-Tbc.-Anamnese nur 1 Pat.)	3
Tumor (Adenom)	1

Was die postoperativen Komplikationen anbetrifft, haben wir bei unseren Patienten keine Nachblutung, Fistelbildung oder Atrophie beobachten können. Die Epididymektomie auch bei unspezifischen Entzündungen des Nebenhodens hat sich uns unter der genannten Indikation als eine Maßnahme bewährt, die das oft langwierige Krankenlager erheblich verkürzt und entscheidend zur Erhaltung des Hodens beiträgt.

Dr. I. Malek
Urol. Abteilung der Klinik Golzheim
Friedrich-Lau-Straße 11
D-4000 Düsseldorf

Verhandlungsbericht der Deutschen Gesellschaft für Urologie, 31. Tagung (1979), 47/48

Überraschende Befunde bei Epididymektomie

S. Kösters, G. Bettges

Bei einer Durchsicht unserer Epididymektomien aus den zurückliegenden drei Jahren sahen wir den Grundsatz bestätigt, daß jede gegenüber konservativer Therapie resistente sogenannte Epididymitis spätestens nach zwei bis drei Wochen chirurgisch-bioptisch abzuklären ist. Fanden wir doch in einem Viertel aller Fälle (Tabelle 1) spezifisch-tuberkulöse Enzündungen oder tumoröse Neubildungen - wenn auch nur eine maligne - als Ursache der eine Epididymitis vortäuschenden Nebenhodenverhärtung oder -verdickung. Auf die Bedeutung einer frühzeitigen Erkennung und Behandlung einer Adnextuberkulose geht der übernächste Vortrag näher ein. Die benignen bindegewebigen Nebenhodenneubildungen sind insofern von Interesse, als zu jedem das entsprechende sarkomatöse Pendant dem Pathologen wohlbekannt ist. Über die Adenomatoidtumoren wird uns der nächste Vortrag eingehender informieren. Deswegen möchte ich hier nur noch einige Bemerkungen zum letzten Patienten unserer Tabelle machen: es war ein 77jähriger Mann, der wegen einer seit zwei Monaten bestehenden Nebenhodenverhärtung bei regelrecht tastbarem, mäßig atrophischem Hoden epididymektomiert werden sollte. Wegen der etwas suspekten Verhärtung wurde der inguinale Zugangsweg gewählt und eine hohe Semikastration durchgeführt, als nach Vorluxieren des Hodens unter Abklemmen des Funiculus spermaticus das Ausmaß der paratesticulären Geschwulstbildung deutlich wurde. Abbildung 1 zeigt das Operationspräparat: Sie erkennen am unteren Bildrand den gesunden atrophischen Hoden, darüber im Nebenhoden- und Samenstrangbereich den ausgedehnten malignen Tumor, der sich histologisch als hellzelliges Adenokarzinom erwies (Abbildung 2), so daß differentialdiagnostisch an ein metastasierendes hypernephroides Karzinom und an ein Nebennierenrinden-Karzinom gedacht wurde. Die letzteren wachsen im Gegensatz zu den ersteren mehr in soliden Strängen und sind meisten wie hier hormonal inaktiv

Tabelle 1. Epididymektomien August 1976 - Juli 1979
Urolog. Klinik Städt. Krankenanstalten Krefeld
N = 34

Tuberkulose	2
benigne Bindegewebstumoren (Leiomym, Fibrolipom)	2
Adenomatoidtumoren	3
Nebennierenrinden-Karzinom	1

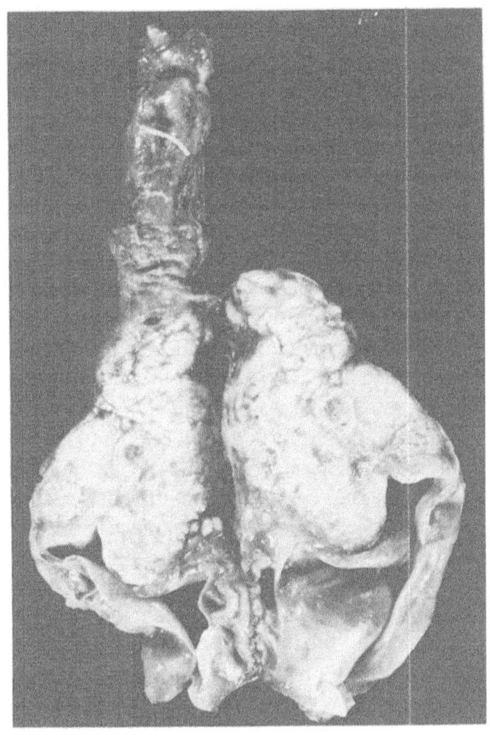

Abb. 1. Paratestikuläre Geschwulst

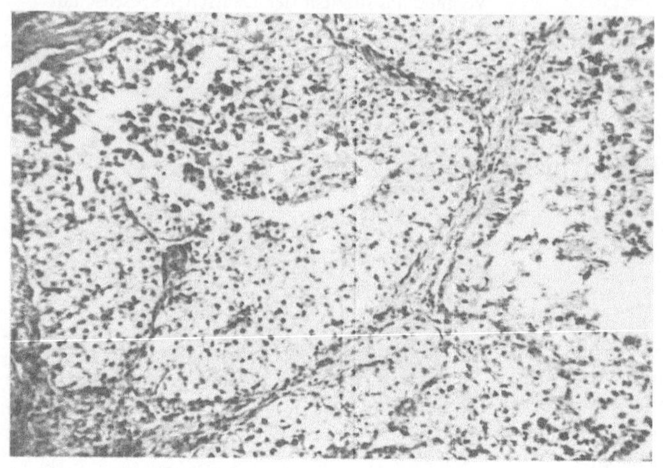

Abb. 2. Hellzelliges Adenokarzinom

[3]. Uro-, Angio-, Sono- und Computertomografie ließen jedoch ein originäres Nieren- oder Nebennierenrinden-Karzinom mit sekundärer paratestikulärer Metastasierung ausschließen, so daß ein primär aus dystop am Nebenhoden und Funiculus spermaticus liegendem Nebennierengewebe entstandenes Karzinom angenommen werden mußte. Dieses Nebennierenrindengewebe dürfte in der Embryonalzeit mit dem Descensus testis hierher gelangt sein, da fetale und definitive Nebennierenrinde in unmittelbarer medialer Nachbarschaft der Gonadenanlage entstehen. Es sind bisher eine Vielzahl von Lokalisationen dystopen Nebennierengewebes bekannt geworden [1]. In diesem Zusammenhang ist medizingeschichtlich von Interesse, daß bereits Morgagni im 18. Jahrhundert in seinem die moderne Pathologie begründenden Werk „De sedibus et causis morborum" auf zwischen Hoden und Nebenhoden gelegentlich beobachtetes Gewebe hingewiesen hat, das der Nebenniere ähnelte [2].

Literatur

1. Gray SW, Skandalakis JE (1972) Embryology for surgeons. Saunders, Philadelphia, London, Toronto, p. 559. – 2. Nelson AA (1939) Accessory adrenal cortical tissue. Arch Path 27:955. – 3. Zollinger HU (1976) Pathologische Anatomie, Bd 2. Thieme, Stuttgart S. 436

Dr. med. S. Kösters
Lutherplatz 40
D-4150 Krefeld 1

Verhandlungsbericht der Deutschen Gesellschaft
für Urologie, 31. Tagung (1979), 49/50

Adenomatoidtumoren des Nebenhodens

E. Allhoff, J. Heising, R. Engelking

Adenomatoidtumoren des Nebenhodens sind selten, bis 1977 wurden 355 Fälle in der Weltliteratur beschrieben [8].

An der Urologischen Universitätsklinik Köln fanden sich im Zeitraum von 1974–1978 sechs Fälle unter insgesamt 563 testikulären und paratestikulären Befunden. Die Adenomatoidtumoren stellen mit 50–70% [7, 9, 21, 23, 28] den häufigsten aller primären Nebenhodentumoren.

Die Anamnese geht meist über Jahre, die Symptomatik ist minimal, die lokale Veränderung wird überwiegend zufällig vom Patienten oder anläßlich einer Untersuchung festgestellt [7, 14, 20, 21, 24]. Bevorzugt ist die 3. bis 5. Dekade [7, 23, 24].

Für die Lokalisation kommen – in der Reihenfolge der Häufigkeit – der Nebenhoden selbst, aber auch die testikuläre Tunika, der Hoden sowie der Samenstrang in Frage [7], wobei der untere Pol des Nebenhodens etwa viermal häufiger als der obere betroffen ist [21, 28, 33] (Tab. 1).

Differentialdiagnostisch kommen in erster Linie der Hodentumor, der maligne Nebenhodentumor und chronisch-entzündliche Veränderungen des Skrotalinhaltes in Frage.

Tabelle 1. Location of Adenomatoid Tumors

Epididymis:		
1. Tail:	40 %	= total: 77 %
2. Head:	12 %	
3. Unspecified:	25 %	
Testes:	7,5 %	
Testicular Tunics:	14,0 %	
Spermatic Cord:	0,5 %	

Aus: DeKlerk, DP; Nime, F., Urology, 6 (5) 635, 75

Die Histogenese ist bis heute umstritten, diskutiert werden die Genese vom Müllerschen Gang [1, 6, 17, 19, 25, 26, 34], vom Rete testis [13] oder gar von einem mesonephrogenen, mesodermalen Primordium [30, 32]; favorisiert wird jedoch von der Mehrzahl der Autoren die mesotheliale Herkunft [3, 4, 7, 10, 14, 22, 27, 28, 31, 33].

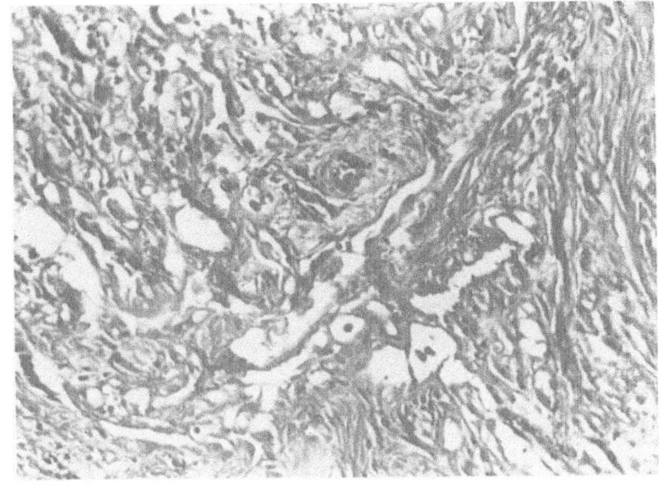

Abb. 1

Makroskopisch imponiert ein wohl umschriebener, fester, solider, diaphanoskopienegativer intraskrotaler Tumor von gelblich-brauner bis grau-weißlicher Schnittfläche [7,23,24] und einer durchschnittlichen Größe von 2 cm [7]. 80% aller Adenomatoidtumoren sind kleiner als 2,5 cm [21].

Histologisch finden sich adenoide und angiomatoide Strukturen, typische drüsenähnliche Lichtungen, die von vakuolisierten Zellen mit intraluminaler Lymphozytendesquamation gesäumt werden, eingebettet in fibröses Stroma und glatte Muskulatur [7,24] (Abb. 1).

Obschon fälschlich als maligne beschrieben [12,29], ist der Adenomatoidtumor auch bei beobachtetem invasivem Wachstum [23] sicher benigne [5, 7, 11, 16, 21, 23, 24, 28], das invadierte Gewebe atrophiert, es wird nicht destruiert [23] (Tabelle 2).

Tabelle 2. Adenomatoidtumoren

Dignität: Benigne
Vorgehen:
1. Freilegung erforderlich
2. Schnellschnitt (im Zweifelsfall)
3. Exzision, auch bei invasivem Wachstum

Eine Freilegung sollte jedoch unbedingt erfolgen, da 25–30% aller Nebenhodentumoren maligne sind [8,21]. Bei eindeutigem abgegrenztem, typischem Befund halten wir einen Schnellschnitt in Blutsperre nur in Zweifelsfällen für notwendig. Therapeutisch ist die lokale Exzision ausreichend [7, 14, 17, 18, 23, 33, 34]. Eine Epididymektomie [2] oder gar Orchiektomie ist nicht notwendig, da die Malignitätszeichen wie zellulärer Pleomorphismus, hyperchromatische Nuklei, Mitosereichtum oder Metastasen fehlen. Ein Rezidiv nach totaler Exzision wird nicht beschrieben [5].

Literatur

1. Badini A, Bersi S, Brunetti A (1968) Riv Anat Patol Oncol 33:231–250. – 2. Bauer KM, Wricke G (1963) Med Welt 42:2132–2134. – 3. Bolis GB (1975) Lav Ist Anat Istol Patol Perugia 35:57–63. – 4. Broth G, Bullock WK, Morrow J (1968) J Urol 100:530–536. – 5. Brown NJ. In: Pugh RCB (ed.): Pathology of the testis. Blackwell, Oxford London Edinburg Melbourne, p 304–307. – 6. Collins PH, Pugh RCB (1964) Br J Urol Suppl 36:1–11. – 7. Klerk DP de, Nime F (1975) Urology 6:635–641. – 8. Elsässer E (1977) Recent Results Cancer Res 60:163–175. – 9. Elsässer E, Carl P (1972) Münch Med Wochenschr 114:978–981. – 10. Ferenczy A, Fenoglio J, Richart RM (1972) Cancer 30:244–260. – 11. Fiedler U, Rost A, Gross UM (1977) Urologe [A] 16:103–106. – 12. Fisher ER, Klieger H (1966) J Urol 95: 568–572. – 13. Frensdorf EL, Heijens JP, Bosmann G (1975) Invest Urol 12:326–329. – 14. Glover L, Frensilli FJ, Derrick FC (1973) Urology 2:192–195. – 15. Györi G (1958) Zbl Allg Path 98:199. – 16. Hansen MM, Jensen JS (1969) Scand J Urol Nephrol 3:157–159. – 17. Uedinger C (1977) Dtsch Med Wochenschr 102:489–495. – 18. Huth F, Lenz P, Meridies R (1969) Zentralbl Chir 94:684–690. – 19. Jackson JR (1958) Cancer 11:337–350. – 20. Keskitelo E, Wilenius R (1969) Nord Med 82:1043–1045. – 21. Longo VJ, McDonald JR, Thompson GJ (1951) JAMA 147:937. – 22. Mackay B, Bennington JL, Skoglund RW (1971) Cancer 27:109–115. – 23. Miller F, Liebermann MK (1968) Cancer 21:933–929. – 24. Mostofi FK, Price EB (1973) Atlas of tumor pathology, Fasc. 8, Series 2. Armed Forces Inst. Pathol., Washington PC, p. 143–151. – 25. Nicolo G, Castellaneta A (1969) Pathologica 61:317–327. – 26. Nistal M, Contreras F, Paniagua R (1978) Br J Urol 50:121–125. – 27. Nogales FF, Matilla A, Ortega I, Alvarez T (1979) Cancer 43:539–543. – 28. Sasaki K, Kaku T, Hara Y, Masuda M, Takahashi M (1976) Bull Yamaguchi Med Sch 22:63–70. – 29. Söderström J, Liedberg CF (1966) Acta Pathol Microbiol Scand 67: 165–168. – 30. Steger C (1965) Urol Int 20:91–99. – 31. Taxy JB, Battifora H, Oyasu R (1974) Cancer 34:306–316. – 32. Teilum G (1954) Acta Path Microbiol 34:431–481. – 33. Viprakasit D, Tannenbaum M, Smith AM (1974) Urology 4:325–327. – 34. Williams G, Bauerjee R (1969) Br J Urol 41:332–339

Dr. E. Allhoff
Urolog. Klinik der Universität Köln
D-5000 Köln 41

Verhandlungsbericht der Deutschen Gesellschaft für Urologie, 31. Tagung (1979), 51-53

Nebenhodentuberkulose - Diagnostik und Therapie heute

N. Rösner, E. Witte, G. Rodeck

Beim Mann liegt in rund 80% eine Kombination aus Uro- und Genitaltuberkulose vor. Überwiegend auf kanalikulärem Wege kommt es zu einer Mitbeteiligung der Prostata, die als genito-primärer Herd anzusehen ist. Von hier aus breitet sich der Prozeß in testipetaialer Richtung auf Samenblasen, Nebenhoden und zuletzt auch auf den Hoden aus. Da die Mehrzahl der Patienten mit Prostatatuberkulose subjektiv beschwerefrei sind, macht häufig ein Nebenhodenbefund auf den spezifischen Prozeß aufmerksam.

Eigene Erhebungen

In einer retrospektiven Studie wurden 514 Männer mit Urogenitaltuberkulose und 42 Männer mit isolierter Genitaltuberkulose, des Tuberkulosekrankenhauses Sonnenblick Marburg der Jahre 1971-1978 ausgewertet. Bei diesen Patienten führte in 63% eine Nebenhodentuberkulose als äußerlich erkennbare Manifestation zur Diagnose der spezifischen Erkrankung. Die genitalen Erscheinungsformen waren dabei etwa zu gleichen Teilen akut bis subakut und chronisch (Tabelle 1). Bei den 42 Männern mit isolierter Genitaltuberkulose erfolgte die Sicherung der Diagnose 39mal, d.h. in 93%, histologisch am gewonnenen Operationspräparat, wobei die Orchiektomie überwog. Übertragen auf das größere Krankengut der 514 urogenitaltuberkulosekranken Männer wurde außerhalb in 40% eine Operation am Genitale ohne tuberkulostatische Vorbehandlung, d.h. ohne Kenntnis des spezifischen Prozesses, ausgeführt, und zwar in 54% die Orchiektomie. In einer früheren Statistik aus den Jahren 1959-1968 betrug die Orchiektomiequote bei auswärts vorgenommenen Operationen sogar 62,7%. Die Operationsindikation wurde fast ausschließlich allein aufgrund des genitalen Palpationsbefundes vorgenommen. Bei 68,7% der Männer mit Nebenhodentuberkulose hätten jedoch urethrographisch nachweisbare Kavernenbildungen in der Prostata auf die spezifische Erkrankung hingewiesen. Als Folge der nicht vorbehandelten Genitaloperationen entstanden in 20% Komplikationen, vorwiegend in Form monatelanger Fistelbildungen.

Tabelle 1. Erscheinungsformen männlicher Genitaltuberkulosen der Jahre 1971-1978 (Tuberkulosekrankenhaus Sonnenblick Marburg)

	akut-subakut	chronisch
isolierte Genital-TbK	22	20
Uro-Genital-Tbk	118	146
Summe	140	166
%	45,8	54,2

Im eigenen Krankengut der Jahre 1961-1979 (Abb. 1) ist zu ersehen, daß genitale Operationen in den letzten Jahren fast auf Null zurückgegangen sind, da die Mehrzahl der Nebenhodenbefunde durch die konservative Therapie gut zu beeinflussen war. Bei 155 Patienten der Jahre 1971-1978 mit eindeutig pathologischen Nebenhodenbefunden zum Zeitpunkt der stationären Aufnahme (Abb. 2) bildeten sich unter der Chemotherapie 71% unterschiedlich zurück, 27,1% blieben unverändert und nur 1,9% verschlechterten sich.

Diskussion

Für die Symptomatik der Nebenhodentuberkulose wird im allgemeinen eine chronische Schwellung als typisch angesehen. Die retrospektive Auswertung unserer Patienten zeigt jedoch, daß sich nahezu die Hälfte der spezifischen Prozesse unter dem Bild einer akuten bis subakuten Epididymitis entwickeln. Daher ist zu fordern, daß in

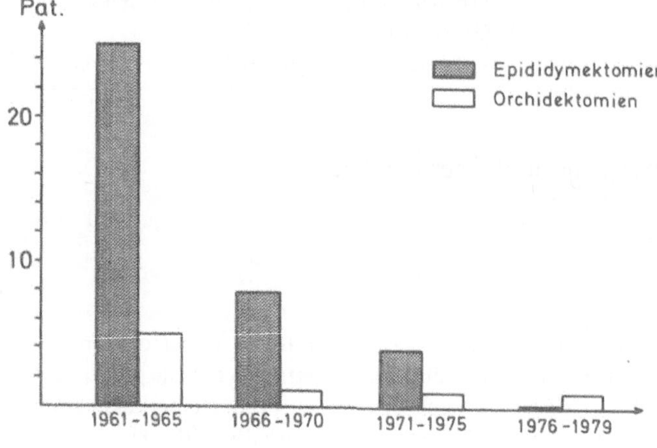

Abb. 1. Genitale Operationen bei Männern mit Genital- und Urogenitaltuberkulose der Jahre 1961–1979 (n = 45), Tuberkulosekrankenhaus Sonnenblick Marburg

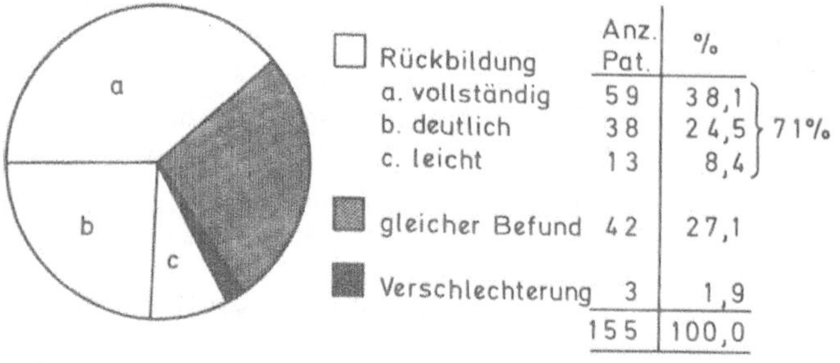

Abb. 2. Änderung der Nebenhodenbefunde unter Chemotherapie in den Jahren 1971–1978 (n = 155), Tuberkulosekrankenhaus Sonnenblick Marburg

allen Fällen eines Nebenhodenprozesses eine Tuberkulose ausgeschlossen wird. Für das diagnostische Vorgehen muß berücksichtigt werden, daß jede Nebenhodentuberkulose nur die lokale Manifestation einer tuberkulösen Allgemeinerkrankung ist. Es ist grundsätzlich eine Beurteilung der Gesamterkrankung nötig, da eine Abgrenzung zu anderen pathologischen Nebenhodenbefunden allein aufgrund des Tastbefundes nicht möglich ist. Unter diesen Gesichtspunkten kann sich die Diagnostik auch heute noch auf einige wenige Maßnahmen beschränken, deren Durchführung jedem ambulant oder klinisch tätigen Urologen möglich sind.

Bei Beachtung der anamnestischen Daten ist in der Mehrzahl der Fälle eine richtige, wenn auch nicht endgültige Diagnosestellung möglich [3, 7]. Kernstücke in der Röntgendiagnostik der Urogenitaltuberkulose bleiben weiterhin die *Ausscheidungsurographie* mit ihren Varianten und die *retrograde Urethrographie.*

Durch das Urethrogramm werden tuberkulöse Veränderungen im Genitoprimärherd Prostata sicherer erfaßt als durch Urethroskopie und rektale Palpation [1, 2]. Bewiesen wird jedoch die spezifisch tuberkulöse Genese schließlich durch die bakteriologische Untersuchung von Ejakulat und/oder Exprimaturin. Die primär histologische Sicherung der Diagnose ist immer Ausdruck einer Unkenntnis der spezifischen Erkrankung und gefährdet ohne Vorbehandlung auch heute noch den Patienten in einem unvertretbaren Maße. Da frühzeitige genitale Operationen immer wieder mit Tumorverdacht gerechtfertigt werden, kann durch die routinemäßig ablaufende Röntgenuntersuchungen (Urogramm, Urethrogramm) eine differentialdiagnostische Abgrenzung zum Tumor in den meisten Fällen erreicht werden. Wegen des erheblichen Zeitfaktors der Bakteriologie können Tuberkulinreaktion und andrologische Parameter, vor allem die Beurteilung der Spermaplasmafruktose [6], Entscheidungshilfen sein. Besteht Tuberkuloseverdacht, so ist jegliches operative Vorgehen bis zur bakteriologischen Sicherung der Diagnose zurückzustellen. Die Behandlung erfolgt dann zunächst immer tuberkulostatisch. Bei der konservativen Behandlung der Nebenhoden- bzw. Urogenitaltuberkulose gilt auch der Grundsatz, daß die tuberkulöse Allgemeinerkrankung in jedem Fall auch eine systemische Behandlung erfordert. Diese besteht in der simultanen tuberkulostatischen Dreifachbehandlung (Isoniacit, Rifampicin, Ethambutol), die im allgemeinen bis zu einem Gesamtzeitraum von einem Jahr durchgeführt wird.

Die Vorstellung, daß man allein durch eine operative Sanierung des Genitalbefundes die tuberkulostatische Therapie umgehen oder wesentlich verkürzen könnte, ist irrig [5]. Durch die Wirkungssteigerung der modernen Tuberkulostatika sind die Indikationen für Epididymektomie und Orchiektomie erheblich reduziert worden [4]. Dieser Trend wird in unserem Operationsgut im Zeitraum von 19 Jahren deutlich. Dem Einwand, daß es sich hier ja bereits um gesicherte Diagnosen handelt, kann entgegengehalten werden, daß in den meisten Fällen der außerhalb vorgenommenen Operationen die Indikation nur aufgrund des Tastbefundes gestellt wurde, ohne die diagnostischen Möglichkeiten auszuschöpfen. Von 155 Patienten bildeten sich bei 59 Patienten, d.h. bei einem Drittel, die spezifischen Nebenhodenbefunde vollständig zurück, in einem weiteren Drittel besserten sie sich deutlich. Lediglich in einem außerordentlich geringen Prozentsatz kam es zu einer Progredienz des Lokalbefundes. Unter der ambulant fortgeführten Therapie kann mit einer weiteren Erhöhung der Rückbildungsquote gerechnet werden, so daß nur in seltenen Fällen noch operative Eingriffe erforderlich sind. Bei notwendigen Operationen sollte man dabei vor allem bei jüngeren Patienten mit der Orchiektomie außerordentlich zurückhaltend sein [3,5].

Zusammenfassung

Obwohl die Nebenhodentuberkulose insgesamt seltener geworden ist, hat sie auch weiterhin ihre klinische Bedeutung beibehalten. Daher sollte sie bei allen indurativ entzündlichen Veränderungen des äußeren Genitale neben dem Tumor und den unspezifischen Entzündungen in die differentialdiagnostischen Überlegungen einbezogen werden. Sie ist praktisch immer mit einer Prostatatuberkulose, häufig mit einer Urotuberkulose kombiniert, so daß vor operativen Maßnahmen zumindest ein Urogramm und Urethrogramm ausgeführt werden sollte. Dadurch kann die Zahl der diagnostischen Eingriffe wesentlich gesenkt werden. In einem hohen Prozentsatz ist unter suffizienter Chemotherapie eine Rückbildung und Ausheilung des Genitalbefundes zu erzielen. Notwendige Operationen sollten erst nach mehrmonatiger medikamentöser Vorbehandlung ausgeführt werden. Bei jungen Patienten ist immer die Epididymektomie anzustreben. Wundheilungsstörungen und Fistelbildungen sollten der Vergangenheit angehören.

Literatur

1. Albrecht KF, Pfeiffer H (1959) Die Bedeutung der Urethrographie (Cystourethrographie) in der Diagnostik der männlichen Urogenitaltuberkulose. Urol Int 9:101–116. – 2. May P, Hohenfellner R., König E, König K (1966) Diagnostik und Therapie der Prostatatuberkulose. Urol Int 21:329–337. – 3. Mebel M (1960) Zur Diagnose und Therapie der Nebenhodentuberkulose. Zentralbl Chir 85:2204–2208. – 4. O'Flynn D (1970) Surgical treatment of genito-urinary tuberculosis. A report on 762 cases. Br J Urol 42:667–671. – 5. Rodeck G, Bethge H (1973) Grundsätze zur Diagnostik und Therapie der Urogenitaltuberkulose. Nieren- und Hochdruckkrankheiten 6:262–269. – 6. Schürholz KH, Weissbach L, Rodermund OE (1978) Die Samenblasentuberkulose. Urologe [A] 17:251–253. – 7. Trompke R (1949) Das Krankheitsbild der unspezifischen Epididymitis und seine Differentialdiagnose. Langenbecks Arch Chir 263:164–179

Dr. N. Rösner
Urologische Universitätsklinik Marburg
Robert-Koch-Straße 8
D-3550 Marburg

Verhandlungsbericht der Deutschen Gesellschaft für Urologie, 31. Tagung (1979), 54

Ano-genitaler Symptomenkomplex: Indikation und Taktik bei analen Krankheitsursachen

M. Hartmann, M. Rehner

Mehrjährige Erfahrungen in der täglichen Praxis ergaben:

1. Trotz aufwendiger Diagnostik war das urologisch genitale Beschwerdebild bei 20% der Patienten nicht zu klären, wir berichteten früher über 474 entsprechend untersuchte Kranke.
2. Die proktologische Untersuchung ließ bei der Mehrzahl der Patienten Enddarmerkrankungen nachweisen.
3. Fast regelmäßig führte die gezielte Behandlung zur Besserung des Beschwerdebildes.

392 Patienten mit therapieresistenten Genital- und Dammbeschwerden wurden systematisch untersucht und analysiert. Hierzu gehörten stets Inspektion, digitale Austastung, Speculumeinstellung, Rectoskopie, seltener auch Coloskopie und Röntgendarstellung.

Ergebnis: 4/5 der Kranken litten an bisher nicht bekannten proktologischen Krankheitsbildern.

Fast ebenso häufig fanden sich kombinierte Analerkrankungen, die die verschiedenen Untersuchungstechniken erfordern und rechtfertigen.

Auffallend war die Häufigkeit der entzündlichen Analerkrankungen, die 256mal aufgedeckt wurden.

Weiter fanden wir oft vergrößerte Hämorrhoidalorgane als Ursache und Auslöser entzündlicher Analerkrankungen sowie Fissuren und perianale oder hämorrhoidale Thrombosen, intersphinktäre Infiltrate und Insertionstendinopathien des Beckenbodens.

Eine *Indikation* zur Therapie ergibt sich bei resistenten Adnexbeschwerden und einer nachgewiesenen Analerkrankung. Konservativ sollte man nur bei frischen akuten Erkrankungen vorgehen.

Bestehen die Beschwerden länger als maximal vier Wochen, sind konservative Maßnahmen nicht dauerhaft ausreichend.

Bei folgenden Situationen sind sie primär ineffektiv:

1. Bei Fissuren kombiniert mit Indurationen oder Marisken,
2. bei Papillen mit sichtbarer Fibrose,
3. bei Entzündungen mit sichtbarer chronischer Dermatitis.

Eine Dringlichkeit zum chirurgischen Eingreifen ist jedoch fast nie gegeben, so daß eine konservative symptomatische Therapiephase zulässig ist, schon um den Patienten durch den Mißerfolg von notwendigen Eingriffen zu überzeugen.

Noch einige Anmerkungen zur operativen *Taktik*:

1. Fissuren werden am besten durch die laterale Sphinkterotomie behandelt. Bei anliegenden Papillen oder auffälligen Marisken sollten diese unbedingt mitentfernt werden.

2. Papillen werden stets exakt und sparsam exzidiert. Schleimhautsegel schmerzhafter Krypten sollten inzidiert oder abgetragen werden, der Sphinkter internus wird bei hohem Dauertonus partiell lateral inzidiert.

3. Flächenhafte Entzündungen des Analkanals und der perianalen Haut sind besonders hartnäckig und durch blinde Salbenbehandlung mit Kombinationspräparaten nicht zu beheben. Daher sucht man nach lokalen Ursachen. Bereits die mäßige Vergrößerung des Hämorrhoidalorgans oder die verstärkte Mobilität der Linea dentata können eine längere Sklerotherapie erforderlich machen.

4. Bei Fisteln, Abszessen oder polypösen Erkrankungen ist die operative Behandlung ohne Alternative. Wir bevorzugen bei Fisteln die primäre Spaltung ohne vorhergehende Drainagemaßnahmen, bei allen polypösen Prozessen die örtliche Ausschneidung bis auf die Sphinkteren.

Dr. M. Hartmann
Urolog. Abteilung des Bundeswehrkrankenhauses
Lesserstraße 180
D-2000 Hamburg 70

Verhandlungsbericht der Deutschen Gesellschaft für Urologie, 31. Tagung (1979), 55/56

Stellenwert der proktologischen Untersuchung bei der sogenannten chronischen Prostatitis

H. Becker, R. Winkler, L. V. Wagenknecht

Mit prostatischen Beschwerden ohne Erregernachweis stellten sich 75 Männer in den letzten zwei Jahren in der Urologischen Universitätspoliklinik Hamburg-Eppendorf vor. Das mittlere Lebensalter dieser Patienten betrug 38 Jahre. Die häufigsten Beschwerden waren: Brennen in der Harnröhre, Druck und Schmerzen in einem oder beiden Hoden mit Ausstrahlung in die Leisten und den Damm. Die meisten dieser Patienten waren zunächst als Prostatitis mit einer oder mehreren Antibiotikakuren vergeblich behandelt worden. Bei der klinischen Untersuchung fand sich bei allen ein normaler Genitalbefund, auch dann, wenn die Patienten über Ziehen oder Schmerzen in den Hoden klagten. Bei der rektalen Palpation wurde regelmäßig ein deutlicher Druckschmerz in der Prostataregion angegeben. Patienten, bei denen sich keine Leukozyturie, keine Trichomonaden und eine sterile Urin- und Ejakulatkultur nachweisen ließen, wurden in der Proktologischen Ambulanz der Chirurgischen Universitätsklinik Hamburg-Eppendorf vorgestellt. Überraschenderweise fand sich dabei bis auf zwei Ausnahmen eine proktologische Veränderung, ohne daß proktologische Symptome bestanden.

An der Spitze der proktologischen Befunde stand die Kryptitis, die sich in 73 % nachweisen ließ und die in dem sonstigen proktologischen Klientel mit 5 % selten ist. Hämorrhoiden unterschiedlichster Ausprägung fanden sich in 67 % (Tabelle 1). Die Behandlung erfolgte in Lokalanästhesie. Bei der Kryptitis wurde die Krypte über einer Hakensonde gespalten und ein Sekretabstrom durch Resektion einer Drainagerinne gewährleistet. Zusätzlich erfolgte eine milde Sphinkterotomie. Die Hämorrhoiden wurden im allgemeinen mit 5 % Phenol-Mandelöl streng submukös injiziert. Drittgradige Hämorrhoiden wurden operativ entfernt. Nach der Behandlung wurden die meisten Patienten beschwerdefrei, bzw. es kam zu einem deutlichen Rückgang der Beschwerden. Bei 13 Patienten kam es nach der Sanierung der proktologischen Veränderung zu keiner Besserung der Beschwerden (Tabelle 2). Bei acht dieser Patienten fand sich bei einer späteren urologischen Untersuchung ein positiver Urin- bzw. Ejakulatkulturbefund, und eine gezielte antibiotische Therapie führte zum Verschwinden der Symptome.

Tabelle 1. Ergebnisse der proktologischen Untersuchung

Befunde		Patienten	
		n = 75	% = 100
Entzündlich			
Kryptitis		55	73,3
davon mit inkompletter			
Analfistel		12	16,0
Sphincterspasmus		9	12,0
Pectenosis		10	13,3
chron. Analfissur		6	8,0
Pyodermie		2	2,7
Proktitis		3	4,0
Hämorrhoidenkomplex			
Hämorrhoiden	I°	12	16,0
Hämorrhoiden	II°	36	48,0
Hämorrhoiden	III°	2	2,7
	gesamt	50	66,7
hypertrophe Analpapillen		12	16,0
Mukosaprolaps		3	4,0
Analekzem		6	8,0
perianale Thrombose		1	1,3
Rektumpolypen (neoplastisch)		2	2,7
Kondylomata accuminata		1	1,3
Kein pathologischer Analbefund		2	2,7

Tabelle 2. Ergebnisse nach Sanierung des proktologischen Herdes

		Urologische Beschwerden				
		Gesamt	Keine	Besser	Unverändert	Schlechter
Kryptitis	Zahl	51	33	9	9	–
	%	100	65	17,5	17,5	–
Hämorrhoiden	Zahl	40	30	6	4	–
	%	100	75	15	10	–

Zusammenfassung

Nach unseren Untersuchungen scheint die Zahl der proktologischen Veränderungen bei der nicht erregerbedingten Prostatitis höher zu liegen, als allgemein angenommen wird. Die Sanierung des proktologischen Herdes führte in der Mehrzahl der Patienten zum Verschwinden der Beschwerden.

Dr. H. Becker
Urologische Universitätsklinik
Martinistraße 52
D-2000 Hamburg 20

Verhandlungsbericht der Deutschen Gesellschaft für Urologie, 31. Tagung (1979), 57/58

Psychosomatische Aspekte der männlichen Adnex-Erkrankungen

E.-A. Günthert

Wir werden täglich mit Symptomen oder Symptomkomplexen konfrontiert, die sich nicht durch einen entsprechenden pathologischen Organbefund erklären lassen. Bei dieser Sachlage wäre es nicht nur paradox, sondern bedenklich, würde man unbedacht und ohne erklärendes therapeutisches Gespräch zur Behandlung übergehen und damit den Patienten womöglich auf eine Organerkrankung fixieren, die er gar nicht hat.

Bei einem Patienten, der glaubwürdig und eindrucksvoll die Symptome einer sogenannten Prostatitis - nämlich Druckgefühl im Damm- und Analbereich; ziehende Schmerzen in beiden Leisten, die bis in die Hoden ausstrahlen; Druckschmerz im suprapubischen Raum; Brennen in der distalen Harnröhre bei der Miktion und auch ohne Miktion, schildert, bei dem jedoch die gründliche und exakte Untersuchung keinen pathologischen Organbefund ergibt, muß ein psychosomatisches Symptom in Erwägung gezogen werden. Dies sollte für die Weiterführung und Behandlung des Patienten folgende Konsequenzen nach sich ziehen.

1. Die uneingeschränkte Annahme des Symptoms und damit
2. die Anerkennung als wahrer Kranker, wenn auch im psychosomatischen Sinne, d.h. nicht im Sinne einer Organerkrankung, sowie
3. die strikte Vermeidung einer Fixierung auf eine Organerkrankung durch nicht gerechtfertigte therapeutische Maßnahmen z.B. die Verordnung von Chemotherapeutika.

Die Lokalisation der Beschwerden im kleinen Becken deutet aus psychosomatischer Sicht auf eine personenspezifische Schwachstelle hin, deren tiefenpsychologische Hintergründe Kastrationsangst, Schuldkomplex oder Selbstbestrafungstendenz sein können. Das psycho-physische Simultangeschehen läßt nicht nur die Konfliktsituation, sondern auch somatische Vorgänge wie den grippalen Infekt oder die Unterkühlung als mögliche Mitauslöser zu.

Im Vordergrund der zu ergreifenden Maßnahmen steht das erklärende therapeutische Gespräch. Unterstützenden Charakter haben physikalische Maßnahmen im Sinne von Wärmeanwendungen zur Durchblutungsförderung des kleinen Beckens.

Der folgende Fall zeigt in eindrucksvoller Weise, welch hohe Verantwortung wir bei der Beurteilung von Symptomen einer sogenannten Prostatitis im Hinblick auf den Ausschluß einer echten Organerkrankung tragen.

Ein 20jähriger Mann, der nach Unterkühlung bei einer Nachtübung Symptome einer sogenannten Kälteprostatitis hat, erstreitet nach seiner Entlassung aus der Bundeswehr in einem mühsamen Prozeß durch sämtliche Instanzen eine lebenslängliche Rente und darüber hinaus eine monatliche Aufwandsentschädigung für Verschmutzung der Wäsche. Zu keiner Zeit war ein pathologischer Befund an der Prostata nachzuweisen. Dennoch ist der bedauernswerte Patient als Opfer schwerer iatrogener Schädigung anzusehen. Denn jetzt ist er von Staats wegen krank und hat gar keine andere Wahl, als diese traurige Rolle bis zu seinem Lebensende weiterzuspielen. Hier ist ein armer Psychopath durch das Fehlverhalten der Ärzte zu einem echten Krüppel gemacht worden.

Es muß daher ein dringendes Anliegen sein, den Begriff „Prostatitis" oder gar „chronische Prostatitis" mit größter Zurückhaltung nicht nur im Gespräch, sondern auch in der Spezifikation der Privatrechnung zu verwenden. Denn was der Laie über Prostatitis im medizinischen Lexikon liest, ist in der Tat besorgniserregend.

Zusammenfassend ist zu sagen, daß bei Vorliegen eines Symptoms ohne pathologischen Organbefund die Anerkennung des Patienten als wahrer Kranker - wenn auch im psychosomatischen Sinne - unser Handeln bestimmen sollte. Das erklärende therapeutische Gespräch ist unersetzlich. Es führt in den meisten Fällen zu einer neuen Einstellung des Patienten zu seinem Symptom. Die strikte Vermeidung der Fixierung muß oberstes Gesetz bei der Führung solcher Patienten sein.

Dr. med. E.-A. Günthert
Facharzt für Urologie
Leopoldstr. 58, D-8000 München 40

Verhandlungsbericht der Deutschen Gesellschaft
für Urologie, 31. Tagung (1979), 59–63

Diskussion zu den Vorträgen: Seite 45 bis 58
Die entzündlichen Erkrankungen der männlichen Adnexe
Nebenhoden – Proktologie – Psychosomatik – Therapie

Moderatoren: Lutzeyer, W., Aachen, und Schmiedt, E., München

Lutzeyer, W., Aachen: Ich eröffne die Diskussion.

Schmiedt, E., München: Herr Uhlmann, Sie haben gesagt, daß Sie bei rezidivierender Epididymitis die Epididymektomie durchführen. Nun ist es nach unseren Erfahrungen durchaus möglich, die rezidivierende Epididymitis zu kupieren, wenn man einfach eine Vasotomie vornimmt. Das geht sicherlich nicht in allen Fällen, aber doch in einer ganz erklecklichen Anzahl. Mich würde nun interessieren, haben Sie das auch gemacht? Haben Sie die gleichen Erfahrungen gemacht, oder aus welchem Grunde führten Sie nicht erst einmal die Vasotomie durch, sondern machen gleich eine Epididymektomie?

Zoedler, D., Düsseldorf: Es ist so, daß bei der chronischen Epididymitis ein Indurationsprozeß vorliegt. Der Indurationsprozeß ist immer wieder ein wenig verdächtig auf eine spezifische Erkrankung. Ich glaube, daß wir mit der Epididymektomie nicht nur einen therapeutischen Effekt erzielen, sondern natürlich auch einen diagnostischen, im Hinblick auf den Ausschluß einer Tbc. Wichtig erschien mir bei unseren Fällen, daß das, was früher einmal propagiert worden ist: man solle, wenn auf einer Seite eine chronisch rezidivierende Epididymitis vorliegt, auf der anderen Seite die Vasoligatur vornehmen, um den intrakanaliculären Weg zur Epididymis zu unterbinden, sich unseres Erachtens erübrigt, da unsere Fälle auch später keine Epididymitis der kontralateralen Seite zeigten.

Lutzeyer, W., Aachen: Vielen Dank! Weitere Fragen? Ist damit die Frage beantwortet?

Schmiedt, E., München: Ich glaube aber, hier sollte man doch auch nur dann die Vasektomie auf der anderen Seite vornehmen, wenn da wirklich eine Gefahr besteht, daß sich dort eine Epididymitis entwickeln kann, denn der Kranke wird ja sicherlich dadurch dann zeugungsunfähig. Natürlich kommt es da auch auf das Lebensalter an.

Lutzeyer, W., Aachen: Ganz entscheidend ist sicher das Alter, das man hier mit einbeziehen sollte, und die Rezidivhäufigkeit und die Gefahr des Rezidivs. Weitere Fragen zu Vortrag 18? Keine Fragen? Dann Vortrag 19: „Überraschende Befunde bei der Epididymektomie".

Schmiedt, E., München: Schon wieder eine Frage, und zwar: Sie haben da von einem Kranken berichtet, bei dem Sie eine Metastase von einem Nierenkarzinom im Bereich des Nebenhodens gefunden haben. Meine Frage ist jetzt die: Haben Sie diesen Kranken die nächsten Jahre weiterhin genau überwacht und nachuntersucht, ob sich da vielleicht doch noch ein Nierenkarzinom entwickelt hat? Es könnte ja durchaus sein, das ist in ganz seltenen Fällen beschrieben worden, daß ein röntgenologisch nicht tastbarer kleiner Tumor eben bereits eine Metastase gesetzt hat.

Kösters, St., Krefeld: Wir haben das ausdrücklich nicht als Metastase eines metastasierenden hypernephroiden Karzinoms, sondern als primär zwischen Nebenhoden und Hoden entstandenes Nebennierenrindenkarzinom aufgefaßt. Unsere Pathologen haben diesen histologischen Befund in einem anderen pathologischen Institut überprüfen lassen, wegen der Ungewöhnlichkeit des Befundes, und haben dieses von dort bestätigt bekommen. Der Patient ist ein dreiviertel Jahr später verstorben. Wir haben leider keine Sektion, weil er in einem anderen Krankenhaus verstorben ist, so daß ich nur aufgrund unserer Untersuchungen (Uro-, Angio-, Sono- und Computertomographie) sagen kann, ein primäres Nebennieren- oder Nierenkarzinom hat nicht vorgelegen.

Lutzeyer, W., Aachen: Also praktisch eine heterotope Karzinombildung, wie Sie es beschrieben haben, im Hoden oder Nebenhoden. Zufrieden? Weitere Fragen? Wenn nicht, dann diskutieren wir den nächsten Vortrag, die Adenomatoidtumoren des Nebenhodens. Zu Allhoff: Sind hier Fragen? Bitte schön, Herr Kaufmann!

Kaufmann, J., Hamburg: Wenn ich den Vortrag 20 richtig verstanden habe, ist gesagt worden, daß man bei der Exstirpation auf die Schnellschnittuntersuchung verzichten kann. Mir ist das nicht ganz logisch. Dieser Tumor wächst invasiv. Wenn man sich auf den kleinstmöglichen Eingriff beschränken will, d.h. nur den Tumorknoten ausschälen will, sollte man nicht gerade dann eine Schnellschnittdiagnose fordern?

Lutzeyer, W., Aachen: Vielen Dank, Herr Kaufmann. Herr Allhoff, wollen Sie sofort darauf antworten?

Allhoff, E., Köln: Ich hatte gesagt, daß 25% der Tumoren nach dem vorliegenden Schrifttum bösartig sind. Wir sind der Auffassung, daß die Freilegung im Zweifelsfall in jedem Fall erfolgen sollte. Wir sind auch der Auffassung, daß, wenn der Hoden oder der Nebenhoden freigelegt ist und der Befund sichtbar ist und dann Zweifel bestehen, ob es sich um eine fibröse Geschwulst oder um diesen typischen Adenomatoidtumor handelt, im Zweifelsfall auch ein Schnellschnitt zu machen ist, was wir auch in mehreren Fällen durchgeführt haben. Also im Zweifelsfall, wenn wir freigelegt haben, und es besteht Zweifel an der Benignität des Tumors, machen wir auch in jedem Fall einen Schnellschnitt. Das hatte ich aber auch gesagt.

Lutzeyer, W., Aachen: Ist damit Ihre Frage beantwortet, Herr Kaufmann? Bitte schön, Herr Altenähr!

Altenähr, E., Berlin: Ich darf dazu vielleicht folgendes feststellen: maligne Tumoren, die primär vom Nebenhoden ausgehen, gibt es fast nie. Als eigenständiger Nebenhodentumor gilt der Adenomatoidtumor, dieser ist gutartig. Was man im Nebenhoden an Malignem findet, sind erstens Infiltrate von Hodentumoren in den Nebenhoden, zweitens leukämische Infiltrate, drittens maligne Tumoren der Hodenhüllen, Rhabdomyosarkome zum Beispiel.

Allhoff, E., Köln: Wenn ich das noch einflechten könnte! Der Tumor wächst nicht infiltrativ, sondern invasiv. Das Gewebe wird invadiert und verdrängt, es wird nicht infiltriert. Das ist eines der typischen Merkmale, das kann man auch makroskopisch sehen. Wenn Sie einen zweifelhaften Befund haben und Sie legen eine Blutsperre an, Sie erwarten einen bösartigen Tumor und Sie führen eine Exzision durch, dann können Sie sehen, ob es infiltrativ oder invasiv wächst.

Lutzeyer, W., Aachen: Vielen Dank, Herr Allhoff. Wir diskutieren den nächsten Vortrag 21. Herr Rösner. Wer hat hier eine Frage zur Nebenhodentuberkulose? Bitte schön!

Rehker, H., Bocholt: Herr Rösner sprach von einer suffizienten Chemotherapie am Ende seines Vortrages. Ich möchte wissen, wie lange in Marburg antituberkulotisch therapiert wird.

Rösner, N., Marburg: Suffiziente Chemotherapie heißt Dreifachtherapie mit INH, EMB und RMB in den entsprechenden Dosierungen. Im allgemeinen drei Monate, bevor wir uns entschließen, etwas Chirurgisches zu unternehmen.

Lutzeyer, W., Aachen: Ja, weitere Fragen bitte.

Rehker, H., Bocholt: Wie lange nach der Operation wird dreifach therapiert?

Lutzeyer, W., Aachen: Ein Jahr nach der Operation. Nächste Frage bitte.

Schwarzer, Hamburg: Wenn eine Tuberkulose zu vermuten ist, hat sicher die konservative Therapie das Primat. Wenn aber die Differentialdiagnose spezifische Nebenhodenentzündung oder Tumor offen läßt, halte ich es doch für recht mutig, wochenlang zu warten, bis die Ergebnisse der Kulturen, der bakteriologischen Nachweise da sind. Es könnte ja eine ganz erheblich vertane Zeit sein, im Falle eines Tumors.

Lutzeyer, W., Aachen: Wollen Sie gleich antworten?

Rösner, N., Marburg: Die Antwort darauf: Sie haben dem Dia entnehmen können, daß hinter Bakteriologie in Klammern der Zeitfaktor stand, Ausrufezeichen. Daß wir in solchen Fällen natürlich solange nicht warten, ist ganz klar. Aber man kann ja Untersuchungen machen, und wir haben ein großes Kollektiv zusammen. Ich habe darüber schon in Westerland berichtet. Wenn man die Anamnese berücksichtigt, wenn man wenigstens grundlegende diagnostische Maßnahmen berücksichtigen möchte. Wir müssen ja wissen, daß entzündliche Erkrankungen meistens im Rahmen einer allgemeinurologischen Erkrankung zu sehen sind, daß, wenn man wenigstens das Urogramm und das Urethrogramm macht, man doch da ganz erhebliche Aufschlüsse gewinnt. Schon 1949, als es noch kein Urethrogramm gab, wurde darauf hingewiesen, daß man allein durch die Anamnese und durch den Krankheitsbeginn in der überwiegenden Mehrzahl der Fälle auf die spezifische Genese schließen kann. Und aus diesem Grund therapieren wir also nicht und sind nicht leichtfertig, wenn wir warten.

Lutzeyer, W., Aachen: Vielen Dank. Sonst noch Fragen zu Herrn Rösner? Darf ich noch eine Frage abschließend stellen bei Ihrem großen Krankengut? Es wird immer wieder in der Literatur darauf hingewiesen, daß bei einer Epididymektomie wegen einer Nebenhodentuberkulose auf der kontralateralen Seite eine Vasektomie durchgeführt werden soll. Meistens sind es junge Leute. Wie stehen Sie dazu?

Rösner, N., Marburg: So ganz stellt sich das Problem bei uns nicht. Diese Fälle bezogen sich auf die traurigen verbleibenden Hodenreste oder Nebenhodenreste, die wir bekommen haben. Die meisten sind ja außerhalb entfernt worden. Aber wir haben das auch bei beiderseitigen Befunden nie gemacht, daß wir auf der gesunden Seite eine Vasoligatur gemacht haben.

Lutzeyer, W., Aachen: Dankeschön! Bitte noch letzte Diskussionsbemerkungen zu dem Vortrag, bitte!

Frage aus dem Auditorium: Wenn eine Epididymitis da ist oder ein suspekter Nebenhoden und das Urethrogramm ergibt keine Kaverne, könnte man die Diagnose auch dann bioptisch stellen mittels transperinealer Prostata-PE? Und wenn das Urogramm negativ ist.

Rösner, N., Marburg: Das Urethrogramm ist in nur sehr wenig Fällen negativ. In den Fällen, die wir hatten, waren es 83 %, in denen es positiv war. Die Epididymitis ist natürlich immer im Rahmen einer allgemeinen Genitaltuberkulose zu sehen. Also finden wir auch Prostatabefunde, so daß man in Zweifelsfällen mit einer Zytologie oder Prostatabiopsie weiterhelfen kann, aber es ist nicht die Routine.

Lutzeyer, W., Aachen: Vielen Dank, Herr Rösner!

Bergmann, G., Bonn: Ich hätte gerne gewußt, wieviel toxische Erkrankungen Sie an Auge und Ohr während der Chemotherapie erlebt haben.

Lutzeyer, W., Aachen: Toxische Erkrankungen durch die Chemotherapie der Nebenhodentuberkulose war die Frage.

Rösner, N., Marburg: Die Frage kann ich nicht beantworten. Die Zahlen kenne ich nicht, habe ich nicht durchgearbeitet.

Lutzeyer, W., Aachen: Kann nicht beantwortet werden, vielen Dank. Wir kommen zur Diskussion der beiden Vorträge 22 und 23, weil sie von der Thematik her gleich sind. «Proktologie». Bitte, Herr Loebenstein.

Loebenstein, H., Wien: Es entsteht heute fast der Eindruck, als ob der letzte Darmabschnitt der einzige wäre, der als geheime Quelle für entzündliche Erkrankungen des männlichen Genitales in Frage kommt. Ich möchte darauf hinweisen, daß das Sigma eine der häufigsten geheimen Quellen für rezidivierende Epididymitiden, Prostatitiden etc. ist, und da speziell die Divertikulitis. Wenn Sie also bei Patienten mit unklaren rezidivierenden Epididymitiden auch nach dem Sigma schauen, werden Sie viel Aufklärungen finden.

Lutzeyer, W., Aachen: Vielen Dank, Herr Loebenstein. Der nächste bitte!

Carl, P., Deggendorf: Bitte eine Frage: Sie haben fast 70 % Hämorrhoidalleiden bei der sog. chronischen Prostatitis behandelt, und die meisten Patienten wurden beschwerdefrei. Frage, liegt hier nicht ein psychologischer Effekt vor? Wir finden sicher in der Durchschnittspopulation auch 60 % Hämorrhoidalleiden.

Drujan, B., Fulda: Seit über einem Jahr führen wir zur Abklärung der chronischen Prostatitis neben anderen Untersuchungsverfahren die proktologische Untersuchung durch. Bei 180 Patienten mit der sog. „Prostatopathie" fanden wir in 70 % der Fälle proktologische Erkrankungen, teilweise kombiniert mit Samenwegsinfektionen. Der überwiegende Anteil der Patienten mit einem pathologischen proktologischen Befund (etwa 60 %) hatten innere Hämorrhoiden. Die Behandlung des Hämorrhoidalleidens führte bei der überwiegenden Zahl der Fälle zu Beschwerdefreiheit. Wir halten die proktologische Untersuchung bei chronischer Prostatitis für unumgänglich. Wir selbst behandeln die inneren Hämorrhoiden mittels Gummibandligatur. Danke für die Aufmerksamkeit.

Lutzeyer, W., Aachen: Wollen Sie beide Fragen gleich beantworten?

Becker, H., Hamburg: Zu der ersten Frage! Bei den Patienten mit den Hämorrhoidalleiden war in vielen Fällen noch ein anderer Reizzustand dabei, und wenn man jetzt diese Hämorrhoiden behandelte, dann besserte sich auch meistens dieser Reizzustand und dann die Beschwerden. Vielleicht ist das damit zu erklären, daß eben auch die Beschwerden so häufig besser wurden bei unseren Patienten.

Lutzeyer W., Aachen: Vielen Dank! Bitte Herr Schmiedt.

Schmiedt, E., München: Es ist jetzt aufgerufen zur Diskussion des Vortrags von Herrn Günthert „Psychosomatische Aspekte der männlichen Adnexerkrankungen".

Sigel, A., Erlangen: Wir haben heute eine Dreiteilung, wir haben die objektivierte Adnexitis, respektive Prostatitis, und wenn die Objektivierung nicht gelingt, dann hilft freundlicherweise die Proktologie aus, und wenn die Proktologie nicht weiter aushelfen kann, dann bemühen wir die liebe Psyche. Das mag alles richtig sein, aber etwas Entscheidendes habe ich noch

Myalgie der BECKENBODENMUSKULATUR u. ihrer ANSÄTZE
FEHLINTERPRETIERT als vertebragen, Proktitis,
Urethritis u. Prostatitis
SYNONYMA: Piriformis-Levator ani Syndrom,
Diaphragma pelvis spastica, Coccygodynie
HINWEISE: langes Sitzen schmerzhaft 88 %
langes Stehen 16 %
MORBIDITÄT: ○ : □ = 3 : 2
DIAGNOSE: Rektale Austastung sehr schmerzhaft
THERAPIE: Diathermie, äußere Wärme
Heilung u. Besserung je 40 %
Mayo-Clinic Proceedings 52 : 717 - 722, 1977

vermißt, und diese Kenntnis, bitte das Dia, stammt nicht von mir, sondern verdanke ich der Mayo Clinic in Rochester, und das ist die sog. Beckenbodenmyalgie. Und wenn man darauf achtet, ist man überrascht. Wir tun das seit zwei Jahren, und ich finde seither mindestens einen Fall pro Woche, der bisher unter chronischer Prostatitis lief. Das hat nichts mit mir zu tun; auch bei Frauen, wenn Sie die Patienten sorgfältig rektal austasten, nicht nur bloß die Prostata, dann finden Sie extreme Druckempfindlichkeit des Beckenbodens, der Beckenbodenansatzbänder, auch des Periostes der Symphyse, die Patienten schreien regelrecht auf vor Schmerz. Das ist das Krankheitsbild der Beckenbodenmyalgie, die wir zwar im einzelnen auch nicht weiter erfassen können, es gibt auch die Schultermyalgie; und wenn man diese Patienten systematisch behandelt mit keinerlei Antibiotika, sondern ausschließlich mit

Wärme, etwa morgens und abends ein warmes Sitzbad, auch sonst vernünftige Unterwäsche, dann geht es diesen Patienten ganz entscheidend besser. Ich wundere mich, daß niemand auf diesen Punkt hier hingewiesen hat.

Schmiedt, E., München: Vielen Dank! Schade, daß Ihr Dia nicht vorhanden war. Vielleicht ist das etwa einzuordnen in das, was man früher die Kongestions-Prostatitis genannt hat? Herr Rothauge, bitte!

Rothauge, C. F., Giessen: Das, was heute über die psychosomatischen Aspekte der chronischen Prostatitis gesagt wurde, kann ich nicht nachvollziehen. Ich möchte darauf hinweisen, daß in der Klinik Richter in Giessen ein Instrumentarium entwickelt wurde, das sog. Giessener Persönlichkeitsinventarium, mit dessen Hilfe man reproduzierbare Ergebnisse in solchen Fällen herausfinden kann, und wir haben bereits vor Jahren darüber eine Arbeit publiziert. Diese Vorträge, die heute hier gehalten wurden, waren für den urologischen Normalverbraucher in keiner Weise nützlich, denn er kann in keinem einzigen Fall anhand dessen, was hier gesagt wurde, zu einem Ergebnis kommen, ob es sich tatsächlich um eine solche Sexualproblematik oder was anderes, worüber hier noch heute morgen gesprochen wurde, handelt.

Schmiedt, E., München: Danke! Weitere Wortmeldungen?

Günthert, E.-A., München: Darf ich darauf etwas sagen? Wir haben auf Wunsch von Herrn Professor Mauermayer eine Pilotstudie über den Giessen-Test gemacht, und zwar hat sich dabei lediglich bei den Leuten übereinstimmend eine negative Persönlichkeitseinstellung und eine depressive Struktur herausgestellt. Für die Weiterbehandlung oder die weitere Diagnostik haben wir keinerlei weitere Aufschlüsse durch den Giessen-Test bekommen.

Schmiedt, E., München: Vielen Dank, Herr Günthert. Weitere Wortmeldungen? Das ist nicht der Fall, doch bitte!

Krüsemann, Hamburg: Ist es dann in direkter Beantwortung zu dem eben Gesagten nicht möglicherweise sinnvoll, auch in der urologischen Praxis mit vorsichtigen Gaben von Antidepressiva zu behandeln?

Schmiedt, E., München: Herr Günthert bitte!

Günthert, E.-A., München: In meiner Erfahrung hat sich gezeigt, daß die Anwendung von Wärme und das therapeutische erklärende Gespräche ausreichend sind. Und die Erfahrung ist ja nun mal einfach nicht über den Haufen zu werfen.

Diener, W., Siegen: Meiner Ansicht nach ist die akute Prostatitis, die oft mit einer schmerzhaften terminalen oder initialen Hämaturie einhergeht und bei der wir eine Urethritis posterior und Trigonitis urethroskopisch finden und die der antibiotischen Behandlung bedarf, äußerst selten. Es handelt sich vielmehr um Erkrankungen, wie sie Herr Sigel schilderte. Wir wissen aus dem heute Gesagten und aus schwedischen Untersuchungen, daß wir die bakterielle Prostatitis sowieso nie ausheilen können. In unserem Krankengut ist die von Herrn Sigel erwähnte Beckenkongestionierung, auf die wir auch schon mal hingewiesen haben, wesentlich häufiger als der anogenitale Symptomkomplex. Diese Beckenkongestionierung ist ganz einfach bei der rektalen Untersuchung feststellbar. Wie Herr Sigel schon sagte, kann man deutlich die verspannte Beckenmuskulatur tasten. Rechts und links vom Steißbein tastet man die musculi coccygii, die musculi pyramidales, die verspannt und druckschmerzhaft sind. Es wird viel zu viel mit Antibiotika behandelt, wir kriegen die Leute auch im Sinne der psychischen Führung beschwerdefrei mit, wie gesagt, heißen Sitzbädern, und dann würde ich auf jeden Fall viel mehr empfehlen, auch bei der Prostatitis, die nicht akut ist, die verschleppt ist, die wir sowieso nie ausheilen können, Antiphlogistika zu verwenden, wie wir sie bei der Behandlung des rheumatischen Formenkreises kennen, also Amuno, Voltaren und ähnliches.

Schmiedt, E., München: Vielen Dank, Herr Diener, für den interessanten Hinweis. Es ist sicher so, daß Wärme, Antiphlogistika usw. gute unterstützende Methoden sind, aber daß eine Prostatitis, zumindest eine akute, nicht auszuheilen wäre, also da muß ich sagen, daß ich da auch andere Erfahrungen gemacht habe.

Vogt, H.-J., München: Ich möchte das unterstützen, was Herr Günthert gesagt hat, und da Herr Kockott nicht da ist, vielleicht doch noch Stellung nehmen zu den Psychopharmaka und Antidepressiva. Ich behandle diese Dinge seit etwa 15 Jahren, und ich bin völlig davon überzeugt, daß eine alleinige Gabe von Antidepressiva oder Psychopharmaka anderer Art ohne psychische Führung nicht sinnvoll ist, und ich möchte sehr davor warnen. Zum anderen die proktologische Behandlung bei einem – egal wie man es nennt – bei einer Urethroprostatopathie, bei einem vegetativen Urogenitalsyndrom, behandeln wir nicht mit der schnellen Methode, wie sie eben aus Hamburg angeführt wurde, sondern mit der althergebrachten Methode, wie sie schon von Böhm skizziert worden ist. Aus einem ganz einfachen Grunde, weil dann diese Patienten häufiger zu uns kommen müssen. Die Zahl ist etwa zwischen sechs- und zehnmal. In dieser Zeit hat man sehr gut Gelegenheit, mit den Patienten ins Gespräch zu kommen und eine psychische Führung aufzubauen, welche manche Patienten ja vorher ablehnen. Die wundern sich ja überhaupt, warum man nach der Psyche fragt. Keiner will psychisch krank sein. Am besten ist es, wenn man ein organisches Substrat findet, dann hat man ja etwas zu behandeln. Danke!

Schmiedt, E., München: Vielen Dank, Herr Vogt. Als Nächster hat sich Herr Marberger gemeldet.

Marberger, H., Innsbruck: Ich wollte nur sagen, daß man die akute Prostatitis, vor allem die purulente Form, eher heilen kann als die chronische. Dasselbe gilt auch beim Prostataabszeß, also der schwereren Form, der kanalikulären Form der eitrigen Prostatitis. Der Abszeß heilt mit einer Narbe aus. Die Narbe kann wiederum den Infekt provozieren. Deswegen die Chronizität auch bei der bakteriellen. Nun zur Therapie der Prostatitis. Ich glaube, ich habe in vielen Jahren Tausende von Prostatitisfällen gesehen und erfahren, daß das klärende Gespräch, das heiße Sitzbad, Sexualhygiene, normale sexuelle Betätigung und schließlich vermehrte Flüssigkeitszufuhr sich am besten bewährten. Eine reichliche kräftige Diurese durch vermehrte Flüssigkeitszufuhr bedingt eine ordentliche Miktion, die wie eine Wasserstrahlpumpe die Sekretpfröpfe aus der Prostata herauszieht und wesentlich zur Besserung der Kongestion beiträgt.

Schmiedt, E., München: Vielen Dank! Wir müssen die Diskussion hier leider abbrechen, weil die Zeit drängt. Ich darf aufrufen die Herren Baumüller, Hoyme und Madsen, Freiburg – „Bakterielle Prostatitis".

Verhandlungsbericht der Deutschen Gesellschaft für Urologie, 31. Tagung (1979), 64

Bakterielle Prostatitis – welche Substanzen sind zur Therapie geeignet

A. Baumüller, P.O. Madsen

Bei der Therapie der bakteriellen Prostatitiden müssen wir streng zwischen akuter und chronischer Form unterscheiden. Es ist daher von eminenter Wichtigkeit, die korrekte Diagnose vor Einleitung der Behandlung zu stellen.

Zur Therapie einer akuten bakteriellen Prostatitis eignen sich sämtliche gängigen, hohe Gewebespiegel erreichenden und testentsprechend angewandten Antibiotika. Zur Therapie der chronischen Prostatitis ist dieses leider nicht der Fall.

Tom Steamey aus San Francisco entwickelte vor ca. zehn bis 15 Jahren eine bis heute gültige theoretische Arbeitsgrundlage hinsichtlich der Konzentration antimikrobieller Substanzen im Prostata-Sekret.

Die Hauptpunkte seiner Theorie sind, daß ein zur Therapie der chronischen Prostatitis geeignetes Antibiotikum eine hohe Fettlöslichkeit, einen hohen Grad der Ionisation im entsprechenden Medium, eine niedrige Proteinbindung und einen möglichst kleinen Molekulardurchmesser haben soll. Im sauren Medium des Prostata-Sekretes wird daher eine Base mit einem hohen pKa-Wert am günstigsten konzentriert werden.

In Hundeexperimenten haben wir insgesamt sechs verschiedene Antibiotika-Gruppen getestet und dabei die Konzentration im Prostata-Sekret, im Prostata-Interstitium durch kleine Gewebekammern und anschließend an die Experimente in Prostata-Homogenisaten gemessen. Dabei fanden wir folgende Konzentrationsquotienten in den diversen Prostata-Kompartimenten.
Nach unseren vorangegangenen Versuchen mit einer experimentellen bakteriellen Prostatitis spielt sich diese vor allem im Interstitium ab, so daß die interstitiellen Konzentrationen bei weitem am wichtigsten sind.

Zusammenfassend sei darauf hingewiesen, daß sich für die Therapie einer akuten bakteriellen Prostatitis alle gewebegängigen Antibiotika eignen, für eine chronische Prostatitis jedoch nur basische oder amphoterische Substanzen verwendet werden sollten. Nur in Ausnahmefällen sind hochdosierte Penicilline und Aminoglykoside sinnvoll.

Dr. A. Baumüller
Urologische Abteilung
der Chirurgischen Universitätsklinik
Hugstetter Str. 55
D-7800 Freiburg

Tabelle

		Quotienten		
	Reaktionsform	Interstitium / Plasma	Sekret / Plasma	Gewebehomogenisat / Plasma
Erythromycin	basisch	1,9	3,9	1,7
Trimethoprim	basisch	6,7	14,8	4,5
Doxycyclin	amphoterisch	0,7	0,6	0,7
Sulfamethoxazol	sauer	0,4	0,2	0,7
Ampicillin	sauer	0,2	0,02	0,1
Netilmycin	sauer	0,4	0,03	–

Verhandlungsbericht der Deutschen Gesellschaft für Urologie, 31. Tagung (1979), 65/66

Therapie der bakteriellen Prostatitis mit Cotrimoxazol bzw. Cotetroxazin oder den Monosubstanzen Tetroxoprim bzw. Trimethoprim – eine prospektive, vergleichende Studie

G. Riedasch, K. Möhring, H. Ferber

Nach histologischen Befunden bei der chronischen, bakteriellen Prostatitis ist davon auszugehen, daß die entzündliche Reaktion sowohl im Stroma als auch im Acinuslumen selbst stattfindet, wo sie letztlich auch persistiert [1]. Von intrakanalikulären foci ausgehend, entstehen erneute Exazerbationen der Prostatitis, gegebenenfalls mit Befall der Nachbardrüsen oder auch der hinteren prostatischen Harnröhre. Bei der Behandlung der chronischen Prostatitis müssen diese pathologischen und zusätzlich speziellen pharmakokinetischen Gegebenheiten berücksichtigt werden (Abb. 1).

Nur solche antibakteriell wirksame Substanzen, die sowohl interzellulär als auch im Bereich des Acinuslumens hohe Spiegel erwarten lassen, sind zur Therapie geeignet. Nach Untersuchungen von Reeves [2] bzw. Stamey u. Mitarb. [3] sind neben Proteinbildung und Molekülgröße vor allen Dingen die Lipidlöslichkeit, der Säure- bzw. Basencharakter und, abhängig davon, die Dissoziationskonstante pKA der Chemotherapeutika entscheidend für die Diffusion in das Interstitium bzw. das Acinuslumen und letztlich in das Prostatasekret. Hieraus ergeben sich für die in Frage kommenden antibakteriell wirksamen Substanzen entscheidende Verteilungsquotienten zwischen dem Interstitium bzw. Plasma einerseits und dem Acinuslumen bzw. Prostatasekret andererseits.

Während Sulfonamide wie Sulfadiazin und Sulfametoxazol im Prostatasekret nur zu 20% der korrespondierenden Plasmakonzentration wiedergefunden werden, können mit dem lipidlöslichen und gleichzeitig als Base stark diffusiblen Trimethoprim bzw. dem analogen Tetroxoprim sowohl im Stroma als auch auf der exkretorischen Seite ausreichend hohe therapeutische Wirkspiegel erzielt werden.

In einer prospektiven, randomisierten Doppelblindstudie wurden die Einzelsubstanzen Tetroxoprim (2x150 mg/d) bzw. Trimethoprim (2x100 mg/d) gegenüber der Kombination von Tetroxoprim mit Sulfadiazin (Cotetroxazin: 2x100 mg Tetroxoprim/250 mg Sulfadiazin) bzw. der Kombination von Trimethoprim mit Sulfametoxazol (Cotrimoxazol: 2x160 mg Trimethoprim/Sulfametoxazol 800 mg) bei der Behandlung chronisch bakterieller Prostatitiden eingesetzt. Im Mittel betrug die Behandlungsdauer 21 Tage, die Prüfgruppen waren hinsichtlich der Zahl der Einzelgruppen, des mittleren Alters und sonstiger Parameter vergleichbar.

In die Studie wurden nur Patienten mit gesicherter bakterieller Prostatitis aufgenommen. Als Verursacher einer bakteriellen Prostatitis

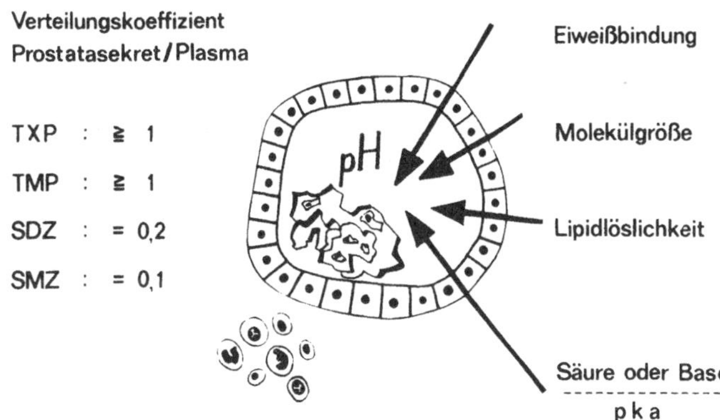

Abb. 1. Spezielle pharmakokinetische Gegebenheiten bei der Chemotherapie der Prostatitis. Die Verteilungsquotienten Prostatasekret/Plasma waren für Tetroxoprim (TXP) bzw. Trimethoprim (TMP) sowohl im Tier- als auch im Humanversuch ≧ 1. Der Verteilungsquotient für Sulfadiazin (SDZ) betrug im Prostatasekret des Hundes 0,2; für Sulfamethoxazol (SMZ) 0,1

wurden nur solche Bakterien im Ejakulat anerkannt, die mindestens zu 30% ein positives Antibody-Coating-Phänomen zeigten [4]. Hinsichtlich der verursachenden Bakterien waren die Gruppen vergleichbar; es dominierten Enterokokken, gefolgt von E. coli und Proteus mirabilis. Mykoplasmen konnten in fünf Fällen nachgewiesen, Clamydien in allen Fällen ausgeschlossen werden. Bei ungefähr ⅔ der Behandelten konnte nach 21tägiger Therapie und weiterem sieben Tage dauerndem therapiefreiem Intervall mit dem Verschwinden antikörperbesetzter Bakterien ein Behandlungserfolg dokumentiert werden. Durch Kombination der Folsäureantagonisten Tetroxoprim bzw. Trimethoprim mit Sulfonamiden konnte das Behandlungsergebnis nicht verbessert werden. Mit der Zugabe von Sulfonamiden stieg jedoch die Zahl der Nebenwirkungen eindeutig.

Die Behandlung der bakteriellen Prostatitis verlangt neben der eindeutigen Identifizierung der Erreger mittels des Antibody-Coating-Phänomens die Anwendung lipidlöslicher, zusätzlich basischer, antibakterieller Substanzen, die sowohl im Interstitium der Prostata als auch intrakanalikulär therapeutische Spiegel gewährleisten. Nach unseren klinischen Befunden erbringt die Kombination mit Sulfonamiden keine Steigerung der therapeutischen Wirksamkeit.

Literatur

1. Kohnen PW (1979) Patterns of inflammation in prostatic hyperplasia: Histologic and bacteriologic study. J Urol 121:755. – 2. Reeves DS, Rowe RCG, Snell ME, Thomas ABW (1973) Further studies on the secretion of antibiotics in the prostatic fluid of the dog. In: Brumfitt W, Ascher AW (ed) Urinary tract infection. Oxford University Press, London. – 3. Stamey TA, Meares EM, Winningham DG (1970) Chronic bacterial prostatitis and the diffusion of drugs into prostatic fluid. J Urol 103:187. – 4. Riedasch G, Ritz E, Möhring K, Ikinger U (1977) Antibody-coated bacteria in the ejaculate – a possible test for prostatitis. J Urol 118:787

Dr. G. Riedasch
Urologische Abteilung des Chirurgischen Zentrums
Im Neuenheimer Feld 110
D-6900 Heidelberg

Verhandlungsbericht der Deutschen Gesellschaft
für Urologie, 31. Tagung (1979), 67/68

Behandlung der therapierefraktären chronisch bakteriellen und der chronisch abakteriellen Prostatitis durch Dezimeterwellendurchflutung von einer Rektalelektrode aus

C.F. Rothauge, J. Kraushaar, W. Weidner

Wie Sie wissen, ist die chronisch bakterielle Prostatitis ein therapeutisch außerordentlich schwer zu behandelndes Leiden. Um die unbefriedigenden Therapieergebnisse zu verbessern, gingen wir von der Erfahrung aus, daß im allgemeinen die Wirksamkeit einer antibiotischen Behandlung durch die simultane Anwendung einer Hochfrequenztherapie potenziert wird. Im urolo-

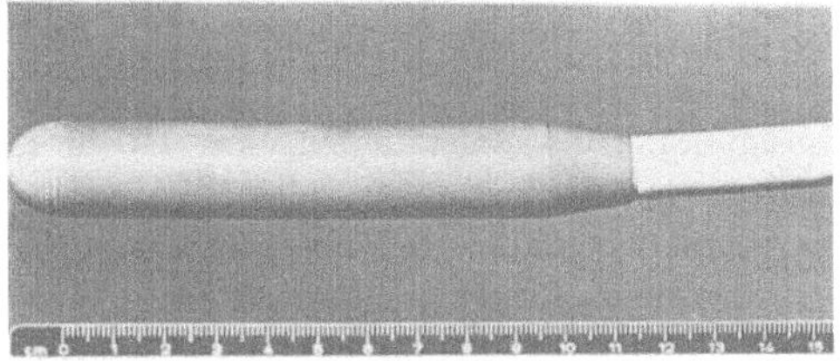

Abb. 1

gischen Schrifttum liegt schon eine Mitteilung über eine günstige therapeutische Beeinflussung der chronischen Prostatitis aus dem Jahr 1961 von Karcher [1] vor. Wir haben deshalb eine Hochfrequenzsonde entwickelt, die 12 cm lang ist und einen Durchmesser von ca. 2 cm hat (Abb. 1). Sie besteht aus einer PVC-Hülse, in deren vorderer Hälfte sich die eigentliche Antenne befindet. Diese strahlt mit einer Frequenz von 433,92 Mega-Hertz. Dies entspricht einer Wellenlänge in Luft von 69 cm. Die Sendeantenne in der vorderen Hälfte der Hochfrequenzsonde sendet also in etwa im selben Sendebereich wie das Zweite Deutsche Fernsehen. Die Hochfrequenzsonde wird vor jeder Anwendung mit einem Gummifingerling überzogen und nach Einfetten mit Borsalbe in das Rektum eingeführt, wie Sie aus der nächsten Abbildung (Abb. 2) ersehen können. Als Energiequelle benutzen wir das Hochfrequenz-Therapiegerät Siretherm 609. Die zugeführte Energie wird vom umliegenden Gewebe absorbiert und in Wärme umgewandelt. Um die Behandlungstemperatur möglichst rasch zu erreichen, beginnt die Therapie mit einer Leistung von 40 Watt, wird dann auf 33 Watt reduziert und in der Regel schließlich bei 25 Watt gehalten. Höhere Leistungen, also 40 Watt, werden von den Patienten nicht mehr toleriert. Die gesamte Behandlungsdauer dauert im allgemeinen 25 Minuten.

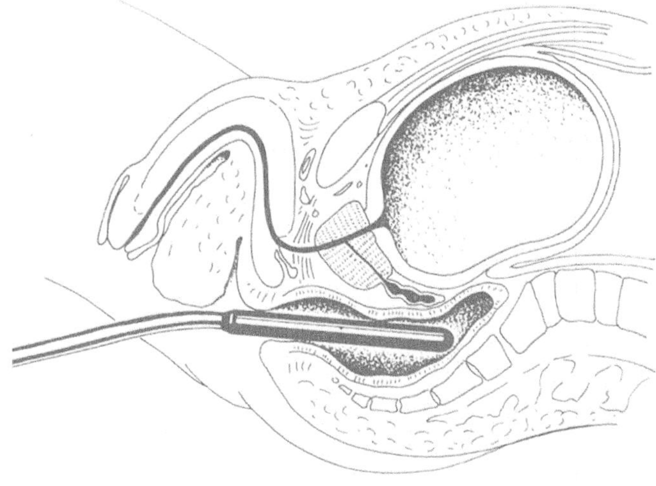

Abb. 2

Tabelle 1. Schmerzsymptome bei Patienten mit chronischer Prostatitis unter Behandlung mit der Hochfrequenzsonde

	n	Beschwerdefrei	Besserung	Unverändert	Verschlechterung
Bakterielle Prostatitis	4	0	3	1	–
Abakterielle Prostatitis	9	0	2	2	5
Vegetatives Urogenitalsyndrom	15	5	8	2	–

Tabelle 2. Beeinflussung der erektilen Impotenz durch die Behandlung mit der Hochfrequenzsonde

	n	Beschwerdefrei	Besserung	Unverändert	Verschlechterung
Impotenz	5	1	1	3	–
Impotenz, vegetatives Urogenitalsyndrom	13	5	4	4	–

Die erste Tabelle zeigt, daß sich unsere Hoffnungen bei der bakteriellen Prostatitis nur zum Teil erfüllten. Bei vier behandelten Patienten trat in drei Fällen eine Besserung ein, in einem Falle blieb die Schmerzsymptomatik unbeeinflußt. Bei der sog. abakteriellen Prostatitis, also der durch Mykoplasmeninfektion bedingten Vorsteherdrüsenentzündung, kam es sogar in fünf von neun Fällen zu einer Verschlechterung. Zwei Fälle blieben unbeeinflußt, und bei nur zwei Fällen trat eine Besserung ein. Die besten Ergebnisse hatten wir bei der Behandlung des vegetativen Urogenitalsyndroms. Von 15 behandelten Patienten kam es in 13 Fällen zu Beschwerdefreiheit oder Besserung. Nur zweimal blieb die Schmerzsymptomatik unbeeinflußt. Hier fiel uns besonders auf, daß von 13 Patienten, die neben der üblichen Schmerzsymptomatik über eine erektile Impotenz klagten, in neun Fällen eine Wiederherstellung oder Besserung der Potenz erreicht werden konnte, so daß wir die Behandlungsmethode auch bei Patienten mit erektiler Impotenz ohne faßbare organische Ursache einsetzen, allerdings nicht mit der gleichen Erfolgsquote, wie Sie auf der Tabelle 2 ersehen können.

Nach neuesten Mitteilungen im amerikanischen und deutschen Schrifttum gewinnt die arterielle Minderdurchblutung der Penisarterien als Ursache der erektilen Impotenz an Bedeutung [2]. Wir haben daher die Durchblutung der A. dorsalis penis und der A. profunda penis mit der Doppler-Ultraschalltechnik nach Malvar et al. [3] gemessen und nach dem Vier-Punkte-System von Thulesius und Gjores [4] ausgewertet. Dabei fanden wir vor und nach Anwendung der Hochfrequenzsonde keinerlei signifikante Unterschiede der Penisdurchblutung. Der Wirkungsmechanismus der Therapie der erektilen Impotenz mit der Hochfrequenzsonde vom Rektum aus bleibt ungeklärt.

Ich fasse zusammen: Bei der bakteriellen Prostatitis kann in therapierefraktären Fällen die Durchflutung der Prostata mit einer Hochfrequenzsonde vom Rektum aus zu einer Besserung der Schmerzsymptomatik führen. Bei der durch Mykoplasmen erzeugten sog. abakterillen Prostatitis ist die Anwendung der Hochfrequenzsonde kontraindiziert und auch nicht notwendig, da in etwa 90% ohnehin mit Tetracyclinen eine Heilung erzielt werden kann. Als Domäne der Anwendung der rektalen Hochfrequenzsonde hat sich das vegetative Urogenitalsyndrom erwiesen, wobei besonders die Wiederherstellung oder Besserung der potentia coeundi von Bedeutung ist, ohne daß wir für dieses Phänomen eine Erklärung anbieten könnten.

Literatur

1. Karcher G, Parchwitz HK (1961) Die unspezifische chronische Prostatitis und ihre Behandlung, insbesondere durch Mikrowellen. Z Urol Nephrol 54:333–340. – 2. Kaden R, Heinrich H (im Druck) Durchblutungsmessungen mit Doppler-Ultraschalltechnik bei Impotenz. Tag. Dtsch. Ges. Stud. Fert. Steril., Kiel 1979. – 4ü3. Malvar T, Bason T, Clark S (1973) Assessment of potency with a Doppler flowmeter. Urol 11:396. – 4. Thulesius, Gjores Zitiert nach [2]

Prof. Dr. C.F. Rothauge
Leiter der Abt. für Urologie
der Justus-Liebig-Universität
Klinikstraße 37, D-6300 Gießen

Verhandlungsbericht der Deutschen Gesellschaft für Urologie, 31. Tagung (1979), 69/70

Adnexitis und funktionelle Blasenentleerungsstörung

H. Madersbacher

In Ergänzung zu den bisherigen Ausführungen sollen im folgenden noch einige Aspekte der männlichen Adnexitis, die bei Patienten mit funktionellen Blasenentleerungsstörungen zum Tragen kommen, besprochen werden: Die Prostatovesikulitis als Alarmsymptom eines erhöhten Blasenauslaßwiderstandes, weiters als zusätzlicher, à la longue lebensbedrohlicher Störfaktor der Blasenentleerung und, nicht zuletzt, als Quelle rezidivierender Harnwegsinfekte. Eine Reihe von funktionellen Blasenentleerungsstörungen, aber auch von angelernten Kompensationsmechanismen zur Entleerung einer neurogen gestörten Blase, sind durch eine funktionelle Obstruktion der hinteren Harnröhre in Höhe des Beckenbodens gekennzeichnet: bei der Reflexmiktion ist es das mangelnde Zusammenspiel, die Dyssynergie, zwischen dem Detrusor und dem äußeren Schließmuskel, bei der passiven Blasenentleerung mittels Bauchpresse und Credé eine teils mechanische, teils reflektorisch durch pathologische sympathische Reflexmechanismen bedingte Einengung der Harnröhre am Durchtritt durch den Beckenboden.

Diese funktionelle Stenose verursacht bei der Miktion einen unphysiologisch hohen Druck in der hinteren Harnröhre, der zum Einpressen von Harn in die Ausführungsgänge der Adnexe führen kann. Überdruck, mechanische und chemische Irritation durch den mitunter infizierten Harn erzeugen eine chronische Adnexitis mit Prostatakavernen und Prostatasteinen.

Tabelle 1. Häufigkeit von Refluxen in die Adnexe bei Rückenmarkverletzten mit Reflexblase in Abhängigkeit von der Krankheitsdauer

Krankheitsdauer	n	%
bis 5 a	4 (25)	16
5–10 a	7 (24)	28
10–15 a	8 (17)	47
über 15 a	11 (13)	84

Tabelle 1, über die Refluxhäufigkeit in die Adnexe bei Rückenmarksverletzten, zeigt, daß diese sekundäre Prostatavesikulitis mit der Dauer der Erkrankung zunimmt. Durch die so entstehende chronische Adnexitis verliert der Blasenauslaß seine Elastizität, die starr gewordenen Wandungen verschlechtern, wie wir auch experimentell bei der Durchströmung elastischer Modelle mit starren Wandsegmenten zeigen konnten, die Urodynamik, der Austreibungswiderstand wird höher und damit die Miktionsleistung noch schlechter. Dadurch kann es zur Balkenblase und letztlich zum vesikorenalen Reflux kommen und eine gefährliche Situation für den oberen Harntrakt entstehen (Abb. 1, 2).

Da die Adnexitis bei diesen chronisch Kranken zu einer erheblichen Verschlechterung der Harntraktsituation führt, muß man Risikofaktoren, die dazu führen, rechtzeitig, d. h. vor Auftreten sekundärer irreversibler morphologischer Veränderungen, erfassen und dementsprechend behandeln.

Gefährdet sind jene Patienten, bei denen trotz hohem Miktionsdruck nur ein schlechter Harnfluß zustandekommt und dieser durch eine klinisch relevante funktionelle Stenose in Höhe des Beckenbodens, d. h. im Bereiche der membranösen Harnröhre, verursacht ist. Das diagnostische Minimum zur Erfassung dieser Parameter umfaßt daher ein Miktionscystourethrogramm, wenn möglich unter Bildwandlerkontrolle, sowie eine einfache Blasendruckmessung; exakt läßt sich die funktionelle Störung durch simultane Druck-Fluß- und EMG-Messung in Kombination mit dem Röntgen erfassen.

Solche Risikofaktoren sowie ein bereits nachweisbarer Reflux in die Adnexe, dem in dieser Hinsicht eben besondere diagnostische und prognostische Bedeutung zukommt, sind eine Indikation zur Beseitigung der funktionellen Stenose: die bei der passiven Blasenentleerung auftretende

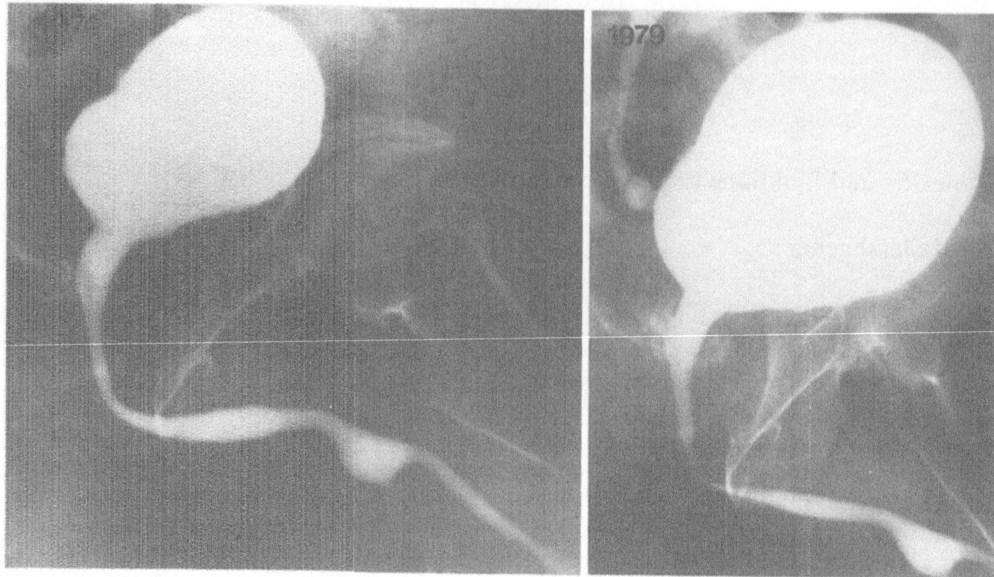

Abb. 1. Miktionscystourethrogramm: Tetraplegiker mit Reflexblase, im Miktionsbild Zeichen der Detrusor-Sphinkter-Dyssynergie mit zartem Reflux in die Adnexe. Aufnahme im Jahre 1974

Abb. 2. Miktionscystourethrogramm: Derselbe Patient, Aufnahme 1979; nach wie vor radiologisch die Zeichen der Detrusor-Sphinkter-Dyssynergie, massiver Reflux in die Adnexe, die divertikelartige Ausbuchtung im Bereiche der rechten Blasenseitenwand nun deutlich größer, zusätzlich nun auch Reflux in den oberen Harntrakt. Das Urogramm (nicht abgebildet), das 1974 noch normal war, zeigt nun eine deutlich verkleinerte rechte Niere

Verengung der Harnröhre am Durchtritt durch den Beckenboden läßt sich durch Alpha-Rezeptoren-Blocker im allgemeinen günstig beeinflussen; hingegen ist der spastische Sphinkter bei der Detrusor-Sphinkter-Dyssynergie medikamentös schwer zu behandeln. Die Therapie der Wahl ist in solchen Fällen die transurethrale, anteromediane (12 o'clock) Sphinkterotomie, ein kleiner und komplikationsarmer Eingriff, der die Situation schlagartig bessern und sekundäre morphologische Veränderungen mit all ihren Konsequenzen verhindern kann.

Wird dieser Zeitpunkt verpaßt, ist bereits eine chronische Adnexitis etabliert, sind einmal Prostatakavernen und Prostatasteine vorhanden, kann man nur durch ein ausgedehntes transure thrales Vorgehen, durch transurethrale Prostatektomie in Kombination mit Sphinkterotomie und Blasenhalskerbung bzw. Resektion mit all ihren Folgen für die Kontinenz bzw. Inkontinenz Abhilfe schaffen.

Wenn es sich auch bei den gezeigten neurogenen Blasentypen um Extremfälle funktioneller Blasenentleerungsstörungen handelt, so muß man doch annehmen, daß auch andere, klinisch weniger auffällige Funktionsstörungen, bei denen zumindest das ideale Zusammenspiel zwischen Detrusorkontraktion und Sphinkterrelaxation fehlt, ähnliche Folgen wie chronische Adnexitis und Blasenhalsstarre nach sich ziehen.

Doz. Dr. H. Madersbacher
Rehabilitationszentrum der AUVA, Bad Häring
Urologische Univ.-Klinik
Anichstraße 35
A-6020 Innsbruck

Verhandlungsbericht der Deutschen Gesellschaft für Urologie, 31. Tagung (1979), 71-73

Diskussion zu den Vorträgen: Seite 64 bis 70
Die entzündlichen Erkrankungen der männlichen Adnexe. Therapie (Fortsetzung)

Moderatoren: Lutzeyer, W., Aachen, und Schmiedt, E., München

Schmiedt, E.: Wir kommen zu den Vorträgen 25 bis 28. Ich bitte um Diskussionsbemerkungen.

Leistenschneider, W., Berlin: Herr Baumüller, Sie haben Ihre Erkenntnisse aufgrund von Experimenten am Hund gewonnen. Es wurde kürzlich darauf hingewiesen, daß der Hunde-pH in der Prostata im saueren Bereich liegt, so daß dann im saueren Bereich das Trimethoprim besonders gut wirksam ist. Bei der menschlichen Prostatitis liegt aber der pH, ebenfalls nach Angabe von Fare und seiner Gruppe, um 8, d.h. sogar - genauer gesagt - bei 8,4. In diesem Bereich soll das Trimethoprim nicht mehr wirksam sein. Können Sie Ihre Ergebnisse beim Hund nun wirklich auf den Menschen übertragen?

Baumüller, A., Freiburg: Ich habe bereits vorhin darauf hingewiesen, daß ich diese Annahme eines pH-Gradienten ins Sauere hinein in der Prostata nicht für übertragbar halte. Es ist nachgewiesen, daß bei einer Prostatitis beim Menschen der pH-Wert ansteigt und über den physiologischen pH-Wert von 7,4 hinausgehen kann. Es ist nur die Arbeitshypothese von Stamey gewesen, daß er damals postuliert hat, der pH sei 6,4 in der Prostata. Unter den gegebenen Umständen erklären sich auch die Therapieversager mit dem Trimethoprim. Wie Sie selber wahrscheinlich wissen, wird das Trimethoprim sehr weit angewandt bei der Prostatitis - und viele sind enttäuscht damit. Ich persönlich auch, muß ich Ihnen sagen. Ich wende es kaum noch an.

Leistenschneider, W., Berlin: In diesem Zusammenhang auch an Herrn Riedasch die Frage: Inwieweit kann man wirklich sagen, daß Trimethoprim kombiniert mit einem Sulfonamid das Mittel der Wahl einer bakteriellen Prostatitis ist. Eine Arbeitsgruppe weist ja darauf hin, daß zum Beispiel auch andere Antibiotika aus der Cephalosporingruppe, z.B. Cefalexin, Cefalotin, durchaus hohe Prostatasekretspiegel erreichen. Neuerdings wurde auch auf die hohen Spiegel von Tobramycin in der Prostata hingewiesen. Welches Antibiotikum kann man nun als das geeignetste für die bakterielle Prostatitis empfehlen?

Riedasch, G., Heidelberg: Wir haben in vitro-Untersuchungen gemacht bei Coli im Prostata-Exprimat, und zwar haben wir hier die Killrate bei einem pH-Wert von 7,8, und es ergab sich da kein Unterschied zwischen Trimethoprim und der Kombination Trimethoprim/Sulfamethoxazol.

Moderator: Vielen Dank!

Baumüller, A., Freiburg: Darf ich dazu noch etwas sagen? Herr Madsen aus Madison hat das Trimethoprim noch einmal aufgearbeitet, und er hat festgestellt, daß ein spezifisch inhibierender Faktor im Prostata-Sekret für das Trimethoprim vorhanden ist, daß also das Trimethoprim im Prostata-Sekret unwirksam ist. Wenn man das inkubiert mit verschiedenen Bakterienstämmen, wirkt es überhaupt nicht.

Schmiedt, E. München: Ich habe noch eine Frage. Gibt es eigentlich Untersuchungen darüber, ob die prostata-gängigen Antibiotika und Chemotherapeutika dann besser wirken, wenn man das Milieu artefiziell in der Prostata zur basischen Seite hin verschiebt?

Baumüller, A., Freiburg: Theoretisch müßte das gehen. Aber ich weiß von keinem Weg, wie man das erreichen soll. Ich weiß, daß Herr Möhring aus Heidelberg einmal versucht hat, den Prostata-pH-Wert zu verschieben. Aber es ist nicht gelungen. Er hat es bei Hunden versucht und hat dabei nur eine Azidose erzeugt, die extrem war, und trotzdem hat sich das Prostatamilieu nicht verändert.

Schmiedt, E., München: Vielen Dank! Weitere Wortmeldungen zu den beiden Vorträgen? Das ist nicht der Fall. Dann darf ich um Wortmeldungen bitten zu dem Vortrag von Herrn Rothauge und Mitarbeitern mit der Analsonde.

Drujan, B., Fulda: Wir haben in der letzten Zeit 30 Patienten mit der Dezimeterwellen-Elektrode behandelt und haben bei etwa 15 Patienten eine Besserung erzeugt. Bei zehn Patienten hat es nichts gebracht, und bei fünf Patienten haben wir eine deutliche Verschlechterung des Zustandes registriert.

Strauß, W., Bad Brückenau: Ich möchte nur an die alte Behandlung der chronischen Prostatitis und des vegetativen Urogenitalsyndroms mit Moorbehandlung erinnern. Wir nehmen also Moorbäder, Moorpackungen und Mooreinläufe und haben, so glaube ich, recht gute Erfolge.

Schmiedt, E., München: Vielen Dank! Nach den Ausführungen von Herrn Diener und Herrn Sigel ist ja Wärme auf jeden Fall und immer gut, diese Myalgien zu beeinflussen. Und in der Richtung stelle ich mir auch die Wirkung der Sonde von Herrn Rothauge vor. Daß es natürlich daneben noch einen potenzsteigernden Effekt hat, der so weit geht, daß die Impotenz beseitigt wird – hier jedenfalls in einer ganzen Reihe von Fällen – das kann vielleicht Herr Rothauge selbst gleich noch erklären. Oder auch nicht. Ich weiß es nicht.

Rothauge, C. F., Giessen: Als Erklärung war natürlich naheliegend eine gesteigerte Durchblutung der Arteria dorsalis penis und der Arteria profunda penis, insbesondere, nachdem durch die Untersuchungen von Fare, aber auch durch Untersuchungen im deutschen Schrifttum in letzter Zeit es immer wahrscheinlicher wird, daß mindestens 80% der Patienten mit erektiver Impotenz eine Durchblutungsstörung des Penis haben. Wir haben deshalb mit der Doppler-Ultraschalltechnik die Durchblutung im Bereich der A. dorsalis penis und der A. profunda penis gemessen. Und zwar haben wir diese Messungen ausgewertet nach dem Vier-Punkte-System, und wir waren außerordentlich enttäuscht. Wir haben keinerlei signifikante Unterschiede vor und nach Behandlung gefunden, so daß ich Ihnen für dieses Phänomen, wie ich schon sagte, leider keine Erklärung geben kann.

Schmiedt E., München: Vielen Dank! Das ist recht interessant, muß ich sagen. Die Frage ist nur die, wie weit oder wie wenig weit der arteriosklerotische Prozeß eben fortgeschritten ist. Daher erklären sich ja wahrscheinlich auch Ihre Mißerfolge, die Sie ja gezeigt haben. Es waren aber noch weitere Wortmeldungen. Bitte.

Palmtag, H., Heidelberg: Auch eine Frage an Herrn Rothauge. Sie haben ausdrücklich gesagt und wohl auch nachgewiesen, daß Sie ausschließlich Wärme erzeugen im Gewebe. Dasselbe können Sie nun auch tun mit Sitzbädern oder durch eine äußere Wärmeanwendung, die doch preislich sehr viel günstiger liegt als die von Ihnen zu patentierende Sonde. Meine Frage ist: Gibt es eine Vergleichsstudie mit Ihrer Wärmeerzeugung über eine technische Apparatur oder Fernsehstrahl im Vergleich mit Sitzbädern, die ja nun auch den Penis besser durchbluten. Die Erektionsstörung hängt ja nun sicher nicht nur – wie Sie sagen – an der Minderdurchblutung bei diesen Patienten. Das hatten wir nun auch schon in psychosomatischen Referaten gehört.

Rothauge, C. F., Giessen: Eine solche Vergleichsstudie ist mir nicht bekannt. Ich hatte aber bereits darauf hingewiesen, daß wir ja einen ganz anderen Ansatzpunkt hatten, nämlich durch eine Potenzierung der antibiotischen Wirkung einen besseren Therapieerfolg bei der therapierefraktären bakteriellen Prostatitis zu erzielen.

Schmiedt, E., München: Danke. Herr Leistnschneider, Sie wollten auch noch etwas sagen.

Leistenschneider, W., Berlin: Herr Rothauge, sehen Sie die Indikation nicht etwas sehr weit gestellt? Sie behandeln ja auch chronische bakterielle Prostatitiden mit dieser Sonde. Ich finde, Sie behandeln dann nur das Symptom, aber nicht das Grundleiden. Ich wollte nochmal darauf hinweisen, daß eigentlich etwas zu kurz gekommen ist, daß nämlich die suffiziente Therapie der chronischen bakteriellen Prostatitis, wie zum Beispiel Smart aus England berichtete, unter anderem beim älteren Patienten durchaus in einer radikalen transurethralen Resektion bestehen kann. Wenn Sie nun mit einer Sonde herangehen, dann erfassen Sie die Symptome, aber beseitigen zum Beispiel die intraduktalen Abflußstörungen des chronischen Prostatitikers.

Rothauge, C. F., Giessen: Herr Leistenschneider, ich muß davon ausgehen, daß Sie nicht richtig zugehört haben bzw. noch nicht einmal den Titel meines Vortrages gelesen haben. Ich habe ausdrücklich von der therapierefraktären chronischen Prostatitis gesprochen. Das beinhaltet natürlich, daß man vorher eine exakte Diagnose stellt und nach der Diagnose diese Patienten entsprechend der Empfindlichkeitstestung ausbehandelt werden. Es kann also keine Rede davon sein, daß wir etwa kritiklos in jedem Fall die Sonde einsetzen. Das können Sie ja auch ersehen aus der geringen Zahl der behandelten Patienten. Das haben wir nur in den Fällen gemacht, in denen wir überhaupt nicht weiterkamen.

Schmiedt, E., München: Vielen Dank! Direkt Herr Leistenschneider!

Leistenschneider, W., Berlin: Der Titel heißt „Therapierefraktäre chronische Prostatitis". Und wenn Sie alles ausgeschöpft haben und können dann nichts mehr machen, würde ich sagen, ist dann die TUR sicher das radikalere und bessere Verfahren als ein weiteres Hinhalten des Patienten mit dieser Sonde.

Rothauge, C. F., Giessen: Ich möchte mal diejenigen, die in diesem Fall eine solche TUR machen lassen würden, bitten, die Hand hochzuheben.

Schmiedt, E., München: Hierzu möchte ich sagen, daß, wenn alle Stricke reißen und eine Prostatitis nicht beeinflußbar ist, doch die TUR keine schlechte Methode ist.

Marberger, H., Innsbruck: Die TUR ist eine gute Methode, besonders wenn man Konkremente in einer chronisch infizierten bakteriellen Prostatitis nachweisen kann. Diese Drüsen muß man reserzieren, wenn der Patient nicht 20 Jahre alt ist. Aber was ich Herrn Rothauge noch fragen wollte, war folgendes: Glauben Sie nicht, Herr Rothauge, daß ein Mann, der aus irgendeinem Grund impotent ist – psychische Impotenz bei einer bestimmten Geschlechtspartnerin –, nicht wegen des gestörten sexuellen Verhaltens mal eine Prostatitis bekommen könnte?

Rothauge, C.F., Giessen: Herr Marberger, ich gebe zu, daß das in seltenen Fällen so sein mag. Aber lange nicht so häufig, wie das heute hier den Anschein hat. Ich hatte schon gesagt, daß wir vor mehreren Jahren das mit dem Giessener Persönlichkeitsinventartest geprüft haben – reproduzierbar geprüft haben –, und wir haben eben dabei gefunden, daß die Patienten, die unter der Diagnose chronische Prostatitis laufen, im allgemeinen keine Sexualneurastheniker sind. Das war das Ergebnis dieser reproduzierbaren Studie. Sie können es nachlesen in der „Zeitschrift für Urologie" und können sie dann an Ihrem Patientengut nachvollziehen.

Marberger, H., Innsbruck: Herr Rothauge, so war das nicht gemeint. Aber es gibt sehr viele Leute, die gern möchten und aus irgendwelchen Umständen nicht können. Oder es gibt auch solche Männer, die mit einem bestimmten Sexualpartner impotent sind. Aber das gilt nicht allgemein. Und diese Patienten haben die Prostata kongestioniert, wenn sie einen anderen anziehenderen Partner sehen oder daran denken. Und solche Leute sind nicht selten die Kandidaten, die man dann als Sexualneurastheniker bezeichnet.

Schmiedt, E., München: Es kommt noch Herr Vogt.

Vogt, H.J., München: Ich habe eben die Zahl 80% gehört. 80% der Erektionsstörungen seien in irgendeiner Form durchblutungsgestört. Ich kann diese Zahl nicht glauben. Es gibt ja sehr weitreichende Untersuchungen aus Deutschland, zum Beispiel von Losse – die liegen 20 Jahre zurück –, die solche Zustände finden, zum Beispiel bei Claudicatio intermittens usw. Das ist klar. Auch beim Leriche-Syndrom kommt das vor. Aber wenn wir uns vorstellen, daß der größte Teil derjenigen Männer, die über Erektionsstörungen klagen, eine vollständige nächtliche oder morgendliche Erektion haben, dann ist es schwer zu glauben, daß das in irgendeiner Form trotz einer Störung des Blutzuflusses möglich sein sollte. Andersrum ausgedrückt, ich kann mir vorstellen, daß bei einer Penisplethysmographie, wie sie z.B. Kockott mit seiner Arbeitsgruppe durchführt, dann, wenn eine mangelhafte Erektion da ist, auch eine mangelhafte Durchblutung vorliegt. Das hat aber mit dem Zufluß oder mit einer Zuflußstörung zunächst mal nichts zu tun. Das kann in gleicher Weise psychisch bedingt sein, auch dafür gibt es eine Reihe von Hinweisen. Ich wollte noch hin auf die Frage, wie das nun möglich ist, daß bei Ihrer Reizsondenbehandlung auch eine Reihe von Erektionsstörungen oder Potenzstörungen geheilt werden können. Dafür bieten sich eine Reihe von psychischen Aspekten an, die wir hier jetzt nicht beleuchten können. Aber ich habe heute morgen eine Tabelle aufgeführt über die Kohabitationsschmerzen des Mannes. Wir wissen, daß bei einer Prostatitis oder bei einer Urethroprostatopathie, auch bei den Beckenbodenmyalgien, Schmerzen auftreten bei der Kohabitation. Wenn man nun die Ursache beseitigt, zum Beispiel eine chronische Prostatopathie oder eine chronische Prostatitis, dann fallen diese Schmerzen weg. Das heißt, die Männer haben dann nicht mehr Angst vor einem Geschlechtsverkehr, sie haben nicht mehr die Vermeidungshaltung, sie haben nicht mehr den Selbstbeobachtungszwang, der dazu führt, daß dieser autonome Ablauf der Erektion nicht mehr stattfinden kann.

Schmiedt, E., München: Vielen Dank, Herr Vogt! Es wäre auch schon eine gute Sache, wenn diese Sonde einen psychogenen Effekt hervorruft. Ja, das wäre ja auch was. Meine Damen und Herren, die Zeit ist leider fortgeschritten. Wir können hier nicht mehr weiterdiskutieren. Es wäre höchstens noch zu überlegen, ob jemand noch zu Herrn Madersbacher eine Frage hat. Eine oder zwei Fragen an Herrn Madersbacher? Ich sehe, das ist nicht der Fall. Es herrscht schon allgemeine Aufbruchstimmung. Ich darf deshalb allen Referenten und Diskussionsrednern sehr herzlich danken und schließe die Sitzung.

II. Hauptthema: Neue endoskopische Techniken

Verhandlungsbericht der Deutschen Gesellschaft für Urologie, 31. Tagung (1979), 77/78

Ein neues Urethrotom mit permanenter Absaugung

K. Korth

Der bisher üblichen Form der Sichturethrotomie haften Fehler an, die sich vor allem aus der Schwierigkeit ergeben, unter allen Umständen einen ausreichenden permanenten Spülstrom aufrechtzuerhalten.

So ist es

1. problematisch, mit guter Sicht zu arbeiten bei sehr starker Strikturierung der Harnröhre oder einer Spastik im Beckenbodenbereich, wenn der Spülstrom nicht in die Blase durchlaufen kann.

2. Gelegentliche, im hinteren Harnröhrenanteil auftretende arterielle Blutungen können ein weiteres Operieren schwierig machen, wenn es nicht gelingt, diese durch einen ausreichenden Spülstrom wegzuspülen.

3. Eine Zystoskopie im Anschluß an die Urethrotomie durch denselben Schaft ist häufig nicht möglich, da zuviel Blut aus der Harnröhre in die Blase nachfließt.

4. Durch das Arbeiten in senkrechter Position bleiben gerne Luftblasen an der Überdachung der Urethrotomspitze hängen und erschweren durch unterschiedliche Lichtbrechung die Sicht.

Beim Versuch, die erwähnten Schwierigkeiten durch einen höheren Spüldruck zu umgehen, kommt es leicht zu schweren Ödemen des äußeren Genitale und zu Komplikationen im Sinne eines TUR-Syndroms – besonders dann, wenn bei der Urethrotomie sämtliches Narbengewebe bis zur letzten Faser durchtrennt ist, was man zur Verhütung eines Rezidivs aber fordern muß.

In Zusammenarbeit mit Firma Winter & Ibe, Hamburg, haben wir versucht, durch Veränderungen des bisherigen Urethrotoms einige dieser Fehler zu verbessern (Abb. 1).

-Durch Einbau eines zweiten Schaftes haben wir – ähnlich wie bei den modernen Resektoskopen – die Möglichkeit geschaffen, durch Absaugen einen permanenten Spülstrom zu erzielen. Die bei den Rektoskopen übliche Technik ließ sich jedoch nicht einfach übernehmen, weil bei der geringen Harnröhrenkapazität ein geringfügiges Mehr an Absaugung zum Kollaps der

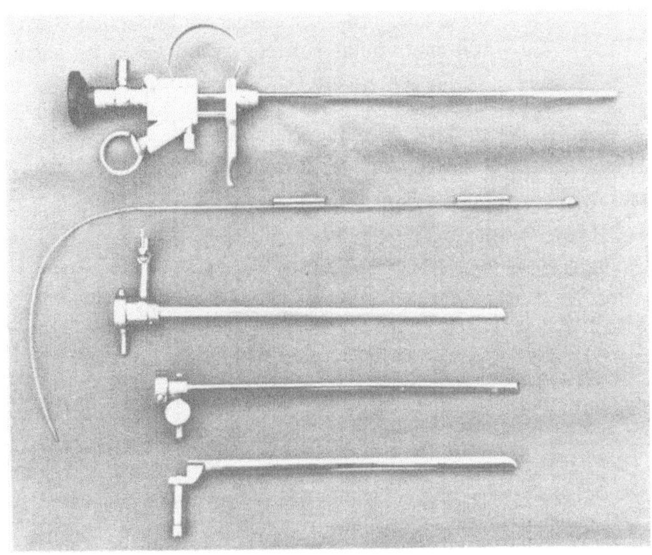

Abb. 1. Die Teile des neuen Urethrotoms von oben nach unten: Transporteur mit Optik – Spezialmesser zum Koagulieren – Innenschaft mit Wasserzulauf – Außenschaft mit Wasserablauf – Katheterleitschiene

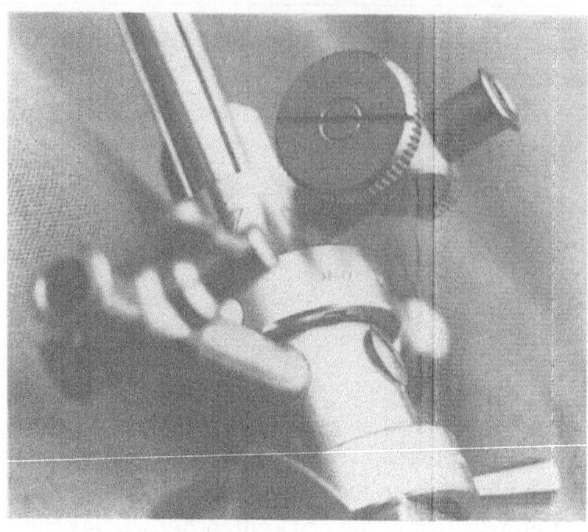

Abb. 2. Zusammengesteckter Doppelschaft mit Bedienungshebeln (oben Zulauf, seitlich Ablauf, mit Rändelschraube reguliert)

Harnröhre führte. Wir haben aus diesem Grund eine Feinregulierung über eine Randelschraube eingeführt (Abb. 2), die es außerdem auch zuläßt, daß durch kurzfristiges Verstärken der Absaugung Luftblasen weggesaugt werden können.

Auch eine Zystoskopie im Anschluß an die Urethrotomie ist jetzt möglich, da durch Erhöhung von Druck und Saugung der Blaseninhalt bequem blutfrei gehalten werden kann.

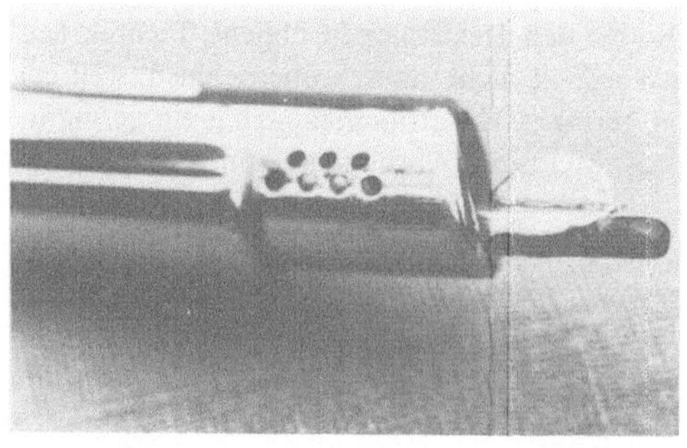

Abb. 3. Spitze des Urethrotoms mit Katheterleitschiene, Doppelschaft mit Absauglöchern und Spezialmesser

Die Schaftspitze haben wir so geändert, daß durch Abschrägung nach oben der Spülstrom dahin gerichtet ist, wo auch operiert werden soll. Außerdem bleiben Luftblasen jetzt durch die fehlende Überdachung nicht mehr so leicht hängen.

Zum Koagulieren kleiner arterieller Blutungen haben wir ein spezielles Messer entwickelt. Dieses besteht aus einem isolierten Stabteil mit an der Spitze offener Elektrode zum Koagulieren. Darüber sitzt, wie bisher üblich, die scharfe Klinge zum Schneiden - ohne Strom (Abb. 3).

Obwohl jetzt durch Einführen von Koagulationsstrom und permanenter Absaugung noch mehr Zuleitungen zum Urethrotom führen, ist die Handhabung nicht komplizierter geworden, da alle Hähne von der das Gerät haltenden rechten Hand bedient werden können, so daß die linke Hand frei zum Halten des Gliedes ist.

Die bisher benutzte Optik und der Messertransporteur passen zum neuen Gerät, so daß man, wollte man sich mit der neuen Technik anfreunden, nur den neuen Doppelschaft und das Spezialmesser kaufen müßte.

Unsere bisherigen Erfahrungen mit dem neuen Urethrotom sind durchweg als gut zu bezeichnen. Die früher gelegentlich beobachteten Ödeme des Genitale und des Scrotums, wie auch Einschwemmungen, haben wir nicht mehr gesehen.

Auch langstreckige Strikturen der Harnröhre durchtrennen wir ohne Schwierigkeiten immer in einer Sitzung. Venöse Blutungen lassen sich sehr gut wegspülen. Arterielle Blutungen machen auch jetzt noch Schwierigkeiten, wenn sie sehr stark sind und sich nicht koagulieren lassen. Da diese aber praktisch immer im hintersten Harnröhrenabschnitt auftreten, zwingen sie im allgemeinen nicht zum Beenden der Operation.

Dr. med. Knut Korth
Leitender Arzt der Urologischen Abteilung
Loretto-Krankenhaus
D-7800 Freiburg

Verhandlungsbericht der Deutschen Gesellschaft
für Urologie, 31. Tagung (1979), 79

Kaltschneiden - Sofortkoagulieren: Neue Messerelektrode zur Behandlung von Urethrastrikturen

A. Kelâmi

Nach Schlitzung einer Urethrastriktur mit kaltem Skalpell entstehende arterielle Blutung macht oft folgende Maßnahmen erforderlich:

1. Einlegen eines urethralen Katheters,
2. Koagulation der blutenden Stellen mit einer Knopfsonde, die extra eingeführt werden muß (Sachse).

Um die postoperative Periode *katheterlos* zu gestalten, haben wir in Zusammenarbeit mit der Firma Olympus - Winter & Ibe eine neue Messerelektrode entwickelt (Abb. 1, 2). Die neue Messerelektrode verbindet das kalte Skalpell mit einer isolierten Elektrode, so daß die arteriell blutende Stelle ohne Wechsel von Instrumenten sofort koaguliert werden kann. Als kaltes Skalpell wurde das Modell Dettmar gewählt, wobei der Kanal diesmal statt eines Ureterenkatheters die isolierte Elektrode enthält.

Diese neue Entwicklung dient zur Arbeitserleichterung bei der Strikturschlitzung und kann empfohlen werden. Bei schwierigen Fällen ist eine transvesikale Urinableitung durch Trokarzystomie ratsam. Eine serienmäßige Entwicklung ist geplant.

Prof. Dr. A. Kelâmi
Urolog. Klinik und Poliklinik der FU Berlin
Klinikum Steglitz
Hindenburgdamm 30, D-1000 Berlin 45

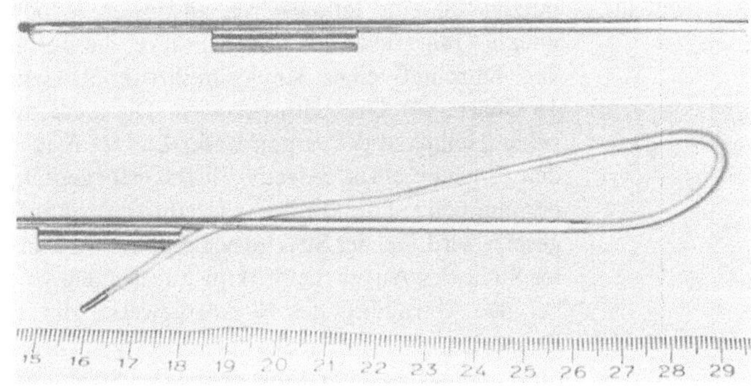

Abb. 1. Neue Messerelektrode; oben: Spitze des Instrumentes mit dem kalten Skalpell und der isolierten Koagulationsspitze; unten: das andere Ende der Messerelektrode

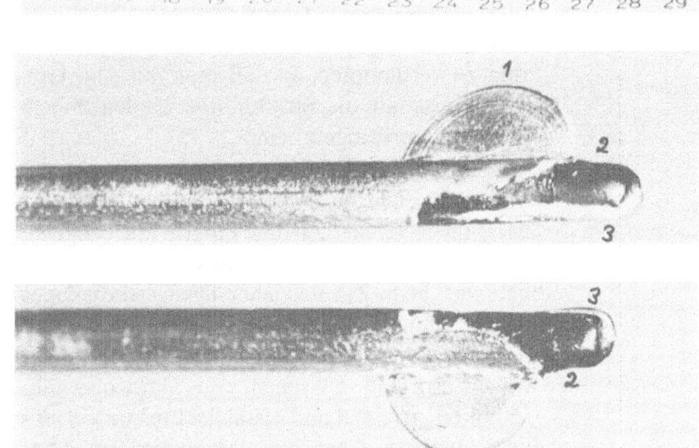

Abb. 2. Oben und unten: Die Spitze des Arbeitselementes: 1) kaltes Skalpell, 2) Isolation, 3) Koagulationselektrode

Verhandlungsbericht der Deutschen Gesellschaft für Urologie, 31. Tagung (1979), 80-82

Die urethroskopische Behandlung von Harnröhrenerkrankungen mit dem Argon-Laser

C.F. Rothauge

Auf dem letzten Kongreß unserer Gesellschaft berichtete Bülow über die Möglichkeit einer urethroskopischen Applikation von Laserstrahlung in die Harnröhre. Gestützt auf eine zehnjährige Erfahrung der Laseranwendung in der Urologie in Tierexperiment und Klinik habe ich ein Verfahren zur klinischen Reife entwickelt, das die Applikation der Strahlung eines 23 Watt Argon-Lasers in die Harnröhre mit Hilfe eines jeden normalen Urethroskopes ermöglicht und das seit April 1978 in meiner Klinik routinemäßig angewandt wird. Ich habe dabei ausnahmslos alle Harnröhrenstrikturen, Harnröhrentumoren und Harnröhrenrupturen mit diesem Verfahren behandelt. Wir haben von Anfang an größten Wert darauf gelegt, die endoskopische Laserbehandlung in die konventionellen therapeutischen Verfahren einzubetten. Deshalb strebten wir die endoskopische Laseranwendung in wassergefüllten Harnwegen mit dem konventionellen Instrumentarium an. Dies war ohne wesentlichen Energieverlust nur bei Anwendung des Argon-Lasers möglich. Weitere Vorteile des endoskopischen Einsatzes des Argon-Lasers sind der bessere gewebsabtragende Effekt, das geringe postoperative Ödem, die minimale postoperative Fibrosierung und der Verzicht auf einen Pilotstrahl.

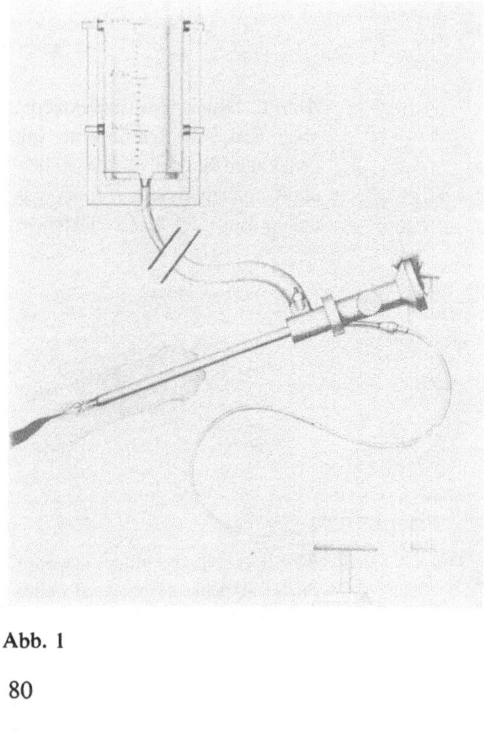

Abb. 1

Die erste Abbildung (Abb. 1) zeigt eine Skizze des Transmissionssystems. Die Applikation der Strahlungsenergie in die Harnröhre erfolgt durch einen kunststoffummantelten Quarzfaserlichtleiter, dessen Durchmesser 9 Charrier beträgt. Der flexible Lichtleiter kann durch den Durchlaß eines jeden normalen Urethroskopes in die Harnröhre eingeführt werden. Bei Kindern benutzen wir eine teflonisierte, ansonsten jedoch nackte Quarzfaser von 200 μ Stärke, die durch den Durchlaß eines Kinderurethroskopes von 16 Charr. vor Ort gebracht wird. Die gleißend grüne Helligkeit des Argon-Laser-Lichtes macht den Einsatz eines Selectiv-Filters erforderlich, der manuell auf die Optik des Urethroskopes aufgesetzt wird. Bei der Strikturbehandlung wird unter Sicht des Auges die Striktur abgetragen, wobei die Abtragung des Strikturgewebes durch Evaporisation erfolgt. Bei kurzstreckigen Strikturen gelingt es unter Einwirkung der Strahlung meist in wenigen Sekunden, den inneren Strikturring zu verdampfen, so daß man mit dem Urethroskopschaft die Striktur überwinden und in die Blase vordringen kann.

Wir haben anfänglich den Fehler gemacht, damit nach Einlegen eines Silastic-Katheters von der Stärke Charr. 22 den Eingriff zu beenden. Später stellte sich jedoch heraus, daß es erforderlich war, beim Zurückziehen des Urethroskopes den gesamten Strikturbezirk bis auf die Wand des corpus cavernosum urethrae zirkulär abzutragen, so daß zwischen den Harnröhrenabschnitten proximal und distal der Striktur ein völlig stufenloser Übergang geschaffen wird. Anschließend erhalten die Patienten einen Corticosteroidstoß.

Der Nachweis der Effizienz der neuen Behandlungsmethode ruht auf drei tragenden Säulen:

1. Der Infusionsurethrographie,
2. den uroflowmetrischen Meßwerten und
3. auf dem pathologisch-anatomischen Befund eines Patienten, der fünf Monate nach dem Eingriff an einem Herzinfarkt verstarb. Der stufenlose Übergang zwischen dem proximalen und distalen Harnröhrenabschnitt nach Laserevaporisation von Harnröhrenstrikturen wurde durch Infusionsurethrographien dokumentiert. Die max. Flowrate konnte im Mittel von 5,7 auf 22,2 ml pro sec angehoben werden. Dieser Anstieg erwies sich bei der statistischen Berechnung mittels X-Test nach van der Waerden und Nievergelt bei einer einseitigen Irrtumswahrscheinlichkeit von 0,5% als hoch signifikant.

Am pathologisch-anatomischen Befund an der rekanalisierten Harnröhre eines Patienten, der fünf Monate nach dem Eingriff an einem Herzinfarkt verstarb, kann man deutlich erkennen, daß das Lumen der Harnröhre keine wesentliche Einengung zeigt. Einen weiteren Fortschritt hat die urethroskopische Bestrahlung von Harnröhrentumoren gebracht. Bei der Lokalisation der Tumoren im Bereich des Orificium urethrae externum kombinieren wir die Laserbestrahlung mit einer vorhergehenden Resektion, und da es sich meist um Plattenepithelkarzinome handelt, schließen wir eine Bleomycinbehandlung an.

Die folgende Abbildung (Abb. 2) zeigt links den infusionsurethrographischen Befund eines solchen Tumors, rechts der Zustand nach urethroskopischer Laserbestrahlung.

Auch bei der Behandlung von Harnröhrenrupturen haben wir uns die urethroskopische Laserapplikation therapeutisch nutzbar gemacht. Sofort nach Einlieferung in die Klinik erfolgt die suprapubische Ableitung des Harns aus der Blase mit dem Cystofixbesteck. Wir verhalten uns dann solange abwartend, bis die Schwellung im Bereich des Dammes und der Genitalorgane vollständig zurückgegangen ist und sich das Hämatom vollständig resorbiert hat. In dieser Zeit wird der suprapubische Zugang zur Blase so weit aufgedehnt, daß er für einen Bougie von der Stärke Charr. 21 durchgängig ist. Dann wird ein gebogener Metallbougie durch die Blase in den proximalen Harnleiterstumpf eingeführt und durch einen Assistenten leicht hin und her bewegt, so daß der Operateur in die Lage versetzt wird, das zwischen den Harnröhrenstümpfen befindliche Interponat zu erkennen und durch die Laserbestrahlung zu verdampfen, bis die Spitze des Harnröhrenbougies in der gesamten Zirkumferenz sichtbar wird, wie aus der folgenden Abbildung (Abb. 3) zu ersehen ist. Einen anschließend in die Blase eingeführten Silastikatheter von der Stärke 24 Charr. lassen wir drei Wochen liegen und verabfolgen in dieser Zeit ebenfalls einen Corticosteroidstoß. Die Ergebnisse der Behandlung wurden infusionsurethrographisch dokumentiert.

Die Tabelle 1 zeigt Anzahl, Ergebnisse und Komplikationen der urethroskopischen Laserbehandlung von Harnröhrenstrikturen, Harnröhrentumoren und Harnröhrenrupturen. In einem Falle mußte der Eingriff wegen eines Lun-

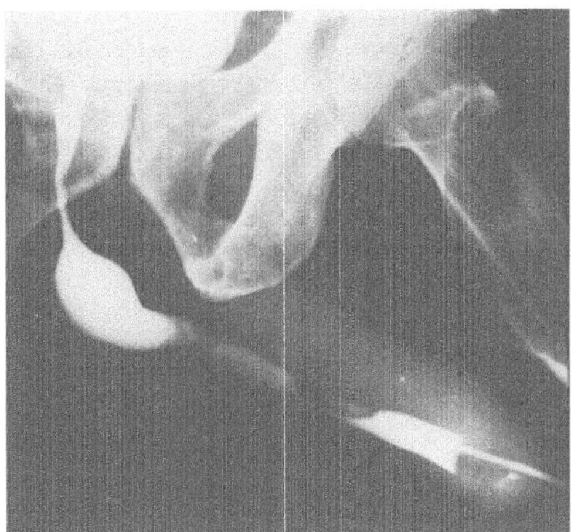

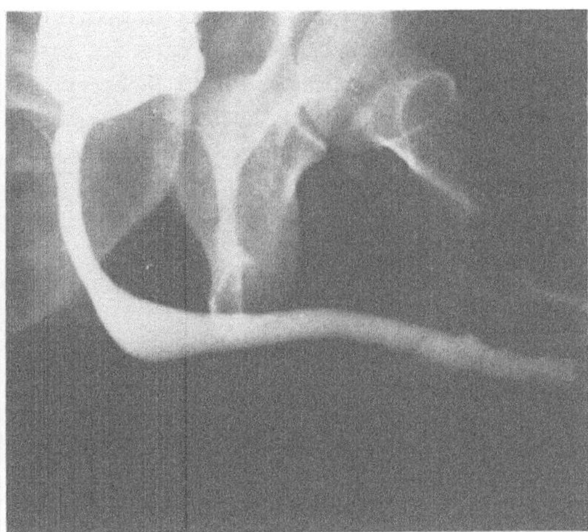

Abb. 2

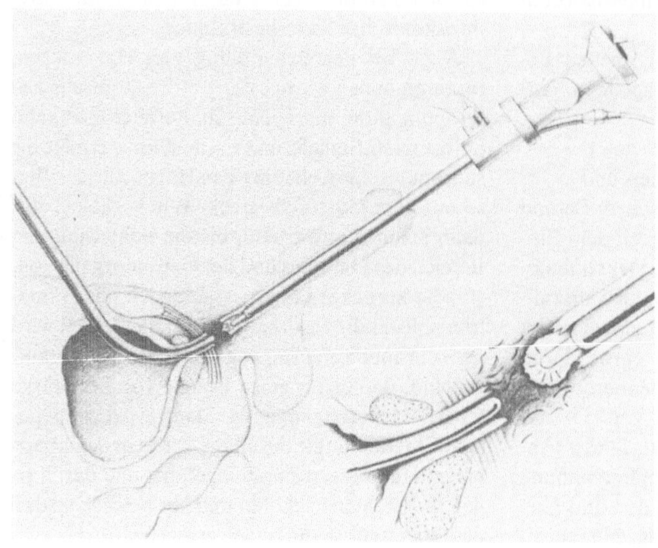

Abb. 3

Tabelle 1. Urethroskopische Therapie von Harnröhrenerkrankungen mit dem Argon-Laser

Harnröhrenerkrankung	n	Rezidive	Komplikationen
Harnröhrenstriktur	55	9	1x Abbruch des Eingriffs wegen Lungenödem
Harnröhrenkarzinom	6	0	keine
Harnröhrencondylom	2	0	keine
Harnröhrenruptur	3	0	keine

genödems abgebrochen werden. Der Patient konnte sich später nicht noch einmal zur Vornahme des Eingriffes entschließen. Bei den neun Rezidiven nach Laserevaporisation von Harnröhrenstrikturen handelte es sich fast ausschließlich um Fälle aus der Pionierzeit der Strikturbehandlung mit dem Argon-Laser, in denen der Strikturring nicht vollständig bis auf die Wand des corpus cavernosum abgetragen wurde. Sieben von diesen Patienten sind inzwischen durch eine erneute urethroskopische Laserbehandlung von ihrer Striktur befreit.

Literatur

1. Bülow H, Wurster H (1977) Urologisches Endoskop zur Lasertherapie. Technik in der Medizin 7:101. – 2. Bülow H, Bülow U (im Druck) Transurethrale Harnröhrenstrikturbehandlung mit Laser. Verhandlungsberichte der Deutschen Gesellschaft für Urologie, 1978. – 3. Rothauge CF (in press) The urethroscopic laser recanalisation of the urethral stricture. Vortrag auf dem XVIII. Kongreß der Internat. Gesellschaft für Urologie 1979. Bulletin de la société internationale d'urologie. – 4. Van der Waerden BL, Nievergelt E (1956) Tafeln zum Vergleich zweier Stichproben mittels X-Test und Zeichentest. Springer, Berlin Göttingen Heidelberg

Prof. Dr. C.F. Rothauge
Leiter der Abt. für Urologie
der Justus-Liebig-Universität
Klinikstraße 37, D-6300 Gießen

Verhandlungsbericht der Deutschen Gesellschaft für Urologie, 31. Tagung (1979), 83/84

Veränderungen der urethralen Hochdruckzone durch transurethrale Sphinkter-Naht - erste Erfahrungen

G.E. Bergmann, H.E. Knüpfer

Ich berichte über die transurethrale Sphinkter-Naht und die dadurch veränderte urethrale Hochdruckzone bei der postoperativen Harninkontinenz des Mannes und über erste Erfahrungen.

Die Therapiemöglichkeiten durch Implantation von künstlichen Sphinkteren, Teflonunterspritzungen oder sonstigen Maßnahmen zur Erhöhung des Harnröhrenwiderstands befriedigen nicht.

Bei der von mir entwickelten Methode der Sphinkter-Naht werden Komplikationsmöglichkeiten durch alloplastisches Material ausgeschaltet.

Ich stelle das operative Vorgehen anhand von Grafiken und introoperativen fotografischen Abbildungen vor (Abb. 1 und 2).

Die klaffenden Lefzen des Musculus Sphinkter externus vesicae werden unter faradischer Intervallkontrolle nach elektro-chirurgischer Anfrischung mit je einem Fadenende transurethral retrograd so durchstochen, daß der Faden den Substanzdefekt u-förmig verbindet. Die in der Blase befindlichen Fadenenden werden mittels einer Zange über einen Rollenzug durch die Urethra nach außen gebracht. Hier wird ein Schiebeknoten gebildet, mit Hilfe eines Knotentransporteurs unter Sicht auf die Verletzungsstelle gebracht, fixiert und so der Substanzdefekt geschlossen.

Die Operationsmethode läßt sich modifizieren, indem man nach transurethralem, retrograden, u-förmigen Umstechen der Verletzungsstelle, wie soeben dargelegt, nun aber in der gleichzeitig eröffneten Blase den Schiebeknoten bildet, mit gleichem Knotentransporteur auf den Sphinkter transportiert und hier fixiert.

Zu unseren ersten Fällen: Es wurden bisher drei Patienten mit einer totalen postoperativen Harninkontinenz operiert, und zwar zwei Patienten nach transvesicaler Adenomektomie und ein Patient nach Elektro-Resektion der Prostata.

Abb. 1

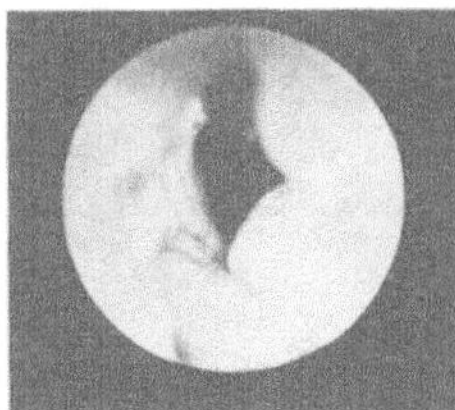

Op.-Situs
Grobe iatrogene Verletzungsform des Sphinkter ext. vesicae bei 3 Uhr und 6 Uhr. Bei intakter Innervation stellt sich eine inkomplette Sphinkterkontraktion dar

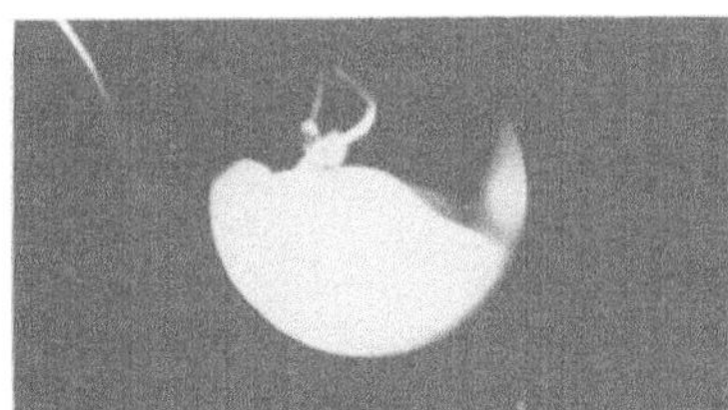

Op.-Situs
Transurethrale Naht
Die Länge des verbliebenen Fadens ist mit der armierten Schere bis 1 cm zum Knoten gekürzt. Bei größerem Muskelsubstanzverlust wird schichtweise genäht

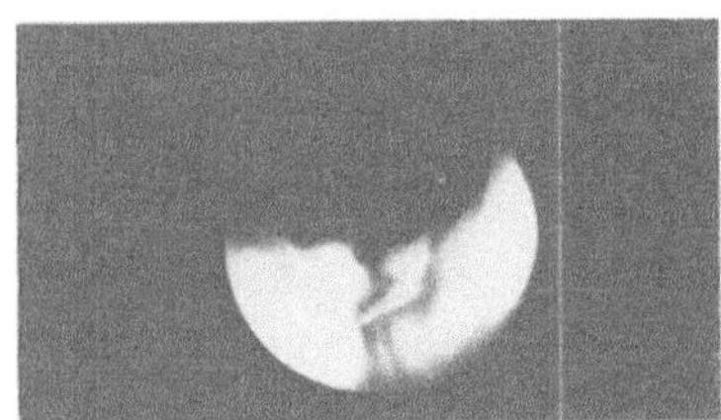

Op.-Situs
Transurethral rekonstruierter Sphinkter mit guter Verschlußfunktion bei orthograder Sicht in die Prostata-Loge hinein

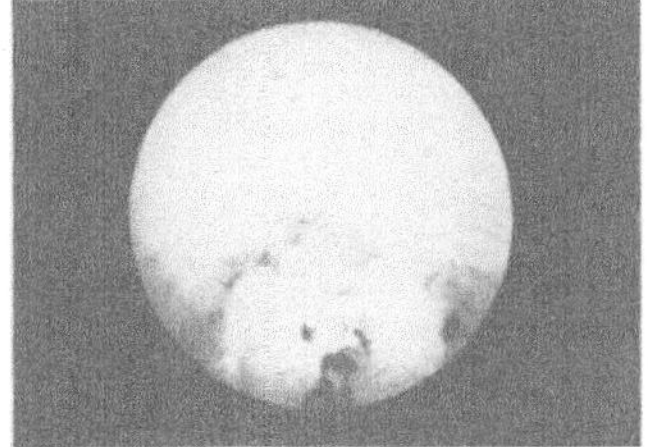

Op.-Situs
Rekonstruierter Sphinkter ext. vesicae unmittelbar nach der Wiederherstellungs-Operation

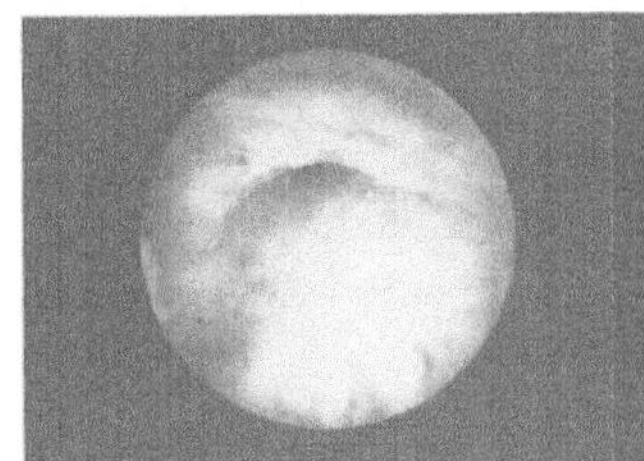

Op.-Situs
Rekonstruierter Sphinkter ext. vesicae 6 Wochen nach der Wiederherstellungs-Operation

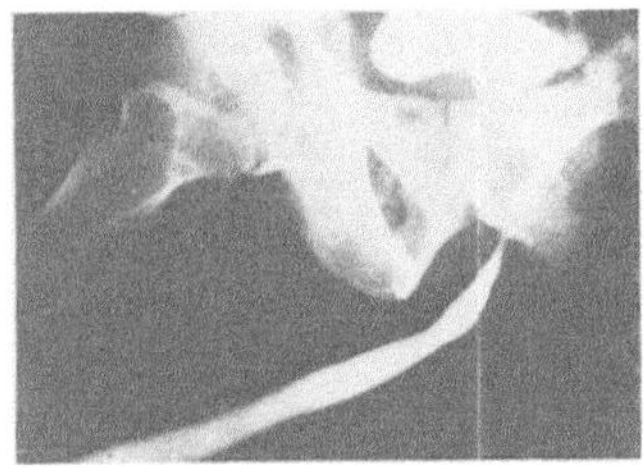

Urethrogramm
6 Wochen nach transurethral rekonstruiertem Sphinkter

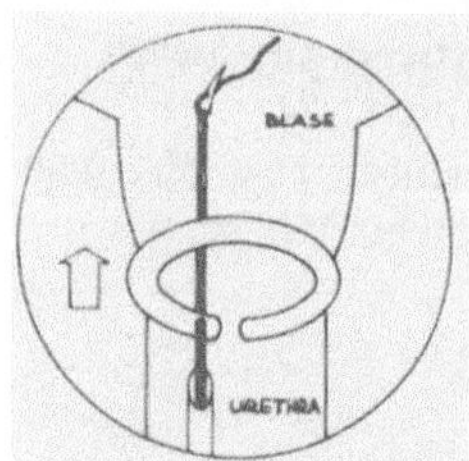

1 Grafik
Transurethral retrogrades Durchstechen einer Lefze des verletzten Sphinkter ext. vesicae

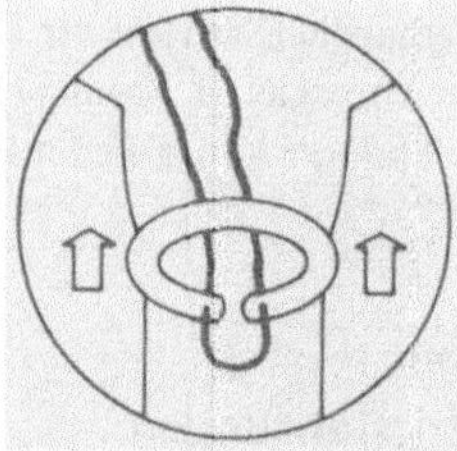

2 Grafik
Der Faden verbindet beide Lefzen des Sphinkter ext. vesicae u-förmig und beide Fadenenden liegen in der Harnblase

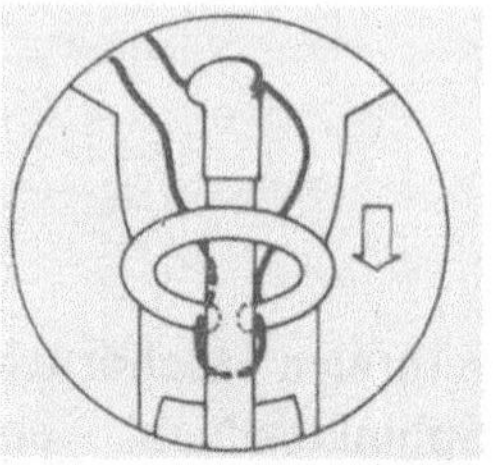

3 Grafik
Beide in der Blase befindlichen Enden des Nahtmaterials werden mit einer Tellerzange über den Rollenzug durch den Führungsdurchlaß zurück nach außen geführt, um distal vom Orificium ext. urethrae geknüpft zu werden

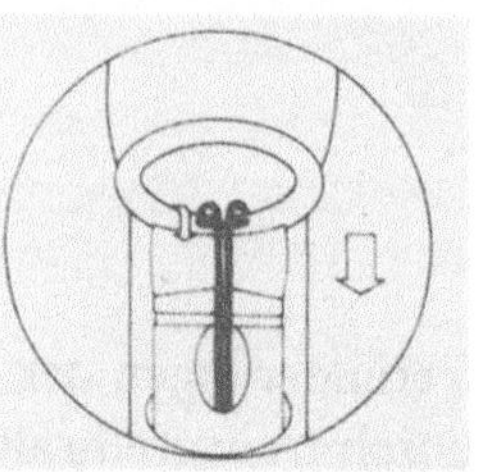

4 Grafik
Beide Fadenenden liegen distal vom Orificium externum urethrae

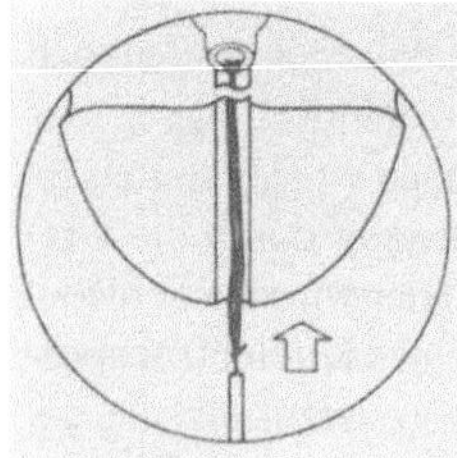

5 Grafik
Der Schiebeknoten wird mit dem Knotentransporter retrograd auf die Proximalseite des Sphinkter externus vesicae geführt

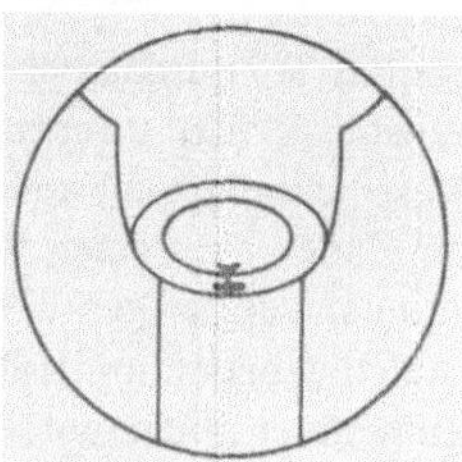

6 Grafik
Rekonstruierter Sphinkter ext. vesicae

Abb. 2

Hier der Fall eines 73jährigen Patienten mit einer fünfjährigen totalen Harninkontinenz nach transvesicaler Adenomektomie.

Das präoperative Urethrogramm zeigt eine deutlich erkennbare Verletzungsstelle im Sphinkterbereich, das präoperative Urethra-Druckprofil keine nennenswerte Hochdruckzone (Abb. 3 A).

Es wurde in diesem Fall zweiseitig transurethral-transvesical operiert. Der Patient ist postoperativ kontinent.

Im postoperativen Urethrogramm ist die Verletzungsstelle im Sphinkter geschlossen (Abb. 2).

Das postoperative Urethra-Druckprofil zeigt bei einer Erhöhung der Hochdruckzone von 25 cm Wassersäule eine signifikante Verlängerung, die mit einer einwandfreien Harnkontinenz einhergeht (Abb. 3 B).

Wir halten diese Methode der transurethralen Sphinkter-Naht für ein brauchbares und für den Patienten wenig belastendes Operationsverfahren.

Dr. med. G.E. Bergmann
Chefarzt der Urologischen Klinik
Helmholtzstr. 4–6, D-5300 Bonn-Duisdorf

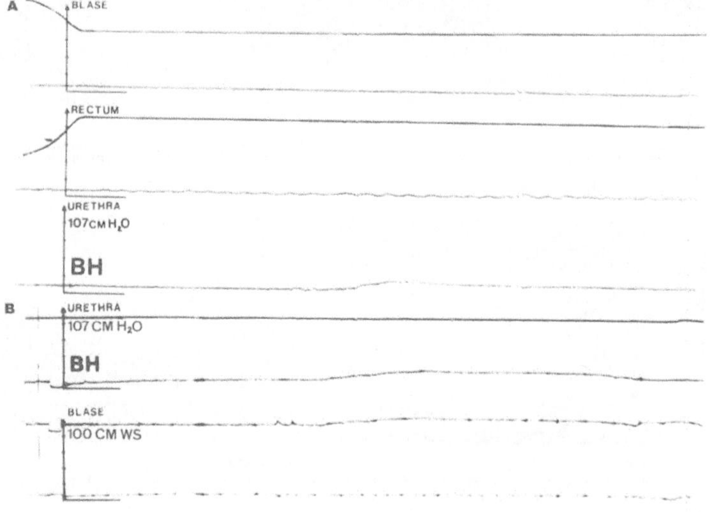

Abb. 3

Verhandlungsbericht der Deutschen Gesellschaft
für Urologie, 31. Tagung (1979), 85/86

Transurethrale Inkontinenzbehandlung durch Teflon-Injektion
Ein neues Gerät und erste klinische Erfahrungen

W. Bischoff, H. Sommerkamp

Tefloninjektionen zur Behandlung der Inkontinenz wurden erstmals in größerem Umfang von Politano [1] durchgeführt. Hierbei wurde in einem kombinierten Verfahren unter endoskopischer Sichtkontrolle paraurethral Teflon unterspritzt.

Diese Methode erfuhr eine Weiterentwicklung durch das von Sparwasser [2] 1976 inaugurierte endourethrale submuköse Injektionsverfahren.

In der Handhabung des Instrumentes traten bei uns jedoch Schwierigkeiten auf, so daß hier eine technische Modifizierung notwendig wurde.

Methodik

Das Injektionsgerät[1] besteht aus einem Cystoskopschaft Ch 21, einer 175° Optik sowie einem Arbeitseinsatz, an dessen Spritze sich eine in Längsachse verschiebliche Injektionskanüle befindet, die über einen Transportkanal mit dem teflonhaltigen Zylinder verbunden ist.

Bei dem Originalgerät wird die Teflonpaste manuell über den seitlich angebrachten Schraubzylinder eingepreßt. Dazu ist nach unseren Erfahrungen ein erheblicher Kraftaufwand nötig.

Unsere Weiterentwicklung besteht darin, daß die Schraube durch einen druckluftgesteuerten Stempel-Zylinder ersetzt wird (Abb. 1,2). Die Injektion wird über einen Fußschalter bei vorgegebenen variablen InjektionsZeitintervallen ausgelöst.

Weiterhin führen wir die Tefloninjektion unter Niederdruckbedingungen durch bei Verwendung eines suprapubischen Trokars, über den postoperativ für fünf Tage ein Dauerkatheter eingelegt wird.

Ergebnisse

Bei der submukösen Tefloninjektion mit dem Originalgerät kam es bei zwei Patienten aufgrund der Hebelwirkung am Schraubzylinder zum Herausreißen der bereits eingestochenen Injektionsnadel.

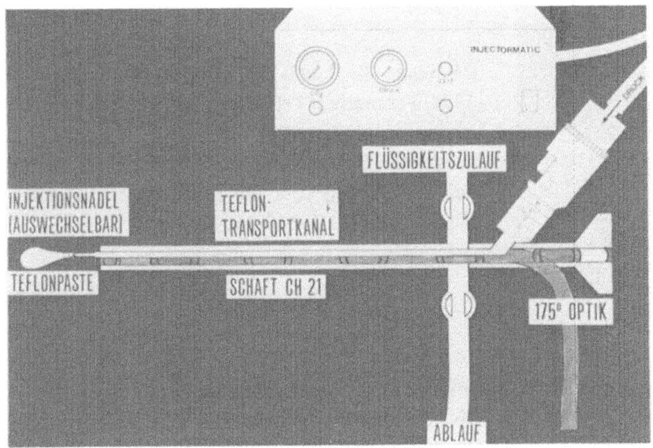

Abb. 1. Schematische Zeichnung des modifizierten Tefloninjektionsgerätes

1 Hersteller: Fa. Wolf, Knittlingen

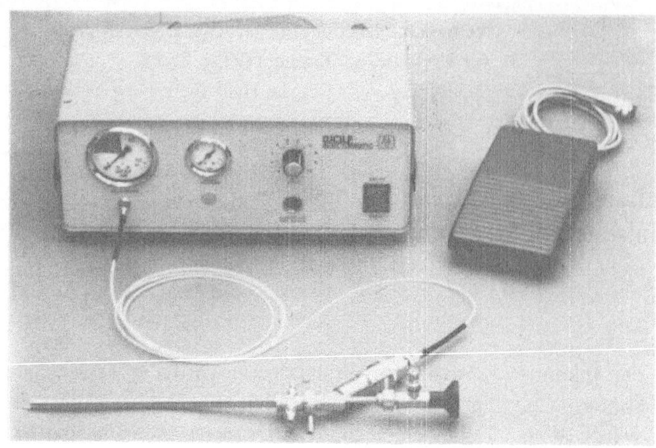

Abb. 2. Zusammengesetztes modifiziertes Injektionsgerät mit Fußschalter und Druckluftregler

Mit dem o. a. modifizierten Verfahren wurden bislang drei Patienten (Inkontinenz nach vorangegangener TUR Prostata) sowie eine Patientin mit Streßinkontinenz Grad I erfolgreich behandelt (Abb. 3).

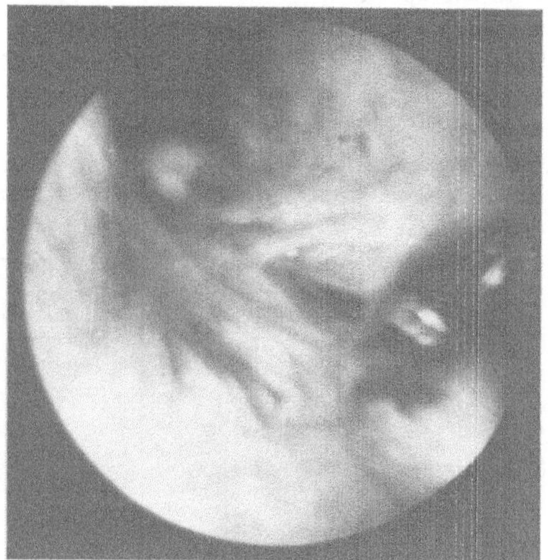

Abb. 3. Injektionsbeginn mit subcollikulär bei 6 Uhr eingestochener Nadel oder alternativ Teflonpolster paracolliculär injiziert

Durch Verwendung der kontinuierlichen Spülung mit suprapubischer Ableitung brauchte das Instrument nicht mehr über die frisch injizierten Teflondepots in die Blase zum Ablassen der Spülflüssigkeit vorgeschoben zu werden. Dadurch wird ein Ausdrücken der Teflonmasse durch das Instrument vermieden.

Auch postoperative Katetherisierungen entfallen, da im Falle einer durch Ödem o. ä. bedingten Harnverhaltung der Urin suprapubisch abgeleitet werden kann.

Zusammenfassung

Die Handhabung der Tefloninjektionsspritze zur endourethralen submukösen Tefloninjektion bei Harninkontinenz wird durch Einführung eines druckluftgesteuerten Zylinders erleichtert und damit eine exakte Tefloninjektion gewährleistet. Kontinuierliche Spülung mit suprapubischer Ableitung vermindert weiterhin operative und postoperative Komplikationsmöglichkeiten.

Literatur

1. Politano V, Small MP, Harpen IM, Lynne CM (1974) Periurethral Teflon injection for urinary incontinence. J Urol 111:180–183. – 2. Lampante L, Kaesler FP, Sparwasser H (1979) Endourethrale submuköse Tefloninjektion zur Erzielung von Harnkontinenz. Aktuelle Urol 10:265–273

Priv.-Doz. Dr. W. Bischoff
Abt. Urologie im Zentrum Chirurgie
Universität Freiburg
Hugstetterstr. 55
D-7800 Freiburg

Verhandlungsbericht der Deutschen Gesellschaft für Urologie, 31. Tagung (1979), 87-89

Zwei neue endoskopische Instrumente: Stereoresektoskopie und Nephro-Ureteroskopie

U. Jonas

I. Stereoresektoskopie (Wolf)

Die Frage war, inwieweit eine stereoskopische Endoskopie technisch realisierbar und ihre klinische Anwendung praktikabel ist, insbesondere im Hinblick auf Bildqualität, stereoskopischen Eindruck und Handlichkeit des Endoskopes.

Gerätebeschreibung

Es handelt sich um ein binokulares Resektoskop mit zwei getrennten optischen Systemen (Abb. 1). der Okularabstand ist von 60–73 mm variabel, der Objektivabstand beträgt 2,65 mm. Die beiden 0°-Objektive, die vom Lichtleiter umgeben sind, werden über je zwei Prismen zum Okular abgelenkt. Ein Transformationsfaktor von 25 erlaubt einen ausgezeichneten stereoskopischen Effekt auf einer Tiefe von 5–40 mm. Somit bietet das Steroresektoskop in Urethra und Harnblase einen ausgezeichneten räumlichen Eindruck mit empfindlicher Tiefenauflösung. Mit einem Außendurchmesser von 25 Charr. besitzt dieses Instrument die übliche Norm des Resektoskops. Das Instrument ist in sich um 320° drehbar, dadurch bleiben Okular und Bewegungsablauf in weitgehend gleicher Ebene.

Klinische Anwendung und Diskussion

Das Stereoresektoskop wurde sowohl zur Prostata- als auch zur Blasenresektion eingesetzt. Der variable Okularabstand erlaubt eine individuelle Adaptation, nach kurzzeitiger Gewöhnungszeit (wie sie auch bei der binokularen Mikroskopie erforderlich ist) ergibt sich ein klares Bild mit ausgezeichnetem Tiefeneffekt. Das Resektoskop wird sowohl in der aktiven, wie auch in der passiven Version hergestellt, die Drehscheibe erlaubt mühelos die Veränderung der Schnittebene um 320°, somit sind auch mit leichtem Kopfneigen Resektionen zwischen 10.00 und 2.00 h möglich. Die Handlichkeit des Instrumentes wurde durch den erforderlichen komplizierteren Geräteaufbau nicht gestört. Das Sehen mit beiden Augen verbessert die Sehschärfe und ermöglicht, Tiefenausdehnungen wahrzunehmen [1,3]; infolge dieses räumlichen Bildeindruckes

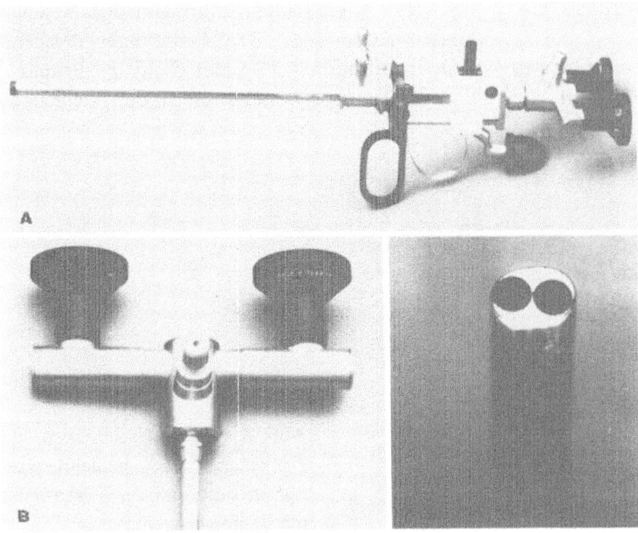

Abb. 1. Stereoresektoskop (a und b): Binokulares Resektoskop mit zwei getrennten optischen Systemen: der Okularabstand ist von 60–73 mm variabel, der Objektivabstand beträgt 2,65 mm. Die beiden 0°-Objektive sind vom Lichtleiter umgeben

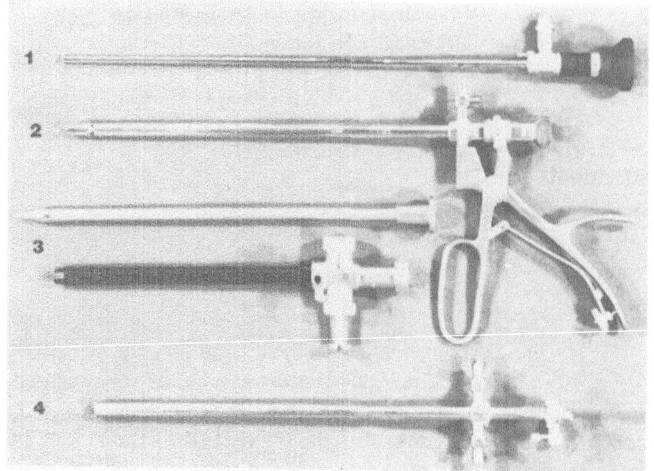

Abb. 2. Nephro-Ureteroskop: 0°-Optik (1), Nephro-Ureteroskop mit zangenförmigem Griff und Spreizzange (2), Trokarhülse und Trokar (11 mm ∅, Nutzlänge 11,7 cm) mit Trompetenventil (3), Arbeitseinsatz zur Aufnahme von Optik und flexiblen Instrumenten bis 10 Charr. (4)

stellt das Stereoresektoskop eine deutliche Verbesserung gegenüber dem zweidimensionalen monokularen Resektoskop dar.

II. Nephro-Ureteroskop – vorläufige Mitteilung (Winter u. Ibe)

Fragestellung: Läßt sich mit einem Endoskop transkutan eine Diagnostik von Niere bzw. Harnleiter durchführen und ist eine transkutan-endoskopische Therapie mit Hilfe der bekannten endoskopischen Zusatzinstrumente möglich?

Gerätebeschreibung

Das Nephro-Ureteroskop besteht aus vier Teilen: der *Trokarhülse mit dem Trokar,* dem *Nephro-Ureteroskop mit Zangengriff,* einem *Arbeitseinsatz* zur Aufnahme von Optik und flexiblen Instrumenten und einer *Geradeaus-Optik* (Abb. 2).

Die *Trokarhülse* besitzt einen Durchmesser von 11 mm und eine Nutzlänge von 11,7 cm. Sie ist mit einem Trompetenventil und einem Insufflationshahn (für CO_2 Insufflation) versehen.

Das *Nephro-Ureteroskop* (Abb. 3) hat einen Durchmesser von 8,5 mm, es besitzt einen Zangengriff für eine meißelförmige Spreizzange zur endoskopischen Präparation (Abb. 4). Als Optik kommt eine 0 bzw. 12° Voraus-Optik zur Anwendung. Der *Arbeitseinsatz* dient zur Aufnahme von Optik und flexiblen Instrumenten bis 10 Charr. Dabei finden die bekannten Instrumente wie Scheren, Zangen und Elektroden Anwendung.

Klinische Anwendung

Lagerung des Patienten in extremer Seitenlage und Stichinzision handbreit paravertebral zwischen Beckenkamm und 12. Rippe. Einführen des Trokars mit der Trokarhülse und Durchstoßen der Bauchmuskulatur, anschliegend Entfernen des Trokars und Einbringen des Nephro-Ureteroskopes (Abb. 3). Bei ständiger, dosierter CO_2-Insufflation wird unter Sicht die Präparation des Retroperitonealraumes, der Niere bzw.

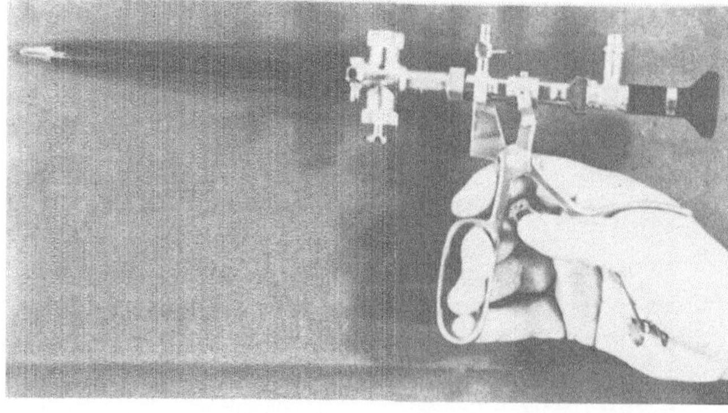

Abb. 3. Nephro-Ureteroskop mit Zangengriff und meißelförmiger Spreizzange und der Torkarhülse mit Trompetenventil

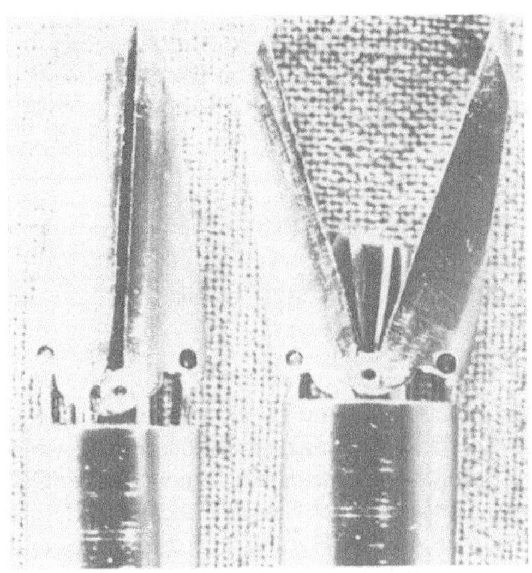

Abb. 4. Meißelförmige Spreizzange, geschlossen und geöffnet zum präparatorischen Vorgehen im Retroperitonealraum

des Ureters durchgeführt. Dabei wird mit dem Zangengriff präparatorisch insbesondere das retroperitoneale Fett gespreizt, somit werden Blutungen weitgehend vermieden. Am Zielorgan angelangt, wird das Nephro-Ureteroskop entfernt und durch den Arbeitseinsatz ersetzt. Mit diesem Einsatz können nun die beschriebenen flexiblen Instrumente je nach Bedarf eingeführt werden, somit ist eine endoskopische Präparation unter Sicht durchführbar.

Diskussion

Das Nephro-Ureteroskop bietet die Möglichkeit, diagnostische und therapeutische Eingriffe des Retroperitonealraumes mit einem geschlossenen Endoskop durchzuführen. Dies wird als Verbesserung gegenüber dem halboffenen Lumboskop nach Sommerkamp [2] angesehen. Der Anwendungsbereich ist:

Inspektion des Retroperitonealraumes mit evtl. PE der retroperitonealen Lymphknoten,
Inspektion von Niere mit Abtragung von Zysten,
Nierenbiopsien und
Abszeßdrainagen.

Diese Eingriffe können mit diesem Instrument ohne nennenswerten Aufwand durchgeführt werden; inwieweit die Entfernung von Harnleiterabgangssteinen bzw. hochsitzenden Uretersteinen möglich sein wird, muß die zukünftige Erfahrung mit diesem Instrument beweisen.

Literatur

1. Schröder G (1974) Technische Optik. Vogel-Verl., Würzburg. – 2. Sommerkamp H (1976) Lumboskopie, ein Erfahrungsbericht. Verh Ber Dtsch Ges f Urol, 289. Springer, Berlin Heidelberg New York. – 3. Wheatstone Ch (1838) Contributions to the physiology of vision. Phil Trans 371

Prof. Dr. med. Udo Jonas
Dir. der Urologischen Univ.-Klinik
Rijnsburger Weg 10
2333AA Leiden/Holland

Verhandlungsbericht der Deutschen Gesellschaft
für Urologie, 31. Tagung (1979), 90–95

Fluoreszenzangiographie der Harnblase: Technik und erste Ergebnisse

G. Konrad, M. Ziegler, K. Haubensak, B. Kopper, H. Wurster, L. Bonnet

Die Intravitalfärbung des Augenhintergrundes zur Beurteilung der Zirkulation und der Kreislaufverhältnisse sowie pathologischer Prozesse hat in der Ophthalmologie seit langem Eingang als routinemäßige Untersuchungstechnik gefunden [2, 5, 10].

Das Auge bietet für die Beobachtung sekundärer Fluoreszenz durch Anfärbung des Augenhintergrundes mit fluoreszierenden Substanzen geradezu ideale Verhältnisse. In der Harnblase dagegen ist die Beobachtung und Beurteilung eines Fluoreszenzbildes durch die vom Füllungszustand abhängige Schwankung in Größe, Form, Wandspannung und Lageveränderung sowie durch ständigen Urinzustrom, durch bakterielle Infektion oder Schleimhautiritation anderer Genese, wie auch durch Schwebeteilchen des Urins erschwert. An der Harnblase ist die Fluoreszenz daher sicher Einschränkungen unterworfen, aber keineswegs generell unmöglich, wenn das erforderliche Instrumentarium zur Verfügung steht. Die endoskopische Untersuchung des Fluoreszenzeffektes an Strukturen der Harnblasenschleimhaut erforderte somit die Entwicklung einer geeigneten Untersuchungseinheit, die vorgestellt werden soll (Abb. 1).

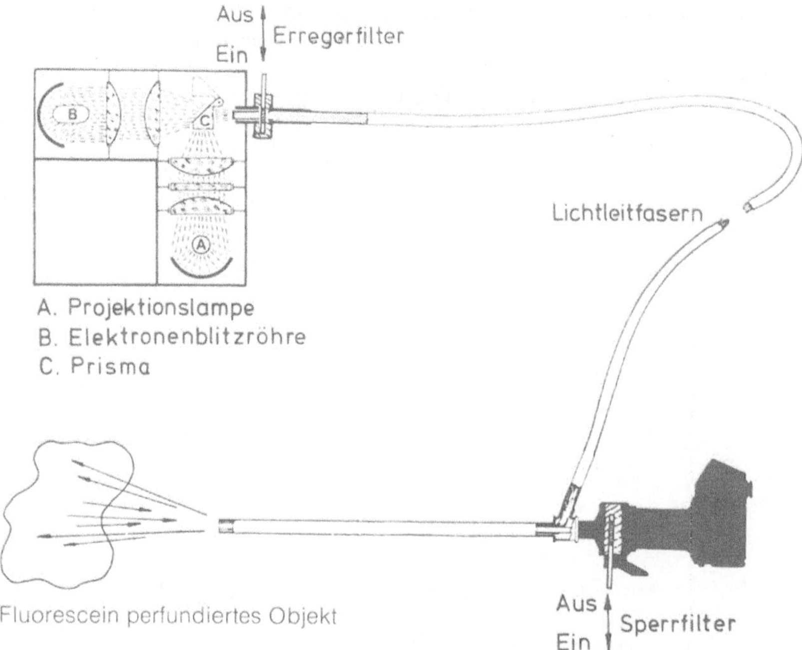

Abb. 1. Anordnung der Untersuchungseinheit: Kombiniertes Lichtaggregat (Au. B), Erreger- und Sperrfilter, Endoskop und Photoapparat mit automatischem Filmtransport

I. Geräteeinheit

1. Lichtstarke Optik
Wegen der starken Filterung des Lichtes durch das Erreger- und das Sperrfilter ist sowohl zur Beobachtung als auch zur photographischen Dokumentation der Fluoreszenz ein maximales Lichtangebot erforderlich. Es wurden deshalb Endoskope mit einem dicken Lichtleitbündel entsprechend den Photo-Endoskopen mit fest verbundenem Kabel benutzt.
2. Lichtaggregat
Durch eine spezielle Kondensatorenanordnung und Schaltung wurde ein kombiniertes Lichtaggregat mit Schnelladeeinrichtung konzipiert. Eine dreistufig wählbare Dauerlichtquelle (Halogenlampe) dient der kontinuierlichen Beobachtung des Fluoreszenzeffektes. Daneben läßt sich zur photographischen Dokumentation in der Anflutungsphase des Fluoresceins jede Sekunde ein Blitz von 800 wattsec auslösen. Die Lichtintensität des Blitzes ist um ein Zehnfaches höher als das der Halogenlampe.
3. Filterkombination
Am Lichtaggregat ist ein Erregerfilter (blaues Licht; Typ 300/844 mit einer maximalen Wellenlänge von 480 nm) und an der Optik ein Sperrfilter (gelbes Licht; OG 515 oder OG 530) in der Form angebracht, daß über einen Fußschalter beide Filter elektromagnetisch ein- oder ausgekippt werden können. Dies ermöglicht eine mühelose Orientierung in der Blase bei weißem Licht und eine rasche Lokalisationskontrolle bei der Fluoreszentbeobachtung und Photographie.
4. Photographische Dokumentation
Eine Photokamera mit automatischem Transport ermöglicht die notwendige rasche Bildfolge zur Dokumentation des anflutenden Fluoresceins. Das Sperrfilter kann der Optik unmittelbar aufgesetzt oder in die Optik eingebaut werden. Die Bildauslösung erfolgt über einen zweiten Fußschalter. Schwarz-weiß- bzw. Farbfilme mit 27 DIN Empfindlichkeit ermöglichen eine optimale Bildqualität.

II. Eigenschaften des Fluorescein-Natrium

Fluorescein ist das Natriumsalz des Resocinphthaleins aus der Gruppe der Xanthofarbstoffe (wie u. a. Phenolphthalein, Eosin, Rodamin). Sein Emissionsmaximum liegt bei 530 bis 550 nm.

Intravenös appliziert, wird Fluorescein-Natrium zu 80% an Serumprotein gebunden. Der Komplex Farbstoff-Serumprotein ermöglicht, die regionalen Vaskularisations- und Permeabilitätsunterschiede der Blasenschleimhaut zu er-

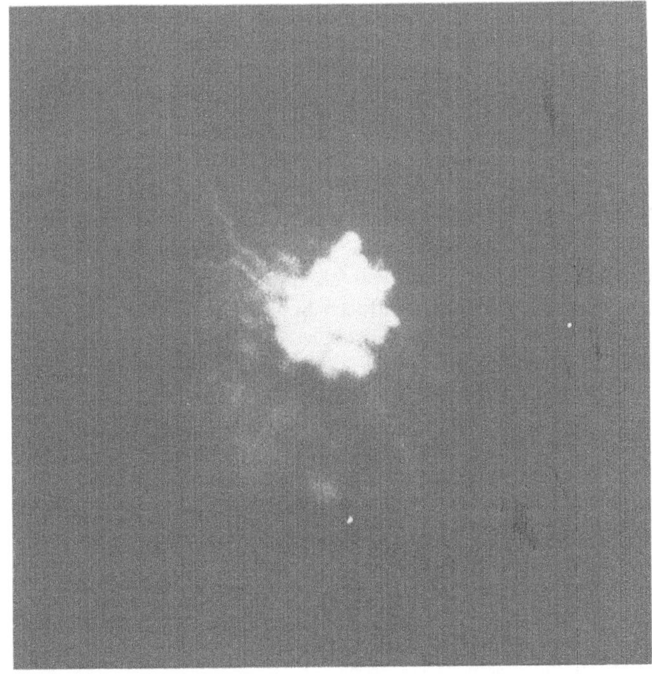

Abb. 2. Papilläres Urothel-Carcinom mit noch fluoresceingefüllten Arterien (13 s p.i.)

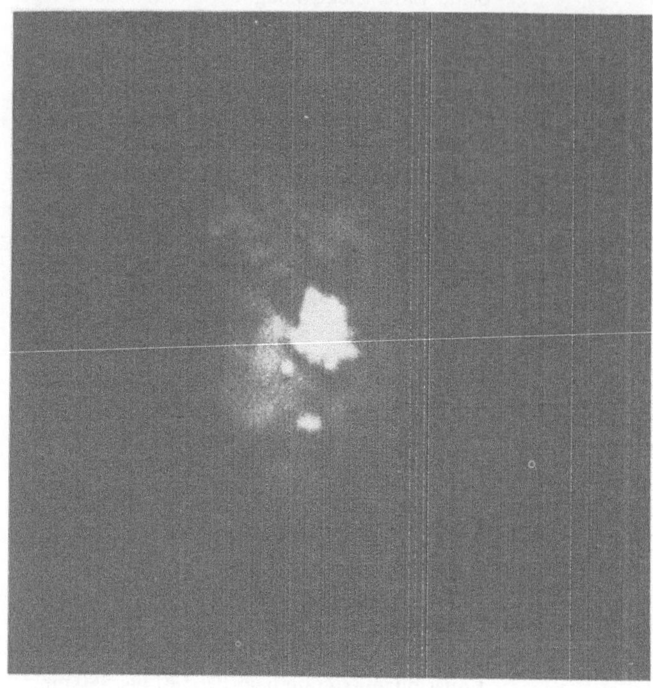

Abb. 3. Papillöses Urothel-Carcinom (identisch mit dem in Abbildung 2) Gefäße nicht fluoreszierend; zwei umschriebene Schleimhautareale heben sich neben der papillomatösen Struktur deutlich aus der Blasenschleimhaut hervor (15 s p.i.)

kennen. Innerhalb von 48 Std. wird die Substanz unverändert überwiegend über die Niere ausgeschieden [1, 3, 6–8, 12, 14, 15].

In der Urologie wurde durch Whitemore et al. (1966) versucht, Blasentumoren mit oral verabreichtem Tetracyclin fluoreszenztechnisch sichtbar zu machen. Andere Untersuchungen wurden mit in die Harnblase instillierten fluoreszierenden Substanzen unter violettem Licht [9, 11] mit besonderer Geräteentwicklung [10, 1] durchgeführt. Diese Methoden gehen von einer stoffwechselbedingten Anreicherung aus oder bei Instillation der fluoreszierenden Substanz in die Harnblase mit Auswaschen des Farbstoffes nach 10 Min. Verweildauer, von einer intensiven Affinität, sei es durch Resorption, Diffusion oder Adhaerenz zwischen Farbstoff und Tumorgewebe. Im Unterschied hierzu führen wir mit einer fluoreszierenden Substanz eine Angiographie der Blasenschleimhaut durch.

III. Eigene Untersuchungen

In der normalen Blasenschleimhaut ist nach rascher intravenöser Injektion von 10 ml einer 10%igen Fluorescein-Natrium-Lösung bereits nach 8 bis 10 s die arterielle Anflutung des Fluoresceins zu beobachten. Eine deutliche Kapillarzeichnung ist 12 bis 15 s p.i. sichtbar. Danach beginnt die venöse Phase mit einer zunehmenden diffusen Fluoreszenz-Anreicherung in der Blasenschleimhaut. 2 Min. p.i. kann bereits eine Ejakulation des Farbstoffes von der Niere kommend in die Blase erfolgen.

Papilläre Strukturen zeigen aufgrund einer reicheren Durchblutung einen frühen, z.B. auf ein papilläres Urothel-Karzinom (TA; GI), begrenzten Fluoreszenzeffekt (Abb. 2 und 3). Während auf der Abbildung 2 noch die zuführenden Arterien fluoreszenzgefüllt sind (13 s. p.i.), werden auf der Abbildung 3 (15 s p.i.) noch zwei kleinere umschriebene Schleimhautareale sichtbar. Die Venen sind noch ohne Fluoreszenznachweis als dunkle Linien auf der beginnenden, diffusen Schleimhautfluoreszenz zu erkennen.

In einem weiteren Untersuchungsbeispiel (Abb. 4 a) sind auf der Aufnahme bei weißem Licht (Leeraufnahme, ohne Fluoreszenz) sowohl ein kleines Papillom als auch eine umschriebene, ödematös imponierende Schleimhauterhabenheit soeben als dunkler Fleck zu erkennen (Pfeil). In der Frühphase der Fluoreszenzanflutung tritt peripapillär deutlich das kapilläre Gefäßnetz der Blasenschleimhaut hervor (Abb. 4 b; 11 s. p.i.). In einer nur 2 s. späteren Phase fluoresziert bereits das Interstitium der Blasenschleimhaut stärker. 14 s. nach Injektion demarkiert sich ein Urothel-Karzinom (TA; GI) deutlich durch eine dichtere und homogenere Fluoreszenz (Abb. 4 c) und hebt sich 20 s nach Injektion noch stärker aus der jetzt diffus fluoreszierenden Blasenschleimhaut hervor; die Blutgefäße erscheinen dunkel (Abb. 4 d).

Abbildungen 5 a und b zeigen die in Abbildung 4 a durch Pfeil markierte Schleimhauterhabenheit, die in der Leeraufnahme, ohne Fluoreszenz, nur schwer zu erkennen ist und strukturlos erscheint. Die fluoreszenzangiographische Aufnahme (17 s p.i.) zeigt die Erhabenheit in Strukturdifferenz zur umgebenden Schleimhaut. Vom Zentrum ausgehend ziehen sternförmig fluoreszierende Strukturen zur Peripherie des suspekten Bezirkes. Das gewonnene Gewebsexzisat zeigt histologisch mäßig atypisches Urothel, wobei in allen Zellagen geringe bis mittelgradige Kerngrößenunterschiede und eine etwas unruhige Schichtung des Epithels nachgewiesen werden, das herdförmig von Brunnsche Epithelnester mit gleichartigen zytologischen Veränderungen bildet[1].

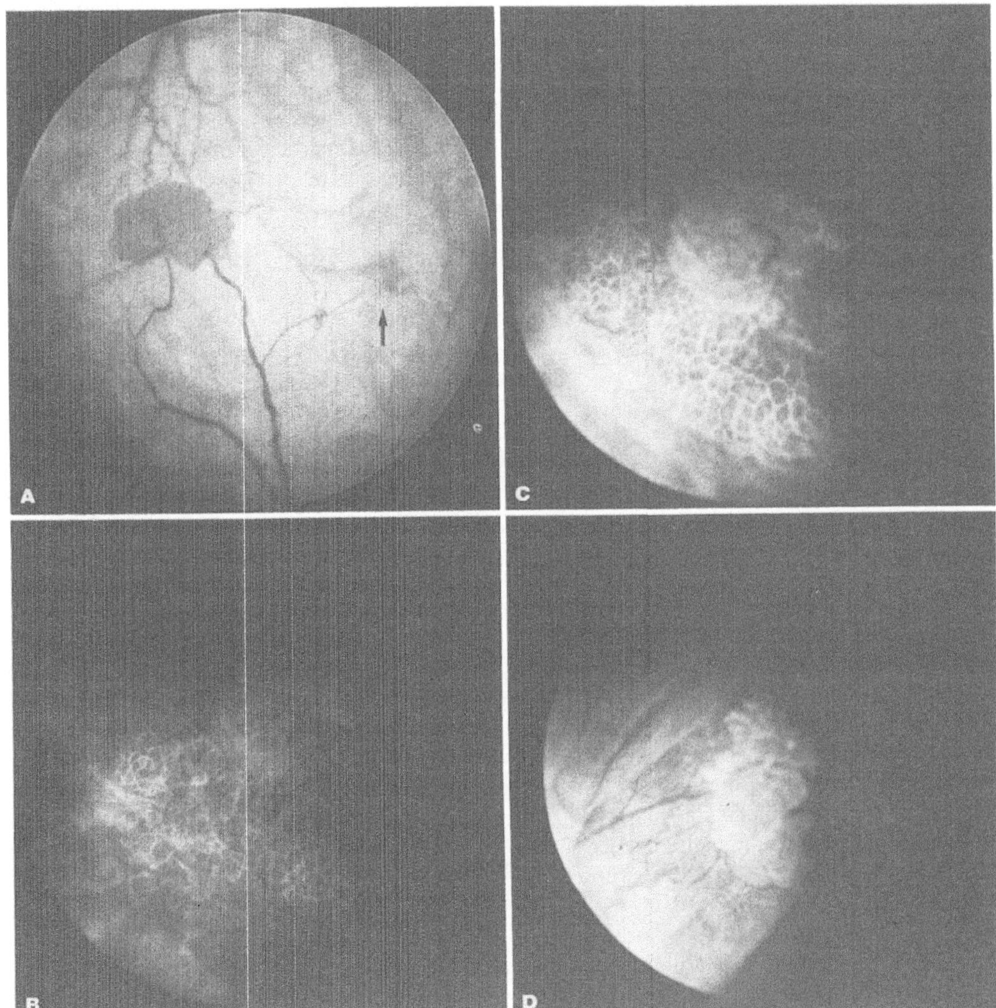

Abb. 4. a Aufnahme eines papillösen Urothel-Karzinoms (weißes Licht) mit einer (Pfeil) ödematös imponierenden Schleimhauterhabenheit (s. Text). **b** 11 p.i. von Fluorescein kommen peripapillär Schleimhautkapillaren zur Darstellung. **c** Schleimhautkapillarstruktur mit deutlicher Fluoreszenz des Interstitiums (14 s p.i.). **d** 40 s p.i. hebt sich das papilläre Urothel-Karzinom deutlich von der diffus fluoreszierenden Schleimhaut ab. Die Gefäße, in dieser Phase ohne Fluoreszenz, imponieren als dunkle Linien

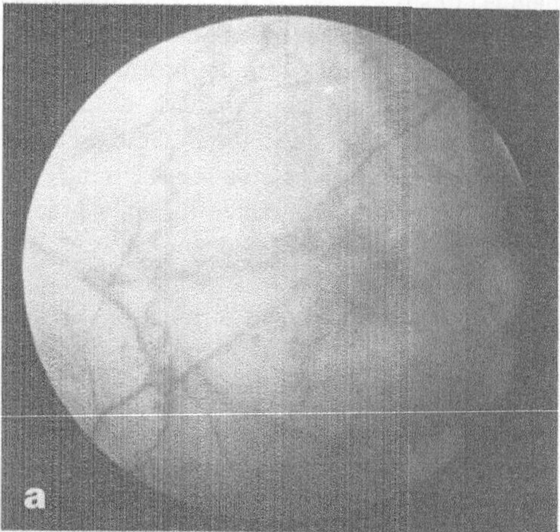

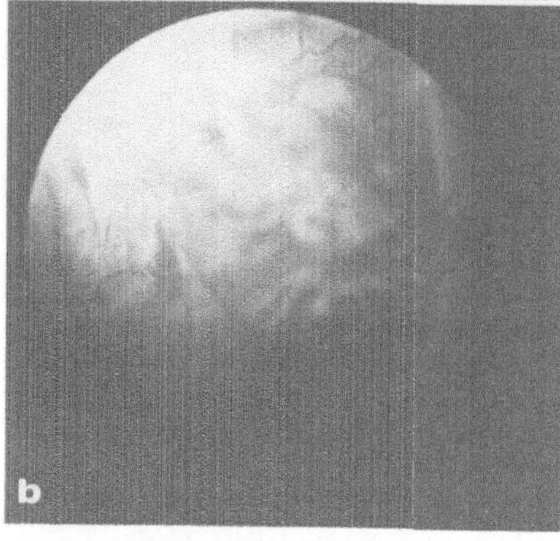

Abb. 5. a Aufnahme mit weißem Licht des in Abbildung 4a mit Pfeil markierten Bezirkes. b Fluoreszenzdarstellung dieses Bezirkes (s. Text)

IV. Schlußfolgerungen

a) Eine neue Geräteeinheit, bestehend aus einer kombinierten Lichtquelle mit Blitzschnelladeeinrichtung, einer elektromagnetisch ein- und ausfahrbaren Filterkombination, einer speziell lichtstarken Optik und automatischer, über Fußschaltung zu bedienender Kamera, wurde entwickelt.

b) Mit der oben genannten Apparatur lassen sich fluoreszenztechnisch Harnblasentumoren aufgrund pathologischer Vaskularisation und Permeabilitätsunterschiede für den Farbstoff-Serumprotein-Komplex gegenüber gesundem Blasenschleimhautgewebe abgrenzen.

c) Erste Untersuchungen geben Hinweise dafür, daß makroskopisch unauffällige Urothelbezirke, die bereits mikroskopisch Epithelveränderungen aufweisen, fluoreszenztechnisch erfaßt werden können. Die Fluoreszenzuntersuchung kann somit zur frühen Aufdeckung von atypischen Urothelbezirken dienen. Hiermit ist im Gegensatz zur ungezielten Quadrantenbiopsie ein gezieltes Entnehmen von malignitätsverdächtigem Gewebe möglich.

d) Das Endziel, durch die Fluoreszenzangiographie der Blasenschleimhaut eine Hilfe bei der Diagnostik und bei der Indikationsstellung des therapeutischen Vorgehens zu erhalten, wird derzeit durch Verbesserung der Geräteeinheit und durch Zuordnen von Fluoreszenz- und Histologiebefund des gezielt entnommenen Gewebes angestrebt.

1 Wir danken Herrn Dr. Chr. Hohbach und Herrn Dr. R. Krüger, Pathologisches Institut der Universität Homburg, Direktor Prof. Dr. G. Dhom, für die sorgfältige Befundung der Präparate

Literatur

1. Amalric P, Bonnin P (1969) L'angiographie fluorescéinique. Bull Soc Ophthal France N'special. – 2. Amsler L, Huber A (1955) Neuf années de test à la fluorescéine. Ophthalmologica 129:271–275. – 3. Baurmann H (1971) Grundlagen der Fluoreszenzangiographie des Augenhintergrundes. Adv Ophthalmol 24:204–268. – 4. Bennhold H (1932) Über die Transportprobleme im tierischen Organismus. Klin Wochenschr 50:2057–2060. – 5. Goldmann H (1950) Über Fluoreszein in der menschlichen Vorderkammer. Ophthalmologica 119:65–95. – 6. Jütte A, Lemke L (1965 a) Fluoreszein-Fotographie des Augenhintergrundes. Klin Monatsbl Augenheilkd 146:578. – 7. Jütte A, Lemke L (1965 b) Intravitalfärbung des Augenhintergrundes mit Fluoreszein. Ber Dtsch Ophthalmol Ges 67:396. – 8. Jütte A, Lemke L (1968) Intravitalfärbung am Augenhintergrund mit Fluoreszein-Natrium. Büch Augenarzt 49. – 9. Koike R (1974) A new apparatus with interchangeable lens groups for fluorescence cystoscopy, photography, biopsy and coagulation. J Urol 111:31–33. – 10. Nakano I, Koike R, Yonase Y (1975) Two new types of cystoscopic forceps for versatile fluorescence cystoscope. J Urol 114:761. – 11. Quint RH, Hett JH, Wallace FJ (1966) Fluorescence cystoscopy. J Urol 95:208–214. – 12. Shikano S, Shimizu K (1968) Atlas of fluorescence fundus angiography. Igaka Shoin, Tokyo. – 13. Thiel R (1922) Ein Beitrag zur Frage der Fluoreszein-Natrium-Ausscheidung durch den Ziliarkörper des

Menschen. Klin Monatsbl Augenheilkd 68:244–245. – 14. Wessing A (1965) Fluoreszenz – Serien – Angiographie am Augenhintergrund. Ber Dtsch Ophthalmol Ges 67:132. – 16. Wessing A (1968) Fluoreszenzangiographie der Retina. Thieme, Stuttgart. – 16. Whitemore Jr WF, Bush JM (1966) Ultraviolet cystoscopy in patients with bladder cancer. J Urol 95:201–207

Dr. G. Konrad
Urologische Universitätsklinik
D-6650 Homburg

Verhandlungsbericht der Deutschen Gesellschaft für Urologie, 31. Tagung (1979), 96-98

Transurethrale Kältechirurgie bei Prostataadenom: Erfahrungen bei 374 Patienten

H. Haschek, H. Rauschmeier, G. Studler

Über zwölfjährige Erfahrungen mit einer neuen Operationsmethode bei unveränderter Indikationsstellung und gleichbleibender Technik sollten bei fast lückenloser postoperativer Kontrolle ausreichend Grundlage zur kritischen Bewertung sein.

Es wurde ausschließlich die blinde transurethrale Vereisung des Prostataadenoms mit dem CE 4 der Firma Union-Carbide als palliative Intervention in Epidural- oder auch Lokalanästhesie ausgeführt. Dieser Eingriff ist technisch einfach, fast ohne Operationsbelastung durchführbar. Nebenverletzungen (Ureterenostien, Schließmuskel, Blase, Rektum usw.) sind bei entsprechender Technik weitgehend vermeidbar. Optische Kontrollen (wie z.B. Trokar-Zystoskopie) erscheinen uns komplizierend und nicht notwendig. Kombination mit transurethraler Elektroresektion (TUR) wurde nicht durchgeführt.

Indikationsstellung

Nahezu ausschließlich Höchstrisikopatienten mit Dauerkatheter, bei denen offen chirurgische Entfernung des Prostataadenoms oder TUR mit höherem Operationsrisiko verbunden wäre. Auch der Lokalbefund ist für die Operationsstellung wesentlich, je größer das Adenom, um so eher Kältechirurgie, bei kleineren Geschwülsten stellt die TUR mit kurzer Operationszeit und dementsprechend geringer Belastung eine Alternative dar.

Die Zuordnung zur Gruppe Höchstrisikopatienten erfordert große Erfahrung des betreuenden Internisten. Wie richtig die Einschätzung des Allgemeinzustandes zumeist erfolgte, zeigt die Tatsache, daß von unseren 374 operierten Patienten 337 bereits verstorben sind, davon 52% innerhalb von zwei Jahren, weitere 33% innerhalb von fünf Jahren postoperativ. Andererseits muß darauf verwiesen werden, daß bei 44 der 68 Versager eine Zweitoperation ohne postoperative Mortalität möglich war. Wie entscheidend die Zuweisung der Höchstrisikopatienten zur TUR und Vereisung die postoperative Mortalität nach offen-chirurgischer Adenomektomie zu senken vermag, geht daraus hervor, daß bei fast ausschließlicher Verwendung der chirurgischen Methode bis 1967 eine Operationsmortalität von etwa 5%, nach Zuordnung der Patienten zur TUR und Vereisung ab 1967 eine Senkung auf 1,12% möglich wurde.

Die Verteilung der Operationsmethoden mit Angabe der postoperativen Mortalität ist in Tabelle 1 zusammengestellt.

Tabelle 1. Verteilung der Operationsmethoden bei Prostataadenom (1.1.1966 - 1.1.1979)

Operationstechnik	Zahl	%	Operationsmortalität	
			Zahl	%
Suprapubische Adenomektomie	1251	56,53	14	1,12
TUR	588	26,57	4	0,68
Kryochirurgie	374	16,30	13	3,48
Gesamt	2213		31	1,40

Kontraindikation

Schwere cerebrale Sklerose („Patient hat nichts, vom Dauerkatheter befreit zu sein"), kurze Lebenserwartung, Bettlägrigkeit, Unmöglichkeit entsprechender Lagerung zur Operation.

Operationstechnik

Füllung der leeren Blase mit 200 ccm Luft (wurde ohne jede Komplikation ausgeführt), nach Instrumenteinführung Lokalisation des Orientierungsknopfes so weit proximal in der prostatischen Harnröhre, daß er eben noch vom Rektum aus tastbar ist (dadurch weitgehendes Vermeiden der Sphinktervereisung). Einfrierzeit auch bei großen Adenomen maximal 7 Min, zumeist 3–5 Min. Keine Vasektomie, nur bei massiver bakterieller Infektion perioperative antibakterielle Prophylaxe bzw. Therapie.

Tabelle 2. Postoperative Komplikationen nach Kryotherapie (bei 20% aller Operierten)

Spätblutung	13
Pyelonephritische Schübe	13
Blasensteine	11
Harnröhrenstriktur	9
Instrumentelle Nekroseentfernung	9
Epididymitiden	8
Komplette Inkontinenz	4
Streßinkontinenz	4
Operationstagsblutung	1
Paraurethralabszeß	1
Ostitis pubis	1
Urethralfistel	1

Tabelle 3. Ergebnis des kältechirurgischen Eingriffes bei 374 Patienten mit Prostataadenom (1.1.1966 – 1.1.1979)

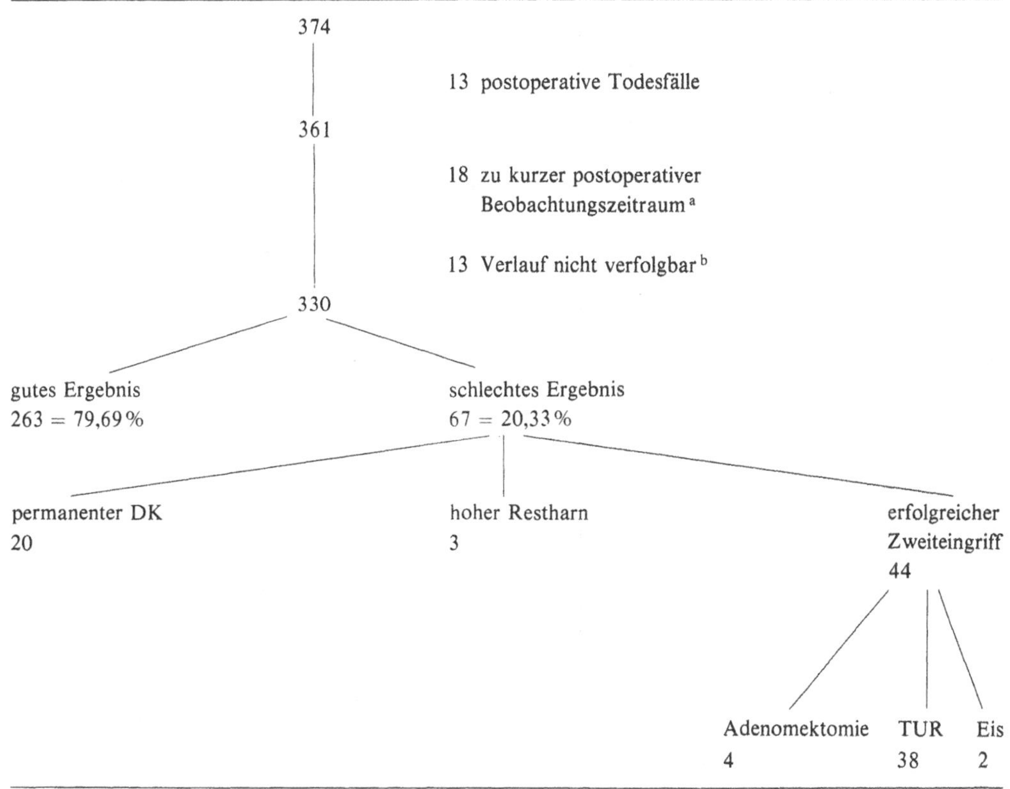

[a] 12 Patienten innerhalb von 6 Wochen postoperativ verstorben (noch liegender DK)
6 lebende Patienten, innerhalb von 6 Wochen vor Stichtag vereist

[b] bei 10 Patienten zum Todeszeitpunkt das urologische Befinden nicht eruierbar,
bei 3 lebenden Patienten keine weitere Nachkontrolle möglich

Ergebnisse

Operationsmortalität: Nach anfänglich zu extremer Operationsindikation Rückgang der Operationsmortalität in den letzten fünf Jahren auf etwa 2%. Die Todesursachen überwiegen ohne Zusammenhang mit operationstechnischen Komplikationen (70% Herz-Kreislaufversagen und Lungenembolie).

Früh und *Spätkomplikationen* sind in Tabelle 2 zusammengefaßt und konnten, mit Ausnahme der Kontinenzprobleme, bei allen Patienten transurethral bzw. medikamentös beherrscht werden.

Operationsergebnisse (Tabelle 3)
Zur Bewertung wurden nur zwei Gruppen gebildet:
Guter Erfolg: katheterfreie Miktion, kein oder geringer Restharn, Harn steril oder nicht störende bakterielle Begleitinfektion.
Mißerfolg: starke Dysurie, persistierende Harnretention bzw. hoher Restharn.

Seit Jahren sind die Resultate gleichbleibend, fast 80% positive Ergebnisse stehen etwa 20% Versagern gegenüber.

Um Aufschluß über die Dauer des Operationserfolges zu erhalten, wurde untersucht, wieviel Prozent der verstorbenen Patienten zum Zeitpunkt des Ablebens spontan urinierten: 79% von 150 Operierten. Weiter wurde geprüft, wie sich die Erfolge bei den drei bzw. fünf Jahre überlebenden Patienten verhalten: 78% von 73 bzw. 80% von 40 Operierten.

Die Zahl der Rezidivretentionen ist nach diesem palliativen Eingriff außerordentlich gering, zumeist kommt eine befriedigende Spontanmiktion postoperativ nicht zustande.

Bewertung der Methode
Die kältechirurgische Behandlung des Prostataadenoms stellt für Höchstrisikopatienten eine Bereicherung unserer operativen Möglichkeiten dar. Je besser der Ausbildungsstand in transurethraler Resektionstechnik, desto geringer wird der Prozentsatz sein, der für diese neue Methode in Frage kommt (im nicht selektionierten Patientenkreis etwa 5–10%). Die Operationsbelastung ist minimal, die Gefahr neuerlicher Harnretention gering. Die Erfolgsquote liegt seit 13 Jahren unverändert bei fast 80%.

Literatur

Haschek H, Dworschak W (1977) Ten years experience of cryosurgery with prostate adenoma (Critical analysis). Actas del III. Congresso International de Criocirurgica, Valencia (Espana) 27.–29. Octobre 1977, p 206–210. – Haschek H (1975) Die operative Behandlung des Prostataadenoms. Wien Klin Wochenschr 90:181–184. – Lutzeyer W, Lymberopoulos S (1977) Kältechirurgie im urologischen Bereich. Arbeitsbericht im Auftrag der Deutschen Forschungsgemeinschaft. Boldt, Boppard. – Nagel R, Marquardt H (1976) Late results following cryosurgery of the prostate in 111 high-risk patients. Eur Urol 2:79–81. – Rigondet G, Dubernard P (1978) La Cryochirurgie en Urologie. Lyon Méditerrane Médical 14:1951–1965

Prof. Dr. H. Haschek
Abteilungsvorstand der Urolog. Abt.
der Wiener Allg. Poliklinik
Mariannengasse 10, A-Wien IX

Verhandlungsbericht der Deutschen Gesellschaft
für Urologie, 31. Tagung (1979), 99/100

Die Kryokaustik der Prostata

A.J. Keller, D. Völter, G.E. Schubert

Die Kryokaustik stellt eine Weiterentwicklung der konventionellen Kältechirurgie des Prostataadenoms beim Risikopatienten dar. Es handelt sich um ein palliatives Operationsverfahren, bei dem im Anschluß an extreme Kälteeinwirkung das Gewebe der Pars prostatica kurzfristig hoch erhitzt wird. Der Eingriff wird ohne Anästhesie bei leichter Sedierung des Patienten durchgeführt. Zur Kälteerzeugung dient flüssiger Stickstoff, der in einem Wärmeaustauscher an der Spitze der teflonbeschichteten Kryokaustiksonde versprüht wird. Ein eingebautes Heizelement ermöglicht eine stufenlose Erhitzung der Kühlkammer auf 200°.

Im Durchschnitt wird etwa 4 Min bei minus 180° vereist, anschließend wird das Gewebe 1 Min lang bei plus 200° verkocht. Wegen der bestehenden Kälteanästhesie verspüren die Patienten keinen Schmerz.

Im Tierexperiment behandelten wir sechs Rüden mit reiner Kältechirurgie und sechs Rüden mit Kryokaustik. Nach Kryokaustik findet sich ein periurethraler weißlicher Ring, der dem durch Hitze zerstörten und verkochten Gewebe entspricht. Gefäße in diesem Bereich sind mit verkochten Erythrozyten und koaguliertem Eiweiß angefüllt. Erst in tieferen Schichten finden sich die für die eigentliche Kryonekrose typischen interstitiellen Gewebsblutungen. Die Abstoßung der Nekrosen nach Kryokaustik beginnt ab dem zweiten Tag.

Wir behandelten seit 1975 136 Risikopatienten. Der Altersgipfel lag bei 87 Jahren. 85% der Patienten hatten bereits präoperativ einen Harnwegsinfekt. Das Operationsergebnis wurde mit „gut" bewertet, wenn der Uroflow 20 ml pro Sekunde erreichte und kein Restharn vorlag. Ein Uroflow von 15 bis 20 ml pro Sekunde sowie ein Restharn bis 100 ml wurde als „befriedigendes" Ergebnis eingestuft. Lag der Uroflow bei 10 bis 15 ml pro Sekunde, bei Restharnmengen über 100 ml, wurde das Operationsergebnis mit „schlecht" bewertet.

Sechs Wochen nach dem Eingriff wiesen 120 Patienten ein gutes und sieben Patienten ein befriedigendes Ergebnis auf. Bei neun Patienten lagen die Restharnwerte über 100 ml.

18 Monate nach dem Eingriff konnten 117 Patienten nachuntersucht werden. 19 waren inzwischen an ihrer Grundkrankheit verstorben. Eine restharnfreie Miktion war bei 93 dieser Patienten vorhanden. 15 Patienten hatten immerhin noch ein befriedigendes Ergebnis. Neun Patienten mußten mit einem Dauerkatheter versorgt werden.

Der Prozentsatz der Harnwegsinfekte stieg in den ersten sechs postoperativen Monaten zunächst auf 91% an, fiel aber deutlich gegen Ende des ersten Jahres auf 52% ab. Nach 18 Monaten hatten noch 38% der Patienten trotz subjektiver Beschwerdefreiheit einen infizierten Urin.

Kaustikbedingte Verletzungen von distaler Urethra, Blase und Rektum sind bisher nicht aufgetreten. Wir führen dies auf die gute Isolation der Sonde zurück. Eine Epididymitis trat in fünf Fällen, eine Urethrastriktur bei drei Patienten auf. Blasensteine mußten bei sechs Patienten instrumentell entfernt werden. Auffällig war das Fehlen von postoperativen Früh- und Spätblutungen.

Nach unseren bisherigen klinischen Erfahrungen und gestützt auf unsere tierexperimentellen Erkenntnisse sehen wir folgende Vorteile der Kryokaustik gegenüber der konventionellen Kältechirurgie:

1. Die Ausdehnung des nekrotisierten Bezirks ist größer.
2. Regenerationsprozesse innerhalb des nekrotisierten Drüsenbereichs werden unterdrückt.
3. Die Nekrosenabstoßung beginnt ab dem zweiten Tag.
4. Postoperative Früh- und Spätblutungen werden verhindert.
5. Der postoperative Krankenhausaufenthalt

kann auf ein bis zwei Tage verkürzt werden.

Die Kryokaustik ist naturgemäß den Standardmethoden der operativen Behandlung des Prostata-Adenoms unterlegen. Die Anwendung des Verfahrens ist nur indiziert, wenn aus anästhesiologischen Gründen oder wegen der Schwere des meist internistischen Grundleidens weder eine TUR noch eine transvesikale Prostatektomie durchführbar ist. Trotzdem stellt die Kryokaustik nach unserer Meinung eine wichtige Bereicherung der urologischen Operationspalette dar, weil dadurch körperlich hinfällige, aber geistig klare Kranke gefahrlos und mit gutem Operationsergebnis von ihrem lästigen Dauerkatheter befreit werden können.

Literatur

1. Lutzeyer W, Lymberopoulos S (1977) Kältechirurgie im urologischen Bereich. Boldt, Boppard. – 2. Reuter HJ (1979) Atlas der urologischen Endoskopie. Thieme, Stuttgart. – 3. Keller AJ, Völter D (1977) Actas del III Congreso Int. de Criocirurgica. Valencia, Tipografia Artistia Puertes. – 4. Keller AJ, Völter D (1977) Urol Res 7,1:29. – 5. Keller AJ, Völter D (1978) Scand J Urol Nephrol Suppl 48. – 6. Keller AJ, Völter D, Schubert GE (1980) Urology 15:548

Dr. med. A.J. Keller
St. Trudpert Krankenhaus, Urologische Abteilung
Wolfsbergallee 50, D-7530 Pforzheim

Verhandlungsbericht der Deutschen Gesellschaft für Urologie, 31. Tagung (1979), 101-104

Experimentelle Grundlagen und klinische Ergebnisse der transurethralen lokalen Hochfrequenzhyperthermie beim Harnblasenkarzinom

R. Harzmann, K.-H. Bichler, E. Altenähr, G. Flachenecker, K. Fastenmeier

Publikationen aus dem Bereich der experimentellen Onkologie haben in jüngster Zeit die differente Thermosensibilität von Normal- und Tumorgewebe nachgewiesen. Versuche, dieses Phänomen therapeutisch zu nutzen, erfolgten in Form der Ganzkörper-Hyperthermie und der lokalen Überwärmung. Während die Ganzkörperhyperthermie kontrovers ist, konnte die Effektivität der lokalen Hyperthermie experimentell wie klinisch belegt werden. So sind bis heute die Ergebnisse der hyperthermen arteriellen Perfusion denen aller anderen Behandlungsverfahren des malignen Melanoms überlegen [2].

Beim Harnblasenkarzinom wurde eine lokale Hyperthermie in Form der hyperthermen Perfusion des Harnblasenlumens mit oder ohne zusätzliche Therapie klinisch bereits mehrfach angewandt [5,6]. Die Behandlungsbedingungen sind uneinheitlich, die Ergebnisse widersprüchlich. Da Untersuchungen an Experimentaltumoren fehlen, wurde in dieser Studie untersucht:

Welche Verfahren der Wärmeinduktion und -messung zweckmäßig sind,
welches Dosis-Zeit-Optimum besteht,
was die lokale Hyperthermie am tumorfreien Urothel und an Experimentaltumoren der Harnblase bewirkt und
ob tierexperimentelle Befunde die klinische Anwendung rechtfertigen.

Methodik

In Vorversuchen wurde der wärmeinduzierende Effekt von Ultraschall, hyperthermer Spülwasserzirkulation und Mikrowelle untersucht und aufgrund eines inhomogenen Wärmeprofils für ungeeignet befunden.

Phantomversuche im elektrolytischen Trog mit Nachbildung der menschlichen Harnblasenregion und Simulierung der natürlichen Leitfähigkeit von Körpergeweben wiesen Strom des Langwellenbereiches (500 KHz, 1000 m Wellenlänge gemessenen Luft) als geeignete Energiequelle mit guter Thermopenetration auf. Die perkutane Anwendung führte zu Hautverbrennungen und wurde daher nicht weiter verfolgt. Demgegenüber erwies sich die Anwendung einer aktiven, transurethral einführbaren Innenelektrode [1] bei Füllung der Harnblase mit 0,7% NaCl entsprechend der spezifischen elektrischen Leitfähigkeit von Muskulatur (3,5 mS pro cm) als geeignetes Verfahren für die homogene lokale Erwärmung der Harnblasenwandstrukturen. Vorversuche ergaben als zweckmäßige Dosis-Zeit-Kombination 43 °C/30 Min.

20 tumorfreie Kaninchenharnblasen wurden über eine transurethral einführbare, teflonisolierte 11 Charr. Elektrode nach Applikation einer dispersiven gürtelförmigen Unterbauchelektrode lokal hyperthermiert. Die Temperaturmessungen erfolgten kontinuierlich über miniaturisierte teflonisolierte Thermoelemente in Harnblasenlumen, der Haut ventral und dorsal der Harnblase, im Rektum und an der vorderen Thoraxwand.

66 Kaninchen mit einem in die Harnblasenwand transplantierten Brown-Pearce-Karzinom [3] wurden ebenfalls 30 Min lang mit Wandtemperaturen von 43 °C hyperthermiert. Die Ergebnisse der Behandlung wurden hinsichtlich Tumorgröße, Metastasenhäufigkeit und Überlebenszeit Spontanverläufen von 40 unbehandelten Brown-Pearce-Karzinomen der Harnblase gegenübergestellt. Tumorgewebe von weiteren 20 Kaninchen wurde sieben Tage nach lokaler in Vivo-Hyperthermie entnommen und 59 Tieren in die Harnblasenwand transplantiert. Überlebenszeit und Angehrate bei diesen Tieren wurden mit den Daten von 40 Tumor-Transplantat-Kontrollen verglichen. Bei sechs Tieren wurden über in den Tumor implantierte Thermoelemente die Temperaturen unter Hochfrequenzeinstrahlung im Vergleich mit denen der Nachbarstrukturen gemessen.

Da das Brown-Pearce-Karzinom wegen der Neigung zu Spontannekrosen für histologische Aussagen zum Wärmeeffekt Probleme bietet, wurden weitere Untersuchungen an tumorfreien Hundeharnblasen (n = 4) und an chemisch sowie über Pellets induzierten invasiven Harnblasenkarzinomen des Hundes [5] durchgeführt (n = 6). Die Behandlung erfolgte über eine optisch kontrollierbare 19 Charr. Elektrode mit Teflonisolierung von Instrumentenschaft und -spitze (Abb. 1). Unter Sicht in das Harnblasenlumen und die Harnblasenwand vorgeführte Thermoelemente gewährleisteten die Wärmemessung und -regulierung.

Ergebnisse

Tumorfreie Kaninchenharnblasen zeigten als passagere Hyperthermiefolge ein generalisiertes Schleimhautödem, histologisch charakterisiert durch intraurotheliale Blasenbildung. Bleibende

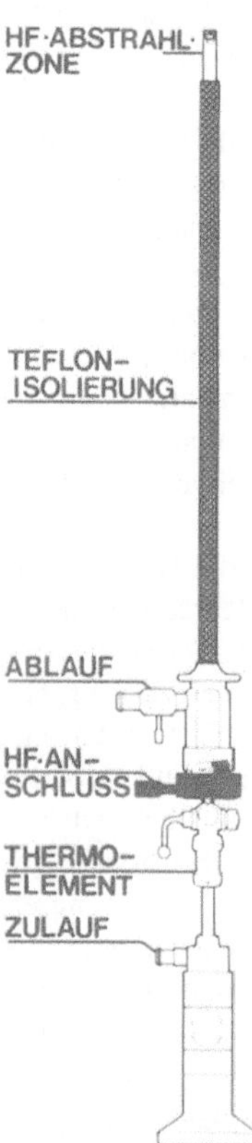

Abb. 1. Schematische Darstellung des Instrumentariums für die endoskopisch kontrollierbare lokale transurethrale Hochfrequenzhyperthermie beim Hund

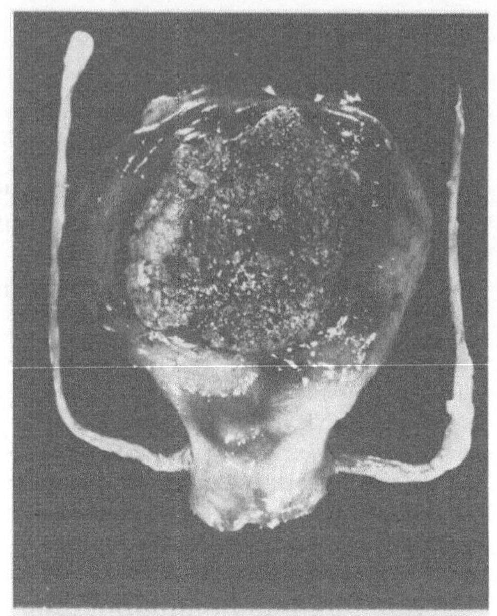

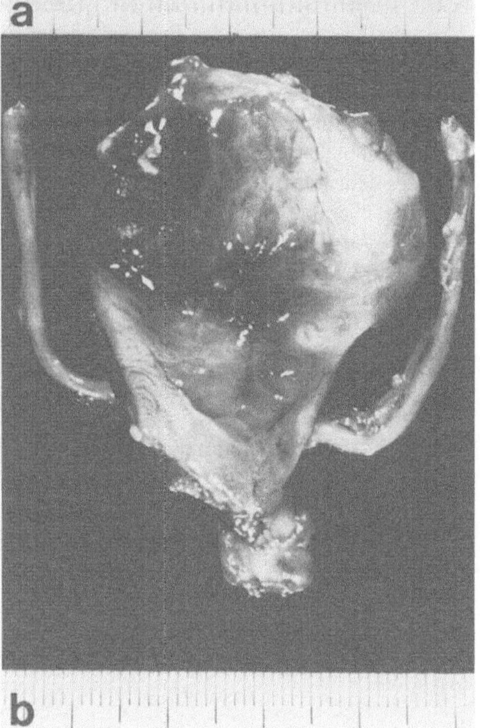

Abb. 2. Brown-Pearce-Karzinom der Kaninchenharnblase: (a) unbehandelt, (b) 28 Tage nach transurethraler lokaler Hochfrequenzhyperthermie. Reduktion des Tumorvolumens.

Nebenwirkungen der Therapie wurden an 20 Zystektomiepräparaten nicht festgestellt. Identische Befunde zeigte die tumorfreie Hundeharnblase nach Hyperthermie.

Hyperthermierte Brown-Pearce-Karzinome der Kaninchenharnblase waren kleiner als unbehandelte Kontrolltumoren und zeigten als Frühveränderung auf den Tumor beschränkte ausgedehnte haemorrhagische Nekrosen (Abb. 2). Behandelte Tiere hatten seltener Lymphknoten-, Leber- und Peritonealmetastasen (0–2,8%) als unbehandelte Tumortiere (17,2–25,8%) bei längeren Überlebenszeiten (81,7 gegenüber 35,1 Tage). Die Angehrate von Transplantaten aus hyperthermierten Tumoren betrug 10% gegenüber 94,5% bei Verwendung unbehandelten Tumormaterials. Die Überlebenszeit von Empfängern hyperthermierter Tumoren lag mit 118,4 Tagen deutlich über der der Tiere, denen unbehandeltes Tumormaterial transplantiert worden war (35,1 Tage). Temperaturmessungen im Tumor ergaben unter Hochfrequenzeinstrahlung eine thermische Aufladung des Tumors gegenüber seiner Umgebung (Tabelle 1).

Bei identischen makroskopischen Veränderungen zeigten invasive Urothelharnblasenkarzinome des Hundes sieben Tage nach der Behandlung im histologischen Befund auf den Tumor begrenzte subtotale Tumornekrosen. Spätere Verlaufskontrollen ergaben ausgedehnte Stromahyalinosen als Ausdruck des bindegewebigen Umbaus des Tumors. Dauerhafte Nebenwirkungen der Therapie wurden an der tumorfreien Hundeharnblase nicht festgestellt.

Tabelle 1. Temperaturverhalten während der transurethralen lokalen Hochfrequenzhyperthermie des Brown-Pearce-Karzinoms der Kaninchenharnblase: thermische Aufladung des Tumors

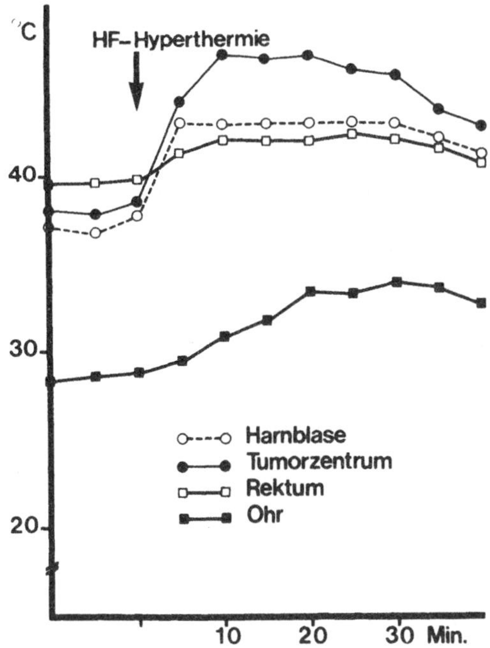

Klinik

Ausgehend von den experimentellen Erfahrungen und den Literaturangaben zur lokalen Hyperthermie wurden innerhalb eines Beobachtungszeitraumes von zwei Jahren 32 Patienten (21 Männer und 11 Frauen) mit fortgeschrittenen, lokal- oder allgemein inoperablen, entdifferenzierten Harnblasenkarzinomen mit der transurethralen lokalen Hochfrequenzhyperthermie in Lokalanästhesie behandelt. Das Alter der Patienten betrug 56–82 Jahre. In 28 Fällen erfolgten im Anschluß an die Hyperthermie (3mal 43 °C/60 Min) nach Tumorverkleinerung Resektion und Strahlentherapie in typischer Weise.

Bioptische Kontrollen des tumorfreien Urothels ergaben das bekannte Bild der passageren intraurothelialen Blasenbildung. Frühveränderungen im Tumor waren Gruppenzellnekrosen, 14 Tage nach der Behandlung wurden insbesondere beim anaplastischen Karzinom ausgedehnte, allerdings subtotale Tumornekrosen gefunden. Korrespondierend mit den histologischen Spätveränderungen der Experimentaltumoren der Hundeharnblase fanden sich beginnend mit dem 28. posttherapeutischen Tag Stromahyalinosen als charakteristischer Spätbefund (Abb. 3). Eine vollständige Tumorbeseitigung durch die alleinige Hyperthermie wurde nicht festgestellt.

Diskussion

Ausgehend von Phantomversuchen wurde für die lokale Hyperthermie beim Harnblasenkarzinom die transurethrale Einstrahlung von Strom des Langwellenbereiches mit nachfolgender homogener Überwärmung der Harnblasenwandstrukturen entwickelt. Die hiermit induzierte lokale Hyperthermie führte an der gesunden Harnblase des Kaninchens und des Hundes zu lediglich passageren Nebenwirkungen. Demgegenüber war die tumorbezogene Wärmewirkung konstant und in Form von haemorrhagischen Tumornekrosen, Tumorvolumenreduktion, Ver-

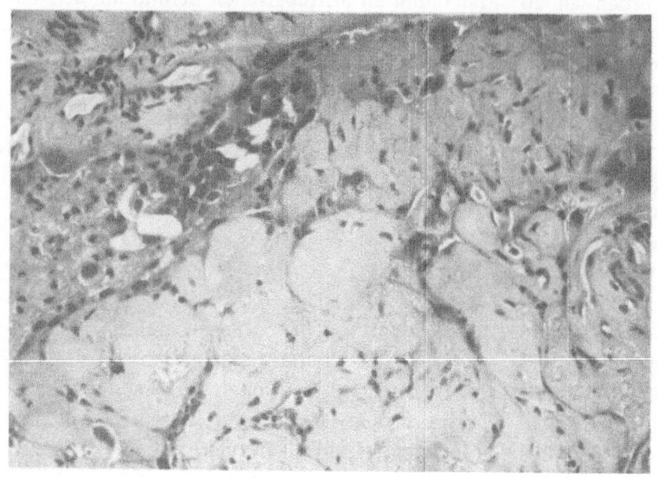

Abb. 3. Zustand 35 Tage nach transurethraler lokaler Hochfrequenzhyperthermie beim Harnblasenkarzinom (T3G3-Urothelkarzinom): Stromahyalinose

längerung der Überlebenszeit sowie - verglichen mit unbehandelten Kontrolltumoren - geringerer Metastasenhäufigkeit reproduzierbar nachzuweisen. Die nur beim Hundeharnblasenkarzinom exakt zu erfassenden histologischen Veränderungen bestanden in ausgedehnten Nekrosen, die selektiv im Tumor, nicht aber im gesunden Urothel benachbarter Harnblasenwandabschnitte zu beobachten waren.

In der Literatur vorgegebene Informationen und die Ergebnisse der Tierversuche führten zur klinischen Anwendung dieses neuen Therapieverfahrens. Die Resultate der bisherigen Kontrolluntersuchungen sind ermutigend, zeigen aber, daß Effekte der lokalen Hyperthermie nur beim entdifferenzierten Karzinom zu erwarten sind. Als Monotherapie durchgeführt sind palliative Tumoreffekte, nicht aber eine vollständige Tumorbeseitigung festzustellen.

Ausgehend von der inzwischen, insbesondere im angloamerikanischen Bereich, umfangreichen Literatur zur experimentell und klinisch angewandten lokalen Hyperthermie zeichnen sich allgemeinonkologisch Ergebnisverbesserungen durch Kombinationen von lokaler Hyperthermie und Strahlen-oder Chemo-Therapie ab. So wird an mehreren amerikanischen radiotherapeutischen Zentren die Hyperthermie bereits als Strahlensensitizer verwandt, da die Strahlenwirkung insbesondere euoxische, die Hyperthermie jedoch überwiegend anoxische Tumoranteile trifft.

Weitere Untersuchungen betreffen die Frage der Kombinierbarkeit dieser Behandlungsverfahren.

Literatur

1. Bichler K-H, Harzmann R, Gericke D, Altenähr E, Dietzel F (1978) Tierexperimentelle und klinische Anwendung der lokalen Hochfrequenz-Hyperthermie bei Karzinomen der Harnblase. Verh. Dtsch. Ges. Urol. 29:110-113. - 2. Giovanella BC, Morgan AC, Stehlin JS, Williams LJ (1973) Selective lethal effect of supranormal temperatures on mouse sarcoma cells. Cancer Res 33:2568-2578. - 3. Harzmann R, Gericke D, Bichler K-H, Altenähr E (im Druck) A transplantable tumor of the urinary bladder in rabbits. Invest Urol. - 4. Harzmann R, Gericke D, Altenähr E, Bichler K-H (im Druck) Induction of a transplantable urinary bladder carcinoma in dogs. Invest Urol. - 5. Kubota Y, Nishimura R, Takai S, Fukushima S (1978) Hyperthermic treatment of the bladder cancer. Nippon Gan Chiryo Gakkai Shi 13:394-405. - 6. Nakamura Y (1979) Hyperthermic treatment for the bladder tumor. Nippon Hinyokika Gakkai Zasshi 70:410-422

Priv.-Doz. Dr. med. R. Harzmann
Abteilung für Urologie
der Universität Tübingen
Calwer Str. 7
7400 Tübingen

Verhandlungsbericht der Deutschen Gesellschaft
für Urologie, 31. Tagung (1979), 105–108

Diskussion zu den Vorträgen: Seite 77 bis 104
Neue endoskopische Techniken

Moderatoren: Mauermayer, W., München, Marberger, H., Innsbruck und Flachenecker, G., München

Mauermayer, W., München: Ich bitte um Diskussionsmeldungen.

Konn, Dortmund: Wir können die Erfahrungen des Referenten bestätigen und insofern erweitern, daß wir ein Instrument der Fa. Wolf benutzen, ein Rundspülurethrotom. Wir haben damit in den letzten acht Wochen zwölf Patienten urethrotomiert und das lästige Problem der Luftblasenbildung vor der Optik trat nicht mehr auf.

Mauermayer, W., München: Vielen Dank! Wer möchte noch zu diesem Komplex sprechen, auch zur Modifikation von Herrn Kelâmi. Herr Rothauge bitte.

Rothauge, C.F., Giessen: Ich glaube, wenn wir uns daran erinnern, daß Herr Bülow seine Harnröhrenstrikturen dadurch erzeugt hat, daß er einfach in der Harnröhre koaguliert hat, dann kann man unschwer das Schicksal des von Herrn Kelâmi angegebenen Verfahrens voraussehen. Es könnte sich möglicherweise um ein Verfahren zur Erzeugung und nicht zur Beseitigung von Harnröhrenstrikturen handeln, und ich bedauere es außerordentlich, daß Herr Kelâmi hier seine Ergebnisse nicht mitgeteilt hat.

Kelâmi, A., Berlin: Herr Rothauge, vielen Dank für Ihre freundlichen Worte, aber das ist ja alles bekannt. Ich will ja nicht die Harnröhrenstriktur insgesamt koagulieren. Die Idee ist ja auch nicht von mir, ich habe Herrn Sachse ja zitiert. Ich habe lediglich das Messer modifiziert, damit man nicht extra etwas einführen muß, und was Sie koagulieren sollten, ist nur die arterielle Blutung punktuell, nur die Stelle. Schluß aus! Keine venösen Blutungen, nichts weiter. Sie müssen's ja nicht tun, aber das ist halt die Tatsache. Vielleicht sollte Herr Sachse noch dazu Stellung nehmen.

Sachse, H., Nürnberg: An sich soll man möglichst ohne Koagulation auskommen. Venöse Blutungen stehen gewöhnlich von selbst, und wenn nicht, dann könnte man einen großkalibrigen Katheter einlegen. Insofern stimme ich Ihnen zu. Natürlich mit der Knopfsonde sind wir bis jetzt immer gut zu Rande gekommen. Vor allen Dingen, wenn eine Koagulation oben bei 1^{00} oder 11^{00} notwendig ist, kommt man dann vielleicht mit einer Knopfsonde besser hin. Wenn ich sonst insgesamt zu dem Spülsystem etwas sagen darf. Die Idee von Herrn Korth ist sicher gut. Wir haben da zwar bis jetzt keine Notwendigkeit darin gesehen. Aber ich kann mir vorstellen, bei der kompletten Striktur bringt die Dauerspülung etwas. Natürlich soll man kein Urteil abgeben über ein Instrument, das man nicht kennt. Ich kenne das Spülurethrotom nur von Storz, und das ist sicherlich genausogut wie das andere. Aber vor einem möchte ich warnen, deswegen spreche ich hier noch einmal dazu. Obwohl man annimmt, daß kein erhöhter Spüldruck auftritt, würde ich dringend davor warnen, eine nicht-isotone Lösung zu verwenden. Denn wir wissen von dem Spülresektoskop: es kann immer einmal dazu kommen, ohne daß der Operateur es merkt, daß die Abflußöffnungen sich verlegen, und dann ist es passiert. Und ich muß Ihnen gestehen, daß ein Todesfall, nicht aus unserer Klinik, sondern aus einer anderen Klinik, berichtet worden ist. Der Kollege hatte bei einer relativ kleinen Striktur Wasser benützt, und es kam zu einem TUR-Syndrom mit Crush-Niere und Exitus. Also ich bitte, diesen Hinweis, immer isotone Lösungen zu verwenden, auch hier ernst zu nehmen. Danke schön!

Mauermayer, W., München: Vielen Dank, Herr Sachse. Der zweite Hans, Hans Marberger, möchte, glaube ich, noch etwas Salz in die Suppe streuen.

Marberger, H., Innsbruck: Ich wollte nur sagen, daß Arterien, die bei der Urethrotomie spritzen, außerhalb der Buckschen Faszie zur Harnröhre, zum Corpus spongiosum urethrae, laufen, also in eine Gegend, in der man bei der Urethrotomie nicht schneiden sollte. Herr Sachse, so ist es doch? Zweitens, sollte man die Schorfbildung, also jedes Brennen, hier vermeiden, weil dies nur zur Narbenbildung, zu einer Restrikturierung führen muß. Das Zweite, was Herr Sachse gesagt hat, möchte ich noch einmal unterstreichen, und zwar soll man in das Venensystem nicht Wasser hineinspritzen, wenn es nicht unbedingt sein muß, weil das eine Hypernatriämie und schwerste Allgemeinkomplikationen nach sich zieht. Also alle Instrumente mit einer Dauerspülung und einem unsicheren Rückflußsystem sind gefährlich. Man soll sie, wenn es nicht sein muß, nicht verwenden.

Mauermayer, W., München: Wollen wir über die Laser-Urethrotomie nochmal diskutieren? Wir haben das in Essen ja ausführlichst getan, und ich glaube, wir sollten die Spätresultate erwarten. Oder will jemand noch dazu sprechen? Ich sehe niemanden. Zu Herrn Bergmann wollte ich etwas sagen und wollte ihm einen Vorschlag machen. Obwohl ich nicht ganz ungeschickt bin in technischen Dingen, und obwohl ich mich sehr bemüht habe, das zu kapieren. Wäre es nicht möglich, einmal über diese Methode einen Film zu drehen? Ich glaube, es geht vielen Kollegen so, daß sie gewisse Schwierigkeiten haben, das zu kapieren. Sein Fall, den er demonstriert hat, ist sehr eindrucksvoll. Und ich meine, wahrscheinlich ist es so, daß man es nur kann, wenn man es mit unerhörter Geduld und Geschick probiert. Möchte jemand dazu etwas sagen? Zur Naht der Urethra auf endoskopischem Weg?

Marberger, H., Innsbruck: Ich möchte, daß man die Technik noch einmal zeigt, wir haben's nicht verstanden.

Mauermayer, W., München: Ich meine,dazu reicht die Zeit nicht. Ich glaube, wir sollten wirklich für den Berliner Kongreß bei den freien Themen oder beim Filmprogramm ihn bitten, daß er einen wirklich allgemein verständlichen Film macht. Ich glaub's ja, daß es wirklich gut geht, ich habe mich echt am Stand der Firma bemüht, es zu kapieren. Aber ich habe irgendwie Schwierigkeiten gehabt. Wir wollen über die Teflon-Injektionen sprechen. Gibt's allgemein etwas dazu zu sagen? Gibt's Kollegen mit großen ausgedehnten Erfahrungsserien? Wer hat denn Erfahrungen mit großen Serien? Hans, Du?

Sachse, H., Nürnberg: Uns ist immer die Plombe wieder herausgerutscht, muß ich ehrlich sagen. Es gab also diese submuköse Blase, die wir auch hübsch gesehen hatten hier. Aber ich konnte auch beobachten, wie dann, wenn ich mit dem Urethroskop zurückgegangen bin, diese Paste sich rausgedrückt hat. Aber bitte, ich hab nur einzelne Fälle. Herr Heer hat eigentlich die größte Erfahrung und war auch meines Wissens derjenige, der vor vielen Jahren darüber publiziert hat. Ist er hier. Da ist er ja!

Mauermayer, W., München: Ja, da ist er ja, der große Meister aus Altötting. Da ist natürlich die schwarze Muttergottes in der Nähe.

Heer, H., Altötting: Wir haben diese Teflon-Injektion seit etwa fünf Jahren angewendet, und zwar ist es eigentlich nur eine Fortführung der Sklero-Therapie, wie wir sie bei Ihnen gelernt haben. – Nun, über „Kontinenzen spricht man nicht, die hat man", hat neulich einer zu mir gesagt. – Jetzt ist dieses Thema nun ein bißchen erläutert worden. – Die Inkontinenz geht einher mit dem Ausbildungsstand der Resekteure auf unserem Sektor. Von der gynäkologischen Seite kriegen wir ja immer nur die Fälle, die die Gynäkologen operiert haben, und die dann auch inkontinent sind. Nun, wir haben sehr gute Erfolge. Ich meine, jetzt sind es wieder viel weniger geworden, weil wir uns sehr viele Injektionen ersparen durch die Blasenmanometrie. Wir machen also keine Injektionen mehr ohne genaue Diagnostik. Ist es eine Streßinkontinenz, hat es eine gute Wirkung. Ist es eine Urge-Inkontinenz, kann man es nicht anwenden. Außerdem muß unbedingt gewährleistet sein, daß keine Harninfektion vorhanden ist. Die Infektion muß beherrscht sein. Es soll keine Striktur vorhanden sein. Dann gibt es sehr gute Erfolge. Bei den Frauen immerhin ungefähr noch 90% und bei Männern, je nachdem, wieweit die Schädigung des Sphincters ist, immerhin 20–25%.

Mauermayer, W., München: Vielen Dank, Herr Heer! Das ist anscheinend doch noch nicht ganz das Ei des Kolumbus, und wir sollten weitere Erfolge oder Mißerfolge abwarten. Wir wollen jetzt über die beiden neuen Instrumente sprechen, die Herr Jonas vorgestellt hat, das Stereoresektoskop und das Nephroureteroskop. Das Nephroureteroskop scheint mir eine Weiterentwicklung der Sommerkamp'schen Lumboskopie zu sein, ohne die Notwendigkeit zu inzidieren und ohne die Notwendigkeit, einen Spiegel zu benutzen. Ist das richtig, Herr Jonas?

Jonas, U., Mainz: Ja, Sie haben völlig recht. Es ist die Verbesserung oder die Weiterentwicklung des Sommerkamp'schen Gerätes, so daß es sich jetzt um ein geschlossenes endoskopisches Instrument handelt. Sommerkamp hat ja praktisch nur die offene Hülse, durch die er dann ähnlich wie bei der Rektoskopie mit dem Instrument manipulieren kann. Und darin sehen wir doch einen gewissen Vorteil.

Marberger, H., Innsbruck: Und einen Nachteil natürlich, weil's blind ist.

Jonas, U., Mainz: Was ist blind?

Marberger, H., Innsbruck: Na, Herr Sommerkamp hat einen Schnitt gemacht und gewußt, wo er das Instrument hinschiebt, während man das beim perkutanen Einführen des Endoskopes nicht weiß.

Jonas, U., Mainz: Ja, ich glaube, das kam natürlich in der Kürze nicht so klar heraus. Mit dem Troikart gehen wir nur durch die Muskulatur, und dann präparieren wir mit dieser Spreize.

Marberger, H., Innsbruck: Sieht man bei der Präparation etwas? Die erfolgt doch eigentlich auch blind!

Jonas, U., Mainz: Nein, das ist nicht blind. Man sieht durch die Spreizzange, und man arbeitet prograd nach vorne.

Marberger, H., Innsbruck: Weiß man denn, wo man dann hinkommt?

Jonas, U., Mainz: Ja, man weiß es genau.

Bischoff, W., Freiburg: Wir haben ja mit diesem Lumboskop von meinem Chef, Herrn Sommerkamp, einige Erfahrung sammeln können. Und wenn ich mich selbst erinnere, wenn ich mit dem Lumboskop gearbeitet habe, wie relativ schwierig das schon war, durch die Hülse zu präparieren, kann ich mir vorstellen, daß – wenn ich ohne eine Hülse einsteche und mich dann bis vor die Niere vorarbeiten muß, durch das Fett – das mit dem von Ihnen vorgestellten Instrument extrem schwierig sein muß.

Jonas, U., Mainz: Wir – das habe ich gesagt – insufflieren mit CO_2, und wir haben festgestellt, daß man relativ viel CO_2 braucht, um gewissermaßen ein Retropneumoperitoneum zu schaffen. Man präpariert zunächst. Bevor man mit dem Instrument überhaupt an den Tatort kommt, hebt man sich durch die Gasinsufflation die Gewebe etwas auseinander. Ich gebe Ihnen sicher recht, daß es sehr schwierig sein wird, als Sekundäreingriff, wo narbiges Gewebe sich befindet, mit diesem Instrument vorzugehen. Wir haben es bei diesen Patienten bisher nicht eingesetzt.

Marberger, H., Innsbruck: Herr Jonas, haben Sie mit dem CO_2 nie Schwierigkeiten gehabt?

Jonas, U., Mainz: In welcher Beziehung?

Marberger, H., Innsbruck: Gasembolie.

Jonas, U., Mainz: Bei CO_2, glaube ich, besteht die Gefahr nicht.

Marberger, H., Innsbruck: Gibt's sicher! Aber ich möchte wissen, ob Sie sie gesehen haben.

Jonas, U., Mainz: Nein.

Mauermayer, W., München: Hat jemand noch etwas zur Stereoresektoskopie zu sagen? Das ist, glaube ich, ein Instrument, das vorgestellt worden ist, und wo einfach die Zeit Spreu und Weizen trennen wird.

Marberger, H., Innsbruck: Darf ich dazu etwas sagen. Ich habe etliche tausend Resektionen ausgeführt. Aber ich habe einen schwachen Punkt, der liegt im linken oberen Quadranten, weil die Sehachse des linken Auges vom rechten verschieden ist. Ich habe mir immer gedacht, es wäre herrlich, wenn man jetzt grade sitzen, nur den Hobel drehen und mit zwei Augen schauen könnte. Dann würde ich diese Fehler, die ich links mache, nicht mehr machen. Nur müßte man das auch ausprobieren.

Mauermayer, W., München: Ich glaube, daß ich immer mit dem rechten Auge reseziere. Ich tu das natürlich im Unterbewußtsein, und ich kann das nicht sagen. Wahrscheinlich ist es das rechte. Aber ich glaube, wir sollten wirklich warten, was die Zeit bringt. Ob das ein echter Vorteil wird, und ob wir in Zukunft alle binokular operieren werden.

Marberger, H., Innsbruck: Was kostet das?

Mauermayer, W., München: Die Idee des binokularen Zystoskops ist natürlich alt. Im Caspar'schen Lehrbuch gibt es schon ein Stereozystoskop, und die Beschäftigung mit der alten Literatur bewahrt einen manchmal vor der Neuerfindung. (Gelächter!)

Jonas, U., Mainz: Ja, 1904, Jacobi! Das habe ich in einem Dia gezeigt.

Mauermayer, W., München: Ja, ich wollte nur sagen, das ist eine Idee aus der großen kreativen Zeit. – Ich wollte den Vortrag über die Fluoreszenzangiographie der Blase aufrufen und etwas dazu vielleicht selbst sagen. Es ist eigentlich mehr eine Frage. Es geht ja doch wohl zurück auf die Idee der Ultraviolettzystoskopie, die lange Zeit in Amerika sehr Mode war. Es gibt von Whitmore eine Reihe von Arbeiten, und bei der Herausgabe meines Handbuchs habe ich alle Amerikaner angeschrieben, die sich publizistisch mit dem Thema beschäftigt haben, und keiner wollte mir im Handbuch einen Artikel schreiben, weil das in Amerika schon gestorben ist. Aber vielleicht sind wir gescheiter wie die Amerikaner, und vielleicht könnte Herr Konrad etwas mehr dazu sagen. Hubert, Du wolltest was sagen!

Frohmüller, H., Würzburg: Darf ich dazu eine Frage stellen? Die Schwierigkeiten bei der Diagnostik des Carcinoma in situ sind ja bekannt. Wenn mit dieser Methode nun eine Möglichkeit bestünde, auch diese unter der Mukosa liegenden Tumoren, dieses Carcinoma in situ sicher zu erkennen und zu diagnostizieren, wäre das ein großer Vorteil.

Konrad, G., Homburg/Saar: Wir haben uns bisher auf die technische Realisierung des Problems konzentriert. Wir haben eine ganze Reihe von Patienten mit Fluoreszenzangiographie untersucht. Man sieht sehr schöne Strukturunterschiede zwischen den einzelnen tumorverdächtigen Bezirken. Man erkennt Bezirke, die man sonst endoskopisch nicht wahrgenommen hätte. Sie kommen mit der Fluoreszenzangiographie sehr deutlich heraus. Wir haben noch keine endgültige Aussage über die Fluoreszenzbefunde im Vergleich zur Histologie. Wir haben die Aufarbeitung der histologischen Präparate aus diesen Fluoreszenzbezirken noch nicht abgeschlossen.

Frohmüller, H., Würzburg: Darf ich noch einmal fragen, Herr Konrad? Das Carcinoma in situ ist ja nicht unbedingt gefäßreich. Liegen bei Ihnen schon definitive Erfahrungen vor?

Konrad, G., Homburg/Saar: Ja, wir haben auch Fluoreszenzbefunde, wo wir die Blasenschleimhaut sehr schön abgrenzen können, aber im Zentrum eine Aussparung übrigbleibt. Man kann also eine positive und negative Fluoreszenz primär unterscheiden.

Harzmann, R., Tübingen: Herr Konrad, ich teile Ihre zart angedeutete Euphorie in Sachen Fluoreszenzzystoskopie nicht so ganz, und zwar deswegen nicht, weil wir uns selbst mit dem Thema beschäftigt haben seit etwa einem Jahr und aufgrund unserer nicht sehr guten Erfahrungen der Ansicht waren, daß wir dies hier nicht vortragen. Ein Problem bei der Gefäßdarstellung mit diesem Fluoreszenzmittel ist ja das, was Sie auch gesagt haben, nämlich die schnelle Durchflutungszeit. Das bedingt aber, daß Sie zur Dokumentation Ihrer Befunde eine sehr hohe Blitzfolge haben, und das bedingt wieder – Sie können das in der Augenheilkunde sehr schön machen, aber in der Urologie ist das m. E. technisch nicht möglich –, es bedingt, daß Sie da technologische Innovationen machen, die Wärmeentwicklung usw. zu bremsen. Da habe ich Zweifel, ob das geht. Wir haben, weil das eben so schwierig ist, versucht, Fluoreszenzstoffe in die Harnblase zu instillieren und haben auch in einigen Fällen die Aufnahmen des Fluoreszenzstoffes in den Tumor gefunden. Aber es ist durchaus nicht so, daß man dadurch, wie Sie das hier darstellen, diese Tumoren so klar voneinander abgrenzen kann. Insbesondere besteht m. E. beim derzeitigen Stand nicht die Chance, wie von Professor Frohmüller angesprochen, das Carcinoma in situ abzugrenzen von normalem Urothel.

Mauermayer, W., München: Darf ich den nächsten Redner bitten, wir sind schon etwas über der Zeit, Herr Rothenberger!

Rothenberger, K., München: Auch wir haben Erfahrungen in der Fluoreszenzangiographie. Wir haben es über ein Jahr durchgeführt, und ich möchte einen wesentlichen Unterschied zur Fluoreszenzangiographie des Augenhintergrundes erwähnen. Die Gefäße des ZNS sind für das Natrium-Fluoreszein undurchlässig, d. h., die Gefäße werden venös und arteriell dargestellt. In allen anderen Körperregionen tritt das Natrium-Fluoreszein sehr rasch aus dem Gefäßsystem aus, und das Natrium-Fluoreszein tritt sofort in die Schleimhaut über, sicherlich dort schneller, wo eine stärkere Durchblutung ist. Die große Schwierigkeit ist die, ob man jemals wird unterscheiden können zwischen einer entzündlichen Reaktion und einer Neubildung. Das erscheint uns nach unseren bisherigen Erfahrungen zweifelhaft.

Mauermayer, W., München: Vielen Dank, Herr Rothenberger. Ich glaube, daß wir über die Kryochirurgie nicht mehr diskutieren müssen. Das ist ein Thema, über das wir schon oft und an vielen Orten gesprochen haben. Die Kryo-Kaustik ist auch schon mehrmals bei Kongressen vorgetragen worden. Ich persönlich bin sehr interessiert an der Gruppe Bichler-Flachenecker und würde gerne hören, ob sie auch in der Tiefe der Wand mit Thermoelementen die Temperatur gemessen haben. Denn die ganze Sache erscheint mir doch eine hochinteressante technische Innovation zu sein.

Harzmann, R., Tübingen: Ja, das läßt sich insofern beantworten, als wir Phantomuntersuchungen gemacht haben. Herr Professor Flachenecker hat sie durchgeführt. Vielleicht wäre es ganz vernünftig, wenn Herr Professor Flachenecker dazu Stellung nehmen würde. Wir haben aufgrund der Problematik, eben nicht eine Innenschichterwärmung zu machen, sondern die gesamte Harnblasenwand zu erfassen, ja verschiedene Verfahren untersucht: Ultraschall, Mikrowelle, 13,45 mHz beispielsweise, und die Dezimeterwelle ebenso, dazu die hypertherme Spülwasserzirkulation, die keine homogene Erwärmung ergibt, sondern einen Temperaturgradienten zwischen Harnblasenlumen und Harnblasenaußenwand.

Flachenecker, G., Neubiberg: Ich wollte Ihre Frage direkt beantworten, Herr Mauermayer. Wir versuchen, die Blase soweit wie möglich zu füllen, um ein möglichst homogenes Strömungsverhältnis in der Blasenwand zu bekommen. Und dann bekommen wir die möglichst homogene Erwärmung automatisch, ohne sie nachmessen zu müssen. Das ist also eines der Prinzipien, die wir dabei verwenden. Der zweite Punkt ist die Wahl der richtigen Leitfähigkeit der Blasenfüllung gegenüber der Leitfähigkeit der Blasenwand, und da hat Herr Harzmann einen Wert genannt, den wir als optimal ermittelt haben, eben im Phantomversuch.

Mauermayer, W., München: Ein sehr schönes Beispiel, wie Medizin und Technik zusammenarbeiten. Die Gruppe um Herrn Flachenecker hat ja wesentliche Beiträge zur Technologie in der Urologie geleistet. Meine sehr geehrten Damen und Herren! Wir haben die Themen durchdiskutiert. Erlauben Sie mir, daß ich als Präsident dieses Kongresses meiner großen Freude Ausdruck gebe, daß so viele Teilnehmer im Saal sind. Vielen Dank! Wir machen Pause.

Verhandlungsbericht der Deutschen Gesellschaft für Urologie, 31. Tagung (1979), 109–112

Die perkutane Nephrolitholapaxie

P. Alken, J.E. Altwein

Der operativen Nierensteinentfernung sind trotz verbesserter Operationstechniken Grenzen gesetzt. Ein alternatives und wenig belastendes Verfahren ist die perkutane Steinextraktion. Diese Technik stützt sich auf zwei Fakten:

1. Über einen Nephrostomiekanal können Nierensteine wie Blasensteine mechanisch oder mit dem Ultraschall-Lithotriptor zertrümmert und extrahiert werden;
2. die perkutane Nephrostomie, in Lokalanästhesie unter Ultraschall- oder Röntgenkontrolle durchgeführt, bietet Zugang zu Steinen beliebiger Lokalisation.

Anlaß, dieses Verfahren bei 20 Patienten zu wählen, waren:
- internistische Kontraindikationen zur Operation in sieben,
- Niereninsuffizienz oder Rezidivsteine in mehrfach voroperierten Nieren in zehn und
- Reststeine nach operativer Behandlung in drei Fällen.

Einzelnieren in neun und Ausgußsteine in zwölf Fällen kennzeichnen zusätzlich die Problematik dieses Krankengutes.

Elf Nieren waren bereits permanent oder temporär nephrostomiert, zehn Nieren wurden primär perkutan nephrostomiert.

Nach Aufbougierung des Nephrotomiekanals bis auf eine Größe, die die Passage des erforderlichen Instrumentes zuließ, konnten je acht Steine direkt oder nach Ultraschall-Lithotripsie extrahiert werden. Vier Steine wurden durch Spülung mit Renacedin über einen kleinkalibrigen Katheter aufgelöst. Ein im Ureterabgang fixierter Stein mußte operativ entfernt werden (Tabelle 1).

Tabelle 1. Perkutane Steinextraktion Technik 21 R.E.

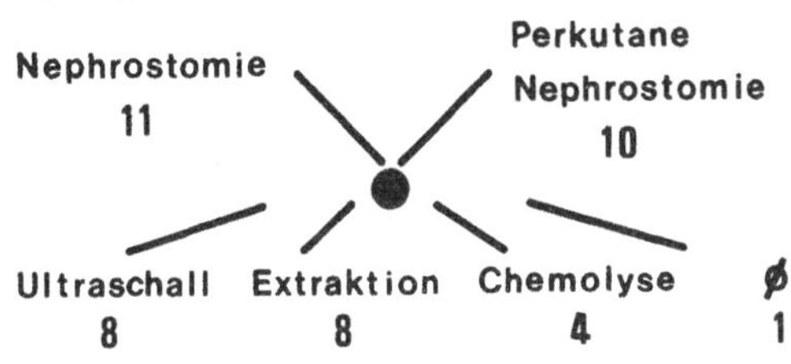

Einzige Komplikation war eine Blutung aus einem unzureichend aufbougierten Nephrostomiekanal. Der Stein wurde nach adäquater Bougierung in einer zweiten Sitzung entfernt.

Die an der Reststeinrate gemessenen besseren Ergebnisse nach primär perkutaner Nephrostomie (Tabelle 2) resultieren daraus, daß mit dieser Technik der Zugang zum Stein und zur optimalen Instrumentation im Hohlsystem frei und gezielt gewählt werden kann (Abb. 1a und b). Der Begriff Reststein ist aber insbesondere in der Gruppe der permanenten Nephrostomieträger, bei denen vorwiegend obstruierende Nierenbekkenausgußsteine entfernt wurden, nicht mit einem Mißerfolg gleichzusetzen, wenn das Ziel des Eingriffes, Beseitigung der Obstruktion, erreicht ist (Abb. 2a und b).

Tabelle 2. Perkutane Steinextraktion Ergebnisse n = 20

	Perkutane Nephrostomie	Nephrostomie
Steinfrei	8	6
Reststein	1	5

Die ersten mit dieser Technik gewonnenen Ergebnisse lassen erwarten, daß sich das Vorgehen mit einem speziell dafür entwickelten Instrumentarium zur planmäßigen Sanierung auch „operabler" Nierensteine ausbauen läßt.

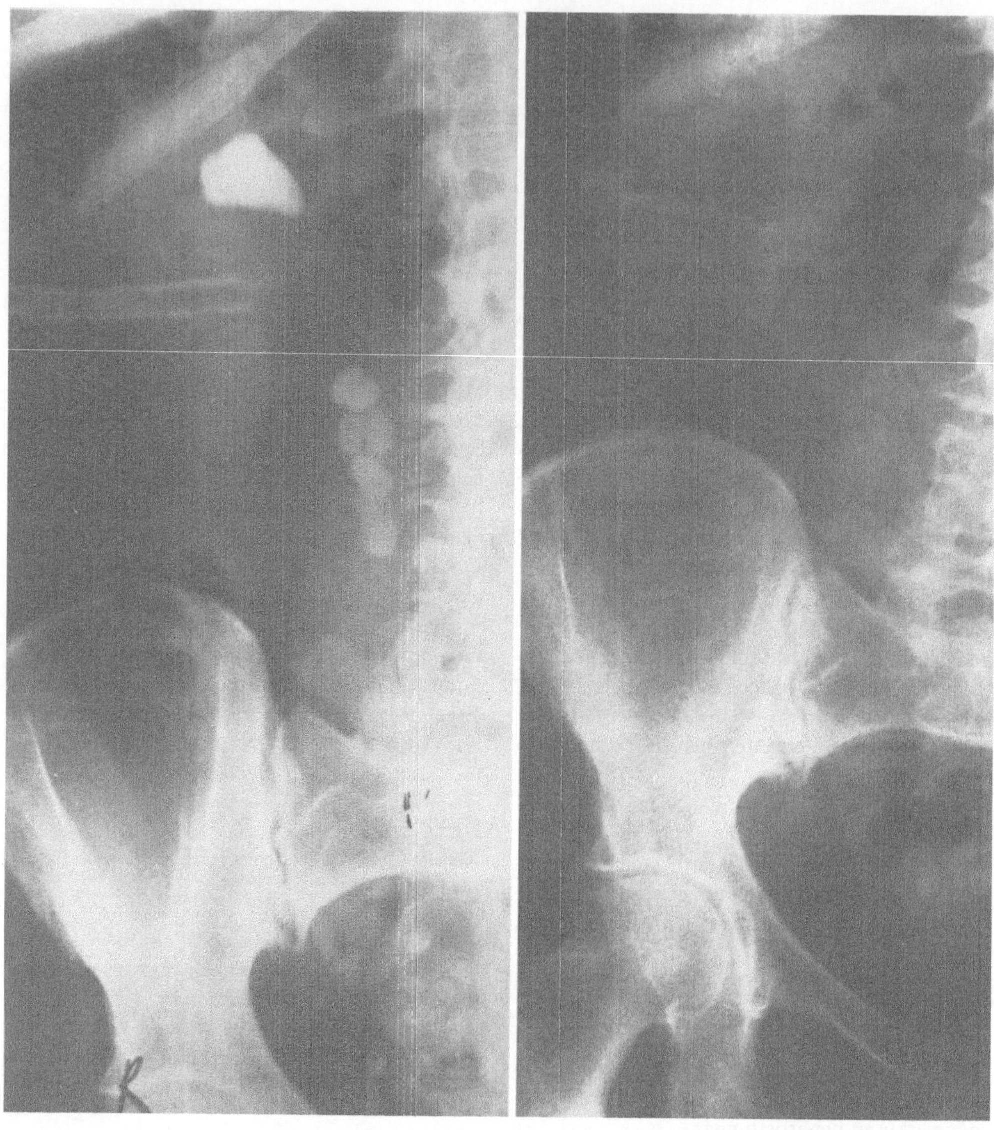

Abb. 1. Pat. S. K., 50 J., 160 cm, 120 kg/KG, Kreatinin 3,3 mg%, funktionelle Einzelniere. (a) Leeraufnahme mit Nierenbeckenausgußstein, Uretersteinen im oberen Drittel und prävesikal, Zustand nach perkutaner Nephrostomie und Bougierung des Kanals. (b) Zustand nach Ultraschall-Litholapaxie des Nierenbeckensteines und der hohen Uretersteine und Schlingenextraktion zweier nicht spontan abgehender prävesikaler Harnleitersteine. Kreatinin 2,1 mg%

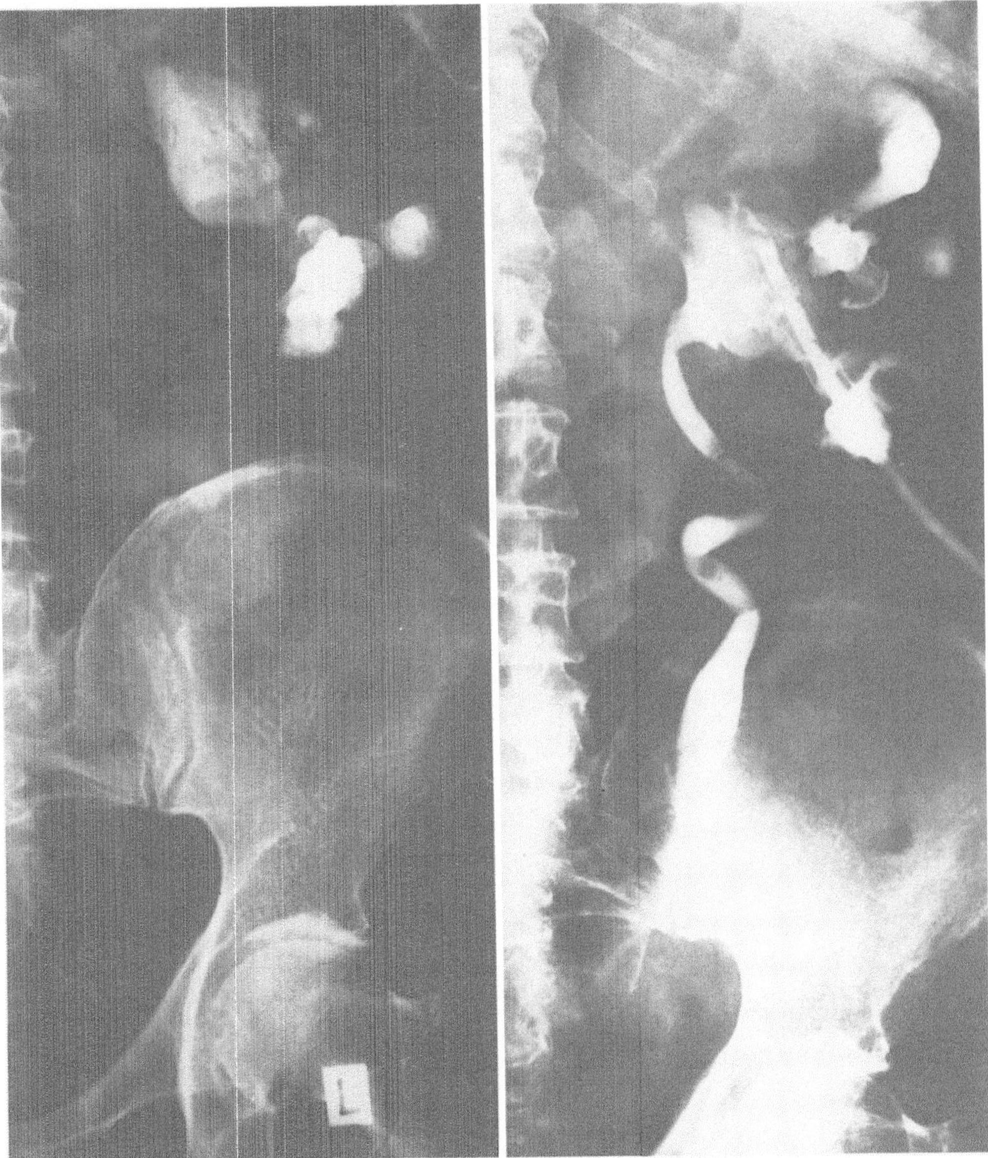

Abb. 2 a

Abb. 2. Pat. O. A., 62 J., Leeraufnahme und Fistelfüllung. (a) Seit zehn Jahren, primär wegen der Kelchsteine nephrostomierte, mehrfach voroperierte Einzelniere, Entwicklung eines Nierenbeckenausgußsteines, der den Nephrostomiewechsel unmöglich machte. (b) Leeraufnahme und Fistelfüllung nach Ultraschallzertrümmerung des Nierenbeckenausgußsteines

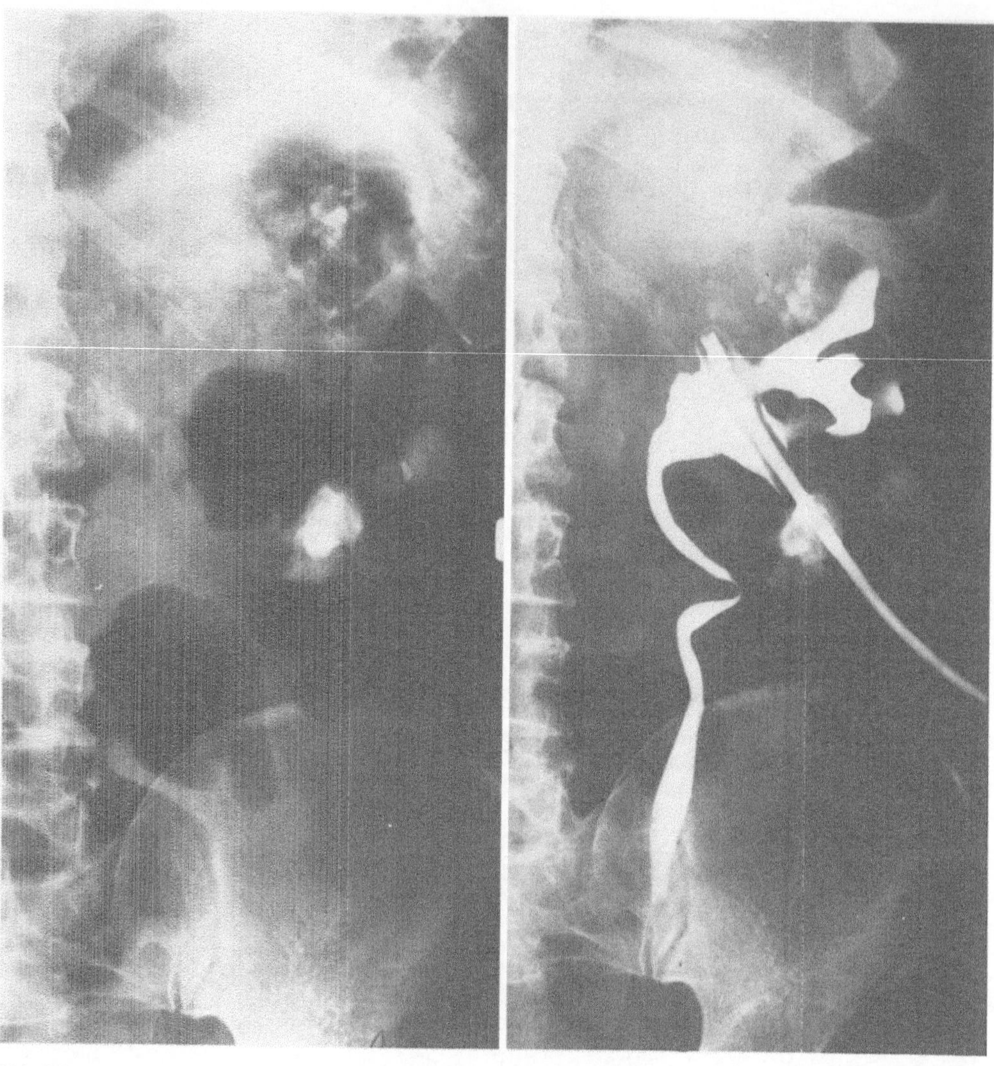

Abb. 2 b

P. Alken
Urologische Klinik der Universität Mainz
Langenbeckstr. 1
D-6500 Mainz

Verhandlungsbericht der Deutschen Gesellschaft
für Urologie, 31. Tagung (1979), 113/114

Die perkutane Pyeloskopie: Kelchsteinextraktion durch Nephrostoma

E. Schindler, H. Zöckler, D.E. Fröhlich

Die intraoperative Röntgenaufnahme dokumentiert nach Entfernung eines Ausgußsteines noch am sichersten die Steinfreiheit einer Niere, gefolgt von der Pyeloskopie in situ. Beide Maßnahmen können jedoch unvollkommen oder unmöglich sein, beispielsweise bei

1. schwersten Verwachsungen,
2. bedrohlichen Blutungen während des Eingriffs,
3. bei Durchführung der Operation unter notfallmäßigen Bedingungen während einer Sepsis,
4. zeitlicher Begrenzung des Eingriffs infolge schlechten Allgemeinzustandes des Patienten und
5. qualitativ nicht ausreichenden Röntgenbildern.

In solchen Fällen führen wir intraoperativ einen 20 Charrière Nephrostomiekatheter durch die untere Kelchgruppe, bei größeren Nierenbekkendefekten gleichzeitig eine 8 Charrière Harnleiterschiene. Finden sich bei der postoperativen Röntgenkontrolle im Bereich des Hohlsystems noch Kalkschatten, die von der Größe her extrahierbar erscheinen, wird der Fistelkanal sukzessive auf 24 Charrière aufgedehnt. Bereits nach 14 Tagen kann das Nierenbecken mit Hilfe eines normalen Zystoskops (20 Charrière) eingesehen werden: kleinere Konkremente können unter Sicht herausgespült oder mit der flexiblen Fremdkörperfaßzange - im Bedarfsfall erst zerkleinert - und extrahiert werden.

Einmal konnten wir sogar eine Zeiss'sche Schlinge in einen Kelch dirigieren und den Reststein so ins Nierenbecken luxieren. Engelking und Albrecht [1] berichten über gute Erfahrungen bei der Verwendung einer Dormia-Schlinge. Von Sachse [3] wird für den Eingriff ein eigens konstruierter „Steinfänger" angegeben. Matthiesen [2] berichtet über Steinentfernung durch die Nierenfistel mit dem Stone-Punch-Lithotriptor bzw. der kalten Elektroschlinge.

Wir wandten das beschriebene Verfahren bei insgesamt 16 Patienten, zwölf Frauen und vier Männern, an. Das Durchschnittsalter betrug 46,2 Jahre (30–70 Jahre). Es handelte sich ausnahmslos um Ausgußsteine, fünfmal um das erste bzw. zweite und dritte Rezidiv. Abgesehen von einem Zystinstein ergab die Analyse in allen anderen Fällen Phosphatmischsteine. Die intraoperativen Röntgenkontrollen hatten dreimal zur Diagnose Steinfreiheit veranlaßt; auch retrospektiv waren hier keine sicheren Konkremente zu erkennen. Einmal mußte wegen stärkerer Blutung auf weitere Röntgenaufnahmen verzichtet werden, in einem anderen Fall wurde eine septische Steinpyonephrose nachts ohne Möglichkeit einer radiologischen Kontrolle versorgt.

Bei sechs Patienten konnte noch vollständige Steinfreiheit erzielt werden, das sind 37,5%. Zweimal ließen sich die Konkremente nur teilweise entfernen, während bei der Hälfte der Fälle die perkutane Pyeloskopie ohne Erfolg blieb. Der Eingriff wird im Gegensatz zu anderen Autoren [1] von uns in Vollnarkose durchgeführt, da er sehr schmerzhaft sein kann. Er wird höchstens einmal wiederholt, die Suche nach dem Konkrement begrenzen wir auf eine Stunde. Wir sahen lediglich anfangs einmal bei Anwendung der starren Faßzange [1] eine stärkere venöse Blutung, die jedoch durch einen verschlossenen Fistelkatheter tamponiert werden konnte.

Zusammenfassend möchten wir das angegebene Verfahren als Ultima ratio für alle die Steinoperationen vorschlagen, bei denen die Niere intraoperativ nicht sicher als steinfrei erklärt werden kann.

Literatur

1. Engelking R, Albrecht KF (1969) Die sekundäre transrenale Entfernung von Nierenbeckenkonkrementen über eine Nephrostomie. Urologe [A] 8:198–202.

– 2. Matthiesen B (1979) Durch die Nierenfistel vorgenommene Stone-Punch-Lithotripsie bzw. „Kalte Elektroresektion“ von schnellrezidivierendem Phosphatstein bzw. organischer Steinmatrix. 21. Tagung der Vereinigung Norddeutscher Urologen in Westerland/Sylt. – 3. Sachse H (1968) Ein „Steinfänger“ zur Entfernung von Nierensteinen aus gefistelten Nieren und von kleineren Blasensteinen. Urologe [A] 7:334–335. – 4. Rupel E, Brown R (1941) Nephroscopy with removal of stone following nephrostomy for obstructive calculous anuria. J Urol 46:177–182

Dr. med. E. Schindler
Urologische Klinik der MHH, D-3000 Hannover

Verhandlungsbericht der Deutschen Gesellschaft für Urologie, 31. Tagung (1979), 115–117

Transurethrale Resektion von Veränderungen in der Blase und in dem Blasenhals mit Infiltrationsanästhesie

A. Engberg, S.-O. Hjertquist, A. Spångberg, L. Öquist

Die Mehrheit von urothelialen Blasenkarzinomen können mit transurethraler Resektion behandelt werden. Die Anzahl neuer Fälle und eine große Rezidivtendenz macht doch größeres urologisches Operationsservice notwendig.

Mehr als 99 % von unseren diagnostischen Zystoskopien werden in örtlicher Anästhesie von der Urethra, ohne größere Beschwerden für die Patienten, durchgeführt.

Deshalb haben wir geprüft, ob Resektionen von Tumoren und tieferen Teilen der Blasenwand mit der Hilfe von komplettierender örtlicher Infiltrationsanästhesie durchgeführt werden könnte. Instillationsanästhesie [1] und örtliche Infiltrationsanästhesie [2] ist früher für die Koagulation von kleinen papillomatösen Tumoren gebraucht worden.

Material

31 Patienten wurden 39mal an Blasentumoren operiert. Außerdem sind Resektionen oder Kaltschneiden von Blasenhalsstenosen bei sechs Männern gemacht worden. Anzahl von Patienten, Geschlecht, Durchschnittsalter und Tumordiameter sind in Tabelle 1 angegeben.

Methode

Gelanästhesie (Xylocain 2 %) in der Urethra kombiniert mit örtlicher Infiltrationsanästhesie in der Blasenwand unter den Tumor oder im Blasenhals. Als Anästhesiemittel benutzten wir Mevipacain (Carbocain) 5 mg/ml 2 bis 17 ml, von der Tumorgröße abhängig. Zur Infiltration haben wir für unsere Storzresektoskopen eine Nadel (Abb. 1) hergestellt; diese Nadel kann leicht gegen die Diathermieschlinge umgewechselt werden.

Alle Patienten haben im Anschluß an die Operation, mit Hilfe eines einfachen Frageformulars, ihr Schmerzerlebnis geschätzt. Sie wurden auch gefragt, ob sie dieselbe Art von Betäubung bei einer eventuellen neuen Operation wünschten.

Ergebnisse

Diese Anästhesiemethode hat keine Komplikationen gegeben. Die Patienten wurden unmittelbar nach der Operation mobilisiert und evtl. Blasenkatheter wurde gewöhnlich eine bis drei Stunden nach der Operation entfernt. Mehr als die Hälfte der Patienten konnte am selben Nachmittag das Krankenhaus verlassen.

Das Resultat des postoperativen Interviews ist in Tabelle 2 angegeben. Nur einer der Patienten hat schwere Schmerzen angegeben. Die leichten und mäßigen Schmerzen waren mehr zum Urethrainstrumentieren (Resektoskop Ch 24) und Blasentenesmen als zur Resektion korreliert. Neun von zehn Patienten haben dieselbe Art von Anästhesie bei einer evtl. neuen Operation gewünscht.

Tabelle 1

Diagnose	Patienten (n)	♂/♀	Alter ($\overline{M}$)	Operationen (n)	Tumordiameter mm ($\overline{M}$)
Tumor	31	22/9	70	39	≈ 10
Blasenhalsstenos	6	6/0	70	6	–

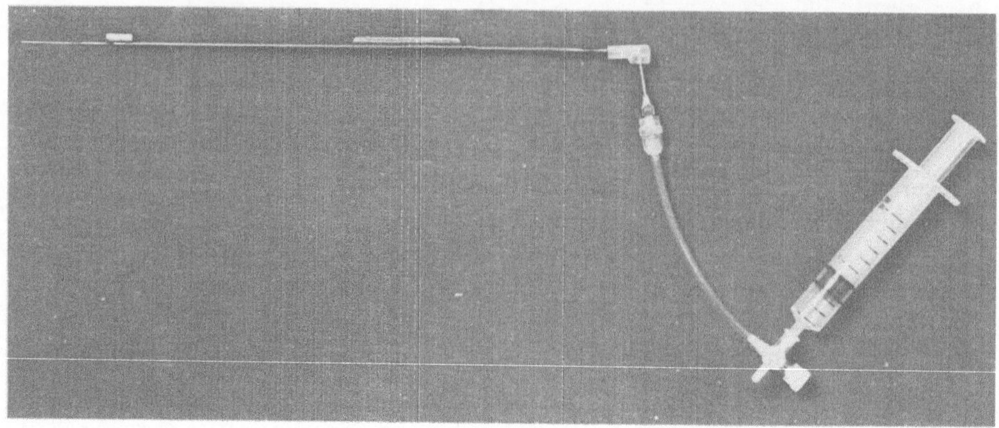

Abb. 1

Diskussion

Es soll betont werden, daß wir wegen unserer noch relativ begrenzten Erfahrung in einigen Fällen wahrscheinlich eine ungenügende Menge von Anästhesiemittel gebraucht haben. Die Blasentenesmen, die bisweilen vorkommen, können wahrscheinlich mit intravenöser oder intramuskulärer Zuführung von Anticholinergika beherrscht werden. Eine Untersuchung davon wird später durchgeführt werden.

Am Anfang unserer Untersuchung wurde die Infiltrationsanästhesie mit einem nadelversehenen Ureterkatheter ausgeführt. Dieser erwies sich aber oft schwierig mit genügender Präzision zu steuern. Solche Probleme gibt es mit der unseren Resektoskopen (Karl Storz A.G.) angepaßten Nadel nicht (Abb. 1), die mit derselben Präzision wie die Diathermieschlinge gehandhabt werden kann.

Diese Technik soll bei größeren transurethralen Eingriffen in der Blase oder im Blasenhals natürlich nicht gebraucht werden, aber die Majorität von zum Beispiel Blasentumoren ist klein oder mittelgroß. In diesem Material waren nur vier sicher infiltrativ wachsende Tumoren. Resektion

Tabelle 2

Frage	Diagnose Antwort	Tumor	Blasenhalsstenos
Welche Schmerzen haben Sie bei der Operation gehabt?	Keine	17	3
	Wenige	14	–
	Mäßige	6	3
	Schwere	1	–
	Keine Antwort	1	–
	Sa	39	6
Wollen Sie dieselbe Betäubung bei einer neuen Operation haben?	Ja	34	6
	Nein	4	–
	Keine Antwort	1	–
	Sa	39	6

von tieferen Teilen der Blasenwand wurde doch in der Mehrheit von Fällen durchgeführt.

Die Methode gibt folgende Vorteile:

1. Schonung

Die mit Rücksicht auf ihren kardiovaskularen Zustand oft zarten Patienten sind weniger von Lokalanästhesie als von Narkose oder Epidural-Spinalanästhesie beeinflußt. Vom psychologischen Gesichtspunkt aus ist es außerdem ein großer Vorteil, daß ein bösartiger Tumor im direkten Anschluß zur Diagnose entfernt werden kann.

2. Ökonomie

Die ökonomischen Vorteile sind offenbar, da ja besonderes Anästhesiepersonal nicht notwendig ist und da der Aufenthalt im Krankenhaus manchmal nur einige Stunden dauert.

3. Staging von Tumoren gewöhnlich leichter

Infiltratives Wachstum in der Blasenwand kann sofort ausgeschlossen werden, da der Tumor bei der Injektion von Anästhesiemittel sich hebt. Man erhält auch eine sichere P-Stadieneinteilung (UICC), da die Resektion mit Fraktionieren vom histopathologischem Material durchgeführt ist.

Literatur

1. Mauermayer W (1962) Die transurethralen Operationen. – 2. Wandschneider G (1967) Zur Frage der Infiltrationsanästhesie bei Eingriffen in der Blase. Zentralbl Chir 38:2579–2582

Prof. Dr. Anders Engberg
Urologische Klinik Sundsvall Krankenhaus
S-851 86 Sundsvall
Schweden

Verhandlungsbericht der Deutschen Gesellschaft für Urologie, 31. Tagung (1979), 118–120

Transurethrale Resektionen von Prostata- und Blasentumoren an Patienten mit Demand-Schrittmacher

F. Boeminghaus, W. te Breuil, D. Schlegel, L. Seipel

Neben Operationen an Patienten mit fixfrequentem Pacemaker haben wir in den letzten Jahren 18 Patienten mit Demand-Schrittmacher einer transurethralen Elektroresektion unterzogen. Bei drei Patienten handelte es sich um Blasentumoren, die bis zu sechsmal reseziert werden mußten. Neun Patienten mit Demand-Schrittmacher konnten unter der Operation inzwischen durch einen HF-festen Monitor beobachtet und das EKG darüber hinaus auf Band störungsfrei aufgenommen werden. Tabelle 1 zeigt den Meßaufbau.

Tabelle 1. Meßaufbau

1. Erbotom-Multiplex U, Typ 106
2. Sirecust 302 D
   Digitale EKG-Verarbeitung
   2-Kanal-Speicherskop
3. 1-Kanal-Registrierer
   mit Markierungskanal
4. Magnetband-Kassetten-Aufzeichnung

Abbildung 1 zeigt einen Patienten mit einem durchgehenden Schrittmacherrhythmus ohne Eigenaktivität des Herzens. Beim Patienten wird der Demand-Schrittmacher durch das Einschalten des HF-Generators zunächst ausgeschaltet, wobei in der oberen Abbildung nach Ausschalten des Schrittmachers einzelne Herzeigenaktionen auftreten, die mit kleinen Pfeilen am unteren Rand gekennzeichnet sind. In der unteren Hälfte des Bildes ist dargestellt, daß bei längerer Einschaltung des HF-Generators der Schrittmacher auf eine fix-frequente Störfrequenz umschaltet. Hierbei ist die Periodendauer von der Ausgangsfrequenz 850 = 70 Schläge/Min verlängert auf 1 050 msec entsprechend 57 Schläge/Min. Während dieser Phase ist die Demandfunktion des Schrittmachers ausgeschaltet, d.h., der Schrittmacher kann herzeigene Aktionen nicht mehr erkennen, sondern arbeitet als festfrequenter Schrittmacher. Das EKG ist jeweils beim Einschalten des Schneidestromes durch die Störfrequenz überlagert.

Der Patient W. Ha. (Abb. 2) hat während der Operation einen so hohen Eigenrhythmus mit Überleitung, daß diese Frequenz oberhalb der Schrittmacher-Nennfrequenz liegt und sich der Demand-Schrittmacher entsprechend ausschaltet, um nicht mit dem Herzeigenrhythmus zu interferieren. Beim Einschalten des HF-Generators wird der Demand-Schrittmacher auf fix-frequente Störfrequenz umgeschaltet. Hierbei treten nun Schrittmacher-Impulse auf, die mit dem relativ

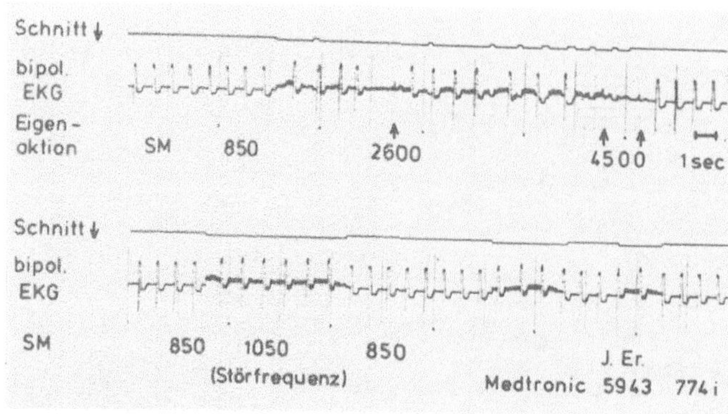

Abb. 1

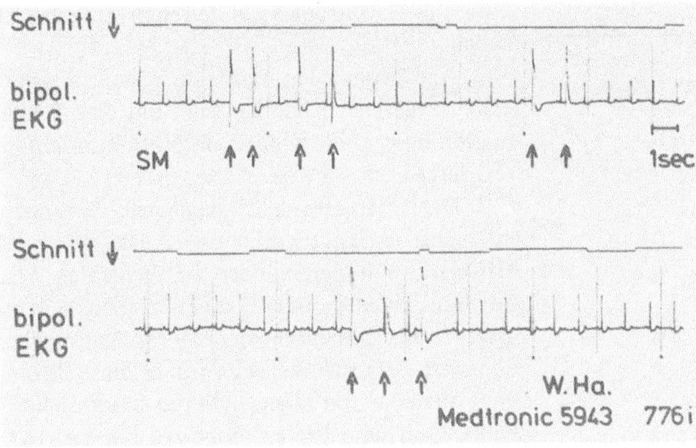

Abb. 2

schnellen Eigenrhythmus des Patienten interferieren. Die Schrittmacher-Impulse sind jeweils durch Pfeile gekennzeichnet. Man sieht, daß beispielsweise in der oberen Abbildung der zweite Pfeil auf der rechten Seite mit einem kurz vorher auftretenden Eigenrhythmus interferiert, man erkennt den Eigenrhythmus und den Schrittmacherspike.

Dasselbe ist im unteren Bild noch einmal zu beobachten: Der mittlere Pfeil fällt fast genau mit dem Eigenrhythmus zusammen. Diese Situation kann gefährlich werden, da durch Interferenz von Schrittmacher-Impulsen und Eigenrhythmus gefährliche ventrikuläre Rhythmusstörungen induziert werden können. Aus diesem Grunde ist es u. E. auch nicht risikofrei, wenn man den Demand-Schrittmacher vor der TUR auf Festfrequenz umschaltet.

Abbildung 3 zeigt einen Patienten mit konstantem Schrittmacher-Rhythmus mit einer Periodendauer von 870 msec entsprechend einer Frequenz von 69 Schlägen/Min. Beim Einschalten des Generators wird der Schrittmacher ausgeschaltet, wobei mehr oder weniger lange Pausen entstehen, die in der oberen Reihe beispielsweise 4000 msec, in der unteren Reihe fast 5½ s betragen. Nach Ausschalten des Gerätes, jeweils am rechten Bildrand in der oberen und unteren Reihe, arbeitet der Schrittmacher wieder normal mit seiner vorgegebenen Eigenfrequenz. Man erkennt deutlich, daß das zügige Schneiden zum Ausschalten des Herzschrittmachers führt, da dieser die Aktionen nicht von Herzaktionen unterscheiden kann. Damit kann es zu einer echten Synkope kommen.

Die Tabelle 2 zeigt das Gesamtergebnis der Untersuchung. Alle neun Patienten trugen einen Demand-Schrittmacher. Hierbei hatten sieben Patienten während der Operation einen ganz überwiegend oder ausschließlichen Schrittmacherrhythmus bei fehlendem Herzeigenrhythmus. Bei allen diesen Patienten wurde der Schrittmacher durch das Ein- und Ausschalten des Kautergerätes inhibiert, bei vier der sieben Patienten war bei längerer Einschaltung des Schneidegerätes eine Umschaltung auf fix-frequente Störfrequenz zu beobachten. Hierbei kam es in drei der vier Fälle zu einer Interferenz mit dem

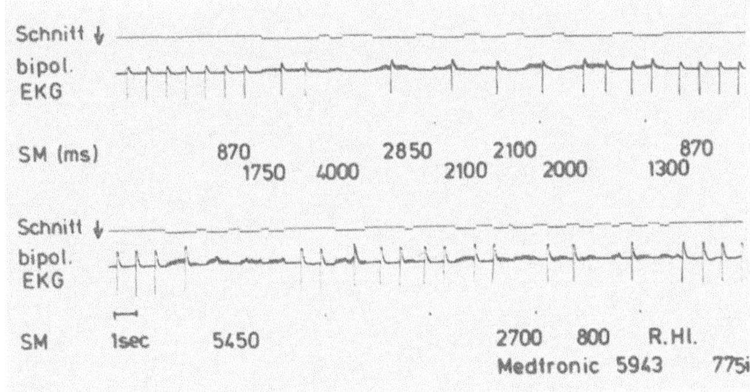

Abb. 3

Tabelle 2. Gesamtergebnis

Untersuchte Patienten 9 (Demand-SM)	
Vorwiegend SM-Rhythmus	7
Inhibierung	7
Störfrequenz	4
Umschaltung	
Inhibierung	3
Vorwiegend Eigenrhythmus	2
Störfrequenz mit Interferenz	1
unbeeinflußt	1

Eigenrhythmus des Patienten, wodurch potentielle gefährliche ventrikuläre Rhythmusstörungen ausgelöst werden konnten.

Bei zwei Patienten lag ein vorwiegender Herzeigenrhythmus vor, der eine höhere Frequenz als die Nennfrequenz des Schrittmachers hatte; der Schrittmacher des einen Patienten zeigte keine Reaktion, der des zweiten Patienten Interferenz mit dem Herzeigenrhythmus (Abb. 2).

Zusammenfassend sollte man fordern:

1. Bei Operationen mit Hochfrequenzgeneratoren an Patienten mit Demand-Schrittmacher muß eine kontinuierliche HF-feste Monitor-Überwachung erfolgen, um dem Operateur eine entsprechende Information hinsichtlich der Wirkung des HF-Stromes auf den Schrittmacher zu geben.

2. Alle personellen und technischen Möglichkeiten müssen vorhanden sein, um eine Reanimation bzw. Defibrillation im Notfall durchführen zu können.

3. Der Operateur sollte seinerseits versuchen, möglichst ein kurzes Ein- und Ausschalten des HF-Gerätes hintereinander zu vermeiden, was an sich einer flotten Resektionstechnik entspricht, da hierdurch der Herzschrittmacher komplett ausgeschaltet wird, da er diese Stromimpulse nicht vom Eigenrhythmus unterscheiden kann. Günstiger ist fast noch ein längeres Anschalten des Gerätes, da hierbei der Schrittmacher auf starrfrequente Störfrequenz schaltet, was allerdings auch nicht ganz ohne Komplikationsmöglichkeit ist. Wenn die Intervalle zwischen den einzelnen Schnitten groß genug gehalten werden, ist die Gefahr eines längeren Ausschaltens des Schrittmachers nur sehr gering. Dies muß jeweils von dem beobachtenden Arzt – also Anästhesisten – kontrolliert werden.

Wie bei allen Patienten mit Schrittmacher muß auch bei der TUR gewissenhaft auf Blutverlust geachtet und dieser substituiert werden.

Prof. Dr. F. Boeminghaus
Urologische Klinik der Universität
Moorenstr. 5
D-4000 Düsseldorf

Verhandlungsbericht der Deutschen Gesellschaft für Urologie, 31. Tagung (1979), 121/122

TUR an Herzschrittmacherpatienten

W. Schütz

Aus Erfahrungen von inzwischen 43 transurethralen Elektroresektionen an Patienten mit Herzschrittmachern erscheinen uns folgende Punkte wesentlich, um Komplikationen rechtzeitig zu erkennen oder zu vermeiden.

Vor der Operation sollte eine Schrittmacherfunktionskontrolle erfolgen. Zusätzlich muß jedoch dem Operateur der Typ des Schrittmachers bekannt sein, da nicht alle Schrittmacher gleichsinnig durch elektromagnetische Felder gestört werden (Tabelle 1). Der festfrequente asynchrone Schrittmacher, der überwiegend beim totalen AV-Block verwendet wird, arbeitet völlig unbeeinflußt von möglichen Impulsen des Reizleitungssystems und ist durch eine besondere Abschirmung unempfindlich gegen äußere elektromagnetische Felder. Anders verhalten sich die synchronen Schrittmacher. Der R-Wellen inhibierte Schrittmacher gibt solange keinen Impuls ab, wie die spontane Herzfrequenz einen vorprogrammierten Wert nicht unterschreitet, d.h. die spontane reguläre Herzaktion hemmt den Schrittmacherimpuls. Der R-Wellen getriggerte Schrittmacher unterscheidet sich vom inhibierten Bedarfsschrittmacher dadurch, daß Herzeigenaktionen immer eine vorzeitige Schrittmacherentladung auslösen. Bleibt die R-Zacke aus, gibt der Schrittmacher spontan einen Impuls ab. Der Vorhof-gesteuerte Schrittmacher ist ein P-Wellen synchronisierter Demandschrittmacher.

Während die asynchronen festfrequenten Schrittmacher unempfindlich gegen Störimpulse sind, reagieren die getriggerten synchronen Schrittmacher durch Interferenz mit den elektro-

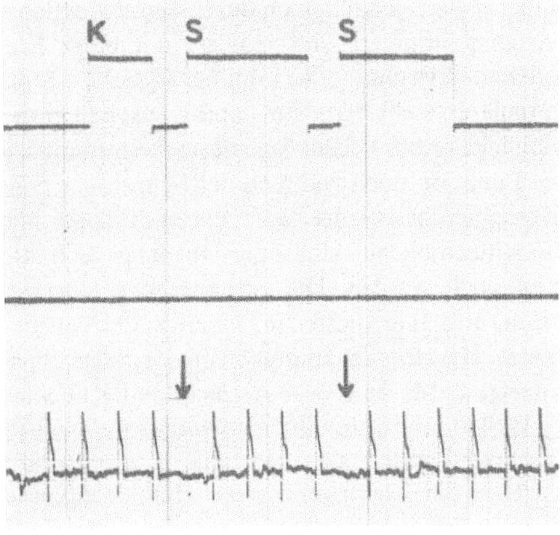

Abb. 1

magnetischen Feldern beim Schneiden und Koagulieren mit einer Frequenzerhöhung, die jedoch begrenzt wird durch die Refraktärzeit der Schrittmacher. Das Herzminutenvolumen bleibt bei dieser kardiogenen Frequenzerhöhung praktisch konstant. Der R-Wellen inhibierte Schritt-

Tabelle 1

asynchron	synchron
festfrequenter Schrittmacher	a) R-Wellen inhibierter Bedarfs- oder Demandschrittmacher (Blockierung durch QRS-Komplex) b) R-Wellen getriggerter Bedarfs- oder Demandschrittmacher c) Vorhofgesteuerter Herzschrittmacher (p-Wellen synchronisierter Herzschrittmacher)
„relativ“ unempfindlich auf Hochfrequenzstrom	empfindlich auf Hochfrequenzstrom

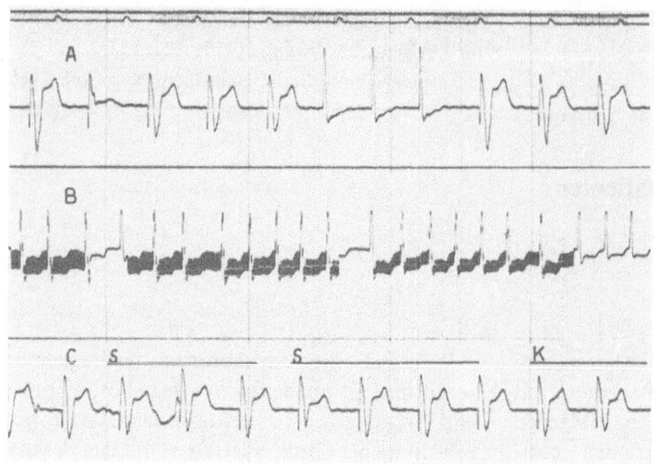

Abb. 2

macher wird jedoch auch durch den Resektionsvorgang inhibiert und reagiert mit einer Frequenzminderung. Der hauptsächliche Störimpuls entsteht beim Ein- und Ausschalten der Schlinge (Abb. 1). Der Schrittmacher nimmt seine Funktion noch während des Schneidens oder Koagulierens wieder auf. Deshalb sollte die Schnittechnik auf langsame und lange Schnitte umgestellt werden. Die intraoperative Überwachung erfolgt am besten mit einem hochfrequenzfesten Herzfrequenzmonitor mit digitaler Pulsanzeige (Abb. 2). Kurve A zeigt das EKG eines R-Wellen inhibierten Schrittmachers mit einigen Spontanaktionen des Herzens. Kurve B läßt deutlich die Überlagerung der Herzstromkurve durch Resektionsströme erkennen. Kurve C zeigt ein einwandfreies EKG trotz Resektion ohne Schrittmacherausfälle. Hiermit ist eine Dauerüberwachung mit fortlaufender EKG-Registrierung während der Resektion möglich. Zur Vermeidung von Interferenzen durch elektromagnetische Felder sollte die indifferente Elektrode weit vom Schrittmacherstromkreis entfernt am distalen Oberschenkel angebracht werden. Blutverluste werden mehrmals noch während der Resektion bestimmt und gegebenenfalls ersetzt. Ein Defibrillator muß sicherheitshalber im Operationssaal bereit stehen. Eine postoperative Funktionskontrolle zeigt durch gleiche Periodendauer und gleiche Frequenz, daß die Batterie des Schrittmachers keinen Schaden durch die Elektroresektion genommen hat.

Zusammenfassend ergeben sich folgende zusätzliche Maßnahmen bei der TUR an Herzschrittmacherpatienten:

vor Op.:	Schrittmacherfunktionskontrolle,
	Schrittmachertyp?
während Op.:	Monitoring (EKG, Puls)
	Schnittechnik
	Lage der indiff. Elektrode
	Blutverlustkontrolle und Ersatz
	Defibrillator im Operationssaal
nach Op.:	Schrittmacherfunktionskontrolle.

Unter Einhaltung dieser Maßnahmen ist es nicht notwendig gewesen, einen extrakorporalen zweiten Schrittmacher für die Dauer der Elektroresektion zu implantieren oder einen permanenten Schrittmacher auf Festfrequenzbetrieb umzustellen. Besondere Beachtung benötigen die R-Wellen inhibierten Schrittmacher, da bei Funktionsausfällen während der Resektion im unteren Frequenzbereich hämodynamische Veränderungen eintreten können, die zu einer kurzfristigen Unterbrechung der Resektion führen.

Dr. W. Schütz
Urol. Klinik und Poliklinik rechts der Isar
der TU München
Ismaninger Str. 22
D-8000 München 80

Verhandlungsbericht der Deutschen Gesellschaft
für Urologie, 31. Tagung (1979), 123-125

Störungen der Schrittmacherfunktion bei transurethralen Operationen

R. A. Zink, G. Staehler, I. Laubenthal, J. Beyer

Sich schnell ändernde elektromagnetische Wechselfelder können die Funktion von Demandschrittmachern stören [1,2,3]. Da bei transurethralen Resektionen durch das Ein- und Ausschalten solche Hochfrequenzwechselfelder auftreten, sollte die potentielle und tatsächliche Gefährdung von Pacemaker-Trägern bei TUR-Operationen überprüft werden.

Um die Häufigkeit der Resektoskopbetätigungen und ihre Verteilung auf „Schneiden" und „Koagulieren" bei TUR-Operationen generell beantworten zu können, wurden zunächst bei 60 Kontrollpatienten ohne Schrittmacher die Ein-Aus-Impulse für Schneiden und Koagulieren simultan zu EKG und Fingerpulskurve registriert. Die gesamte OP-Dauer wurde dann in 10-Sekunden-Intervalle unterteilt und die aufgetretenen Störungen in Störungen pro Minute umgerechnet.

Bei 15 Trägern von Demandschrittmachern wurde das gleiche Vorgehen gewählt und zusätzlich ebenfalls aus den 10-Sekunden-Intervallen die EKG-Störungen pro Minute berechnet. Als EKG-Störung galt ein RR-Abstand von mehr als dem 1,5fachen des Escape-Intervalls bzw. jeder Ausfall eines QRS-Komplexes. Als hämodynamisch relevant wurde eine Störung definiert, wenn eine Fingerpuls- oder arterielle Druckwelle ausfiel bzw. ihre Amplitude unter ⅓ der vorhergehenden lag.

In dem von uns untersuchten Kollektiv wurden im Durchschnitt 18 HF-Impulse pro OP-Minute oder 58 pro Gramm Resektat abgegeben. Von der Gesamtimpulszahl - gleich 100% (Abb. 1 oben) - entfallen 62% auf „Schneiden" und 38% auf „Koagulieren".

Insgesamt waren bei Trägern von Demandschrittmachern ca. 16% aller Impulse von EKG-Störungen begleitet, wovon 9% eine hämodynamische Relevanz zeigten. Beim „Schneiden" traten 12% EKG-Störungen mit 6% hämodynamischer Relevanz auf. Der Rest von 4% EKG-Störungen und 3% hämodynamischen Störungen entfiel auf Koagulationsimpulse. Nach Umschalten des Demand- auf Festfrequenzbetrieb mit einem Magnet treten praktisch keine EKG- oder hämodynamischen Störungen mehr auf. Sofern die typenspezifische Magnetfrequenz unter 100/min liegt, sind für die Patienten keinerlei nachteilige Folgen zu erwarten. Insbesondere ist ihnen die Möglichkeit zur Steigerung der Eigenfrequenz - sofern dies durch die Grunderkrankung möglich ist - unbenommen [4,5].

Die Störanfälligkeit der einzelnen Schrittmachersysteme weist erhebliche typenabhängige Schwankungen auf. Zwischen 0% und 58% sämtlicher Schneide- und Koagulationsimpulse interferieren mit dem Schrittmacher-EKG und in bis zu 40% führte dies zu hämodynamischen Ausfällen.

Ähnliche Befunde konnten im Tierexperiment nicht nur für unterschiedliche Schrittmachertypen, sondern auch für Sonden verschiedener Hersteller und unterschiedlicher Oberflächen gefunden werden.

Hierzu wurden bei Hunden bis zu vier verschiedene Sonden im rechten Ventrikel plaziert, etwa drei Wochen später, nach deren sicherer Einheilung, ein totaler AV-Block gesetzt [6] und bei wechselnden Pacemaker-Sonden-Kombinationen Blasengewebe reseziert bzw. koaguliert.

Mit Hilfe eines Hochfrequenzoszillographen konnten die Störsignale über eine intrakardiale Sonde abgeleitet, photographiert und ihre Effektivspannungen berechnet werden (Abb. 2). Sie betrugen ca. 3 Volt zwischen Schrittmachergehäuse und Sondenspitze, ca. 6 Volt zwischen Pacemakergehäuse und indifferenter Elektrode sowie 2-6 Volt zwischen Sondenspitze und indifferenter Elektrode, je nach Form der Resektionsschlinge und Intensität ihres Gewebskontaktes.

Das Störsignal ist also etwa 1000mal stärker als die Myokard-Ströme, die der Schrittmacher normalerweise aufnimmt. Bei Koppelung des HF-Kreises mit dem Schrittmacherkreis, z. B. bei der zusätzlichen Ableitung eines intrakardialen

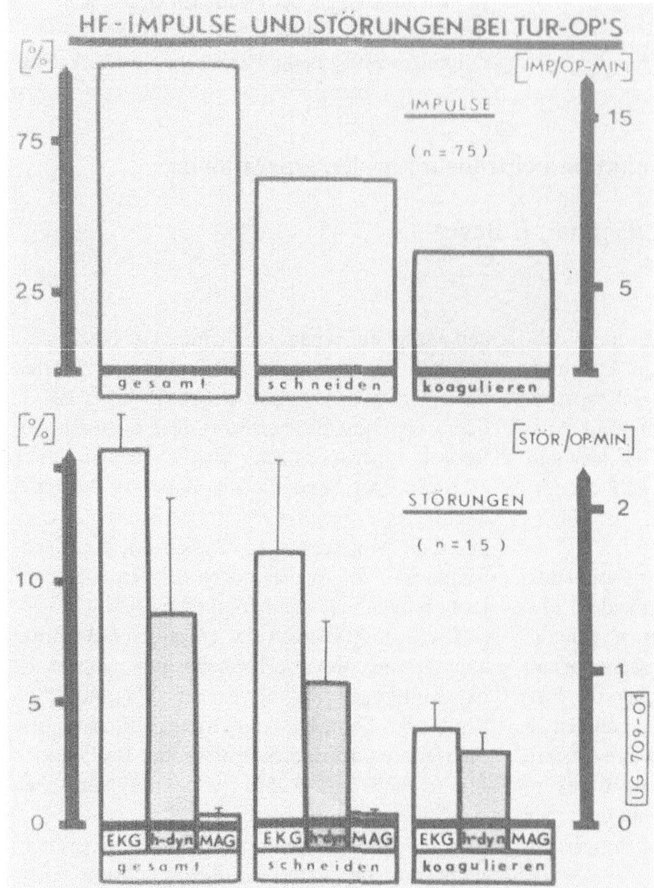

Abb. 1. oben: Relative und absolute Häufigkeitsverteilung des Auftretens von Hochfrequenzimpulsen bei transurethralen Operationen. unten: Relative und absolute Häufigkeitsverteilung des Auftretens von EKG- und hämodynamischen Störungen insgesamt, während des „Schneidens", „Koagulierens" und Magnetfrequenz bei transurethralen Operationen an Trägern von Demandschrittmachern

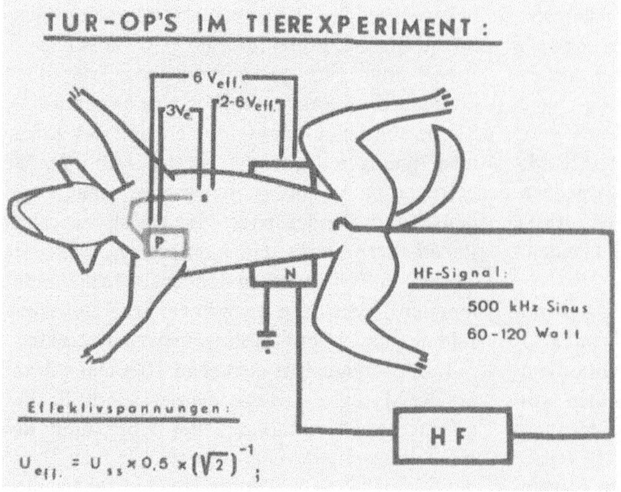

Abb. 2. Diagramm des Versuchsaufbaus zur Ermittlung der Effektivspannungen von Hochfrequenz-Störsignalen bei transurethralen Resektionen am Hund HF = Hochfrequenzgenerator, N = Neutralelektrode, P = Pacemaker, S = Sondenspitze

EKGs, kam es ebenso wie bei festfrequentem Magnetbetrieb zu keinerlei Störungen.

Schlußfolgerung

1. Jede Resektoskopbetätigung kann mehrfach den Pacemaker-Betrieb stören, insbesondere auch in längeren Betriebsphasen.

2. Etwa die Hälfte aller EKG-Störungen sind hämodynamisch relevant.

3. Die Störanfälligkeit der Schrittmachersysteme ist stark typenabhängig.

4. Das Störsignal ist z. B. eine 500-kHz-Sinusschwingung von 2–6 Volt Effektivspannung.

5. *Demandschrittmacher sollten bei transurethralen Operationen stets* durch Auflegen eines Magneten *auf „Festfrequenz" programmiert werden.* Negative hämodynamische Veränderungen sind hierdurch nicht zu erwarten. Vorsicht ist lediglich bei einigen älteren Modellen geboten, deren Magnetfrequenzen um 100 Schläge pro Minute oder darüber liegen. Hierbei könnte es bei arteriosklerotischen Patienten unter Umständen zu einem tachykardie-bedingten Low-Output mit zerebraler und koronarer Minderperfusion kommen.

Literatur

1. Green F, Myers GH, McCallister BD (1968) Transurethral resesection of the prostate in patients with cardiac pacemakers. Br J Urol:572. – 2. Schwingshackl H, Mauser R, Amor H (1971) Störeinflüsse von niederfrequenten Wechselströmen auf asynchrone und gesteuerte elektrische Schrittmachersysteme bei Einsatz von Elektrochirurgiegeräten. Schweiz Med Wochenschr 101:46. – 3. Irnich W, Bakker JMT de, Bisping H-J (1978) Electromagnetic influence in implantable pacemakers. Pace 1:52. – 4. Holper K, Zink RA, Heimisch W (1978) Stand der Schrittmachertechnik. Herz 3:158. – 5. Zoller PM, Weintraub MJ (1977) Savety of competition from fixedrate pacemakers. Excerpta Media:325. – 6. Steiner Ch, Kovalik AThW (1968) A simple technique for production of chronic complete heart block in dogs. J Appl Physiol 25:631

Dr. R. A. Zink
Urologische Klinik der Universität München
Klinikum Großhadern
Marchioninistr. 15
D-8000 München 70

Verhandlungsbericht der Deutschen Gesellschaft für Urologie, 31. Tagung (1979), 126–128

Kritische Anmerkungen zum Gibbons-Katheter

F. Baumbusch, S. Kösters

Bei einer Darstellung neuerer endoskopischer Techniken sollte die zur Harnableitung nutzbare prothetische innere Schienung erwähnt werden. Zwar ist die Methode selbst nicht neu, provisorische Techniken im self-made-Verfahren wurden schon immer angewandt. Neu aber sind spezielle Entwicklungen wie zum Beispiel der Gibbons-Katheter [1]. Die Gibbons-Schiene ist ein Silikonschlauch, der zwar biegbar, aber nicht komprimierbar ist. Zahnförmige Ausstülpungen an der Außenwand verhindern das Austreiben der Schiene durch die Ureterperistaltik, eine Manschette am distalen Ende soll das Hochwandern in den Ureter verhindern. Bei den neueren Modellen ist zudem noch ein Faden an der Manschette angebracht, der frei in der Blase flottiert. Falls

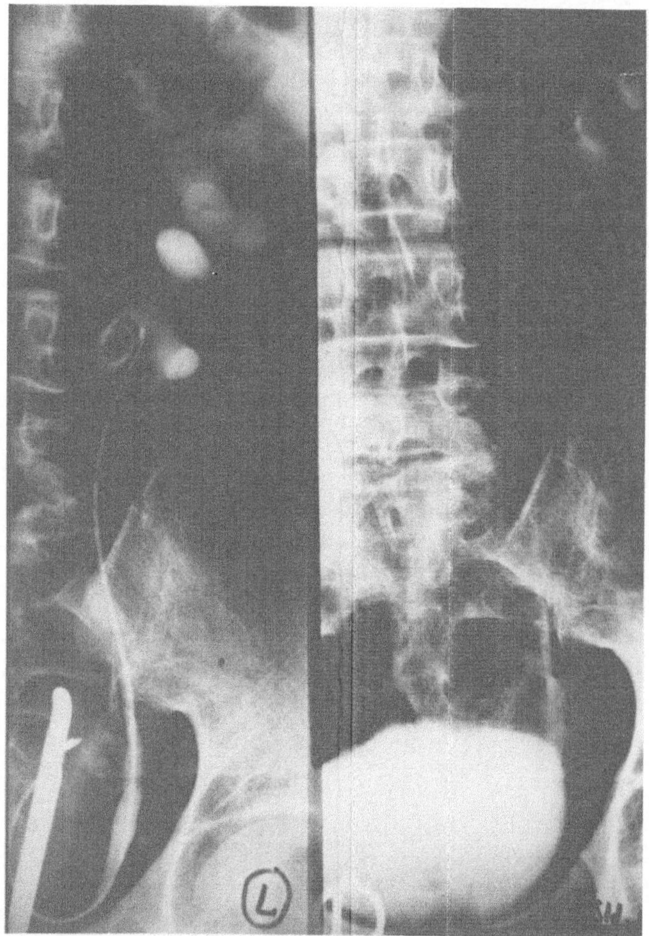

Abb. 1. Uratstein in Hufeisenniere (linker Anteil); urografische Normalisierung nach Entlastung durch Gibbonsschiene und Alkalisierung

der Katheter doch einmal in den Harnleiter wandert, wie wir das erlebt haben, kann seine Lage an dem dann immer noch in die Blase ragenden Faden korrigiert werden. Daß technische Fortentwicklungen aber nicht immer Verbesserungen sind, zeigt das Fortlassen der früher zur Versteifung eingearbeiteten Drahtspirale. Der Gibbons-Katheter kann jetzt beim Versuch der Entfernung mit Youngscher Zange durchschnitten werden, was früher nicht möglich war. Die Vorteile des versenkbaren Endokatheters gegenüber der herkömmlichen Methode, einen Ureterkatheter mit Sicherung durch einen Verweilkatheter in der Blase einzulegen, sind evident: Der Patient kann sich frei bewegen, eine mögliche Keimaszension von außen wird verhindert.

Über die Indikation und unsere Behandlungsergebnisse haben wir an anderer Stelle berichtet [2]. Hier seien nur einige aus unserer Erfahrung abgeleitete kritische Anmerkungen erlaubt, die zweifellos eine Einschränkung der Indikation bedeuten. Typische Situationen zur Anwendung der Endoprothese sind die Ureterobstruktion mit konsekutiver Harnstauung und die hartnäckige postoperative Fistelbildung, zum Beispiel nach Sekundäroperationen. Technische Voraussetzungen sind, daß die Passage möglich ist, evtl. nach Aufdehnung, und daß der produzierte Harn klar oder zumindest durch Anregen der Diurese zu klären ist. Ein typisches Beispiel zeigt das erste Bild (Abb. 1): Harnleiterobturation einer Hufeisenniere durch Harnsäurestein, dadurch Anurie, da der rechte Anteil funktionslos. Nach dreiwöchiger Alkalisierung des Harnes unter dem Schutz einer Gibbons-Schiene Auflösung des Steines und wieder glatter Abfluß im Urogramm. Im zweiten Beispiel (Abb. 2) sehen wir links eine Ureterfistel mit Urinom nach Rezidiv-Lithotomie. Hier wurde die Niere über drei Monate mit einer Gibbons-Schiene entlastet, rechts das befriedigende Ergebnis nach Entfernung der Schiene. Das Problem des Gibbons-Katheters und anderer Entwicklungen wie zum Beispiel dem Pig-tail-Katheter ist das Mißverhältnis zwischen Kaliber und geringem Lumen. Deshalb kann die innere Schienung einer funktionsgestörten oder stark infizierten Niere ohne genügenden Harnfluß mit stein- oder detritusgefüll-

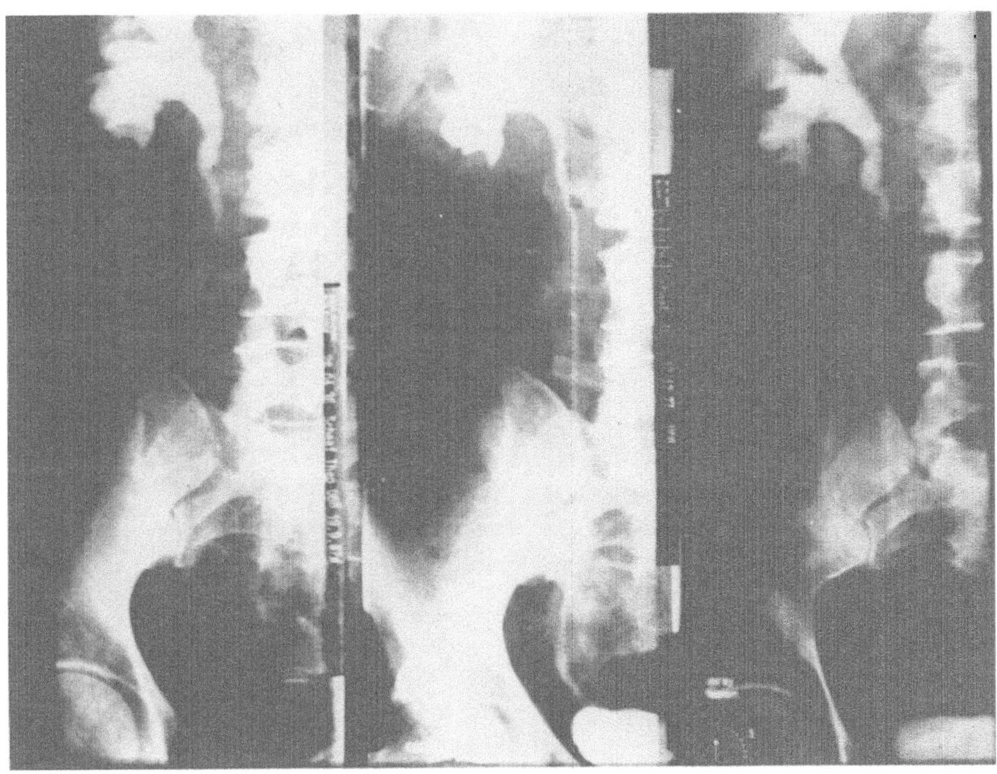

Abb. 2. Ureterfistel und Urinom nach Rezidivlithotomie; Entlastung durch Gibbonsschiene; urografische Normalisierung

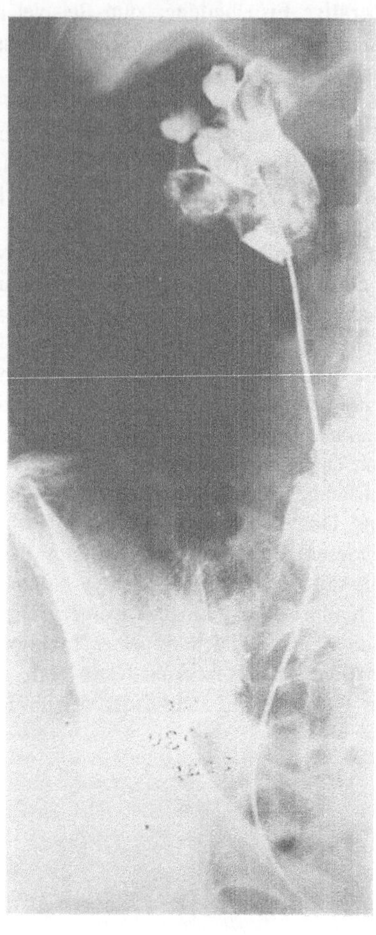

Abb. 3. Infizierte Solitärniere

tem Hohlsystem nicht befriedigen. Dies zeigt das letzte Beispiel (Abb. 3): Eine chronisch infizierte Solitärniere ließ sich mit einer Gibbons-Schiene nicht ausreichend sanieren, so daß wir hier zur Nephrostomie gezwungen waren.

Versenkbare Harnleiter-Dauerkatheter neuerer Konstruktion sind wertvolle Hilfsmittel der endoskopischen Therapie, wenn die Grenzen ihrer Anwendbarkeit beachtet werden. Aber nur bei strenger Indikation erhalten wir befriedigende Behandlungsergebnisse.

Literatur

1. Gibbons RP, Correa jr RJ, Cummings KB, Mason JT (1976) J Urol 115:22. – 2. Kösters S, Birzele H, Stryer J (1978) Urologe [B] 18:228

Prof. Dr. med. F. Baumbusch
Lutherplatz 40
D-4150 Krefeld 1

Verhandlungsbericht der Deutschen Gesellschaft für Urologie, 31. Tagung (1979), 129-131

Harnröhrentemperatur während transurethraler Elektroresektionen

F. Hamann, H. Melchior, R. Niederhagen

„Leckströme" bei transurethralen Resektionen der Prostata und der Blase nennt man den kapazitiven Stromübertritt von der Resektionsschlinge an den -schaft [3], die vagabundierenden Ströme durch das Gewebe an den Resektionsschaft [4,8] und die Kurzschlußströme über zwischen Resektionsschlinge und Resektionsschaft eingeklemmtes Resektionsmaterial. Die „Leckströme" sollen bei ihrem Durchfluß durch die Harnröhrenwand JOULE-Wärme entwickeln [9], die für die Entstehung der postoperativen Strikturbildung verantwortlich gemacht werden kann.

In einer experimentellen Versuchsreihe am thermoelektrischen Harnröhrenmodell wurde 16 mm von der Spitze des Resektionsschaftes entfernt ein linearer Temperaturanstieg in Abhängigkeit von der elektrischen Leistung gemessen [9]. Bereits bei einer Leistung von 120 W wurde die kritische Temperatur von 50 °C überschritten, bei 215 W erreichte die Temperatur in dem Modell 77 °C. In einer klinischen Versuchsreihe sollte überprüft werden, inwieweit die im Modellversuch gewonnenen Ergebnisse übertragbar sind. Daher wurde während transurethraler Resektionen der Prostata an den Prädilektionsstellen iatrogener Harnröhrenstrikturen die submuköse Harnröhrentemperatur fortlaufend gemessen.

Versuchsanordnung

Vor transurethralen Resektionen der Prostata wurde ein Draht-Thermoelement (Chromel-Alumel, Philips) mit einem Durchmesser von 0,7 mm durch eine Kanüle von dorsal in den bulbären Teil der Harnröhre unter Sicht submukös eingelegt. Die Spannungsänderung des Thermoelementes ($1/24\,mV\,°C^{-1}$) wurde auf einem Zweikanal-xt-Schreiber mit einer ‚raise-time' von 0,87 s aufgezeichnet. Alle Resektionen wurden vom gleichen Operateur mit einem 24-Charr-Mauermayer-Resektoskop (Storz) durchgeführt, wobei zum Einführen des Instrumentes der Resektionsschaft nur angefeuchtet wurde, um nicht durch unterschiedliche Schichtdicke des Gleitmittels die elektrischen Eigenschaften zu verändern [5]. Als Stromspannungsquelle diente ein Martin-HF-Generator (Eletrotom 500 B), dessen Ausgangsleistung auf Stellung 3,5 zum elektrischen Schnitt (max. 100 W) und 3,5 zur Koagulation (max. 35 W) eingestellt war. Zur Irrigation

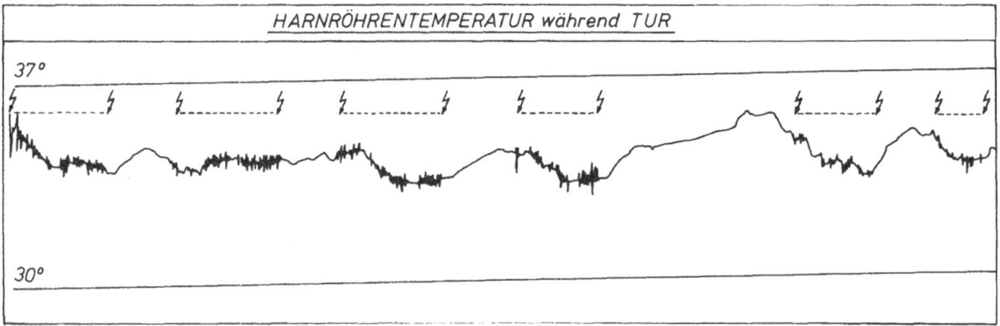

Abb. 1. Harnröhrentemperatur während TUR-Prostata

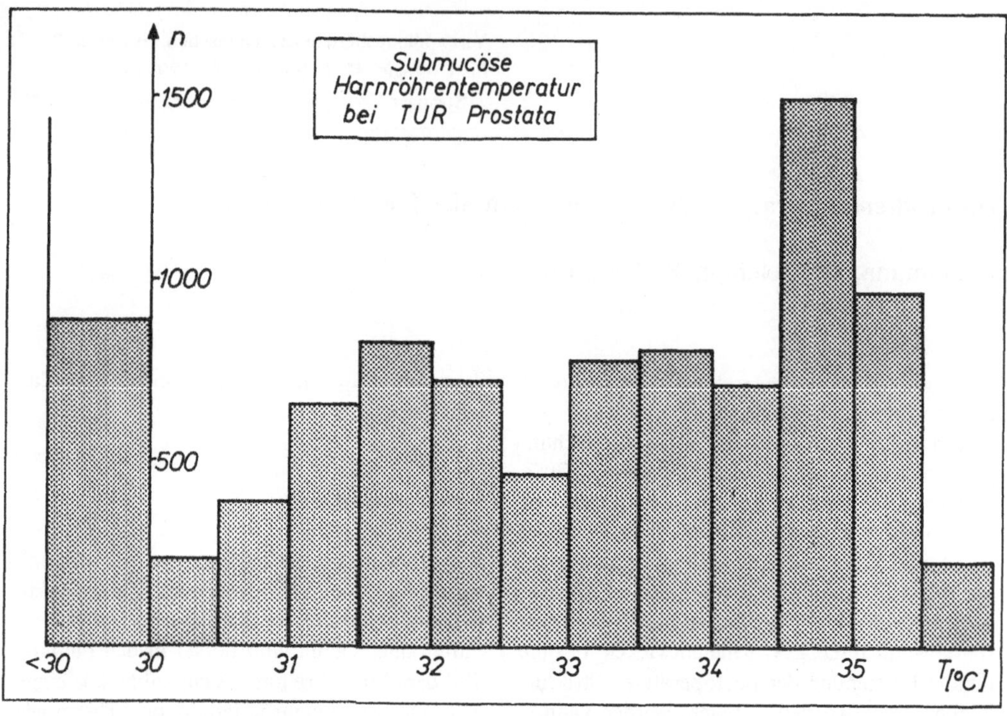

Abb. 2. Submuköse Harnröhrentemperatur bei TUR-Prostata (Histogramm)

wurde vorgeheiztes (28–32 °C) Purisole (Fresenius) mit einem spezifischen elektrischen Widerstand von 50 $M\Omega mm^2/m$ benutzt.

Ergebnisse

Während insgesamt 153 Resektionsminuten wurde die submuköse Harnröhrentemperatur fortlaufend aufgezeichnet. Die registrierten Temperaturkurven (Abb. 1) wurden in 1-Sekunden-Abständen digitalisiert und in Stufen von 0,5 ° geordnet. Das Histogramm (Abb. 2) der 9.216 Temperaturpunkte zeigt, daß der submuköse Temperaturbereich stets zwischen 29 und 36 °C lag. Eine Temperaturerhöhung über 36 °C wurde in keiner Messung registriert: Weder bei der typischen intraoperativen Kurzschlußschaltung mit Ableitung des Nutzstromes über eingeklemmtes Resektionsmaterial an den Resektionsschaft, noch durch Applikation von Überleistungen unter Verwendung von Mischstrom (150 W Schneiden + 60 W Koagulieren) konnte eine Temperaturerhöhung während der Einschaltzeit auf über 36 °C registriert werden.

Darüber hinaus belegen die Temperaturkurven, daß die Ausgangstemperatur der Harnröhre während der Resektion unter dem Zufluß des kühlenden Spülwassers sinkt; in der darauf folgenden Ausflußphase des mittlerweile in der Blase angewärmten Wassers steigt die Temperatur wieder auf den Ausgangswert. Die submuköse Harnröhrentemperatur ist während transurethraler Resektionen nur vom Wärmegrad der Irrigationsflüssigkeit abhängig.

Folgerung

In einer klinischen Untersuchungsreihe während transurethraler Resektionen der Prostata konnte keine Temperaturerhöhung über die physiologische Harnröhrentemperatur gemessen werden. Aufgrund der vorliegenden Untersuchungsergebnisse ist anzunehmen, daß leckstom-bedingte Verbrennungen als Entstehungsursache für Harnröhrenstrikturen unwahrscheinlich sind. Die Ergebnisse aus Versuchen am Phantom [4,8] oder am thermoelektrischen Harnröhrenmodell [9] stehen zu den vorliegenden Befunden im Widerspruch. Offenbar sind die In-vitro-Bedingungen nicht mit den Verhältnissen an der gut durchbluteten Schleimhaut der Harnröhre mit innigem Kontakt zu dem wassergekühlten Resektionsschaft vergleichbar. Inwieweit jedoch diese Befunde auch bei Verwendung von Gleitmitteln mit inkonstantem elektrischem Widerstand anwendbar sind, kann noch nicht mit Sicherheit entschieden werden.

Literatur

1. Alken CE (1975) Verh Dtsch Ges Urol 26:58. - 2. Elsässer E, Buttler R, Strobel A, Carl P (1975) Verh Dtsch Ges Urol 26:67. - 3. Elsässer E, Roos E, Schmiedt E (1975) Verh Dtsch Ges Urol 26:44. - 4. Flachenecker G, Fastenmeier (1976) Urologe [A] 15:167. - 5. Flachenecker G (1977) Urologe [A] 16:25. - 6. Frohmüller H, Bülow H (1975) Verh Dtsch Ges Urol 26:48. - 7. Hamann F, Roos E, Melchior H (1978) 4. Symp Exper Urol, Kassel. - 8. Hamann F, Melchior H, Niederhagen R (1978) 12. Tgg Dtsch Ges Biomed Tech, Stuttgart. - 9. Hamann F, Niederhagen R, Häberlen R, Melchior H (1979) Urologe [A] 18:225. - 10. Madersbacher H, Sacherer K (1975) Verh Dtsch Ges Urol 26:55. - 11. Mauermayer W (1975) Verh Dtsch Ges Urol 26:55. - 12. Schellhammer PF (1974) Urology 3:261

Dr. med. F. Hamann
Urologische Klinik Kassel
Terrasse 30
D-3500 Kassel

R. Niederhagen
Physikalisches Institut
der Gesamthochschule Kassel
Heinrich-Plett-Str. 40
D-3500 Kassel

Verhandlungsbericht der Deutschen Gesellschaft für Urologie, 31. Tagung (1979), 132–134

Die Hypothermie als Folge transurethraler Resektion

D. Vouros, N. Balamoutsos, I. Vakalikos, F. Alevisou

Die transurethrale Resektion (TUR) verursacht als ein chirurgischer Eingriff sui generis, bei dem großen Mengen von Flüssigkeiten in die Harnblase und möglicherweise auch in den Kreislauf gelangen, gewöhnlich während seiner Vornahme eine Reihe biologischer Störungen, die zur Genüge untersucht worden sind und bekanntlich das TUR-Syndrom darstellen.

Bei der Genese dieses Syndroms dürfte, neben den bereits bekannten Faktoren, auch die Hypothermie eine bedeutende Rolle spielen, also die unternormale Körperwärme, die wir in unserer Klinik häufig bei Patienten feststellen konnten, an denen eine transurethrale Resektion vorgenommen wurde. Diese Feststellung veranlaßte uns, dem Auftreten der Hypothermie während der transurethralen Resektion genauer nachzugehen, nachdem wir dazu in den letzten Jahren keine Literaturangaben dazu finden konnten.

Krankengut und Methode

Bei unserem Krankengut von 36 Patienten, 32 männlichen und vier weiblichen im Alter von 40 bis 80 Jahren, wurde während der Vornahme der transurethralen Resektion dauernd die Körperwärme gemessen. Bei diesen transurethralen Resektionen handelte es sich in zwölf Fällen um Prostata-Adenom, in zwei Fällen um ein Karzinom der Prostata und in 22 Fällen um Harnblasentumoren. Zum Vergleich wurde bei 19 weiteren Patienten die Temperatur während transabdominalen Zuganges gemessen. Bei allen Patienten wurde Spinalanästhesie vorgenommen (Tabelle 1).

Zur Kontrolle der Temperaturkurve benutzten wir Rektal- und Ösophagusthermometer mit laufender selbsttätiger elektronischer Temperaturangabe auf der Bildwand. An der Kurve wurden sowohl die Zeit des Anästhesiebeginns wie auch die Zeit von Anfang und Ende der transurethralen Resektion vermerkt. Zusätzlich wurden die Menge der zugeführten Irrigationsflüssigkeit, deren Temperatur bei Einführung und Herausnahme des Resektoskops, die Dauer des Eingriffs und das Gewicht des resezierten Gewebes angegeben, ebenso die Menge der verabreichten i. v. Flüssigkeit, die OP-Temperatur und schließlich das Gewicht eines jeden Patienten. In Tabelle 2 faßten wir die Daten der obigen Messungen zusammen.

Tabelle 1

	Anzahl			
TUR-Prostata-Adenom	12	14		
TUR-Prostata-Karzinom	2			
TUR-Blasentumoren	22		♂ 18	♀ 4
	36		32	4
Alter: 41–80 Jahre				
Prostatektomie	14			
Transvesikale TU-Resektion	4			
Ureterstein (tiefliegend)	1			
	19			
Narkose: Spinal	57			

Ergebnisse

Bei fast allen unseren Fällen wurde während der transurethralen Resektion eine Senkung der Körperwärme festgestellt, die zwischen 0,5–3,9 °C schwankte, d. h. im Durchschnitt um 1,4 °C. Ein entsprechender Temperaturabfall bei den offenen Operationen schwankte zwischen 0–1,5 °C, also im Durchschnitt um 0,8 °C. Alle diese Temperaturen waren im Rektum gemessen. Die entsprechenden Ösophagusmessungen folgten der Rektumkurve, jedoch um 0,2–0,8 °C höher (Tabelle 3).

Die Einwirkung der Narkose auf die Erscheinung der Hypothermie brauchte nicht untersucht zu werden, da der Temperaturunterschied zwischen Spinalanästhesie und Operationsbeginn in

Tabelle 2. Vermutliche Fautoren der Hypothermie bei TUR

Irrigationsflüssigkeiten			Dauer der TUR	TUR Material		i. v. Flüssigkeit	OP Temp.	Körpergewicht
Menge	Temperatur			P.	T.			
	Zu.	Ab.						
4-20 l	20-23 °	23-27 °	35′-70′	8-32 gr.	0,5-5 gr.	1000	22-25 °	45-101 kg
~9 l	25-29 °	27-29 °	~42′			2000		
	30-37 °	30-33 °						

Tabelle 3. Temperaturschwankungen während der TUR - 36 Fälle

Temperaturabfall bei TUR	0,5-3,9 °C ~ 1,4 °C
Temperaturabfall bei offenen Eingriffen	0-1,5 °C ~ 0,8 °C
Temperaturunterschiede Ösophagus - Rektum	0,2-0,8 °C
Temperaturunterschiede Narkose - TUR	0,3 °C

allen Fällen durchschnittlich 0,3 °C betrug. Die Temperaturkurven zeigten allgemein ein jähes Abfallen der Körperwärme nach Beginn der transurethralen Resektion, welches Absinken in einzelnen Fällen die sehr niedrige Temperatur von 33,8 °C erreichte und in ziemlich vielen Fällen 35-34,2 °C, und dies besonders bei großen Prostata-Adenomen, während wir bei offenen Eingriffen als niedrigste Temperatur 35,1 °C verzeichneten (Abb. 1). Die Befundanalyse unserer Fälle läßt uns zu folgenden Ergebnissen gelangen:

1. Die Hypothermie ist eine übliche Folgeerscheinung der transurethralen Resektion, selbst wenn sie unter normalen Verhältnissen hinsichtlich der Operationsdauer, des Blutverlustes, der Flüssigkeitsmengen und des Gewebevolumens vorgenommen wird. Sie tritt jedoch häufiger und stärker bei der Resektion großer Prostata-Adenome auf (Abb. 2).
2. Die Spinalanästhesie hat keinen besonderen Einfluß auf die Hypothermie.
3. Während der transurethralen Resektion kann es eventuell zu einem gefährlichen Absinken der Temperatur bis unter 34 °C kommen, was als die wärmeregulierende Funktion des Hypothalamus hemmend angesehen wird. Deswegen sind wir der Meinung, daß bei der transurethralen Resektion großer Prostata-Adenome die Körperwärme unbedingt unter Kontrolle gehalten werden muß.
4. Die Temperatur der verwendeten Flüssigkeit hält eine starke Hypothermie auf, wenn deren Temperatur zwischen 33-36 °C liegt.

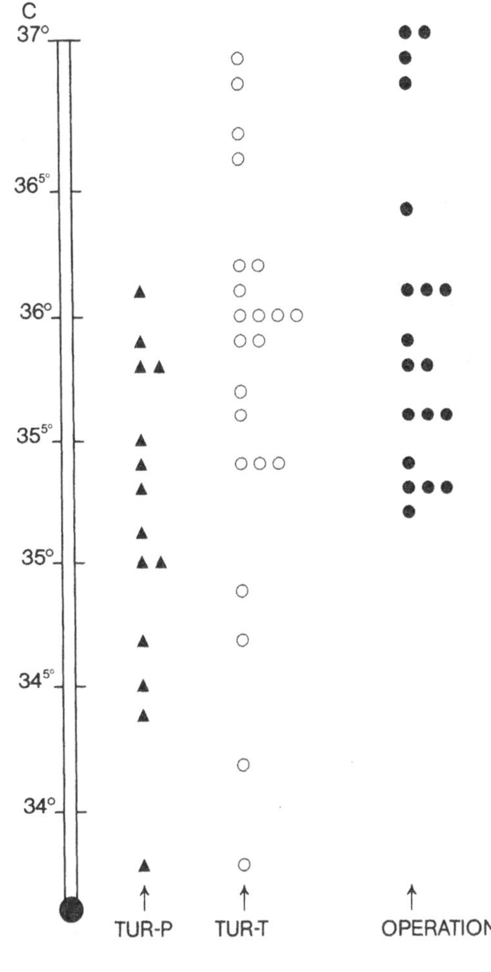

Abb. 1

5. Die Hypothermie erstreckt sich auf den ganzen Körper. Infolge der örtlichen Verhältnisse kommt sie am stärksten im Rektum zum Ausdruck.

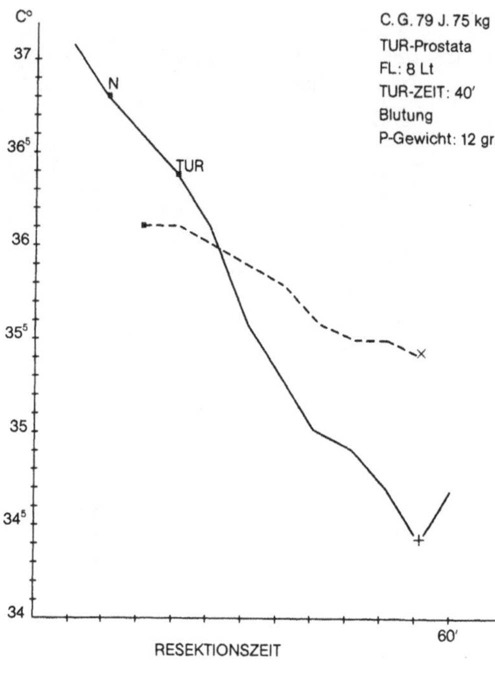

Abb. 2

6. Schließlich betonen wir noch, daß mit vorliegendem Beitrag, der eine klinische Feststellung des Auftretens von Hypothermie bei transurethraler Resektion ist, und aufgrund seiner Ergebnisse weder die Umstände noch die Auswirkungen der Hypothermie mit voller Sicherheit vorausbestimmt werden können.

Literatur

1. Mebust W, Brady T, Valk W (1968) J Urol 103:632. - 2. Wakim K (1971) J Urol 106:719. - 3. Cattolica E (1971) J Urol 106:262. - 4. Guyton (1967) Textbook of medical physiology. - 5. Serrao A, Mallik M, Jones P, Handry W, Wickham J (1976) Br J Urol 48:685. - 6. Chilton C, Morgan R, England H, Paris A, Blandy J (1978) Br J Urol 50:542

Doz. Dr. Demetrios Vouros
Urolog. Abteilung
Theagenion Institut für Medizin
Serron Str. No. 2
Thessaloniki, Griechenland

Verhandlungsbericht der Deutschen Gesellschaft
für Urologie, 31. Tagung (1979), 135–138

Diskussion zu den Vorträgen: Seite 109–134
Fortsetzung: Neue endoskopische Techniken

Moderatoren: Frohmüller, H., Würzburg, und Hartung, R., München

Frohmüller, H., Würzburg: Beginnen wir zunächst mit dem Vortrag der Herren Altwein und Alken. Gibt es hierzu Diskussionsbemerkungen?

Praetorius, M., München: Ich wollte Herrn Alken fragen, ob es sinnvoll ist, daß durch Steinzertrümmerung eines Nierenbeckensolitärsteines die Gefahr von nicht erreichbaren Kelchsteinen produziert wird. Zweitens, ob es sinnvoll ist, bei einem sterilen Harnsteinleiden durch die Nephrostomie eine Infektion zu setzen, wenn durch die offene Operation ein steriles geschlossenes harnableitendes System erhalten werden kann. Drittens, ob durch den Spüldruck bei infizierten Verhältnissen nicht die Gefahr des akuten gram-negativen septischen Schocks gegeben ist? Insgesamt bin ich mir nicht sicher, ob die Belastung durch dieses sicherlich langwierige Vorgehen nicht noch größer ist als bei der offenen Operation.

Frohmüller, H., Würzburg: Herr Alken, bitte.

Alken, P., Mainz: Also, um beim Ende anzufangen: das Verfahren ist nicht langwierig. Daß man durch den Spüldruck Steinstaub oder Bakterien in die Harnkanäle transportiert, ist sicherlich möglich. Dies hätte zur Folge, daß eine Pyelonephritis oder andere Komplikationen entstehen. Wir haben die Technik inzwischen soweit ausgebaut, daß wir das verhindern können. Wir haben keine Druckerhöhung. Wir haben Druckmessungen gemacht während der Ultraschallzertrümmerung. Wir sorgen auch dafür, daß der Harnabfluß durch zusätzliche Katheter, die wir neben dem Schallgerät durch den Kanal in die Niere hineinlegen, offengehalten wird. Ein Pfleger sitzt am Sauger und paßt auf. Dann war das nächste, glaube ich, man würde einen Infekt reinbringen durch diese Nephrostomie. Ich glaube, daß die Gefahr sicherlich gegeben ist. Wir haben bei unseren Erfahrungen, die wir mit der perkutanen Nephrostomie gemacht haben – und wir haben inzwischen etwa 400 Fälle –, etwas Eigentümliches gesehen. Die Risiken, die man früher hatte bei der retrograden Sondierung und bei dem Infekt, der dann anschließend entstanden ist, entstehen seltsamerweise bei der perkutanen Nephrostomie nicht. Wir haben also auch in dem Sinne keine Probleme. Dann muß man noch dazu sagen, daß eben ein großer Teil dieser Patienten Rezidivsteinträger sind oder es sind Leute, die schon vorher infiziert waren. Wir haben septische Patienten gehabt, die primär perkutan nephrostomiert wurden. Wir hatten den Zugang zum Stein, dann haben wir den Kanal aufbougiert, nachdem die Situation des Patienten stabilisiert war, und dann haben wir den Stein zerschallt. Wir haben Clearanceuntersuchungen gemacht vorher und nachher und diese sind von 30 auf 50% angestiegen, z. B. bei einem Patienten mit einer septischen Niere. Soll man nun einen kleinen operablen Nierenbeckenstein auf diese Art und Weise angehen? Sicherlich nicht! Wir operieren sehr viele Nierenbeckensteine und behalten uns diese Technik eben für komplizierte und besondere Fälle vor.

Praetorius, M., München: Wie lange haben Sie gebraucht, um diesen großen Nierenbeckenstein bei der sehr adipösen Patientin zu zerschallen?

Alken, P., Mainz: Dieser Nierenbeckenstein ist ein Kalzium-Oxalat-Stein gewesen und es hat 90 Minuten gedauert. Wir würden diesen Stein allerdings wahrscheinlich nicht mehr mit dem Ultraschall zertrümmern, sondern wir würden ihn teilweise mit dem Stone punch machen, weil das schneller geht. Sie sehen, bei der perkutanen Serie ist ein Reststein dabei gewesen und wenn ich ehrlich bin, dann ist das ein abgangsfähiger Stein.

Frohmüller, H., Würzburg: Herr Alken, darf ich fragen, ob es zum Beispiel auch mit der elektrohydraulischen Lithotripsie zu machen ist oder geht das nur mit Ultraschall?

Alken, P., Mainz: Herr Altwein hat einen Fall mit dem „Russen“ gemacht und es ging. Aber wir sind da zurückhaltend.

Frohmüller, H., Würzburg: Das heißt also, der Stein wird damit zertrümmert und vielleicht auch noch ein bißchen Gewebe?

Alken, P., Mainz: Nein, Nein! Das nicht! Aber ich will mal sagen, der Chef hat den Daumen drauf, wenn wir mit dem Ding rangehen.

Frohmüller, H., Würzburg: Das ist auch gut so! Noch weitere Diskussionsbemerkungen zu diesem Thema? Dann kommen wir zum nächsten Vortrag von Herrn Schindler. Herr Schindler, ich glaube, den

Stein, den Sie da so schön gezeigt haben, hätten Sie sicher mit der Röntgenkontrolle finden können. Ich habe deswegen den Verdacht, daß es Absicht war, daß Sie ihn zurückgelassen haben, um nachher die schönen Fotos zeigen zu können.

Schindler, E., Hannover: Es war sicher keine Absicht, daß wir diesen Stein zurückgelassen haben. In einer Ausbildungsklinik werden immer jüngere Kollegen auch mal an größere Steine herangelassen. Es war eher ein Versehen. Ich habe selbst gesagt, daß es retrospektiv wahrscheinlich leichtsinnig gewesen war, nicht zu röntgen. Es boten sich in diesem Falle die Bilder an, weil es retrospektiv eben die schönsten Aufnahmen gewesen sind. Ich wollte nur darauf hinweisen, daß die Methode nicht routinemäßig eingesetzt werden sollte. Es gibt eben Notsituationen, beispielsweise die stärkere Blutung oder die Sepsis. Wenn ich nachts um ein Uhr den septischen Patienten operiere, dann habe ich keine Möglichkeit, intraoperativ zu röntgen und dann ist auch die Situation oft so, daß primär für Abfluß zu sorgen ist und Kleinigkeiten erst später zu erledigen sind.

Frohmüller, H., Würzburg: Lassen Sie immer einen Nephrostomiekatheter in der Niere oder nur in Ausnahmefällen?

Schindler, E., Hannover: Nur in Ausnahmefällen. In diesem Falle war es so gewesen, daß das Nierenbecken durch die Anfängeroperationen etwas lädiert worden war und wir deswegen einen besseren Ablauf haben wollten.

Engelking, R., Köln: Ich wollte Herrn Schindler fragen, ob das eine neue Technik ist?

Schindler, E., Hannover: Wie so vieles ist diese auch nicht neu.

Engelking, R., Köln: Ich würde sagen, sie ist schon vor über zehn Jahren publiziert worden im Urologen, und zwar sehr viel ausführlicher, als Sie sie gebracht haben.

Schindler, E., Hannover: Das ist durchaus möglich.

Frohmüller, H., Würzburg: Vermutlich ist sie noch älter. Weitere Fragen an Herrn Schindler? Wenn nicht, dann darf ich zum nächsten Thema kommen. Das war der Vortrag aus Sundsvall mit dem wunderschönen Krankenhaus im Bild. Gibt es dazu Fragen über diese Anästhesiemethode, die offensichtlich vor allem für ältere Patienten besonders schonend ist? Bitte, Herr Matouschek!

Matouschek, E., Karlsruhe: Es würde mich interessieren, ob durch die Infiltration die Zuckungen als Folge der Reizung des Nervus obturatorius vermieden werden können?

Engberg, A., Sundsvall: Entschuldigen Sie bitte mein schlechtes Deutsch! Wir haben keine Erfahrungen mit diesen Problemen.

Frohmüller, H., Würzburg: Danke! Weitere Fragen dazu? Dann kämen die nächsten drei Vorträge, die sich mit der transurethralen Resektion bei Herzschrittmacherpatienten befassen. Gibt es hierzu Fragen?

Ich darf vielleicht auf ein paar wichtige Punkte hinweisen. Wir haben uns vor einigen Jahren mit diesem Thema beschäftigt und dabei haben sich folgende Daten herausgestellt: Die Störspannungen sind vor allem zu erwarten bei den Einschalt- und Ausschaltspitzen und können bis zu 30 Volt reichen. Die Flimmerschwelle des Herzens liegt bei 20 Volt. D. h., es besteht vor allem beim Einschalten und Ausschalten die Gefahr, daß es zum Kammerflimmern kommt. Beim Koagulieren dagegen passiert praktisch nichts, weil dabei Spitzen nur bis etwa 3 Volt zustandekommen. Ein weiterer Punkt, auf den von zweien der Vortragenden hingewiesen wurde, war die Wichtigkeit der Blutsubstitution. Nachdem diese Patienten dann meistens auf einen fixierten Schrittmacher und nicht mehr den Demandschrittmacher eingestellt sind, besteht für sie keine Möglichkeit, die Hypovolämie mit einer Erhöhung der Herzfrequenz zu kompensieren. Deswegen muß man peinlich genau auf den intraoperativen Blutersatz aufpassen. Schließlich noch zum Elektrokardiogramm! Dieses ist nur bedingt als Kontrolle einzusetzen, nämlich nur im stromfreien Intervall, weil sonst ja das EKG gestört wird. Sind dazu noch Fragen? Bitte!

Marberger, H., Innsbruck: Es war in den 50er Jahren! Ich weiß nicht, war es 1957 oder 1958. Da kam der erste Patient mit einem Schrittmacher zur Resektion. Und ich habe alle Zentren, die sich mit der Resektion beschäftigt haben – den Präsidenten eingeschlossen –, angerufen und gefragt, was soll man tun. Kann man elektrorezesieren oder kann man nicht? Ich habe die Produzentenfirma in Schweden angerufen. Die konnte mir keine Auskunft geben. Es gab damals auch keine Literatur. Schließlich hat mich Herr Bücherl beruhigt. Er hat mir gesagt, es würde nichts passieren. Ich habe dann reseziert und es ist nichts passiert. Wir haben dann weitere zwölf Patienten mit Schrittmachern operiert und dann ist plötzlich der erste Todesfall gekommen. Das war vor zehn Jahren. Und zwar ist der Patient beim ersten Schnitt des Stromes am Sekundenherztod gestorben. Wir haben jetzt insgesamt etwa 30–40, ich glaube eher 40, Patienten mit Schrittmachern operiert. Bei uns steht der Internist dabei. Wir haben ein Monitorgerät und wir haben nur festfrequente Schrittmacher. Wir sind ganz besonders vorsichtig mit dem „TUR-Syndrom". Trotzdem ist der Schrittmacher für mich immer noch eine ernste Angelegenheit bei der transurethralen Resektion.

Frohmüller, H., Würzburg: Danke.

Zink, R. A., München: Ich wollte noch einen Kommentar abgeben sowohl zu den Vorträgen von Herrn

Schütz als auch von Herrn Boeminghaus. Ich glaube, es ist bisher, zumindest mir, aus der urologischen Literatur nicht bekannt geworden, daß die Verwendung des Magneten – das ist ein Instrument, das ca. 30–40 DM kostet – eine sichere Handhabung des Demandschrittmachers mit Festfrequenzbetrieb erlaubt, auch bei der Verwendung von Hochfrequenzwechselströmen. Ich glaube, es ist wesentlich effektiver, daß man diese einfache präventive Maßnahme ergreift, als zu versuchen, mit dem Internisten im stand-by-Verfahren zu warten bis eine Synkope auftritt und dann erst behandelt oder defibrilliert. Der nächste Punkt wäre, daß nicht nur beim Ein- und Ausschalten Störimpulse gegeben werden, die echte Störungen auslösen können, sondern auch beim Dauerbetrieb. Vielleicht könnte man das Diskussions-Dia zum Vortrag Nr. 44 mit der Nummer 13 zeigen. Sie sehen hier die zu erwartenden RR-Abstände und darüber die EKGs. Ganz unten mit der schwarzen Schraffierung ist angedeutet das Intervall der Koagulationszeit, das ist etwa 15 s. Innerhalb dieser Zeit des permanenten Betriebs können Sie die HF-Signale in der vorletzten Zeile erkennen. D. h. also, daß auch beim Dauerbetrieb eine ausgeprägte Störung auftritt. Der letzte Punkt wäre, zu Herrn Schütz noch, daß wir selbstverständlich sowohl am Patienten als auch am Tierexperiment die Lage der indifferenten Elektrode variiert haben und Messungen dabei durchgeführt haben. Ich glaube, daß man nicht so einfach sagen kann, daß lediglich der Abstand das Entscheidende ist, sondern das Entscheidende ist sicher der Verlauf der Feldlinien. Unsere Zahlen sind noch zu klein, als daß wir es hier präsentieren könnten. Wir haben aber gefunden, daß, sobald der Feldlinienverlauf senkrecht zur Achse Schrittmachersonde bzw. Sondenspitze – Koagulationsspitze steht, sobald dort der Feldlinienverlauf senkrecht ist, die Störungen geringer sind, was man von der Hochfrequenzphysik her voraussagen konnte. Danke.

Frohmüller, H., Würzburg: Darf ich Herrn Schütz bitten, gleich darauf zu antworten!

Schütz, W., München: Zunächst möchte ich erwähnen, daß das Feststellen eines Schrittmachers auf Festfrequenzbetrieb durch aufgelegten Magneten eine Maßnahme ist, die bei jeder normalen Prüfung der Schrittmacherfunktion durchgeführt wird. Normalerweise kann bei einer Herzfrequenz von beispielsweise 90/min und einer Schrittmacherfestfrequenz von 70/min die Schrittmacherfunktion eines inhibierten Demandschrittmachers nur durch Auflegen des Magneten überprüft werden, was wir sowohl vor der Operation als auch im OP als auch nach der Operation tun. Während der Operation lassen wir den Schrittmacher unbeeinflußt und schalten nicht auf Festfrequenz um. Stelle ich einen synchronen Schrittmacher, der sich nur dann einschaltet, wenn die Herzfrequenz unter einen bestimmten Wert abfällt, mit einem Magneten auf eine Festfrequenz ein, dann kann ich ebenfalls hämodynamische Veränderungen hervorrufen, die unter Umständen größer sein können als durch Störimpulse während der Resektion. Denn wir können dabei feststellen, daß bei einem Herzeigenrhythmus, der über der Festfrequenz des Schrittmachers liegt, unter der zusätzlich aufgepfropften Schrittmacherfestfrequenz die Gesamtleistung des Herzens nicht gleichsinnig beeinflußt wird, d. h. daß laufend Frequenzänderungen durch Schrittmacherimpulse und durch die Eigenfrequenz des Herzens hervorgerufen werden. Dabei kann es zu erheblichen Änderungen im Schlagvolumen kommen. Zum zweiten, wir müssen uns darüber im klaren sein, daß es ein großer Unterschied ist, ob eine Frequenzänderung eintritt durch eine nervöse Steuerung oder durch eine kardiogene Steuerung. Bei der nervösen Steuerung ändert sich mit der Frequenz das Herzminutenvolumen und steigt an. Bei einem Schrittmacher, also bei einer kardiogenen Steuerung, bleibt das Herzminutenvolumen zwischen 45 Schlägen/min und etwa 170 Schlägen/min, bei einem gesunden Herzen gleich und ändert sich erst ober- oder unterhalb dieser Grenze. Das ist auch zu berücksichtigen bei den hämodynamischen Veränderungen durch den Schrittmacher. In diesem Sinne darf ich die Frage stellen an Herrn Zink, welche Parameter haben Sie zugrunde gelegt, um hämodynamische Veränderungen messen zu können?

Zink, R. A., München: Ich möchte zunächst sagen, die Definition von EKG-Störungen – das ist bei keinem der beiden Vorträge genannt worden –, war bei uns das 1,5fache des Escape-Intervalls des Schrittmachers. D. h. also, der vorbestimmte RR-Abstand durch die Demandfrequenz plus der Wartezeit, die der Schrittmacher noch als Toleranzzeit hat, bis er sein Pacing gibt, seinen Stimulus abgibt, das 1½fache dieser Zeit war EKG-Störung. Als hämodynamisch relevant wurde bei uns eine EKG-Störung so definiert. Beim Überprüfen von ca. 15 000 EKG-Impulsen hat sich herausgestellt, daß die in diesem Punkt fraglichen Pulskurvenanteile stark in die Betrachtung mit einbezogen werden müssen.

Frohmüller, H., Würzburg: Vielen Dank! Ich glaube, wir müssen die Diskussion jetzt abbrechen. Gibt es dazu noch eine wichtige Frage? Dann können wir zu den letzten drei Vorträgen kommen. Bitte, Herr Hartung!

Hartung, R., München: Eine kleine Ergänzung noch zur EKG-Registrierung. Wir arbeiten seit einiger Zeit, besonders bei Schrittmacherpatienten, mit einem kauterfesten EKG und haben also bei dieser EKG-Registrierung keine Störungen durch Koagulations- und Schneideströme. Dies nur als ergänzender Hinweis.

Wir kommen zu den letzten drei Vorträgen in der Diskussion. Vortrag Nr. 45 über die Anmerkungen zum Gibbons-Katheter. Sind hierzu Fragen oder Erfahrungsberichte da? Herr Kösters hat die Indikation in etwa abgegrenzt. Ich meine, die Indikationen haben sich etwas verschoben, seit man mit der perkutanen Nephrostomie auch eine elegante Anwendung hat, Harnstauungen anzugehen in Situationen, in denen man nicht operieren will oder kann. Insofern ist wahrscheinlich diese Einschränkung etwas seltener geworden. Wenn keine Fragen zu diesem Punkt da sind – ich hatte noch einige Kompikationserfahrungen erwartet –, kommen wir zu den Angaben von Herrn Hamann über die submuköse Harnröhrentemperatur. Die Leckströme, wie sie vor Jahren diskutiert wurden als eine mögliche Ursache der postoperativen Harnröhrenstriktur nach TUR, sind, wenn diese Messungen zuverlässig sind, zumindest kein Faktor. Ist Herr Flachenacker noch im Raum? Nun, da ist noch eine Frage. Bitte!

Dittel, Wien: Ein kleiner Punkt hat mir doch hier zu denken gegeben. Ich glaube, die Widersprüche zwischen den Untersuchungen von Flachenacker und Hamann erklären sich vielleicht doch hier, wo das Problem mit der Stromdichte nicht berücksichtigt wurde. Ich darf hier das Problem der isolierenden Wirkung des Gleitmittels noch hervorheben. Es ist ja nicht fraglich, daß die Energie, die hier mit 3% angegeben wurde, als Leckstrom ausreichen muß und kann, wenn der Übergang sehr kleinflächig ist und damit sehr wohl ausreichen dürfte, um im Einzelfall thermische Schäden zu setzen.

Hamann, F., Kassel: Dazu ist zu sagen, daß wir zum Gleitfähigmachen der Harnröhre keine Gleitmittel benutzen. Wenn ein Mißverhältnis besteht, zwischen dem Kaliber der Harnröhre und dem Resektoskop, dann wird entsprechend den Empfehlungen von Herrn Mauermayer oder von Ihnen, Herr Frohmüller, eine Meatotomie oder Urethrotomie gemacht.

Hartung, R., München: Habe ich Sie recht verstanden? Sie resezieren ohne Instillation oder Auftragung von Gleitmitteln? Mit welchen Schäften?

Hamann, F., Kassel, Mit dem Mauermayerschaft.

Hartung, R., München: Metall oder Teflonschaft?

Hamann, F., Kassel: Mit dem Mauermayer-Metallschaft.

Hartung, R., München: Metallschaft ohne Gleitmittel? Ich weiß nicht, ob wir da nicht in die Diskussion einsteigen sollten. Reseziert noch jemand hier im Raum mit einem Metallschaft ohne Gleitmittel? Welche Begründung haben Sie dafür, kein Gleitmittel zu verwenden?

Hamann, F., Kassel: Erstens liegt die Begründung darin, daß der Übergangswiderstand bzw. die Dicke der Gleitmittelschicht verschieden sein können und evtl. zu Verdichtungen im Stromübertritt führen könnten. Außerdem hat sich herausgestellt, daß einfach kein Bedarf besteht.

Hartung, R., München: Wenn Sie uns eine verläßliche Zahl Ihrer postoperativen Strikturenquote nennen könnten?

Hamann, F., Kassel: Diese werden zur Zeit aufgearbeitet. Aber ich kann jetzt schon überschlägig sagen, daß sie sicher nicht höher liegen als in anderen Kliniken.

Hartung, R., München: Herr Melchior!

Melchior, H., Kassel: Zunächst war es wichtig, um die Temperaturmessung machen zu können, einheitliche Bedingungen und keinen differenten Wandabstand zu haben. Und aus diesem Grunde wurden diese Untersuchungen ohne Gleitmittel durchgeführt. Die Frage, welchen Einfluß ein unterschiedlicher elektrischer Widerstand des Gleitmittels auf die Stromverteilung und evtl. auf die Wärmeverteilung hat, ist noch nicht überprüft worden. Dieser Frage muß noch nachgegangen werden, zumal ja auch die Modelluntersuchungen, die Hamann selbst gemacht hat, sich von denen in vivo unterscheiden. Im klinischen Routinebereich wird selbstverständlich beim Einführen des Resektoskopes ein Gleitmittel (Instillagel) instilliert.

Hartung, R., München: D.h., Sie würden Ihre Empfehlung nicht so verallgemeinern, daß man ohne Gleitmittel resezieren soll.

Melchior, H., Kassel: Exakt.

Hartung, R., München: Gut, vielen Dank! Das ist eigentlich sehr wichtig und ich glaube, von der Gleitmittelfrage werden wir in der nächsten Zeit noch mehr hören. Wir sind dabei, das adäquate Gleitmittel hoffentlich zu finden. Für den Teflonschaft ist die Problematik noch nicht ausgestanden und jeder hat mit den Harnröhrenstrikturen zu kämpfen. Nun zum letzten Vortrag von Herrn Vouros über den Temperaturabfall, der natürlich verständlicherweise korreliert mit der Operationszeit und der Spülflüssigkeit. Gibt es hierzu noch eine Frage? Wenn dies nicht der Fall ist, dann schließen wir die heutige Nachmittagssitzung und sehen uns heute abend beim Bayerischen Abend im Hofbräuhaus. Wenn nicht dort, dann morgen früh um halb neun Uhr wieder hier.

Kinderurologie: Hauptthema Reflux

I. Grundlagen, Fortschritte der Diagnostik und Vorabklärung

Verhandlungsbericht der Deutschen Gesellschaft für Urologie, 31. Tagung (1979), 141–153

Die vesikorenale Refluxkrankheit – Morphologie, Systematik, Naturgeschichte und therapeutische Taktik

A. Sigel, K.M. Schrott, S. Chlepas

Tabelle 1. Refluxkrankheit - Übersicht

I. Einfacher Reflux = cranio-laterale Dystopie des Ostiums (infrav. normal) – untere Anlage bei Doppelniere, beide bei Fissus
II. Komplizierter Reflux = (ca. 40% der Refluxfälle)
  A) Infravesikale Obstruktion + Reflux assoziiert - (35% der Obstruktion)
  B) Caudale Ektopie des Ostiums - obstruktiv, miktionell refluxiv meistens obere Anlage ± I der unteren Anlage

---

  C) Reflux der neurogenen Blase
  D) Reflux des Prune-Belly-Syndroms
  E) Korrel. Reflux bei Analatresie
  F) Reflux der Exstrophie u. Epispadie
III. Iatrogener Reflux

Erläuterung zu Tabelle 1: Die Systematik des Themas muß als erstes unterscheiden den einfachen vom komplizierten Reflux. Einfach ist ein Reflux, bei dem keine infravesikale Obstruktion besteht, kompliziert ist er, wenn eine solche vorhanden ist. Die Gruppen c bis f in der Tabelle 1 gehören ebenfalls zur komplizierten Form, bleiben hier aus Zeitgründen außerhalb der Betrachtung, desgleichen der iatrogen entstandene Reflux.

Erläuterung zu Tabelle 2: Embryologische Ableitung führt zum Verständnis der Refluxgenese. Die Entwicklung des Trigonums, der beiden Harnleiter und der Blase aus dem paarig angelegten Wolfschen Gang ist sichtlich störanfällig. Was unter a bis g angeführt ist, bildet das in den letzten zwei Jahrzehnten erkannte Substrat der Refluxkrankheit. Die Abbildung 1 zeigt ein Teil davon. Derivate des Wolfschen Ganges sind auch die Pyramiden samt Papillen. Sie unterliegen der gleichen Tendenz der Störanfälligkeit, die sich in Dysplasie äußert. Gesunde Papillen können nicht refluxiv sein [4,31]. Ob die Refluxnephropathie einer Dysplasie entspricht, embryologisch zugehörig der distalen Harnleiterpathologie, wie es die Melbourne-Gruppe [6] annimmt und auch von Ask Upmark nachträglich abzuleiten wäre, weil das Metanephros (Parenchym) dem Wolfschen Gang (ableitendes Harnsystem) nach- und untergeordnet ist – diese wichtige Frage bleibt offen. Entzündung ist jedoch außer Zweifel maßgeblich beteiligt, nach der australischen Meinung jedoch nur aufgepfropft, nach der Meinung der meisten anderen Untersucher jedoch vorherrschend (s. auch Tabelle 5).
Erläuterung zu Tabelle 3: Eine System-Morphologie ist erkennbar, gestützt auf graduell parallele Pathologica, parallel horizontal von Trigonum bis Niere, vertikal progressiv von Grad I – Grad III. Eine Dreiergraduierung genügt.

Tabelle 2. Pathomorphogenese der einfachen vesico-renalen Refluxkrankheit

1. Alle beteiligten Strukturen sind Derivate des WG; dessen Paarigkeit erklärt Ein- wie Doppelseitigkeit des Refluxes	a) Muskul. Defekte bis Anarchie d. termin. HL [1] b) Trigonale Hypoplasie [2] c) Paraostiale Divertikel u. minderes Widerlager [3] d) Dystopie und Deformierung d. Harnleitermündung e) Verkürzte Pars submucosa - u. Intramuralis f) Verdünnter Detrusor g) Dysplastische Papillen [4]
3. WG führt formativ gegenüber Metanephros [5] →	h) Renale Dysplasie [6]

Grad I bedeutet keine, Grad III hochgradige Nephrozirrhose, Grad II liegt dazwischen. Die Graduierung mißt sich an der Refluxnephropathie, nicht mehr wie früher an der Erweiterung der Harnleiter. Entsprechend dem Zirrhosegrad sind die Veränderung an Trigonum, Ostium, Detrusor und Harnleiter von Grad I zu Grad III gravierend und korrespondierend.

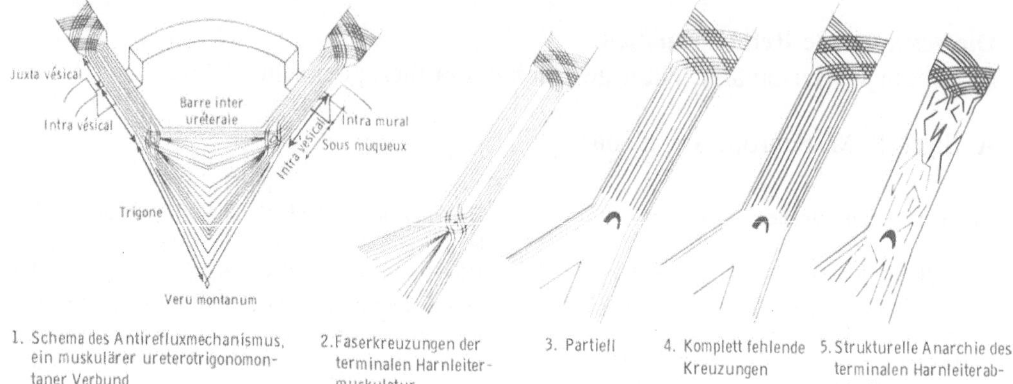

Abb. 1. Die morphologische Struktur des Antirefluxmechanismus, 1. und 2. normal, daneben 3. bis 5. die strukturelle Minderung der Muskulatur (aus DEBLED 1974 [30]

Tabelle 3. Vertikale und horizontale System-Morphologie der einfachen Refluxkrankheit

	Trigonum	Ostien	Detrusor	Harnleiter	Nieren	
	Von I–III zunehmend	Von I–III zunehmend	Von I–III zunehmend	Von I–III zunehmend	I. keine oder minimale Cirrhose	
Grad I auch artefiziell? [7] Grad II Grad III	flach verbreitert – strukturell hypoplastisch- fallweise Hiatushernie	verformt lateralisiert cranialisiert klaffend u. starr	verdünnt verformt voluminö- nöser bis insuffiz. u. occult neurogen	Pars SM + IM verkürzt, strukturell anarch/ terminal klobig bis MU incl. NBKS	II. Cirrhose 2/10 – 3/10 III. Cirrhose 3/10 – 7/10	nicht obligat

Tabelle 4. Korrespondierende diagnostische Graduierung (post HJ-Therapie)

		Grad I (selten OP)	Grad II (fakul. OP)	Grad III (oblig. OP)
Inf. AUR (Ultraschall)	Parenchym-Planigraphie	normal	vermindert +(⅕)	stärker reduziert
	Narbenfelder	keine	narbenf. +	β – γ
	Harnwege	normal	intermitt. erweitert +	HL-Ektasie/Hydronephrose
Nierenfunktion		normal	vermindert	eingeschränkt
MCU (Isotop)	Harnwege	atonisch (+)	mittlere Uretero-Pyelocaliektasie	Megasierung
	Refluxrücklaufzeit	binnen 1'	1–5'	>5'
Endoskopie	Ostiumform	normal bis Stadion	Hufeisen	Golfloch
Kraniolat. Ektopie		gering	mäßig (0,5–1 cm)	erheblich (> 1,5 cm)
pars submucosa		normal-verkürzt	verkürzt	fast aufgehoben

Erläuterung zu Tabelle 4: Die morphologische Einteilung in Grad I–III korrespondiert zugleich diagnostisch. Die drei Standardverfahren sind die Infusions-Ausscheidungsurographie, das MCU und die Narkose-Endoskopie (in Therapiebereitschaft), daneben die Serum-Chemie. Ultraschall und nuklearmedizinische Methoden haben zunehmende zusätzliche Bedeutung. Stadionform des Ostiums geht mit wenig Verkürzung der Pars intramuralis und mit wenig radiologischen Veränderungen einher. Hufeisenform des Ostiums korrespondiert mit mittelgradiger Verkürzung der Pars intramuralis und mit mittelgradigen radiologischen Veränderungen, Golflochform des Ostiums, entsprechend mit hochgradiger Verkürzung der Pars intramuralis, hochgradiger lateraler Ektopie und mit hochgradiger Erweiterung der Harnleiter.

Erläuterung zu Tabelle 5: Refluxnephropathie, d. h. die refluxbedingte Nierenschrumpfung, entsteht aus dem noch umstrittenen, janusköpfigen Verhältnis zwischen Pyelonephritis und Dysplasie. Intrarenaler Reflux gilt kausalgenetisch als gesichert. Er entsteht durch Überdruck pyelotubulär und wie neuere Untersuchungen ergeben, vor allem pyelovenös [8]. Harn invadiert demnach interstitiell und zugleich parenchymal. Thrombophlebitische und interstitiell paravasale Fibrose folgen nach [9]. Die entstehenden Narbenfelder sind papillärpyramidal vorbestimmt und quantifiziert [4]. Bakterielle Infektion wirkt als Katalysator. Steriler Reflux allein macht wenig Schaden [10].

Formalgenetisch sind für intrarenalen Reflux anomale Papillen Voraussetzung, mithin die weiter oben schon erwähnte papilläre Dysplasie, der gleichen Matrix entstammend wie kaudal die ostiale Dysplasie.

Erläuterung zu Tabelle 6: Innerhalb der Refluxnephropathie gibt es feste Unterschiede nach Quantität, Topik und formaler Interferenz. Von den stets vorgegebenen sieben Pyramidenpaaren der menschlichen Niere sind in aller Regel die oberen drei Paare und die unteren vier Paare in einer einzigen Sammelpapille ausmündend verschmolzen und als Folge dieser aufwendigen Entwicklung auch häufiger dysplasieanfällig, d. h. eben refluxiv, häufiger als es zutrifft für das vierte und fünfte Pyramidenpaar. Deshalb erscheinen der obere und untere Pol bevorzugt refluxiv zirrhotisch (Abb. 2). Ob diese Segmentzirrhose gering, mittel- oder hochgradig zustande kommt (Alpha, Beta, Gamma) geht auch parallel dem Grade der distalen ostialen Dysplasie, daneben auch parallel dem Grade einer vorgeschalteten infravesikalen Obstruktion.

Tabelle 5. Reflux-Nephropathie – Janus-Verhältnis Pelonephritis/Dysplasie

Kausal: Intrarenaler Reflux (IRR) – genetischer weniger diagnostischer Begriff =
druckbedingte Rupturen: Pyelotubulär, – venös, pyelolymphatisch (?)
= Harninvasion parenchymal und interstitiell, bewiesen durch TH-Protein
venös = Phlebitis = postphlebitische Cirrhose [8] – Tubuli und Glomerula
= interstitiell Paravasale und intimale Fibrose (Arcuatae) [9] =
Narbenfelder: Parenchymschwund, segmental papillär – pyramidal quantifiziert
Bakt. Infekt erforderlich / Steriler Reflux (Wasserhammer) macht wenig Scarring [10]

Formal: IRR setzt Papillen-Schaden voraus, mithin papilläre Dysplasie [4] =
Geschwister-Dysplasie: Pap./Pyramiden gleiche Knospen-Matrix wie HL-Ostien

Tabelle 6. Reflux-Nephropathie – Quantität, Topik und formative Interferenz

Oberer und unterer Nierenpol haben je 1 verschmolzene Papille (Compound) [11]
Dieses Compound macht das ganze Segment inhärent refluxanfällig.
Folglich Polregionen bevorzugt Sitz der Reflux-Cirrhose.
Je mehr ostiale Dysplasie und Obstruktion distal, um so höhergr. Segment-Cirrhosen
Mittelgeschoss weil Einzelpapillen, weniger vulnerabel und selten narbig.
Upmark-Niere die Ausnahme – isolierte Gefäßdysplasie? Einspruch Zollinger
Totale Reflux-Schrumpfniere, frühkindliche: Generalisierte Intimafibrose [9]
Diktat der Knospe: Cirrhotisch refluxive untere Anlage bei gesunder oberer Anlage.
Metanephros pyramidal vorbestimmt [5]

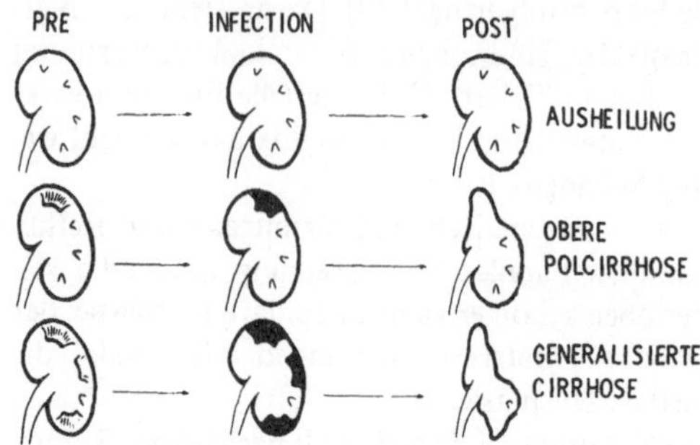

Abb. 2. Die Zirrhose der Refluxnephropathie in quantitativer Abhängigkeit refluxiver Papillengruppen (erweitert nach [4]

Wenn auch das Mittelgeschoß zusätzlich zirrhotisch erscheint, die ganze Niere mithin, dann handelt es sich um die frühkindliche pyelonephritische Schrumpfniere [9]. Erscheint umgekehrt das Mittelgeschoß alleine refluxiv zirrhotisch, dann entspricht dieser Befund der sog. Ask Upmark-Niere, deren Sonderstellung (Gefäßdysplasie) umstritten ist.

Die embryologisch-formative Führung der Harnleiterknospe läßt die Doppelniere erkennen, deren untere refluxive Anlage zirrhotisch erscheint und deren nicht refluxive obere Anlage daneben normal oder kompensatorisch vergrößert auffällt, dies obwohl der Gefäßbaum (Metanephros) der Doppelniere sich in nichts von dem einer anderen Niere unterscheidet.

Erläuterung zu Tabelle 7: Vesikorenaler Reflux und Harninfektion – Verflechtung und Entflechtung – Enuresis, P. moviens

Säuglinge und Kleinkinder sind Vaguswesen mit spinaler Reflexblase. Sie nässen bei geringer Füllung ein. Ihr Harn ist in der Regel nicht infiziert. Der Reflux bleibt symptomlos, ausgenommen derjenige mit infravesikaler Obstruktion (s. S. 147 komplizierter Reflux.)

Nach dem zweiten Lebensjahr stört pathologische Übererregbarkeit eines Teiles der zwölf Miktionsreflexe [12] die Fortentwicklung der Reflexblase zum zerebral kontrollierten und sympathisch modulierten Speicherorgan. Die Blase bleibt vorläufig instabil, Enuresis ist das Symptom.

Die Instabilität der Harnblase verformt über Sphinkterspastik die Harnröhre intermittierend und (begrenzt) obstruktiv. Damit entsteht vermehrte distale Turbulenz, damit Urethritis und folglich Keimbesiedlung der Harnblase und Ascension, sofern Reflux koexistiert (Abb. 3 und 4)

Das Primäre an der Verflechtung von Enuresis und Infektion sind also Innervationsstörungen, das Sekundäre funktionelle Obstruktion des Beckenbodens und das Tertiäre die Infektion aus der Nachbarschaft. Der einfache Reflux ähnelt somit im Effekt einem temporär komplizierten der Minorform (s. Tabelle 9). Pathogenetisch kann die Refluxblase als auf Zeit mitigiert neurogen gelten. Zystomanometrie liefert klar pathologische Befunde, jedoch charakteristisch nur für die Enuresis, nicht für Reflux.

Reflux und Enuresis sind koexistent verflochten, weil beide der gleichen Matrix entstammen, dem WG. Fast sämtliche Refluxkinder leiden unter Enuresis. Umgekehrt sind 65 % der Enuresiskinder intermittierend infiziert (sekundäre Enuresis) und ⅓ davon refluxiv [22].

Nach dem sechsten bis achten Lebensjahr maturiert und stabilisiert sich die Blase zunehmend sympathisch-neuromuskulär. Zusätzlich löst präpuberales Wachstum Minor-Fehlformen der weiblichen Harnröhre auf. Synchron damit maturiert oft auch der Reflux, der ostiale wie der papilläre. Aus diesen Gründen werden Infektionsschübe nach dem achten Lebensjahr seltener, sistieren oft jahrelang oder für immer. Auch der

Tabelle 7. Vesikorenaler Reflux und HJ – Verflechtung und Entflechtung – Enuresis: P. Moviens

Säuglinge / Kleinkinder – spinale Reflexblase – häufige Entleerung, Harn infektfrei. Reflux vorerst symptom- und folgenlos (ausgenommen kompliziert)
Nach dem 2. Jahr: Viele Refluxkinder koexistent enuretisch = Verzögt. Symp. Mat. [11] und über Externusspastik [a] intermitt. urethr. Deform. = funktionelle Obstruktion [b] [12, 13]. Turbulenz – Urethritis – Keiminvasion – Reflux-PN – Narbenfelder – Alea jacta?
Nach dem 6.–8. Jahr: a) Sympath. neuromuskul. Maturation – b) Präpup. Spontanheilung von Minorfehlformen der o. Harnröhre – c) synchron oft Maturation des ostialen wie papillären Refluxes / a – c = wenig bleibende HJ nach dem 8. Jahr

[a] gestörte Koordination best. mikt. Reflexe / [b] kompliz. und unkompliz. VR ähneln sich

II / 1979 V / 1979

Coli 10^5 Coli 10^5

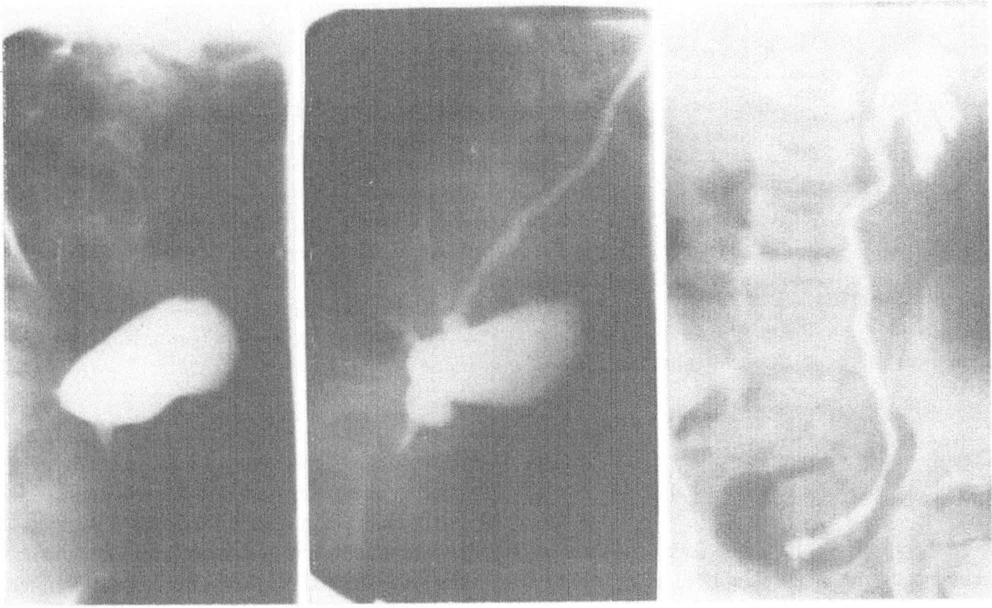

Abb. 3. Nachweis des intermitierenden Refluxes in Abhängigkeit von Enuresis = Beckenbodenspastik. Zugleich Nachweis der inhärenten partiellen Obstruktion an beiden Enden des Harnleiters. Außerdem ist der prognostische Wert der caudalen Rücklaufzeit des Refluxharns zu erkennen (nach [12])

persistierende Reflux, sofern nicht mehr kompliziert, verliert damit stark an Infektpotenz.

Erläuterung zu Tabelle 8: Intermittierender Charakter des vesikorenalen Refluxes ist ein irritierendes und unvollständig verstandenes Phänomen. Niedrige Krankheitsgrade zeigen es öfter als hochgradige. Mithin kann es auch Zeichen einsetzender Ausheilung sein. Das normale MCU erweist sich dabei als unverläßlich, und die Endoskopie beweist zugleich ihre diagnostische Notwendigkeit.

Der okkulte Reflux ist erklärbar mit dem Nachweis eines topisch und funktionell marginalen Ostiums, das unter außergewöhnlicher Belastung mechanischer, infektiöser, kohabitativer oder gynäkologischer Art [16] refluxiv wird. Die

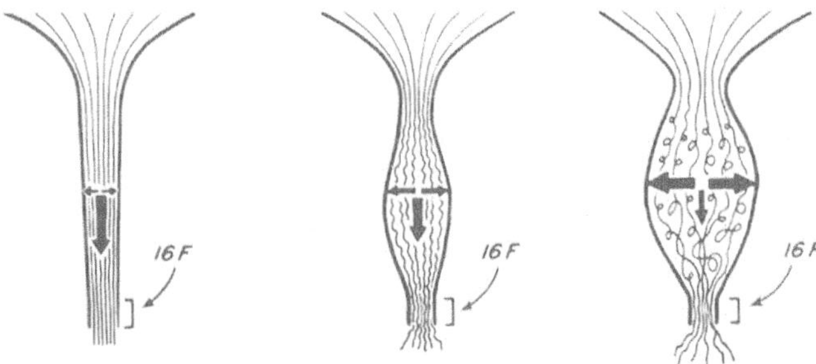

Abb. 4. Schema der funktionellen Obstruktion der Enuresis - instabile Blase = intermittierende graduelle urethrale Verformung. Als Folge Urethro-zystitis und Keimaszension falls koexistierender Reflux (MAHONEY 1977)

Tabelle 8. Verhaltensweisen des vesikorenalen Refluxes

Intermittierend	a) Beid-> einseitig, weil graduelle Asymmetrie, kommend und gehend nach Kontralat. OP (20%) b) Bei unkompliziert abhängig von Enuresis/Infektion (Abb. 3) c) Bei Golf u. kompliziert (incl. neurogene Blase): Extravesicalisierte, korkzieher-geformte P. term. zeitweise mehr stenosiv als refluxiv
Okkult [16]	Marginales Ostium – unter Mehrbelastung (mech-inf) temp. refluxiv, u. U. lebenslang – Rö nicht sichtbar = Genese d. ascendierenden akuten PN?
Maturation [3]	Von I nach III weniger und später / Zunahme an Elastica / Muskelfasern + sympathische Reifung (ca. 75%) / auch dilat. HL / unabhängig von Nephropathie / unbekannt transit. Säuglingsreflux (0–60%) / distale Desobstruktion begünstigt Maturation – auch End-stage-Fälle / Ostium bleibt lateralisiert
Persistenz Länger als 14 J	ca. 20% von I–III zunehmend, viele mit Hiatushernie, oft steril (geworden) Narbenfrei bis End-stage = komplizierte

Genese der herkömmlichen aszendierenden Pyelonephritis der Erwachsenen hätte hier eine Erklärung.

Maturation des Refluxes (s. auch Tabelle 7) hebt insgesamt in der Mehrheit aller Fälle den Krankheitswert auf. Jedoch ist es überwiegend der leichtere Grad und viele davon werden nie diagnostiziert. Maturation bedeutet nervale wie muskuläre Verbesserung. Ein Teil der später als Megaureter und Harnleitermündungsstenose erkannten Fälle gehört hierher, auch hochgradige ein- wie doppelseitige Zirrhosegrade – alle nachträglich erkennbar an bleibender Lateralisierung des Ostiums. Desobstruktion einer assozierten infravesikalen Obstruktion (s. komplizierter Reflux) begünstigt die Maturation, verursacht sie jedoch nicht. Daher auch die enorme Bedeutung der instrumentellen und endoskopischen Abklärung jedes Refluxfalles. Der Refluxfall, der unterwegs ist, zu maturieren, kann mittels Ephedrin-Test und Ausmessung der Pars submucosa des Harnleiters einigermaßen erkannt werden, viel Aufwand somit verlangend, mithin zu empfehlen in Einzelfällen, nicht generell. Maturation findet nicht nur distal statt, auch die refluxiven Papillen sollen diese Eigenschaft verlieren [27], womit sich ein weiteres Glied in der Tendenz zur spontanen Defekt-Heilung ergäbe.

Tabelle 9. Morphologie des komplizierten vesiko-renalen Refluxes = infravesik. Obstruktion + Reflux

A) Minor-Obstruktion: □: bulbäre Spangen/Ringe ○ Meatusstenosen u. Fehlformen d. Orif. ext.		B) □: Major-Obstruktion: kollikuläre Klappen, bulbäre Stenosen, Hypoplasien
Urethra	Lumen praeästenotisch gering erweitert/enuretisch	balloniert, minarett
Trigonum, Ostien	Weitgehend identisch mit unkompliziert. Reflux-Grad II–III Einseitig : Doppels. = 2 : 3	Megatrigone/muskuläre Strukturdefekte Hufeisen-golf, paraostiale u. a. Divertikel, Pars intramuralis refluxiv, antegrad stenosiv –
Detrusor u. Blasenhals		trabekuliert ++/sek. Halskontraktur kapaz. vergrößert – Rest- + Pendelharn
Harnleiter u. NBKS		reaktiver sekund. Harnstau, ureterovesical u. pyeloureteral-rigide. Extremfall: refluxives Megacystis – Megaureteren-Syndrom
Nieren	obstruktiv – expansiv u. refluxiv – infiltrat. Zirrhosen	

Ein ins Erwachsenenalter hineinpersistierender Reflux ist ebenso wie der intermittierende ein irritierendes und wenig verstandenes Phänomen. Denn es persistieren nicht nur hochgradige, sondern auch mindergradige Fälle, wenngleich diese wesentlich weniger oft. Bei Männern fehlt oft die Infektion, was die Dysplasie-These der Melbourne-Gruppe unterstützen kann. Die Endstage-Fälle sind fast immer persistierende und zugleich komplizierte Refluxfälle, mithin mit hochgradiger Zirrhose beidseits belastet.

Erläuterung zu Tabelle 9: Das zunächst verwirrende Neben- und Ineinander von infravesikaler Obstruktion und vesikorenalem Reflux erschließt sich dem Verständnis, wenn man die Minor- und die Majorformen auseinanderhält. Immer verstärkt eine infravesikale Obstruktion einen koexistierenden Reflux. Die Minorformen bleiben aber leicht verborgen, deshalb muß man sie gezielt suchen oder ausschließen. Ihre Refluxpathologie deckt sich oft mit Grad I–II der Erkrankung. Die Majorformen verstärken bis potenzieren die morphologischen Folgen, besonders die Erweiterung der Harnwege. Obstruktive und refluxive Nephropathie reduzieren gemeinsam verstärkt das Nierengewebe. Je höhergradig der komplizierte Reflux, um so mehr sind es Säuglinge, die naheliegenderweise schon daran leiden. Im Extremfall haben wir das Megazystis-Megauretersyndrom vor uns.

Erläuterung zu Tabelle 10: Was die Morphogenese der komplizierten Refluxkrankheit betrifft, so hat sich zunehmend die Melbourne-Gruppe durchgesetzt, nach der die Obstruktion nicht den Reflux verursacht, sondern beides koexistiert, gegründet in gemeinsamer Dysembryogenese [1, 19]. Entsteht die Obstruktion frühembryonal, dann folgt nicht nur die formal bekannte, in Stufen ascendierende obstruktive Nephropathie, sondern zugleich entsteht Dysplasie, sich äußernd in der für Reflux charakteristischen Systempathologie (Tabelle 9) [18, 19]. Der obstruktive Überdruck veranlaßt das megasive Wachstum der Harnwege. Entsteht die Obstruktion erst spätembryonal, dann induziert sie die erwähnte obstruktive Nephropathie, ohne daß Reflux kausal beteiligt wäre [20, 21]. Jedoch besteht Reflux in ca. 40% dieser Fälle, unabhängig von der In-

Tabelle 10. Morphogenese der komplizierten Refluxkrankheit (infravesik. Obstr. + Reflux)

These I: Gemeinsame Dysembryogenese	These II: Reflux sekundär über reaktive Trabekulation u. Extravesiculation. Einwände:
WG = Matrix der Obstr. u. d. einfachen Refluxes Frühembryonale urethrale Obstr. macht hochgr. obstruktive u. refluxive Dysplasie [17, 18]. Sphätembryonale urethrale Obstr. macht nicht refluxiv [19–21]. Sie verstärkt koexistier. einfachen Reflux samt Hiatushernie, erweitert beide HL u. NBKS mittel- bis hochgradig / Infektion inhärent, mehr ○ als □, 3:1 [22]	Die Mehrheit distaler Obstr. nicht refluxiv (60%) Einseitigkeit nicht erklärbar (30%) Maturation d. Refluxes trotz fortbestehender Obstruktion bekannt [3]

Tabelle 11. Morphologie d. caudalen Ektopie d. Harnleiters d. oberen Anlage, selten Mono-Harnleiter (öfter ein- als doppelseitig)

	Urethrale Ektopie	Vestibul.-Vaginalektopie
Trigonum Ostium	halbseitig oder ganz dysplastisch. fehlt, weil Distal-Dystop-Sinus-UG	 Ostium fehlt
Blasenhals Harnröhre	eingeengt, Cele vesical od. urethral HL-Ostium in Sphinkterzone stenosiv miktionell refluxiv	normal
ektoper Harnleiter Niere (obere Anlage)	hochgradig megasiert, serpentinisiert dysplastisch	} Therapie meist exstirpativ

tensität der Obstruktion. Hier bleibt nur die Annahme der gemeinsamen Dysplasie innerhalb des Wolfschen Ganges, gemeinsam für Obstruktion und Reflux.

Erläuterung zu Tabelle 11: Zu der Gruppe des komplizierten Refluxes zählt auch die kaudale Ektopie der Harnleiter, meistens eines Doppelharnleiters, desjenigen, der zur oberen Anlage gehört und der entweder urethral, vestibulär oder vaginal mündet. Diese Harnleiter stehen mehr unter obstruktivem als unter refluxivem Einfluß und das nur während der Miktionsphase. Sie und die zugehörige obere Anlage gehen in der Regel obstruktiv weitgehend zugrunde. Deshalb ist ihre Therapie exstirpativ. Koexistent ist oft ein Reflux in die untere Anlage vorhanden, ein einfacher Reflux, der den dafür gültigen Regeln untersteht. Die Ektopie noch innerhalb des Trigonums bleibt ohne Krankheitswert.

Kaudale Ektopie eines Monoharnleiters bringt die ganze Niere in Gefahr. Das Gleiche doppelseitig entspricht einem persistierenden Sinus urogenitalis. In diesen seltenen Fällen kommt ein Conduit in Betracht.

Tabelle 12. Wachstum der Reflux-Niere

Planigraphie - uro - scinti - sonographisch - geht funktionell parallel [23]

α Felder wachsen normal
oder kompensiert vergrößert,

β Felder wachsen vermindert, weil gefäßreduziert (v. Toxinen störbar [27])

γ Felder wachsen nicht,
weil gefäßsklerosiert [6]

Generalisierte γ Felder = frühkindl. PN Schrumpfniere

Postoperatives Nierenwachstum nicht notwendig OP-Folge.

Kein Beleg für „Aufholwachstum"

Erläuterung zu Tabelle 12: Über das Wachstum der refluxiven Niere informiert die Planigraphie, diese gewonnen urographisch, szinti- oder neuerdings sonographisch. Die Anhalte sind Schätzwerte. Alphafelder bezeichnen normales Parenchym, es wächst auch normal. Betafelder, ein mittlerer Zirrhosegrad, wachsen vermindert. Gamma-Felder, ein hoher Zirrhosegrad, wächst nicht mehr [6]. Die segmentale Quantifizierung der Narbenfelder war bereits besprochen (s. Abb. 2). Als Beigabe der planigraphischen Messung wurde ermittelt, daß die Verkleinerung der Niere der Funktionsminderung parallel geht [23]. Für spezifische funktionelle oder gewebliche Ausgleichsmechanismen des Kindesalters gibt es keinen ausreichenden Beleg, auch nicht für ein sog. Aufholwachstum. Jede parenchymale Reduktion ist ein definitiver Verlust, wenngleich die Verluststrecke in die Insuffizienz lange ist und meistens weit vorher zum Stehen kommt.

Tabelle 12 a. Urodynamik der refluxiven Harnwege (nach infravesikaler Korrektur)

Maßstäbe: Transportzeit des sezernierenden Harns - Inf. - AUR - Isotop.
Rücklaufzeit des ascendierenden Refluxharns n. entleerter Blase - BFA - Isotop.
Zeit u. Vol. der 2. Miktion / Cystomanometrie mit refluxspezifischer Aussage?

Obstruktive Momente: a) Fakult. Intrinsic Enge ureterovesical u. pyeloureteral
b) Überlastung durch Pendelstrom / Flaschenhalsfunktion = „stenosiver Reflux" [24]

Funktionelle Momente: a) Peristaltikschäden durch Coli - Toxine
b) intermittierender Überdruck während Enuresisphase -

Erläuterung zu Tabelle 12a: Der Grad an Verlangsamung der Urodynamik spiegelt den Krankheitswert des Refluxes. Verfügbare Maßstäbe sind die urographisch ermittelte Transportzeit des injizierten Kontrastmittels, weiter die radiologisch bestimmte Rücklaufzeit des refluxierten Harnes, daneben noch das Volumen der zweiten Miktion. Obstruktive Momente unterschiedlicher Intensität sind inhärent in jedem Refluxfall beteiligt, sowohl vorwiegend mechanische wie vorwiegend funktionelle. Mechanisch gibt es innerhalb einer Multimorbidität rigide Stellen am Anfang und Ende des Harnleiters. Zusätzlich wird bei hochgradigen Refluxfällen jede Harnleitermündung durch ihre Extravesikalisierung partiell stenosiv [24]. Die Überlastung durch Pendelharn erzeugt außerdem eine Art Flaschenhals an gleicher Stelle [3]. Peristaltikschäden durch Colitoxine und intermittierender Überdruck während der Enuresisphase sind weitere urodynamisch ungünstige Einflüsse.

Tabelle 13

Niereninsuffizienz ± RR infolge doppels. Refluxnephropathie > 75 % Cirrhose 2–5 % / □ : ○ = 4 : 2 [22] = Dominanz v. kompliziert – Kulmin: I. u. II. Dezen.:

I. Dez. – Minus-Konkordanz zwischen Reno- u. Somatotrophie = generalisierter Minderwuchs u. chron. renale Anämie	Trotz maturiertem oder erfolgreich operiertem Reflux
II. u. III. Dez. – Dyskordanz zwischen Somato- u. Renotrophie d. h. norm. Körperwachstum überfordert vermind. Nierenwachstum	
III. – V. Dez. – fortschreitende interstit. Vasosklerose [9]	

Perpetuierend: Wasserhammereffekt / infravesik. Obstrukt. / rezidiv. bakterielle PN

Erläuterung zu Tabelle 13: Niereninsuffizienz, mit oder ohne Hypertonie, entsteht erst, wenn die Refluxnephropathie mehr als ¾ des Nierengewebes zerstört hat. Das retentionsfreie, substantielle renale Minimum liegt zwischen 20–25 % der Norm. Diese Grenze unterschreiten ca. 5 % aller Fälle von Refluxkrankheit [22]. Knaben und Männer überwiegen, weil männliche Differenzierung mehr als weibliche den komplizierten, mithin gravierenden Reflux erzeugt.

Die Insuffizienz kulminiert zeitlich im ersten Lebensjahr und im zweiten Dezenium. Im ersten Lebensjahr sind es die Extremfälle des Megazystis-Megauretersyndroms, wenn sie nicht entlastet werden oder die Entlastung nicht mehr hilft. Im ersten Dezenium sehen wir eine Minus-Konkordanz zwischen Reno- und Somatographie, d. h. der chronischen Minderfunktion der Nieren geht kausal parallel der generalisierte Minderwuchs und die chronische, ebenfalls renal bedingte Anämie.

Diejenigen Refluxkinder, die trotz eingeschränkter Nierenfunktion noch normal wachsen, bringt ihr normales Somatogramm im dritten Dezenium in Gefahr, weil ihr normaler Stoffwechsel mehr harnpflichtige Substanzen anliefert als die verkleinert gebliebenen Nieren ausscheiden können.

Formale Ursache der noch später einsetzenden Insuffizienz muß dann die fortschreitende Nephrosklerose sein, es sei denn, eine noch oder wieder oder intermittierend auftretende Infektion sei inadäquat behandelt. Der Wasserhammereffekt des peristierenden Refluxes spielt seine Teilrolle. Insuffizienz entsteht aber auch trotz erfolgreich operiertem oder spontan maturiertem Reflux, eben dann, wenn diese Hilfe zu einem späteren Zeitpunkt erst kam, wenn die Zirrhose bereits weit vorangeschritten war.

Erläuterung zu Tabelle 14: Sie zeigt die operative Indikation in Abhängigkeit von gradueller Morphologie. Grad I betrifft daher nur 20 % aller

Tabelle 14. Das Verhältnis zwischen Morbidität, Grad, Narbenfeldern und Prognose des einfachen Refluxes mit Therapie-Taktik

Morbidität		Scarring	Spontanheilung		OP – Indikation
Grad I	< 20 %	5 %	in 1–3 J	95 %	selten
Grad II	35 %	20 %		80 %	konservativ bis 1 J > ⅕ prim. OP
Grad III	> 45 %	30 %	3 – < 6 J	20 %	fast ausnahmslos
	Total	55 %			

Dunn 1978 / Jakobsen 1977 / King 1978 / Scott 1978, 1977 / Smellie 1976

Gesamt OP-Frequenz: 35 % Melbourne, Amsterdam, Chicago
○ : □ = 5 : 1 — 50 % Mayo-Clinic, Mainz
60 % Sheffield, Innsbruck, Erlangen

Tabelle 15. Komplizierter Reflux – Therapie – Taktik

1. Minor- u. Major-Form gemeinsam:
   Möglichst frühzeitige endoskopische Umwandlung in einfachen Reflux / Führt in 45–60% (Grad I u. II) zu Spontanheilung [22,25].
2. Major-Form – (Säuglinge, Megacystis – Megaureter – Syndrom) zusätzlich:
   a) längerfristig Cystofix a.s. vermindert – / erspart Modellage (Tailoring)
   b) Extremfälle: Punkt. Nephrostomie, Loop- oder Sober-Plastik als Interim
   c) Doppelseitige Harnleiterneostomie, besser zeitlich getrennt als gemeinsam, gute Ergebnisse in 80% [26] / renale Defektheilung

Fälle, weil alle inkompletten Formen des vesikoureteralen Refluxes wegen ihres geringen Krankheitswertes außerhalb der Aufstellungen geblieben sind. Die Chance der Spontanheilung sinkt stark mit zunehmendem Refluxgrad. Demgemäß ist die Operationsindikation in Grad I nur selten gegeben, in Grad III dagegen fast ausnahmslos. Grad II verlangt aufgrund gehäufter Fieberschübe in einem Fünftel primär die Operation, ein weiterer Teil dieser Gruppe noch nach einer Zeit konservativer Beobachtung (detailliertes Indikationsschema s. Tabelle 16). Die gesamte OP-Frequenz liegt optimalerweise bei rund 50%. Dabei ist zu bedenken, daß es sich in den Fällen unserer und anderer Kliniken um ein selektioniertes Krankengut handelt. Leichte Fälle kommen gar nicht erst in Kliniken.

Erläuterung zu Tabelle 15: Die endoskopisch-transurethrale Desobstruktion befreit nicht nur von der Obstruktion, sondern begünstigt damit auch die Chance der spontanen Maturation, was periodische Kontrollen erweisen oder widerlegen. Bei der Major-Form hat die Desobstruktion oft vitale Bedeutung. Sie muß einhergehen mit oder nachfolgend einer suprapubischen Zystofixableitung. Die krassesten Fälle bedürfen einer supravesikalen Ableitung mit einem der in der Tabelle zitierten Verfahren. Wenige Monate hinterher genügen, die Frage zu entscheiden, ob die antirefluxive Neostomie des refluxiven Megaureters sinnvollerweise jetzt ausgeführt oder noch eine weitere Zeit prolongiert wird, dies unter dem fortwirkenden Schutz der temporären Ableitung [14]. Entbehrlich wird die Neostomie selten. – Im späteren Kindesalter oder gar im Erwachsenenalter haben solche Plastiken dann nur noch kosmetischen Wert. Rechtzeitig ausgeführt sind die Ergebnisse der modellierenden Neostomie des Megaureters wesentlich besser als wir früher angenommen haben [26].

Tabelle 16. Operative Indikation der vesicorenalen Refluxkrankheit

Konservativ (period. Kontr.)	*Indikatoren*	*operativ*
gut beherrschbar	Harninfektion, BKS, Hb, ZYL.	häufig rezidiv
selten	Enuresis / Temper!Schübe	häufig
Konus-Stadion	Endosk.: Ostiumform	Hufeisen-Golfloch
wenig verkürzt	Pars submucosa	grob verkürzt – King 1978
gering	Kraniolat. Ektopie	erheblich
nein	Hiatushernie	ja
Harnleiter normal, Scarring ∅	AUR	HL erweitert, Scarring +
HL nicht od. minimal erweitert	MCU	HL erweitert, Ruhe-Reflux
nur mikt. Reflux / kürzer als 2'	Rücklauf d. Refluxharns	länger als 3'
positiv	Ephedrin-Test	negativ
intakt	Eltern-Engagement	gering
insuffizient	Nierenfunktion	normal bis kompens

Erläuterung zu Tabelle 16: Was die Indikation betrifft, so gilt grob informativ die Regel, Grad I nicht zu operieren, im Gegensatz zu Grad III, während Grad II individuell zu entscheiden ist. Für Grad II hauptsächlich hilft die Auflistung der einzelnen Indikationsmerkmale, die Differentialindikation zu treffen. Vieles in der Tabelle versteht sich ohne Erläuterung. Die Rücklaufzeit des refluxierten Harnes zu ermitteln, was strahlenschonend zu geschehen hat, gibt einen guten Hinweis auf pro oder contra. Auch der Ephedrin-Test liefert eine wertvolle Einsicht. Ist er positiv, so kann man mit baldiger Maturation rechnen. Das Elternengagement gegenüber ihren schutzbedürftigen Kindern kann man mit Hilfe des Hausarztes verläßlicher abschätzen. Bereits niereninsuffizienten Kindern hilft die Operation nicht mehr.

Erläuterung zu Tabelle 17: Die beiden Extreme, nahezu keine oder nahezu alle Refluxfälle zu operieren, gehören der Vergangenheit an. Dennoch bleibt unsere Operationsindikation gleichsam zwischen Glanz und Blässe angesiedelt. Die deutlichen Vorteile sind unter Ziffer 1 bis 5 aufgezählt. Wenn es jedoch stimmen sollte [4], daß der erste refluxiv entstandene Schub an Pyelonephritis das potentielle Ausmaß an Zirrhotisierung festlegt, dann käme jede Operation nicht nur spät, sie hätte auch nur noch palliativen Charakter, denn neue Narben folgen nicht mehr oder selten dem ersten Schub nach. Tatsächlich sind die meisten Zirrhotisierungen bei der ersten Untersuchung schon vorhanden. Nur mittels eines wirksamen Vorbeugekonzeptes (Tabelle 18) wäre eine verbesserte Logik der Operationsindikation zu erreichen. Die meisten Operationen des nicht komplizierten Refluxes fielen dann in das dritte Lebensjahr. Zur Zeit fallen sie in das sechste bis siebte.

Die längstens bis zur Menarche verbleibende Instabilität der Harnblase samt ihrer distalen Infektpotenz macht zusätzlich zur Operation intermittierende Chemotherapie notwendig. Man muß sich aber bemühen, was nicht einfach ist, den Infekt als nur distal zu lokalisieren. Denn die Pyelonephritis heilt trotz beseitigten Refluxes in gravierenden Fällen nur langsam narbig aus.

Schließlich reibt sich die Logik an dem über 90%igen Operationserfolg, unabhängig von der Operationsmethode. Ist viel vorweggenommene Spontanheilung dabei? Heilt mancher Reflux auch trotz erfolgschwacher Operation aus?

Ein prospektiver Hinweis: Seit 20 Jahren werden Refluxkinder operiert. Es müßte sich aus dieser Generation bald eine große Diskrepanz an renaler Morbidität zu der vorausgegangenen erweisen. In der jetzt mittleren und der noch älteren Generation sehen wir einiges an Refluxnephropathie und ihre graduelle Zirrhotisierung. Aber gerade diese kann die antirefluxive Operation bisher nicht verhindern. Sollte sie das, so müßte sie ungleich öfter und früher als bisher ausgeführt werden, auch in jener Hälfte, die keine Zirrhotisierung erleidet. Denn die Zirrhotisierung im voraus zu erkennen oder auszuschließen sind wir einstweilen außerstande. Ob der Nachweis bestimmter Proteine weiter hülfe, steht noch aus. Wir tun uns also insgesamt mit der Logik unserer Operationsindikation nach wie vor schwer. Zwischen operativer Polypragmasie und operativer Resignation ist der mittlere Weg noch präziser als bisher zu finden.

Erläuterung zu Tabelle 18: Unverzögerte antibiotische Behandlung des ersten Schubes der ascendierenden Pyelonephritis zahlt sich vorteilhaft aus [28]. Denn erwiesenermaßen wird damit die Zirrhotisierung verhindert oder zumindest stark vermindert. Die hinterher anzuschließende urologische Abklärung beantwortet dann die Frage nach der Operationsindikation, in erster Linie aus dem Ergebnis der Zystoskopie. Der Grad der kranio-lateralen ostialen Ektopie und die Form des Ostiums sind indikatorisch wertvoll bis ausschlaggebend, daneben auch die Entlee-

Tabelle 17. Logik der Antireflux-OP zwischen Glanz und Blässe

1. OP ermöglicht der Niere Ist-Defekt-Heilung
2. OP verhindert meistens neue PN Exacerbationen u. läßt vorbestehende PN narbig leichter ausheilen
3. OP unterbindet Wasserhammereffekt u. bessert damit Hämodynamik
4. Die Kinder leben besser, sind weniger exponiert (soziales Milieu)
5. OP verkürzt die Krankheit, erspart viel Antibiose
6. OP folgt oft jedoch der renalen Cirrhotisierung hinterher
7. Sie erfaßt die Maturierenden wie die Persistierenden
8. Sie beläßt die Instabilität der Harnblase samt dist. Infektpotenz
9. 95% OP-Erfolg reflektiert viel vorweggenommene Spontanheilung

Tabelle 18. Vorbeuge-Konzept der refluxiven Nephrocirrhose

1. Jeder Fieberschub des Kindes verlangt sofortige Harnabnahme u. Antibiose resistographisch gesteuert. Urologische Abklärung nach dem 1. Fieberschub
2. Mütter und Ärzte sollen bei Säuglingen erkennen:
   a) schwachen Harnstrahl - b) übervolle Blase als Unterbauchtumor
3. Abnormes Miktionsverhalten bei Kleinkind und Schulkind - induziert AUR, falls pathol.: MCU und Endoskopie in Narkose und Therapiebereitschaft (Desobstr.)

rungszeit des refluxierten Harns. Die Golflochform, die am meisten zirrhoseträchtig ist, wäre früh erkannt und die Operation wäre direkte Konsequenz. Bei den übrigen wäre die Operation kontrolliert aufzuschieben. Die Kinder wären in ständiger Antibiosebereitschaft zu halten. Jeder Schub wäre abzufangen. Spätestens vom dritten Schub an müßte jedoch dann die Operation nachfolgen, besonders dann, wenn man den Eltern nur begrenzt Einsicht zutraut.

Was Mütter und Ärzte an ihren Säuglingen lernen sollten, einen schwachen Harnstrahl als solchen zu erkennen oder eine permanent übervolle Blase zu tasten, das würde in natürlicher Folge die subvesikale Obstruktion früh aufdekken und die Desobstruktion veranlassen. Damit wäre der komplizierte Reflux in einen unkomplizierten optimal früh verwandelt. Aber nicht nur der pyelonephritische Fieberschub, nicht nur der schwache Strahl, nicht nur die Retentionsblase des Säuglings - auch abnormes Miktionsverhalten des Kleinkindes und des Schulkindes, die Enuresis mithin, sind Grund zur urologischen Abklärung. Denn die mehrfach erwähnte Verflechtung von Enuresis und Infektion weist auf die vorläufig noch stillere Form der Refluxkrankheit hin.

Literatur

1. Stephens DF (1963) Congenital malformations of the rectum, anus and genito-urinary tract. Livingstone, Edinburgh London. - 2. Tanagho EA, Guthrie TH, Lyon RF (1969) The intravesical ureter in primary reflux. J Urol 102:824-832. - 3. Hutch JA (1972) Vesicoureteral reflux and pyelonephritis. Meredith, New York. - 4. Ransley PG (1978) Vesicoureteric reflux: Continuing surgical dilemma. Urology XII:246-254. - 5. ASK-Upmark in: Löfgren F (ed) Das System der Markpyramiden. Lund 1949. - 6. Mackie GG, Stephens FD (1977) Duplex kidneys, a correlation of renal dysplasia with position of the ureteric reflux. - In: Bergsma, D (ed) Urinary system malformations in children. Riss, New York, 1977, p 313-321. - 7. Gonzales jr DT, Perlmutter AD (1978) In vivo trigonal measurements and their relationship to competence of the ureterovesical junction. J Urol 119:338-340. - 8. Heptinstall R, Bhagavan BS, Solez K (1979) Urinary depostits in veins and interstitium of the kidney. In: Kühn K, Brod J (eds) Interstitial nephropathies. Karger, Basel p 70-78. - 9. Zollinger HU (1966) Niere und ableitende Harnwege. Springer, Berlin Heidelberg New York. - 10. Hodson CJ (1979) Formation of renal scars with special reference to reflux nephropathy. S. 7-90, In: Kühn K, Brod J (eds) Interstitial nephropathies. Karger, Basel. - 11. Schrott KM (1976) Enuresis, eine überwiegend organische und behebbare Erkrankung im Kindesalter. Z Kinderchir 19:299-312. - 12. Mahoney DT, Laferte RO, Blais DJ (1977) Overactivity of the integral storage and voiding reflexes in the juvenile urinary incontinence syndrome. Birth Defects 13:455-470. - 13. Johnston JH, Koff SA, Glassberg KI (1978) The pseudo-obstructed bladder in enuretic children. Br J Urol 50:505-510. - 14. Johnston JH (1979) Vesicoureteric reflux with urethral valves. Br J Urol 51:100-104. - 15. Smellie JM (1976) Urinary tract infection with and without anatomic malformations. In: Liebermann E (ed) Clinical pediatricnephrology. Lippincott, Philadelphia. - 16. Köllermann MW, Scherf H, Busch R, Sietzen W, Klosterhalfen H (1978) Der okkulte Reflux. Urologe [A] 17:5-9. - 17. Potter EL (1972) Normal and abnormal development of the kidney. Yearbook Medical Publishers, Chicago. - 18. Beck AD (1971) The effect of intra-uterine urinary obstruction upon the development of the fetal kidney. J Urol 105:784-789. - 19. Lenaghan D, Whitaker JG, Jensen F, Stephens PF (1976) The natural history of reflux and log term effects of reflux on the kidney. J Urol 115:728-730. - 20. Mildenberger H, Spieler S (1969) Experimentelle Untersuchungen zur Entstehung des Hydroureters bei congenitalen, subvesicalen Harnwegsobstruktionen. Langenbecks Arch Chir 325:685-688. - 21. Osterhage HR (1978) Urethastenose und Megaureter, experimentelle Unter-

suchungen an Schaf-Föten. Verhandlungen der Deutschen Gesellschaft für Urologie 30:343. - 22. King LR (1976) Vesicoureteral reflux: History, etyology and conservative management. S. 342-365 In: Kelalis PP, King LR (eds) Clinical pediatric urology, Vol I. Saunders, Philadelphia, p 342-365. - 23. Aperia A, Broberger O, Ericsson NO, Wikstad I (1976) Effect of vesicoureteral reflux on renal function in children with recurrent urinary tract infections. Kidney Int 9:418-423. - 24. Weiss RM, Lytton B (1974) Vesicoureteral reflux and distal ureteral obstruction. J Urol 111:248-249. - 25. Kelalis PP (1976) Surgical correction of vesicoureteral reflux. In: Kelalis PP, King LR (eds) Clinical pediatric urology. Saunders, Philadelphia, p 366-400. - 26. Rabinowitz R, Barkin M, Schillinger JF, Jeffs RD, Cook GT (1979) Primary massive reflux in children. Urology 13:248-252. - 27. Moffat DB, Laurence KM (1979) The patho-morphology of intrarenal reflux. In: Kühn K, Brod J (eds) Interstitial nephropathies. Karger, Basel, 1979, p 78-83. - 28. Dunn M, Slade M, Gumpert JRW, Smith JP, Dounis A (1978) The management of vesicoureteric reflux in children. Br J Urol 50:474-478. - 29. Wallace DMA, Rothwell DL, Williams DJ (1978) The long term follow up of surgical treated vesicoureteric reflux. Br J Urol 50:479-484. - 30. Debled G (1974) Der Aufbau des terminalen Ureters. In: Strohmenger P (ed) Der vesicorenale Reflux. Thieme, Stuttgart, S 5-15. - 31. Ransley PG, Risdon RA (1979) The pathogenesis of refluxnephropathy. In: Kühn K, Brod J (eds) Interstitial nephropathies. Karger, Basel, p 90-97

Pr.f Dr. A. Sigel
Urologische Univ. Klinik
Postfach 3560
D-852o Erlangen

Verhandlungsbericht der Deutschen Gesellschaft für Urologie, 31. Tagung (1979), 154–157

Katheterlose nuklearmedizinische Verfahren zum Nachweis des vesiko-renalen Refluxes

K. Hahn, D. Eißner, P. Alken

Als diagnostische Methode zum Nachweis eines vesikorenalen Refluxes wird in der Regel das röntgenologische Miktionszysto-Ureterogramm verwendet, das mit Hilfe eines Blasenkatheters [1–4], gelegentlich auch nach suprapubischer Blasenpunktion [5] durchgeführt wird. Auch zu den häufig notwendigen Verlaufskontrollen werden meist röntgenologische Untersuchungsmethoden eingesetzt, wobei neben einer wiederholten Blasenkatheterisierung eine relativ hohe Strahlenbelastung in Kauf genommen werden muß.

Ausgehend von der Suche nach Möglichkeiten, die Strahlenbelastung zu reduzieren, wurden nuklearmedizinische Untersuchungsverfahren zum Nachweis des vesiko-renalen Refluxes entwickelt. Hierbei müssen zwei Methoden unterschieden werden, und zwar direkte und indirekte Verfahren. Bei dem direkten Verfahren, das erstmals von Winter [6] angegeben wurde, wird ein Radiopharmakon – heute meist eine ^{99m}Technetium-Verbindung – in die Blase instilliert und der Impulsanstieg über den Nieren beim Vorliegen eines Refluxes gemessen. Sowohl die röntgenologische Untersuchung als auch das direkte nuklearmedizinische Verfahren erfordern die Verwendung eines Blasenkatheters, über den das Kontrastmittel oder die radioaktive Substanz in die Blase instilliert werden. Dies kann für die Patienten, insbesondere bei Kindern, eine erhebliche Verletzungs- und Infektionsgefahr bedeuten. Auf die Möglichkeit des Nachweises eines vesiko-renalen Refluxes durch indirekte Verfahren wurde erstmals von Dodge [7] hingewiesen, der zum Refluxnachweis ^{131}Jod-Hippuran verwendete, das nach i. v. Injektion in die Blase gelangt war. Mit über den Nieren angebrachten Detektoren konnte der Autor – wie beim direkten Verfahren – beim Vorliegen eines vesiko-renalen Refluxes einen Impulsanstieg über den Nieren nachweisen. 1973 wurde diese Methode durch Böhm-Jurkovic und Mitarbeiter [8] unter Verwendung einer Gamma-Kamera zu einem klinisch praktikablen Untersuchungsverfahren entwickelt. Dabei stellte sich als Nachteil dieser Methode heraus, daß beim Einsatz von ^{131}Jod über den Ureteren bzw. Nierenbecken bei der Refluxprüfung nur relativ geringe Impulszahlen gemessen werden können, die zu großen statistischen Schwankungen und damit zu Fehlinterpretationen führen können. Eine Erhöhung der ^{131}Jod Aktivitätsmenge zur Verbesserung der Meßdaten ist jedoch wegen der damit verbundenen Strahlenbelastung nicht möglich.

Aus diesem Grunde wurde versucht, das langlebige ^{131}Jod (physikalische Halbwertszeit: 8 Tage) durch kurzlebige Substanzen zu ersetzen. Hierzu boten sich an ^{99m}Technetium (physikalische Halbwertszeit: 6 Stunden) gekoppelte Verbindungen an. Da mit Technetium markiertes Hippuran nicht zur Verfügung steht, wurden andere Technetiumverbindungen – wie ^{99m}Tc-Eisenkomplex oder ^{99m}Tc-DTPA (Tabelle 1), die über die Nieren ausgeschieden und daher zur Nierenszintigraphie verwendet werden, auf ihre Eignung zum Nachweis eines vesiko-renalen Refluxes untersucht [9].

Tabelle 1. Katheterloser Isotopen-Refluxnachweis

Verwendete Substanzen:	1. ^{131}Jod-Hippuran
	2. ^{99m}Technetium-Eisen-Komplex oder -Glucoheptonat, -DTPA
	3. ^{123}Jod-Hippuran

Nachteile bei der Verwendung von mit ^{99m}Technetium markierten Komplexen ergaben sich vor allem aus der Tatsache, daß wegen der relativ langsamen renalen Ausscheidung der Substanz die Refluxprüfung zu einem Zeitpunkt durchgeführt werden muß, zu dem noch größere Aktivitätsmengen in den Nieren enthalten sind, die die Auswertung der Untersuchung erschweren. Aus diesem Grunde wird seit der Einführung von ^{123}Jod Hippuran (physikalische Halbwertszeit: 13,2 Stunden) in die nuklearmedizinische Diagnostik im Klinikum der Universität Mainz ausschließlich diese Substanz zum katheterlosen Nachweis des vesiko-renalen Refluxes eingesetzt.

Methode

Das Prinzip der nuklearmedizinischen katheterlosen Isotopen-Refluxprüfung ist bei allen dazu verwendeten Radiopharmaka identisch: Nach i.v. Injektion des Isotopes wird gewartet, bis dieses weitgehend über beide Nieren in die Blase ausgeschieden ist (Abb. 1a). Während und nach Erhöhung des Blasendruckes werden kontinuierliche Aufnahmen der Nieren und der Blase mit Hilfe der Gamma-Kamera durchgeführt. Steigt kurz nach Erhöhung des Blasendruckes die Aktivität über dem Nierenbecken an (Abb. 1b), bedeutet dies, daß die Aktivität aus der Blase in die Niere zurückgeflossen ist – es muß also ein vesiko-renaler Reflux vorliegen.

Bei Verwendung von ^{123}Jod Hippuran gehen wir methodisch wie folgt vor: Nach i.v. Injektion von etwa 20 Mikrocurie ^{123}Jod Hippuran/kg Körpergewicht wird an der Gamma-Kamera mit angeschlossenem Datenverarbeitungssystem ein Isotopennephrogramm mit Bestimmung der seitengetrennten Nierenfunktion durchgeführt. Die Refluxprüfung wird ohne zwischenzeitliche Blasenentleerung angeschlossen, wenn die Patienten nach reichlicher Flüssigkeitszufuhr Harndrang angeben. Während „High Pressure" (Husten, Pressen, Druck auf die Blase) und während Miktion werden am liegenden bzw. sitzenden Kind mit einer Gamma-Kamera Sequenzszintigraphien beider Nieren und der Blase angefertigt. Die Sequenzen werden auf Röntgenfilmen mit Einzelbildern von jeweils 15 s über eine Gesamtdauer von 5 min aufgenommen.

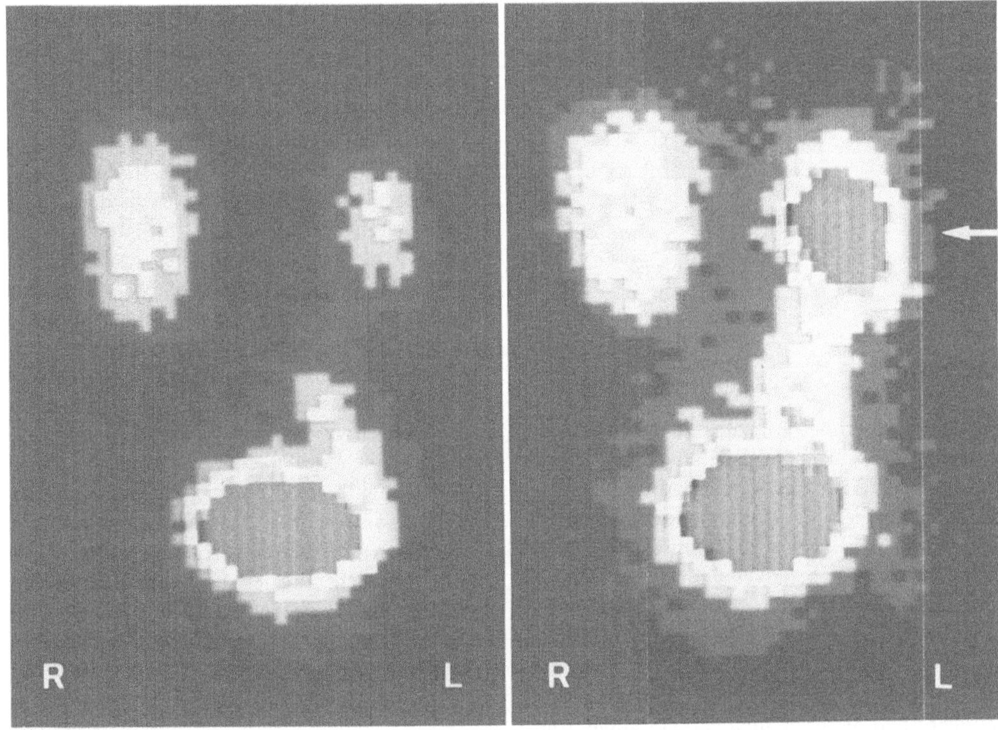

a b

Abb. 1. Prinzip der katheterlosen Isotopen-Reflux-Prüfung. Nach i.v. Injektion der radioaktiven Substanz befindet sich eine hohe Aktivitätsmenge in der Blase, während beide Nieren nur noch eine geringe Aktivitätsanreicherung aufweisen (a). Nach Blasendruckerhöhung (Husten, Pressen, Miktion) erkennt man eine unveränderte Aktivitätsanreicherung im Bereich der gesunden rechten Niere, während das linke Nierenbecken (←) jetzt aufgrund eines Refluxes aus der Blase eine deutlich vermehrte Aktivitätsanreicherung erkennen läßt (b)

Bestimmend für den Nachweis eines vesikorenalen Refluxes ist ein Anstieg der Aktivitätsanreicherung über dem Nierenbecken während oder nach „High Pressure“ oder der Miktion. Hierzu sind in der Regel die auf Röntgenfilmen registrierten Sequenzaufnahmen während des „High-Pressure“-Versuches und während der Miktion ausreichend. Nur in wenigen Ausnahmefällen konnte bisher die Diagnose nur aus den immer zusätzlich mit Hilfe eines Datenverarbeitungssystemes angefertigten Zeitaktivitätskurven gestellt werden.

Ergebnisse

Bisher wurde die nuklearmedizinische Reflux-Prüfung mit ^{123}Jod-Hippuran bei 108 Patienten durchgeführt. Bei 29 dieser Patienten wurde zusätzlich ein röntgenologisches Miktionszysto-Ureterogramm angefertigt. Dabei ergab sich bei 58 Nieren von 29 Patienten folgende Übereinstimmung der nuklearmedizinischen mit den röntgenologischen Ergebnissen:

	Röntgen positiv	Röntgen negativ
Isotopen positiv	9	15
Isotopen negativ	1	33

Diskussion

Bei den vorliegenden Ergebnissen ist auffällig die große Zahl positiver Befunde mit ^{123}Jod-Hippuran bei negativem Röntgenbefund. Eine sichere Klärung hierfür ist aufgrund der noch zu niedrigen Fallzahlen bisher nicht möglich. Wahrscheinlich ist jedoch, daß es sich bei dieser nuklearmedizinischen Untersuchungsmethode um ein empfindlicheres Nachweisverfahren handelt, da es eine fortlaufende Beobachtung des Aktivitätsverlaufs über Niere, Harnleiter und Harnblase ermöglicht und dadurch auch geringgradige, röntgenologisch nicht nachweisbare Refluxe erfassen kann. Außerdem bleiben bei der indirekten Isotopen-Refluxprüfung die physiologischen Verhältnisse im Bereich von Harnblase und Ureter erhalten, da im Gegensatz zu dem röntgenologischen Kontrastmittel die Viskosität des Urins durch die radioaktive Substanz nicht verändert wird und durch Verzicht auf einen Katheter die Blasenmotorik nicht beeinflußt wird. Lediglich in einem Fall konnte ein röntgenologisch positiver Reflux nuklearmedizinisch nicht nachgewiesen werden. Hierbei handelte es sich um einen vesiko-ureteralen Reflux im distalen Drittel, der nuklearmedizinisch aufgrund der Überlagerung durch die Blasenaktivität meist nicht erkennbar ist.

Strahlenbelastung

Die Strahlenbelastung der katheterlosen Isotopen-Refluxprüfung beträgt bei Verwendung von 1 mCi^{123}Jod-Hippuran nach Angaben von Baker und Mitarbeitern [10] abhängig von der Herstellungsart und dem Applikationszeitpunkt des ^{123}Jod für den Ganzkörper 10–12 mrad, für die Ovarien 30–35 mrad, für die Hoden 19–24 mrad und für die Nieren 25–30 mrad und liegt damit weit unter der Strahlenbelastung der röntgenologischen Miktionszysto-Ureterographie, die nach Angaben mehrerer Untersucher zwischen 100 und 800 mrad [11–13] beträgt.

Zusammenfassung

Mit der katheterlosen Isotopen-Refluxprüfung steht ein empfindliches nuklearmedizinisches Untersuchungsverfahren zur Verfügung, das bei Verdacht auf das Vorliegen eines vesiko-renalen Reflux eingesetzt werden sollte. Wird für diese Untersuchung ^{123}Jod-Hippuran verwendet, ist es möglich, bei nur einer Aktivitätsinjektion neben der Refluxprüfung zusätzlich eine seitengetrennte Nieren-Clearance-Bestimmung durchzuführen. Als Verlaufskontrolle während konservativer Therapie oder nach operativen Eingriffen sollte die nuklearmedizinische Untersuchung bei Kindern wiederholten Röntgenuntersuchungen vorgezogen werden, da hierbei die Strahlenbelastung erheblich reduziert und außerdem die Infektions- und Verletzungsgefahr durch den bei den Röntgenuntersuchungen erforderlichen Harnblasenkatheter vermieden wird.

Literatur

1. Brünger J, Schuster W (1977) Miktionszysto-Urethrographie im Kindesalter: Neue diagnostische Möglichkeiten durch moderne Technik. Diagnostik 10:21. – 2. Ebel K-D, Willich E (1968) Die Röntgenuntersuchung im Kindesalter. Springer, Berlin. – 3.

Olbing H, Bruns HA, Ebel K-D, Lassrich MA (1970) Zur Indikation und Methodik der Miktionsurethro-Cystographie bei Mädchen. Urologe 10:161. - 4. Shopfner C (1965) Cystourethrography: an evaluation of method. Am J Roentgen 95:468. - 5. Omogbehin B, Willich E (1974) Die Miktions-Zystourethrographie im Kindesalter. Erfahrungen mit der suprapubischen Blasenpunktion an 210 Fällen. Z Kinderchir 15:204. - 6. Winter CC (1959) A new test for vesicoureteral reflux: an external technique using radioisotopes. J Urol 81:105. - 7. Dodge EA (1963) Vesicoureteric reflux diagnosis with iodine 131 sodium orthoiodo-hippurate. Lancet 1:303. - 8. Böhm-Jurkovic H, Manczak G, Böhm-Jurkovic K, Hülse R, Wolf R (1974) Diagnostische Untersuchungen der ableitenden Harnwege mit Hilfe der Gamma-Kamera. Roefo, Beiheft Röntgenkongreß, S 40. - 9. Hahn K, Eissner D, Kerkmann D, Grimm W, Eisen M, Straub E (1975) Die katheterlose Isotopenrefluxprüfung mit ^{99m}Tc-Eisen-Komplex. Roefo 123:321. - 10. Baker GA, Lum DJ, Smith EM, Winchell HS (1976) Significance of radiocontaminants in ^{123}I for dosimetry and scintillation camera imaging. J Nucl Med 17:740. - 11. Handmaker H, McRae J, Buck EG (1973) Intravenous radionuclide voiding cystography (IRVC). Radiology 108:703. - 12. Penfil RL, Brown ML (1968) Genetically significant dose in the United States population from diagnostic medical roentgenology 1964. Radiology 90:209. - 13. Schmitt G, Ewen K (1974) Die Bestimmung der Strahlenbelastung des Patienten und Untersuchers in der Röntgendiagnostik. Röntgenblätter 27:403

Prof. Dr. K. Hahn
Prof. Dr. D. Eißner
Dr. P. Alken
Klinikum der Johannes Gutenberg Universität
Institut für Klinische Strahlenkunde, Nuklearmedizin
und Urologische Klinik
Langenbeckstr. 1
D-6500 Mainz

Verhandlungsbericht der Deutschen Gesellschaft für Urologie, 31. Tagung (1979), 158-160

Kontinuierliche Registrierung des vesiko-renalen Refluxes mittels Radionukliden unter Berücksichtigung des aktuellen Blasendrucks

H. Behrendt, B. Brehmer, S. Göbel

Die Beziehung zwischen intravesikalem Druck und Auftreten und Dauer eines vesiko-renalen Refluxes sowie dessen Prognose scheint uns bisher nicht genügend geklärt zu sein. Zwar gibt es entsprechende Ansätze in Arbeiten aus den frühen 60er Jahren von Melick et al. [4] und von Stephens und Leneghan [5] sowie die Untersuchungen von Krepler [2]; Wand und Seppelt [6] berichteten über die Videozystometrie zur quantitativen und qualitativen Refluxdiagnostik. Nach Beschreibung unserer Arbeitsmethodik [1] haben bereits Maizels et al. [3] über auf ähnliche Weise erarbeitete Befunde berichtet, wobei jedoch das Interesse neben dem Reflux den zystomanometrisch erfaßten Blasenentleerungsstörungen galt. Die übrigen bisherigen Untersuchungen verwenden zum Refluxnachweis das röntgenologische Miktionszysturethrogramm. Hierbei ist eine kontinuierliche Registrierung nicht oder nur mit unvertretbar hoher Strahlenbelastung möglich. Deshalb müssen die zur genannten Fragestellung vorliegenden Befunde schon vom methodischen Ansatz her unvollständig sein. Andererseits ist das Verlangen, Reflux- und Blasendruck korrelieren zu können, offenbar groß. Dies zeigt sich am besten in den gängigen Begriffen Low- und High-pressure-Reflux. Allerdings werden diese Begriffe meist auf die Blasenfüllung und ggf. auf die Miktion bezogen, was, wie die folgenden Ausführungen zeigen, sicher eine unzulässige Simplifizierung des Problems darstellt.

Material und Methodik

Eine kontinuierliche Refluxregistrierung bei minimaler Strahlenbelastung gestatten nuklearmedizinische Methoden unter Anwendung von Radionukliden. Durch Kombination dieser eleganten Untersuchungsmethode mittels Zystomanometrie können vesikorenaler Reflux und aktueller Blasendruck einander genau und für den gesamten Untersuchungsablauf zugeordnet werden. Methodisch gehen wir in folgender Weise vor:

Zur Refluxregistrierung dient eine Anger-Kamera. Über eine durch die Harnröhre in die Blase eingelegte 6 Ch. Kinder-Magensonde wird die Harnblase per graviditatem mit Kochsalzlösung gefüllt, welcher als Radionuklid 99 m-Technecium-Albumin beigefügt ist. Die Patienten liegen so auf dem Detektorkopf, daß man die Aktivität über der Blasen- und Nierenregion erfaßt. Mit der Szintilationskamera werden Einzelbilder in Sequenzen von 2–4 s aufgenommen. Aus den Sequenzbildern bzw. Szintigraphien läßt sich mit Hilfe eines angeschlossenen Digitalrechners über jeder beliebig interessierenden Region – in unserem Fall die Blasen- und Nierenregion – die Aktivität isoliert abgreifen und in einer Zeitaktivitätskurve darstellen. Darüber hinaus werden alle 6 s Sequenzszintiphotos auf Röntgenfilm angefertigt, welche die Verteilung der Aktivität im gesamten Beobachtungsfeld wiedergeben. Die Strahlenbelastung der männlichen Gonaden beträgt bei dieser Untersuchungsmethode 10 mrad, die Dosis am Ovar 25 mrad. Die gleichzeitige Registrierung des intravesikalen Drucks erfolgt durch eine ebenfalls durch die Harnröhre in die Blase eingelegte 5 Ch. dicke KinderMagensonde mittels eines Statham-Druckwandlers und Kurvenschreibung mittels eines Vier-Kanal-Düsenschreibers. Entsprechend wird der Rektaldruck als Parameter für den Abdominaldruck registriert. Wird Harndranggefühl angegeben oder kommt die Miktion bereits in Gang, so wird der Füllungskatheter entfernt, so daß bei der Miktion nur eine 5 Ch. dicke Sonde in der Harnröhre verbleibt. Beim Aufschreiben der Druckkurven wird gleichzeitig ein Zeittakt mitgeschrieben, wodurch die exakte zeitliche Zuordnung des intravesikalen Druckes zum jeweiligen Befund der nuklearmedizinischen Untersuchung ermöglicht wird.

Zur Untersuchung gelangten bisher 21 Kinder sowie drei erwachsene Frauen. Bei allen Patienten war bei vorangegangener röntgenologischer Refluxprüfung ein vesiko-renaler Reflux nachgewiesen worden. Dieser Reflux trat bei vier Patienten während der nuklearmedizinischen Untersuchung nicht auf, so daß für die Auswertung 20 Patienten verblieben.

Resultate

Es wäre verfrüht, aus den bisher durchgeführten Untersuchungen, welche den Charakter einer Pilotstudie hatten, bereits eindeutige Ergebnisse nennen zu wollen. Es lassen sich jedoch einige Refluxtypen mit typischer Dynamik herausstellen.

Abbildung 1 zeigt den Befund bei einem zwölfjährigen Mädchen mit linksseitigem vesiko-uretero-renalem Reflux. Die zeitliche Korrelation von Druck- und Zeitaktivitätskurve läßt erkennen, daß der Reflux erst unter der Miktion auftritt. Schon vor der Miktion wurden aufgrund eines abdominalen Druckanstieges intravesikale Drucke registriert, welche z. T. über dem Miktionsdruck lagen. Unter einem patho-genetischen Gesichtspunkt erscheint es uns somit nicht gerechtfertigt, diesen Reflux als Hochdruck-Reflux zu bezeichnen. Entscheidend für die Entwicklung des Refluxes ist offensichtlich die unter der Miktion erfolgte, hier unphysiologische Umformung des Ostiums. Man sollte vielleicht genauer von einem Miktions-Reflux sprechen.

Abbildung 2 zeigt die Zeitaktivitätskurve bei einem siebenjährigen Mädchen mit doppelseitigem Reflux, welcher bereits in der Füllungsphase auftritt. Man erkennt viermal einen Aktivitätsanstieg. Die Korrelation mit den Druckkurven ergibt, daß die ersten drei Aktivitätsanstiege in der Füllungsphase parallel zu einem Anstieg des Abdominaldruckes und damit auch des intra-

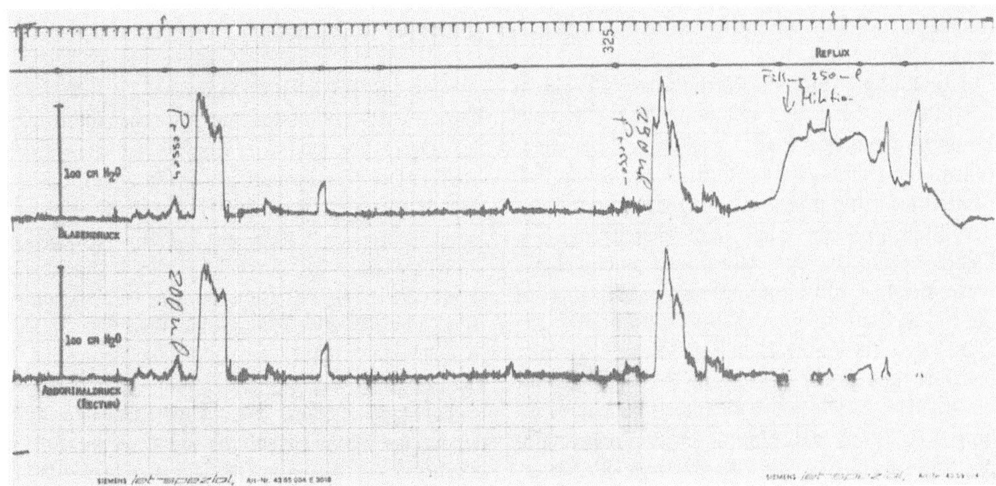

Abb. 1

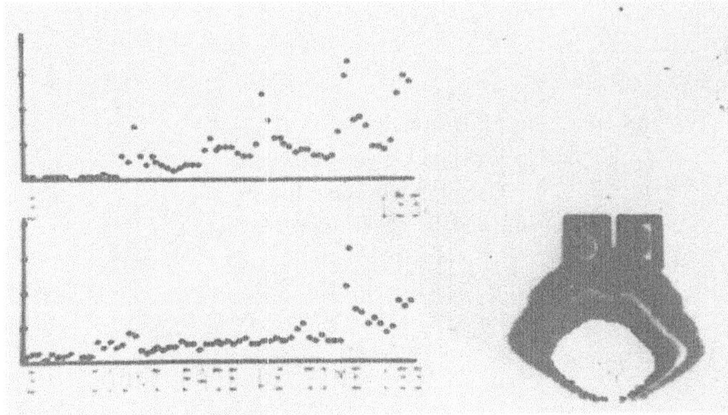

Abb. 2

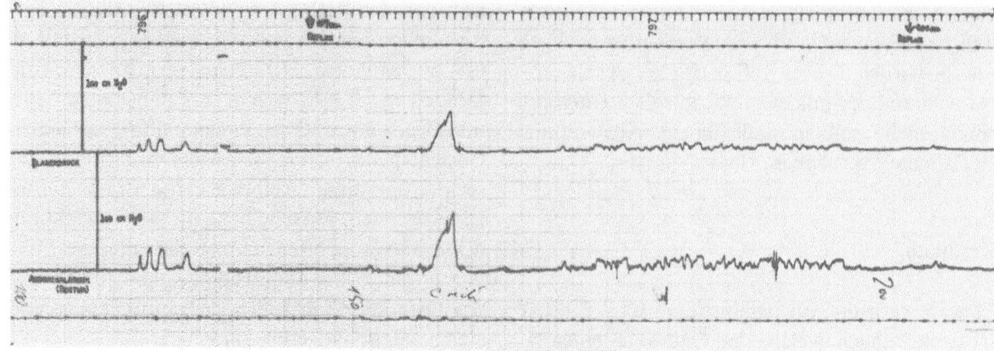

Abb. 3

vesikalen Druckes registriert wurden. Der letzte Aktivitätsanstieg ging dann der Miktion parallel. Bei geringerer Füllung der Harnblase waren schon ähnliche Druckanstiege, diesmal jedoch ohne Reflux, festzustellen. Man muß daher annehmen, daß der in der Füllungsphase mehrfach aufgetretene Reflux eine Abhängigkeit vom Füllungszustand und vom intravesikalen Druck aufweist.

Abbildung 3 gibt die Verhältnisse bei einem fünfjährigen Mädchen mit doppelseitigem vesiko-uretero-renalem Reflux wieder, welcher ebenfalls in der Füllungsphase auftritt. In diesem Fall besteht jedoch nur eine Abhängigkeit vom Grad der Blasenfüllung, ohne daß gleichzeitig ein Druckanstieg in der Harnblase nachweisbar wäre. Bei 145 ml Füllung kommt es erstmals auf der linken Seite zu einem Reflux, unmittelbar danach auch auf der rechten Seite ohne Änderung des Druckes in der Blase. Die Aktivität nimmt dann zunächst wieder ab und steigt bei einer Füllung von 200 ml wieder ohne Druckänderung in der Blase an und dauert bis zum Ende der Untersuchung fort. Dieser wie im vorigen Beispiel bereits in der Füllungsphase beginnende Reflux entwickelt sich jedoch nur in Abhängigkeit vom Füllungsvolumen der Blase.

Die von uns erhobenen Befunde bei den bisher auswertbaren 20 Patienten lassen sich wie folgt zusammenfassen:

Miktionsreflux $n = 4$
Füllungsreflux
a) volumenabhängig $n = 7$
)b) druck- und volumenabhängig $n = 9$

Wieweit das hier angegebene relativ grobe Klassifizierunschema ausreichend ist und welche Bedeutung es insbesondere für die Prognose eines Refluxes hat, wird Gegenstand unserer weiteren Untersuchungen sein.

Literatur

1. Göbel S, Brehmer B, Bansmann D, Behrendt J, Strötges MW (1978) Beziehung zwischen intravesikalem Druck und nuklearmedizinisch nachgewiesenem Reflux. Der Nuklearmediziner 2:130. – 2. Krepler P (1969) Röntgen-Zystometrie zur Klassifikation von vesiko-ureteralen Refluxen. Arch Kinderheilk 178:146–161. – 3. Maizels M, Weiss S, Conway JJ, Firlit CF (1979) The cystometric nuclear cystogram. J Urol 121:203–205. – 4. Melick WF, Brodeur AE, Karellos DN (1962) A suggested classification of ureteral reflux and suggested trentment based on cineradiographic findings and simultaneous pressure recordings by means of the strain gauge. J Urol 88:35–37. – 5. Stephens FD, Lenaghan D (1962) The anatomical basis and dynamics of vesicoureteral reflux. J. Urol 87:669–680. – 6. Wand H, Seppelt U (1978) Die Videocystometrie (VCM) – eine Methode zur quantitativen und qualitativen Refluxdiagnostik. Urologe [A] 17:147–149

Dr. H. Behrendt
Urologische Universitätsklinik
der Gesamthochschule Essen
Hufelandstr. 55, D-4300 Essen 1

Verhandlungsbericht der Deutschen Gesellschaft
für Urologie, 31. Tagung (1979), 161/162

Sonographische Diagnostik bei Kindern mit vesiko-ureteralem Reflux

D. Weitzel

Patienten mit operationsbedürftigem vesiko-uretero-renalem Reflux bedürfen wiederholter morphologischer Untersuchungen des Harntraktes. Die damit verbundene Strahlenbelastung veranlaßte uns zu untersuchen, welche Bedeutung die risikolose Sonographie in der Primärdiagnostik dieser Erkrankung und in der postoperativen Verlaufskontrolle sowie in der Langzeitüberwachung des Nierenwachstums hat.

Hinweise für einen vesikoureteralen Reflux ergeben sich sonographisch durch den Nachweis einer kleinen Niere oder durch das Vorliegen asymmetrisch großer Nieren, die nach unseren Untersuchungen in 34% sowohl der einseitigen als auch der beidseitigen operationsbedürftigen Refluxe bestehen. Selten kann der vesikoureterale Reflux sonographisch direkt nachgewiesen werden. Hier findet man vor der Miktion eine Harntransportstörung, die nach der Miktion nicht mehr besteht oder aber es stellt sich nur vor der Miktion ein Megaureter dorsal der Blase dar, während man nach der Miktion nur noch einen Pseudorestharn findet. Beim ersten Harnwegsinfekt kann nach unseren Untersuchungen [1] mit hinreichender Wahrscheinlichkeit eine operationsbedürftige Erkrankung des Harntraktes ausgeschlossen werden, wenn die Nieren normal groß [2] sind, ein normales Schallbild aufweisen und die Blase restharnfrei [3] entleert werden kann. Da sonographisch ein Reflux jedoch nicht ausgeschlossen werden kann, ist auf eine komplette radiologische Diagnostik bei rezidivierenden Harnwegsinfekten nicht zu verzichten.

Das Ausmaß einer Harntransportstörung kann durch die Größe der Niere und durch die Tiefenausdehnung der Aufweitung des intrarenalen Nierenbeckens abgeschätzt und in ihrem Verlauf überwacht werden (s. Abb. 1). Blasenwandhämatome führen zu einer Deformierung der Blasenwand durch eine echoreiche Raumforderung. Keine Schwierigkeiten bereitet in der Regel auch die Diagnose eines prävesikalen Hämatoms (s. Abb. 2). Eine Blasentamponade führt bei liegendem Harnblasenkatheter in der Regel zu einer reflexreichen Raumforderung innerhalb der Blase. Nach unseren Untersuchungen sind kurzfristige postoperative radiologische Kontrollen durch die Sonographie bei komplikationsfreiem Verlauf entbehrlich geworden.

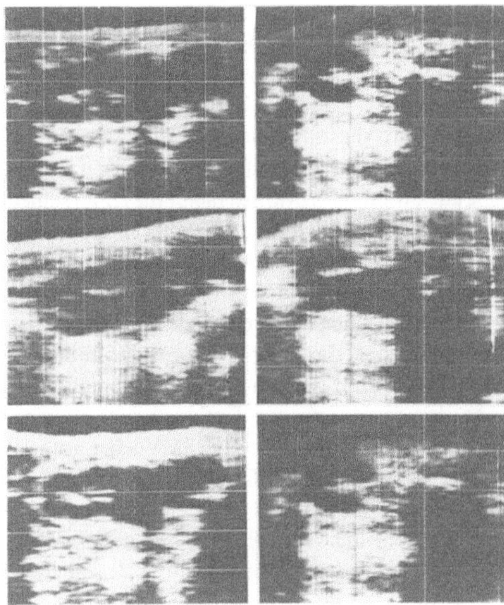

Abb. 1. Längs- und Querschnitte durch die linke Niere eines fünf Jahre alten Mädchens vor der Operation *(oberer Bildteil)*, neun Tage *(Bildmitte)* und 18 Tage *(untere Bildhälfte)* nach der Antireflux-Operation. Die am neunten Tag nachweisbare Harntransportstörung hat sich am 18. Tag vollständig zurückgebildet.

Die Risikolosigkeit und Meßgenauigkeit der Methode ermöglichen eine langfristige Überwachung des Nierenwachstums bei Kindern mit operiertem vesiko-uretero-renalem Reflux. Nach den bisher durchgeführten 394 Nierenvolumenbestimmungen, die präoperativ und bis zum Zeitraum von vier Jahren postoperativ durchgeführt wurden, ergibt sich anhand der

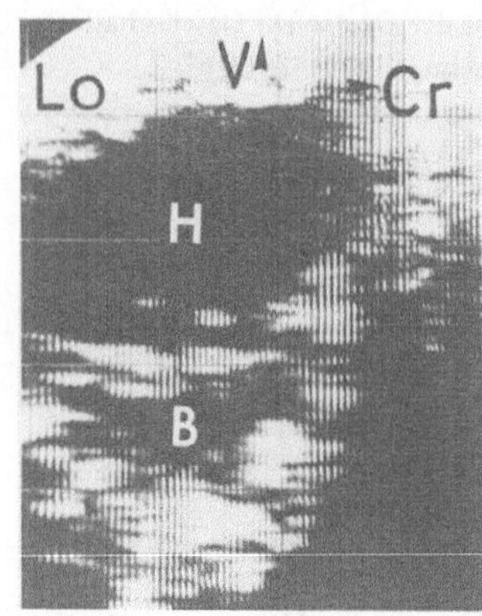

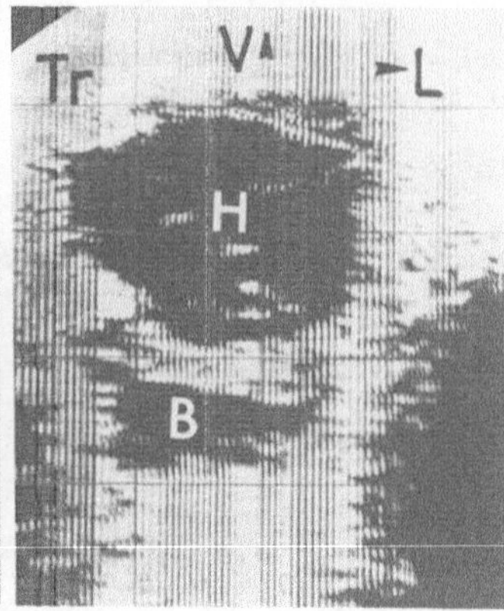

Abb. 2. Längs- und Querschnitt durch ein prävesikales Hämatom, das sich als echofreie Raumforderung (H) ventral der Harnblase (B) darstellt. (Lo = longitudinal, TR = transversal, V = ventral, L = links, Cr = cranial)

Querschnittsverläufe kein Hinweis für ein Aufholwachstum nach Antireflux-Operation. Bezogen auf unsere Normwerte bleibt im Unterschied zur nicht erkrankten Seite die operierte Seite im Wachstum zurück, allerdings ist dieser Unterschied statistisch nicht signifikant. Nach den bisher erfolgten Längsschnittuntersuchungen ist anzunehmen, daß das Wachstum primär abhängig ist vom Ausmaß der präoperativen Schädigung. Eine den radiologischen Refluxstadien entsprechende Untersuchung ist z.Z. in Vorbereitung.

Die sonographische Diagnostik bei Kindern mit vesiko-ureteralem Reflux ermöglicht somit eine Einsparung von Röntgenuntersuchungen und eine langfristige Überwachung des Nierenwachstums.

Literatur

1. Weitzel D (1978) Untersuchungen zur sonographischen Organometrie im Kindesalter. Med. Habilitationsschrift, Universität Mainz. - 2. Weitzel D (1978) Nierenvolumenbestimmungen im Kindesalter. In: Kratoch wil, Reinhold E (Hrsg) Ultraschalldiagnostik Georg Thieme, Stuttgart, S. 183–188. - 3. Weitzel D, Blagojevic S (1978) zur Bedeutung sonographischer Restharnbestimmungen im Kindesalter. In: Kratochwil, Reinhold E (Hrsg) Ultraschalldiagnostik Georg Thieme, Stuttgart, S. 187–188

Prof. Dr. med. D. Weitzel
Universitäts-Kinderklinik
Langenbeckstraße 1, D-6500 Mainz 1

Verhandlungsbericht der Deutschen Gesellschaft
für Urologie, 31. Tagung (1979), 163–165

Reflux und Blasenauslaßobstruktion

H. Melchior, F. Eisenberger, K. Stockamp

In einer gemeinsamen Studie der Urologischen Kliniken Kassel, Ludwigshafen und Stuttgart wurde die Frage untersucht, wie häufig die Refluxkrankheit durch eine kongenitale Harnröhrenstenose kompliziert wird und welchen Einfluß die Sanierung des Blasenauslasses auf die Refluxkrankheit hat. Voraussetzung für die Annahme einer funktionell wirksamen Harnröhrenstenose war

1. der Nachweis eines erhöhten Miktionsdrukkes durch Zystometrie,
2. der Nachweis einer Harnröhrenstenose durch Harnröhrenkalibrierung mittels Bougie à boule,
3. ggf. der Nachweis einer Harnröhrenballonierung im Miktions-Zysto-Urethrogramm.

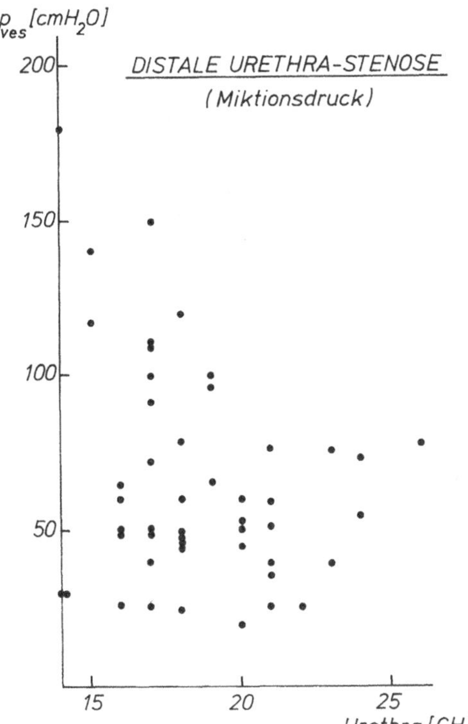

Abb. 1. Miktionsdruck bei distaler Urethrastenose (1)

Eigene Voruntersuchungen [1] haben gezeigt, daß der normale Durchmesser der weiblichen Harnröhre nicht standardisiert mit „10 Charr + Lebensalter“ [2,4–6] angegeben werden darf, sondern daß auch bei einem siebenjährigen Mädchen eine Meatusweite von 23 Charr noch obstruktiv sein kann (Abb. 1). Auch Moormann et al. [9] warnen davor, die „10 Charr + Lebensalter“-Regel als DIN-Maß anzunehmen, da auch ein weiter, unelastischer Ring der distalen Harnröhre die Blasenentleerung behindern kann. Nach Marberger und Madersbacher [7] ist die trichterförmige Öffnung des Blasenauslasses Voraussetzung für eine störungsfreie Miktion.

Die vorliegende Studie umfaßt 269 Kinder (262 Mädchen und sieben Knaben) im Alter von drei bis 14 Jahren mit einem vesiko-ureteralen oder vesiko-renalen Reflux. 117 Kinder (43,5%) hatten eine kongenitale Harnröhrenstenose in Form der distalen Urethrastenose bei Mädchen bzw. der bulbären Harnröhrenenge bei Knaben (Tabelle 1); 66 hatten einen einseitigen und 51 einen bilateralen Reflux.

Tabelle 1. Reflux und Urethrastenose (Urologische Kliniken Kassel, Ludwigshafen, Stuttgart)

Reflux (n)	Urethrastenose (n)	(%)
269	117	43,5

Eine genauere Analyse eines Teil-Krankengutes (Tabelle 2) zeigte, daß der vesiko-ureterale Reflux I° fast immer mit einer Blasenauslaßobstruktion einhergeht: 22 von 25 Kindern (88%) hatten eine funktionell wirksame Harnröhrenstenose; der durchschnittliche Miktionsdruck betrug 82 ± 10,8 cm H_2O. Auch der vesiko-renale

Tabelle 2. Reflux und Urethrastenose (Urologische Klinik Kassel)

	Reflux (n)	Urethrastenose (n)	%)	p_{ves} (cm H_2O)
I °	25	22	88	82 ± 10,8
II °	73	37	51	63 ± 7,7
III °	45	13	29	59 ± 9,6
IV °	14	1	7	52

Reflux II ° wird noch in der Hälfte der Fälle durch eine kongenitale Harnröhrenstenose kompliziert, der vesiko-renale Reflux III ° in fast 30%. Bei fortgeschrittenen Refluxen IV ° findet man dagegen seltener eine kongenitale Blasenauslaßobstruktion. Neurogene Blasenstörungen und Megaureteren wurden allerdings in dieser Studie nicht berücksichtigt.

Nach Sanierung des Blasenauslasses durch Urethrotomia interna oder durch Bougierung war nur noch bei 62 von 117 Kindern (53%) ein Reflux nachweisbar (Tabelle 3). Unabhängig von Klinik, Behandlungsverfahren und Refluxstadium waren 55 Kinder (47%) refluxfrei. Die Chance, daß sich ein Reflux nach Sanierung des Blasenauslasses zurückbildet, ist bei Refluxen I ° und II ° wesentlich größer als in fortgeschrittenen Stadien (Tabelle 4): 91% der Refluxe I ° und 71% der II ° waren in einem Teil-Krankengut nach Urethrotomia interna nicht mehr nachweisbar; dagegen persistierte der Reflux III ° in 85%, der Reflux IV ° blieb unbeeinträchtigt.

Tabelle 3. Reflux nach Urethrotomie (Urologische Kliniken Kassel, Ludwigshafen, Stuttgart)

Reflux prae Op (n)	Reflux nach Urethrotomie (n)	(%)
117	62	53

Tabelle 4. Reflux nach Urethrotomie (Urologische Klinik Kassel)

	Reflux prae Op (n)	Reflux post Op (n)	(%)
I °	22	2	9
II °	37	11	29
III °	13	11	85
IV °	1	1	100

Folgerung

Aufgrund der vorliegenden Untersuchungsergebnisse kann man zunächst sagen, daß die Refluxkrankheit in annähernd 40% durch eine kongenitale Harnröhrenstenose kompliziert wird. Der Einfluß einer Blasenauslaßobstruktion auf die Refluxkrankheit wird allerdings unterschiedlich beurteilt. Während Hendry et al. [3] eine Refluxpersistenz nach Harnröhrenbougierung in 78% beobachteten, fanden May und Lux [8] eine Refluxremission nach Urethrotomia interna in 39%. Wir stimmen mit May und Lux [8] darin überein, daß die unterschiedlichen Ergebnisse am ehesten auf eine divergierende präoperative Diagnostik zurückzuführen sind. Entscheidend für die Annahme einer kongenitalen Harnröhrenstenose ist nicht nur der Nachweis eines stenosierenden Ringes mit Bougie à boule der Dimension „10 Charr + Alter", sondern vielmehr die Bestimmung des Miktionswiderstandes; darüber hinaus müssen eine Detrusor-Urethra-Dyssynergie sowie eine unwillkürliche Sphinkterkontraktion während der Miktion differential-diagnostisch ausgeschlossen werden.

Da die Refluxe der Stadien I und II in der überwiegenden Mehrzahl spontan ausheilen, sobald die Miktionsverhältnisse normalisiert sind, muß die von Sigel [11] aufgestellte Hypothese, daß der Reflux nicht Folge, sondern Begleiterscheinung einer Blasenauslaßobstruktion ist, erneut diskutiert werden. Es scheint vielmehr, daß die uretero-vesikale Junktion kein Ventilmechanismus ist, für den das „Alles-oder-nichts"-Gesetz gilt; es gibt fließende Übergänge von der vollständig suffizienten bis zur vollständig insuffizienten Junktion. Während die vollständig suffiziente uretero-vesikale Junktion unabhängig von Blasendruck und Blasenfüllung einen Rückfluß des Blasenurins in die oberen Harnwege verhindert, klafft die vollständig insuffiziente Junktion und gestattet den vesiko-ureteralen Reflux bei minimaler Blasenfüllung; zwischen beiden Extremen gibt es einen weiten Bereich, in dem das Auftreten eines Refluxes von der Blasendynamik abhängig ist.

Literatur

1. Hamann F, Melchior H (1979) 25. Tg. Nordrh.-Westf. Ges. Urol., Bad Salzuflen 1979. – 2. Heising J,

Seiferth J (1978) Urologe [A] 17:292. - 3. Hendry WF, Stanton SL, Williams JD (1973) Br J Urol 45:72. - 4. Holm-Nielson P (1968) Ugeskr Laeg 130:1343. - 5. Immergut M, Culp D, Flocks RH (1967) J Urol 97:693. - 6. Klingler J (1970) Urol Int 25:551. - 7. Marberger H, Madersbacher H (1969) Verh Dtsch Ges Urol 22:100. - 8. May P, Lux B (1979) Urologe [A] 18:254. - 9. Moormann JG, Kastert HB, Brausch R (1974) Urologe [A] 13:213. - 10. Scholtmeijer JR (1979) Akt Urol 10:125. - 11. Sigel A (1971) Lehrbuch der Kinderurologie. Thieme, Stuttgart

Prof. Dr. med. H. Melchior
Urologische Klinik Kassel
Terrasse 30, D-3500 Kassel

Prof. Dr. med. F. Eisenberger
Urologische Klinik am Katharinenhospital
Kriegsbergstr. 60, D-7000 Stuttgart 1

Prof. Dr. med. K. Stockamp
Urologische Klinik der Städt. Krankenanstalten
Bremserstr. 79, D-6700 Ludwigshafen

Verhandlungsbericht der Deutschen Gesellschaft
für Urologie, 31. Tagung (1979), 166

Die Wertigkeit der subvesikalen Obstruktion beim unkomplizierten Reflux

H.-B. Kastert, B. Kopper, G. Reißfelder

Harnreflux in den oberen Harntrakt kann durch subvesikale Obstruktion verursacht sein. Diese zu objektivieren, ist z.T. äußerst schwierig. Harnröhrenkalibrierung mit Bougie à boule weist eine Meatusstenose, bulbäre Harnröhrenenge, Blasenhalsstenose und die distale Urethrastenose beim Mädchen am sichersten nach. Es genügt der Nachweis eines Kalibersprunges.

Wir sahen 1972 bis 1974 183 Patienten mit Reflux und gleichzeitig subvesikaler Obstruktion. Unter Berücksichtigung von Urethroskopie, Zystoskopie, Länge des endovesikalen Harnleiterverlaufes, Miktionscysturethrogramm, Refluxprüfung, Urogramm und Symptomatik wurden bei 75 dieser Patienten zunächst das subvesikale Harnabflußhindernis operativ beseitigt.

Fünf Kranke entzogen sich jeder postoperativen Nachsorgeuntersuchung.

Die kurzfristige Kontrolle machte bei 26 Patienten sekundär eine Antirefluxoperation notwendig.

Die Langzeitkontrolle (fünf bis acht Jahre) zeigt bei weiteren 13 Patienten einen Reflux nachweisbar. Erst sechs Patienten sind operativ versorgt.

31 Kranke mit Harnreflux und subvesikaler Obstruktion wurden langfristig geheilt unter Beseitigung der subvesikalen Obstruktion. Ein großer Eingriff an der Harnleiter-Blasen-Verbindung war primär nicht indiziert. Die Möglichkeit regelmäßiger und langfristiger Nachkontrollen sowie Kooperation der Kranken und ihrer Umgebung ist Voraussetzung für derartiges Vorgehen.

Die Indikation zur Anti-Reflux-Operation beim unkomplizierten Reflux stellen wir einerseits nicht, wenn gleichzeitig ein nachweisbares Abflußhindernis subvesikal vorliegt und sowohl endoskopischer Befund als auch Urogramm weitgehend unauffällig sind. Andererseits stellen wir eine Indikation zur distalen Urethrotomie bzw. zur intern-optischen Urethrotomie und Meatotomie großzügig.

Zusammenfassend kann ich aufgrund des gesichteten Krankengutes sagen, daß beim unkomplizierten Reflux vor einer Anti-Reflux-Operation ausnahmslos die Abklärung und effektive Beseitigung subvesikaler Obstruktion stehen sollte.

Um über langfristige Verlaufskontrollen verfügen zu können, habe ich ein Kollektiv aus den Jahren 1972 bis 1974 gewählt. Urodynamische Untersuchungen gehörten damals noch nicht zur Routinediagnostik. Insbesondere für den Nachweis funktioneller subvesikaler Obstruktion stehen urodynamische Untersuchungsverfahren heute zur Verfügung.

Dr. med. H. B. Kastert
Urologische Universiätsklinik
D-6650 Homburg-Saar

Verhandlungsbericht der Deutschen Gesellschaft
für Urologie, 31. Tagung (1979), 167/168

Behandlungsergebnisse nach distaler Urethrotomie bei Mädchen mit Harnröhrenenge und vesikorenalem Reflux

B. Lux, P. May

Die distale funktionelle Harnröhrenenge des Mädchens ist häufige Ursache von chronischen Harnwegsinfekten und von Enuresis. Der komplikationslose Eingriff einer anterolateralen distalen Urethrotomie nach Moormann führt meist zu Infekt- und Beschwerdefreiheit. Wir berichten über 210 Mädchen im Alter von zwei bis 15 Jahren, die von 1975 bis 1979 wegen einer distalen Harnröhrenenge bei uns urethrotomiert wurden (Tabelle 1).

Wie aus der Tabelle 2 zu ersehen, fanden wir bei einer auffallend großen Anzahl der Mädchen zusätzlich einen vesikoureteralen bzw. vesikorenalen Reflux, insgesamt bei 66 Mädchen, davon 41mal einseitig und 25mal doppelseitig.

Die Tabelle 3 zeigt die Behandlungsergebnisse sechs Monate nach distaler Urethrotomie. Von 154 Kindern mit präoperativem Harnwegsinfekt hatten nach alleiniger Urethrotomie nur

Tabelle 1. Distale Harnröhrenenge und Reflux bei 210 Mädchen

Harnröhrenengen	gesamt	210	100%
	mit Reflux	66	31,4%
	einseitig	41	19,4%
	doppelseitig	25	11,9%
Persistierender Reflux			
nach distaler Urethrotomie		40	60,6%
Harnwegsinfekt	präoperativ	154	73,3%
	postoperativ	56	26,7%
Enuresis	präoperativ	103	49,1%
	postoperativ	47	22,4%

Tabelle 2. Distale Harnröhrenenge und Reflux bei 210 Mädchen

Harnröhrenengen	gesamt	210	100%
mit zusätzlichem Reflux		66	31,4%
	einseitig	41	19,5%
	doppelseitig	25	11,9%

Tabelle 3. Ergebnisse nach distaler Urethrotomie bei 210 Mädchen

Harnwegsinfekt	präoperativ	154	73,3%
	6 Monate postoperativ	56	26,7%
Enuresis	präoperativ	103	49,1%
	6 Monate postoperativ	47	22,4%

Tabelle 4. 66 Mädchen mit Harnröhrenenge und Reflux

6 Monate nach distaler Urethrotomie		
kein Reflux nachweisbar	26	39,4%
davon einseitig	18	27,3%
doppelseitig	8	12,1%

noch 56 einen Rezidivinfekt, das heißt 64% waren bei mehrmaligen Kontrollen infektfrei. Nur bei 47 von 103 Mädchen konnte die Enuresis nicht beeinflußt werden. Bei 66 Mädchen mit distaler Harnröhrenenge fand sich zusätzlich ein ein- oder doppelseitiger Reflux, wie in der Tabelle 4 aufgeführt ist. Sechs Monate nach distaler Urethrotomie war der zum Teil doppelseitige Reflux bei 26 Kindern nicht mehr nachweisbar, das sind 39,4%. Hier sehen Sie als Beispiel das Miktionszystourethrogramm eines siebenjährigen Mädchens mit ausgeprägtem rechtsseitigem vesikorenalem Reflux und Harnröhrenenge, bei dem nach alleiniger distaler Urethrotomie sowohl der Niederdruckreflux wie auch der Harnwegsinfekt nicht mehr nachweisbar waren.

Bei 48 Mädchen, davon nur acht Fälle ohne distale Harnröhrenenge, wurde wegen persistierendem Reflux und rezidivierenden Harnwegsinfekten eine Antirefluxplastik entsprechend dem Schweregrad nach Lich-Gregoir oder Politano-Leadbetter durchgeführt. Die doppelseitigen Antirefluxplastiken wurden in einer Sitzung operiert. Sie ersehen aus der Tabelle 5 unsere Kontrollergebnisse nach Antirefluxplastik: fast 80%

Tabelle 5. Ergebnisse nach Antirefluxplastik bei 48 Mädchen

Reflux	einseitig	24	
	doppelseitig	24	
6 Monate postoperativ			
Rö.-Kontrolle: kein Reflux		47	97,9%
kein Harnwegsinfekt		38	79,2%
keine Enuresis		23	69,7%

waren infektfrei. Die postoperativen Röntgenkontrollen ergaben immer optimale freie Abflußverhältnisse, nur ein einziges Refluxrezidiv nach einer Gregoirplastik, das inzwischen durch Harnleiterneueinpflanzung erfolgreich nachoperiert wurde.

Ich fasse zusammen: Bei unserem Patientengut von 210 Mädchen mit einer kongenitalen distalen Harnröhrenenge fand sich zusätzlich in 66 Fällen, das sind 31,4%, ein Reflux. Nach der Urethrotomie war der Reflux bei 26 von 66 Kindern ausgeheilt. 48 Mädchen wurden wegen eines ein- oder doppelseitigen Refluxes operiert, davon hatten nur acht keine zusätzliche Harnröhrenenge, das heißt, bei 83% waren also Reflux und distale Harnröhrenenge vergesellschaftet. Unsere Ergebnisse lassen es deshalb geboten erscheinen, bei jeder distalen Harnröhrenenge einen Reflux auszuschließen bzw. vor jeder Antirefluxplastik die weibliche Harnröhre zu kalibrieren.

Literatur

Bandhauer K, Greber F, Marberger H (1970) Z Kinderchir 8:107. - Brannon W, Ochsner MG, Kittredge WE, Burns E, Medeiros A (1969) J Urol 101:570. - Broaddus SB, Zickerman PM, Morrisseau PM, Leadbetter GW (1978) Urology 11:139. - Chiari R, Gilch W (1978) Urologe [A] 17:303. - Frick J, Madersbacher H, Puschban H (1972) Urologe [A] 11:330. - Harzmann R, Chiari R (1975) Akt Urol 6:107. - Heising J, Seiferth J (1978) Urologe [A] 17:292. - Helbig D, Gharib M, Piroth P, Bliesener JA (1977) Z Kinderchir 22:353. - Hertel E (1978) Urologe [A] 17:347. - Hojsgaard A (1976) Scand J Urol Nephrol 10:97. - Immergut M, Wahman GE (1968) J Urol 99:189. - Jakobsen BE, Genster H, Olesen S, Nygaard E (1977) Br J Urol 49:119. - Johnstone JMS, Ardran GM, Ramsden PD (1977) Br J Urol 49:43. - King LR, et al (1968) JAMA 203:169. - Lipsky H (1976) Urologe [A] 15:207. - Lyon RP, Tanagho EH (1965) J Urol 93:379. - Marberger H (1965) Z Urol 58:871. - Marberger H, Madersbacher H (1969) Verh Dtsch Ges Urol 22:100. - Moormann JG, Kastert HB, Brausch R (1974) Urologe [A] 13:213. - Orikasa S, Takamara T, Inada F, Tsuji I (1978) J Urol 119:25. - Salvatierra O, Tanagho EA (1977) J Urol 117:441. - Scholtmeijer JR (1979) Akt Urol 10:125. - Schrott KM (1976) Z Kinderchir 19:59. - Schrott KM (1976) Z Kinderchir 19:299. - Schrott KM, Sigel A (1976) Therapiewoche 26:4410. - Scott JES (1977) Br J Urol 49:109. - Senoh K, Iwatsubo E, Momose S, Goto M, Kodama H (1977) J Urol 117:566. - Schopfner CE, Hutch IA (1968) Radiol Clin North Am 6:165. - Sigel A (1971) Lehrbuch der Kinderurologie. Thieme, Stuttgart. - Tanagho EA, Miller ER, Lyon RP, Fisher RE (1971) J Urol 43:69. - Willscher MK, Bauer SB, Zammato PJ, Retik AB (1976) J Urol 115:722

Dr. B. Lux
Prof. Dr. P. May
Urologische Klinik
des Städtischen Krankenhauses, 8600 Bamberg

Verhandlungsbericht der Deutschen Gesellschaft für Urologie, 31. Tagung (1979), 169–171

Urodynamische Aspekte der vesiko-renalen Refluxkrankheit

H. Palmtag

Die urodynamische Diagnostik weist bei der vesiko-renalen Refluxkrankheit im Kindesalter sowohl untersuchungstechnische als auch interpretatorische Probleme auf, die im Kleinkindesalter durch das Fehlen jeglicher Kooperation noch verstärkt sind [1–3]. Andererseits ist im Rahmen der Refluxdiagnostik der Ausschluß einer subvesikalen Obstruktion ein ganz wesentlicher Faktor, um eine verbesserte Klassifikation und Einschätzung des Refluxes vornehmen zu können, d.h. also einen primären von einem sekundären Reflux zu unterscheiden.

Material und Methode

Anhand eines selektierten Patientengutes von 260 Kindern im Alter zwischen einem Vierteljahr und 14 Jahren, das konsekutiv mit einem urodynamischen Kombinationsverfahren untersucht wurde [3], und bei dem stets eine Endoskopie, Ausscheidungsurographie und allgemein-urologische Untersuchung vorausgegangen war, sollen einige urodynamische Aspekte der kindlichen Refluxerkrankung aufgezeigt werden. Insgesamt konnte bei 116 Kindern ein ein- oder beidseitiger Reflux von unterschiedlicher klinischer Bedeutung festgestellt werden, wenn neurogene Störungen ausgenommen werden (Tabelle 1).

Tabelle 1. Diagnose des untersuchten Patientengutes (Gesamt-N = 260 Kinder)

Blasenentleerung	ohne Reflux	mit Reflux	gesamt
ungestört	68	67	135
mechanisch obstruktiv	45	49	94
	113	116	229
neurogen	12	19	31
	125	135	260

Ergebnisse

Drei verschiedene Typen von Blasenentleerungsstörungen konnten im Zusammenhang mit einem Reflux definiert werden [4]:

1. Die refluxbedingte Entleerungsstörung;
2. Die infravesikale obstruktive Entleerungsstörung (beim sekundären Reflux);

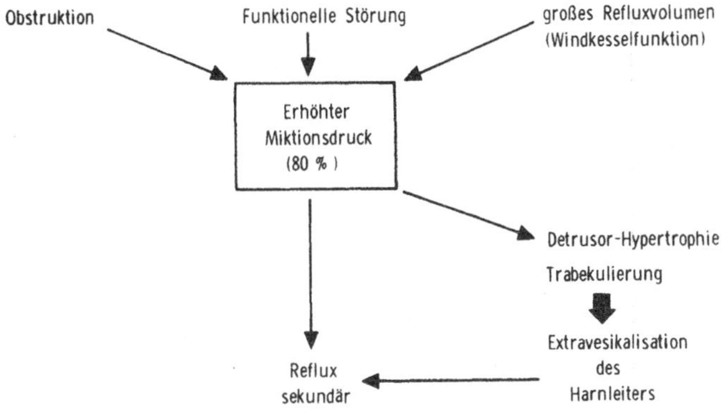

Abb. 1. Im Kindesalter führen sowohl funktionelle als auch mechanisch-obstruktive Blasenentleerungsstörungen zu einem erhöhten Miktionsdruck. Dieser löst eine Detrusorhypertrophie mit Trabekulierung der Blase und eine Verlagerung des Harnleiters nach extravesikal aus und begünstigt somit das Refluxgeschehen. Gleichzeitig wirkt ein erhöhter Miktionsdruck alleine auch direkt bei einem nicht voll kompetenten Ostium refluxinduzierend

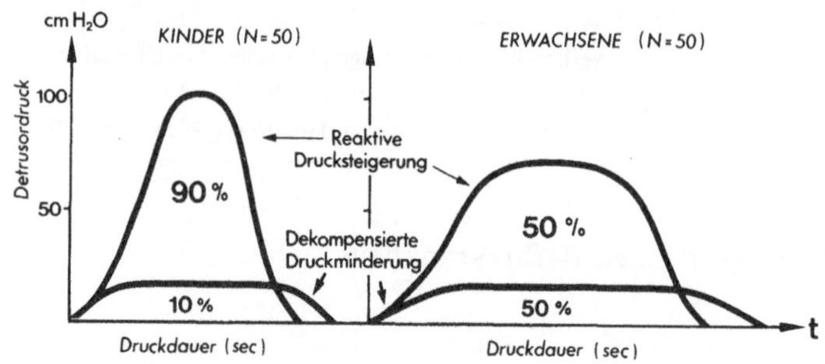

Abb. 2. Druckverhalten des Detrusors im Falle einer subvesikalen Obstruktion bei Kindern und bei Erwachsenen

3. Die iatrogene operationsbedingte Entleerungsstörung (nach Antirefluxoperation).

Das gemeinsame pathofunktionelle Prinzip bei den ersten beiden Formen (refluxbedingte Entleerungsstörung und infravesikale Obstruktion beim Reflux) ist der Nachweis eines erhöhten Miktionsdruckes, der in 80% aller unserer „Reflux-Kinder" unabhängig von der zu Grunde liegenden Miktionsstörung festzustellen war (Abb. 1). Ursächlich ist dabei noch eine weitere Form der Miktionsstörung zu berücksichtigen, nämlich sogenannte funktionelle Entleerungsstörungen, die im Kindesalter gehäuft zu finden sind und die für die Refluxpathogenese gleichbedeutend sein können wie eine obstruktive Erkrankung. Diese funktionellen Störungen äußern sich in einem unkoordinierten Miktionsablauf, d.h. es herrscht zum Zeitpunkt der Detrusorkontraktion auch eine Kontraktion der sogenannten äußeren Sphinkterzone. Diese als Detrusor-Sphinkter-Dyssynergie bezeichnete Veränderung führt nicht selten zu einer sehr abrupten Miktionseinleitung oder auch zur vorzeitigen Miktionsunterbrechung. Dabei entstehen jedes Mal reaktiv hohe Druckwerte in der Blase.

Ebenfalls gehäuft finden sich im Kindesalter funktionelle Störungen als sogenannte unfreiwillige, unkontrollierte Detrusorkontraktionen in der Füllungsphase [3]. Diese instabile Blase fand sich in unserem Patientengut in 8% der urodynamisch untersuchten erwachsenen Patienten (Gesamtzahl 1000 Patienten) und bei 30% der untersuchten Kinder (Gesamtzahl 260). Auch bei einer subvesikalen Obstruktion ist im Kindesalter das Druckverhalten der Blase völlig unterschiedlich, verglichen mit dem der Erwachsenen. Bei den obstruierten Kindern fand sich in 90% der Fälle eine reaktive Miktionsdruckerhöhung und nur in 10% eine kompensatorische Detrusor-Hypoaktivität (untersuchtes Patientengut: 50 Kinder mit einer subvesikalen Obstruktion). Im Erwachsenenalter ist diese Relation bei Patienten mit einer subvesikalen Obstruktion 50% zu 50% (untersuchtes Patientengut: 50 Erwach-

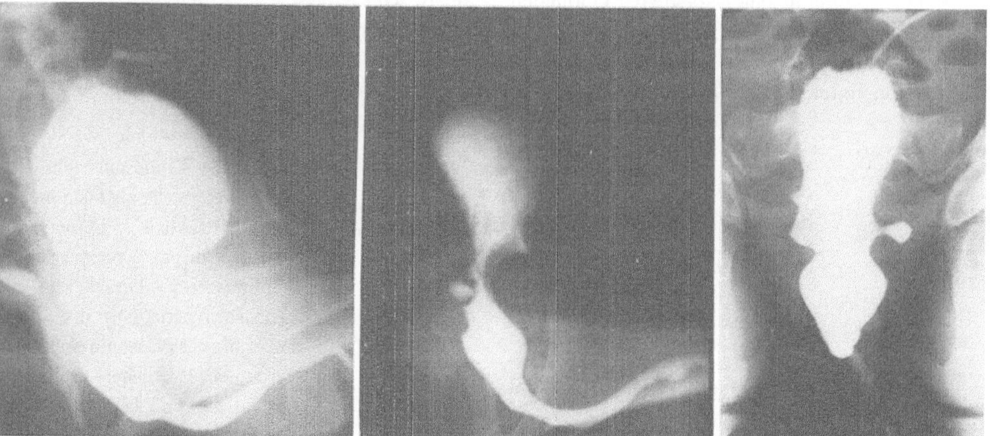

Abb. 3. Miktions-Zystographie im lateralen und a.p. Strahlengang eines sechsjährigen Buben nach zweifacher Antirefluxoperation (nach Politano-Leadbetter) mit der funktionellen Störung einer Detrusor-Blasenhals-Dyssynergie

sene mit einer subvesikalen Obstruktion) (Abb. 2).

Die iatrogen erzeugte Blasenentleerungsstörung als Folge einer Refluxoperation konnte in fünf Fällen beobachtet werden, wobei das dyssynerge Miktionsbild vornehmlich dadurch gekennzeichnet war, daß der Blasenhals nicht synergistisch mit der Detrusorkontraktion geöffnet oder nicht über die gesamte Dauer der Miktion offengehalten werden konnte (Abb. 3).

Nicht zuletzt kann ein großvolumiger Reflux eine so ausgeprägte Energieumwandlung hervorrufen, daß eine sogenannte *refluxbedingte Blasenentleerungsstörung* entsteht mit einer enormen reaktiven Drucksteigerung des Detrusors während der Miktion, die nur schwer von einer reaktiven Drucksteigerung als Folge einer subvesikalen Obstruktion zu trennen ist (vergl. Abb. 1).

Als diagnostische Folgerung ergibt sich: die isolierte Urinflußmessung ist im Kindesalter zur Beurteilung der Urodynamik nicht zuverlässig, da ein normaler Urinfluß sehr häufig durch einen erhöhten Miktionsdruck kompensatorisch aufrechterhalten wird. Die isolierte Betrachtungsweise der Endoskopie einschließlich Harnröhrenkalibrierung oder des MZU ergab im Vergleich mit dem urodynamisch erhobenen Befund zur Beurteilung der Funktion des unteren Harntraktes in 40% der Fälle bei Endoskopie und Kalibrierung und bei 19% der Fälle bei isolierter Betrachtung des MZU falschpositive Ergebnisse im Vergleich zur urodynamischen Kombinationsuntersuchung. Die zystometrische Untersuchung als Einzeluntersuchung hat im Kindesalter den Nachteil, daß sie mit einem Katheterismus verbunden ist und dieser Angst und Schmerzen auslöst, die sich in einem veränderten Druckmuster äußern können. Urodynamische Kombinationsverfahren sind zwar mit einer guten Aussage verbunden, gleichzeitig aber auch mit einem hohen technischen und personellen Aufwand.

Literatur

1. Aberle B, Krepler P (1969) Aussagewert der Uroflowmetrie bei Kindern. Urologie 5:289. – 2. Gierup J (1970) Micturition studies in infants and children. Scand J Urol Nephrol 4:191. – 3. Palmtag H, Tschürtz G (1977) Die refluxbedingte Blasenentleerungsstörung. Helv Chir Acta 44:369. – 4. Palmtag H (1977) Praktische Urodynamik. Fischer, Stuttgart New York

Priv. Doz. Dr. H. Palmtag
Urolog. Abteilung Chirurgisches Zentrum
der Universität Heidelberg
Im Neuenheimer Feld
D-6900 Heidelberg

Verhandlungsbericht der Deutschen Gesellschaft für Urologie, 31. Tagung (1979), 172/173

Urodynamische Aspekte zur konservativen Therapie kindlicher Refluxe

U. Seppelt, H. Wand

Trotz ständiger Zunahme urodynamischer Untersuchungen in der urologischen Diagnostik hat sich die urodynamische Funktionsdiagnostik bei kindlichen Refluxen noch nicht allgemein durchsetzen können. Der Wert der Refluxkontrolle durch Videozystometrie (VCM) im allgemeinen wurde bereits dargelegt [1].

Sinn der Untersuchung ist es, den bei Auftreten des Refluxes bestehenden Intravesikaldruck, das Blasenfüllvolumen, den Miktionsschwellendruck (MSD), den maximalen Miktionsdruck (MMD) und die Gesamtkapazität der Blase zu registrieren und den Refluxumfang (ureteral, renal) und die Refluxdauer (flüchtig, konstant) zu erfassen. Hierdurch lassen sich in Verlaufskontrollen sowohl eine Ostiummaturation als auch sekundäre Ostiuminsuffizienzen nachweisen.

Der Wert der VCM bei nicht-primärer Operationsindikation [2] oder Indikation mit aufgeschobener Dringlichkeit (Tabelle 1) läßt sich an unserem Material darstellen. Dieser sog. nicht-primären Operationsindikation wurden 33 (42%) von 78 Refluxen zugeordnet und halbjährlich kontrolliert. Neben der medikamentösen Beeinflußbarkeit der Infekte erwies sich als wesentlichstes urodynamisches Kriterium der Quotient des Intravesikaldruckes bei Auftreten des Refluxes zum Miktionsschwellendruck (Tabelle 2). Verhältnisse anderer Parameter, insbesondere das Blasenvolumen bei Auftreten des Refluxes, waren nicht signifikant. Ein Ansteigen des Refluxdruckquotienten beweist eine Verbesserung der Refluxsituation. Von 33 Refluxen zeigten in der Halbjahreskontrolle 17 eine Verbesserung und sieben eine Verschlechterung des Quotienten. Die neun zunächst unveränderten Refluxe konnten in der zweiten Kontrolle nach zwölf Monaten durch die vergleichbaren Parameter eindeutig determiniert werden. Nur 13 (39,3%) mußten sekundär operiert werden. Die 18-Monatskontrolle der konservativ behandelten Fälle zeigte 16mal keinen Reflux, zwei Hochdruckrefluxe und zwei ureterale Refluxe, die keine OP-Indikation darstellen, und bestätigte somit die Richtigkeit des Vorgehens (Abb. 1).

Tabelle 1. Nicht-primäre Operationsindikation zur Antirefluxplastik (ARP)

1. Hochdruckreflux (HPR)
2. Vesico-ureterale Reflux
3. Vesico-uretero-renale Niederdruckreflux (LPR)
   ohne Nierenparenchymschädigung
   ohne Hohlraumdilatation (NBKS, Ureter)
   mit normal-geringfügig veränderten Ostien

Tabelle 2. Refluxdruckquotient = Hauptkriterium der Reflux-Videozystometrie bei nicht-primärer OP-Indikation

$\frac{P_{Reflux}}{P_{MSD}}$	< 1 : Niederdruckreflux (LPR)
	≧ 1 : Hochdruckreflux (HPR)

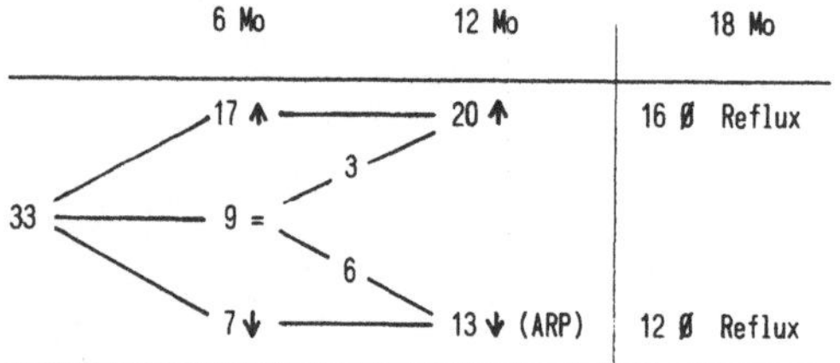

Abb. 1

Durch die reproduzierbaren VCM-Parameter läßt sich das Ausmaß der Subjektivität bei der Indikationsstellung zur Operation von kindlichen Refluxen deutlich vermindern.

Literatur

1. Wand H, Seppelt U (1978) Urologe [A] 17:147. – 2. Strohmenger P (1974) Der vesiko-uretero-renale Reflux. Thieme, Stuttgart

Dr. U. Seppelt
Prof. Dr. H. Wand
Abteilung Urologie
im Klinikum der Universität Kiel
Hospitalstraße 40
D-2300 Kiel

Verhandlungsbericht der Deutschen Gesellschaft für Urologie, 31. Tagung (1979), 174/175

Enuresis und vesikoureteraler Reflux

L. Knebel, H. J. Peters, G. Ludwig

In diesem Vortrag soll anhand einer Analyse von 180 durch Zystoskopie, Harnröhrenkalibrierung und Videozystomanometrie untersuchten Kindern die Häufigkeit einer Enuresis und die Koinzidenz von vesikoureteralem Reflux und Enuresis festgestellt werden (Tabelle 1).

Von diesen 180 in den letzten drei Jahren untersuchten Kindern zeigte sich bei 108 das Symptom Enuresis. Von diesen 108 Kindern hatten 39 einen vesikoureteralen Reflux, wobei die Mädchen mehr als fünfmal so häufig wie Knaben betroffen waren. Bei den 72 kleinen Patienten *ohne* eine Enuresis fand sich nur in zwölf Fällen ein vesikoureteraler Reflux mit einer gleichen Geschlechtsverteilung von je sechs Mädchen und Knaben.

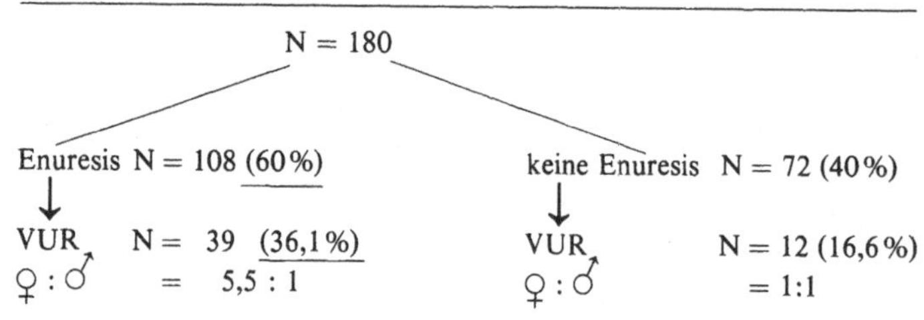

Tabelle 1. Analyse von 180 Videozystomanometrien bei Kindern (Urol. Univ.-Klinik Mannheim, Juli 1976–Juli 1979)

Wie aus den entsprechenden Prozentzahlen, hier 36 und hier 16 %, hervorgeht, ist der vesikoureterale Reflux bei Kindern *mit* dem Symptom Enuresis also doppelt so hoch wie in der Vergleichsgruppe *ohne* Enuresis.

Nur etwa die Hälfte der 39 Enuretiker mit einem vesikoureteralen Reflux wiesen *pathologische* Ostiumformen auf, wobei der Schweregrad der Refluxe mit zunehmender Deformierung und zunehmender Lateralisation korrelierte, was mit den Untersuchungen von Lyon und Tanagho übereinstimmt. Hierbei waren die Knaben allerdings doppelt so häufig betroffen wie die Mädchen (Tabelle 2).

Tabelle 2. Infravesikaler Widerstand : Enuresis

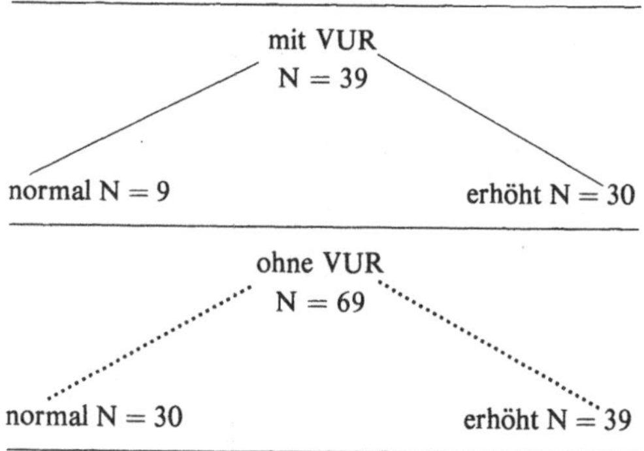

Ein urodynamisch wirksames subinfravesikales Abflußhindernis wurde unter Zugrundelegung der Normwerte von Susset durch Erhöhung des minimalen infravesikalen Widerstandes festgestellt. Bei den 39 Enuretikern *mit* einem vesikoureteralen Reflux war der infravesikale Widerstand bei 30 Patienten erhöht und nur bei neun normal, während bei den 69 Enuretikern *ohne* einen vesikoureteralen Reflux nur in etwas mehr als der *Hälfte der Fälle* eine infravesikale Widerstandserhöhung gefunden werden konnte.

Ich fasse zusammen: Kinder mit einer Enuresis haben dreimal so häufig einen vesikoureteralen Reflux wie Kinder *ohne* Enuresis. Enuretiker mit einem vesikoureteralen Reflux haben jedoch nur in der Hälfte der Fälle pathologische Ostienformen. Der infravesikale Widerstand ist bei Enuretikern *mit* einem vesikoureteralen Reflux in ¾ der Fälle erhöht. Der infravesikale Widerstand bei Enuretikern *ohne* vesikoureteralen Reflux ist lediglich in etwas mehr als der Hälfte der Fälle erhöht.

Tabelle 3. Ureterostien : Enuresis mit VUR

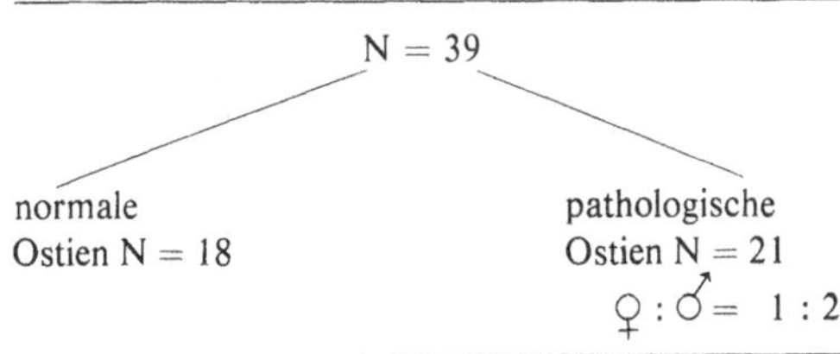

Die Enuresis ist ein Symptom, hinter dem sich oft eine behandlungsbedürftige urologische Anomalie oder ein Infekt verbirgt. Die für Eltern und Kinder gleichermaßen belastende Diagnose psychogene Enuresis darf erst nach Ausschluß einer urologischen Erkrankung gestellt werden.

Dr. L. Knebel
Priv.-Doz. Dr. G. Ludwig
Fakultät für Klinische Medizin Mannheim
der Universität Heidelberg
Urologische Klinik
Theodor-Kutzer-Ufer
D-6800 Mannheim 1

Verhandlungsbericht der Deutschen Gesellschaft für Urologie, 31. Tagung (1979), 176/177

Organische Ursachen und Häufigkeit der symptomatischen Enuresis unter besonderer Berücksichtigung der Refluxerkrankung beim Kind

P. Faul, E. Engels

Die Enuresis ist das Symptom einer Erkrankung, die Pädiater, Allgemeinärzte und Urologen in gleicher Weise beschäftigt. Neben der funktionellen Enuresis, deren Häufigkeit zwischen 90–95% angegeben wird, gilt es stets, eine symptomatische Enuresis, d.h. eine Enuresis mit organpathologischer Ursache, auszuschließen.

Bei 160 Kindern mit Enuresis im Alter zwischen vier und 13 Jahren wurde in 79 Fällen, d.h. in 49%, eine rein funktionelle Enuresis diagnostiziert und in 81 Fällen, also 51%, eine symptomatische Enuresis, d.h. eine organpathologische Ursache festgestellt. Von 81 Kindern mit symptomatischer Enuresis hatten 32, also 39,5%, eine Reflux-Erkrankung, und 49, d.h. 60,5%, einen anderen organpathologischen Befund. Von den 32 Kindern mit symptomatischer Enuresis und Reflux-Erkrankung waren 27 (84%) Mädchen und fünf (16%) Buben. Zehnmal (31%) war der Harn steril, 22mal (69%) lag eine Harninfektion vor. 25mal (78%) war der Reflux einseitig, siebenmal (22%) war der Reflux doppelseitig.

In 18 Fällen (56%) haben wir eine Antirefluxplastik durchgeführt. 14 Kinder (44%) boten kontrollbedürftige Befunde. Dreimal handelte es sich um eine reine Enuresis diurna, zwölfmal um eine Enuresis diurna et nocturna und 16mal um eine Enuresis nocturna.

Nach durchgeführter Antireflux-Operation bei insgesamt 18 Kindern war in neun Fällen, d.h. in 50%, die Enuresis verschwunden und der Urin nach entsprechender Zeit steril. Siebenmal hatte sich die Enuresis gebessert und in zwei Fällen bestand die Enuresis in gleicher Weise fort.

Bei den weiteren 49 Kindern mit symptomatischer Enuresis konnte folgender organpathologischer Befund erhoben werden: 17 (34,7%) Buben und 32 (65,3%) Mädchen hatten 31mal (63%) einen sterilen Urin und 18mal (37%) eine Harninfektion.

In 18 Fällen (37%) fanden wir eine distale Harnröhrenenge, elfmal (22%) eine Meatusstenose, achtmal (16%) eine hochgradige Phimose, zweimal (4%) eine Urethralklappe, einmal (2%) einen Megalureter, einmal (2%) eine Sphina bifida und einmal (2%) lediglich eine Defekt-Pyelonephritis.

Als Nebenbefunde wurden neunmal (17%) eine Zystitis, elfmal (22%) eine Trabekelblase und 13mal (26%) Restharn diagnostiziert. Bei 35 Enuretikern, d.h. in 72% der Fälle, wurde eine Operation durchgeführt.

Diskussion

Die Tatsache, daß wir bei insgesamt 160 Enuretikern im Alter zwischen vier und 13 Jahren in 51% der Fälle eine organpathologische Ursache finden konnten, bestätigt uns ebenso wie Campbell (1957), Mahoney (1971) und Schrott (1976) in der Ansicht, daß die Enuresis häufiger als allgemein angenommen wird, durch organische Erkrankungen verursacht wird. Zwei Fälle mit sterilem Reflux bestätigen uns in der Annahme, daß das diagnostische Procedere bei der Enuresis vom Vorhandensein einer Harninfektion abhängig zu machen gefährlich sein kann.

Für die Praxis ergeben sich aufgrund unserer Erfahrungen folgende Konsequenzen:

1. Bei der Enuresis sollte die Indikation zu einer gründlichen Diagnostik, vor allem bei Mädchen, sehr großzügig gestellt werden und keinesfalls vom Vorhandensein einer Harninfektion abhängig gemacht werden.

2. Es erscheint uns die Gefahr, etwas zu übersehen, größer zu sein als die, dem Kind durch die Untersuchung Schaden zuzufügen.

Eine Indikation zu einer gründlichen urologischen Diagnostik bei der Enuresis ist für uns deshalb immer dann gegeben:

1. bei jedem Mädchen, auch bei sterilem Urin,
2. bei jeder Harninfektion,

3. wenn nach trockenem Intervall erneutes Einnässen erfolgt,
4. wenn eine Enuresis diurna et nocturna vorliegt.

Prof. Dr. P. Faul
Dr. E. Engels
Urol. Abteilung des Stadtkrankenhauses Memmingen
Bismarckstr. 23, D-8940 Memmingen

Verhandlungsbericht der Deutschen Gesellschaft für Urologie, 31. Tagung (1979), 178–181

Diskussion zu den Vorträgen Seite 141–177
Kinderurologie: Hauptthema Reflux
I. Grundlagen, Fortschritte der Diagnostik und Vorabklärung

Moderatoren: Singer, H., München, und Sigel, A., Erlangen

Singer, H., München: Ich eröffne die Diskussion.

Seppelt, U., Kiel: Die nuklearmedizinischen Verfahren haben den einen Nachteil, daß man über die Morphologie der Nieren und des Harnleiters nichts aussagen kann und zweitens den Nachteil, daß das Wesen des Refluxes nicht eindeutig erkannt werden kann. Ich darf doch annehmen, daß irgendwann eine Röntgenuntersuchung der nuklearmedizinischen Untersuchung folgt und ich wollte fragen, wann Sie diese machen.

Hahn, K., Mainz: Ich hatte das in dem letzten Dia, das der Kürze der Zeit wegen nicht ausreichend von mir interpretiert werden konnte, gezeigt. Im Anschluß an die nuklearmedizinische Untersuchung erfolgt immer eine, allerdings sehr stark gekürzte, röntgenologische Darstellung der Nieren mit evtl. sogar nur einer halben Nierenleeraufnahme und einer halben Aufnahme während des i.v.-Urogramms.

Frick, J., Salzburg: Wie Sie gesehen haben, hat das J^{123} sehr große technische Vorteile. Wie mir die Nuklearmediziner erzählt haben, hat das J^{123} für das Krankenhaus einige Nachteile. Es hat eine sehr kurze Halbwertszeit, so daß das Isotop sehr schnell angeliefert und sehr schnell in toto aufgebraucht werden muß und zweitens seien die Kosten so hoch, daß sich viele Krankenhausträger heute noch scheuen, dieses Isotop anzuschaffen.

Hahn, K., Mainz: Das Isotop hat tatsächlich den Nachteil, daß es erstens kostspielig ist und zweitens relativ schlecht verfügbar ist. Zur Zeit bekommen wir hier in Deutschland dieses Radiopharmakon nur einmal in der Woche, und zwar am Mittwoch, weil es dann von einem Schweizer Reaktor geliefert wird. Aber man muß die Untersuchung dann so steuern, daß eben am Mittwoch Refluxtag ist.

Singer, H., München: Noch weitere Wortmeldungen? Bitte schön. Wenn nicht, dann darf ich bitten, den Vortrag Behrendt zu diskutieren.

Schrott, K.M., Erlangen: Ist eine Frage an Herrn Eickenberg in bezug auf die Refluxnephropathie erlaubt? Es sind ja verschiedene Gesichtspunkte offen geblieben. Vor allem, wie setzt denn eigentlich die intrarenale Refluxnephropathie ein? Beginnt es mit einer papillennahen Fornixruptur an den Sammelpapillen oder ist es ein pyelovenöser Rückfluß?

Singer, H., München: An sich wollten wir die Diskussionsbeiträge nicht diskutieren. Aber bitte, wenn Herr Eickenberg darauf doch antworten möchte.

Eickenberg, H.-U., Essen: Ich bin wegen der Kürze der Zeit natürlich nicht auf die verschiedenen Mechanismen eingegangen. Es werden diskutiert der pyelovenöse Rückfluß, der pyelolymphatische Rückfluß, der pyelointerstielle Reflux; und das war eigentlich das Modell, auf das ich mich konzentriert hatte.

Singer, H., München: Weitere Fragen? Nicht? Ich bitte dann, den Vortrag von Herrn Weitzel zu diskutieren. Auch keine Fragen. Dann zu Herrn Melchior. Herr Marberger bitte!

Marberger, H., Innsbruck: Waren es nur Mädchen?

Melchior, H., Kassel: In dem Gesamtkrankengut waren nur acht Buben.

Marberger, H., Innsbruck: Wie alt waren die Kinder? Das Durchschnittsalter?

Melchior, H., Kassel: Nur der Buben?

Marberger, H., Innsbruck: Aller Kinder!

Melchior, H., Kassel: Alle Kinder waren unter zehn Jahren.

Marberger, H., Innsbruck: Alle unter zehn Jahren?

Melchior, H., Kassel: Das Durchschnittsalter des Gesamt-Krankengutes kann ich jetzt nicht genau sagen, weil ich die Unterlagen der beteiligten Kliniken gerade erst bekommen habe. Das Durchschnittsalter der Kasseler Klinik lag bei fünf Jahren.

Marberger, H., Innsbruck: Nun eine Gewissensfrage! Wieviel, glaubst Du, wären von diesen Kindern von selbst gesund geworden?

Melchior, H., Kassel: Herr Marberger, das Problem liegt zunächst darin, daß wir von 269 Kindern, die wegen einer Refluxkrankheit in die Klinik zur Operation eingewiesen wurden, bei 117 eine subvesikale Obstruktion gefunden haben. Von diesen 117 Kindern mit einer subvesikalen Obstruktion ist praktisch die Hälfte von ihrer Refluxkrankheit geheilt worden, nachdem die subvesikale Obstruktion beseitigt worden ist. Diese wurden nicht wegen des Refluxes operiert. Aber ich glaube nicht, daß die Harnröhrenstenose spontan ausgeheilt wäre.

Marberger, H., Innsbruck: Nun, manche Harnröhrenstenosen bei Mädchen verschwinden von selbst. Aber es ist sehr schwer, zu kontrollieren und zu objektivieren. Haben alle diese Kinder einen Infekt gehabt? Oder bestanden andere Krankheitssymptome? Sind sie krank gewesen oder nur zufällig wegen der Enuresis untersucht worden?

Melchior, H., Kassel: Diese Kinder sind ja wegen einer Refluxkrankheit in eine der drei Kliniken zur Operation eingewiesen worden. Sie sind bereits draußen vordiagnostiziert worden.

Marberger, H., Innsbruck: Wie? Wir alle kennen eine Reihe von Refluxen, die werden zufällig entdeckt und sind klinisch symptomlos. Hatten die Kinder positive Katheter-Urinbefunde, eine Leukurie, eine Hämaturie, eine Bakteriurie?

Melchior, H., Kassel: Ich kann jetzt da auch wiederum nur das eigene Krankengut referieren, wo in über 60% der rezidivierende Harnwegsinfekt die Ursache war. Die übrigen waren wegen einer Enuresis zur Untersuchung gekommen. Aber ich sollte ausdrücklich noch einmal darauf hinweisen, daß sämtliche Kinder mit einer subvesikalen Obstruktion nicht nur zufällig eine durch Bougie à boule nachgewiesene distale Harnröhrenstenose hatten, sondern einen signifikant erhöhten Miktionsdruck als sicheres Zeichen dafür, daß der Blasenauslaßwiderstand wesentlich erhöht war.

Marberger, H., Innsbruck: Nun, noch einmal, Melchior! Ich glaube, Du weißt genau so gut wie ich, daß die Kinder den Blaseninnendruck erhöhen können, wenn sie wollen, und daß die Obstruktion auch durch das MCU, die Ballonierung der hinteren Harnröhre, außerordentlich schwer zu objektivieren ist.

Melchior, H., Kassel: Genau deshalb meine ich, Hans, daß wir uns nicht allein auf den zufälligen Nachweis einer mit Bougie à boule gefundenen Enge verlassen können, sondern daß eben mehrere Kriterien und vor allen Dingen auch der Nachweis eines erhöhten Miktionswiderstandes erforderlich ist, um überhaupt eine Aussage über die funktionelle Wertigkeit einer Harnröhrenstenose machen zu können.

Singer, H., München: Vielen Dank. Ich glaube, meine Damen und Herren, wir können daraus ersehen, daß die zahlenmäßigen Relationen und die Beurteilung oft doch subjektiv sind. Vor allen Dingen ist ja oft auch die Frage, wer kommt denn nun zum Urologen zur Untersuchung. Hier, glaube ich, sind große Schwankungsbreiten. Und da ergeben sich vielleicht Diskrepanzen in den Proportionen. Noch Fragen zu diesem Vortrag?

Schmidt-Mende, M., Hildesheim: Ich wollte Herrn Melchior fragen. Haben Sie Untersuchungen an antirefluxiv operierten Kindern vor der Ära, als man noch nicht so an die subvesikale Obstruktion gedacht und das untersucht hat? Was ist aus diesen Kindern geworden, die wir damals einfach in weniger Beachtung dieser Tatsache operiert haben?

Melchior, H., Kassel: Es ist erstaunlich. Wir haben in den vergangenen Monaten drei Kinder wegen eines Reflux-Rezidivs bei übersehener subvesikaler Obstruktion untersucht. Diese Refluxrezidive sind nach Sanierung des Blasenauslasses verschwunden.

Sigel, A., Erlangen: Darf ich dazu auch was sagen? Viele kleinere Fehlformen lösen sich bis zur Menarche spontan auf. Wäre es anders, müßte es unter den längst erwachsenen Frauen ein Millionenheer von Obstruktionen geben. Jetzt hat sich Herr Hohenfellner gemeldet.

Hohenfellner, R., Mainz: Vielleicht eine kleine kritische Anmerkung. Es ist, glaube ich, etwas schwierig, wenn wir hier von Kindern sprechen. Wir sollten unterscheiden zwischen Säuglingen, Kleinkindern und Kindern. Die Altersgruppierung ist, wie wir ja wissen, sehr entscheidend. Wir haben ja gehört, daß bis zum zweiten Lebensjahr eine gewisse Reifung der Blase entsteht. Global von Kindern zu sprechen, das ist, wenn man es dann statistisch oder wissenschaftlich auswertet, etwas problematisch. Das ist der erste Punkt. Der zweite ist, wenn wir von Infekten sprechen, sollten wir klar unterscheiden zwischen klinischen Infekten und zwischen Laborinfekten. Es ist ein Unterschied, ob ein Kind hoch fieberhaft mit Temperaturen kommt und rezidivierende klinische Harnwegsinfekte hat oder ob es ein Zufallsbefund ist, ein Laborbefund, den wir so finden. Und die dritte Bemerkung! Bei den Refluxuntersuchungen und den Korrelationen sollten wir etwas vorsichtig sein. Sie alle kennen die Fälle, wo man einen Reflux am Dienstag findet, und wenn man am Donnerstag zufällig eine Untersuchung macht, ist er weg.

Rodeck, G., Marburg: Wenn das so wäre, daß in einem hohen Prozentsatz allein nach der Urethrotomie der Reflux schwindet, wäre man zu diesen Vorgängen nicht mehr berechtigt.

Singer, H., München: Herr Melchior, bitte!

Melchior, H., Kassel: Herr Rodeck, das war an sich mit das Ziel unserer Demonstration. Zumindest Refluxe niederen Grades, d.h. also bis zweiten, evtl. dritten Grades sind nach Sanierung des Blasenauslasses nicht mehr nachweisbar. Selbst beim Reflux dritten Grades mit mäßiggradiger Dilatation hatten wir noch in 15% eine Spontanremission. Noch eine Bemerkung. Wir haben beim intermittierenden Reflux durch Untersuchungen, welche in Form der simultanen Videozystometrie durchgeführt wurden, beobachtet, daß das jeweilige Auftreten eines Refluxes – auch des sog. Niederdruckrefluxes – mit einer Spontankontraktion der

Blase zusammenhing und durch eine intravesikale Druckerhöhung auf 60, 70, 80 cm H_2O ausgelöst wurde. Bei der nächsten Kontrolle, wenn der chronische Infekt ausgeheilt war, das Kind bei der Blasenfüllung keine Schmerzen mehr hatte und keine unwillkürlichen Blasenkontraktionen auftraten, fand man auch keinen Reflux mehr.

Singer, H., München: Herr Seiferth, bitte!

Seiferth, J., Lingen-Ems: An Herrn Melchior und auch an Herrn Lux habe ich die Frage, ob man nicht zu ihren Untersuchungen noch ergänzend die Urethrozystoskopie vor allen Dingen hinzufügen muß, um die Ostien zu beurteilen? Ich glaube, daß man dann nach Prognose und im Hinblick auf das weitere Vorgehen sicherer weiß, ob ein paralleles Krankheitsbild von subvesikaler Obstruktion und primärem Reflux vorliegt oder ob der Reflux Folge dieser subvesikalen Abflußbehinderung ist.

Melchior, H., Kassel: Die Studie hat sowohl Harnröhrenform als auch Ostienform, Trabekulierung der Blasenwand etc. eingeschlossen. Dies würde natürlich den Rahmen eines Kurzvortrages sprengen. Ich kann nur soviel sagen, daß ein Großteil der urethrovesikalen Junktionen nicht entweder kompetent oder insuffizient ist, sondern daß wir zwischen diesen beiden Extremen ein großes Spektrum von vesiko-ureteralen Junktionen haben, die nur bedingt kompetent sind und welche bei pathologischen Blasenfunktionen insuffizient werden.

Singer, H., München: Noch Bemerkungen, bitte?

Helbig, Flensburg: Ich habe eine Bemerkung zu Herrn Professor Sigel. In der Praxis findet man bei vielen Frauen, die von Kindheit an an einer sog. Reizblase leiden, obstruktive Harnröhrenerkrankungen. Wenn man diese Frauen mit Bougies à boule untersucht, dann findet man viele, und Ihre Vermutung, daß Millionen darunter leiden, ist sicherlich richtig.

Sigel, A., Erlangen: Die Fehlformen lösen sich nicht alle auf, das stimmt. Wir finden sie auch sicher bei erwachsenen Frauen, aber bei weitem nicht in der gleichen Relation wie etwa bei Kindern.

Marberger, H., Innsbruck: Ich wollte daran erinnern, daß die Harnröhrenstenose durch eine Urethritis bedingt sein kann, und deswegen die Harnabflußstörung wechseln kann. Die Urethritis ist eine außerordentlich häufige Erkrankung. Sie verändert die physikalischen Eigenschaften der Urethra und kann damit den Austreibungswiderstand signifikant erhöhen. Wenn man nun die Urethritis z. B. durch Dilatation behandelt, bei entsprechendem Regime, verschwindet der Reflux und mit ihr die Symptomatik, die aus der Urethritis resultiert. Bei Harnröhrenstenosen beim Mann sieht man in etwa 90% einen Reflux, der verschwindet, wenn man die Harnröhrenstenose korrigiert.

Singer, H., München: Noch jemand, bitte? Dann darf ich die Diskussion zum Vortrag von Herrn Palmtag freigeben. Bitte schön!

Bülow, H., Würzburg: Ich wollte ganz kurz zur Enuresis noch etwas sagen. Der Vortrag von Herrn Lux mit der Aussage, daß nach sechs Monaten ein hoher Prozentsatz der Enuresis ausgeheilt ist, sagt eigentlich gar nichts. Die Enuresis darf erst dann als geheilt gelten, wenn die Kinder wenigstens zwei Jahre trocken waren. Die Aussage ist also eigentlich nicht zu verwerten. Herrn Faul möchte ich fragen, wie er sich die hohe Spontanheilungsrate von 98% der enuretischen Kinder bis zum Abschluß der Pubertät erklärt, ohne jegliche Therapie.

Faul, P., Memmingen: Zu der hohen Spontanheilung stelle ich in den Raum, daß wir alle Maßnahmen bei der Enuresis, insbesondere auch die Meatotomie bei der Meatusstenose, sehr vorsichtig betrachten müssen. Insbesondere deshalb, da wir noch nicht wissen, ob es die Meatotomie ist oder ob es die Zuwendung zu dem Kind ist oder ob es die Narkose allein ist, die das Kind von der Enuresis befreit.

Ludwig, G., Mannheim: Ich habe eine Frage an Herrn Palmtag. Herr Palmtag hat einen ausdrucksvollen Kurvenvergleich gebracht, zwischen der reaktiven Druckerhöhung der dekompensierten Druckerniedrigung bei Erwachsenen und bei Kindern mit einem Reflux. Und zwar glaube ich, 90 zu 10 war es bei Kindern, während es bei Erwachsenen 50 zu 50 war. Wie ist es bei Kindern, die keinen Reflux haben? Ist die Relation da genauso?

Palmtag, H., Heidelberg: Im Falle der Obstruktion ist diese Relation die gleiche. Es waren nicht nur Kinder, die Reflux hatten, sondern es waren Kinder, die obstruiert waren, subvesikal obstruiert waren, unabhängig von einem zusätzlichen Refluxgeschehen. Auch die Erwachsenen waren subvesikal obstruiert, unabhängig von einem Refluxgeschehen. Und das Interessante ist ja gerade gewesen, daß Kinder stets mit einer enormen reaktiven Drucksteigerung reagieren. Wenn man das vergleicht zum Beispiel mit neurogenen Störungen, die Druckwerte, die aktiv entstehen, sind so hoch wie bei den neurogenen Störungen. Dort weiß man ja von einem großen Krankengut, daß in 30% sekundär ein Reflux entsteht. Der Druck im Kindesalter ist sicherlich ein wichtiges Moment.

Sigel, A., Erlangen: Herr Palmtag, bleiben Sie bitte gleich da. Ich hätte noch eine Frage. Heute oder früher haben Sie das Wort vom Fehlverhalten der Kinder gebraucht. Wir haben das bei uns zu Hause auch schon mehrfach gebraucht. Aber soweit gehen wir sicher alle nicht, daß wir die Schuld des Kindes an der Erkrankung entdecken wollen.

Palmtag, H., Heidelberg: Nein, das kann ja nicht der Sinn der Sache sein. Das Problem der Diagnostik ist, daß man vielleicht erst bei sich selber sucht, inwieweit man dazu beiträgt, sozusagen funktionelle Störungen zu entdecken, wenn man sehr komplizierte Apparaturen einsetzt.

Singer, H., München: Gut, danke! Weitere Fragen an Herrn Palmtag?

Lutzeyer, W., Aachen: Wir haben die Frage gehört der Zusammenhänge zwischen Enuresis und Reflux. Die Frage ist, ist es ein zufälliges Zusammentreffen oder ein kausales? Die älteren unter Ihnen erinnern sich an die Therapieerfolge von Marshall, der hier gar nicht mehr auftrat und der damals einfach aus der Erfahrung heraus eine Gruppe von Refluxkindern, ohne die intravesikale Obstruktion funktionell oder auch organisch so in den Vordergrund zu rücken, in drei Gruppen behandelt hat. Die erste Gruppe hat er einfach therapiert mit Antibiotika. Dabei hat er 9 % Erfolge gehabt. Die zweite Gruppe hat er therapiert nur mit der Antirefluxplastik. Da hatte er, glaube ich, so an die 85 % Erfolge. Und bei der dritten Gruppe – man hat es später verworfen – hat er einfach aus der Erfahrung heraus die Antirefluxplastik kombiniert mit einer Blasenhalsplastik und hat dort über 90 % Erfolge gehabt.

Singer, H., München: Noch Fragen bitte? Herr Palmtag?

Palmtag, H., Heidelberg: Dazu ist natürlich einschränkend zu sagen, daß der Blasenhals nicht das einzige obstruierende Moment ist. Denn gerade wenn man an diese Drucksteigerung denkt, ist es ja sehr häufig, daß der Blasenhals sekundär betroffen ist. Sekundär im Rahmen der Hypertrophie, die an der Blase entsteht und parallel dazu auch eine Hypertrophie des Blasenhalses macht, die eine solche Blasenhalsobstruktion, die eigentlich gar nicht da ist, imponieren läßt.

Singer, H., München: Nun habe ich die Frage an den Vortragenden, ob Sie ein Schlußwort wünschen? Oder ob das bereits in der Diskussion erledigt worden ist? Nicht? Dann danke ich allen Vortragenden und Diskussionsrednern und schließe diesen Abschnitt. Ich glaube, wir haben uns eine zehnminütige Pause verdient.

II. Einfacher, unkomplizierter, primärer vesikorenaler Reflux

Verhandlungsbericht der Deutschen Gesellschaft für Urologie, 31. Tagung (1979), 182–188

Indikation zur konservativen und operativen Therapie des vesikoureteralen Refluxes. Ergebnisse von über 700 operierten Fällen

K. M. Schrott, A. Sigel

Sterile Refluxnephropathie ist nach tierexperimentellen Untersuchungen von Heptinstall, Hodson und Moffat (1979) mit relativ geringer polarer Narbenbildung der bis zum sechsten Lebensjahr besonders anfälligen Sammelpapillen möglich. Grobe Hydronephrotisierung über einen refluxiven Megaureter entdecken wir *ohne Infekt nur ausnahmsweise* bei Knaben mit Harnröhrenklappen. Außer Salvatierra (1973) erklären mit Ransley (1979) einmütig alle Autoren, daß als *wesentliche Noxe bakterienhaltiger Urin-Rückstrom* zu fokaler bis generalisierter chronisch atrophischer Pyelonephritis führt. *Wichtigstes Leitsymptom bleibt deshalb der Harnwegsinfekt,* rezidivierend bis persistierend in 0,5–1,2% bei Klein- bis Schulkindern. ¼ *davon, also 0,2–0,3%, haben Reflux,* Mädchen fünf- bis zehnmal häufiger als Knaben (Tabelle 1).

Tabelle 1. Häufigkeit von HWI und VU-Reflux

Kleinkind – Schulalter:	0,5–1,2% rez.-persist. HWI (Kunin, Köhler, Meadow)
¼ davon, ~ 0,2–0,3% Reflux, ♀ : ♂ = 5–10 : 1	

Unsere Indikationsstellung (Tabelle 2) orientiert sich an Statistiken über Spontanheilung unter konservativer Therapie. Sie liegt bei leichteren Refluxgraden durchwegs bei 50% nach einem Jahr und erhöht sich nur noch gering auf 60% nach drei Jahren. Dunn teilte 1978 mit, daß konservative Therapieversager mit vorher normaler AUR in bis zu 30% ein Scarring entwickelt hatten. Dies ist abhängig vom Zeitfaktor und Infektrezidiven!

Dieses Exzerpt (Tabelle 3) aus mehreren Quellen gibt die *Morbidität* in einer Dreiergraduierung an und korreliert hierzu das bereits vorhan-

Tabelle 2. VU-Reflux und Spontanheilung unter konserv. Therapie

	Grad I Scott	Grad II Scott
Einfacher Reflux	I–II King I–II b Dwo-Perl. I–III H. Park	III King III–IV Dwo-Perl. IV–V H. Park.
Marberger 1979	44%	
Pompino 1979	49% (innerhalb 1 J)	
Ericsson 1976		
Amar 1976	⟸ 55% ⟶	
Williams 1971		
Scott 1977	63% (in ~ 3 J)	
Dunn 1978 ↓	60% (in ~ 3 J)	25%
Aber unter kons. Therapieversagern mit vorher normaler AUR entwickeln bis zu 30% Scarring (Zeitdauer d. Refluxes + Infektrezidive)!		
Komplizierter Reflux nach beseitigter infravesikaler Obstruktion		
King, Kelalis 1978	⟸ 45–60% ⟶	
Fritz, Berg 1979	56%	38% (nur IV ohne V)
Cass, Stephens 1974		15,5% bei ♂ (50% nach Sondenbeh. gebessert)

Tabelle 3. Das Verhältnis zwischen Morbidität, Grad, Narbenfeldern und Prognose des einfachen Refluxes mit Therapie-Taktik

Morbidität	Scarring	Spontanheilung	OP-Indikation
Grad I < 20%	5%	in 1–3 J 95%	selten
Grad II 35%	20%	3–6 J 50–80%	konservativ 1 J. > ⅕ Primär OP
Grad III > 45%	30%	3–< 6 J 20–25%	fast ausnahmslos
	55%		

Dunn 1978 / Jakobsen 1977 / King 1978 / Scott 1968, 1977 / Smellie 1975 / Wallace 1978

Infektrezidive	unter konserv. Beh.	~ 30%	nach 2 J.
	postoperativ	~ 25%	
Hypertonie	in 4–18%		
Renale Insuffizienz	permanent in > 5%		
	= ¼ aller Kinder mit Nierenversagen		

dene *Scarring* (von 5, 20 und 30%) und die *Spontanheilung nach durchschnittlicher Zeitdauer.* Daraus resultiert die *OP-Indikation.* Bereits bei Grad II mit vesikorenalem Reflux ohne Dilatation begrenzen wir die konservative Behandlung auf ein Jahr und operieren über ⅕ primär, nämlich fast alle Fälle mit deutlichen pyelonephritischen Veränderungen. Refluxgrade III mit wesentlicher Weitstellung des Nierenhohlsystems operieren wir fast ausnahmslos wegen der zu geringen und langdauernden Spontanheilung im Vergleich zum Scarring-Risiko.

Tabelle 4. Konservative Therapie des VUR-Refluxes

Grade I–IIb D.P.
Testgerechte intermitt. (oder Dauer-) Chemotherapie
Regelmäßige Blasenentleerung + Mehrfachmiktion
- Intervalle alle 2 h von 5–23^h^
(Orientierung nach MCU)
Adrenerge Tonisierung mit Ephedrin 3 x ½ mg KG/d
Reichliche Diurese (Spüleffekt)
Unterkühlung meiden (Badeverbot)
Nachteil:
Versagerquote bei überwiegend leichteren Graden 50% nach 1 J., nach 3 J. noch 40%:
Risiko des Scarring steigt von < 10 auf ~ 30%!

Wir *behandeln Reflux konservativ* bei Grad I–IIb nach der klarer abgestuften Einteilung von Dwoskin-Perlmutter, und zwar nach in Tabelle 4 genannten Richtlinien.

Wir *operieren Reflux* bei Grad III–IV nach D.P., IIa und IIb primär nur mit Scars (Vorteile und Nachteile: Tabelle 5).

Vergleichen wir schließlich unsere *OP-Frequenz* (Tabelle 6), so glauben wir einen Mittelweg zu gehen mit *50% primären* und *20% sekundären Eingriffen, den nach einem Jahr hinzukommenden konservativen Behandlungsversuchen,* zumal das Risiko des Scarring für nur ein Jahr Verzögerung unter 10% einzuschätzen ist.

In Tabelle 7 werden die *wichtigsten diagnostischen Kriterien* mit Alter, Anamnese und klinischen Aspekten korreliert.

Im MCU wird die Blasenfüllungs- oder miktionsabhängige Einwirkungsdauer, Weitstellung

Tabelle 5. Operative Therapie des VUR-Refluxes

primär: Grade III–IV D.P. (IIa + IIb mit Scars)

Vorteile:	Gefahr oder Progredienz des Scarring meist abgestellt	
	(PN heilt schneller aus, Fieberschübe selten)	
	Protegiert besser Parenchymwachstum (Aperia 1978)	
	Erspart viel Chemitherapie	
Nachteile:	Reflux-Rezidive bis 5%	Blasenentleerungsstörung
	Stenosen bis 5% und mehr	(narbige Fixation, Denervation)

Deshalb OP-Risiko zu Gefahr des Scarring abwägen!

Tabelle 6. Therapie des VUR-Refluxes

	konservativ	operativ	
Scott	40%	60% primär	+ 12% sekundär nach 3 J.
Erlangen	50%	50% primär	+ 20% sekundär nach 1 J.
Mackie King	⅔	⅓ primär	(+ ~ ⅓ sekundär)

Risiko des Scarring abhängig von Zeitfaktor:
nach 1 J < 10%
3 J ~ 30%!

des Nierenhohlsystems und Refluxentleerungszeit festgestellt. Jede mittelgradige über 2 min anhaltende Ureteropyelokaliektasie halten wir wegen der Gefahr des pyelotubulären oder pyelosinu-venösen „Backflow" mit folglicher Narbenbildung für operationsbedürftig.

Pyelonephritische Kelchdestruktionen und fokale bis generalisierte Parenchymreduktion neben ablesbarem, refluxivem Harnstau *in der AUR* sind die wichtigsten ergänzenden Kriterien für die Antirefluxplastik.

Die *Endoskopie* liefert Hinweise für eine Maturationschance nach Lage und Form der Ostien bis zum Hufeisen. Bei Golfloch oder paraostialem Hutch-Divertikel sollte in der Regel operativ interveniert werden.

Bedeutsam sind Alter (mit geringer Spontanheilung bei über acht Jahren), Infektanamnese, Harnfieberschübe und klinische Aspekte. Der einfache Urinkonzentrationstest oder eine planimetrisch korrelierte Isotopenclearance nach Aperia (1979) kann die Refluxnephropathie bereits vor erkennbarem Scarring ankündigen.

Tabelle 7. Indikationen zur konservativen und operativen Therapie des vur-Refluxes

	MCU Refluxgrad (n. Dwoskin, Perlmutter)		EZ	AUR	Endoskopie Ostienform (kraniolat. Ektopie + flache Margo lateralis
bei Prallfüllung	I	nur distal ureteral	flüchtig	normal	Konus
oder miktionell „high pressure"	IIa	zarter vur Reflux ohne Dilatation		Harnleiteratonie	
bei Blasenfüllung „low pressure"	IIb	beginnende Weitstellung m. Hydroureter u. mäßiger Kaliektasie	30'–2'	Hydroureter Pyramidenstrahlen	Stadion
	III	grav. Ureteropyelokaliektasie m. Kelchverplumpung	2'–5'	Kelchnischenulcera -Verplumpung	Hufeisen
Dauerreflux	IV	schleifenförmiger Megaureter m. grober extra- u. intrarenaler Hydronephrotisierung	5'	grobes Scarring (Szirrhose-Grad %) Hypoplasie + Dysplasie (β-Red. bis 13k†æ γ-Red. unter 20%) oder Schrumpfniere	Golfloch paraostiales Hutch-Divertikel Pseudoureterocele
absolute OP-I. relativ konservativ (Ephedrin-Test)					

Alter:
Anamnese:
1. Dauer + Rezidivquote d. HW-Infekte
2. wiederholte PN-Fieberschübe, Schüttelfrost
3. konserv. Therapieversager (soziales Milieu)
4. Enuresis, Dysurie

Klinische Aspekte:
1. Infektionsgrad (Keimwechsel – Lokalisation)
2. hohe BKS
3. Somatogramm
4. Anämie
5. Konzentrationstest
6. Kreatininclearance

Tabelle 8. Systematik der Refluxgenese

Trigonale Insuffizienz: Verzögerte oder unterbliebene sympathische Maturation bzw. neuromuskuläre Entwicklung mit folglicher trigonaler Hypoplasie und damit sekundärer kraniolateraler Ektopie der Ostien Mehrzahl der Refluxfälle nach 2. Lebensjahr mit Entwicklung der Säuglingsblase (reflektorischer Inkontinenz, kleine Kapazität) zum zerebral kontrollierten und sympathisch modulierten Speicherorgan

Ureterale Insuffizienz: Defekte der ureterovesikalen Verbindung;

a) „strukturelle Anarchie" der Pars vesicalis ureteris mit anteriorer + posteriorer Faserkreuzung (nach Debled);
b) zu kurzer bis fehlender submuköser Verlauf; meist organopathogenetisch Ostium in Kraniozone bei Doppelanlagen
(Dysembryogenese nach Mackie u. Stephens 1975)

Detrusoriale Insuffizienz: Gestörter Wandwiderlagereffekt;

a) detrusoriale Hypoplasie des Säuglings bis Kleinkindes;
b) paraostiale Divertikel nach Hutch (teils Pseudoureterocelen), teils angeboren, teils erworben als komplizierter Reflux (Trabekel + Pseudodivertikel);
c) neurogen (Jacobson 1945, Shishito 1961)

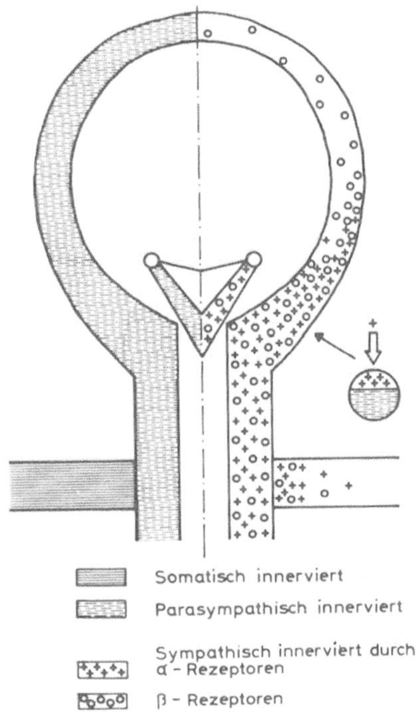

Abb. 1. Modell zur Veranschaulichung der Verteilung von parasympathischer bzw. -sympathischer und somatischer Innervation in Blase, Urethra und Sphincter externus.

Reflux mit primärer Enuresis bis zum Grenzbereich IIb nach D.P., also geringer Ureteropyelokaliektasie (wie Sie in Tabelle 7 sehen) tonisieren wir seit 1976 adrenerg nach der Vorstellung von der Rezptorenverteilung (siehe Abb. 1: Anhäufung von α-Rezeptoren im Trigonum) und nach unserer Theorie von der verzögerten sympathischen Maturation (Tabelle 9).

In Abbildung 2 sehen Sie bei einem fünfjährigen Mädchen mit Niederdruckreflux beidseitig ab 20–30 ml einen Ephedrin-Test. Im vergleichenden MCU nach einer Stunde ist selbst bis 200 ml Blasenfüllung kein Reflux mehr auslösbar.

Tabelle 10: In Erlangen wurden *von 1963 bis 1976 709 Refluxfälle* operiert, davon 242 Ureterozystoneostomien transvesikal nach Politano-Leadbetter oder extravesikal nach Dodson (= Gregoir II). Bei 467 Kindern bzw. 535 renalen Einheiten wurde eine Antirefluxplastik nach Gregoir-Lich ausgeführt, dies auch bei Refluxgraden III–IV D.P. Das Verhältnis von Knaben zu Mädchen betrug 1:10. Der Häufigkeitsgipfel liegt um das sechste bis siebente Lebensjahr, das eigentliche Morbiditätsmaximum infolge verzögerter Diagnostik oder konservativer Behandlungsversuche zwei bis drei Jahre früher.

Tabelle 9. Argumente für die Theorie über die trigonale Insuffizienz als Ausdruck einer verzögerten und unterbliebenen sympathischen Maturation

1. Spontanes Sistieren im Kleinkindesalter hoch. „Der Säugling als Vaguswesen entwickelt durch sympathischen Einfluß Kontinenzfunktion und Kreislaufstabilität."
2. Bei ♀ häufiger, symp. innerv. mesodermale Derivate geschlechtsbezogen bei ♂ stärker ausgeprägt (5–10 : 1)
3. Koninzidenz zwischen vuReflux und Anomalie des weiten Blasenhalses + hinterer Harnröhre mit prim. Enuresis (bei ca. 40%)
4. Positive alpha-adrenerge Pharmakostimulation bei vuReflux. Als Supersensitivitätstest mit l-Ephedrin oder Etilefrin nach Cannon's Denervationsgesetz möglich

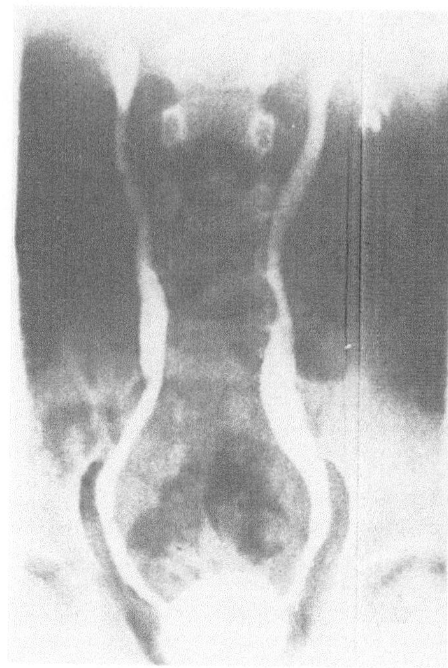

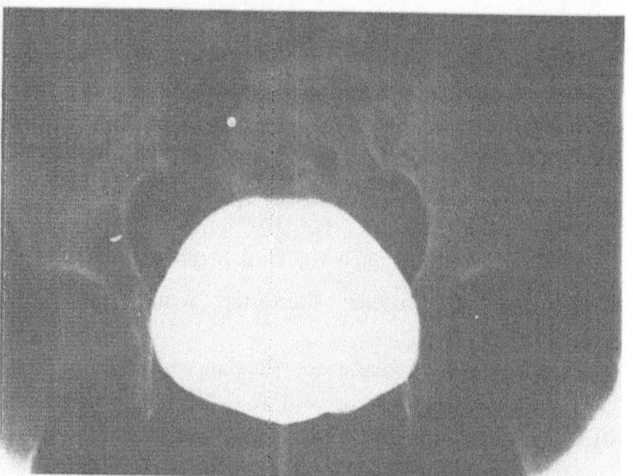

Abb. 2

Tabelle 10

	Reflux-Patienten	Uretero-cystoneostomie (Patienten)	Antireflux-Plastik nach Gregoir	davon OP li	davon OP re	renale Einheiten
1963–1972	437	189	248 Ki ♀ 228 ♂ 20 (19% bds. op.)	148	129	277
1973–1976	272	53	219 Ki ♀ 197 ♂ 22 (17,8% bds. op.)	152	106	258
Gesamt	709	242	467 Ki	300	235	535 rE

Tabelle 11: *Nachuntersuchen* konnten wir 305 Kinder mit 347 nach Gregoir operierten renalen Einheiten. (Sie sind nur unterteilt in einen Zehn-Jahres-Abschnitt von 63–72 und die folgenden vier Jahre.) Postoperativ rezidivierende bis persistierende Infekte bestanden nach über drei Jahren noch in 21%, im Ein- bis Zwei-Jahres-Abstand in fast 38%.

Als Mißerfolge hatten wir *4,3–5,2% Refluxrezidive,* die meisten paradoxerweise nicht bei schweren, sondern mittleren Graden mit nur 1,5–2 cm Kanallänge (statt normalerweise 3 cm). Die lange *bei 2% liegende Stenose-Rate* ließ sich durch verbessertes Präparieren eines hämatomfreien, submukösen Gleitlagers im Tunnel sogar auf Null reduzieren.

Tabelle 12: Wir untersuchten das Verhältnis der planimetrisch ermittelten Nierengröße oder des pyelonephritischen Parenchymschwundes bei 72 Kindern (mit 90 operierten renalen Einhei-

Tabelle 11. Nachuntersuchte Patienten

	Gesamt	Infekt		Komplikationen		Mißerfolg	
		saniert	persistierend	Fieber	Fistel	Rezidiv	Stenose
1963–1972	232 renale Einheiten	163 Ki	44 Ki	8 rE	2 rE	10 rE	5 rE
	207 Kinder	78,8%	21,2%	3,4%	0,8%	4,3%	2,15%
1973–1976	115 rE	61 Ki	37 Ki	5 rE	0	6 rE	0
	98 Ki	62,2%	37,8%	4,3%		5,2%	

Tabelle 12. Verhältnis normaler Nierengröße oder pyelonephrit. Parenchymschwundes bei 72 Kindern mit 90 operierten refluxiven Einzelnieren zu postoperativen Infektrezidiven über 3 Jahre

Nierengröße		Kinder	op.r.E.	postop. HW 3 J	Bemerkung (N = Nephrektomie)
normal		39	55	6 = 15%	Keimwechsel, Lokalisation mehr vesikal
planimetr.	10–30%	28	30	9 = 30%	(zunehm. supravesik. Bakt.)
Verkleinerung					1 N wegen RR 160/105, 30% verkl.
um x%	40%	2	2	1	1 N Dauerinfekt
	50%	1	1	1	1 N Hypertonie
	70%	1	1	1	1 N Dauerinfekt
	80%	1	1	1	1 N Dauerinfekt

ten ohne Doppelnieren) zu postoperativen Infektrezidiven über drei Jahre. Bei normal großen Nieren ohne oder mit pyelonephritischen Kelchveränderungen waren Infektrezidive mit 15% niedrig, nach Keimlokalisation meist vesikal beschränkt. Keimwechsel war hierfür ein weiteres Indiz.

Bei Parenchymreduktion von 10–30% mit Kelchdestruktion neigen ⅓ zu Infektrezidiven, teils mit eindeutigen pyelonephritischen Fieberschüben, besonders nach Unterkühlung, und es entwickelte sich bereits ein renaler Hypertonus.

Prognostisch ungünstiger sind die Resultate trotz technisch erfolgreicher Antirefluxplastik bei Parenchymschwund von 50% und mehr (wie bei diesem neunjährigen Mädchen mit zirrhotischer rechter Niere von 30%. In allen Fällen persistierten die supravesikalen Infekte und es entwickelte sich eine Hypertonie! Unsere geringe Zahl sekundär entfernter refluxiver Einzelnieren waren bisher histologisch pyelonephritische Schrumpfnieren ohne dysontogenetische Areale (also kein überzeugender Hinweis für die Hypothese der Dysembryogenese bei Einzelnieren).

Beurteilen wir alle Kinder mit insgesamt 35 refluxiven verkleinerten Einzelnieren nach postoperativer Infektion und Hypertoniegefahr, so könnte man bei normaler Gegenseite die Grenzindikation zur Nephrektomie ab einem Parenchymschwund von über 50% stellen, da mit Progredienz im Sinne einer pyelonephritischen Schrumpfniere zu rechnen ist. Wir protegierten allerdings bisher Nieren mit planimetrischer Verkleinerung um bis zu 70% (oder 20% Restfunktion in der Isotopenclearance im Vergleich zur Gegenseite).

Im Gegensatz zu Einzelanlagen zeigen Doppelnieren einen deutlichen Unterschied. Zwölf nachuntersuchte Kinder mit 14 operierten Doppelnieren, teils mit Beta-Reduktion bis auf 20–25%, wurden durchwegs mit 75% Wahrscheinlichkeit infektfrei. Diese kleine Zahl legt nur den Verdacht nahe, daß häufiger bei verkleinerter Doppelanlage primär Hypoplasie und Dysplasie vorliegen, aber trotz dieses Locus minoris resistentiae die Ausheilung der Infektüberlagerung eher wahrscheinlich ist.

Literatur

Amar AD, Singer B, Chabra K (1976) The practical management of vesicoureteral reflux in children. Clin Pediatr 15:562–569. – Aperia A (1979) Korrelation zwischen Nierenfunktion und Nierenfläche. Vortrag auf II. Tagung der Arbeitsgemeinschaft Kinderurologie am 3. 2. 1979 in Frankfurt. - Dodson AJ (1946) Some improvements in the technique of ureterozystostomy. J Urol 55:225–237. - Dunn M, Slade N, Gumpert JRW, Smith PJB, Dounis A (1978) The management of vesicoureteric reflux in children. Br J Urol 50:474–478. - Dwoskin JY, Perlmutter AD (1973) Vesicoureteral reflux in children; a computerized review. J Urol 109:888–894. - Fritz W, Berg U (1979) Meatusstenosen und Reflux. Vortrag auf VII. Kinderchirurg. Symposium am 3.–4. 5. 1979 in Halle/Saale. - Heptinstall RH, Bhagavan BS, Solez K (1979) Urinary deposits in vein and interstitium of the kidney. Contrib Nephrol 16:70–77. - Hodson CJ (1979) Formation of renal scars with special reference to reflux nephropathy. Contrib Nephrol 16:83–89. - Jakobsen BE, Genster H, Olesen S, Nygaard E (1977) Vesicoureteral reflux in children. Br J Urol 49:119–127. - Kelalis PP, King LR (1976) Clinical pediatric urology, Vol I + II. Saunders, Philadelphia. - Moffat DB, Laurence KM (1979) The patho-morphology of intrarenal reflux. Contrib Nephrol 16:78–82. - Ransley PG, Risdon RA (1979) The pathogenesis of reflux nephropathy. Contrib Nephrol 16:90–97. - Schrott KM (1976) Enuresis, eine überwiegend organische und behebbare Erkrankung im Kindesalter. Z Kinderchir 19:299–312. - Salvatierra Jr O, Kountz SL, Belzer FO (1973) Primary vesicoureteral reflux and end-stage renal disease. JAMA 226:1454–1456. - Scott JES (1977) The management of ureteric reflux in children. Br J Urol 49:109–118

Priv.-Doz. Dr. K. M. Schrott
Urologische Universitätsklinik
Krankenhausstraße 12
D-8520 Erlangen

Verhandlungsbericht der Deutschen Gesellschaft
für Urologie, 31. Tagung (1979), 189/190

Ergebnisse bei konservativer und operativer Behandlung der Refluxkrankheit

H. Marberger, W. Pauer, G. Janetschek

Der vesikorenale Reflux, ein Phänomen, das sich wahrscheinlich auch beim gesunden Kind über kürzere oder längere Zeit nachweisen läßt, ist unserer Meinung nach nur ein Zustand, der allerdings bei Vorhandensein prädisponierender Faktoren bei manchen Individuen zur Krankheit wird. Unter Refluxkrankheit verstehen wir nachweisbaren Reflux plus Krankheitssymptom von seiten des Harntraktes.

Wir berichten über eine Serie von 311 Kindern mit Refluxkrankheit, die innerhalb der Jahre 1969 bis 1977 nach einheitlichen Grundsätzen diagnostiziert, behandelt und nachuntersucht wurden. Die diagnostischen Parameter sind Tabelle 1 zu entnehmen. Von den 311 Patienten wurden 188 operiert und 123 einer konservativen Behandlung unterzogen. Patienten mit Refluxgrad I bis III (Klassifikation nach Parkkulainen) mit normalen bis mittelgradig veränderten Ostien und funktionell und morphologisch normalen Nieren wurden der konservativen Therapie zugeführt: Periodische Dilatation der Harnröhre mit Dittelstiften, angepaßt dem Alter der Patientinnen und niedrig dosierte Langzeitchemotherapie. Die Domäne der operativen Therapie waren die Refluxgrade IV und V. Aber auch Grad III stellt bei pathologischem Ostienbefund und therapieresistenten Infekten eine häufige Operationsindikation dar. In 161 Fällen wurde die Operation nach Paquin oder zum geringeren Teil nach Leadbetter-Politano, in 27 Fällen nach Gregoir ausgeführt.

Tabelle 1. Diagnostik der Refluxkrankheit

Anamnese
Katheterharn, Harnkultur, Leuko-Kammerzählung
Refluxcystogramm
Urogramm
seitengetrennte Isotopenclearance
Urethrocystoskopie und Kalibrierung der Harnröhre

Ergebnisse

Von den 188 operierten Kindern wurden 104 zwei bis neun Jahre nach der Operation nachuntersucht (Tabelle 2). 82,68 % können als geheilt bezeichnet werden. Persistierenden oder Rezidivreflux sahen wir bei elf Patienten: fünf davon Grad I, der unserer Meinung nach nicht behandlungsbedürftig ist. Drei wurden reimplantiert und wiesen nachher ein gutes Ergebnis auf. Eine Niere wurde entfernt (präoperativ Grad V, schwere Parenchymschädigung). Weiters fanden wir ein Rezidiv bei inkomplettem Prune-Belly-Syndrom und eines bei Blasenextrophie. Von sechs Patienten mit Stauung konnten zwei durch Reoperation korrigiert werden. Vier Patienten erschienen nicht zur obligaten postoperativen Kontrolle und wiesen nach Jahren schwere Parenchymschäden auf.

Tabelle 2. Ergebnisse bei operativer Behandlung (n = 104)

sehr gut	44 (42,30 %)
gut	38 (36,53 %)
zufriedenstellend	4 (3,85 %)
Rezidiv	11 (10,58 %)
Stauung	6 (5,77 %)
Pyelonephritis	1 (0,96 %)

Die Ergebnisse der konservativen Therapie zeigt Tabelle 3. Retrospektiv gesehen ist bei 22 von 31 sekundär operierten Patienten die konservative Therapie vielleicht zu früh abgebrochen und operiert worden.

Tabelle 3. Ergebnisse nach konservativer Behandlung (n = 105)

geheilt	46 (43,81%)
gebessert	15 (14,29%)
unverändert	10 (9,52%)
verschlechtert	3 (2,86%)
bereits sekundär operiert	31 (29,52%)

Schlußfolgerungen

Refluxkranke mit Refluxgrad I–III mit normalem oder gering pathologisch verändertem Ostium sind unseren Resultaten zufolge der konservativen Therapie zuzuführen. Dies unter Einhaltung einer strengen periodischen Kontrolle sowie entsprechender Motivation der Patienten und Eltern. Die konservative Behandlung richtet sich vor allem nach der Hauptgefahr, dem Infekt. Die antibiotische Therapie muß daher über eine ausreichend lange Zeit durchgeführt werden. Erst zwingende Gründe sollten nach genauer Beobachtung zur Operation veranlassen. Setzt man als Indikation zur Operation Refluxgrad III, IV und V voraus, so muß prinzipiell ein Verfahren gewählt werden, das auch bei diesen Veränderungen Erfolg verspricht.

Prof. Dr. H. Marberger
Dr. W. Pauer
Dr. G. Janetschek
Urologische Univ. Klinik
Anichstr. 35
A-6020 Innsbruck

Verhandlungsbericht der Deutschen Gesellschaft für Urologie, 31. Tagung (1979), 191/192

Der klinische Therapieerfolg nach Ureterreimplantation wegen unkompliziertem vesikoureteralem Reflux

M. Westenfelder, H. Sommerkamp

Werden die Vor- und Nachteile der operativen oder konservativen Therapie des vesikoureteralen Refluxes gegenübergestellt (s. Tabelle 1), so kann man erkennen, daß der Wert der Antirefluxoperation nicht nur im zuverlässigen Schutz des oberen Harntraktes durch Refluxbeseitigung liegt, dies läßt sich evtl. auch durch konservative Maßnahmen bewerkstelligen, sondern der Wert der Operation liegt vor allem darin, daß durch die Operation das Kind rasch soweit geheilt wird, daß es bald und völlig gesund aus der ärztlichen Kontrolle entlassen werden kann. Da der Reflux häufig nur einen Schwachpunkt im Harntrakt darstellt, ist es nicht verwunderlich, daß auch im Erstjahr nach der Operation noch ca. in 30, im zweiten Jahr noch ca. 10% Harnwegsinfektionen in Form von Zystitiden, aber auch Pyelonephritiden, auftreten. Neu entstehende oder progredient sich entwickelnde pyelonephritische Narben sind nach erfolgreicher Operation aber nicht beschrieben.

Wir haben den klinischen postoperativen Verlauf unserer 186 zwischen 1972 und 1977 nach Politano-Leadbetter operierten Kinder mit unkompliziertem vesikoureteralem Reflux untersucht, bekamen aber nur über 78 eine sinnvolle und verwertbare Auskunft von seiten der Eltern. Die Aussage der Eltern ist verständlicherweise subjektiv, so daß sie sehr vorsichtig bewertet werden muß. Aus diesem Grunde sind im folgenden die Befunde in den Tabellen nur in Prozent angegeben.

Während vor der Operation 100% durch die Refluxkrankheit in ihrem Leben beeinträchtigt

Tabelle 1. Kurze Gegenüberstellung der Vor- und Nachteile der konservativen operativen Refluxtherapie

Anti-Reflux-Operation	Konservative Therapie des VUR
Erfolg 97%	Erfolg 60%
nach 6–12 Monaten gesund	evtl. nach Jahren
keine weiteren Kontrollen	antimikrobieller Langzeitprophylaxe
	und Kontrollen (Rö)
HWI: ca. 30% 1. Jahr, ca. 10% 2. Jahr	HWI: ca. 30% / Jahr
Schutz des oberen Harntraktes	Schutz des oberen Harntraktes
aber	aber
Operation	in ca. 40% Op doch erforderlich

Tabelle 2. Klinische Befunde bei 78 Kindern, vor, ein und zwei Jahre nach Ureterreimplantation nach Politano-Leadbetter

n = 78 = 100%	vor Op	1. Jahr	2. Jahr	n = 78 = 100%	vor Op	1. Jahr	2. Jahr
Leben beeinträchtigt	100	-	15%	Nierenschmerzen	75	10	10%
allgemein krank	68	12	10%	Dysurie	85	30	9%
Gedeihstörung	49	4	0%	Enuresis	35	10	8%
schlechter Appetit	80	30	9%	(HWI im Beobachtungszeitraum	100	30	10%)

waren (s. Tabelle 2), lag der Prozentsatz zwei Jahre nach der Operation nur noch bei 15 %. Allgemeines Krankheitsgefühl und Gedeihstörungen gehen dramatisch zurück. Der schlechte Appetit bessert sich ebenfalls, insbesondere, wenn endlich die Antibiotika abgesetzt werden können. Auffällig ist die Persistenz von Nierenschmerzen und dysurischen Beschwerden bei ca. 10% der Kinder, die zwar zahlenmäßig mit den 10% der Harnwegsinfektionen im Beobachtungszeitraum korreliert, im Einzelfalle muß aber keine Übereinstimmung bestehen.

Die Hoffnung, mit der Operation eine Enuresis zu beseitigen, geht nur bei ⅓ bis ¼ der Kinder in Erfüllung. Nach zwei Jahren werden 88 % als vollständig gesund bezeichnet (s. Tabelle 3), dennoch bleiben 45 % unter ärztlicher Kontrolle und 16 % bekommen weiter Antibiotika verabreicht. 92 % der Eltern bezeichnen retrospektiv die Operation als sinnvoll. Die fehlenden 8 % bestehen aus sechs Kindern, bei denen eine Enuresis auch noch nach zwei Jahren persistierte und bei denen den Eltern von ärztlicher Seite versprochen worden war, daß durch die Operation die Enuresis verschwinde.

Tabelle 3. Klinische Befunde bei 78 Kindern, vor, ein und zwei Jahre nach Ureterreimplantation nach Politano-Leadbetter

n = 78 = 100%	vor Op	1. Jahr	2. Jahr
gesund	6	80	88%
unter ärztl. Kontrolle	100	80	45%
Antibiotika	100	20	16%
Op. sinnvoll	–	–	92%

Es wird festgestellt, daß mit der relativ risikoarmen Operation ein hoher Prozentsatz von Kindern vollständig geheilt wird, daß bei manchen Kindern, insbesondere mit pyelonephritischen Narben, Beschwerden persistieren, daß aber auch, entgegen dem eigentlichen Operationsziel, noch vollständig geheilte Kinder aus einer unklaren Sorge heraus unter ärztlicher Kontrolle verbleiben, ohne daß dafür ein klarer Grund angegeben werden könnte.

Priv. Doz. Dr. M. Westenfelder
Prof. Dr. H. Sommerkamp
Urologische Abteilung
Zentrum Chirurgie der Universität
Hugstetter Str. 55
D-7800 Freiburg i. Br.

Verhandlungsbericht der Deutschen Gesellschaft für Urologie, 31. Tagung (1979), 193/194

Die Komplikationen und Rezidive nach Antirefluxoperationen und ihre Behandlung

J. Seiferth, J. Freede, J. Heising

In den Urologischen Kliniken Köln und Wuppertal wurden von 1969 bis 1975 417 Kinder mit 664 refluxpositiven Harnleitern behandelt. Auf Grund der Orientierung nach den Refluxursachen gliedert sich unser Krankengut folgendermaßen auf:

	refluxpositive Zahl	Harnleiter %
1. Primärer Reflux		
a) angeborene Ostiuminsuffizienz infolge der Hypoplasie der Trigonummuskulatur	485	73
b) bei kompletter Doppelung des oberen Harntraktes	36	5
2. Sekundärer Reflux		
a) bei entzündlich veränderten Ostien	119	18
b) bei infravesikalen Hindernissen	24	4
19 Mädchen (Meatusstenosen)		
1 Junge (Urethralklappen)		
	664	100

An diesem Krankengut wurden 489 Antirefluxoperationen durchgeführt, und zwar etwa je zur Hälfte nach der Technik von Lich-Gregoir und Politano-Leadbetter. 97% der Kinder konnten nachuntersucht werden.

Bei der Anwendung der Antirefluxtechnik nach Lich-Gregoir wurden mit Erfolg 217 refluxpositive Harnleiter = 91,2% und ohne Erfolg 21 refluxpositive Harnleiter = 8,8% operiert. Die erfolglosen Operationen unterteilen sich in Komplikationen: Sieben Stenosen, drei kombiniert mit einer Fistel, = 2,9%, und in 14 Rezidive, zweimal kombiniert mit Fisteln, = 5,9%.

Hinsichtlich der Therapie der Komplikationen wurde jeweils mit Erfolg fünfmal eine konservative, abwartende Behandlung, einmal eine Ureterolyse und einmal eine nochmalige Antirefluxoperation nach Politano-Leadbetter vorgenommen.

Die 14 Rezidive wurden ebenfalls erfolgreich dreimal konservativ, fünfmal mit dem nochmaligen Verfahren von Licht-Gregoir und sechsmal mit der Technik nach Politano-Leadbetter behandelt.

Mit der Antirefluxtechnik von Politano-Leadbetter wurden mit Erfolg 217 refluxpositive Harnleiter = 91,6% und ohne Erfolg 20 refluxpositive Harnleiter = 8,4% operiert. Die erfolglosen Operationen unterteilen sich in elf Stenosen, einmal kombiniert mit einer Fistel, = 4,6%, und neun Rezidive = 3,8%.

Hinsichtlich der Therapie der Komplikationen wurden jeweils mit Erfolg dreimal eine konservative, abwartende Behandlung, fünfmal eine Ureterolyse und dreimal eine nochmalige Harnleiterreimplantation nach Politano-Leadbetter durchgeführt. Die neun Rezidive wurden ebenfalls erfolgreich zweimal konservativ und siebenmal durch eine erneute Politanotechnik behandelt.

Wir kommen zu folgenden Schlußfolgerungen:

1. Die postoperativen Mißerfolge waren in unserer Hand bei beiden von uns durchgeführten Techniken etwa gleich häufig: 8,8% zu 8,4%. Auf Grund dieser Zahlen ist es gleich, welche

Operationstechnik vorgenommen wird. Ich bevorzuge nach Möglichkeit das Verfahren nach Lich-Gregoir, da dieses für den Patienten weniger einschneidend ist.

2. Bei der Gegenüberstellung der Komplikationen und Rezidive der beiden Antirefluxtechniken zeichnet sich die Politanotechnik durch eine höhere Quote an Komplikationen gegenüber dem Verfahren von Lich-Gregoir aus: Politano 4,6 %, Lich-Gregoir 2,9 %. Bei den Rezidiven ist es umgekehrt. Die Technik nach Lich-Gregoir weist mit 5,9 % mehr Rezidive auf als das Verfahren nach Politano-Leadbetter mit 3,8 %.

3. Bei den Rezidiven und Komplikationen nach der Technik von Lich-Gregoir ist nach unseren Erfahrungen zunächst sicherlich eine abwartende und konservative Haltung angezeigt. Bei dem Verfahren nach Politano-Leadbetter kommen in den gleichen Situationen sowohl eine Ureterolyse als auch eine erneute Harnleiterneueinpflanzung nach Politano-Leadbetter in Frage. Als Zweiteingriff geben wir als Antirefluxtechnik stets der Politanotechnik den Vorzug und benutzen nicht mehr die Antirefluxplastik nach Gregoir.

4. Letztendlich wurden alle Kinder trotz der geschilderten Komplikations- und Rezidivraten refluxfrei.

Prof. Dr. J. Seiferth
Chefarzt der Urologischen Abteilung
des St. Bonifatius-Hospitals
Am Wall-Nord 31-33
D-4450 Lingen/Ems

Verhandlungsbericht der Deutschen Gesellschaft
für Urologie, 31. Tagung (1979), 195

Operative Behandlung der kindlichen Refluxe

L. Steffens

Bei der kritischen Durchsicht unseres kinderurologischen Krankengutes der letzten zehn Jahre konnten wir folgendes Bemerkenswertes feststellen:

1. Von 2284 Kindern, die uns wegen verdächtiger Symptomatik überwiesen wurden, sind 251 vesikoureterale und vesikorenale Refluxe entdeckt worden. Exakt ausgewertet konnten allerdings nur bei 153 Patienten insgesamt 217 Refluxe; d.h., 64 Kinder hatten einen beidseitigen Reflux. Vesiko-renale und vesiko-ureterale Refluxe verteilten sich je zur Hälfte auf die linke und rechte Seite. Interessant ist fernerhin das vermehrte prozentuale Refluxvorkommen bei Mädchen.

2. Verständlicherweise werden die meisten Reflux-Veränderungen nach dem fünften Lebensjahr entdeckt.

In diesem Zusammenhang sind auch die anamnestischen Symptome wie die der Enuresis und rezidivierenden Harnwegsinfekte bedeutsam. Unklare Fieberschübe und abdominelle Symptome sind bei der Altersstufe unter fünf Jahren häufiger festzustellen.

3. Daß wir auf die Beseitigung evtl. subvesikaler Abflußbehinderungen, die wir in 7% der Fälle fanden, vor jeder erst ¼ Jahr später durchzuführenden Antireflux-Operation Wert legten, versteht sich von selbst. Dadurch gelangten nur Primär-Refluxe zur Re-Implantation.

4. Pathologische Ostien waren in 75%, zusätzlich Mündungsdivertikel in 11,7% der Fälle auszumachen.

5. Ausschließlich wendeten wir die Methode nach Leadbetter-Politano an. Bei temporärer Schienung des jeweiligen Harnleiters und gleichzeitiger Zystofix-Anlage ohne transurethrale Dauerkatheterapplikation war der postoperative Verlauf meist problemlos.

6. Bei den 64 Kindern mit beiderseitigen Refluxen wurde zunächst nur einseitig operiert. Bei 40 Kindern mußte, und das auch frühestens nach ½ Jahr, auch die andere Seite re-implantiert werden.

7. Bei 6,5% aller operierten Kinder wurden Rezidiv-Operationen vorgenommen. Bei einem Kind mußte wegen eines zweiten Rezidivs an der gleichen Seite re-interveniert werden. In einem anderen Falle war wegen einer vermehrten intramuralen Harnleitereinengung eine Intervention in Form einer Harnleiterlysis notwendig. Von insgesamt 193 Re-Implantationen mußte letzten Endes später in drei Fällen, bei denen präoperativ bereits manifeste, pyelonephritische Veränderungen vorlagen, eine sekundäre Nephro-Ureterektomie durchgeführt werden.

Zusammenfassend stellen wir fest, daß an unserer Klinik bei entsprechender Symptomatik mit Verbesserung der Voruntersuchung und Intensivierung vornehmlich der instrumentellen Vorbehandlung, hervorzuheben sei hier nur die regelmäßige Bougierung à Boule und die interne Urethrotomie nach Otis, die Indikation zur Re-Implantation in letzter Zeit seltener gestellt wurde.

Priv.-Doc. Dr. L. Steffens
Urologische Klinik des St.-Antonius-Hospitals
D-5180 Eschweiler

Verhandlungsbericht der Deutschen Gesellschaft für Urologie, 31. Tagung (1979), 196/197

Der intermittierende und der okkulte Reflux

M. W. Köllermann, H. Scherf, R. Busch

Der ausgereifte vesiko-ureterale Verschlußmechanismus läßt keinen röntgenologisch erkennbaren Reflux zu. Aber wie steht es mit seiner Passierbarkeit für Bakterien? Dieser Frage sind wir nachgegangen.

Es wurden 73 Patientinnen, vorwiegend Kinder, mit rezidivierenden, nicht obstruktiven Harninfekten, anläßlich von insgesamt 265 aufeinanderfolgenden Infektrezidiven lokalisationsdiagnostisch (Blasenauswaschtest) untersucht. Hier die Ergebnisse:

Von den 73 Patientinnen hatten 53 (72%) immer nur Blasenbakteriurien. Bei 20 (28%) kam es ein oder mehrmals zu einer supravesikalen Beteiligung.

Von den 265 Untersuchungen zeigten 225 (89%) lediglich einen Befall der Blase und nur 39 (11%) auch einen Befall der oberen Harnwege. Aus diesen Ergebnissen ziehen wir folgende Schlüsse:

1. Bei Patientinnen mit rezidivierenden, nicht obstruktiven Harninfekten, ohne röntgenologisch manifesten vesiko-ureteralen Reflux, bleiben die meisten Bakteriurien lediglich auf die Blase beschränkt.

2. Nur bei einer Minderheit kommt es mehr oder weniger häufig auch zu einem Keimaufstieg in die supravesikalen Harnwege.

Auf diesen Boden stellen wir die folgende Arbeitshypothese: Der ausgereifte, normale vesikoureterale Verschlußmechanismus läßt keine Keimaufstiege von der Blase in die supravesikalen Harnwege zu.

Unter den Patientinnen mit rezidivierenden, nicht obstruktiven Harninfekten gibt es aber einige, bei denen die Ostien nur marginal kompetent sind. Bei diesen kommt es infolgedessen von gelegentlich bis häufig zu Keimaufstiegen.

So gesagt könnte das implizieren, die marginale Ostiuminsuffizienz beruhe auf einem angeborenen Konstruktionsfehler. Unsere Daten sprechen aber dafür, daß entzündliche Veränderungen zumindest eine koadjuvante Rolle spielen. Die Häufigkeit von Keimaufstiegen (wir nennen das okkulten Reflux) lag nämlich bei den Kindern bei 25% und den Erwachsenen bei 38%. Andere Autoren fanden bei Frauen noch höhere Prozentsätze. Nun zur pathogenetischen Bedeutung des okkulten Reflux: Theoretisch können diese Keimaszensionen folgende Konsequenzen nach sich ziehen:

1. Die Pyelitis
2. Die Pyelonephritis
3. Die Infektsteinbildung

Zu 1.

Der Begriff Pyelitis, d.h. reine Hohlrauminfektion ohne Beteiligung des Nierenparenchymes, wird allgemein abgelehnt. Wir teilen diese Auffassung nicht. Die Pyelitis scheint uns vielmehr die häufigste Folge des okkulten Refluxes zu sein. Bei der Mehrzahl unserer Patientinnen verlief die supravesikale Bakteriurie asymptomatisch oder ging lediglich mit Miktionsbeschwerden einher. Das Konzentrationsvermögen der Nieren war im Durstversuch nicht eingeschränkt. Urographische Kontrollen ein bis zwei Jahre später ließen keinen krankhaften Befund erkennen. Die nuklearmedizinischen Parameter wie Isotopennephrogramm, Nierenszintigramm, Gesamt und seitengetrennte Hippuran Clearance ergaben keinen Anhalt für einen Nierenschaden.

Zu 2.

Fraglos kann der okkulte Reflux aber auch zum klinischen Bild der akuten Pyelonephritis mit hohem Fieber und Flankenschmerzen führen. Bei rund 30% unserer Patientinnen mit supravesikaler Bakteriurie war das irgendwann einmal der Fall. Bezogen auf die Gesamtzahl der supravesikalen Bakteriurien ist dies Ereignis aber eher selten (15%).

Zu 3.

Daß es im Gefolge des okkulten Refluxes zur Infektsteinbildung kommen kann, erscheint zumindest logisch. Wir haben inzwischen zwei Patientinnen in Kontrolle, bei denen es nach mehrmaligen supravesikalen Bakteriurien zur Steinbildung kam.

Die drei letztangeschnittenen Punkte zeigen, daß die pathogenetische Bedeutung des okkulten Refluxes sehr unterschiedlich ist. Sie reicht von harmlos (Pyelitis) bis zu sehr gefährlich (Pyelonephritis und vielleicht Steinbildung). In Zukunft wird man sehr detailliert untersuchen müssen, warum das mal so und mal anders ist.

Priv.-Doz. Dr. M. W. Köllermann
Urologische Klinik und Poliklinik
der Universität Hamburg
Martinistr. 50, D-2000 Hamburg 20

Verhandlungsbericht der Deutschen Gesellschaft für Urologie, 31. Tagung (1979), 198–200

Reflux-Nachuntersuchung von je 100 nach Politano-Leadbetter und nach Cohen operierten Kindern

P.J. Carpentier, P.J. Bettink, W.C.J. Hop, F.H. Schröder

Das Ziel der vorliegenden Untersuchung war ein retrospektiver Vergleich von je 100 Ureterreimplantationen zur Behandlung von vesiko-renalem Reflux nach Politano-Leadbetter [1] und Cohen [2]. Die Operationen nach Politano-Leadbetter fanden in den Jahren 1975 bis 1977, die Eingriffe nach Cohen von 1977 bis 1978 am Sophia Kinderkrankenhaus in Rotterdam statt. Der Untersuchung haften naturgemäß alle Nachteile einer retrospektiven Studie an, obwohl beim Vergleich der beiden Kollektive weitgehende Ähnlichkeiten festgestellt werden können.

Material

Bei 70 Kindern wurden 100 Reimplantationen nach Politano-Leadbetter ausgeführt, davon 40 einseitig und 30 beidseitig (Tabelle 1). 71 Kinder wurden nach Cohen operiert, davon 42 einseitig und 29 beidseitig. Die Verteilung der Lebensalter und Geschlechter war in beiden Gruppen ähnlich, Mädchen waren doppelt so häufig betroffen wie Jungen.

Tabelle 1. Aufteilung des Patientengutes von 100 nach Politano-Leadbetter und 100 nach Cohen operierten Refluxen

	Zahl	Diagnose Reflux	Reflux operiert	Gesamt operiert
Politano		uni 30	30	
	70			100
			uni : 10	
		Bi 40		
			Bi : 30	
Cohen		uni 41	41	
	71		uni : 1	100
		Bi 30		
			Bi : 29	

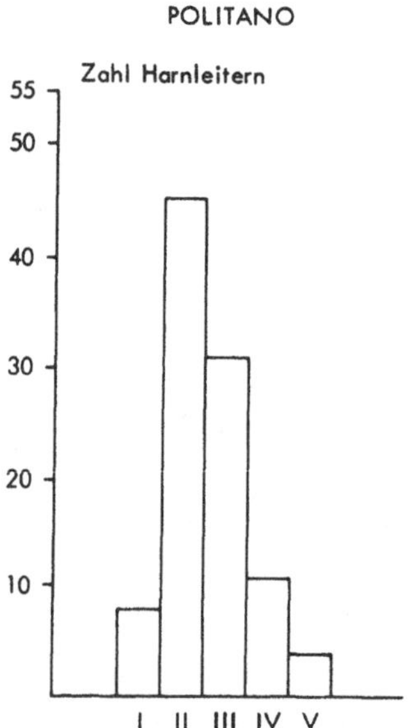

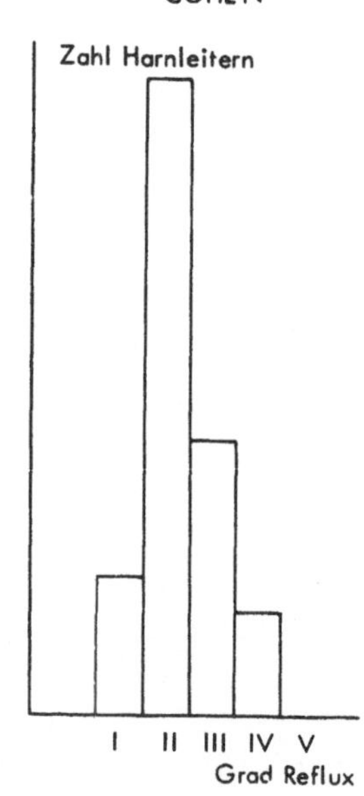

Abb. 1. Schweregrad des Refluxes nach Parkkulainen. Verteilung auf die Behandlungsgruppen

Abbildung 1 zeigt die Verteilung der Schweregrade des Refluxes nach Parkkulainen [3] auf die beiden Behandlungsgruppen. Es ist deutlich, daß bei der Mehrzahl der Patienten Reflux vom Schweregrad II besteht. Auch die Zahl der extremeren Fälle weicht nur unwesentlich innerhalb der beiden Gruppen ab. Die beiden Behandlungsgruppen erscheinen durchaus vergleichbar, was den Schweregrad des Refluxes betrifft.

In der gesamten Serie korrelierte die Lateralisierung der Ostien gut mit dem Schweregrad des Refluxes (Tabelle 2). Eine entsprechend gute Korrelation zwischen dem Schweregrad des Refluxes und der Form der Ureterostien konnte nicht festgestellt werden.

Tabelle 2. Korrelation des Grades des Refluxes nach Parkkulainen mit der Lage von 175 Ureterostien

Grad Reflux	I	II	III	IV	V
Lage					
Normal	4	10	6	2	1
Intermediär	6	37	12	5	
Lateral	9	48	28	7	1

Ergebnisse

Tabelle 3 gibt eine Übersicht über die Ergebnisse in den zwei Behandlungsgruppen. Aus der Tabelle wird deutlich, daß 88 der 100 nach Politano-Leadbetter behandelten Refluxe vollständig geheilt sind. Dem stehen 97 von 100 in der Cohen-Gruppe gegenüber. Dieses Ergebnis ist statistisch signifikant ($P = 0.03$ zugunsten der nach Cohen operierten Patienten). In der Politano-Leadbetter-Gruppe wurden neun persistierende Refluxe und drei Obstruktionen im Anastomosengebiet gefunden. Einer der obstruierten Harnleiter war durch das Colon sigmoideum gezogen worden. In der Cohen-Gruppe wurden lediglich drei Rezidive gefunden.

Von den neun Patienten mit persistierendem Reflux wurden vier konservativ und fünf operativ behandelt. Von den vier konservativ behandelten Refluxen verschwanden drei mit der Zeit. Alle fünf operativ korrigierten persistierten Refluxe wurden erfolgreich behandelt. Die drei Patienten mit einer postoperativen Stauung wurden ebenfalls operativ erfolgreich behandelt.

Diskussion

Im Vergleich mit den in der letzten Zeit in der Literatur erschienenen Berichten liegen unsere Ergebnisse nicht ungünstig [4,5]. Die Tatsache, daß bis auf einen Patienten, der noch zur Sekundäroperation ansteht, alle 200 Refluxe schließlich erfolgreich behandelt wurden, führen wir vor allem auf eine sorgfältige Selektion, auf Diagnose und Behandlung von gleichzeitig bestehender subvesikaler Obstruktion und auf das Ausschließen von Patienten mit neuropathischen Blasen von Refluxoperationen zurück.

Die Tatsache, daß vor allem die Operation nach Cohen auch in der Hand weniger erfahrener Operateure zu hervorragenden Ergebnissen führen kann, spricht in besonderem Maße für diesen Eingriff.

Der Vergleich der Operation nach Politano-Leadbetter und Cohen fällt in dieser Serie zugunsten des Eingriffes nach Cohen aus. Leider hat diese Untersuchung jedoch nicht das Gewicht, das eine entsprechende randomisierte prospektive Studie haben würde. Wir möchten daher diese Ergebnisse als einen Hinweis, jedoch nicht als ein für die Klinik signifikantes Ergebnis sehen.

Literatur

1. Politano VA, Leadbetter WE (1958) J. Urol 79:932. – 2. Cohen SJ (1975) Aktu Urol 6:1. – 3. Heikel PE, Parkkulainen KV (1966) Ann Radiol 9:37. – 4. Klip-

Tabelle 3. Resultate von je 100 Antirefluxplastiken nach Politano-Leadbetter und Cohen. Der Unterschied zwischen 88% Erfolg bei Politano-Leadbetter zu 97% bei Cohen ist statistisch signifikant ($P = 0{,}03$)

Operative Technik	Zahl der Harnleiter	Reflux beseitigt	Rezidiv	Stenose post op.	Neuer Reflux contra lateral
Politano	100	91	9	3	5
Cohen	100	97	3	0	4

pel KF, Hohenfellner R, Straub E, Greinacker I (1977) Urologe [A] 16:131. – 5. Ahmed S (1978) J Urol 119:547

P. J. Carpentier
Afd. Urologie, Academisch Ziekenhuis
Dr. Molewaterplein 40, NL-3002 Rotterdam

Verhandlungsbericht der Deutschen Gesellschaft für Urologie, 31. Tagung (1979), 201/202

Ergebnisse der Antirefluxplastik nach Lich-Gregoir

N. Rösner, G. Rodeck, A. Bennecker

Von 1971 bis 1978 haben wir bei 100 Patienten, darunter 82 Kindern, mit einem primär unkomplizierten Reflux 118 reno-ureterale Einheiten nach der Methode von Lich-Gregoir operiert. Das Verhältnis des weiblichen zum männlichen Geschlecht betrug 6:1. Nahezu zwei Drittel der Kinder befanden sich in der Altersgruppe fünftes bis zehntes Lebensjahr. Kinder unter dem ersten Lebensjahr wurden nicht operiert. Die Indikation ergab sich ausschließlich aus rezidivierenden Harnwegsinfekten, die in 84% fieberhaft verliefen. Die Dauer der Infekte und die damit verbundene Chemotherapie erstreckte sich meist über zwei Jahre (Abb. 1). Bei 38 Patienten waren zwei bis fünf, bei 34 Patienten sechs bis zehn und bei 13 Patienten über zehn Harnwegsinfekte abgelaufen.

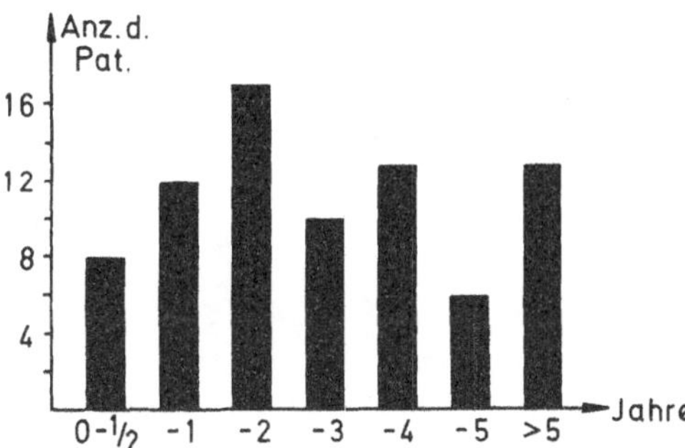

Abb. 1. Dauer der rezidivierenden Harnwegsinfekte bis zur operativen Refluxbehandlung bei 100 Patienten

Wichtigste diagnostische Maßnahmen waren neben Anamnese und Harnbakteriologie Ausscheidungsurographie, Miktionszysto-Urethrographie und Harnröhrenkalibrierung beim weiblichen Geschlecht. In 25% diente die Zystoskopie als Entscheidungshilfe. Als routinemäßige Maßnahme lehnen wir sie ab, da sie für Indikationsstellung und operatives Vorgehen keine Konsequenzen hat. Subtile radiologische Methoden konkurrieren hier. Unsere *Grundsätze* bei der Antirefluxplastik nach Lich-Gregoir sind: präoperative Keimfreiheit, streng einseitiges Vorgehen, Detrusorinzision vertikal über 3–5 cm, Doppelureteren bilden eine Einheit, zweischichtige Detrusornaht, keine Wunddrainage, keinen Dauerkatheter und antibiotische Prophylaxe. Am achten bis zehnten postoperativen Tag erfolgt eine röntgenologische oder sonographische Abflußkontrolle, nach drei Monaten werden Operationserfolg und Abfluß durch Miktionszysto-Urethrographie und Ausscheidungsurographie überprüft. Wichtigste Voraussetzung für die Operation nach Lich-Gregoir sind keimfreie Harnwege. Daher sollte alles vermieden werden, was einen Infekt begünstigen könnte.

Ergebnisse

In einem Beobachtungszeitraum von ½ bis zu acht Jahren wurde der Reflux in 94,6% erfolgreich operativ korrigiert (Tabelle 1). Bei doppelseitigen Refluxen ließ sich nach Sanierung einer Seite in 35% kein Reflux auf der Gegenseite mehr nachweisen. In über 50% traten nach er-

Tabelle 1. Ergebnisse und Komplikationen der Antirefluxplastik nach Lich-Gregoir bei 100 refluxoperierten Patienten (111 renoureterale Einheiten = 100%), Urol. Univ. Klinik Marburg

Befundkontrolle	neg.	unverändert	gebessert
Reflux d. operierten Seite	94,6	4,5	0,9
Reflux d. Gegenseite	35,4	54,2	10,4
Harnwegsinfekt	57,1	42,9	-
P.o. Komplikationen:	0,9% (= 1 Ureterfistel)		

folgreicher Operation keine Harnwegsinfekte mehr auf. Die einzige Komplikation bestand in einer Ureterfistel, die durch Reimplantation behandelt wurde.

Zusammenfassung

Wir sind der Ansicht, daß zur Behandlung des primär unkomplizierten Refluxes das operative Vorgehen nach Lich-Gregoir eine technisch einfache und erfolgreiche Methode ist, deren Vorteile gegenüber den offenen Operationen vor allem in der Wahrung der Integrität der Harnwege, dem Fehlen infektbegünstigender Ableitungen, einer kurzen klinischen Verweildauer und in geringen postoperativen Komplikationen bestehen. Bei prinzipieller Gleichwertigkeit der Erfolge beider Operationsverfahren sollte daher dem Vorgehen nach Lich-Gregoir der Vorrang gegeben werden.

Dr. N. Rösner
Prof. Dr. G. Rodeck
Dr. A. Bennecker
Urologische Universitätsklinik Marburg
Robert-Koch-Straße 8
D-3550 Marburg

Verhandlungsbericht der Deutschen Gesellschaft
für Urologie, 31. Tagung (1979), 203/204

Modifikation der Methode nach Leadbetter-Politano bei einseitig vesikorenalem Reflux

G. Hubmann, J. Moncada, K.F. Albrecht

In den Jahren 1968 bis 1969 wurden in der Urologischen Klinik Wuppertal 15 einseitige Refluxe operiert. Bei den postoperativen Kontrollen konnten konstante kontralaterale Refluxe in fünf Fällen nachgewiesen werden, die bei den präoperativen Röntgenkontrollen nicht bestanden. Zystoskopisch waren die präoperativen unauffälligen kontralateralen Ostien jetzt leicht nach lateral verzogen.

In den anatomischen Studien von Tanagho, Hutch, Gil-Vernet und später Debled wird die Einheit der trigonalen Muskulatur mit dem terminalen Ureterabschnitt beschrieben (Abb. 1).

Bei der Verletzung des Verbundsystems Harnleiter und Trigonum, wie Tanagho und Hutch experimentell beschrieben haben, ist die Refluxsicherung gestört, daraus ableitend haben wir die Methode nach Leadbetter-Politano abgewandelt und präparieren zuerst den Harnleiter von extravesikal unter Schonung der Trigonalmuskulatur frei und tragen ihn dann ab. Anschließend Durchzug des Harnleiters von extra- nach intravesikal, Bildung eines Tunnels und des neuen Ostiums. Die Einheit des Trigonums kann so erhalten und der kontralaterale Reflux vermieden werden.

Der einseitige kindliche Reflux wird in unserer Klinik seit 1970 nach der oben beschriebenen Methode operativ behandelt. 1970 bis 1978 wurden insgesamt 88 einseitige Refluxe operiert (594 Harnleiter-Nieren-Einheiten beim Kind). Zwei Rezidive und zwei Stenosen waren postoperativ nachzuweisen. Ein kontralateraler iatrogener Reflux trat seitdem nicht mehr auf.

Literatur

Gil-Vernet S (1968) The base of the bladder. In: Morphology and function of vesico-prostato-urethral musculature. Canova-Treviso, p 57–72. – Hutch JA (1972) Anatomy and physiology of the bladder, trigone and ureter. Meredith, p 71–106. – Sigel A (1971) Lehrbuch der Kinderurologie. Thieme, Stutt-

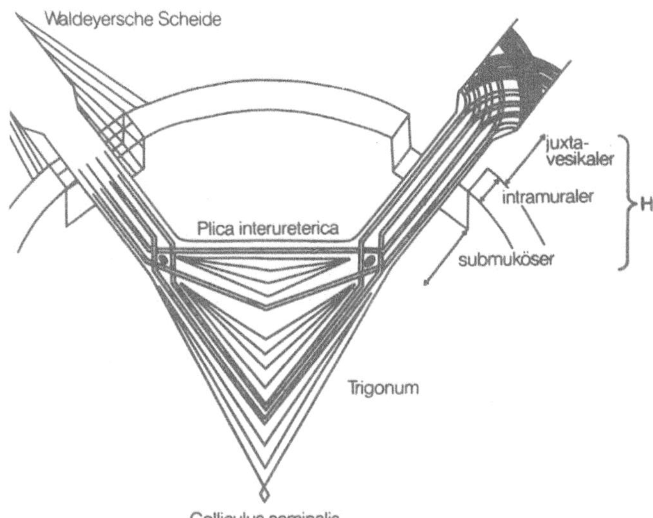

Abb. 1. Einheit der uretero-trigonalen Muskulatur. Die Muskulatur des distalen Ureters geht in die oberflächlichen Schichten der Trigonalmuskulatur über und bildet eine Schlinge um die proximale Harnröhre (Schema nach Debled)

gart. – Strohmenger P (1974) Der vesico-uretero-renale Reflux. Thieme, Stuttgart, S 5–38. – Seiferth J, Meining H, Albrecht KF, Engelking R (1972) Der vesico-ureterale Reflux. Diagnostik, Operationsindikation und Therapie. Urologe [A] 11:258–262

Dr. G. Hubmann
Urologische Klinik der Stadt
im Klinikum Barmen
Heusnerstr. 40
D-5600 Wuppertal 2

Verhandlungsbericht der Deutschen Gesellschaft für Urologie, 31. Tagung (1979), 205/206

Überblick und Ergebnisse der Antireflux-Plastiken nach Gregoir

R. Wienhöwer, F. Winkler, D. Zoedler

In einem Fünf-Jahres-Überblick wollen wir kurz zu der in unserer Klinik geübten Indikation zur Antireflux-Operation Stellung nehmen, danach an Hand der Nachuntersuchungen die Ergebnisse diskutieren. Bestand nach Ausschluß oder Beseitigung eines intravesikalen Hindernisses ein vesikorenaler Reflux, sahen wir unter folgenden zusätzlichen Kriterien eine Indikation zur Antireflux-Plastik:

1. bei mehrmaligem Nachweis des Refluxes
2. bei rezidivierendem Harnwegsinfekt
3. bei pyelonephritischen Veränderungen und
4. bei einem low pressure Reflux in einem infektfreien Intervall.

Refluxfälle mit diesen Kriterien, insbesondere wenn zwei oder mehr von ihnen vorhanden sind, gelten bei uns als Primär-Indikation zur Operation. Abwartend zur Operation verhalten wir uns bei Fällen mit vesikoureteralem Reflux, einem vesiko-renalen Reflux ohne wesentliche oder mit leicht beeinflußbarer Infektion und bei einem kurzen High-Pressure-Reflux ohne röntgenologische Veränderung des Hohlsystems. Weitere Verlaufskontrollen bestimmen hier unser weiteres Prozedere. Bei dieser strengen Indikationsstellung sehen wir in den letzten Jahren eine deutliche Rückläufigkeit in der Operationsfrequenz. In den letzten fünf Jahren wurden an unserer Klinik 185 Antireflux-Plastiken durchgeführt, davon 180 nach Lich-Gregoir und 5 nach Politano-Leadbetter. Bei den fünf Fällen, die nach Politano-Leadbetter operiert wurden, war das Ostium massiv lateralisiert und starr, so daß das Vorgehen nach Gregoir wenig aussichtsvoll erschien. Alle anderen Fälle, auch die Rezidive, wurden nach der Methode nach Lich-Gregoir operiert, ohne daß wir den vorgeschlagenen Unterbauch-Median-Schnitt, sondern den Pfannenstiel-Schnitt benutzten. Dieses Vorgehen wurde auch bei doppelseitigem Reflux in einer Sitzung bei insgesamt 24 Fällen durchgeführt.

Die Ergebnisse zeigt Tabelle 1. Bei 180 Antireflux-Plastiken nach Gregoir traten 12 Reflux-Rezidive auf, das sind 7% oder 93% erfolgreiche Operationen. Die fünf Fälle der Antireflux-Plastik nach Politano-Leadbetter sollten hier wegen der geringen Fall-Zahl nicht weiter diskutiert werden. Bei den 24 einzeitig doppelseitigen Reflux-Operationen nach Gregoir wurden zwei Harnleiter-Reflux-Rezidive festgestellt, also insgesamt ein Operationserfolg von 96%. Das statistische Ergebnis entspricht also in diesen Fällen dem bei einseitigen Reflux-Operationen.

Tabelle 1

Klinik Golzheim, von 1972 bis 1978

185	Antirefluxplastiken		
180	Op nach Gregoir	5	Op nach Politano Leadbetter
12	Rezidive = 7%	0	Rezidive

24 einzeitig doppelseitige Antirefluxoperationen nach Gregoir = 48 Antirefluxplastiken - 2 Rezidive = 4%

Sechsmal wurde ein Doppel-Ureter nach der gleichen Methode operiert, wobei die periureterale Scheide nicht entfernt wurde, um so eine Nekrose der unteren Harnleiteranteile zu vermeiden.

In einem Fall haben wir gleichzeitig eine untere Polresektion der Niere wegen eines Nierenkelchausgußsteins und eine Antireflux-Plastik des dazugehörigen Harnleiters vorgenommen.

In allen diesen Fällen war ein Reflux-Rezidiv nicht feststellbar.

Interessant ist, daß bei der Durchsicht der Operationsprotokolle der zwölf Fälle, die ein Reflux-Rezidiv aufwiesen, in fünf Fällen während der Operation die Blase eröffnet wurde und so keine korrekte Einbettung des Harnleiters in die Muskelmanschette möglich war. Tabelle 2 zeigt die Behandlung der eigenen Reflux-Rezidive bei einer Fall-Zahl von zwölf. Bei zwei Rezidiven wurde keine Operation durchgeführt, da Infektfreiheit bestand; bei sechs Rezidiven wurde in auswärtigen Krankenhäusern eine Operation nach Politano-Leadbetter durchgeführt; bei vier Fällen eine Operation nach Gregoir.

Tabelle 2

Behandlung der eigenen Reflux-Rezidive
Fallzahl 12 Bei 2 Rezidiven keine Op, da Infektfreiheit Bei 6 Rezidiven Op nach Politano Leadbetter Bei 4 Rezidiven Op nach Gregoir
Behandlung der Reflux-Rezidive aus auswärtigen Krankenhäusern
Fallzahl 13 Bei 12 Rezidiven Op nach Gregoir - 2 Rezidive Bei 1 Rezidiv Op nach Politano Leadbetter - kein Rezidiv

Die Behandlung der Reflux-Rezidive, die uns zugewiesen wurden, mit einer Fall-Zahl von 13, wurden bei uns wie folgt operiert: 12 Rezidiv-Operationen nach Gregoir mit zwei Rezidiven, bei einem Rezidiv wurde ein Politano-Leadbetter durchgeführt ohne Rezidiv.

Der kurze Überblick zeigt, daß die einzeitig doppelseitige Antireflux-Operation die gleichen guten Ergebnisse aufweist wie die Operation auf nur einer Seite, und wir den Patienten mit doppelseitigem Reflux somit eine zweite Operation ersparen können.

Dr. R. Wienhöwer
Dr. F. Winkler
Dr. D. Zoedler
Klinik Golzheim Düsseldorf,
Friedrich-Lau-Str. 11,
D-4200 Düsseldorf

Verhandlungsbericht der Deutschen Gesellschaft für Urologie, 31. Tagung (1979), 207/208

Die Ergebnisse der Antirefluxplastik am Blasenscheitel

I. Bradić, P. Grims, M. Pasini, R. Obadić

Die Spätergebnisse der Antirefluxeinpflanzung des Harnleiters am Blasenscheitel berechtigen uns, diese Operation als Methode der Wahl bei VUR im Kindesalter durchzuführen. Ursprünglich wurde ein ähnliches Verfahren hier in Deutschland von Röhl bei Nierentransplantation vorgeschlagen. Später haben wir dieses Verfahren weiterentwickelt und bei VUR der Kinder angewandt. Die Operation läuft streng extravesikal und vereinigt deswegen alle Vorteile ähnlicher Methoden. Die Technik der Operation ist sehr einfach, bei außerordentlich guter Übersicht des Operationsfeldes. Die Länge des intramural verlagerten Uretherteils ist ausreichend. Früh- und Spätkomplikationen sind selten.

Im Laufe von fünf Jahren wurden 291 Kinder, davon 82 Buben und 209 Mädchen, operiert und nachkontrolliert. Reflux wurde einseitig 285-, beiderseitig 109mal gefunden, so daß insgesamt 394 Uretereinpflanzungen durchgeführt worden sind.

Erfolglose konservative Maßnahmen bei VUR II. Grades haben uns in 18 Fällen zu operativen Eingriffen gezwungen. VUR III. Grades wurde 201mal operiert, und ein Übergangsgrad zur VUR IV wurde in 77 Fällen operiert. Beim VUR des IV. Grades ist diese Operation 98mal durchgeführt worden. Besonders möchten wir betonen, daß diese Operation bei Mißerfolg anderer Antirefluxoperationen sehr geeignet ist, da der früher benutzte Zugang damit umgangen ist und die zweite Operation auf dem unangetasteten Boden verläuft.

Die Laborkontrollen und die bakteriologischen Untersuchungen sind in kurzen Abständen, Ausscheidungsurogramm und MCUG sechs, neun und 24 Monate nach der Operation durchgeführt worden. Die Ergebnisse: Bei 15 Kindern (3,8 %) wurde ein Reflux auch nach der Operation beobachtet. Postoperative Harnleiterstenose haben wir bei fünf Kindern (1,3 %) gefunden. Eine andauernde und signifikante Bakteriurie haben wir bei 16 Kindern festgestellt, was 4,1 % ausmacht.

Nach obigen Angaben kann man zwei Jahre nach der Antirefluxplastik am Blasenscheitel einen vollkommenen Erfolg in rund 95 % der operierten Fälle feststellen.

Literatur

1. Bradić I, Pasini M (1971) Zbornik radova IV-tog kongresa urologa Jugoslavije, Zagreb. – 2. Bradić I, Pasini M, Vlatković M (1975) Br J Urol 47:525. – 3. Williams DI (1974) Urology in Childhood. Springer, New York. – 4. Rubin MI (1975) Pediatric nephrology. Williams & Wilkins, Baltimore. – 5. Muecke EC (1977) Verhandlungen der Deutschen Gesellschaft für Urologie 29:230. – 6. Wenzel H, Singer H (1977) Monatsschr Kinderheilk 125:330. – 7. Prosig W, Fiedler U, Hauge A (1977) Urologe [A] 16:128. – 8. Klippel KF, et al (1977) Urologe [A] 16:121. – 9. Grims P, Obadić R, Pospiš M (1976) Acta Medicorum 2:7. – 10. Bradić I, Pasini M, Vlatković G (1972) Liječnički vjesnik 94:553. – 11. Krepler P, Havranek C, Wiltschke H (1974) Der vesikoureterorenale Reflux. Thieme, Stuttgart. – 12. Bressel M, Josten K (1977) Verhandlungen der Deutschen Gesellschaft für Urologie 29:239. – 13. Marberger M, Straub E, Greinacher I (1977) Verhandlungen der Deutschen Gesellschaft für Urologie 29:242. – 14. Scott JES, Stansfeld JM (1968) Arch Dis Child 43:323. – 15. Straub, E. Stockamp K (1976) Monatsschr Kinderheilk 124:511. – 16. Laval KU, Rathert P (1976) Urologe [A] 15:219. – 17. Bakshandeh K, Lynne C, Carrion H (1976) Urology 116:557. – 18. Jeffs RD, Jonas P, Schillinger FJ (1976) Urology 115:449. – 19. Gregoir W, Schulmann CC (1977) Urologe [A] 16:124. – 20. Brosig W, Fiedler U, Hauge A (1977) Urologe [A] 16:128. – 21. Wacksman J, Anderson E, Glenn JF (1978) Urology 119:814. – 22. Gonzales ET, Caffarena E, Carlton E (1978) Urology 119:817. – 23. Babcock JR, Keats KG, King LR (1976) Urology 115:720. – 24. Willscher MK, Bauer SB, Zammuto PJ, Retik AB (1976)

Urology 115:722. - 25. Marberger M, Altwein J, Straub E, Wulf H, Hohenfellner R (1978) Urology 120:216. - 26. Bourne H, Concon VR, Hoyt TS, Nixon WG (1976) Urology 115:304. - 27. Huland H, Scherf H, Köllermann MW (1978) Urologe [A] 17:282. - 28. Ahmed S, Smith AJ (1978) Urology 120:332. - 29. Molchany JJ, Kelalis PP (1978) Urology 120:336. - 30. Köllermann MW, Scherf H (1977) Monatsschr Kinderheilk 125:834. - 31. Mayour G, Genton N, Torrado A, Guignard JP 11975) Clin Pediatr 56:740. - 32. Shah KJ, Robins DG, White RHR (1978) Arch Dis Child 53:210. - 33. Küss R, Chatelain C (1975) Springer, Berlin Heidelberg New York, p 189:216. - 34. Uldall P, Frokjaer O, Ibsen KK (1976) Acta Pediatr Scand 65:711. - 35. Helin I, Okmian L, Kornfält SA, Mortenson W (1974) A therapeutical approach and a prospective study. Z. Kinderchir 15:299. - 36. Bradić I, Pasini M (1979) Abstracts XVIII Congrès Société International d'Urologie, Paris

Prof. Dr. sci. I. Bradić
Chirurgische Universitätsklinik
Abt. für Kinderchirurgie
41000 Zagreb-Rebro
Jugoslawien

Verhandlungsbericht der Deutschen Gesellschaft
für Urologie, 31. Tagung (1979), 209-211

Persistierender Harninfekt nach Antirefluxplastik

H. Zöckler, M. Brandis, Ch. Lasius, E. Schindler

Enuresis und Harninfekte sind in der Regel die Ursachen, die zur Diagnose einer Refluxkrankheit führen. Es ist nun bis heute nicht eindeutig geklärt, ob die operative Beseitigung des Refluxes auch die eben genannten Symptome zum Verschwinden bringt.

Von 36 Kindern, bei denen in den Jahren 1974 bis 1976 eine Antirefluxplastik nach Politano-Leadbetter bzw. nach Cohen durchgeführt wurde (Tabelle 1), konnten 34 regelmäßig nachkontrolliert werden. Die letzte Untersuchung fand durchschnittlich 28 Monate nach der Operation statt.

Tabelle 1. Antirefluxplastik bei Kindern MHH 1974 bis 1976

Anzahl der Kinder	36
Anzahl der operierten Harnleiter	53
Anzahl der nachuntersuchten Kinder	34
Zeitraum zwischen Operation und letzter Untersuchung in Monaten (15-51)	28

Insgesamt wurden 53 Harnleiter operiert. Die Erfolgsquote lag bei 98%. Es wurde lediglich ein Refluxrezidiv ersten Grades beobachtet, Stenosen traten nicht auf (Tabelle 2).

Tabelle 2. Operationsergebnisse mit der Politano-Leadbetter-Methode

		operierte Ureter	Rezidive	Stenosen
Bourne	(1969)	44	7%	2%
Clark	(1969)	64	2%	3%
Garrett	(1966)	96	1%	4%
Hendren	(1969)	637	1%	2%
Johnston	(1966)	69	7%	-
Kuffer	(1968)	36	5%	-
Seiferth	(1972)	25	8%	4%
Stefan	(1970)	216	-	1%
Williams	(1965)	53	4%	6%
Willscher	(1976)	342	1%	3%
MHH	(1979)	53	2%	-

Während des Kontrollzeitraumes - die ersten drei postoperativen Monate wurden nicht mitbewertet - hatten 56% der Patienten eine signifikante Bakteriurie, nahezu 40% eine Leukocyturie und 50% eine Enuresis (Abb. 1). Enuresis

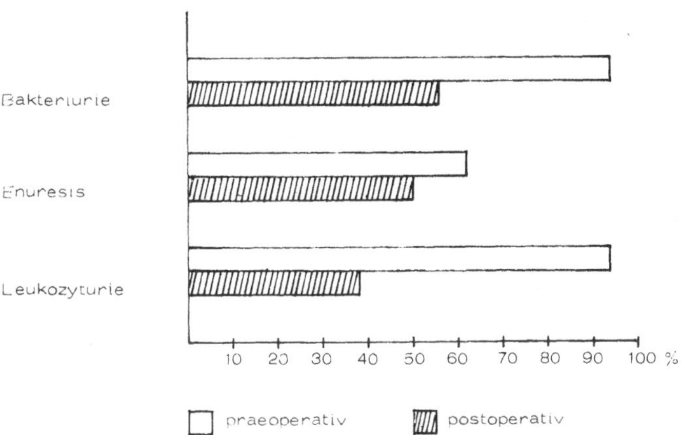

Abb. 1

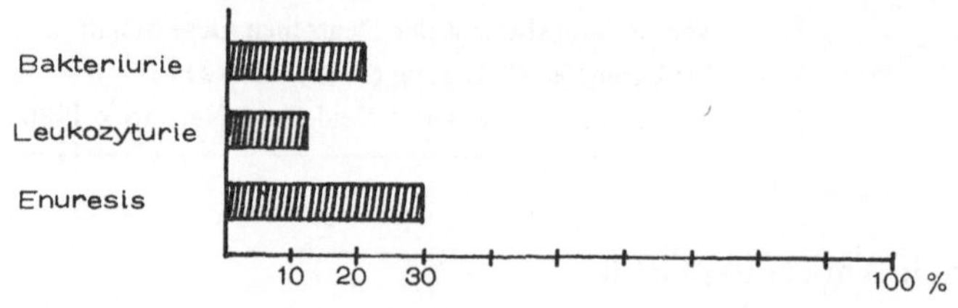

Abb. 2. Status bei der letzten Untersuchung – durchschnittlich 28 Monate nach Antirefluxplastik

trat praeoperativ lediglich bei 62% der Patienten auf, der Rückgang liegt damit im Bereich der natürlichen Abklingquote mit zunehmendem Alter und kann nicht der Operation gutgeschrieben werden. Es kann daraus der vorsichtige Schluß gezogen werden, daß das Symptom Enuresis durch die operative Refluxbeseitigung nicht gebessert wird. Damit wird der Zusammenhang zwischen Enuresis und Reflux überhaupt in Frage gestellt.

Auch bei der letzten Untersuchung fand sich immerhin bei 21% der Kinder ein signifikanter Harninfekt, bei 12% eine Leukocyturie und bei fast 30% eine Enuresis (Abb. 2).

Im Vergleich mit anderen Veröffentlichungen liegt unsere Erfolgsquote hinsichtlich der postoperativen Infektfreiheit mit 32% sehr niedrig (Tabelle 3). Wir führen das darauf zurück, daß in anderen Veröffentlichungen Patienten mit einem oder zwei postoperativen Infekten, Patienten, die nur unter antibakterieller Therapie oder erst seit einigen Monaten infektfrei waren, in die Erfolgsstatistik eingereiht wurden, während wir nur Kinder ohne langfristige antibakterielle Therapie und ohne postoperatives Infektrezidiv über den gesamten Beobachtungszeitraum als Erfolg vermerkten.

Da also nach unseren Beobachtungen weder die Enuresis noch die Harninfektion mit ausreichender Sicherheit durch die Antirefluxoperation beseitigt wird, stellen wir die Indikation jetzt wesentlich zurückhaltender: es werden nur noch Refluxe größeren Ausmaßes mit morphologischen bzw. funktionellen Veränderungen der Niere operiert, Refluxe Grad I–III werden zunächst einer langfristigen konservativen Therapie mit engmaschiger Kontrolle unterzogen. Wir stützen uns dabei unter anderem auf die Berichte von Blight und MacGregor, die unter rein konservativer Therapie eine Infektfreiheit bei 47 bzw. 82% ihrer Patienten erzielten.

Tabelle 3. Infektfreiheit nach Antirefluxoperationen

		operierte Patienten	infektfrei
Ambrose und Nicolson	(1962)	25	80%
Bettex	(1966)	103	56%
Clark	(1976)	39	72%
Eliason	(1967)	42	52%
Ferber	(1976)	47	66%
Garrett	(1966)	58	55%
Gonzales	(1972)	45	71%
Govan	(1975)	61	34%
Hampel	(1977)	51	75%
Herberman	(1969)	21	95%
Hutch	(1968)	140	69%
Leadbetter	(1961)	28	68%
McGovern	(1962)	43	58%
Moormann	(1970)	56	95%
Politano	(1963)	100	74%
Ravasini	(1973)	22	91%
MHH	(1979)	34	32%

Literatur

Ambrose SS, Nicolson WP (1962) Vesicoureteral reflux secondary to anomalies of the uretero-vesical junction: management and results. J. Urol 87:695. – Bettex M, Genton N, Schärli A (1966) Ureteroneocystostomy in vesicoureteric reflux. Arch Dis Child 41:160. – Blight EMJ, O'Shaughnessy EJ (1969) Vesicoureteral reflux in children: a prospective study. J Urol 102:44. – Bourne HH (1969) Vesicoureteral reflux in children. An evaluation of the surgical treatment. Rocky Mt Med J 66:31. – Clark P, Hosmane RU (1976) Re-implantation of the ureter. Br J Urol 48:31. – Eliason OD, Smith JP (1967) Ureteral advancement for correction of vesicoureteral reflux: experience with 50 patients in a 3-year period. J Urol 98:331. – Ferber C, Greiner C, Gronemann B (1976) Ergebnisse der operativen Behandlung des vesicoureteralen Refluxes im Kindes- und Erwachsenenalter. Urol Nephrol 69:717. – Garrett RA, Switzer RW (1966) Antireflux surgery in children. JAMA 195:124. – Gonzales ET, Glenn JF, Anderson EE (1972) Results of distal tunnel ureteral reimplantation. J Urol 107:572. – Govan DE, Friedland GW,

Fair WR (1975) Management of children with urinary tract infections. Urology 6:273. - Hampel N, Richter-Levin D, Gersh J (1977) Extravesical repair of primary vesicoureteral reflux in children. J Urol 117:355. - Hendren WH (1969) Jahrestreffen der American Urological Association, San Francisco 9.-15. Mai 1969. Urologe 8:218. - Herberman HG, Markman I, Payne RA (1969) Vesicoureteral reflux requiring ureteroneocystostomy. J Urol 101:883. - Hutch JA, Smith DR, Osborne R (1968) Review of a series of ureterovesicoplasties. J. Urol 100:285. - Johnston JH (1966) Reflux treated by ureteric reimplantation. J Pediatr 1:145. - Kuffer F, Bettex M (1968) Erfahrungen und Spätresultate mit der Uretero-Cysto-Neostomie nach Politano-Leadbetter. Helv Chir Acta 35:179. - Leadbetter GW, Leadbetter WF (1961) Ureteral re-implantation and bladder neck reconstruction: four and one half years' experience. JAMA 175:349. - MacGregor ME, Freeman P (1975) Childhood urinary infection associated with vesicoureteric reflux. Quart J Med 175:481. - McGovern JH, Marshall VF (1962) Reimplantation of ureters in children. Surg Gynec Obstet 114:143. - Moormann JG, Burwick P, Kemper K (1970) Antireflux-operation: Indikation und Ergebnisse. Urologe 9:241. - Politano VA (1963) One 100 reimplantations and five years. J Urol 90:696. - Ravasini G, Pagano F (1973) Surgical correction of vesicoureteral reflux, descriptions of technique and results. Urol Int 28:56. - Seiferth J, Meinig H, Albrecht KF (1972) Der vesikoureterale Reflux: Diagnostik, Operationsindikation und Therapie. Urologe [A] 11:258. - Stefan H (1970) Erfahrungen mit Antirefluxplastiken bei 163 Patienten. Z Kinderchir 9:75. - Williams DI, Eckstein HB (1965) Surgical treatment of reflux in children. Br J Urol 37:13. - Willscher MK (1976) Infection of the urinary tract after anti-reflux surgery. J Pediatr 85:743

Dr. H. Zöckler
Urologische Klinik
der Med. Hochschule Hannover
Karl-Wiechert-Allee 9
D-3000 Hannover 61

Verhandlungsbericht der Deutschen Gesellschaft für Urologie, 31. Tagung (1979), 212

Neurogene Blasenentleerungsstörung nach beidseitiger Anti-Refluxplastik nach Lich-Gregoir

K. Sacherer, G. Kunit

Um eine Blasenentleerungsstörung nach beidseitiger Anti-Refluxplastik nach Lich-Gregoir auszuschließen, haben wir unsere in einer Sitzung korrigierten Patienten urodynamisch nachkontrolliert. Die Ursache der Lähmungserscheinungen wurde dahingehend interpretiert, daß es bei der Präparation des Harnleiters bis zum Eintritt in die Blase und bei der Präparation des submukösen Tunnels für die Einbettung des Ureters zu Störungen der nervalen Versorgung durch Schädigung der nervi pelvici kommen soll.

Wir haben nun von den vom 1. 1. 1977 bis 30. 9. 1979 durchgeführten Anti-Refluxplastiken nach Lich-Gregoir 14 Patienten urodynamisch nachkontrollieren können. Insgesamt wurden 18 Patienten operiert, davon waren 16 Kinder zwischen 3½ und neun Jahren und zwei erwachsene Patienten.

Die Indikation für die Lich-Gregoir Anti-Refluxplastik war bei allen Patienten ein primärer persistierender Grad II–Reflux ohne Erweiterung des Harnleiters und des Nierenhohlsystems im Ausscheidungsurogramm, wobei eine neurogene Störung bzw. ein mechanisches oder funktionelles infravesikales Abflußhindernis ausgeschlossen wurde.

Bei der Präparation des Harnleiters und Inzision der Blasenwand sollte dem Umstand der nervalen Versorgung der Blase Rechnung getragen werden, indem man achtet, daß die Blasenwand dorsal und kaudal von der Eintrittsstelle des Harnleiters in die Blase nicht geschädigt wird. Durch zwei Haltenähte in der Gegend des Blasendomes wird die Blasenwand nach medial und kranial gezogen, so daß die Inzision der Blasenmuskulatur auf einer Strecke von 4 cm in einem Winkel von etwa 90 Grad bis auf die Schleimhaut erfolgen kann. Das weitere Vorgehen entspricht der Originalmethode. Nach der Rückverlagerung der Blasenwand geht der juxtavesikale Harnleiter ohne Knickung kontinuierlich in den intramuralen Anteil über.

Postoperativ wird kein Dauerkatheter gelegt, außer bei Eröffnung der Blasenschleimhaut. Der Verschluß der Wunde erfolgt durch Intrakutannähte mit Dexon. Eine antibakterielle Prophylaxe führen wir postoperativ immer durch. Die Kinder werden am sechsten postoperativen Tag nach Hause entlassen.

Vier bis acht Wochen nach der Operation werden die Abflußverhältnisse durch Nephro-Sonographie kontrolliert, sechs Monate danach eine Reflux-Kontrolle vorgenommen. Die Blasendruckmessung wurde am siebenten Tag bis einem halben Jahr nach der Operation durchgeführt.

Wir konnten in keinem der nachkontrollierten Fälle eine Störung der Blasenentleerung feststellen. Es fanden sich normale Basisdrucke sowie normale Prä- und Miktionsdrucke. Die Patienten zeigten auch in der unmittelbaren postoperativen Phase keine Miktionshemmungen; sie hatten normalen Harndrang und konnten die Blase restharnfrei entleeren.

Wir führen dies auf die Tatsache zurück, daß die Einbettung des Harnleiters in die Blasenmuskulatur in deren medio-kranialen Quadranten erfolgt. Die nervi pelvici gelangen nämlich von dorsal und kaudal an die Blase. Diese Region trachten wir bei der Präparation der Harnleiter nach Möglichkeit zu schonen, so daß es zu keiner Schädigung der nervalen Versorgung der Blase kommt. Außerdem erhält so der submuköse Tunnel durch die Schnittführung der Blasenmuskulatur einen mehr den Nervenfasern parallelen Verlauf, so daß nur ganz wenige von diesen durchtrennt werden, die jedoch in ihrer Gesamtheit für die Blasenentleerung nicht entscheidend sind.

Dr. G. Kunit
Dr. K. Sacherer
Urologische Abteilung
der Landeskrankenanstalten
Müllnerhauptstr. 48
A-5020 Salzburg

Verhandlungsbericht der Deutschen Gesellschaft
für Urologie, 31. Tagung (1979), 213

Doppelniere und Reflux-Spätkomplikationen

P.H. Walz

Abhängig vom Alter der Patienten und der Art der Mißbildung weisen Doppelanlagen von Nierenbecken und Harnleiter unterschiedliche Komplikationsraten auf. Nach Angaben aus der Literatur und der Analyse von 108 eigenen Fällen müssen bei Kindern fast ausschließlich komplette Doppelanlagen, d.h. mit zwei getrennt mündenden Ureteren, operiert werden. In mehr als der Hälfte der Fälle ist ein vesiko-renaler Reflux die zur Operation zwingende Komplikation. Hier kann in über 80%, im eigenen Krankengut in 83%, durch eine Antirefluxoperation organerhaltend vorgegangen werden.

Zur Analyse der Spätkomplikationen untersuchten wir 64 erwachsene Patienten mit 78 Doppelnieren, die in den vergangenen elf Jahren wegen einer Erkrankung dieser Doppelniere operiert wurden. Bei 17 Doppelnieren war ein vesiko-renaler Reflux Ursache der Erkrankung. Das Auftreten eines Refluxes war vom Grad der Doppelmißbildung abhängig. Bei Doppelnieren mit Ureter fissus fanden wir in 20% einen vesikorenalen Reflux, bei Ureter duplex in 39% und bei Ureterocele in 11%.

Interessanterweise ließ sich bei einem Patienten mit Ureter fissus ein Reflux nur in den unteren Doppelnierenanteil nachweisen, möglicherweise verhinderte ein Ventilmechanismus am confluens den Reflux in den oberen Anteil. Die übrigen sieben Patienten wiesen erwartungsgemäß einen Reflux in beide Nierenanteile auf. Im Gegensatz zu Kindern, bei denen bei Doppelostium in über 80% lediglich der zum unteren Nierenanteil gehörende Ureter refluxiv ist, fanden wir bei Erwachsenen mit Ureter duplex in mehr als der Hälfte der Fälle einen Reflux in beide Doppelnierenanteile. Bei Vorliegen einer Ureterozele war zweimal der untere Nierenanteil, also das orthotope Ostium, refluxiv. Die Hälfte der Doppelanlagen mit Ureter fissus wiesen pyelonephritische Veränderungen auf, bei Vorliegen eines Ureter duplex waren alle Doppelnieren erheblich pyelonephritisch geschädigt.

Wegen der nur mäßigen pyelonephritischen Veränderungen entschlossen wir uns bei sieben Doppelnieren mit Ureter fissus zu einem organerhaltenden Eingriff und führten eine Antirefluxoperation durch, einmal war wegen fortgeschrittener Organdestruktion die Nephroureterektomie erforderlich. Sechs der sieben Nieren mit Ureter duplex mußten nephroureterektomiert bzw. heminephroureterektomiert werden. Eine Doppelniere mit Ureterozele mußte ebenfalls nephroureterektomiert werden, bei der zweiten konnte eine Ureterozystoneostomie beider Ureteren durchgeführt werden.

Zum Operationsverfahren muß ergänzend gesagt werden, daß sich an unserer Klinik bei Erwachsenen mit Reflux die Methode nach Gregoir im Gegensatz zu den Kindern nicht bewährt hat und wir daher jetzt die Operation nach Cohen vorziehen. Alle Patienten waren bei längeren Verlaufskontrollen infektfrei, wir beobachteten keine Progredienz der pyelonephritischen Veränderungen.

Zusammenfassend läßt sich sagen, daß bei Erwachsenen mit Doppelniere die Refluxhäufigkeit deutlich geringer ist als bei Kindern, die Chancen eines rekonstruktiven Eingriffes jedoch sind vor allem bei der vollständigen Verdoppelung des Hohlsystems begrenzt. Der hohe Anteil pyelonephritisch geschädigter oder zerstörter Doppelanlagen im Erwachsenenalter fordert die frühzeitige Indikationsstellung zur Antirefluxoperation bei noch nicht vorgeschädigtem Parenchym, also bereits im Kindesalter.

Dr. P. H. Walz
Urologische Klinik
der Universität Mainz
Langenbeckstr. 1
D-6500 Mainz

Verhandlungsbericht der Deutschen Gesellschaft für Urologie, 31. Tagung (1979), 214/215

Hypertonie und Reflux

H.J. Bachmann, K. Pistor, H. Olbing

Erst die routinemäßige Blutdruckmessung zeigt, daß es auch bei Kindern Erkrankungen gibt, bei denen die arterielle Hypertonie gehäuft auftritt. Mehrere Publikationen der letzten Jahre machen es wahrscheinlich, daß hierzu auch Erkrankungen mit einem Reflux gehören.

Die Definition des normalen und pathologischen Blutdruckbereichs muß bei Kindern altersabhängig erfolgen, da sich das Blutdruckniveau mit dem Alter ändert. Außerdem sollte man berücksichtigen, daß Jungen ab zwölftem bis 14. Lebensjahr systolisch und diastolisch höhere Blutdruckwerte haben als gleichaltrige Mädchen. Mit Hilfe von Blutdruckperzentilenkurven ist eine Beurteilung des Blutdruckniveaus unter Einbeziehung von Alter und Geschlecht möglich. Nach einem Vorschlag der Task Force on Blood Pressure Control in Children wird dann eine Hypertonie angenommen, wenn der Blutdruck bei mindestens drei verschiedenen Gelegenheiten systolisch und/oder diastolisch oberhalb der 95. Perzentile des Altersnormbereiches liegt.

Wir untersuchten retrospektiv 187 Patienten mit rezidivierenden Harnwegsinfektionen, 47 Jungen und 140 Mädchen im Alter von einem Monat bis zu 17 Jahren. Die in den Krankenblättern dokumentierten Blutdruckwerte wurden für die Auswertung akzeptiert, wenn mindestens drei Ergebnisse vorlagen und die Blutdruckwerte im gleichen Bereich lagen.

Von den 187 Patienten hatten 86 radiologisch nachweisbare Parenchymnarben, bei 101 Patienten war das Nierenparenchym radiologisch unauffällig. Für die Definition der Parenchymnarbe wurden die radiologischen Kriterien von Hodson verwendet. Nach dem Ausmaß der Narbenbildung erfolgte nach dem Vorschlag von Smellie eine Einteilung in vier Schweregrade A bis D.

Von den 101 Kindern ohne Parenchymnarben hatten 38 einen Reflux. Alle 86 Patienten mit Parenchymnarben hatten gleichzeitig einen Reflux; er war bei je 50% ein- und zweiseitig.

Alle Patienten ohne Parenchymnarben hatten einen normalen Blutdruck. Von den 86 Patienten mit Parenchymnarben und Reflux hatten 16 Patienten eine Hypertonie, das sind 18,6%. Zum Zeitpunkt der Untersuchung waren drei der 16 Kinder mit Hypertonie ein bis zwei Jahre, sechs Patienten drei bis acht Jahre und sieben Patienten neun bis 15 Jahre alt. Zehn der 16 Kinder waren Jungen und sechs Mädchen.

Bei den Jungen fanden wir eine enge Korrelation von Hypertonie und Harntransportstörung. Von den zehn Jungen mit Hypertonie hatten neun eine korrigierte Obstruktion im Bereich der ableitenden Harnwege. Von insgesamt 39 Patienten mit korrigierter Obstruktion, Parenchymnarben und Reflux hatten elf (= 28%) eine Hypertonie; in der Gruppe der Kinder mit Parenchymnarben und Reflux, aber ohne Obstruktion, betrug der Prozentsatz der Patienten mit Hypertonie nur 11% (fünf von 47).

Von den 16 Kindern mit Hypertonie, Reflux und Parenchymnarben betraf die Narbenbildung bei einem Kind eine Einzelniere, bei 13 Kindern waren im Bereich beider Nieren Parenchymnarben nachweisbar; nur bei zwei Kindern beschränkte sich die Narbenbildung auf eine Niere. Eine Unterteilung nach dem Ausmaß der Narbenbildung in die vier Typen A bis D nach Smellie ergibt folgendes Verteilungsmuster: 18mal findet sich der Typ C, achtmal der Typ B, zweimal der Typ A und einmal der Typ D.

Zehn der 16 Hypertonie-Patienten hatten bei der Mehrzahl ihrer Harnwegsinfektionen nach klinischen Kriterien eine Pyelonephritis, das sind 63%.

In der Gruppe der 16 Hypertonie-Patienten war die Kreatinin-Clearance bei acht Patienten auf unter 40 ml/min/1,73 m^2 eingeschränkt, bei den übrigen acht Patienten lag sie im Normbereich. Bei weiteren 24 Patienten bestand eine Einschränkung der Kreatinin-Clearance auf Werte unter 80 ml/min/1,73 m^2, ohne daß eine Hypertonie bestand.

Es ist nicht sicher, ob der isolierte Reflux auch dann, wenn keine Parenchymnarben nachweisbar sind, zu einer Hypertonie führt. Die von uns erarbeiteten Daten würden eher dagegen sprechen. Denn in der Gruppe der 101 Patienten ohne Parenchymnarben hatten 38 Patienten einen Reflux, ohne daß eine Hypertonie nachweisbar war. Hier sind weitere sorgfältige Untersuchungen erforderlich.

Dr. H. J. Bachmann
Universitätskinderklinik Essen
der GHS Essen
Hufelandstr. 55, D-4300 Essen 1

Verhandlungsbericht der Deutschen Gesellschaft für Urologie, 31. Tagung (1979), 216–219

Diskussion zu den Vorträgen Seite 182–215 Fortsetzung: II. Einfacher, unkomplizierter, primärer vesiko-renaler Reflux

Moderatoren: Sigel, A., Erlangen, und Hohenfellner, R., Mainz

Sigel, A., Erlangen: Ich eröffne die Diskussion.

Madersbacher, H., Innsbruck: Herr Schrott, ich weiß nicht, wenn ich es richtig in Erinnerung habe, hatten Sie als adjuvante Therapie bei den konservativen Therapiemaßnahmen ja auch das Ephedrin drin. Diesmal, wenn ich es recht gesehen habe, ½ mg pro kg Körpergewicht. Und wenn ich es richtig in Erinnerung habe, hatten Sie früher 1 mg. a) Hat es irgendeinen Sinn, daß Sie jetzt die Dosis reduziert haben? b) Wie lange geben Sie das Ephedrin? c) Sehen Sie Nebenwirkungen bzw. welche Kriterien haben Sie, um Nebenwirkungen kardiovaskulärer Art dieser Therapie herauszufinden?

Schrott, K.M., Erlangen: Wir gingen mit der Dosis auf ein ½ mg pro kg Körpergewicht zurück. Es ist eigentlich verständlich aus theoretischen Erwägungen. Denn die adrenerge Stimulation spricht beim sympathisch mangelhaft innervierten Gewebe in erhöhtem Maße an, nach dem aus den Physiologielehrbüchern bekannten Denervationsgesetz, und zwar im Sinne einer Supersensitivität. Also, man kommt mit wesentlich geringeren Mengen aus. Wir gingen teilweise auch auf ¼ mg zurück. Ich glaube, man sollte es in solchen Fällen. Wir verwenden ja Ephedrin nur in Grenzindikationen, wie ich hervorgehoben habe, und zwar wenn ein Refluxgrad 2 b besteht, also bereits mit einer mäßigen Uretero-Pyelo-Caliektasie. Nur in diesen Fällen wollen wir diese zusätzlich unterstützende Therapie haben, nicht generell bei leichteren Graden. Und wir wenden die adrenerge Tonisierung an, wenn wir gleichzeitig als Symptom Enuresis haben. Denn wir haben schon früher darauf hingewiesen, daß die Therapie der primären Enuresis durchaus in der Hälfte bis ¾ der Fälle günstig auf Ephedrin anspricht. Dann, wie lange wenden wir die adrenerge Tonisierung als Kur an? In etwa, als Richtlinie, zwei bis drei Monate. Wir wiederholen das MCU im Abstand von vier bis sechs Monaten nach dieser durchgeführten Kur. Vor allem die Nebenwirkungen gaben Anlaß zur Reduzierung der Dosis von 1 mg auf ½ mg, teilweise auf ¼ mg. Etwa ⅕ der behandelten Kinder – berichteten die Eltern – klagten über Schlafstörungen, die sehr weit gehen können, ähnlich wie bei den Psychopharmaka, wie Tofranil, das ja ein indirektes Parasympathikolytikum ist. Dann, vor allen Dingen, klären wir die Eltern regelmäßig darüber auf, daß sie nach Möglichkeit unter der Therapie den Puls zählen sollen. Es kann doch in einzelnen Fällen zu Tachykardien, erheblich über 100, kommen. Man soll ermitteln, inwieweit ½ oder ¼ mg vertragen wird.

Sigel, A., Erlangen: Herr Köllermann, bitte, zur Diskussion kommen!

Köllermann, M. W., Hamburg: Herr Schrott, mir ist Ihre konservative Therapie eigentlich zu kompliziert. Die kleinen Kinder dürfen nicht baden. Sie müssen nachts aufstehen zum Pinkeln. Sie kriegen Effortil. Was wollen wir da eigentlich mit der konservativen Therapie? Wir wollen sie steril halten und das können wir doch mit dem Trimethoprim-Sulfamethoxazon ganz wunderbar in ganz geringer Dosierung. Weitere Einschränkungen brauchen die Kinder doch nicht. Das ist meine Erfahrung.

Schrott, K.M., Erlangen: Dem würde ich widersprechen. Einmal, warum soll man eine Dauerchemotherapie machen? Wir sehen, daß es unter Umständen zu wiederholten Reinfekten kommt, auch Resistenzen dabei auftreten. Wir haben ja eingangs in den Erläuterungen von Herrn Melchior und Herrn Palmtag gehört, daß ein erheblicher Teil auch in der Altersgruppe der Mädchen in der häufigst betroffenen Gruppe mit Reflux und auch teilweise bei diesen diskreten infravesikalen Obstruktionen funktionell Blasenentleerungsstörungen auftreten, die ja eigentlich der Grund für die Keimaszension sind. Und ich glaube, daß man allein diese funktionellen Blasenentleerungsstörungen behandeln soll, und deshalb auch legen wir besonderen Wert auf dieses Topftraining. Es gibt ja sonst keine andere kausale Therapie, als ein Fehlverhalten bei der Miktionseinleitung und dem Miktionsablauf zu therapieren, indem man praktisch üben läßt.

Sigel, A., Erlangen: Gut. Herr Marberger, bitte!

Marberger, H., Innsbruck: Ich wollte nur noch sagen, wenn ich darf, daß man das nicht gering schätzen soll. Man hat nachgewiesen, daß durch den Wash-out-Effekt, durch die mechanische Reinigung bei der Miktion, die Keimzahl drastisch reduziert wird. Und wenn man durch das Wassertrinken allein die Keimzahl auf die Hälfte reduzieren kann, indem man statt 500 ml 1000 ml trinkt, so ist das ein sehr approbates und billiges und sehr empfehlenswertes Mittel. Man vermindert die Infektgefahr, wenn man das Miktionsintervall etwas kürzt und bei kräftiger Diurese stehen die Kinder halt einmal in der Nacht auf. Das ergibt sich automatisch – aber dann hat man eine geringere Infektgefahr.

Sigel, A., Erlangen: Noch weitere Beiträge? Ja, bitte?

Seiferth, J., Lingen/Ems: Herr Schrott, ich hätte die Frage an Sie, was bedeuten Ihre Prozentzahlen in Zusammenhang mit der Nierenfunktion und den pyelonephritischen Schrumpfnieren? Sind das Prozentzahlen, die aus der seitengetrennten Isotopenclearance kommen oder was sind das für Werte?

Schrott, K. M., Erlangen: Die Prozentzahlen beziehen sich auf den planimetrischen Vergleich, also nicht aus der seitenvergleichenden Isotopenclearance. Es ist lediglich bei Röntgenbildern in zwei Fällen darauf hingewiesen worden.

Simon, Gießen: Ich habe eine Frage zur Planimetrie. Haben Sie da auch normale Nieren planimetriert oder nur refluxive Nieren?

Schrott, K. M., Erlangen: Die Betonung lag ja auf dem Seitenvergleich. Natürlich mußten wir bei den entsprechenden Fällen auch die nichtrefluxive normale Niere planimetrieren. Wir wollten ja in etwa eine Vergleichsgröße dazu haben und natürlich auch abgestimmt zum Alterskollektiv.

Weißbach, L., Bonn: Herr Schrott, Sie wissen, wir hatten eine Untersuchung gemacht zur Korrelation planimetrische Niere und Seitenisotopenclearance. Die Korrelation war gerade beim Reflux nicht immer aufrechtzuerhalten. Ich weiß, daß es auch andere Ergebnisse gibt. Wie ist Ihre Meinung hierzu?

Schrott, K. M., Erlangen: Wir haben alle bei seitenvergleichender Isotopenclearance in dieser Beziehung nicht genügend Erfahrungen. Weil in dieser Beziehung nicht genügend Erfahrungen im Isotopeninstitut waren, waren wir etwas mehr zurückhaltend und wir hatten am Anfang eine zu große Fehlerbreite, die in keiner Weise zusammenstimmte mit der urographischen Aufnahme, die ja auch in gewisser Weise eine Funktionsaussage gibt. Wir wissen aus verschiedenen Publikationen, daß der Fehlbereich in der seitenvergleichenden Isotopenclearance, eben gerade bei Refluxüberlagerung, größer ist, wenn nicht sehr große Übung bei den betreffenden Untersuchungen vorhanden ist. Und wir legen deshalb den Hauptwert auf den planimetrischen Vergleich in der AUR.

Sigel, A., Erlangen: Wer möchte weiter diskutieren? Bitte, Herr Melchior!

Melchior, H., Kassel: Eine Frage an Herrn Schrott. Welche Untersuchungen halten Sie für die Indikationsstellung zur Klassifikation des Refluxes für erforderlich? Machen Sie nur morphologische Untersuchungen oder auch Funktionsuntersuchungen wie Clearance, Zystometrie usw.?

Schrott, K. M., Erlangen: Als wichtigste Standarduntersuchung das MCU, und dabei machen wir eine billige Zystomanometrie, und zwar orientieren wir uns an dem Tropfspiegel. Wir lassen normalerweise das vorgewärmte Kontrastmittel einlaufen bei einer Spiegelhöhe von etwa 50–55 cm Wassersäule. Und wenn man allein bei 50–100 ml Füllungsmenge die Spiegelhöhe etwas ändert, und zwar absenkt, dann können Sie sehr rasch sehen, was etwa der der Blasenfüllung zuzuordnende Druck ist. Auf diese Weise hat man eine Information. Wenn die Druckwerte sehr stark abweichen oder wir auch anamnestische Hinweise haben, dann machen wir nur in solchen Ausnahmefällen eine regelrechte Zystomanometrie mit Druckprofil und Tonometrie.

Melchior, H., Kassel: Durch Beobachtung der Einlaufgeschwindigkeit können Sie zwar evtl. etwas über die Elastizität der Blasenwand aussagen. Über die motorische Blasenfunktion können Sie aber mit Sicherheit keine Aussage machen.

Schrott, K. M., Erlangen: Das möchte ich nicht so weit eingeschränkt wissen. Wir wissen doch beim Thema der neurogenen Blasen, daß wir sehr wohl bei einer einfachen Blasenfüllung eine Auskunft bekommen können. Wichtiger Faktor, ob die Blase normotensiv oder hypertensiv ist. Wir können auf diese Weise unterscheiden, ob wir reflektorische Kontraktionen drinnen haben oder ob bereits eine pathologische Wandspannung vorhanden ist. Und ich glaube, allein auf diesem Sektor sollte man weiter untersuchen.

Hohenfellner, R., Mainz: Ich glaube, man sollte das etwas vereinfachen. Zu Ihrer Frage, Herr Melchior! In der Klinik ist es normalerweise so: das Kind kommt mit einem Infekt, wir machen ein Ausscheidungsurogramm. Ist im Ausscheidungsurogramm keine Dilatation der oberen Harnwege vorhanden, dann ist es mit Sicherheit kein komplizierter Reflux. Wenn wir Zystoskopieren und keine Trabekulierung der Blase haben und die Ostienposition bestimmen können, dann können wir auch die Frage der infra-vesikalen Obstruktion mit einiger Sicherheit beantworten. Ich glaube, daß die urodynamische Untersuchung aus den genannten Gründen im Säuglings- und Kleinkindesalter sowieso limitiert ist und für die übrige Gruppe ergeben sich diese beiden Punkte als wichtigste Parameter.

Sigel, A., Erlangen: Ich bin direkt froh, daß Herr Hohenfellner das gesagt hat, weil wir früher vielleicht darin nicht übereinstimmten. Ich bin ihm ausgesprochen dankbar dafür. Ich glaube, wir müssen jetzt die Diskussion zu dem Vortrag von Herrn Schrott abbrechen und gehen jetzt über zu der Diskussion über Operationsmethodik. Könnte ich dazu das Dia Nr. 19 aus dem Vortrag Nr. 48 haben? Ich möchte hier nur kurz die verschiedenen Operationsmethoden rekapitulieren, die Logik der anti-refluxiven Methoden, nicht die Technik. Die erste, die Lich-Gregoirsche Operation, also ohne Kontinuitätsresektion und extra-vesical. Sie verlängert die Pars mucosa suprahiatal, beläßt den trigonomontanalen Verbund. Die Kanallänge geht nach Bedarf, ist wenig traumatisierend, allerdings eine sehr subtile Operation, geeignet auch für neurogene Blasen. Eine Indikation, die ja im Zunehmen begriffen ist, weil wir weniger ableiten. Allerdings der Nachteil der Lich-Gregoirschen Operation, sie beläßt die strukturgeschädigte Pars terminalis. Zweitens die extra-vesikale Operation mit Kontinuitätsresektion. Ich habe das zum ersten Mal bei dem brasilianischen Urologen Campos-Freire gesehen. Es gibt inzwischen zahlreiche andere. Es spielt auch keine große Rolle, wem nun die Priorität gehört. Ein sehr vorteilhafter Eingriff dann, wenn man neu implantieren muß, also beim megasierten Harnleiter, bei der klar indizierten Neostomie, z. B. beim Megaureter und da speziell subadventitiell. Das ist eine Variante, die Herr Schrott bei uns eingeführt hat, eine subadventitielle Modellage, besonders geeignet bei trabekulierter Blase. Die Kanallänge ist beliebig, Extraperitonisierung ist notwendig. Diese kann potentiell denervierend sein, wie vorher aus einem Salzburger Vortrag auch schon hervorging. Und die drittte Operationsmethode, die Kontinuitätsresektion intravesikal. Die beiden Methoden Politano und Cohen. Nun, zu Politano: Ich möchte sagen, daß ist wirklich eine gute Operation. Wir haben sie ja früher alle gemacht. Er verlängert die Pars submucosa suprahiatal, fallweise auch infrahiatal, entfernt die strukturgeschädigte Pars terminalis, jedoch auch nur fallweise. Vorteil: die bilaterale Operation bietet sich an, sofern indiziert. Die Methode wird von innen und außen gemacht, die andere nur von außen. Und nun kommt die neue Methode, die Cohensche Operation. Nachdem für die Politanosche Methode schon Operationserfolge von 98% beansprucht werden, was sicher auch stimmt, ist es nicht ersichtlich, woher diese Methode so ins Blühen gerät. Zumal sie ähnlich, wie vorhin der Kollege aus Zagreb an seinen Fällen gezeigt hat, wie diese extratrigonale Neuimplantation vollkommen auf den trigenomontanalen Verbund verzichtet. Wenn man das alles ungestraft machen kann, dann sind die gesamten Untersuchungen, die die Tanagho-Gruppe zehn Jahre lang gemacht hat, entwertet, was ich persönlich natürlich nicht glaube. Diese Tendenz zu Cohen – seit 1973 – reflektiert ungünstig die an sich so erfolgreiche Politanosche Operation. Das war mein Beitrag zur Diskussion. Wer möchte sich weiter dazu melden?

Lutzeyer, W., Aachen: Herr Sigel, Sie haben das angesprochen, die Frage der verschiedenen Techniken. Eine technische Frage dazu: Wer hat Erfahrung mit der Sondierung der Harnleiter nach der Implantation nach Cohen? Wie geht man technisch vor bei einer Schlinge oder bei der Harnleitersondierung! Das zweite, bei der Implantation am Blasenscheitel. Ich glaube, es ist technisch unter Umständen doch sehr schwierig.

Hohenfellner, R., Mainz: Bob Jeffs hat für die Sondierung des Cohens ein eigenes Instrument angegeben. Ich glaube, daß in diesen Fällen, bei denen eine Komplikation auftritt, die perkutane Nephrostomie unter Ultraschall-Kontrolle die Methode der Wahl ist. Und wenn man dann später noch unten sondieren möchte, kann man mit einem Lenk-Katheter von oben hinunter. Ich glaube, daß das weniger eingreifend ist als durch eine Zystostomie.

Sigel, A., Erlangen: Wer möchte weiter zur Operationstechnik diskutieren?

Marberger, H., Innsbruck: Verwendet niemand mehr die Paquin-Marshall-Methode mit Muffbildung? Das ist eine extra- und intravesikale Methode, je nach Länge des Kanals für alle Arten von Reflux anwendbar.

Sigel, A., Erlangen: Herr Hohenfellner empfiehlt zu fragen, wer macht die Methode nach Paquin noch? Innsbruck – Graz – Sonst sehe ich niemanden.

Marberger, H., Innsbruck: Die Klinik Cornell macht sie nach wie vor. Sie haben neulich über 1000 Fälle berichtet.

Sigel, A., Erlangen: Der Umstand, daß man mit nahezu sämtlichen Methoden weit über 90% Erfolg bekommt, reflektiert eben die Indikation, was ich heute morgen in einem Schema schon zeigte. Die Indikation zwischen Glanz und Blässe, das etwas ungute Gefühl, die Grauzone, die wahrscheinlich vielen Fälle, die ohne Operation gut würden, allerdings um den Preis pyelonephritischer Verschlechterungen.

Schröder, F.H., Rotterdam: Ich möchte gerne etwas sagen zur Ehrenrettung der Operation nach Cohen. Wir haben in unserer vergleichenden Untersuchung zu unserer großen Überraschung eigentlich festgestellt, daß die Ergebnisse des Cohen zu 97% gut waren bei 100 Reimplantationen. Das bei einem Patientengut, das eigentlich fast ausschließlich durch Assistenten operiert wurde, die in dieser Operationstechnik ungeübt waren und die auch in der Kinderurologie im allgemeinen keine Erfahrungen haben. Und ich muß sagen, daß die sehr guten Resultate mit dieser operativ-technisch besonders einfachen Operation in meinen Augen doch sehr für diese Operation sprechen. Wenn es so ist, daß mit dieser Technik sehr gute Resultate erzielt werden können und sie im Widerspruch steht zu einigen sehr grundsätzlichen Erwägungen, dann würde ich meinen, daß man über die grundsätzlichen Erwägungen noch einmal nachdenken müßte. Ich denke, daß sie wahrscheinlich falsch sind.

Sigel, A., Erlangen: Herr Schröder, es bleibt aber trotzdem bestehen, daß wir die Pathophysiologie der Harnblase auf den Kopf stellen, wenn man den Harnleiter genausogut oben, wie wir es bei den Nierentransplantationen machen, am Blasenscheitel einpflanzen können. Übrigens dort gibt es nach einiger Zeit Rezidive. Das weiß man, wenn man die Transplantierten nach längerer Zeit untersucht. Aber gut, dazu noch die Frage zur Ein- und Doppelseitigkeit. Wir sagten ja bisher immer, nicht doppelseitig auf einmal. Ich hatte mal einen Oberarzt, der hat öfter doppelseitig auf einmal operiert, das ging auch gut. Aber kein Zweifel, die Komplikationschancen sind größer, wenn man doppelseitig auf einmal operiert.

Albescu, I. V., Mallersdorf: Wir haben 60 Fälle operiert seit ca. fünf Jahren nach Cohen, ohne eine einzige Komplikation. Wir machen überhaupt keine Schienung mehr und die Ergebnisse sind so gut, wie Dr. Schröder gesagt hat.

Sigel, A., Erlangen: Auf die Schiene haben wir auch seit zwei bis drei Jahren verzichtet. Aber es bleibt ein ungutes Gefühl, daß man mit jeder Methode an die 100%-Erfolge herankommt. Weitere Beiträge zur Operation? Bitte, Herr Weißbach!

Weißbach, L., Bonn: Professor Marberger, Sie hatten 16,35% korrekturwürdige Komplikationen nach Antirefluxplastik gehabt. Führen Sie das auf das Krankengut zurück, das entsprechende Sekundärveränderungen hatte oder lasten Sie das einer Operationsmethode an?

Marberger, H., Innsbruck: Nun, so viele sind es nicht ganz, weil man nicht jeden persistenten Reflux korrigieren muß. Aber die schlechten Ergebnisse sind neben den Fehlern, die wir machten, der falschen Indikation anzulasten bzw. dem Krankengut, das alle Refluxarten einschließt, auch die schweren Formen.

Diskussionsteilnehmer: Bezüglich der Refluxplastik nach Gregoir, wobei ich in drei Fällen Blasenentleerungsstörungen postoperativ gesehen habe. Unter Beachtung der technischen Details, daß die erste Naht unterhalb der Insertionsstelle des Ureters zu liegen kommt, ist es anscheinend zu einer zu weitgehenden Freilegung des Blasenbodens gekommen. Ist es daher vertretbar – insbesondere an die Kollegen, die diese Operationsmethode einseitig durchgeführt haben – daß man so verfahren kann?

Schrott, K. M., Erlangen: Ich glaube, man sollte bei der Methode Lich-Gregoir einseitig operieren. Man hat ja Zeit und kann einen Monat oder zwei Monate zuwarten. Man kriegt ja regelmäßig bei einer Operation, wenn sie noch so subtil durchgeführt wird und man jegliche Blutung vermeidet, also keine Hämatome und ähnliches hat, zumindest ein Wundödem. Und das Wundödem allein macht die vorübergehende Blasenentleerungsstörung. Wir kennen es ja auch z. B. aus benachbarten Gebieten, z. B. die entsprechende Blasenentleerungsstörung bei der Hysterektomie, die auch nur auf die frühe postoperative Subkontraktilität durch Wundödem zurückgeführt wird. Innervation spielt eine geringere Rolle.

Sigel, A., Erlangen: Wir möchten die Diskussion damit abbrechen. Ich fasse das Wesentliche zusammen. Es ist nicht jeder Infektionsschub eine Pyelonephritis, sonst müßten sämtliche Refluxnieren mit der Zeit grobe Narben bekommen. Es gibt einen beträchtlichen Teil, der dies nicht bekommt. Die einfachen Fälle Grad I bis II, die braucht man überwiegend nicht zu operieren. Und umgekehrt, die gravierenden Fälle sollte man möglichst frühzeitig operieren. Dazwischen ist eine Zone, da wird man vermutlich mit beiden das gleiche erreichen. Soviel ich weiß, wird von der Deutschen Forschungsgemeinschaft zur Zeit eine größere Studie finanziert, die hier alternativ weiterarbeiten soll. Sie wissen, es gibt eine bekannte englische Alternativstudie, die hat allerdings nur eine kleine Fallzahl gehabt und die hat sich eindeutig für die Operation und nicht für die internistische Therapie ausgesprochen. Ein weiteres Problem bleibt noch die postoperative Infektpotenz. Sie ist zwar überwiegend distal, aber auch öfter proximal als wir früher annahmen und da haben wir auch noch Schwierigkeiten mit der Differenzierung. Damit ist der zweite Teil beendet. Wir können genau fünf Minuten Pause machen. Bitte nicht länger, dann kommt der dritte Teil, für den wir noch 45 Minuten benötigen.

III. Komplizierter sekundärer Reflux – refluxiver Megaureter

Verhandlungsbericht der Deutschen Gesellschaft für Urologie, 31. Tagung (1979), 220/221

Komplizierter sekundärer Reflux – refluxiver Megaureter Einteilung und Nomenklatur

R. Hohenfellner

Die Nomenklatur der kongenitalen Harnleiterdilatation ist trotz der Vorschläge der Nomenklaturkommission von Philadelphia 1976 weiterhin kontrovers. Die Problematik besteht gegenwärtig darin, die mit weiter dilatierter Megaureter oder Hydroureter unterschiedlich bezeichneten, aber identischen Krankheitsformen aufgrund festgelegter Parameter vergleichbar zu machen.

Die wichtigsten Parameter sind die renale Funktion, das Ausmaß der Ureterdilatation, die Form und Lageanomalien der Harnleitermündung und die infravesikale Obstruktion. Das Ausmaß der pyelonephritischen Veränderungen kann entsprechend den Vorschlägen von Smelli in Grad I bis IV unterteilt werden. Genauer sind sonographische Nierenparenchymvolumenbestimmungen nach Weitzel, die zusammen mit den Werten der Isotopenclearance für Verlaufskontrollen entscheidend sind.

Die Harnleiterdilatation wird, sofern sie bereits im Ausscheidungsurogramm besteht, nach Emmet I bis V unterteilt, tritt sie erst beim Reflux auf, ebenfalls nach I bis V, nach dem Erstbeschreiber Parkkulainen.

Die Klassifikation der Uretermündungsanomalien nach Lyon hinsichtlich der Form in normal, oval, hufeisenförmig und golflochartig aufgeschlüsselt, wird hinsichtlich der Position in A, B und C unterteilt.

Praktisch angewandt besteht beim primären vesikorenalen Reflux keine Dilatation im Ausscheidungsurogramm. Die pyelonephritischen Veränderungen werden, wie beschrieben, von I bis IV klassifiziert. Im Miktionszystourethrogramm besteht keine infravesikale Obstruktion, jedoch ein Reflux nach Parkkulainen I bis V. Die Ostiumkonfiguration: normal, oval, hufeisenförmig oder golflochartig und die Position: A, B und C, je nach dem Grad der Lateralisation. Die Diskrepanz von vesikorenalem Reflux V und normalem i.v. P. ist offensichtlich, die Bezeichnung refluxiver Megaureter aber überflüssig und irreführend, da die Dilatation nur intermittierend auftritt und die Einteilung nach Parkkulainen ausreicht.

Eine wichtige Sonderform des primären kongenitalen Refluxes ist die Verbindung mit einer gleichzeitigen kongenitalen Nierendysplasie. Die Erkrankungsform wird auch als Megaureter, Megazystissyndrom bezeichnet. Im Ausscheidungsurogramm besteht eine massive Nierenhohlsystem-, Ureter- und Blasendilatation. Das Miktionszystourethrogramm läßt, trotz der vollen Blase, keine infravesikale Obstruktion erkennen und es besteht ein massiver Reflux Grad V. Zystoskopisch keine Trabekulierung der Blase, jedoch Golflochostien in Position C.

Das Krankheitsbild ist dem Diabetes insipidus verwandt. Die dysplastischen Nieren produzieren bei hoher Flüssigkeitsaufnahme isostenurischen Harn, daher die primär flaue Ausscheidung im Ausscheidungsurogramm, die meist erst nach Katheterentlastung über mehrere Tage die charakteristische kranial gerichtete Kelchkonfiguration erkennen läßt. Der Blasenrestharn besteht tatsächlich aus renalem und ureteralem Pseudorestharn, der nach jeder Miktion aus den weit dilatierten Nierenbeckenkelchsystemen und Harnleitern in die Blase nachläuft. Die frei refluxierenden Golflochostien befinden sich in Position C, sind also weit lateralisiert.

Bei einseitiger Erkrankungsform ist die Nephroureterektomie die Methode der Wahl. Bei doppelseitiger ist die Prognose schlecht und es ist verständlich, daß jede Form der Rekonstruktion, sei es durch Reimplantation oder Modellage durch periphere Widerstandserhöhung, nur zu einer weiteren Verschlechterung der Nierenfunktion führen muß durch den dadurch bedingten Druckanstieg.

Die geschilderte Erkrankungsform wurde häufig mißinterpretiert, den infravesikalen Obstruktionsformen zugeordnet und plastisch-operativen Eingriffen zugeführt. Die konservative Therapie, Einmalkatheterismus und Infekttherapie sind bis zu der notwendigen Hämodialyse bzw. Nierentransplantation Methode der Wahl.

Gegenüber dem primären vesikorenalen Reflux besteht beim sekundären im Ausscheidungsurogramm eine unterschiedliche Dilatation. Die Pyelonephritis wird nach Smelli klassifiziert. Die infravesikale Obstruktion ist radiologisch nachweisbar und wird endoskopisch bestätigt. Refluxeinteilung, Ostiumkonfiguration und Position werden wie beim primären vesikorenalen Reflux klassifiziert.

Es empfiehlt sich, die sekundären refluxverursachenden Erkrankungen, wie z.B. Meningomyelozele oder Sekundärreflux bei Tbc, mit anzugeben. Besteht nach Beseitigung einer Meatusstenose z. B. der Reflux weiter, wird er als primärer, bei gleichzeitig vorhandener Meatusstenose, klassifiziert. Die Gleichzeitigkeit beider Erkrankungsformen unterliegt Schwankungen von Klinik zu Klinik, je nach dem, welche „Soll-Charr.-Zahl" beim Bougie à Boule man dem entsprechenden Lebensalter zuordnet. Die Gruppe derjenigen, die die Meatusenge überhaupt in Frage stellt, wird die Maturation der Ostien während der über längere Zeit geführten Meatusbougierung als Ursache des Behandlungserfolges werten. Hinsichtlich der Nomenklatur ergeben sich daraus jedoch keine Schwierigkeiten.

Im Säuglingsalter ist der sekundäre Reflux häufige Folge der noch nicht abgeschlossenen neurogenen Intervation, und unter konservativer Infekttherapie gegebenenfalls Einmalkatheterismus spontan rückbildungsfähig. Bei Dialysepatienten ist er wenig ausgeprägt auch Folge der verminderten Blasenkapazität.

Beim primären kongenitalen Megaureter besteht im Gegensatz zum Reflux die Dilatation bereits im Ausscheidungsurogramm, klassifizierbar nach Emmet von I bis V, die pyelonephritischen Veränderungen wieder von I bis IV nach Smelli. Das Miktionszystouretherogramm ist normal, nur sehr vereinzelt findet sich ein Reflux, eigentlich paradoxerweise, da ja eine terminale prävesikale Harnleiterenge besteht, das Ostium normal konfiguriert ist und sich meist in Position A, nur gelegentlich in B befindet.

Die Harnleiterdilatation ist mit fortschreitendem Lebensalter und Harnleiterlängenwachstum rückläufig. Als Endzustand findet sich im Erwachsenenalter häufig eine segmentale Dilatation als Zufallsbefund. Dementsprechend sind segmentale Dilatationen im Kindesalter extrem selten. Harnleitermodellage und Reimplantation bleiben Fällen mit therapieresistenten klinischen hochfieberhaften Harnwegsinfekten vorbehalten. Die „Harnleitermodellage", in der Vergangenheit zweifellos zu häufig geübt, führte nicht selten über Reflux und Sekundärstenose zu schweren Komplikationen, die bei konservativer Therapie vermieden hätten werden können.

Der sekundäre Megaureter ist durch eine zum Teil groteske Schlängelung des Dilatationsgrades IV und V charakterisiert, häufig finden sich pyelonephritische Veränderungen, im Miktionszystourethrogramm eine deutliche infravesikale Obstruktion, häufig handelt es sich um Klappen, mitunter ist eine Niere stumm, refluxiv Grad III bis V, das Ostium pathologisch, häufig golflochartig in Position B und C.

Der sekundäre Reflux gehört zu den schweren operationsbedürftigen Erkrankungsformen. In der urologischen Notfallsituation ist die perkutane Nephrostomie Methode der Wahl. Bis zur renalen Erholung kann eine Ringureterokutaneostomie erforderlich werden. Die infravesikale Obstruktion muß beseitigt sein, stumme refluxive Nieren extipiert, um die später oft notwendige Reimplantation nach Cohen oder Politano/Leadbetter nicht in Frage zu stellen. Das Prune-Belly-Syndrom wird als Sonderform des sekundären Megaureters nach dem angegebenen Schema klassifiziert.

Bei Harnleiterdoppelbildungen, Mündungsanomalien einschließlich Ureterozelen oder ektoper Harnleitermündung erfolgt die Klassifikation entsprechend dem vorgesagten nach Dilatation, pyelonephritischer Veränderung und Ostiumanomalie.

Prof. Dr. R. Hohenfellner
Direktor der Urologischen
Univers.-Klinik Mainz
Langenbeckstr. 1
D-6500 Mainz

Verhandlungsbericht der Deutschen Gesellschaft für Urologie, 31. Tagung (1979), 222–227

Reflux und Megaureter

K. Stockamp, R. Hohenfellner

Unter Berücksichtigung der im Einleitungsreferat gegebenen Klassifikationskriterien erscheint die Kombination von Reflux und Megaureter im wesentlichen in vier Variationen:

1. Refluxiver Megaureter;
2. Primär obstruktiver Megaureter mit Reflux;
3. Sekundärer Megaureter mit Reflux;
4. Urethral ektoper Ureter.

Diese Anomalien unterscheiden sich in erster Linie bezüglich der renalen und vesikalen Situation und erfordern dementsprechend unterschiedliche Therapiekonzepte.

Refluxiver Megaureter

Das Vollbild des refluxiven Megaureters ist selten, die Inzidenz im Krankengut der Urologischen Kliniken Mainz und Ludwigshafen betrug 10% aller Megaureterfälle. Kennzeichnend ist das überwiegend beiderseitige Auftreten, eine (Pseudo-)Restharnbildung und eine mehr oder weniger ausgeprägte Nierenfunktionseinschränkung durch kongenitale Atrophie und Dysplasie. Das Synonym „Megaureter-Megazystis-Syndrom“ ist irreführend, da regelmäßig eine

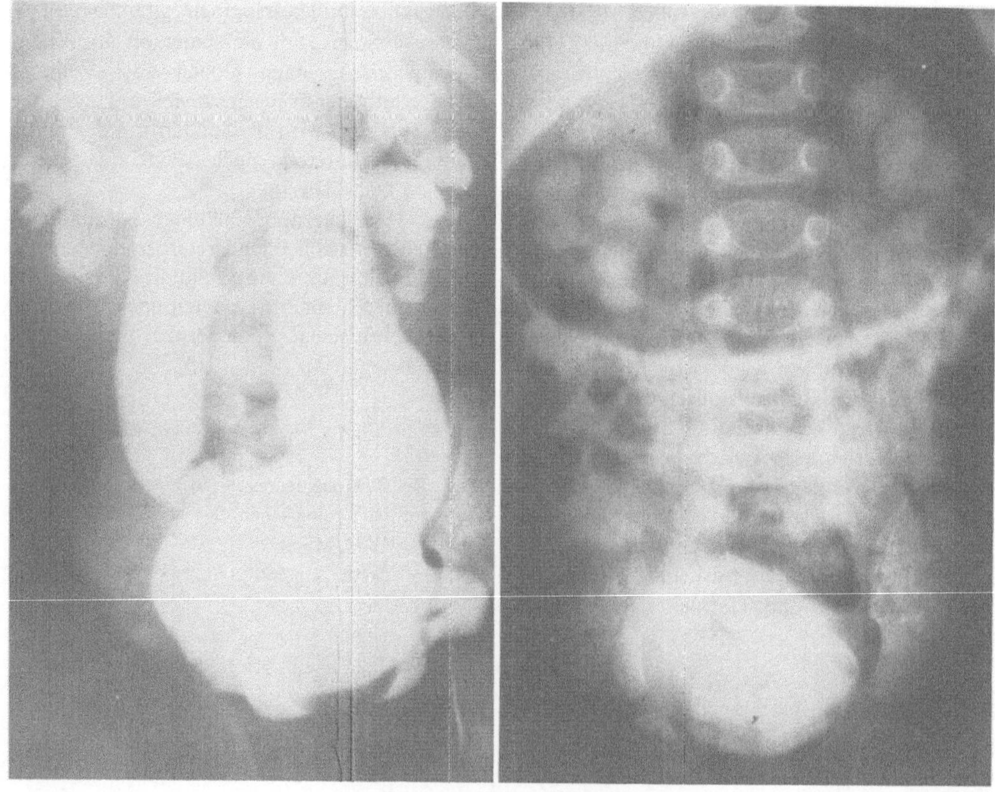

a b

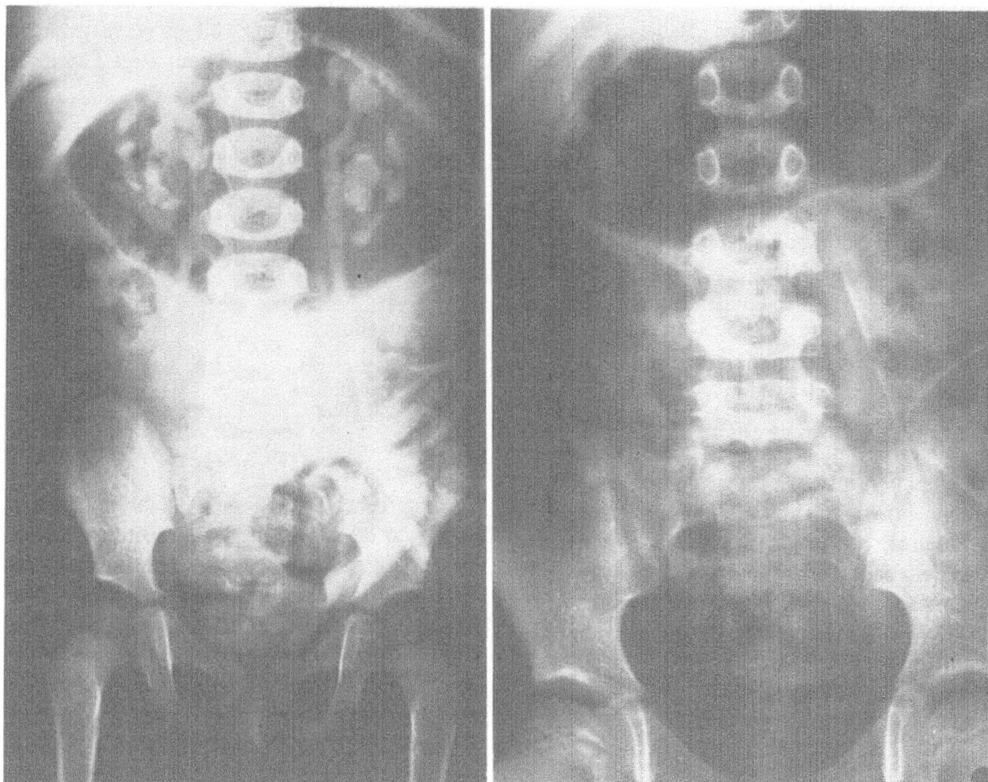

c d

Abb. 1. (a) Refluxiver Megaureter bei drei Wochen altem weiblichem Neugeborenen. Serumkreatinin 2,0 mg %. Nach sechswöchiger Dauerkatheterbehandlung Kreatininsenkung auf 1,2 mg % → Antirefluxplastik beiderseits. (b) Sechs Monate postoperativ massive Dilatation der oberen Harnwege, kein Reflux. Kreatinin 2,0 mg %, Poliurie → Colon-Conduit. (c) Ein Jahr später idealer Zustand der oberen Harnwege, Kreatinin 1,8 mg %. (d) 4½ Jahre später nahezu fehlende Kontrastmittelausscheidung ohne Abflußstörung, Kreat. 7,5 mg % → Dialysebehandlung

normale Blasenfunktion vorliegt und die Restharnbildung durch Refluxurin hervorgerufen wird.

Therapeutische Probleme ergaben sich nach den eigenen Erfahrungen in Abhängigkeit von der Einschränkung der Nierenfunktion (Tabelle 1).

Die bei fünf Kindern mit nicht wesentlich eingeschränkter Nierengesamtfunktion durchgeführten sieben Ureterreimplantationen waren alle erfolgreich. Demgegenüber schlugen alle fünf Reimplantationen bei drei Kindern mit initial erhöhtem Serum-Kreatinin (> 1,0 mg %) fehl, ohne daß operationstechnische Fehler später nachweisbar waren. Trotz operativer Nachkorrekturen kam es innerhalb von drei bis fünf Jahren in allen Fällen zur dialysepflichtigen Niereninsuffizienz. Bei allen drei Kindern beobachteten wir eine persistierende Poliurie, die offenbar die ureterale Transportkapazität überforderte, wobei auch nach supravesikaler Harnableitung ein Fortschreiten der Nierenfunktionsabnahme in Relation zum Körperwachstum nicht aufzuhalten war.

Tabelle 1. Operative Behandlung bei acht Kindern (15 Ureteren) mit refluxivem Megaureter

Therapie	Pat.	(Mißerfolg)
Reimplantation bds.	4	(2)
Reimplantation eins. (kongenit. Einzelniere)	1	(1)
Reimplantation eins. + Nephrektomie Gegens.	2	
Reimplantation eins. + konservativ Gegens.	1	

Die fortgeschrittene Niereninsuffizienz läßt sich in ihrer Progredienz durch eine Refluxsanierung nicht mehr beeinflussen [5], bei unseren Fällen mit refluxivem Megaureter mußten wir feststellen, daß diese Situation bereits bei einer diskreten Kreatininerhöhung vorliegt. Des weiteren scheint nach der Erfahrung anderer [2,4] in schwergradigen Fällen eine Motilitätsinsuffizienz vorzuliegen, die histologisch faßbar ist und möglicherweise mit dem Grad der renalen Atrophie parallel geht. Hieraus ergibt sich für uns in Abhängigkeit von der renalen Situation das folgende Konzept:

bei normalem Serumkreatinin und ohne große Diskrepanz in der Funktion beider Nieren → Reimplantation beidseitig,

bei normalem Serumkreatinin und weitgehender Funktionslosigkeit einer Niere → Reimplantation einseitig und kontralaterale Nephroureterektomie,

bei Kreatininerhöhung und persistierender Poliurie nach mehrwöchiger vesikaler Harnableitung → konservativ (z.B. intermittierender Katheterismus).

Primär obstruktiver Megaureter und Reflux

Im Unterschied zum refluxiven Megaureter findet sich der Reflux in einen primär obstruktiven Megaureter überwiegend einseitig und mit meist guter Nierenfunktion. Für die Diagnose entscheidend ist die postmiktionelle Urogrammaufnahme, die Restharnfreiheit und die typische prävesikale Ureterballonierung zeigt. Die therapeutischen Indikationen werden nicht durch das Vorhandensein des Refluxes bestimmt und entsprechen denen des primären Megaureters.

Sekundärer Megaureter mit Reflux

Es handelt sich hier um das häufigste Zusammentreffen von Megaureter und Reflux. Kausal verantwortlich ist eine kongenitale infravesikale Obstruktion, primär fast immer durch eine Urethralklappe. Fälle mit Urethralklappe sind nur in ⅓ refluxfrei, jeweils ein weiteres Drittel weist einen einseitigen oder beidseitigen Reflux auf. Allein durch Klappenresektion wird eine Refluxrückbildungsrate von annähernd 60% erreicht [6]. Dieser Prozentsatz wird allerdings nicht bei alleiniger Berücksichtigung der Fälle mit schwergradiger Ureterdilatation erreicht. Die eigenen Erfahrungen mit einem solchen Kollektiv (insgesamt 20 Kinder, davon zwölf mit persistierendem Reflux nach Klappenresektion) zeigt Tabelle 2.

Tabelle 2. Therapie bei zwölf Kindern (14 Refluxureter) mit Urethralklappe und hochgradigen Megaureter (Grad III–IV n. Emmett)

Therapie	Pat.	(Uret.)	Mißerfolg
Reimplantation	3	(4)	2 (2)
konservativ	1	(1)	
Nephroureterektomie	9	(9)	

Entsprechend auch der Erfahrung anderer [2,6] war die Mehrzahl der persisitierenden Refluxureteren funktionslos, so daß nur eine Ureteronephrektomie in Frage kam. Demgegenüber mußte in dem gesamten Kollektiv in keinem Fall ein nichtrefluxiver Megaureter geopfert werden. Auch bei der Urethralklappe scheint der Reflux eine renale Dysplasie zu induzieren [3]. Diese Tatsache erklärt auch unsere Erfahrung, daß weder eine prolongierte vesikale Harnableitung noch eine temporäre Ureterocutaneostomie eine Funktionsverbesserung erreichen läßt, ganz im Gegensatz zum nichtrefluxiven sekundären Megaureter.

Wir führten bei ausreichend erscheinender Nierenfunktion nur in vier Fällen eine Ureterreimplantation durch, wovon zwei mißlangen. Diese und eine Reihe weiterer, außerhalb voroperierter Fälle zeigen neben der Fehleinschätzung der Nierenfunktion ein zweites Problem auf: die persistierende infravesikale Obstruktion nach Klappenresektion. Wir fanden in unserem Material in etwa 25% nach korrekter Klappenbeseitigung eine fortbestehende Blasenentleerungsstörung infolge sekundärer Blasenhalsstenose. Wir führen daher prinzipiell bei Kindern mit resezierter Urethralklappe in der Folge urodynamische Untersuchungen durch, die nach unserer Erfahrung besser als der röntgenologische und endoskopische Befund eine persistierende Entleerungsstörung erkennen lassen. Wichtigster Parameter ist der Miktionsdruck, der bei Werten über 100 cm H_2O als Kontraindikation zur Ureterreimplantation anzusehen ist. Solche Fälle erfordern eine Blasenhalsincision oder eine Langzeittherapie mit Alpharezeptorenblockern (Abb. 2).

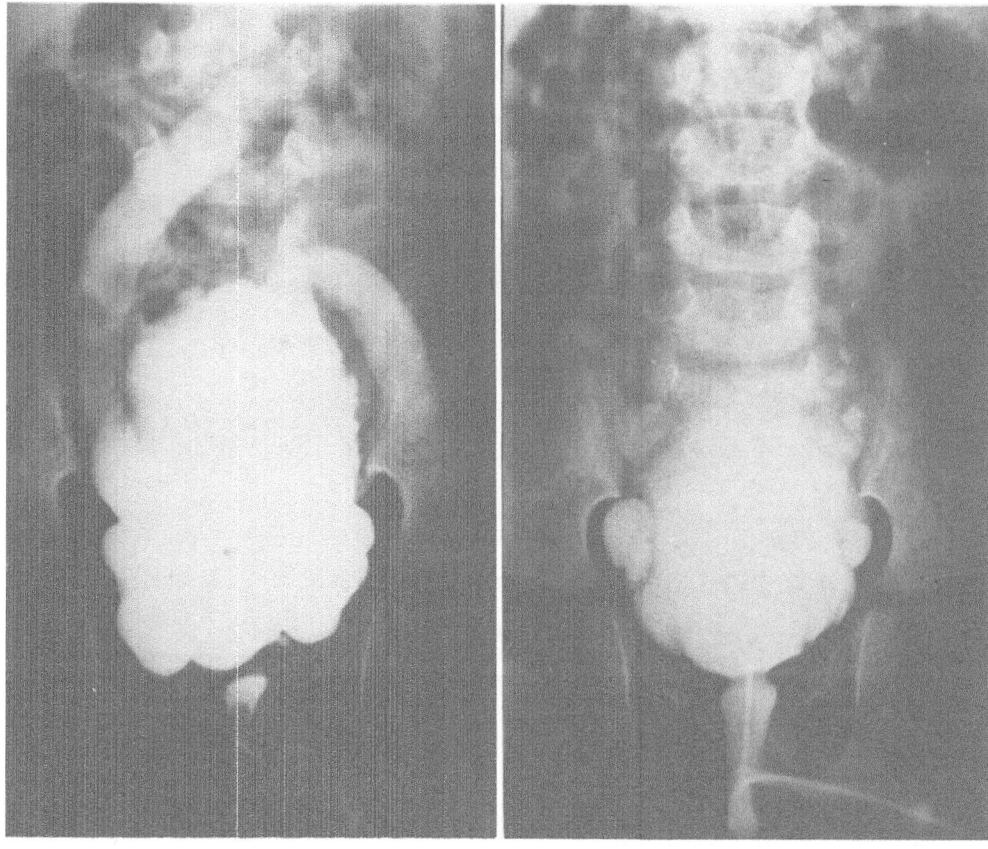

a b

Abb. 2. (a) 2½jähriger Junge, Zustand nach Urethralklappenresektion im Alter von sechs Monaten. Überlaufblase mit massivem Reflux beidseitig durch Blasenhalsstenose. (b) Drei Wochen nach Blasenhalsinzision und Ureteronephrektomie rechts wegen funktionsloser Niere. Spontane Refluxrückbildung links und restharnfreie Blasenentleerung

Urethral ektoper Harnleiter

Diese in ihrer Häufigkeit unterschätzte Anomalie betrifft annähernd 10% der eigenen Megaureterfälle. Berücksichtigt ist hier allein der präsphinktär blasenhalsektop mündende Ureter, dessen Ostium sich endoskopisch immer als weit klaffend und im Miktionszystourethrogramm regelmäßig als refluxiv erweist. Ektope Mündungen finden sich sowohl bei Einzelureteren wie bei Ureteren, die zu einem oberen Doppelnierenanteil gehören. Die eigenen Behandlungsergebnisse zeigt Tabelle 3.

Bemerkenswert erschien uns der in der Mehrzahl der Fälle vorhandene gute renale Funktionszustand, der gegenüber nur drei Nephroureterektomien achtmal eine Reimplantation erlaubte. Reimplantationen mißlangen nur bei einem Kind mit bds. ektopen Ureteren, wofür operationstechnische Schwierigkeiten verantwortlich waren.

Tabelle 3. Operative Behandlung des ektopen Einzel- (fünf Patienten mit sieben ektopen Ureteren) und Doppelureters (vier Patienten mit vier ektopen Ureteren)

Therapie	Pat.	Uret.	Mißerfolg
Einzelureter			
Reimplantation	4	(5)	1 (2)
Nephroureterektomie	2	(2)	
Doppelureter			
Reimplantation	3	(3)	
Heminephroureterektomie	1	(1)	

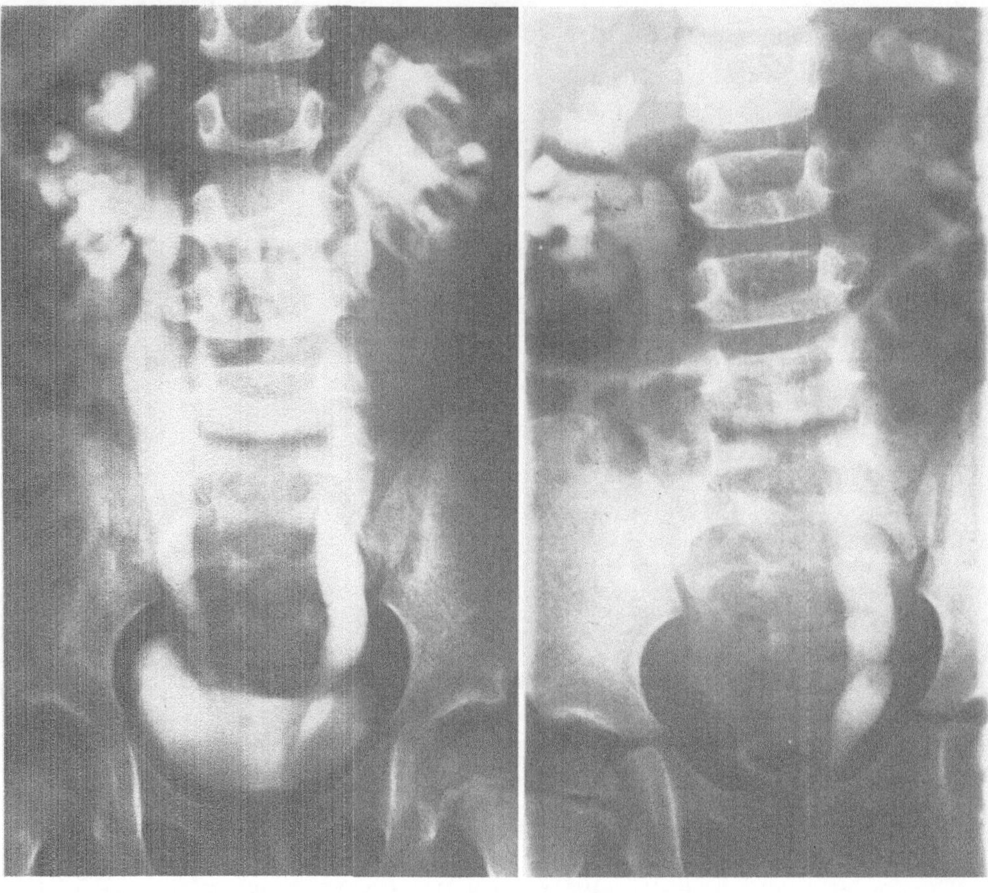

a b

Abb. 3. (a) Ausscheidungsurogramm eines dreijährigen Mädchens mit beidseitig urethral ektop mündenden Ureteren; man beachte die fehlende Elongation und die distale Verschmälerung der Megaureteren. (b) Postmiktionelles Zystogramm der gleichen Patientin. Der erst unter Miktion aufgetretene Reflux zeigt links die extravesikale Mündungsektopie

Das operationstechnische Problem dieses Falles, das wir in geringerem Maße auch bei anderen singulären ektopen Ureteren vorfanden, bestand in einer auffälligen Kürze und Straffheit beider Ureteren - in Diskrepanz zur Elongation anderer Megaureterformen - und einer fibrösen Umwandlung des distalen Anteils (Abb. 3).

Während beim ektopen Einzelureter die Reimplantation häufig von vitalem Interesse ist, wird ihre Indikation beim Doppelureter vor allem dadurch bestimmt, daß sie gegenüber der Heminephroureterektomie den wesentlich kleineren Eingriff darstellt, um das Infektproblem zu beheben. Sie erscheint immer dann erfolgreich, wenn der betroffene Doppelnierenanteil noch eine Kontrastmittelausscheidung aufweist.

Reimplantationstechnik

Nach dem Vorgesagten wird die Rolle der Ureterreimplantation bei Fällen mit refluxivem Megaureter bzw. sekundärem Megaureter mit Reflux limitiert durch die häufig unzureichende Nierenfunktion. Bei adäquater Indikation hat sich uns in den vergangenen sechs Jahren die Reimplantationstechnik nach Cohen [1] gegenüber anderen Verfahren als überlegen erwiesen. Neben den vom Autor angegebenen Vorteilen dieser Technik erweist sich diese Form des transtrigonalen Ureterdurchzugs bei den verschiedenen Megaureterformen als universell anwendbar, da im Bereich des Trigonums beim primären Megaureter das häufige Mißverhältnis zwischen dickwandigem Ureter und Blasenmuskulatur am geringsten ausgeprägt ist, zum anderen das Trigonum bei der hochgradig wandverdickten Blase nach Urethralklappe noch die geringsten Veränderungen aufweist.

Eine Ureterverschmälerung führen wir nur im distalen Drittel und allein unter dem Gesichtspunkt einer refluxsicheren Implantation durch, eine „Totalrekonstruktion" des oberen Harntraktes hat sich in unserem Material retrospektiv nie als erforderlich erwiesen.

Literatur

1. Cohen SJ (1975) Actuelle Urol 6:1. - 2. Hanna MK, Jeffs RD, Sturgess JM, Barkin M (1977) J Urol 117:28. - 3. Johnston JH (1978) Actuelle Urol 9:305. - 4. Johnston JH, Farkas A (1975) Br J Urol 47:153. - 5. Salvatierra O, Tanagho EA (1977) J Urol 117:441. - 6. Williams DI (1977) In: Bergsma D, Duckett JW (eds) Urinary system malformation in children. Liss, New York, p 55

Prof. Dr. K. Stockamp
Direktor der Urol. Klinik
der Städt. Krankenanstalten Ludwigshafen
D-6700 Ludwigshafen

Verhandlungsbericht der Deutschen Gesellschaft
für Urologie, 31. Tagung (1979), 228/229

Das Operationsrisiko der Antirefluxplastik beim komplizierten Reflux

M. Westenfelder, H. Sommerkamp

Die Bezeichnung komplizierter vesikoureteraler Reflux beinhaltet sehr unterschiedliche Krankheitsbilder. Die Feststellung, daß wir von 97 Nieren-Harnleiter-Einheiten mit kompliziertem vesikoureteralem Reflux 53 reimplantierten und dies 34mal = 66% mit Erfolg, ist daher nahezu bedeutungslos. Aufschlußreicher ist, daß 44 der 97 komplizierten Refluxe nicht reimplantiert wurden und im Endeffekt 41 Harnleiter-Nieren-Einheiten durch Nephroureterektomie, Ableitung oder Nachoperation versorgt wurden. Diese Zahl wird in der Zukunft vermutlich noch weiter ansteigen. Werden die komplizierten Refluxe nach ihrer Diagnose aufgeschlüsselt, so zeigt sich, daß einige recht erfolgreich, andere überhaupt nicht durch Antirefluxplastik zu behandeln sind (s. Tabellen 1, 2, 3).

Refluxive Megaureteren, auch beim Mega cystis Megaureter-Syndrom, Reflux bei subvesikaler Obstruktion durch Rektumatresie und rektourethraler Fistel, Reflux bei Niereninsuffizienz und rezidivierenden Harnwegsinfekten und –

Tabelle 1. Übersicht über die operativ angegangenen komplizierten Refluxe bei 97 Ureter-Nieren-Einheiten in den Jahren 1974 bis 78

n = 97 Ureter-Niereneinheiten mit kompliziertem Reflux

n	Reimplantiert	Erfolg	Rezidiv	Obstrukt.	sanierende Op
97	53	34	7	12	41
					Nephroureterektomie Ableitung Re-Op

Tabelle 2. Übersicht über komplizierte Refluxe, die mit mehr oder weniger großem Erfolg operativ zu behandeln sind. Beachte, daß von zehn persistierenden Refluxen bei Urethralklappen sechs mit einer Niereninsuffizienz vergesellschaftet waren, bei denen eine Ureterreimplantation erfolglos verlief

Diagnose VUR +	n	Op	Erfolg	Rezidiv	Obstrukt.	Nephrektomie Re-Op Ableitung
Megaureter	16	16	14	2	0	1
Megacystis Megaureter	6	6	6	0	0	0
Rektumatresie + subvesik. Obstruktion	6	5	5	0	0	1
Niereninsuff. < 30%	13	8	5	3	0	2
Urethralklappen	19	10	4	0	6	13
(davon Niereninsuff.		6	0	0	6	6)
total	60	45	34	5	6	17

Tabelle 3. Übersicht über komplizierte vesikoureterale Refluxe, bei denen eine Antirefluxplastik wenig Erfolg verspricht, von 14 durchgeführten Reimplantationen verlief keine erfolgreich

Diagnose VUR +	n	Op	Erfolg	Rezidiv	Obstrukt.	Nephrektomie Re-Op Ableitung
spastische NBE (Op. bis 1974)	23	6	0	0	6	18
okkulte NBE	4	0	–	–	–	0
Megaureter + Insuffizienz	6	2	0	2	0	4
Prune-Belly-Syndrom	4	0	–	–	–	0
(Urethralklappen + Niereninsuffizienz		6	0	0	6	6)
			0 !			

vereinzelt – Refluxe bei Urethralklappen, sind operativ durchaus korrigierbar. Als aussichtslos erweist sich der Versuch, einen persistierenden vesikoureteralen Reflux nach Urethralklappenbeseitigung bei Niereninsuffizienz operativ sanieren zu wollen, genauso aussichtslos erweist sich die Ureterreimplantation in eine spastische neurogene Blase oder die Ureterreimplantation eines refluxiven Megaureters bei Niereninsuffizienz. Dagegen ist das konservative Vorgehen beim Prune-Belly-Syndrom und bei den verschiedenen Formen der neurogenen Blasenentleerungsstörungen sicher vergleichsweise erfolgreicher.

Die Frage, bei welchen Formen eines komplizierten Refluxes das Operationsrisiko zu hoch ist, so daß eine Antirefluxplastik nicht sinnvoll ist, läßt sich aufgrund unserer Untersuchungen wie folgt beantworten: Wir meinen, wie auch andere Autoren [1, 2, 3], daß aperistaltische Megaureteren, Megaureteren mit Peristaltik, aber insuffizienter Niere, Reflux bei spastisch neurogener Blase oder spastisch hypertrophierter Blase bei Urethralklappen und nach Urethralklappenresektion persistierende Refluxe bei Niereninsuffizienz nicht operiert werden sollten, und zwar ebenso wenig wie der Reflux beim Prune-Belly-Syndrom operiert wird.

Bei neurogenen Blasenentleerungsstörungen hat sich die Situation verändert. Erfolgreiche Reimplantationen sind bei operativer oder pharmakologischer Senkung des intravesikalen Druckes möglich, es fragt sich aber, ob sie bei konsequenter intermittierender Katheterisierung überhaupt notwendig sind.

Komplizierter Reflux und komplizierter Reflux sind nicht identisch. Der eine ist nur kompliziert zu operieren, der andere wird durch die Operation unnötigerweise nur noch komplizierter, so daß eine sehr sorgfältige Differenzierung für die Therapie erforderlich ist.

Literatur

1. Johnston JH, Farkas A (1975) The congenital refluxing megaureter: Experience with surgical reconstruction. Br J Urol 47:153. – 2. Williams DI, Eckstein HB (1975) Surgical treatment of reflux in children. Br J Urol 37:13. – 3. Rabinowitz R, Barkin M, Schillinger JF, Heffs RD, Cook GT (1979) Primary massive reflux in children. Urology 3:248

Priv.-Doz. Dr. M. Westenfelder
Urologische Abteilung
Zentrum Chirurgie der Universität
Hugstetter Str. 55
D-7800 Freiburg i. Br.

Verhandlungsbericht der Deutschen Gesellschaft
für Urologie, 31. Tagung (1979), 230/231

Urethraklappen und vesikorenaler Reflux

K.H. Kurth, E.R.J. Alleman, F.H.S. Schröder

Von 1975 bis 1978 wurden bei hundert Knaben endoskopisch und radiologisch Urethraklappen diagnostiziert und reseziert.

Bei 27% der Kinder wurde im Standardzystogramm ein Reflux nachgewiesen, 13% unilateral, 14% bilateral. Einer Einteilung von W.H. Hendren [1] folgend (Tabelle 1), waren bei 47% die oberen Harnwege bei Diagnosestellung radiologisch erkennbar nicht geschädigt, bei 31% waren die Veränderungen diskreter Natur, bei 22% ausgeprägt. Bezogen auf die Einteilung nach Hendren in vier Gruppen und dem Refluxgrad klassifiziert nach Parkkulainen [2], ergibt sich folgendes Bild (Tabelle 2):

Tabelle 1. Hintere Urethraklappen: Harnwegspathologie Einteilung nach W.H. Hendren

Gruppe 1:	normale obere Harnwege	n = 47
Gruppe 2:	Reflux Grad I–II, kleines paraostiales Divertikel	n = 31
Gruppe 3:	Reflux Grad III–IV, großes paraostiales Divertikel, Pyelonephritis, chron. HWJ	n = 15
Gruppe 4:	Hydronephrose, Niereninsuff.	n = 7
	total	n = 100

Bei 14% aller Knaben mit Klappen fand sich ein Reflux Grad I und II, und bei 13% ein Reflux Grad III bis V. Wie nicht anders zu erwarten, beträgt die Refluxhäufigkeit über 50% in der Gruppe 3 und 4. Ein bis vier Jahre nach alleiniger Klappenresektion war im Standardzystogramm der Patienten aus Gruppe 2 bei 9/14 kein Reflux mehr nachweisbar, in vier Fällen mit unilateralem Reflux handelte es sich ausschließlich um Reflux Grad I und II, der per se keine operative Behandlung erforderte.

Tabelle 2. Hintere Urethraklappen: Harnwegspathologie versus Reflux Grad. n = 100 Patienten

Hendren	kein Reflux	Reflux Grad (n. Parkkulainen) I	II	III	IV	V
Gr. 1	47	–	–	–	–	–
Gr. 2	17	6	8	–	–	–
Gr. 3	7	–	–	6	2	–
Gr. 4	2	–	–	1	3	1

In der Gruppe 3 war bei 5/8 der Reflux saniert, in einem Fall gebessert von Grad IV nach Grad III.

In der Gruppe 4 mit der ungünstigsten Ausgangslage war in 1/5 Fällen ein unilateraler Reflux saniert, in 1/5 Fällen verbessert von Grad III nach Grad II. Zwei Knaben wurden primär mit der Klappenresektion in Form einer Loop-Ureterocutaneostomie abgeleitet. Eine refluxive Unit Grad V wurde nefrektomiert.

Zusammenfassend ergibt sich somit bei den hundert Knaben mit hinteren Urethraklappen folgende Situation (Tabelle 3):

Tabelle 3. Hintere Urethraklappen: Reflux nach Klappenresektion. n = 41 units: follow-up: 1–5j

	kein Reflux	gebessert	Reflux
Hendren:			
Gr. 2	13	–	4
Gr. 3	8	2	4
Gr. 4	1	2	7
total	22	4	15

27% hatten auf Grund der infravesikalen Obstruktion einen sogenannten sekundären komplizierten Reflux. Durch alleinige Klappenresektion war bei 56% der Reflux saniert, von den verbliebenen 44% mit noch nachweisbarem Reflux dieser in 7% verbessert. Primäre, d.h. mit Klappenresektion, oder sekundäre Reimplantationen wegen persistierendem Reflux nach Resektion erfolgten in 22%. Zwei refluxive Units wurden nefro-ureterektomiert.

Die Refluxhäufigkeit bei hinteren Urethraklappen in dem hier vorgestellten Material stimmt überein mit den von G.W. Kaplan angegebenen Zahlen von 30 bis 40%.

Dysplastische Nieren fanden sich ausschließlich bei refluxiven Units, hingegen bedingte auch ein hochgradiger Reflux nicht zwangsläufig dysplastische Veränderungen an der refluxiven Unit.

Eine Reimplantation würde sich hier verbieten. Der erst kürzlich von J.H. Johnston geäußerten Ansicht, daß eine chirurgische Sanierung des Refluxes nach Klappenresektion unnötig sei, möchten wir deshalb nicht zustimmen, und ihre Indikation im Einzelfall von der bleibenden Nierenbeschädigung durch den Reflux nach Klappenresektion, dem Refluxgrad und der Nierenfunktion abhängig machen.

Literatur

1. Hendren WH (1971) J Urol 106:298–307. – 2. Parkkulainen KV (1966) Ann Pediat Fenn 12:96. – 3. Kaplan GW (1976) Posterior urethra. In: Kelalis PP, King LR (eds) Clinical pediatric urology. Saunders, Philadelphia London Toronto. – 4. Johnston JH (1978) Akt Urologie 9:305

Dr. K. H. Kurth
Afd. Urologie
Erasmus Universiteit
Dr. Molewaterplein 40
Rotterdam, Nederland

Verhandlungsbericht der Deutschen Gesellschaft für Urologie, 31. Tagung (1979), 232–234

Der ins Erwachsenenalter persistierende Reflux

J.E. Altwein, J.W. Thüroff

Wird die Refluxkrankheit erstmals im Erwachsenenalter diagnostiziert, dann weisen 62% der refluxexponierten Nieren pyelonephritische Narben auf, wie Berquist et. al. (1975) anhand einer retrospektiven Studie von 200 Erwachsenen nachweisen konnten. Selbst Patienten, die katamnestisch keinerlei Anzeichen eines durchgemachten Harnweginfektes boten, hatten dennoch in 41% renale Narben. Die Dignität der Refluxerkrankung des Erwachsenenalters wird unterstrichen durch die Beobachtung von McGovern et al. (1969), die bei 28% ihrer Patienten einen renalen Hochdruck und bei 19% ein dekompensiertes Nierenversagen fanden. In einer retrospektiven Analyse des Mainzer Krankengutes der letzten elf Jahre sollte Aufschluß über den Krankheitswert des ins Erwachsenenalter persistierenden Reflux gewonnen werden.

158 Patienten hatten einen Reflux in 232 uretero-renalen Einheiten. 87 Patienten hatten 134 primär refluxive uretero-renale Einheiten. Das Durchschnittsalter betrug 26,9 Jahre (Spanne 15 bis 76 Jahre), Frauen waren 4,4mal häufiger als Männer betroffen. Der Refluxgrad wurde nach Parkkulainen bewertet, wobei der jeweils höchste Grad notiert wurde. Die Klassifikation läßt ein Überwiegen der niederen Refluxgrade deutlich werden (Abb. 1). Symptomatologisch stand bei 80% der 87 Patienten eine Harnweginfektion im Vordergrund, wobei 56% der Patienten die klinischen Zeichen einer Pyelonephritis aufwiesen. Die Hälfte der Patienten hatte zum Zeitpunkt der Erstuntersuchung einen sterilen Harn. Urographisch ließen sich bei 75% der refluxexponierten Nieren pyelonephritische Veränderungen nachweisen, die in 39% renalen Einheiten in das End-

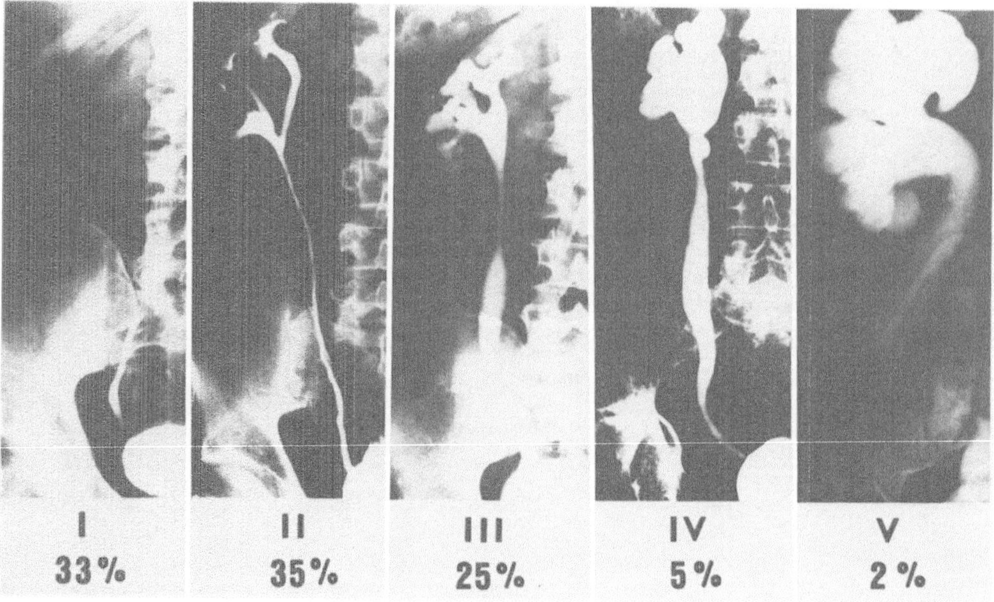

Abb. 1. Häufigkeitsverteilung der Refluxgrade I bis V bei 134 primär refluxiven uretero-renalen Einheiten

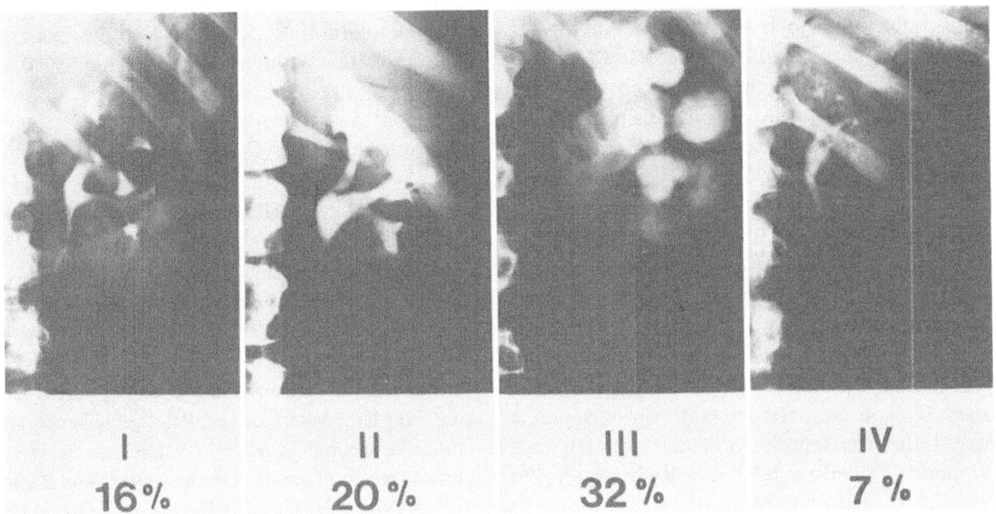

Abb. 2. Häufigkeitsverteilung des pyelonephritischen Vernarbungsgrades bei 134 primär refluxiven uretero-renalen Einheiten

stadium [Typ III bis IV nach Smellie et al. (1975)] übergegangen waren. Die Inzidenz einer Hypertonie liegt bei 22%, 13 der 87 Patienten wiesen diastolische Blutdruckwerte über 100 mm Hg auf, während die restlichen Patienten lediglich einen labilen Hypertonus hatten. Zweimal konnte eine Reninlateralisation zugunsten der refluxexponierten Niere nachgewiesen werden (Abb. 2).

Acht Patienten hatten eine deutlich eingeschränkte Nierenfunktion, davon befanden sich vier Patienten im Stadium der kompensierten Retention, mit Kreatininwerten über 2,0 mg%, die restlichen Patienten hatten eine dialysepflichtige Niereninsuffizienz. Bei fünf Patienten erfolgte die Refluxdiagnose im Rahmen der Abklärung der chronischen Niereninsuffizienz. Sechs refluxive renale Einheiten enthielten Nierenbeckensteine.

In einer Serie von 95 Schrumpfnieren, die im gleichen Zeitraum beobachtet worden waren, gelang der Refluxnachweis nur noch in 37% der Fälle, was sich mit den Erfahrungen von Servadio et al. (1970) deckt. Hervorzuheben ist, daß in der Gruppe der 15- bis 20jährigen Patienten der Schrumpfnierenanteil überproportional groß ist. Werden Refluxgrad und Pyelonephritisgrad korreliert, dann zeigen 67% der renoureteralen Einheiten mit einem Grad 1 bis 2 Reflux eine Pyelonephritis, die bei 30% in das Endstadium übergegangen war. Bei den hochgradigen Refluxen verdoppelte sich der Schrumpfnierenanteil. Die endoskopisch beurteilbare Ostienkonfiguration nach Lyon ist ein guter Parameter der Kompetenz des vesiko-ureteralen Klappenmechanismus. 91% (26/29) Einheiten mit einem Golflochostium waren pyelonephritisgeschädigt; eine Feststellung, die Vermillions et al. (1973) Erfahrungen an 52 renalen Einheiten bestätigten. 10/65 Niereneinheiten hatten normale Ostien. Bei einem Vergleich der Häufigkeitsverteilung der Refluxgrade im Kindes- und Erwachsenenalter zeigt sich bei den Letzten eine deutliche Linksverschiebung (Abb. 3). Diese Beobachtung sowie der Refluxnachweis bei nur noch 37% der 95

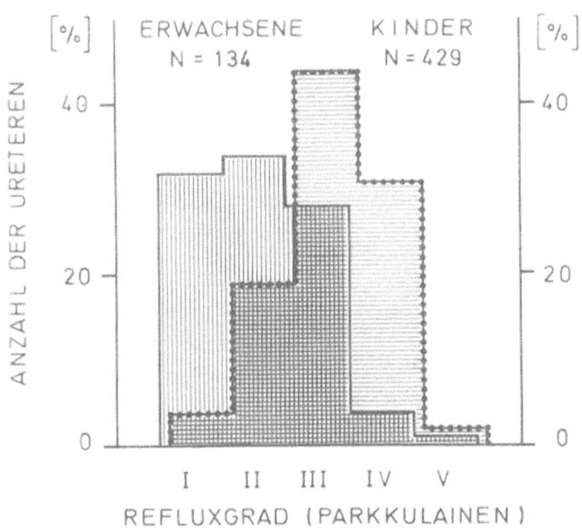

Abb. 3. Häufigkeitsverteilung der Refluxgrade im Kindesalter (n = 429) uretero-renale Einheiten (Marberger et al., 1978) und bei Erwachsenen (n = 134) uretero-renale Einheiten

Schrumpfnieren sind zweifelsohne Ausdruck der Maturation. Dennoch scheinen die Auswirkungen des primären Refluxes lebenslang fortzubestehen. In der Korrelation des Lebensalters zum Vernarbungsgrad wird dies deutlich. 73% der 15- bis 30jährigen haben eine pyelonephritische Vernarbung, darunter 21 Schrumpfnieren. Bei den über 30jährigen steigt die Pyelonephritisinzidenz hingegen auf über 80% und die Zahl der Endstadienfälle klettert auf 56%.

Eine Ureterozystoneostomie wurde bei 47 refluxiven Ureteren durchgeführt. 13 Ureteren wurden nach Politano-Leadbetter reimplantiert mit Refluxrezidiven in vier Fällen, fünf Ureteren nach Grégoir ohne Refluxrezidiv operiert, und in den letzten vier Jahren wurden 29 Ureteren nach Cohen reimplantiert, mit einem Refluxrezidiv. 26 Nieren wurden entfernt, in der Hälfte der Fälle als Nephroureterektomie. Die übrigen refluxiven Nieren wurden konservativ mit einem Hohlraumdesinfizienz als Langzeittherapie behandelt. Spätergebnisse nach Ureterozystoneostomie lassen deutlich werden, daß bei fehlender oder geringer pyelonephritischer Narbenbildung (Smellie 0 bis II) der Status quo der Niere praktisch erhalten bleibt. Dies gilt nicht für Patienten mit Kreatininanstieg, ein Übergang der kompensierten in eine dekompensierte Retention wurde bei zwei Patienten beobachtet.

Die therapeutische Konsequenz: Die operative Refluxkorrektur ist nur im Vernarbungsgrad I und II indiziert. Bei allen 30 operierten Patienten mit diesem geringen Vernarbungsgrad konnte der Status quo der Niere erhalten werden. Bei hochgradiger Vernarbung (Smellie III bis IV) ist eine Ureterozystoneostomie kontraindiziert. Eine konservative Therapie des Erwachsenenrefluxes ist bei niederen Refluxgraden, normaler Ostienkonfiguration, fehlender Symptome unter Nierenfunktionskontrolle gerechtfertigt.

Literatur

Berquist T, Hattery RR, Hartmann GW, Kelalis PP, DeWeerd JH (1975) Vesicoureteral reflux in adults. Am J Roentgenol Radium Ther Nucl Med 125:314. – Cohen SJ (1975) Ureterozystoneostomie: eine neue Antirefluxtechnik. Act Urol 6:1. – Haubensak K (1974) Die Behandlung des beiderseitigen Refluxes bei zunehmender Niereninsuffizienz im Erwachsenenalter. Act Urol 5:83. – Heikel PE, Parkkulainen KV (1966) Vesicoureteric reflux in children. A classification and results of conservative treatment. Ann Radiol 9:37. – Lyon RP, Mashall S, Tanagho EA (1969) The ureteral orifice: its configuration and competency. J Urol 102:504. – Marberger M, Altwein JE, Straub E, Wulff HD, Hohenfellner R (1978) The Lich-Grégoir antireflux plasty: experiences with 371 children. J Urol 120:216. – McGovern JH, Marshall VF (1969) Reflux and pyelonephritis in 35 adults. J Urol 101:668. – Servadio C, Shachner A (1970) Observations on vesicoureteral reflux and chronic pyelonephritis in adults. J Urol 103:722. – Smellie JM, Edwards D, Hunter N, Normand ICS, Prescod N (1975) Vesicoureteric reflux and renal scarring. Kidney Int 8:65. – Vermillion CD, Heale WF (1973) Position and configuration of the ureteral orifice and its relationship to renal scarring in adults. J Urol 109:579

Prof. Dr. J. E. Altwein
Urologische Abteilung
Bundeswehrkrankenhaus Ulm
D-7900 Ulm/Donau

Verhandlungsbericht der Deutschen Gesellschaft
für Urologie, 31. Tagung (1979), 235-237

Der ins Erwachsenenalter persistierende Reflux

A. Herrlinger, E. Wilhelm, K. Supala

Wir möchten mit unserem Beitrag unmittelbar an die Mainzer Ergebnisse anschließen.

Zwischen 1972 und 1979 haben wir an der Urologischen Universitätsklinik Erlangen 65 Erwachsene mit persistierendem Reflux behandelt (Abb. 1), 54 mit primärem, elf mit sog. sekundärem Reflux. Über ¾ der Patienten gehörten bei Diagnosestellung in die Altersgruppe zwischen 15 und 30 Jahren, der jüngste Patient war 15, der älteste 51 Jahre alt. Die Kindheitsanamnesen gaben meist wenig her. Angaben, wie bis zum Schulalter andauernde Enuresis nocturna, waren eher die Ausnahme. Häufiger wurden fieberhafte Harnwegsinfekte genannt. Die üblichen zur Diagnose führenden Symptome waren unklare Flankenschmerzen oder neuerdings aufgetretene rezidivierende Harnwegsinfekte.

Stellt man gegenüber, wie oft Männer im Gegensatz zu Frauen von persistierendem Reflux betroffen sind, findet man primären Reflux viermal häufiger bei den Frauen, sekundären dagegen dreimal häufiger bei den Männern (Tabelle 1). Frauen waren häufiger infiziert: beim primären Reflux zu 90%, beim sekundären alle,

Tabelle 1. Der ins Erwachsenenalter persistierende Reflux. Patientenzahl n = 65 (1972-1979)

	primärer Reflux n = 54 (83%)	sekundärer Reflux n = 11 (17%)
Männer	10 (19%) davon 50% infiziert	8 (73%) davon 75% infiziert
Frauen	44 (81%) davon 90% infiziert	3 (27%) alle infiziert
	♀ : ♂ = 4 : 1	♀ : ♂ = 1 : 3

Tabelle 2. Der ins Erwachsenenalter persistierende Reflux. Patientenzahl n = 65 (1972-1979)

	primärer Reflux	sekundärer Reflux
Patientenzahl	54	11
Refluxs bds.	30 (56%)	8 (73%)
Harnleiter-Nieren-Einheiten	84	19

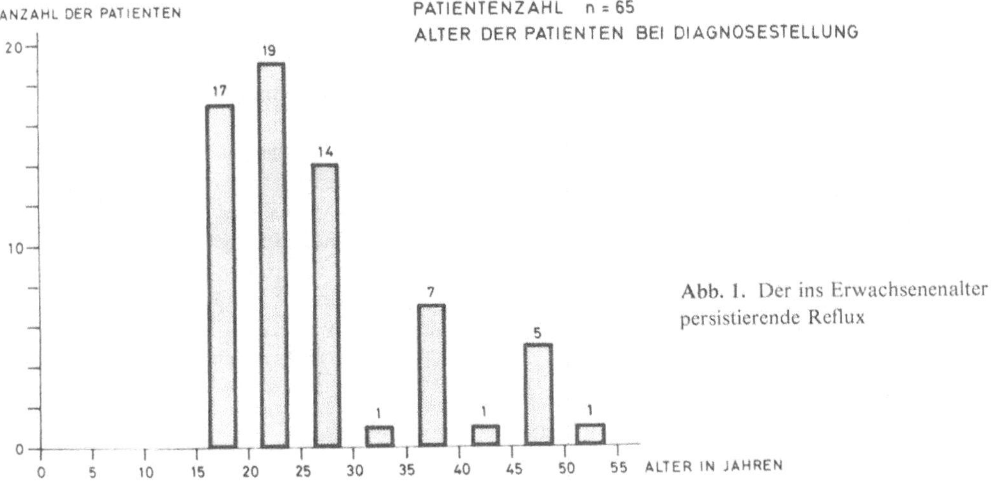

Abb. 1. Der ins Erwachsenenalter persistierende Reflux

Tabelle 3. Graduierung des renalen Parenchymverlustes anhand der AUR

	Grad I		Grad II		Grad III	
Nierengröße	100–80%		80–30%		30%	
	Harnleiter		Harnleiter		Harnleiter	
	zart	megasiert	zart	megasiert	zart	megasiert
prim. Reflux	30	2	16	14	13	9
sek. Reflux	2	4		8		5

30% erweiterte Harnleiter beim primären Reflux
90% erweiterte Harnleiter beim sekundären Reflux

Tabelle 4. Der ins Erwachsenenalter persistierende Reflux (1972–1979)

Patientenzahl: n = 65
Komplikationen des Refluxes durch
a) Hypertonie (RR systolisch > 150 mm Hg)
(RR diastolisch > 95 mm Hg)
b) Retention (Kreatinin > 1,5 mg %)

		primärer Reflux	sekundärer Reflux
	n = 65	n = 54	n = 11
Hypertonie	9 (14%)	9 (17%)	0
Retention	18 (28%)	13 (24%)	5 (45%)
Dialyse	6 (9%)	6 (11%)	0

Tabelle 5. Der ins Erwachsenenalter persistierende Reflux (1972–1979)

Therapie bei primärem Reflux	
refluxive Harnleiter – Nieren – Einheiten	n = 84
Antirefluxplastik (Gregoir – Lich)	26 (31%)
Ureteronephrektomie	12 (14%)
Harnleiterneuimplantation	1 (1%)
konservativ (urolog. Überwachung)	45 (53%)

während Männer bei primärem Reflux zur Hälfte, bei sekundärem zu ¾ infiziert waren.

Den Substanzverlust der Niere durch jahrelangen Reflux zeigt Tabelle 2. Der anhand der AUR geschätzte Parenchymverlust ist in drei Schweregrade unterteilt bei zusätzlicher Berücksichtigung des Harnleiterkalibers. Grob gerechnet sind jeder der drei Gruppen gleichviele Nieren zuzuordnen. Es fällt auf, daß die Weitstellung des Harnleiters zahlenmäßig nur recht ungenau mit dem renalen Abbau korreliert. Von den 22 hochgradig reduzierten Nieren in Gruppe III hatten immerhin röntgenologisch 13 zarte Harnleiter.

Tabelle 6. Sekundärer bzw. assoziierter Reflux – 11 Patienten

1. ♀ MMC, neurogene Blase, Reflux li.
Th: Ureterhautfisteln bds.
2. ♂ periphere Harnröhrenstriktur, Genese unklar, Reflux re.
Th: Urethrotomia externa nach mehrmaliger Urethrotomia interna
3. ♂ Harnröhrenstriktur nach stumpfem Trauma, Reflux li.
Th: Cystofix, Urethrotomia interna
4. ♂ Bulbärer Ring, Reflux li.
Th: Urethrotomia interna
5. ♀ Neurogene Blase (Detrusor-Sphinkter-Dyssynergie), Reflux bds.
Th: erfolgloser Gregoir, dann Ureterhautfisteln
6. ♂ Neurogene Blase, Phimose, Meatusstenose, Reflux bds.
Th: Zirkumzision, Meatotomie, Cystofix
7. ♂ Bulbärer Ring der Harnröhre, Reflux bds.
Th: Gregoir bds., re. Rezidiv, vorher Urethrotomia interna
8. ♂ Bulbärer Ring, sek. Blasenhalskontraktur, Reflux li.
Th: Urethrotomia interna, TUR Blasenhals
9. ♀ sakrale Dysgenesie, neurogene Blasenstörung, Reflux bds.
Th: TUR Blasenhals
10. ♂ Megacystis, bulbärer Ring, Reflux bds.
Th: Cystofix, Urethrotomia interna
11. ♂ Kolliculäre Klappen, occulte neurogene Blase, Reflux li.
Th: Gregoir nach Urethrotomia interna

Resümee: Bei 19 refluxiven Harnleitern nur 4 antirefluxive Operationen, von denen nur 2 mit Erfolg. Vorrangige Therapiemaßnahme bei allen 11 Patienten: Beseitigung der infravesikalen Obstruktion.

Die Megasierung des Harnleiters fanden wir bei den sekundär refluxiven Nieren erwartungsgemäß wesentlich häufiger (Tabelle 3).

Ein durch Hypertonie oder Retention komplizierter Reflux betraf etwa ⅓ unserer Patienten. Zur Beziehung zwischen Hypertonie und primärem im Vergleich zum sekundären Reflux sind anhand unserer Zahlen keine Angaben möglich. Erhöhte Retentionswerte fanden wir bei Patienten mit sekundärem Reflux doppelt so häufig wie in der Gruppe mit primärem Reflux (Tabelle 4).

Von den 84 primär refluxiven Harnleitern wurde die Hälfte operativ behandelt, 26 durch Antirefluxplastik nach Gregoir-Lich, zwölf durch Ureteronephrektomie und einer durch Ureterozystoneostomie. Drei Rezidive nach Antirefluxplastik haben wir beobachtet. Die Ureteronephrektomie war indiziert, wenn die Niere wegen Hypertonie oder Funktionseinschränkung bei anhaltender Infektion nicht erhaltungswürdig erschien, ebenso bei zur Transplantation anstehenden Dialysepatienten mit Refluxnephropathie. Die andere Hälfte der 84 primär refluxiven Harnleiter wurde konservativ behandelt und regelmäßig kontrolliert (Tabelle 5).

Vorrangige Therapiemaßnahme bei allen elf Patienten mit sekundärem Reflux war die Beseitigung der infravesikalen Obstruktion. Von 19 refluxiven Harnleitern wurden nur vier einer Antirefluxoperation unterzogen, allerdings nur zwei davon mit Erfolg (Tabelle 6).

Dr. A. Herrlinger
Urologische Klinik und Poliklinik
der Universität Erlangen-Nürnberg
Krankenhausstraße 12
D-8520 Erlangen

Freie Vorträge
Operations-Techniken

Verhandlungsbericht der Deutschen Gesellschaft
für Urologie, 31. Tagung (1979), 241/242

Erfahrungsbericht über die externe Anwendung eines Neodym-YAG-Lasers

K. Rothenberger, A. Hofstetter, M. Geiger, R. Böwering, F. Frank

Häufigste Neubildungen im Bereich von Haut und Schleimhaut der Genitalregion stellen die Condylomata acuminata dar. Die Histopathologie dieser makroskopischen Veränderungen reicht vom einfachen Fibroepitheliom über das Buschke-Löwenstein-Riesen-Kondylom bis zu malignen Neubildungen. Bevorzugter Sitz der Condylomata acuminata bei Frauen ist die Vulva und Vagina, bei Männern die Glans, in 5 % ist die vordere Harnröhre betroffen. Phimosen mit Balanitiden sowie der unspezifische Fluor genitalis und die Gonorrhoe sind Wegbereiter für die Entstehung von Condylomata acuminata.

Die Liste verschiedener Behandlungsmöglichkeiten, die noch verlängert werden könnte (Tabelle 1), weist bereits auf die Behandlungsprobleme hin, die von häufigen Rezidiven, toxischen Nebenwirkungen, Narbenbildungen bis zu Verstümmelungen bei ausgedehnten Befunden reicht. Die von uns durchgeführte Behandlung mit dem Neodym-YAG-Laser hat überzeugende Erfolge gebracht. Dieser Laser strahlt bei einer Wellenlänge von 1060 nm; ein Heliumpilot-Laser im sichtbaren Bereich läßt den Applikationsort genau bestimmen. Im Gegensatz zum CO_2-Laser handelt es sich hier nicht um ein Schneidewerkzeug, sondern um eine thermische Tiefendenaturierung. Bei einer Leistung von 40 Watt und einer Impulsdauer von durchschnittlich 2 s läßt sich eine Eindringtiefe von 4 mm erreichen. Verfärbt sich der bestrahlte Gewebsbereich weiß, so ist dies das Zeichen für die erfolgte Eiweißdenaturierung. Eine Karbonisierung sollte vermieden werden. Die nekrotischen Bezirke heilen nach sechs bis acht Wochen narbenlos ab. Nach der Bestrahlung am Meatus urethrae oder in der Harnröhre entstehen keine Stenosen oder Strikturen.

Tabelle 1. Therapie der Condylomata acuminata

konservativ	chirurgisch
- Podophyllin	- Excision
- Colchicin	- scharfer Löffel
- Thiotepa	- Elektroresektion
- Bleomycin	- Kryochirurgie
- Schwermetallsalzlösungen	- Neodym-YAG-Laser

Wir überblicken nun zwölf Patienten mit zum Teil ausgedehnten Befunden. Die Lokalisation der Condylomata acuminata ist in Abbildung 1 schematisch angegeben. Sieben dieser Patienten wurden bis zu zwei Jahren erfolglos mit Podo-

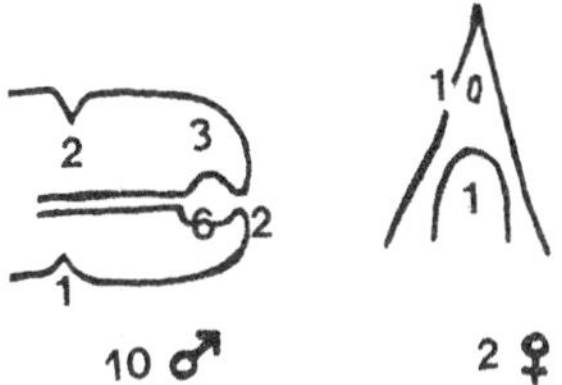

Abb. 1. Condylomata acuminata, Lokalisation (n = 12)

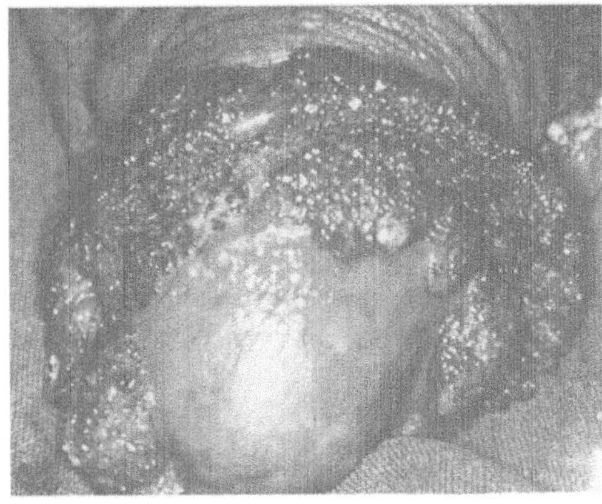

Abb. 2. Ausgedehnte Condylomata acuminata der Glans penis vor Laser-Therapie

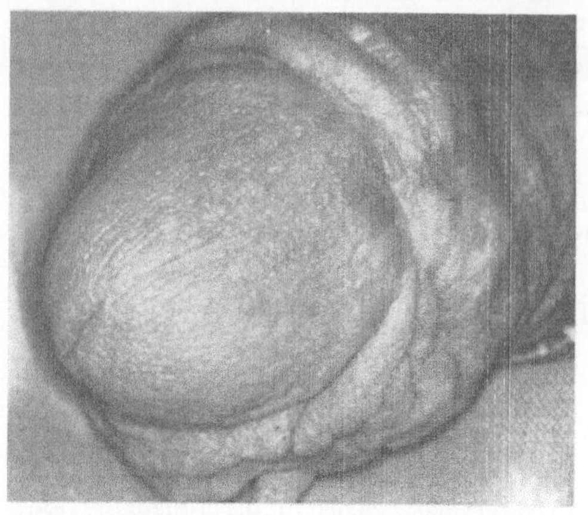

Abb. 3. Gleicher Patient wie Abbildung 2. Vollständige Abheilung acht Wochen nach Neodym-YAG-Laser-Bestrahlung der Condylomata acuminata

phyllin und/oder chirurgisch behandelt. Durch die Anwendung des Neodym-YAG-Lasers kam es in allen Fällen zur vollständigen narbenlosen Abheilung, auch bei dem in Abbildung 2 dokumentierten Befall der gesamten Glans. Wegen des ausgedehnten Befundes führten wir die Laser-Applikation in zwei Sitzungen durch. In Abbildung 3 ist das kosmetisch einwandfreie Ergebnis zu sehen. Wir glauben, in der Neodym-YAG-Laser-Behandlung von Condylomata acuminata eine echte und bessere Alternative zu den anderen Behandlungsarten zu besitzen.

Dr. K. Rothenberger
Urologische Abteilung
des Städtischen Krankenhauses
Thalkirchner Straße 48
D-8000 München s

Verhandlungsbericht der Deutschen Gesellschaft für Urologie, 31. Tagung (1979), 243–245

Probleme der Dosierung bei der endoskopischen Applikation von Neodym-YAG-Laserstrahlen

G. Staehler, Th. Halldorsson, J. Langerholc, R. Bilgram, F. Frank

Seit 1976 behandeln wir nichtmetastasierte lokalisierte Blasentumoren bei strenger Indikationsstellung durch endoskopische Applikation von Neodym-YAG-Laserstrahlen, meist nach vorausgegangener Resektion. Die gefahrlose, aber wirkungsvolle Dosis in Leistung und Bestrahlungsdauer erfolgt nach experimentellen Untersuchungen und nach klinischen Erfahrungen, über die an anderer Stelle bereits berichtet wurde [1,2]. Wir haben nun in einer weiteren Versuchsreihe an der Leichenblase Temperaturmessungen mit der Thermokamera System AG 680 in Luft und zur Optimierung der Dosis unter Wasser durchgeführt [3,4].

Die thermische Wirkung von Laserstrahlen ist je nach Art des verwendeten Systems aufgrund der unterschiedlichen Strahlenabsorption im Gewebe sehr unterschiedlich (Abb. 1). Die verschiedenen Gewebseffekte und die für den Operateur sichtbaren Veränderungen sind hier dargestellt. Der therapeutisch günstigste Bereich von 60–65 °C kann durch eine Weißverfärbung und Schrumpfung des Gewebes erkannt werden. Verkohlungen und Verbrennungen des Gewebes sind Zeichen einer zu hohen Dosierung oder einer sehr oberflächlichen Absorption, die eine Tiefenwirkung der Strahlung verhindert.

Wie in der Abbildung 2 schematisch dargestellt ist, kommt es bei der endoskopischen Laserbestrahlung von membranösem Gewebe, wie

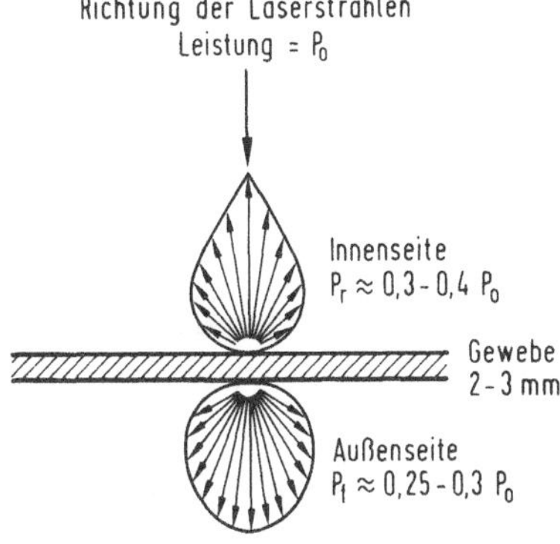

Abb. 2. Vor- und Rückstreuung der Neodym-YAG-Laserstrahlung an membranösem Gewebe (Blase, Magen)

z.B. der Blase, zu einer erheblichen Rückstreuung von 30 bis 40% und einer Vorwärtsstreuung von 25 bis 30%. Der Rest der eingestreuten

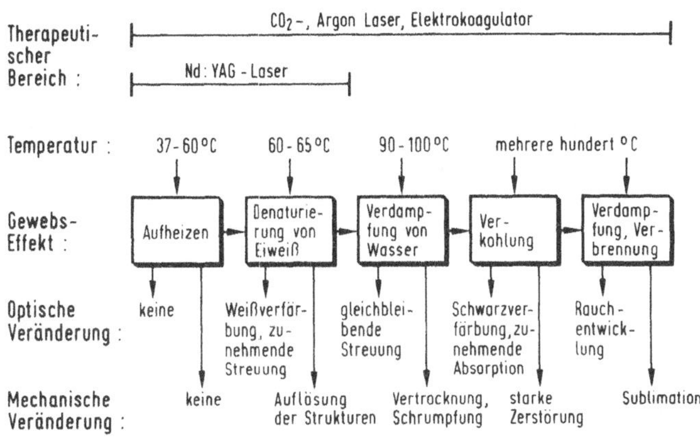

Abb. 1. Thermische Wirkung von Laserstrahlen auf biologisches Gewebe

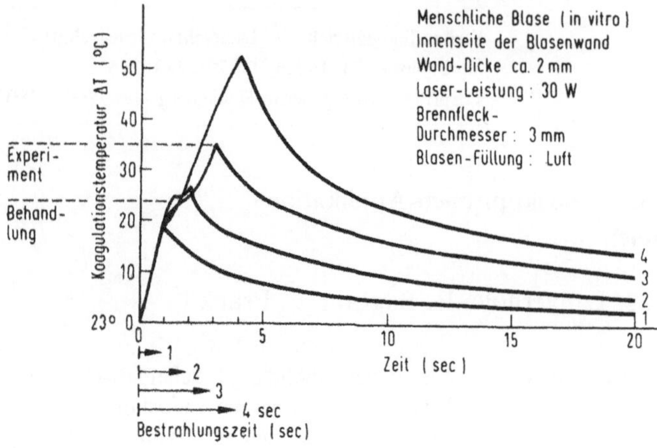

Abb. 3. Temperatur-Änderung in Strahlachse während der Laserbestrahlung in Abhängigkeit von der Zeit

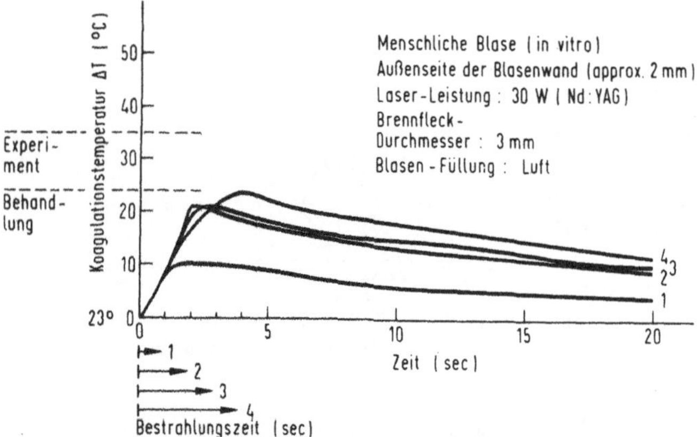

Abb. 4. Temperatur-Änderung in Strahlachse während der Laserbestrahlung in Abhängigkeit von der Zeit

Energie verbleibt im Gewebe und wird hier durch Absorption umgesetzt.

An der wassergefüllten menschlichen Leichenblase wurden Temperaturmessungen mit der Thermokamera in Strahlachse bei Zimmertemperatur von 23 ° durchgeführt (Abb. 3). Die Laserleistung betrug 30 Watt, der Brennfleckdurchmesser 3 mm. Bei der endoskopischen Bestrahlung in der Humanmedizin kann als Ausgangstemperatur ein Wert von 37 °C angenommen werden. Es ist also eine Temperaturerhöhung von ca. 25 ° erforderlich, um die Koagulationstemperatur des Gewebes von 62 bis 64 ° zu erzielen. Aus der Abbildung geht hervor, daß diese Temperatur an der Innenseite der Blase nach einer Bestrahlungsdauer von 2 s erreicht wird.

An der Außenseite der Blasenwand bleibt die Temperatur unter den gleichen Bedingungen unterhalb der Koagulationstemperatur. Erst bei Applikationen von 30 W über 4 s oder Pulsen von 2 x 2 s wird die erforderliche Temperatur auch an der Außenwand der Blase erreicht (Abb. 4).

Bei der Bestrahlung unter Wasser (Abb. 5) konnte aus technischen Gründen nur die Außenseite der Blasenwand thermographisch untersucht werden. Die eingestrahlte Gesamtenergie mußte doppelt so hoch sein wie bei Bestrahlung mit Luftfüllung, um den gleichen Temperatureffekt zu erzielen. Die Leistungen müssen hier also 40 bis 50 W bei Pulsen von 2 s Dauer, die 2- bis 3mal wiederholt werden, betragen. Wir fassen zusammen:

1. Es ergeben sich deutliche Unterschiede im Temperaturverhalten an der Blasenaußenwand bei luft- und wassergefüllter Blase, letztere gestaltet dem Operateur eine bessere Übersicht, da Blutauflagerungen, die zu einer erheblichen Abschwächung der Tiefenwirkung infolge Oberflächenabsorption führen, nicht auftreten.

2. Bei Laserapplikation unter Wasser und einer Blasenwanddicke von ca. 3 mm ist etwa die

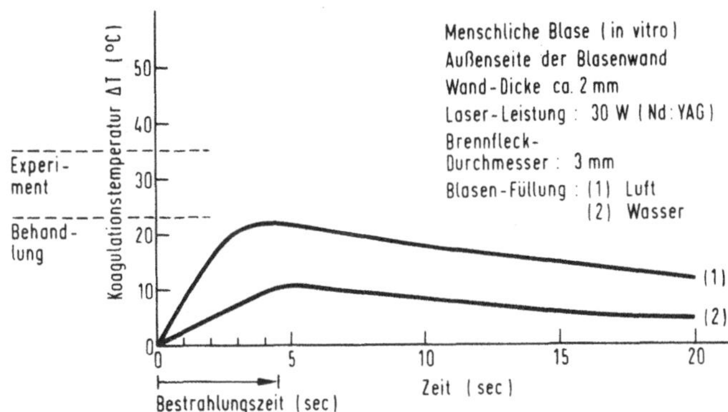

Abb. 5. Temperatur-Änderung in Strahlachse während der Laserbestrahlung in Abhängigkeit von der Zeit

doppelte Anzahl von Pulsen erforderlich. Unsere Messungen in vitro, die nicht ohne weiteres auf lebendes und durchblutetes Gewebe übertragen werden können – mit den bisherigen klinischen Erfahrungen aber korrelieren – geben uns einen Anhaltspunkt für die anzuwendende Laserdosis. Diese liegt bei punktförmigem Bestrahlungsmodus bei ca. 40 bis 50 W und 2 bis 3 Pulsen von jeweils 2 s Dauer.

Literatur

1. Staehler G, McCord G, Hofstetter A, Keiditsch E (1978) Nd: YAG-Laser irradiation of the normal and tumorous bladder wall. In: Kaplan I (ed) Laser surgery II. Jerusalem Academic, Jerusalem. – 2. Staehler G, Kronester A, Weinberg W, McCord RC, Keiditsch E, Hofstetter A (1979) Experimental animal research with regard to possible thermal damage to the intestine during endoscopic irradiation with the Neodymium: YAG-Laser. 3. International Congress of Laser Surgery, Graz, Sept. 24–26. – 4. Staehler G, Halldorsson T, Langerholc J, Bilgram R (1979) Dosimetry for Neodymium: YAG-Laser applications in urology. International Medical Laser Symposium, Detroit, March 29–31. – 4. Staehler G, Halldorsson T, Langerholc J, Bilgram R (in print) Endoscopic applications of the Nd: YAG-Laser in urology: theory, results, dosimetry. Urol Res

Prof. Dr. med. G. Staehler
Leitender Oberarzt
der Urologischen Klinik
und Poliklinik der LM-Universität München
Klinikum Großhadern
Marchioninistraße 15
D-8000 München 70

Verhandlungsbericht der Deutschen Gesellschaft für Urologie, 31. Tagung (1979), 246/247

Ergebnisse von 40 einzeitigen Urethraplastiken mit freien Hautlappen

W. Oosterlinck, W. A. De Sy, A. Verbaeys

Die einzeitige Urethraplastik mit freiem Hautlappen wurde schon 1953 von Presman and Greenfield [3] beschrieben, jedoch erst durch Devine [2] in den USA eingeführt.

Bis jetzt wurden von uns 50 Patienten einzeitig operiert. Über 40 Patienten mit mindestens drei Monaten Beobachtungsdauer wollen wir hier berichten.

Technik

Als Zugang zu oberflächlichen Strikturen im geraden Teil der Pars pendula penis wird ein Zirkunferenzschnitt hinter der Glans Penis gelegt. Der Penis wird durch Zurückschieben der Epidermis freigelegt [2]. Bei tiefer liegenden Strikturen werden die Patienten in die Steinschnittlage gebracht. Eine umgekehrt U förmige Inzision, von den Tubera ossis ausgehend in Richtung auf die Basis des Skrotums geführt, ist hier der günstigste Weg für die Eröffnung.

Nachdem aus dieser Hautpartie ein Lappen gebildet wurde, wird ein von uns angegebenes Retraktor-Instrument[1] eingesetzt. Nach Freilegung wird die verengte Urethra in klassischer Weise eröffnet. Die Größe des zu deckenden Gebiets im Spalt der Urethra wird gemessen und ein Gewebelappen, der etwa 10% größer ist, gewonnen, entweder zirkulär auf der Höhe des Präputiums oder in Längsrichtung auf der Pars dorsalis penis. Der Hautlappen wird scharf vom Subkutangewebe abpräpariert und von allem Unterhautgewebe mittels Scheren befreit. Dafür wird der Lappen mit der Epithelseite auf eine sterile Korkplatte gelegt und mit subkutanen Nadeln fixiert. Hierbei wird der Lappen ständig mit physiologischer Kochsalzlösung befeuchtet, um ein Austrocknen zu vermeiden. Dann wird der Lappen mit der Epithelseite nach oben gewendet und erneut – wie oben – auf der Korkplatte fixiert und so für das Einbringen in das Operationsfeld bereitgelegt. An den ersten drei und tiefstliegenden Punkten werden Nähte gelegt (Vicryl 4-0), dann kann der Lappen von der Platte genommen werden. Der Lappen wird sorgfältig an jeder Seite mit Vicryl 4-0 Einzelnähten an die Mukosa der Urethra und teilweise auch an das Corpus spongiosum angeheftet. Vor dem endgültigen Verschluß der Urethra wird ein 20er Silastik Foley Katheter eingelegt, um den Lappen in situ zu halten und um eine Einstülpung in das Lumen der

Tabelle 1. Ergebnisse der Urethraplastik

Ergebnisse nach	Anzahl Patienten	ohne Nachkontrolle	gut	ausreichend	schlecht	sonstige Ursache für schlechte Miktion
2 Jahre	2	–	2	–	–	–
1 Jahr	15	2	13	–	–	1
6 Monate	13	1	9	1	2	1
3Monate	10	–	10	–	–	–
	40	3	34	1	2	2

1 Hersteller „Manufacture Belge de Gembloux", Gembloux, Belgien

Urethra zu verhindern. Wenn möglich, wird der Rest des Corpus spongiosum als erste Verstärkungsschicht deckend über den Lappen genäht. Dies fördert die Revaskularisation des Lappens und verhindert die Bildung von Divertikeln und Hämatomen. Sogar bei Dibrose des Corpus ist es meistens möglich, den Lappen mit spongiösem Gewebe abzudecken, ohne das Lumen der Urethra zu verengen, wenn man nur an der Oberfläche des spongiösen Gewebes näht. Der Muskulus bulbocavernosus wird dann verschlossen und es folgt die Deckung mit Unterhautgewebe und Epidermis. Eine Saugdrainage wird für 24 Std. belassen. Zwei Wochen nach der Operation werden Kontrast- und Desinfektionsmittel in die Blase instilliert und nach der Entfernung des Foley-Katheters wird ein Urethrocystogram gemacht. Wenn Extravasate diagnostiziert werden (wir fanden solche in drei Fällen), wird erneut ein Foley-Katheter (Charriere No 14) für eine Woche gelegt.

Krankengut: 40 Patienten von zwölf bis 92 Jahren

Lage der Striktur

Pars membranacea Urethrae	5
Pars membranacea bulbaris	4
Pars bulbaris	16
bulbaris und penis	7
Penis	8
	40

Die längste Striktur war 14 cm. Dauernde, therapieresistente Harnweginfekte (Prostatitis) lagen bei 19 Patienten vor. Bei 26 Patienten wurden vorher 425 Dilatationen, zwölf innere Urethrotomien mit Sichtkontrolle (Sachse) und neun blinde Urethrotomien durchgeführt.

Die Auswertung ist zusammengefaßt in Tabelle 1.

Die Ergebnisse wurden dann als „gut" bezeichnet, wenn sowohl die röntgenologischen Befunde wie auch die Uroflowmetrie (15 ml/min) im Normbereich lagen, „ausreichend", wenn die Uroflowmetrie zwischen 10 und 15 ml/min lag und „schlecht", wenn diese unter 10 ml/min war. In den letzteren Fällen hat sich vermutlich eine neue Urethrastriktur gebildet. Jedoch waren diese Strikturen kürzer als vor dem Eingriff und umfaßten nie die Länge des Lappens. Die zwei schlechten Ergebnisse betrafen die beiden ältesten Patienten (92 und 82 Jahre alt). Wahrscheinlich ist das hohe Lebensalter der Grund für die schlechtere Regeneration der Plastik. Bei zwei Patienten haben andere pathologische Gründe einen unterschwelligen Harnfluß nach der Urethraplastik bedingt.

Schlußfolgerung

Die einzeitige Urethraplastik ist eine einfache und leicht durchführbare Methode, mit der alle Strikturen vom Meatus bis zur Pars membranacea der Urethra mit einer Erfolgsquote von mehr als 90% behandelt werden können. Sie vermeidet einen zweiten Krankenhausaufenthalt, eine zweite Operation und die Wartezeit von drei bis vier Monaten mit allen Belästigungen des Patienten als Folge der anatomischen Veränderungen durch die erste Operation. Deshalb hoffen wir, daß diese Technik sich auch in Europa durchsetzen wird.

Literatur

1. De Sy W, Oosterlinck W (1978) One-stage urethroplasty with free skin graft. Eur Urol 4:411–413. – 2. Devine PC, Fallon B, Devine Jr CJ (1976) Free full thickness skin graft urethroplasty. J Urol 116:444–446. – 3. Presman D, Greenfield DM (1953) Reconstruction of the perineal urethra with a free full-thickness skin graft from the prepuce. J Urol 69:677–680

Dr. W. Oosterlinck
Abt. Urologie
Akademisch Ziekenhuis
Gent
Belgien

Verhandlungsbericht der Deutschen Gesellschaft für Urologie, 31. Tagung (1979), 248/249

Ergebnisse der Streßinkontinenzoperation nach Marshall-Marchetti

D. Forster, W. Schütz

Voraussetzung für die Behandlung einer an Inkontinenz leidenden Frau ist die genaue und differenzierte Diagnostik. Das Miktionszysturethrogramm, möglichst mit Kettchen, und die urodynamische Untersuchung sind die wesentlichen Bestandteile.

Veränderungen des vesiko-urethralen Winkels, der topographisch-anatomischen Lage und Figur des Blasenhalses und das Ergebnis der Blasenmanometrie geben Auskunft über Art und Grad der Inkontinenz. Es werden so im wesentlichen drei Ursachen unterschieden:

1. Der rotatorische Deszensus – noch fixierte Urethra bei Absinken des Blasenbodens durch Erschlaffung der Beckenbodenmuskulatur.

2. Der vertikale Deszensus – Erschlaffung der Fixationspunkte von Urethra und trigonalem Blasenbereich mit Verlagerung und Verformung des Blasenhalses.

3. Schließlich der gemischte Deszensus als Kombination von rotatorischen und vertikalem Deszensus.

Aus unserem Krankengut berichten wir über 32 Patientinnen, die wegen einer Inkontinenz auf Grund eines vertikalen oder gemischten Deszensus nach Marshall-Marchetti operiert worden waren und über eine längere Zeit (mindestens ½ Jahr) beobachtet werden konnten.

Tabelle 1. Grad der Inkontinenz (Einteilung nach Ingelmann-Sundberg)

Patienten	Grad	%
3	I	9,4
18	II	53,1
11	III	37,5
n = 32		100,0

Wie Tabelle 1 zeigt, handelte es sich um drei Patientinnen mit einer Streßinkontinenz 1. Grades, um 18 Patientinnen mit einer Inkontinenz 2. Grades und um elf Patientinnen mit einer Inkontinenz 3. Grades. Die Inkontinenzeinhaltung wurde nach Ingelmann-Sundberg vorgenommen. 15 Patientinnen, also nahezu die Hälfte, war hysterektomiert worden.

Unsere Nachuntersuchungen brachten folgende Ergebnisse, die wir in vier Gruppen einteilten (Tabelle 2):

Tabelle 2. Ergebnisse. Operation nach Marshall-Marchetti

Gruppe		Pat	%	
A	Vollständige Heilung ohne Beschwerden	11	34,3	87,4%
B	Entscheidende Besserung Pat. zufrieden	17	53,1	
C	vorübergehende Besserung	1	3,1	12,6%
D	unverändert	3	9,5	
		n = 32		100%

Gruppe A: Elf Patientinnen = 34,3% gaben völlige Beschwerdefreiheit an.

Gruppe B: 17 Patientinnen waren mit dem postoperativen Zustand sehr zufrieden, hatten jedoch bei genauer Anamnese leichte Beschwerden, wie erhöhte Miktionsfrequenz, gelegentlich Brennen bei Miktion (meist infektionsbedingt) oder imperativen Harndrang, waren jedoch unter normalen Bedingungen absolut trocken.

Gruppe C: Eine Patientin gab an, nach vorübergehender Besserung sei der alte Zustand (Inkontinenz 2. Grades) wieder eingetreten.

Gruppe D: Drei Patientinnen beklagten sich über eine unveränderte Situation nach der Operation, davon besteht allerdings in einem Fall ein Sarkom im kleinen Becken.

Tabelle 3. Ergebnisse. Operation nach Marshall-Marchetti (n = 32)

Gruppe	Grad I	Grad II	Grad III
A	1	8 (44,4%)	2 (18,2%)
B	2	7 (38,9%)	8 (72,7%)
C	–	1	–
D	–	2	1

Wir können so von positiven Ergebnissen bei 87,4%, von negativen bei 12,6% der Patientinnen sprechen.

Teilt man die Ergebnisse nach dem Grad der Inkontinenz ein (Tabelle 3) – das Zahlenmaterial ist zu klein, um eine absolute Aussage zu treffen –, so ergibt sich, daß sich die Erfolgsquote bei Streßinkontinenz 1. und 2. Grades zwischen Gruppe A und B etwa gleich aufteilt, während die Ergebnisse der Inkontinenz 3. Grades den Schwerpunkt innerhalb Gruppe B bilden. Ob eine Hysterektomie durchgeführt worden war oder nicht, hatte auf die Ergebnisse keinen entscheidenden Einfluß.

Dr. D. Forster und W. Schütz
Urologische Klinik
und Poliklinik re. d. Isar der TU München
Ismaninger Str. 22
D-8000 München 80

Verhandlungsbericht der Deutschen Gesellschaft für Urologie, 31. Tagung (1979), 250–252

Erfahrungen mit der dauerkatheterfreien Prostata-Adenomektomie

M. Praetorius, E. Elsäßer, H. Burgdörfer, U. Wünsche

Um nosokomiale Harninfektionen zu vermeiden, bevorzugen wir an unserer Abteilung Operationsverfahren ohne Katheterdrainage des ableitenden Hohlsystems. Auch für die Prostataadenomektomie hat sich uns ein dauerkatheterfreies Vorgehen bewährt. Es handelt sich um eine modifizierte retropubische Technik mit folgenden typischen Schritten:

1. Nach intrapelviner Vasektomie erfolgt die prophylaktische Unterbindung der vesikoprostatischen Gefäßbündel nach Grégoir.
2. Exzision der ventralen Prostatakapsel bis nahe an die puboprostatischen Bänder.
3. Umschneidung des Blasenauslasses mit dem Thermokauter.
4. Enukleation der Seitenlappen und Absetzen der Harnröhre unter Sicht mit der Schere.
5. Exzision des dorsalen Sphinkter internus zusammen mit dem aus der Loge luxierten Adenom.
6. Tiefe Retrigonisation durch seitliche Kapselraffnähte und Fixation des Trigonumrestes in Höhe des Colliculus seminalis.
7. Wiedervereinigung von Blase und Prostatakapselrest durch wasserdichte Naht in Einzelknopftechnik.

Mit der hierdurch erzielten Verkleinerung der Logenfläche wird größtmögliche Blutstillung gewährleistet, so daß auf die Einlage eines tamponierenden Ballonkatheters verzichtet werden kann.

Wir haben von Mai 1976 bis Ende 1978 529 Adenomektomien der Prostata durchgeführt, wobei 1978 85% der Opierierten primär ohne Dauerkatheter blieben (Abb. 1). Die Spontanmiktion kam in der Regel bis zum ersten postoperativen Tag in Gang. Bis dahin wurde bei Harndrang einmalkathetert.

Bei einem Durchschnittsalter von 70 Jahren und einem mittleren Adenomgewicht von 64 Gramm lag die postoperative Letalität bei 1,5%. Nachblutungen wurden in 6,2% beobachtet. Bluttransfusionen benötigten 25,8% der Operierten. Auffällig ist die hohe Rate präoperativ nicht erkannter Carcinome von 11,7%, was wohl mit der Resektion eines Teiles der Prostatakapsel im Zusammenhang steht (Tabelle 1).

Der wesentlichste Punkt unserer Erwartungen hat sich weitgehend erfüllt. Obwohl eine systemische Antibiotikaprophylaxe grundsätzlich nicht durchgeführt wurde, verließen Kranke ohne präoperative Harninfektion in 60,7% die Klinik wie-

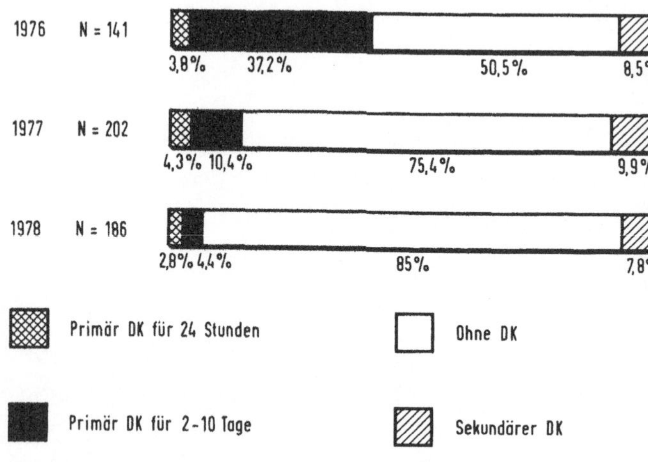

Abb. 1. Häufigkeit der dauerkatheterfreien Behandlung nach Adenomektomie der Prostata (n = 529)

Tabelle 1. Mortalität und Komplikationen bei Adenomektomien der Prostata (1976–1978) N = 529

	Fälle	Prozent
Mortalität	8	1,5%
Komplikationen		
Nachblutungen		
primär postoperativ	25	4,7%
sekundär 5.–22. Tag	6	1,1%
Spätblutungen	2	0,4%
Wundheilungsstörungen 75% derselben bei Dauerkatheter-Behandlung	42	7,9%
Epididymitis	12	2,3%
Sekundäreingriffe		
Revision wegen Urinom und/oder Hämatom	5	0,9%
Transurethrale Nachkoagulation wegen Blutung	13	2,5%
Transurethrale Nachresektion und Logenabräumung	12	2,3%
Ureterbefreiung wegen Ligatur	1	0,2%
Bluttransfusionen	136	25,8%
Harninkontinenz		
Streßinkontinenz bei Entlassung	37	7,0%
Streßinkontinenz nach 3 Monaten	15	2,8%
Totale Inkontinenz	1	0,2%
Präoperativ nicht erkannte Carcinome	62	11,7%

der mit sterilem Urin. Die Ergebnisse verschlechterten sich sofort, wenn – meist wegen Leckbildung – postoperativ ein Katheter eingelegt werden mußte. Hier sank dieser Wert auf 37,5%. Am schlechtesten schnitten naturgemäß jene Patienten ab, die infiziert aufgenommen wurden und die nicht katheterlos operiert werden konnten. Sie behielten in 89% ihre Harninfektion (Abb. 2).

Nach über dreijähriger Erfahrung glauben wir über ein standardisiertes Verfahren zu verfügen, das allen anderen Arten der Adenomektomie durch Schnitt überlegen ist und das für uns einen wichtigen Schritt bei der Bekämpfung des urologischen Hospitalismus darstellt.

Literatur

Bensimon H (1973) Hemostatic retropubic prostatectomy. J Urol 110:326. – Debenham LS, Ward AE (1960) Retropubic prostatectomy using a no-catheter technique. Br J Urol 32:178. – Grégoir W (1969) Hemostatic adenomectomy. Urol Int 24:426. – Grégoir W (1978) Hemostatic prostatic adenomectomy. Eur Urol 4:1. – Hickinbotham P, Turner D, Sarma KP

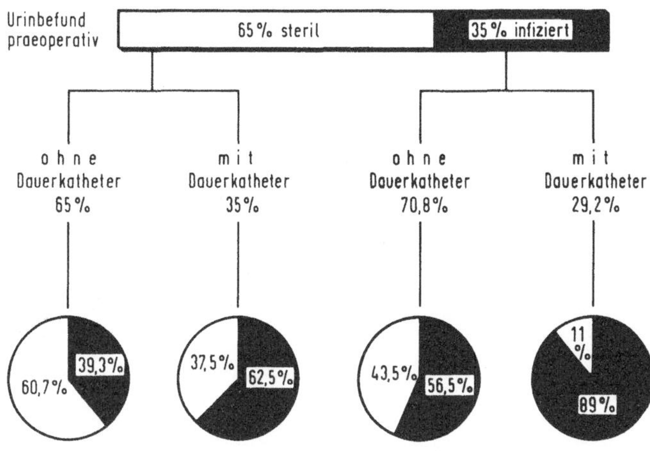

Abb. 2. Harninfektion nach Adenomektomie der Prostata. Befunde bei Entlassung (1976 bis 1978, n = 529)

(1966) Retropubic no-catheter prostatectomy: A review of 106 cases. Br J Urol 97:899. – Hubner G, Lipsky H, Petritsch P, Eppich F (1977) Prostatectomy with a no-catheter technique. Br J Urol 49:315. – Millin TMCh (1975) Einige Beispiele aus der Entwicklung der Prostatachirurgie. Urologen Information Travenol. – Spencer J (1967) Experience with a no-catheter technique for prostatectomy. Br J Surg 54:340

Dr. med. M. Praetorius
Urolog. Abt.
des Krankenhauses der Barmherzigen Brüder
Romanstr. 93, D-8000 München 19

Verhandlungsbericht der Deutschen Gesellschaft für Urologie, 31. Tagung (1979), 253–255

Die perkutane Nephropyelostomie in Lokalanästhesie – eine unproblematische Akutmaßnahme

H. Göttinger, E. Schmiedt, J. Schüller, F.J. Marx

Nachdem Wickboom [1] erstmals die antegrade Pyelographie mittels direkter Punktion des Nierenbeckens beschrieb und Goodwin [2] die erste perkutane Nephropyelostomie gelang, hat diese Methode infolge unzulänglicher Technik nur zögernd Verbreitung gefunden.

Im europäischen Raum waren es insbesondere Fernström [3] und Günther [4], die mit unterschiedlichen Punktionstechniken über größere Fallzahlen berichteten.

Bei allen Indikationen zur Harnableitung mittels perkutaner Nephropyelostomie ist es im Sinne einer optimalen Drainage wünschenswert, sofort einen möglichst weitlumigen Katheter im Nierenbecken zu plazieren. Aus dieser Überlegung heraus haben wir die von Günther [4] beschriebene Punktionstechnik modifiziert.

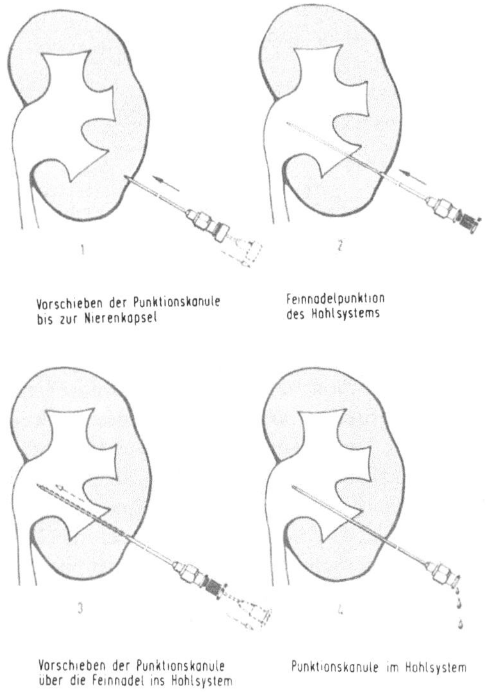

Vorschieben der Punktionskanule bis zur Nierenkapsel

Feinnadelpunktion des Hohlsystems

Vorschieben der Punktionskanule über die Feinnadel ins Hohlsystem

Punktionskanule im Hohlsystem

Abb. 1. Perkutane Nephropyelostomie: Punktion des Hohlsystems

Technik

Die perkutane Nephropyelostomie wird meist in Bauchlage durchgeführt. Nach Setzen einer Lokalanästhesie wird die Punktionskanüle in der hinteren Axillarlinie unterhalb des Rippenbogens bis zur Nierenkapsel vorgeschoben (Abb. 1).

Ist das Hohlsystem urographisch sichtbar, so gelingt die Feinnadelpunktion unter Bildwandlerkontrolle rasch. Bei urographisch stummer Niere ist die Nierenbeckenblindpunktion beim Vorliegen einer Harnstauung für den Geübten kein Problem.

Über die Feinnadel wird nun die Punktionskanüle ins Hohlsystem vorgeschoben und die Feinnadel entfernt.

Ein Führungsdraht wird durch die Punktionskanüle in den Harnleiter eingebracht, die Punktionskanüle zurückgezogen (Abb. 2). Mit Teflonbougies wird über den Führungsdraht der Punktionskanal bis 12 Charr aufbougiert.

Anschließend wird ein gleichlumiger Ballonkatheter mit Endloch und zusätzlichen seitlichen Öffnungen mit Hilfe eines perforierten Metallführungsstabes in das Nierenbecken eingeführt (Abb. 3). Nach Zurückziehen des Metallführungsstabes wird der Führungsdraht entfernt und der Ballon mit 3 bis 5 ml aufgefüllt, das Ballonventil abgebunden.

Der Hauptvorteil dieser beschriebenen Technik liegt darin, schon in der ersten Sitzung einen weitlumigen Ballonkatheter im Nierenbecken zu plazieren, der nicht mehr dislozieren kann. In zwei- bis dreitägigen Abständen können, falls erforderlich, mit gleicher Technik noch kaliberstärkere Katheter plaziert werden.

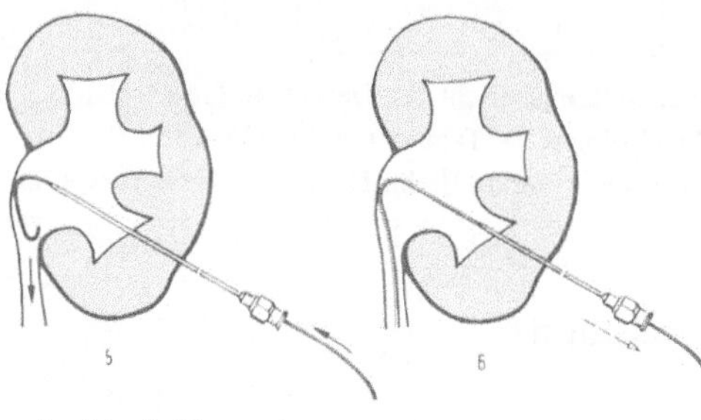

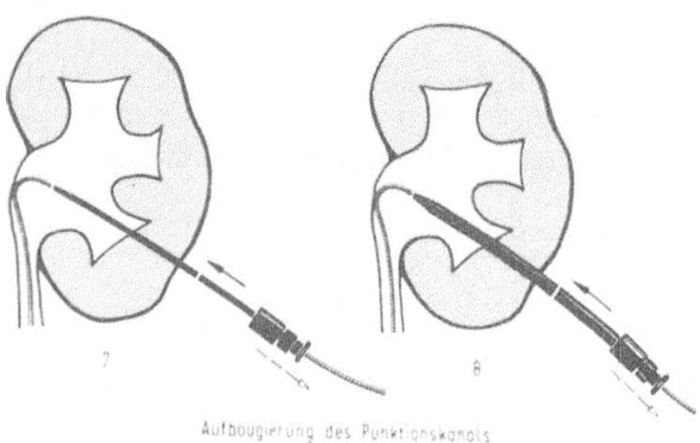

Abb. 2. Perkutane Nephropyelostomie: Aufbougierung des Punktionskanals

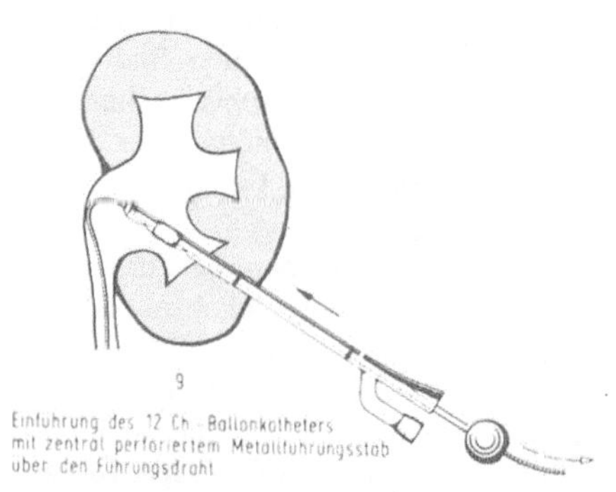

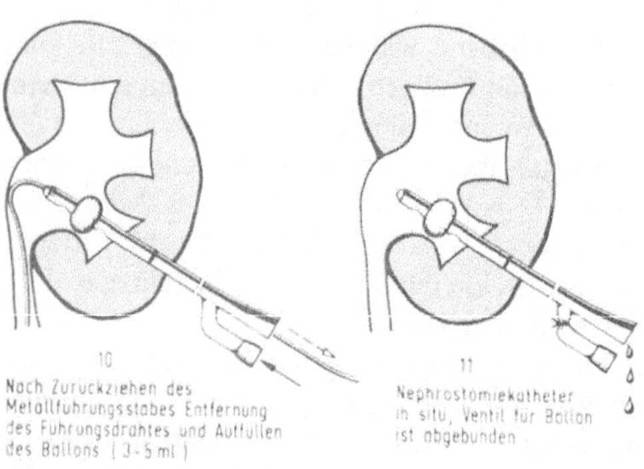

Abb. 3. Perkutane Nephropyelostomie: Einführung eines Ballonkatheters ins Nierenbecken

Tabelle 1. Indikationen zur perkutanen Nephropyelostomie (n = 66)

1. Ureterobstruktion			56
Tumoren		30	
Gyn.-Ca	11		
Blasen-Ca	9		
Prostata-Ca	7		
Retroperit. LK-Metas.	3		
Steine		9	
Radiogene Ureterstriktur		4	
Postop. Stenose nach supraves. Harnableitung		4	
Dekomp. Ureterabgangsstenose		2	
Postop. Stenose nach Ureterreimplantation		2	
Ureterstenose bei Tbc		2	
Harnstauung bei Prostataadenom		2	
Ureterstenose bei M. Ormond		1	
2. Ureterfistel (Trockenlegung)			8
Läsion nach gyn. Op.		5	
Läsion nach chir. Op.		2	
Läsion nach Ileum-Conduit		1	
3. Steinextraktion			2

Tabelle 2. Komplikationen bei perkutaner Nephropyelostomie (n = 66)

Nierenbeckenperforation (→ op. Revision)	1
Nierenbeckentamponade (→ op. Revision)	1
Katheterdislokation (kein Ballonkatheter) (→ Neupunktion)	7

Ergebnisse

In den letzten zwölf Monaten führten wir bei 66 Patienten die perkutane Nephropyelostomie durch (Tabelle 1).

Die Indikation bestand in 56 Fällen in einer Ureterobstruktion verschiedener Genese. In weiteren acht Fällen wurde durch dieses Verfahren eine Ureterfistel trockengelegt. Schließlich wurde bei zwei Patienten perkutan ein Nierenbeckenstein extrahiert. Zweimal war eine operative Revision erforderlich, je einmal infolge einer Nierenbeckenperforation und einer Nierenbeckentamponade (Tabelle 2). Siebenmal gab eine Katheterdislokation Anlaß zur Neupunktion, die jedoch mit dem Ballonkatheter nicht mehr beobachtet wurde.

Zusammenfassend kann gesagt werden, daß die perkutane Nephropyelostomie die offene Nierenfistelung an unserer Klinik weitgehend verdrängt hat.

Literatur

1. Wickboom I (1954) Pyelographie after direct puncture of the renal pelvis. Acta radiol 41:505. - 2. Goodwin WE, Casey WC, Woolf W (1955) Percutaneous trocar (needle) nephrostomy in hydronephrosis. J Am Med Ass 157:891. - 3. Fernström I, Johansson B (1976) Percutaneous pyelolithotomy. Scand J Urol Nephrol 10:257. - 4. Günther R, Altwein JE, Georgi M (1977) Feinnadelpunktion zur antegraden Pyelographie und Nephropyelostomie. Fortschr Röntgenstr. 127:439

Dr. H. Göttinger
Urologische Klinik und Poliklinik
der Universität München
Marchioninistr. 15
D-8000 München 70

Verhandlungsbericht der Deutschen Gesellschaft für Urologie, 31. Tagung (1979), 256/257

Über die berührungsfreie Zertrümmerung von Nierensteinen an der freigelegten Niere: Ziel und experimentelle Ergebnisse*

G. Konrad, M. Ziegler, E. Häusler, U. Kaspar-Sersch, H. Wurster, W. Krauß

Im Gegensatz zu dem monochromatischen Spektrum des Ultraschalls kommen zur berührungsfreien Nierensteinzertrümmerung im Ultraschallbereich liegende Stoßwellen zur Anwendung, die sich durch einen sehr kurzzeitigen Impuls von nur 50 ns Dauer auszeichnen. Stoßwellen lassen sich in flüssigem Medium durch Explosion oder durch elektrische Entladung erzeugen.

Häusler [7] gelang es erstmals, Nierensteine mit geführten Flüssigkeitsstoßwellen zu zertrümmern. Ein offener, im Wasserbad befindlicher Torusreflektor wurde 1975 benutzt [8]. Unter Drucküberhöhung wurde die Energie im zweiten Brennpunkt des elliptischen Reflektoranteils gebündelt und ein dort eingebrachter Harnstein berührungsfrei in Bruchstücke zerlegt.

Die Zerstörung des Harnsteines wird durch einen Zugimpuls bewirkt, der an der Harnsteinrückseite durch teilweise Reflektion und Phasenumkehr der Stoßwelle entsteht. Ein spröder Körper, wie ihn ein Harnstein darstellt, ist durch einen Zugimpuls unter wesentlich geringerem Energieaufwand in Bruchstücke zu zerlegen, als dies durch einen Druckimpuls möglich ist [4,6,7,10].

Parallel zu dem offenen, in einer Wanne befindlichen Torusreflektor mit Explosionsdraht als Stoßwellenquelle von Häusler (Abb. 1a) wurde von der Münchner Arbeitsgruppe [1,2,3] in Zusammenarbeit mit der Fa. Dornier-System ein offenes Ellipsoid mit punktförmiger Quelle [4,5] mit dem Ziel entwickelt, Nierensteine berührungsfrei durch extrakorporal eingeleitete Stoßwellen in abgangsfähige Bruchstücke zu zertrümmern. Wie Abbildung 1b [1] zeigt, ist bei diesem System der elliptische Torusreflektor in offener Kommunikation unter einer Wanne angebracht. Zur Überleitung der Stoßwellen in den steintragenden Organismus muß dieser in die wassergefüllte Wanne eingebracht werden. Wie Chaussy et al. [2] zeigen konnten, gelang es mit diesem Gerät, beim Hund ins Nierenbecken implantierte Harnsteine in abgangsfähige Bruchstücke zu zerlegen.

In eigenen Untersuchungen zur berührungsfreien Zertrümmerung von Konkrementen in der freigelegten Niere wurde ein kleines, mit einer Metallmembran verschließbares Reflektorsystem entwickelt (Abb. 1c). Dem elliptischen Torusreflektor ist ein flüssigkeitsgefüllter Tubus mit Druckausgleichfenster zur Eliminierung unerwünschter, niederfrequenter Druckwellen aufgesetzt [10]. Eine konische Plexiglaskappe erlaubt

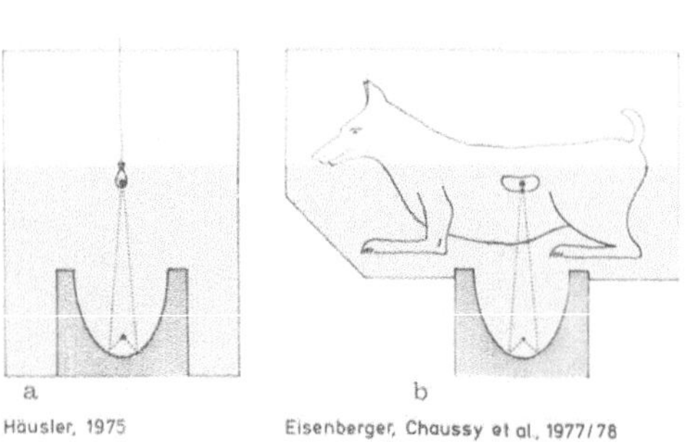

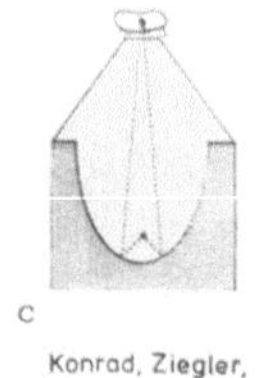

Abb. 1. Entwicklungsstadien des elliptischen Torusreflektors: (a) Elliptischer Torusreflektor in flüssigkeitsgefüllter Wanne (nach [8]) (b) Offener, unter einer Wanne angebrachter Torusreflektor mit freier Kommunikation der Flüssigkeit (nach [3]) (c) Geschlossener Torusreflektor; die Stoßwelle wird über eine Metallmembran in den zu beschallenden Organismus oder in die Niere eingekoppelt (nach [10])

* Die Forschungsarbeiten wurden mit Unterstützung des Bundesministeriums für Forschung und Technologie; Projektträgerschaft DFVLR, Medizinische Technik durchgeführt

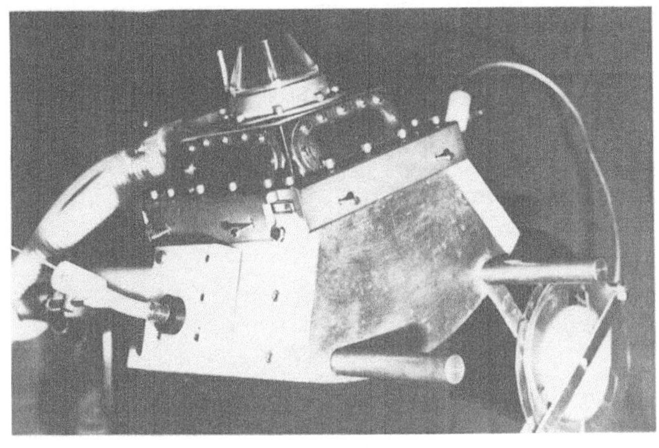

Abb. 2. Geschlossenes Reflektorsystem mit ovalen Druckausgleichsfenstern und Plexiglastubus zur Ankoppelung unter Sicht

ein kontrolliertes Aufsetzen des Tubus auf die Nierenoberfläche (Abb. 2).

Das Ziel, Nierenkelchsteine an der freigelegten Niere durch das Nierenparanchym hindurch in Bruchstücke zu zerlegen, so daß die Bruchstükke ohne die sonst erforderliche Nephrotomie über das eröffnete Pyelon entfernt werden können, wurde im Experiment erreicht. Die Applikation der Stoßwellen zeigt in Übereinstimmung mit den Untersuchungen im offenen System [3] auch nach mehrfacher Beschallung mikroskopisch keine nachweisbare Traumatisierung des Nierenparenchyms. Dagegen geht die Stoßwellenapplikation bei Lungengewebe wegen der hier bestehenden Grenzflächen von Luft und Gewebe mit Zerreißungen der Alveolarmembranen einher, so daß bei der derzeit noch verwendeten Energie die Lunge vor Stoßwellen zu schützen ist.

Literatur

1. Chaussy Ch, Eisenberger F, Wanner K, Forssmann B (1978) Extrakorporale Anwendung von hochenergetischen Stoßwellen. Akt Urol 9:95–101. – 2. Chaussy Ch, Wieland W, Jocham D, Eisenberger F, Forssmann B (1978) Röntgenologische Steinlokalisation im Modell der berührungsfreien Nierensteinzertrümmerung: Experimentelle Studie. Verhandlungen der Deutschen Gesellschaft für Urologie 30:333/334. – 3. Eisenberger F, Chaussy Ch, Wanner K (1977) Extrakorporale Anwendung von hochenergetischen Stoßwellen – Ein neuer Aspekt in der Behandlung des Harnsteinleidens. Akt Urol 8:3. – 4. Forssmann B, Hepp W, Chaussy Ch, Eisenberger F, Wanner K (1977) Eine Methode zur berührungsfreien Zertrümmerung durch Stoßwellen. Bio Med Technik 22, Heft 7–8. – 5. Forssmann B, Hepp W, Chaussy Ch (1979) Berührungsfreie Zerkleinerung von Nierensteinen durch Stoßwellen. Dornier-Post 2. – 6. Häusler E, Kiefer W (1978) Anregungen von Stoßwellen in Flüssigkeiten durch Hochgeschwindigkeitstropfen. Verh DPG 6:786. – 7. Häusler E, Kiefer E (1974) Nierensteinzertrümmerung mit geführten Stoßwellen. Annales Universitatis Saraviensis 11. – 8. Häusler E, Kiefer W (1975) Zerstörung von spröden Einschlüssen in flüssiger Umgebung durch autofokusierte Stoßwellen. Verh DPG. – 9. Häusler E, Hirtt P (1978) Properties and physiologic application of focused fluid shock waves. J Acoust Soct Am 64:176. – 10. Konrad G, Ziegler M, Häusler E, Kaspar-Sersch U, Stein L, Wurster H, Krauß W (1979) Fokusierte Stoßwellen zur berührungsfreien Nierensteinzertrümmerung an der freigelegten Niere. Urologie [A] 18:289–193

Dr. Gunter Konrad
Urologische Universitätsklinik
D-6650 Homburg/Saar

Verhandlungsbericht der Deutschen Gesellschaft
für Urologie, 31. Tagung (1979), 258/259

Die Mikrochirurgie des Nierenbeckens beim Säugling

D. Jonas, U. Steinau, M. Amthor, W. Weber

Einführung

Ursachen der Restrikturierung von konventionell rekonstruierten Harnleiterabgangsstenosen beim Säugling mit besonders kleinen anatomischen Verhältnissen sind ungenaue Adaptation der Wundränder, zu grobes Nahtmaterial, Urinextravasation und periureterale Entzündung. Ziel einer verbesserten Nahttechnik muß es sein,

1. das zu kleine Operationsgebiet durch Sichthilfen, wie Operationsmikroskop oder Lupenbrille, zu vergrößern,
2. ein den kleinen anatomischen Verhältnissen angepaßtes Nahtmaterial einzusetzen,
3. durch eine exakte Nahttechnik die geforderte Adaptation der Wundränder jetzt sicher zu erreichen.

Material und Methode

Bei drei männlichen Säuglingen zwischen sechs und neun Monaten mit einer einseitigen pelviureteralen Obstruktion wurde von einer lumbalen Inzision aus unter dem Operationsmikroskop eine Nierenbeckenplastik nach Anderson Hynes durchgeführt. Als Sichthilfe diente das Operationsmikroskop OPMI 7 von Zeiss mit Motor Zoom, das eine stufenlose Vergrößerung von 3,5- bis 36fach ermöglicht. Für die Naht der Anastomose wurde eine 16- bis 20fache Vergrößerung gewählt. Das mikrochirurgische Instrumentarium besteht im wesentlichen aus einer 16 cm langen Mikrofadenschere mit geraden, gezahnten Schneiden, einem 15 cm langen Mikronadelhalter mit Sperre und glatten Maulteilen sowie je zwei 10 bzw. 11 cm langen Mikropinzetten.

Zur Nahttechnik

Die Nierenbecken-Harnleiteranastomose wurde mit Vicryl (Abb. 1) Submukosa-Einzelknopfnähten 8–0 im Abstand von ca. 2 mm durchgeführt. Diese Naht faßt die Adventitia, die Muskularis und die Submukosa, nicht jedoch die Mukosa, so daß im Lumen kein Faden liegt (Abb. 2). In allen drei Fällen wurde die Anastomose mit einem 6 Charr. Silastik-Splint transparenchymal geschient, das Nierenbecken mit einem weiteren 14 Charr. Silastik-Katheter transparenchymal entlastet.

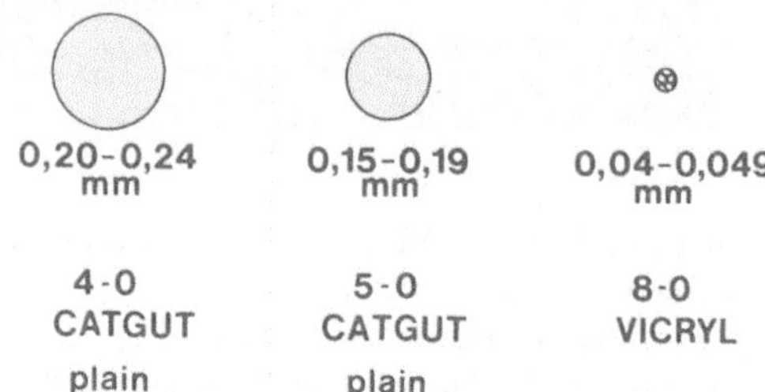

Abb. 1. Nahtdurchmesser

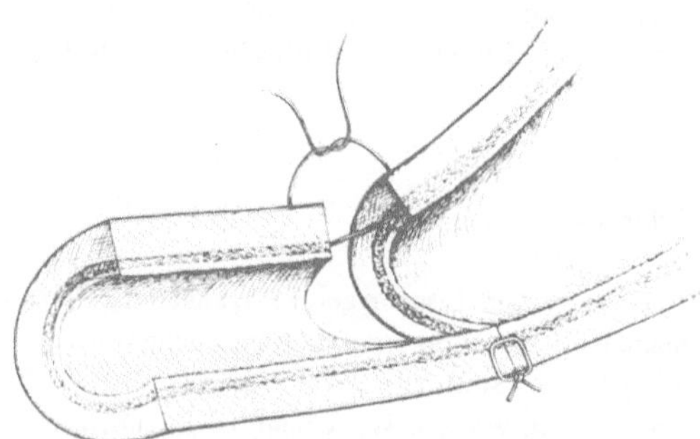

Abb. 2. Submukosanaht

Ergebnisse

Bei einem Säugling konnte der Nierenfistelkatheter nach zehn Tagen, bei zwei Säuglingen nach 17 Tagen gezogen werden, nachdem die Kontrastmittelfüllung über den liegenden Nierenfistelkatheter ein ausreichend weites pyeloureterales Segment ergeben hatte. Drei Monate

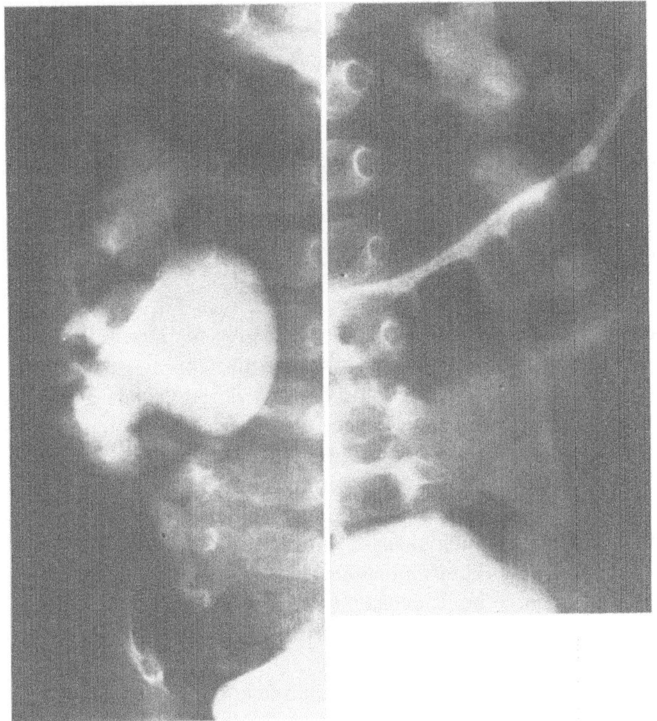

Abb. 3. S. R., sechs Monate alt. I. v. Urogramm. *Li. Bild:* Präoperativ, subpelvine Harnleiterstenose mit Hydronephrose der linken Niere. *Re. Bild:* Drei Monate postoperativ, ideale Abflußverhältnisse

später ist im i. v. Urogramm nun postoperativ ein idealer Abfluß aus dem li. Nierenbecken über den trichterförmigen Harnleiterabgang festzustellen. Die praeoperativ vorhandene subpelvine Harnleiterstenose ist optimal korrigiert (Abb. 3).

Schlußfolgerung

Die bisher erzielten Ergebnisse bei allen drei Kindern im Säuglingsalter rechtfertigen den Einsatz des mikrochirurgischen Operationsverfahrens bei kleinen anatomischen Verhältnissen.

Prof. Dr. med. Dietger Jonas
Abteilung für Urologie (Z Chir)
Klinikum der Johann-Wolfgang-Goethe-Universität
Theodor-Stern-Kai 7
D-6000 Frankfurt am Main 70

Verhandlungsbericht der Deutschen Gesellschaft für Urologie, 31. Tagung (1979), 260–262

Der lumbalfixierte Ileumconduit bei der Behandlung des Blasenkarzinomes

M. Praetorius, E. Elsäßer

Bei infiltrierend wachsenden Blasenkarzinomen Grad II und III suchen wir, sofern klinisch noch kein Lymphknotenbefall erkennbar ist, folgendes Behandlungskonzept durchzuführen:

1. Anlage einer supravesikalen Harnableitung.
2. Bestrahlung der Blase mit 4000 rad.
3. In einer zweiten Sitzung totale Entfernung der Harnblase mit Lymphadenektomie und Prostatovesikulektomie beim Mann. Bei der Frau werden Harnröhre, vordere Vaginalwand, Uterus und Tuben mitreseziert.
4. Nachbestrahlung des kleinen Beckens und der ableitenden Lymphwege, wenn histologisch ein Durchbruch des Tumors durch alle Wandschichten oder Lymphknotenmetastasen nachgewiesen wurden.

Seit April 1977 haben wir bei 36 Patienten einen außerhalb des Bestrahlungsfeldes in Höhe von L 3/4 fixierten Ileumconduit angelegt. Vom üblichen Vorgehen sind wir in folgenden Punkten abgewichen:

Der Conduitstiel wird asymmetrisch mobilisiert (Abb. 1), so daß die aborale Inzision des Mesenteriums deutlich länger ist als die orale. Eine zusätzliche Querinzision erleichtert die Bildung des ausgestülpten Stomas.

Das Retroperitoneum wird nach einer Anregung aus der Erlanger Klinik im Verlauf der Mesenterialwurzel inzidiert und zusätzlich das Zökum mobilisiert. Ein weiterer Einschnitt erfolgt bei Lumbale 3/4 rechts, im Bereich des unteren Duodenalknies (Abb. 2).

Der linke Harnleiter wird oberhalb der Arteria mesenterica caudalis über die großen Gefäße geführt. Die spatulierten Harnleiterenden werden durch eine End-zu-End- bzw. End-zu-Seitanastomose mit dem nach cranial geschlagenen Conduit anastomisiert. Die Techniken nach Wallace und Mayor liefern hierbei gleich gute Ergebnisse. Anschließend wird der anastomosentragende Conduitteil hinter das Bauchfell verlagert. Die Kontrolle des retroperitonealen Situs wird

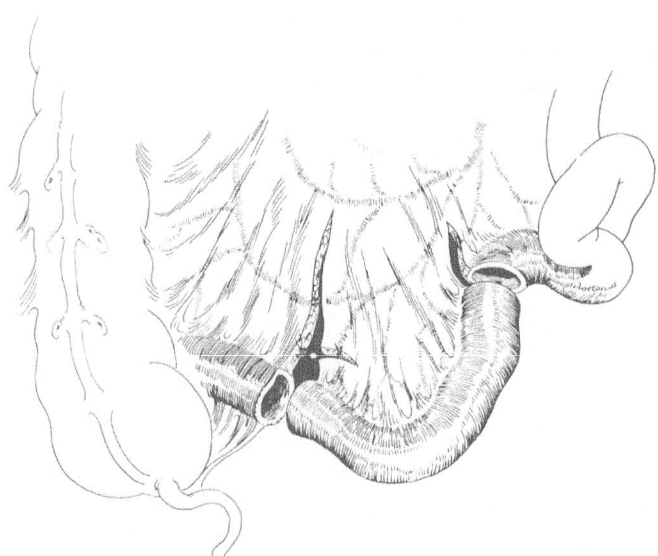

Abb. 1. Asymmetrische Mobilisation des Conduitstieles

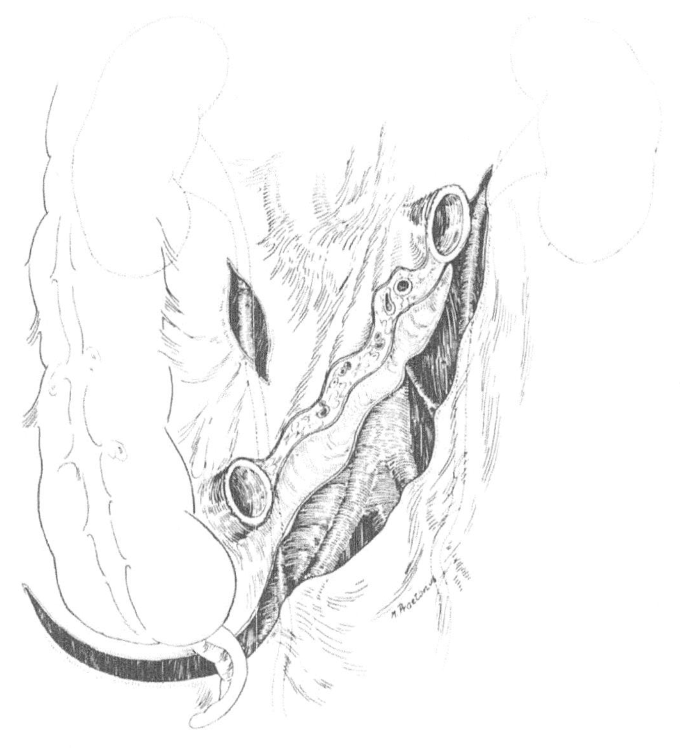

Abb. 2. Inzision des Retroperitoneums im Verlauf der Mesenterialwurzel und zusätzlicher Einschnitt bei Lumbale 3/4, im Bereich des unteren Duodenalknies

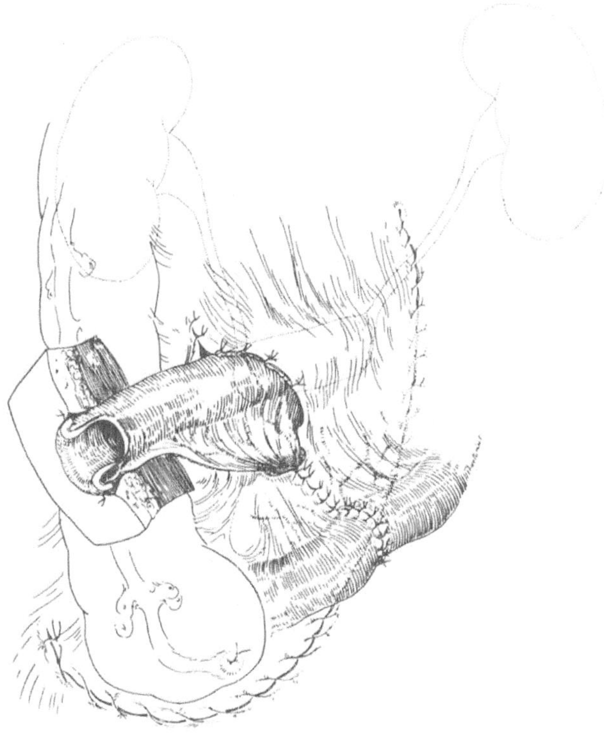

Abb. 3. Antekolische Verlegung des Conduits und Bildung eines Stomas mit evertierenden Nähten etwa in Höhe des Nabels. Nur der anastomosentragende Conduitteil ist retroperitonealisiert

erst durch die vorhergehende Mobilisation der Mesenterialwurzel möglich. Entscheidend ist ein geradliniger Verlauf des Harnleiters zum Conduit. Postoperative Harnstauungen waren in unserem Krankengut immer bedingt durch siphonartige Harnleiterschleifen vor der Anastomose und nicht durch die Anastomose selbst.

Der freie Anteil des Conduits wird antekolisch durch die Bauchhöhle geleitet (Abb. 3). Das Stoma kommt rechts lateral etwa in Höhe des Nabels zu liegen. Die Dauer des Eingriffs beträgt 2½ Stunden.

Nach durchschnittlich 13 Wochen (fünf bis 18) erfolgt die radikale Entfernung der vorbestrahlten Blase durch Unterbauchquerschnitt. Dauer dieses Eingriffs ebenfalls etwa 2½ Stunden.

Nachteilig empfinden wir bei diesem Vorgehen die stärkere psychische Belastung durch den Doppeleingriff, die lange Zeitspanne zwischen Erst- und Zweiteingriff, die Möglichkeit strahlenbedingter Dünndarmverklebungen im kleinen Becken mit Ileusgefahr und die fast regelmäßig auftretende Strahlenproktitis.

Die Vorteile der Methode überwiegen jedoch:

1. Eine geringere physische Belastung durch die Einzeloperation.
2. Keine Strahlenirritation des Conduits.
3. Möglichkeit der Ausbestrahlung des kleinen Beckens und Nachbestrahlung der ableitenden Lymphwege.
4. Zweiteingriff in Spinal- oder Periduralanästhesie möglich.

Die Operationsmortalität betrug 2,7% entsprechend einem Patienten, der bei primärer Wundheilung und regelrechtem urologischem Situs einer Endokarditis erlag. 30,5% der entfernten Blasen waren nach TUR und Bestrahlung tumorfrei, auch wenn gleichzeitig Lymphknotenmetastasen nachgewiesen wurden.

Zusammenfassend handelt es sich um ein aufwendiges Verfahren, dessen theoretische Voraussetzungen uns bestachen und von dem wir glauben, daß es in den durch transurethrale Techniken nicht mehr sicher beherrschbaren Stadien berechtigt zur Anwendung kommt.

Literatur

Bricker EM (1950) Bladder substitution after pelvic evisceration. Surg Clin North Am 30:1511. – Holland JH (1968) Pyelo-ileal urinary conduit: an 8 years experience in 37 patients. J Urol 99:427. – Wallace DM (1966) Ureteric diversion using a conduit: A simplified technique. Br J Urol 38:522. – Werff-Messing B van der (1973) Carcinoma of the bladder treated by preoperative irradiation followed by cystectomy. Cancer 32:1084. – Whitmore WF (1964) Preoperative irriadiation combined with cystectomy in the treatment of bladder cancer. Proc Nat Cancer Conf 5:481. – Whitmore WF, Grabstald H, Mackenzie AR (1968) Preoperative irradiation with cystectomy in the management of bladder cancer. Am J Roentgenol 102:570

Dr. med. M. Praetorius
Urolog. Abt.
des Krankenhauses der Barmherzigen Brüder
Romanstr. 93
D-8000 München 19

Verhandlungsbericht der Deutschen Gesellschaft für Urologie, 31. Tagung (1979), 263–266

Diskussion zu den Vorträgen Seite 241 bis 262 Freie Vorträge: Operations-Techniken

Moderatoren: Truss, F., Göttingen, Rutishauser, G., Basel, und Rodeck, G., Marburg

Truss, F., Göttingen: Ich bitte um Diskussionsbemerkungen.

Müller-Beissenhirtz, P., Braunschweig: Wir sahen eine Patientin, die im oberen Scheidengewölbe therapieresistente Kondylome aufwies. Sie wurde in der Frauenklinik konservativ behandelt und koaguliert mit dem Ergebnis einer großen Blasen-Scheiden-Fistel. Diese wurde operativ saniert durch Netzinterposition. Die Kondylome bestehen weiterhin im Scheidengewölbe. Wäre dies eine Indikation zur Laser-Therapie?

Rothenberger, K., München: Ich glaube, es wäre auf alle Fälle ein Grund, es zu versuchen. Man muß die anatomischen Beziehungen zu dem Netz bei der Einstrahltiefe des Laserstrahls kennen. Bis zu 4 mm dürfte es keine anatomischen Schwierigkeiten geben, die Bestrahlung durchzuführen, und wir haben ja ein Instrument entwickelt, d.h. die Münchener Arbeitsgruppe, mit dem man auch endovesikal bestrahlen kann. Somit dürften also auch keine Probleme entstehen mit dem Applikator, wenn Sie meinen, daß das hintere Scheidengewölbe weit weg ist.

Truss, F., Göttingen: Ich glaube, diesen letzten Hinweis sollten wir besonders ernst nehmen. Es kann nicht jeder mit Laserstrahlen arbeiten. Man muß genau wissen, wie weit und wie tief der Strahl eindringt. Noch eine Frage zu der interessanten Problematik?

Rutishauser, G., Basel: Nicht jedermann, der spitze Kondylome behandelt, verfügt über einen Laser. Dazu stellt sich noch die Frage nach dem Lasertyp. Zufällig haben wir in Basel einen CO_2-Laser, mit dem wir gelegentlich auch schon spitze Kondylome behandelt haben. Nachteile haben wir eigentlich nicht gesehen, daß wir keinen Neodym-YAG-Laser hatten. Wie stellen Sie sich zu diesem Problem?

Rothenberger, K., München: Wir sehen einfach den Unterschied darin, daß der CO_2-Laser doch mehr oder weniger ein Schneidewerkzeug ist und der andere ein Koagulationswerkzeug. Letztendlich gibt es auch Heilung mit Podophyllin oder durch Abtragung mit dem scharfen Löffel. Man darf sicherlich nicht sagen, daß es nur eine sinnvolle Behandlung, nämlich den Neodym-YAG-Laser, gäbe. In unserem Beobachtungsgut haben wir damit sehr gute Erfahrungen gemacht. Wir wollten vor allem auf die Lokalisation am Meatus urethrae hinweisen, weil wir dort später keine Vernarbung beobachteten. Es hat sich also keine Meatusstenose entwickelt.

Truss, F., Göttingen: Danke schön. Ja bitte!

Staehler, G., München: Ich möchte das noch kurz unterstreichen, was Herr Rothenberger gesagt hat und auch für die Blase ergänzen. Wir haben in einer ausgedehnten Versuchsreihe die Möglichkeiten des Einsatzes von CO_2-Laser bei Blasentumoren untersucht und dabei ist festzustellen, daß die Oberflächenwirkung des CO_2-Lasers so ausgeprägt ist, daß praktisch keinerlei Tiefendenaturierung, also keine Nekrose, entsteht, jedenfalls im Bereich zwischen 10 und 100 μ. Das ist natürlich völlig uninteressant. Man kann also sagen, der CO_2-Laser bringt gegenüber der elektrischen Schlinge nichts. Man könnte die Kondylome genau so gut mit einer Schlinge elektrisch abtragen. Die Wirkung des Neodym-YAG-Lasers beruht dagegen auf der Tiefendenaturierung.

Truss, F., Göttingen: Vielen Dank für den wichtigen Hinweis. Ich glaube, daß den meisten von uns nicht ganz klar war, worin wirklich der echte Unterschied zwischen der Laserwirkung und der herkömmlichen Elektrochirurgie liegt. Wenn wir nun den nachfolgenden Kollegen gegenüber gerecht sein wollen, müssen wir das Thema wechseln. Wer möchte zu dem Vortrag von Herrn Oosterlinck etwas sagen, bezüglich der Harnröhrenplastik? Niemand? Ich glaube, die Indikation zur Harnröhrenplastik hat sich bei uns in Deutschland doch sehr verringert. Die meisten von uns wenden die Urethrotomia interna an. Die Übungsmöglichkeiten für die heranwachsende Generation werden weniger werden und ich persönlich meine, wenn man ein Verfahren beherrscht und man hat gute Resultate damit, sollte man dabei bleiben. Was natürlich nicht dagegen spricht, daß an anderen Stellen, wo entsprechende transurethrale Instrumente nicht zur Verfügung stehen, mit neuen Methoden gearbeitet wird. Wenn eine Krankheit mit vielen Operationsmethoden zu behandeln ist, spricht diese Tatsache immer dafür, daß die ideale Methode noch nicht gefunden ist.

Rodeck, G., Marburg: Wir stellen den Vortrag 84 zur Diskussion. Gibt es Fragen an Herrn Forster? Dann hätte ich eine Frage, Herr Forster! Haben Sie bei Ihrem Patientengut den Grundsatz beherzigt, daß möglichst nur solche Frauen zur Operation kommen sollten, bei denen bereits eine Hysterektomie vorausgegangen ist?

Forster, D., München: Nein, das haben wir nicht beherzigt! Diese Untersuchungen ergaben, daß das überhaupt keinen Einfluß hatte auf unsere Erfolge. Die Erfolge waren nicht darauf zurückzuführen, ob eine Hysterektomie vorausging oder nicht.

Truss, F., Göttingen: Sind sonst noch Fragen an Herrn Forster?

Rodeck, G., Marburg: Darf ich fragen, ob Sie vorher urodynamische Messungen gemacht haben? Oh Entschuldigung, dann nehme ich die Frage zurück.

Truss, F., Göttingen: Der Vortrag von Herrn Praetorius zu der katheterfreien Adenomektomie!

Hubmer, G., Graz: Ich wollte die Arbeitsgruppe fragen, in welchem Prozentsatz tatsächlich Antibiotika eingesetzt worden sind, um diese infektfreie Rate zu erreichen?

Praetorius, M., München: Es wird zunächst kein Antibiotikum verabreicht. Wir haben bei 60,7% der Patienten bei regelrechtem Verlauf einen sterilen Urin bei Entlassung. Es hat sich allerdings herausgestellt, daß etwa 29% dieser Patienten in den ersten drei Monaten nach der Operation wieder eine Infektion durchmachen, in diesen Fällen meist mit sehr gut empfindlichen Keimen, wie Staphylokokken oder Koli. Uns ging es bei unseren Bemühungen in erster Linie darum, die Patienten vor einer Hospitalinfektion zu bewahren. Um die Frage von Herrn Hubmer nach der Antibiotikaanwendung noch genauer zu beantworten: Wenn bei Aufnahme ein Patient infiziert ist, dann haben wir versucht, den Harn steril zu machen durch eine Instillationsbehandlung oder gegebenenfalls durch die testgerechte Chemotherapie. Für den postoperativen Verlauf verwenden wir kein Chemotherapeutikum oder Antibiotikum, es sei denn, wir haben bei Entlassung festgestellt, daß in der abschließenden Kultur eine Infektion vorliegt. Dann behandeln wir entsprechend dem Antibiogramm.

Truss, F., Göttingen: Vielen Dank, Herr Praetorius! Es fiel die relativ große Fallzahl auf. Darf ich Sie fragen, wie bei Ihnen die Relation zur TUR ist und vielleicht ganz kurz Ihre Indikationsstellung?

Praetorius, M., München: Wir haben 1976 nur 25% unserer Adenome ektomiert und den Rest reseziert (75%). Dies hat sich im Laufe der Zeit, bis 1977/78, verändert. Wir operieren jetzt offen 38% und resezieren noch 62%. Wir haben insgesamt in diesem Zeitraum 1619 Adenome operiert.

Truss, F., Göttingen: Vielen Dank! Ich kann Sie nur zu Ihren Ergebnissen beglückwünschen.

Jens, Hamburg: Wie steht es mit der postoperativen Blutung?

Praetorius, M., München: Selbst wenn bei Beendigung der Operation die Spülflüssigkeit wasserklar ist, so ist immer hinterher eine Hämaturie vorhanden. Wir müssen durchschnittlich, bis die befriedigende Normalmiktion zustande kommt, viermal kathetern. Es gibt allerdings Versager bei Leuten mit sehr großen, überdehnten Blasen, bei denen wir das Spiel auch schon 14 Tage lang getrieben haben. Heutzutage würden wir da eher einen Zystofix-Katheter einlegen. Aber es ist uns nur darum gegangen, festzustellen, ob das überhaupt geht. 14% unserer Patienten können noch am Operationstag urinieren.

Truss, F., Göttingen: Vielen Dank! Wir diskutieren dann den nächsten Vortrag Nr. 86. Sind Fragen an Herrn Göttinger? Sie hatten sich noch gemeldet! Bitte!

Hoiwa, Bochum-Linden: Die katheterlose Prostatektomie ist sicher keine neue Methode. Sie wurde schon vor 45 Jahren von McDonald durchgeführt. Anschließend ist sie in Warschau auch ausgeübt worden und nachher auch in Zagreb. Seit vier Jahren wird sie in unserem Krankenhaus, Bochum-Linden, ausgeführt. Wir haben über 120 Fälle auf die katheterlose Art prostatektomiert. Der Unterschied liegt nur darin, daß wir nicht retropubisch vorgehen, sondern suprapubisch. Wir eröffnen die Blase und schälen die Prostata aus. Dann kriegen die Patienten keinen Schock. Wir machen keine Hämostase. Wir tamponieren bloß vorübergehend die Prostataloge für 5 min. In dieser Zeit legen wir eine suprapubische Drainage durch eine separate Öffnung. Dann ziehen wir die Tamponade heraus, geben Fibrospum in die Prostataloge und schließen die Blase doppelschichtig. Redondrainage, schichtweiser Wundverschluß. Die Patienten bluten komischerweise nicht. Wir haben noch keine Nachblutung in diesen 120 Fällen gesehen. Der Patient blutet ja ungefähr eine Stunde oder zwei Stunden nach der Operation, nachher hört die Blutung auf. Am vierten Tag ziehen wir die suprapubische Drainage heraus und meistens kann der Patient urinieren ohne irgendeine Hilfe. Wenn das nicht der Fall ist, bei Dauerkatheterträgern, muß man vorübergehend für zwei Tage einen Dauerkatheter anlegen.

Rodeck, G., Marburg: Vielen Dank, Herr Hoiwa. Ich glaube, wir müssen weitergehen und den Vortrag Nr. 86 zur Diskussion stellen. Sind Fragen an Herrn Göttinger?

Kaminsky, München: Darf ich mal ganz kurz an Herrn Praetorius eine Frage stellen? Mir ist aufgefallen, daß Sie sehr häufig transfundieren. 25% der Patienten erhalten Transfusionen. Wieviele im Durchschnitt pro Eingriff und haben Sie jemals eine Hepatitis erlebt?

Praetorius, M., München: Wir brauchen bei den Patienten, die transfundiert werden, 1,4 Konserven. Bezüglich einer Hepatitis kann ich Ihnen keine Auskunft geben. Sicher besteht das übliche Risiko. Aber ich kann Ihnen keine Zahlen nennen.

Rodeck, G., Marburg: Ich glaube, wir müssen jetzt doch weitergehen und wollen auch den Vortrag Nr. 86 zur Diskussion stellen. Sind Fragen an Herrn Göttinger?

Hutschenreiter, G., Mainz: Die Behauptung, das stumme Nieren sehr einfach zu punktieren sind mit der Röntgentechnik, können wir nicht ganz bestätigen. Herr Günther wurde zitiert. Er hat die größte Serie unter röntgendiagnostischer Kontrolle, nämlich 170 Punktionen. Wir haben in der Zwischenzeit etwa 200 unter Real-Time-Kontrolle mit dem Compound Scanner durchgeführt. Es ist außerordentlich schwierig, ein stummes Hohlsystem, insbesondere dann, wenn es nicht sehr stark gestaut ist, durch röntgenkontrollegesteuerte Punktionstechnik wirklich zu treffen. Und Herr Günther hat mich, ich kann Ihnen aus eigener Erfahrung berichten, schon zu Hilfe geholt, wenn er nicht in der Lage war, das Nierenbecken zu treffen.

Rodeck, G., Marburg: Zweifellos geht die Entwicklung in Richtung Punktion unter Ultraschallkontrolle. Wir machen nur noch die Punktion mit Compound Scanner. Hier ist der Vorteil eines stärker lumigen Katheters anzuführen. Aber vor Inkrustationen ist man ja da auch nicht geschützt, insbesondere der Ballon kann inkrustieren und beim Wechsel können dann doch Partikel im Nierenbecken verbleiben. Im allgemeinen kommt man auch mit dem enger lumigen Katheter aus, der unter Ultraschallkontrolle eingeführt werden kann. Sind noch weitere Fragen?

Göttinger, H., München: Zunächst zu Herrn Hutschenreiter. Natürlich ist die ultraschallgesteuerte Nephrostomie technisch einfacher durchführbar. Unser Bestreben war es aber, die Methode so wenig aufwendig wie möglich zu halten. Nicht jeder ist in der Lage, mit dem Sonographen gesteuert zu punktieren. Selbstverständlich können wir das. Aber das war nicht unser Ziel. Zu Herrn Rodecks Frage bezüglich des Ballonkatheters: sicherlich kann man auch hier Katheterinkrustationen beobachten, deswegen sollte dieser Katheter in 14tägigen Abständen gewechselt werden.

Hutschenreiter, G., Mainz: Aus dem Grund haben wir auch die Punktionstechnik unter Compound-Scanner-Kontrolle verlassen und die Real-Time-Technik eingeführt. Es sollte für jeden attraktiv sein, sich um diese Methode zu bemühen.

Rutishauser, G., Basel: Es sind jetzt noch drei Vorträge zu diskutieren. Wer wünscht das Wort zum Vortrag „Über die berührungsfreie Zertrümmerung von Nierensteinen an der freigelegten Niere" durch die Homburger Arbeitsgruppe, Vortrag von Herrn Konrad? Wenn man von etwas nicht viel versteht, stellt man manchmal dumme Fragen. Wenn ich von dieser berührungsfreien Steinzertrümmerung höre, frage ich mich – ohne jetzt Ihre sehr schönen Untersuchungen in Frage zu stellen –, ist es ein Vorteil, wenn wir einen Haufen Steintrümmer im Nierenbecken haben statt eines größeren Steines, den wir leicht entfernen können. Haben Sie sich dazu auch schon Gedanken gemacht? Diese Fragen haben Sie sicher auch schon gehört.

Konrad, G., Homburg/Saar: Diese Frage hat uns veranlaßt, primär die berührungsfreie Nierensteinzertrümmerung einer freigelegten Niere durchzuführen. Wir hoffen, daß wir gerade durch diese berührungsfreie Nierensteinzertrümmerung an der freigelegten Niere die Nephrotomie intraoperativ vermeiden können, daß wir diese Konkrementbruchstücke über das Pyelon entfernen können mit Hilfe von Spülung und mit Hilfe des Pyeloskops.

Rutishauser, G., Basel: Danke schön.

Truss, F., Göttingen: Gestatten Sie mir auch noch eine dumme Frage. Was geschieht denn, wenn versehentlich die Stoßwelle nicht den Stein, sondern Knochen, z.B. einen Wirbelkörper, trifft. Es wäre interessant zu wissen, was passiert.

Konrad, G., Homburg/Saar: Da haben Untersuchungen von Eisenberger bereits Auskunft gegeben. Gerade der Spongiosaknochen unterliegt einer passageren Resorption, aber er reorganisiert sich in sehr rascher Zeit. Daher kommt es nicht zu einer Zertrümmerung des Knochens. Diese Zertrümmerung des Knochens kann man nur erreichen beim denaturierten Knochen.

Jocham, D., München: Die Untersuchungen an über 60 Beagle-Hunden, denen wir Steine implantiert haben, haben bei der überwiegenden Mehrzahl dieser Hunde ergeben, daß ein Abgang, und zwar ein vollständiger Abgang dieser Konkremente, per vias naturales, durchaus möglich ist. Es ist also nicht so, daß die Steintrümmer nach Beschallung im Nierenbecken liegen bleiben, sondern bei einer normalen Diurese und einwandfreien Abflußverhältnissen gelingt es ohne weiteres, diese Konkremente zum Abgang zu bringen.

Rutishauser, G., Basel: Der Hund jammert also etwas weniger als der Mensch, wenn die Trümmer abgehen.

Jocham, D., München: Es ist richtig, daß es nicht vollkommen vergleichbar ist. Es ist aber von unseren Erfahrungen her zu erwarten, daß die Konkrementteilgröße der einzelnen Konkremente so gering gehalten werden kann, daß Koliken vermieden werden können.

Rutishauser, G., Basel: Wir kommen zum nächsten Vortrag, Nr. 88, der Herren Jonas, Steinau, Amthor und Weber, Frankfurt, über „Mikrochirurgische Uroanastomosen". Wer möchte dazu das Wort? Darf ich vielleicht hier auch eine Frage stellen? Herr Jonas! Lupenchirurgie, mikroskopische Chirurgie, Acht-Null-Fäden, ist dieser Aufwand notwendig oder würde es nicht auch gehen mit einer etwas einfacheren Lupenmethodik? Ich bin mit Ihnen einverstanden, daß sicher die übliche Technik vielleicht etwas grob ist. Aber muß da gerade auf die Mikrochirurgie, die doch etwas umständlicher ist, umgestiegen werden? Bitte, würden Sie sich dazu äußern?

Jonas, D., Frankfurt: Ich bin im Prinzip der Meinung, daß man zunächst versuchen sollte, jede Harnleiterabgangsstenose, auch beim Säugling, mit konventionellen Operationsmethoden zu bewältigen. Aber was wir zum Ausdruck bringen wollten, ist, daß bei extrem kleinen anatomischen Verhältnissen natürlich auch auf extreme Instrumente zurückzugreifen ist und dafür bietet sich unseres Erachtens eben die Mikrochirurgie an. Wir haben diese Operationen in 15- bis 20facher Vergrößerung durchgeführt und diese Nahttechnik gewählt, weil sie uns als die atraumatischste Nahttechnik überhaupt erschien und wir damit jegliche nahtbedingte Verschwellung oder Vernarbung ausschließen konnten, die damit zu einem Mißerfolg der Plastik führen mußten. Danke schön.

Rutishauser, G., Basel: Weitere Fragen?

Orestano, F., Palermo: Herr Jonas! Für die Mikrochirurgie ist vielleicht das Feld, das Sie gewählt haben, wie Herr Rutishauser sagte, nicht gerade das geeignetste. Meinen Sie nicht, daß das eher bei der Vasostomie, bei den Rekanalisationsversuchen, bei der Sterilisationsmikrochirurgie, anwendbar ist. Denn dort sind wirklich die Probleme mit der Dicke des Fadens.

Zingg, E., Bern: Wir haben damit vor Jahren begonnen, zusammen mit den Neurochirurgen. Ich glaube, die Herren gehen mit mir einig, daß man nicht nur das Instrument kaufen muß und daß die Technik unter dem Mikroskop recht viel Übung braucht, daß man sich dagegen mit der Lupenbrille viel rascher einarbeitet. Bei der Vasostomie bin ich ganz einverstanden. Auch wir machen das unter dem Mikroskop. Aber es braucht halt doch einige Wochen Vorbereitung, bis man die Technik nur einigermaßen beherrscht.

Rutishauser, G., Basel: Vielen Dank. Das ist vielleicht darüber das Wichtigste.

Nun zum letzten Vortrag von Herrn Praetorius über das „Lumbal fixierte Conduit bei der Behandlung von Blasen-Karzinomen". Bitte schön, Herr Kollege!

Bülow, H., Würzburg: Es wurde der retroperitonealisierte Conduit propagiert! Mich wundert das etwas, weil Eckstein, der sicherlich mit die größte Erfahrung hat, bei dieser Operation, allerdings im Kindesalter, eigentlich davon abgekommen ist. In einer Mitteilung im British Journal of Urology vor zwei Jahren hat er mitgeteilt, daß die Komplikationsrate gerade beim retroperitonealisierten Conduit erheblich und eindeutig höher ist als beim intraperitoneal gelegenen. Ich wollte Herrn Praetorius fragen, erstens wieviele Fälle er operiert hat und zweitens, ob er Probleme mit der Durchblutung des Conduit erlebt hat oder mit dem Stoma.

Praetorius, M., München: Wir haben 36 Patienten, 28 beim Blasen-Karzinom. Wir haben auch Probleme mit Harnstauungsnieren, aber wir haben diese Harnstauungsnieren nicht zurückgeführt auf die Retroperitonealisation, sondern auf das unkontrollierte Verlegen der Ureteren im Retroperitoneum, d.h. daß vor dem Eintritt in das Conduit ein Syphon entsteht, der im Zuge der Vernarbung dann abgequetscht wird.

Rutishauser, G., Basel: Herr Praetorius, wenn Sie das bitte auch gleich beantworten würden! Haben Sie schlechte Erfahrungen gemacht mit dem Conduit loco classico für Ihre Indikation, vor Bestrahlung des Blasen-Karzinoms.

Praetorius, M., München: Wir haben Conduits operiert bei Patientinnen, die gynäkologisch bestrahlt worden sind und wenn man die Strahlenschäden am Dünndarm sieht, kann man sich nicht vorstellen, daß ein Conduit, der unphysiologisch Harn transportiert und zusätzlich bestrahlt wird, noch funktionieren kann. Unsere Voraussetzungen waren ja, daß wir zunächst bestrahlen, das Conduit, die Harnableitung, in Sicherheit bringen, um nach der Zystektomie noch für eine Ausbestrahlung Platz zu haben. Aus diesem Grund haben wir das Conduit aus dem Strahlenfeld herausgebracht. Man muß es dazu dann oben festhängen bei lumbal 3/4, damit es nicht ins kleine Bekken hinunterfällt.

Rutishauser, G., Basel: Ich frage Sie deshalb, weil wir seit langer Zeit in genau gleicher Weise vorgehen wie Sie. Wir geben allerdings von Anfang an die volle Strahlendosis 4500 rad. Wir haben durchaus Komplikationen bei diesem Vorgehen, aber kaum von seiten des Conduits. Ich kann mich nicht an solche erinnern. Darum habe ich Ihnen diese Frage gestellt. Ich weiß nicht, ob diese Ausbestrahlung mit 2000 rad dann noch wesentlich mehr bringt. Das ist eine Frage, die ich nicht beantworten kann.

Praetorius, M., München: Wir haben als Folge dieser Bestrahlung einen Strahlenileus bekommen, der exakt auf das Strahlenfeld begrenzt war. Das zeigt eben doch, daß die Bestrahlung am Dünndarm einige Schäden bewirkt.

Rutishauser, G., Basel: Schön! Vielen Dank! Ist noch etwas zu sagen? Dann können wir diese erste Gruppe von Vorträgen zu den Operationstechniken abschließen. Es läßt sich wegen der Heterogenität der Thematik natürlich keine Zusammenfassung geben. Vielen Dank.

Verhandlungsbericht der Deutschen Gesellschaft
für Urologie, 31. Tagung (1979), 267–272

Sofort- und Spätergebnisse des Arteria iliaca interna Transkatheterverschlusses bei den massiven neoplastischen Blasenblutungen

G. Carmignani, E. Belgrano, P. Puppó, L. Giuliani

Die Franzosen Küss und Mitarb. [13] und die Dänen Hald und Mygind [10] schlugen 1974 die Transkatheterembolisation der Arteria iliaca interna in der Behandlung der unstillbaren Blasenblutungen vor. Von da an sind die Berichte über dieses Thema im Schrifttum, die sich zuerst auf einzelne Beobachtungen und dann auf eine schon bemerkenswerte Kasuistik begründeten, immer zahlreicher geworden (2, 5, 6, 8, 9, 11, 12, 15). Im folgenden wollen wir versuchen, anhand unserer eigenen Erfahrungen von 16 Fällen und anderer 99 im Schrifttum gesammelten Fälle (Tabelle 1)

Tabelle 1

Autoren			Fallzahl
Hald und Mygind	DAN	1974	1
Dotter et al.	USA	1975	1
Schuurke und Barr	USA	1976	2
Miller et al.	USA	1976	1
Bree et al.	USA	1976	3
Higgins et al.	USA	1977	5
Bischoff et al.	BRD	1978	1
Monneins et al.	FRA	1978	7
Waneck et al.	BRD	1979	9
Lang et al.	USA	1979	7
Küss et al.	FRA	1979	35
Thelen et al.	BRD	1979	9
Hermanowicz et al.	FRA	1979	18
Eigenes Krankengut	ITA	1979	16
			115

von pelvinen Blutungen, die mit dem Katheterverschluß der A. iliaca interna behandelt wurden, diese Methodik ausführlich zu überprüfen: Indikation, Technik, Embolisationsmaterial, Komplikationen und sofortige und langzeitige Ergebnisse werden im einzelnen analysiert und diskutiert werden.

Eigenes Krankengut

Von 1976 bis Juni 1979 haben wir in der Urologischen Universitätsklinik Genua eine Transkatheterembolisation der beidseitigen Aa. iliacae internae bei 16 Patienten durchgeführt: in zwölf Fällen handelte es sich um stark blutende Blasenkarzinome bei inoperablen Patienten; dreimal wurde das Verfahren wegen eines Prostatakarzinoms und einmal wegen eines in die Blase eingebrochenen Zervixkarzinoms vorgenommen.

Die Embolisationstechnik ist in der Tabelle 2 zusammengefaßt. Die Methodik erbrachte in allen Fällen ein sehr gutes sofortiges Ergebnis, in dem Sinne, daß die Blasenblutung fast schlagartig zum Stillstand kam. Was die Langzeitergebnisse betrifft, war ein Blutungsrezidiv nur in einem Fall, und zwar dem des Zervixkarzinoms, einen Monat nach der Embolisation zu beobachten [9].

In diesem Fall, der schon an anderer Stelle publiziert worden ist [9], wurde eine zusätzliche Embolisation der A. sacralis media und der A. hemorroidalis superior durchgeführt.

Komplikationen, die aus dem Abschwemmen des Embolisationsmaterials oder aus der angiographischen Technik an sich resultierten, sahen wir in keinem Fall. Die Embolisation der A. glutealis superior hat in fast allen Patienten heftige Schmerzen im Bereich des Gesäßes verursacht, die jedoch binnen zwei bis drei Tagen dank auch der Verabreichung von Analgetika nachließen. Die einzige schlimme Komplikation, die wir zu beobachten hatten, war eine Paralyse des linken Beines mit Hypoästhesie des rechten, die bei einem Fall zwei Tage nach der Embolisation auftrat [5, 6, 8]. Ursachen hiervon war nach neurologischer Untersuchung ein Brown-Séquards-Querschnittsyndrom aufgrund einer Rückenmarkläsion im Bereich D_{10}–D_{11}. Eine bemerkenswerte Verbesserung der Motilität konnten wir drei Monate später feststellen: der Patient konnte mit Hilfe einer Stütze aufstehen und ge-

Tabelle 2

Patient	Alter	Geschlecht	Krankheit	Einstufung	Embolisation	Embolisationsmaterial	sofortige Ergebnisse	langzeitige Ergebnisse
1. C. A.	65	♂	Blasenkarzinom	T4N2M1d	Beiderseits total	Gelfoam	gut	gut
2. I. E.	84	♀	Blasenkarzinom	T3NXMO	Beiderseits selektiv	Cyanoacrylat	gut	gut
3. D. A. P.	52	♂	Blasenkarzinom	T2NXMO	Beiderseits total	Gelfoam + Cyanoacrylat	gut	gut
4. B. A.	56	♀	Uteruskarzinom	T4N2M1d	Beiderseits total	Gelfoam	gut	Rezidivblutung 1 Monat später
5. E. M.	78	♂	Blasenkarzinom	T4N2MO	Beiderseits total	Cyanoacrylat	gut	befriedigend
6. P. M.	75	♂	Prostatakarzinom	T4NXMO	Beiderseits total	Cyanoacrylat	gut	gut
7. D. A.	74	♂	Blasenkarzinom	T4N2M1d	Beiderseits total	Cyanoacrylat	gut	gut
8. V. N.	69	♂	Blasenkarzinom	T4NXM1d	Beiderseits total	Cyanoacrylat	gut	gut
9. S. M.	78	♂	Prostatakarzinom	T4NXMO	Beiderseits selektiv	Cyanoacrylat	gut	gut
10. C. W.	73	♀	Blasenkarzinom	T4NXM1d	Beiderseits total	Cyanoacrylat	gut	gut
11. B. F.	81	♂	Prostatakarzinom	T4N2M1d	Beiderseits total	Cyanoacrylat	gut	gut
12. G. O.	76	♂	Blasenkarzinom	T4NXMO	Beiderseits selektiv	Cyanoacrylat	gut	gut
13. S. A.	79	♀	Blasenkarzinom	T4NXM1d	Beiderseits total	Cyanoacrylat	gut	gut
14. M. A.	57	♂	Blasenkarzinom	T4NXMO	Beiderseits selektiv	Cyanoacrylat	gut	gut
15. C. C.	63	♀	Blasenkarzinom	T4N1M1d	Beiderseits total	Cyanoacrylat	gut	gut
16. A. R.	81	♀	Blasenkarzinom	T3NXMO	Beiderseits selektiv	Cyanoacrylat	gut	gut

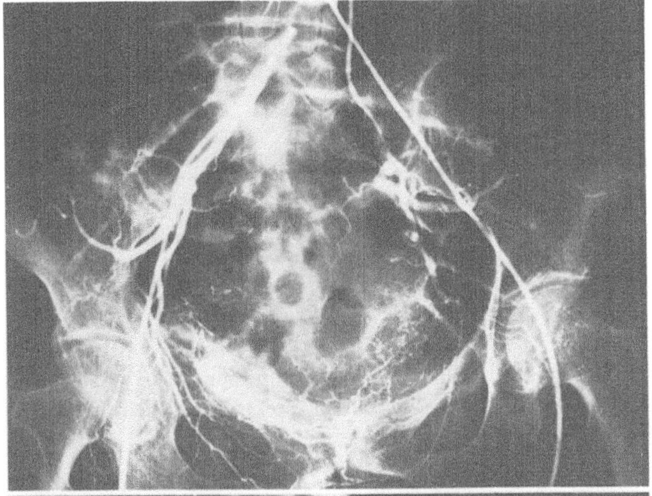

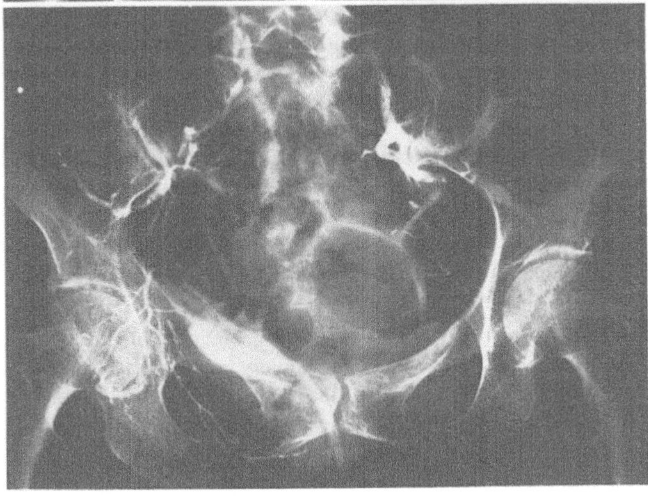

Abb. 1 (a) Selektive Angiographie der A. iliaca interna beiderseits, die eine reiche neoplastische Arteriellenversorgung aufgrund eines fortgeschrittenen Blasenkarzinoms zeigt. (b) Leeraufnahme nach der Embolisation, die einen kompletten Verschluß der beidseitigen Arteriae iliacae internae durch ein Hystoacryl Lipiodol Thrombus zeigt.

hen. Ein Jahr später kann der Patient normal und selbständig gehen. Eine vorübergehende Harninkontinenz trat bei demselben Patienten auf, als der Dauerkatheter entfernt wurde. Sie ging jedoch spontan nach einiger Zeit zurück. In keinem anderen Fall konnten wir weitere auf die Embolisation zurückzuführende Miktionsbeschwerden beobachten.

Indikation

Die Indikation zur Transkatheterembolisation der A. iliaca interna wird aufgrund einer massiven, nachhaltigen und sonst unbeherrschbaren Blasen- oder Scheidenblutung in Patienten, deren schlechter Allgemeinzustand eine Operation nicht zuläßt, gestellt [1–21).

Die Ursache der Blutung ist in den meisten Fällen ein fortgeschrittener Blasen-, Prostata- oder Uterustumor; in einigen anderen Fällen ist die Hämaturie der sogenannten „Strahlenblase" zuzuschreiben [14, 18, 21]. Der jeweilige im Schrifttum gefundene Prozentsatz ist in der Tabelle 3 aufgeführt.

Tabelle 3. Indikation

lebensbedrohliche Blasen- oder Scheidenblutungen aufgrund von:	
Blasenkarzinom	69 (60,0%)
Prostatakarzinom	9 (7,8%)
Uteruskarzinom	15 (13,0%)
Eierstocktumoren	3 (2,6%)
„Strahlenblase"	19 (16,6%)

Tabelle 4. Embolisationsmaterial und Ergebnisse

Embolisationsmaterial		Gute sofortige Ergebnisse	Gute langzeitige Ergebnisse
Gelatine-Schaum	78 (67,8%)	70/78 (89,7%)	13/20 (65%)
Fibrospum	9 (7,8%)	6/9	–
Oxycel	1 (0,9%)	1/1	–
Cyanoacrylat	24 (20,8%)	24/24 (100%)	22/23 (95,6%)
Muskel	1 (0,9%)	1/1	1/1
Gerinnungen	1 (0,9%)	1/1	–
Wire coil	1 (0,9%)	1/1	1/1

Die anderen hämostyptischen zur Verfügung stehenden Methoden, wie die transurethrale Elektrokoagulation, die Formalin-Instillation oder das Helmsteins hyperbarische Verfahren sind nicht immer aus technischen Gründen möglich, oft versagen sie und in bestimmten Fällen können sie auch gefährlich sein [6, 8, 12].

Embolisationsmaterial

Das am häufigsten gebrauchte Embolisationsmaterial war die Gelatine in Schaumform, zu kleinen Partikeln vorgeformt; folgt der Kunstharz Isobutyl-2-Cyanoacrylat und dann kommen Fibrospum, Oxycel, Muskelstücke usw. Eine sofortige Okklusion der A. iliaca interna konnte mit allen Substanzen erreicht werden, aber auf lange Sicht hat der Gelatineschaum eine deutliche Tendenz zur Revaskularisierung gezeigt, was uns zur Vorzugsverwendung von dem IBC veranlaßte, wie aus der Tabelle 4 hervorgeht. Unserer Meinung nach ist der Kunststoff IBC nach tierexperimentellen Untersuchungen [4] und klinischer Erfahrung das beste heute zur Verfügung stehende Embolisationsmaterial: bei seiner Anwendung ist eine komplette und dauerhafte Gefäßokklusion gewährleistet (Abb. 2 a und b). Eine Rekanalisation konnten wir bis heute nicht finden. Das Gemisch mit Lipiodol verleiht dem akrilischen Harz den Vorteil einer guten Schattengebung und gibt die Möglichkeit, das ganze Verfahren direkt am Bildschirm zu kontrollieren.

Technik

Die selektive Sondierung der A. iliaca interna kann sowohl durch einen transfemoralen gleichseitigen als auch einen transfemoralen kontrolateralen oder auch durch einen transaxillaren Zugang erreicht werden [5, 6]. Vorteilhaft bei dieser letzten Technik ist, daß durch denselben Einstich die A. iliaca interna beidseitig katheterisiert werden kann; nachteilig jedoch, daß schwere Komplikationen an der Einstichstelle beschrieben worden sind [5, 6, 9, 10]. Sie sollte deswegen nur in Ausnahmefällen angewandt werden.

Auf jeden Fall muß die Embolisation der A. iliaca interna immer beiderseits durchgeführt werden, weil die einseitige Embolisation mit einem größeren Prozentsatz von Rezidivblutungen, aufgrund einer frühzeitigen Revaskularisierung durch Kollateralgefäße aus der Gegenseite, verbunden ist. Die Tabelle 5 zeigt, daß mit der beidseitigen Embolisation, trotz der guten von Lang und Mitarb. mitgeteilten Ergebnisse mit dem einseitigen Verfahren [18], im allgemeinen bessere sofortige und Dauererfolge erreicht werden können [5, 6, 9–11, 17, 22, 23]. In der Kasuistik von Ducassou z. B. [13] war der Blutstillungseffekt mit der beidseitigen Embolisation

Tabelle 5. Embolisation und Ergebnisse

Embolisation	Sofortige Ergebnisse		Langzeitige Ergebnisse	
einseitige (21)	gut	15 (71,4%)	Hämaturienfrei	4 (44%)
	unbefriedigend	6 (28,6%)	Rezidivblutung	5 (56%)
beidseitige (94)	gut	89 (94,6%)	Hämaturienfrei	33 (89%)
	unbefriedigend	5 (5,4%)	Rezidivblutung	4 (11%)

Tabelle 6. Ergebnisse

	Sofortige		Langzeitige	
Eigenes Krankengut	gut	16 (100%)	gut	15 (93,75%)
	unbefriedigend	0	unbefriedigend	1 (6,25%)
Literaturfälle	gut	88 (88,89%)	gut	22 (73,34%)
	unbefriedigend	11 (11,11%)	unbefriedigend	8 (26,66%)

zahlenmäßig um 30% besser als mit der einseitigen Verstopfung.

In unserer Erfahrung, in den zwei Fällen, wo wir eine einseitige Embolisation durchgeführt haben, sollten wir eine frühzitige Revaskularisierung mit Weiterbestehen der Blutung binnen sieben bzw. 15 Tagen feststellen, die uns zu einer weiteren gegenseitigen Embolisation veranlaßte [5,6,9].

Ein weiteres technisches Problem, über das bisher keine näheren Angaben in der Literatur vorliegen [15-17,20,22], betrifft die Möglichkeit, die Katheterspitze in den Hauptstamm der A. iliaca interna zu plazieren und alle Verzweigungen embolisch zu verschließen oder die Embolisation superselektiv über den Abgang der A. glutealis superior hinaus durchzuführen, um Versorgungsschäden im Glutealbereich zu vermeiden.

Ergebnisse

Aus der von uns in der Literatur gesammelten Kasuistik kann man schließen, daß bei insgesamt 115 Fällen die Embolisation der A. iliaca interna in 90,4% der Fälle einen sofortigen Erfolg erreicht hat (Tabelle 5). Dieser Prozentsatz steigt auf 94,6%, wenn man nur die beidseitige Embolisation berücksichtigt, was die Überlegenheit dieser Technik im Vergleich mit den anderen Methoden, vor allem auch im Hinblick auf die geringe Zahl von Komplikationen, beweist. Was die Ergebnisse auf lange Sicht angeht, liegen bis heute in der Literatur Arbeiten, die eine genügende Nachuntersuchungszeit haben, in zu geringer Fallzahl vor, um endgültige Schlüsse ziehen zu können.

Es scheint uns jedoch, aussagen zu können, daß man mit einer korrekten Technik und dem Gebrauch eines passenden Embolisationsmaterials gute langzeitige Ergebnisse erzielen kann, in dem Sinne, daß keine Rezidivblutung auftritt, was bei so schwerkranken Patienten schon einen guten Erfolg darstellt.

Literatur

1. Bischoff W, Goerttler U (1978) Embolisation eines blutenden Prostata-Karzinoms. Urologe [A] 16:99. - 2. Bree RL, Goldstein HM, Wallace S (1976) Transcatheter embolization of the internal iliac artery in the management of neoplasms of the pelvis. Surg Gynec Obstet 143:597. - 3. Carmignani G, Belgrano E, Puppo P, Giuliani L (1978) Cyanoacrylates in transcatheter renal embolization. Acta Radio [Diagn] 19:49. - 4. Carmignani G, Belgrano E, Martorana G, Puppo P (1978) Clots, Oxycel, Gelfoam, barium and cyanoacrylates in transcatheter embolization of rat kidney. Invest Urol 16:9. - 5. Carmignani G, Belgrano E, Puppo P, Cichero A, Giuliani L (1979) Le traitement des hémorragies vésicales des cancers inopérables par embolisation des artères hypogastriques. Etude clinique de 9 cas avec un an de recul. J Radiol Electrol 60:423. - 6. Carmignani G, Belgrano E, Puppo P, Cichero A, Quattrini S, Gaboardi F, Giuliani L (1980) Die Embolisation der Arteria iliaca interna bei Karzinomen mit lebensbedrohlichen Blasenblutungen: Sofort- und Langzeitergebnisse. Fortschr Röntgenstr 132:75. - 7. Dotter CT, Goldman ML, Rösch J (1975) Instant selective arterial embolisation with isobutyl-2-cyanoacrylate. Radiology 114:227. - 8. Fair WR (1974) Formalin in the treatment of massive bladder hemorrhage. Technique, results and complications. Urology 3:573. - 9. Giuliani L, Carmignani G, Belgrano E, Puppo P (1979) Gelatin foam and isobutyl-2-cyanoacrylate in the treatment of life-threathening bladder haemorrhage by selective transcatheter embolisation of the internal iliac arteries. Br J Urol 51:125. - 10. Giuliani L, Carmignani G, Belgrano E, Zambelli S, Cichero A, Puppo P (1979) Total pelvic arterial embolization in a case of massive vesical and vaginal bleeding due to pelvic carcinomatosis. Eur Urol 5:205. - 11. Hald T, Mygind T (1974) Control of life-threathening vesical hemorrhages by unilateral hypogastric artery muscle embolization. J Urol 112:60. - 12. Helmstein K (1972) Treatment of bladder carcinoma by a hydrostatic pressure technique: report of 43 cases. Br J Urol 44:434. - 13. Hermanowicz M, Serment G, Clerissi J, Richaud C, Ducassou J (1979) A propos du traite-

ment palliatif des hématuries vésicales d'origine tumorale par embolisation. XVIII Congrès - S.I.U. - Paris. - 14. Higgins CB, Bookstein JJ, Davis GB, Galloway DC, Barr JW (1977) Therapeutic embolization for intractable chronic bleeding. Radiology 122:473. - 15. Küss R, Bories R, Merland JJ, Marsault C, Le Guillou M (1974) Quelques possibilités d'embolisation en urologie. J Urol Néphrol 80:845. - 16. Küss R, Bories J, Merland JJ, Le Guillou M (1977) L'embolisation artérielle an pathologie chirurgicale. Chirurgie 103:329. - 17. Le Guillou M (1979) Embolisation artérielle en urologie. XVIII Congrès - S.I.U. - Paris. - 18. Lang EK, Deutsch JS, Goodman JR, Barnett TF, Lanasa JA, Duplessis GH (1979) Transcatheter embolization of hypogastric branch arteries in management of intractable bladder hemorrhage. J Urol 121:30. - 19. Miller FJ, Mortel R, Mann WJ, Jahshan AE (1976) Selective arterial embolization for control of hemorrhage in pelvic malignancy: femoral and brachial catheter approaches. Am J Roentgenol 126:1028. - 20. Monneins F, Boccon Gibod L, Jorest R, Merland JJ, Bonnin P, Steg A (1978) Le traitement des hématuries graves d'origine vésicale par embolisation sélective des artères de la vessie. Ann Urol 12:109. - 21. Schuhrke TD, Barr JW (1976) Intractable bladder hemorrhages: therapeutic angiographic embolization of the hypogastric arteries. J Urol 116:523. - 22. Thelen M, Brühl P (1978) Arterielle Katheter-Embolisation beim blutenden Blasen-Karzinom. Fortschr Röntgenstr 129:198. - 23. Waneck R, Lechner G, Powischer G (1979) Gefäßembolisation bei unstillbaren tumor- und strahlenbedingten Blutungen der Harnblase. Fortsch Röntgenstr 130:193

Dr. Giorgio Carmignani
Clinica Urologica Università
Viale Benedetto XV
16132 Genova (Italien)

Verhandlungsbericht der Deutschen Gesellschaft für Urologie, 31. Tagung (1979), 273/274

Wilmstumor mit Tumorthrombus im rechten Vorhof

Ch. Urban, R. Schwarz, H. Meßner, G. Hubmer

Ein kontinuierliches Wachstum eines Wilmstumors in der unteren Hohlvene bis zum rechten Herzen ist sehr selten. Slovis und Mitarb. [1] berichteten 1978 über vier eigene und vier Fälle aus der Literatur, Stambolis und Mitarb. [2] 1979 über einen weiteren Fall. Wir möchten diesen einen eigenen Fall hinzufügen und unsere Erfahrungen diskutieren.

Kasuistik

H. B., $8^{10}/_{12}$ Jahre (KG-Nr. 8506/78)
Anamnestisch Zunahme des Bauchumfanges. Gut palpabler Tumor unter dem rechten Rippenbogen und in der Flanke. Das Abdomen ist über dem Thoraxniveau. Kardial unauffällig. Mäßiggradige Proteinurie. I.v. Urogramm: Rechtsseitiger Nierentumor. Arteriographie: Hypervaskularisierter Nierentumor, der sich vorwiegend nach medial entwickelt und bis zur Mittellinie reicht. Daher anschließend Phlebographie der V. cava inferior: Verschluß der V. cava unterhalb der Einmündung der Venae renales. Ausgeprägter Kollateralkreislauf paralumbal in die V. hemiazygos und V. azygos. Bei der Laparotomie durch einen ausgedehnten kulissenförmigen Pararektalschnitt Nephrektomie der Tumorniere rechts. Die V. cava soweit abdominell erreichbar mit festhaftenden Tumormassen gefüllt. Die Leber etwas gestaut. Verdacht auf Tumoreinbruch in den rechten Vorhof des Herzens. Die Cava wird belassen. Am dritten postoperativen Tag wird bei einer Phlebographie der V. cava superior ein daumenendgliedgroßer Tumorzapfen im rechten Vorhof bei Verschluß der unteren Hohlvene verifiziert. Der als Stadium IV eingestufte Tumor wurde vorerst mit einer Polychemotherapie nach dem Österr. Wilmstumor-Protokoll in Anlehnung an die National Wilms-Tumor-Study II behandelt (Actinomycin D, Vincristin, Adriamycin) und ab dem fünften postoperativen Tag mit Telekobaltstehserien unter Einschluß des Tumorzapfens mit insgesamt 4200 r bestrahlt.

Drei Monate später war noch ein verkleinerter Tumorzapfen im Phlebogramm zu erkennen (Abb. 1 und 2). Neun Monate postoperativ ergab ein Rechtsherzkatheterismus über die V. basilica keinen Tumorzapfen mehr. 15 Monate nach der Erstoperation Auftreten eines Budd-Chiarisyndroms. Die Ultraschalluntersuchung des Abdomens, das CT des Oberbauches und die Angiocardiographie ergeben ein mandarinengroßes Rezidiv im rechten Vorhof und eine Einengung

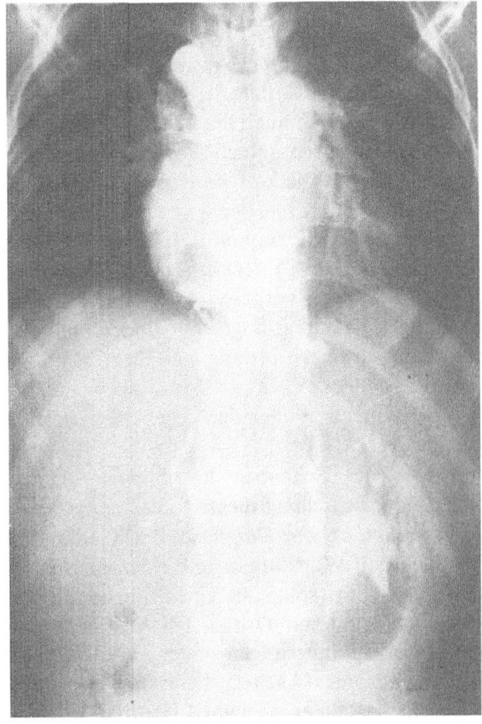

Abb. 1. Tumorthrombus im rechten Herzvorhof drei Monate nach Nephrektomie. A.p. Phlebographie der V.cava inferior

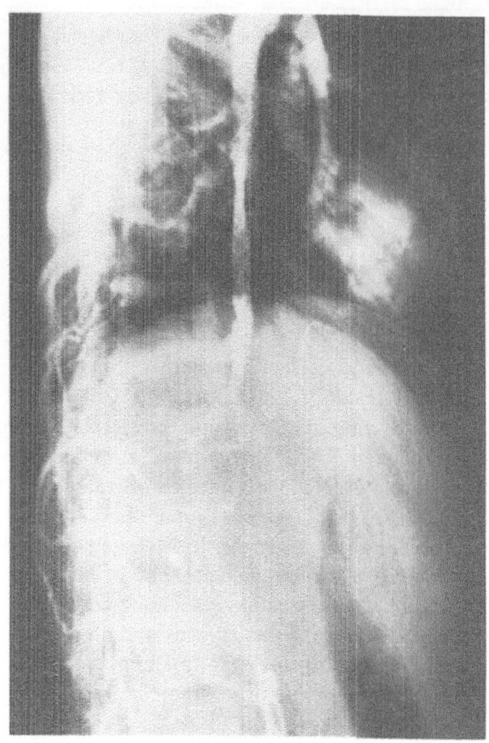

Abb. 2. Seitliche Ansicht zu Abbildung 1

der Lebervenen. Unter Anwendung der Herzlungenmaschine werden der rechte Vorhof, die V. cava und damit auch die Lebervenen von Tumormassen befreit. Nach komplikationslosem postoperativem Verlauf wird 16 Monate nach der Erstoperation mit der aggressiven Polychemotherapie (T-9 Protokoll des Memorial Sloan Cettering Cancer Center) begonnen. Eine lokale Radiatio ist noch vorgesehen. Ultraschalluntersuchungen, Echokardiogramm und Computertomographie zeigen bislang eine Regression des Resttumors der V. cava. Das Allgemeinbefinden des Kindes ist nach den gegebenen Umständen gut.

Neben der Seltenheit haben uns folgende Punkte zur Mitteilung dieses Falles bewogen:
1. Verhalten bei der Diagnose: Bei Kindern mit Verdacht auf Wilmstumor und einer ausgeprägten Proteinurie sollte an einen Verschluß der V. cava im unteren Drittel, bei Vorliegen von Rechtsherzveränderungen oder eines Budd-Chiarisyndroms (Aszites, Leibschmerzen, Hepatomegalie, Splenomegalie, Ikterus) an eine Verlegung des oberen Drittels gedacht werden. Als nicht invasive Untersuchung empfiehlt sich die Ultraschalluntersuchung, wobei bei longitudinaler Projektion auch auf die proximalen Anteile und die Einmündung der V. cava ins Atrium zu achten ist. Nach der i. v. Urographie ist als weitere nichtinvasive Untersuchung die Computertomographie aufschlußreich. Bei Vorliegen eines soliden Tumors schließt sich die Nierenangiographie an, die wir bei älteren Kindern routinemäßig vornehmen. Sie wird durch eine Cavographie ergänzt. Bei Verschluß der V. cava inferior erfolgt die Phlebographie der V. cava superior und ergänzend die Echocardiographie, die einen allfälligen Tumorzapfen im rechten Atrium beweisen. Damit wird die zufällige intraoperative Diagnose vermieden.
2. Verhalten bei der Therapie: Wir hatten bei unserem Fall vorerst den Eindruck, daß der Resttumor nach der Nephrektomie mittels Bestrahlung und Polychemotherapie beherrscht werden könnte; jedoch kam es nach 15 Monaten zum massiven Rückfall mit Budd-Chiarisyndrom. Aus der Literatur ist ersichtlich, daß von den neun bisher bekannten Fällen nur drei überlebten (3 Monate, 1½ Jahre, 8 Jahre) [1,2], bei denen Nephrektomie und Tumorentfernung aus dem Herzen bei extrakorporalem Kreislauf gleichzeitig vorgenommen worden waren. Auch in unserem Fall konnte die bisherige Überlebenszeit von 19 Monaten nur durch die nachträgliche Herzoperation erreicht werden. Die synchrone Operation ist demnach anzustreben. Die Entfernung eines rechtsatrialen Tumorthrombus ist bei der relativ günstigen Prognose des Wilmstumors gerechtfertigt. Beläßt man den Thrombus, bleibt die Gefahr der akuten Trikuspidalklappenverlegung und der Thrombembolie in die Lungen bestehen.

Literatur

1. Slovis TL, Cushing B, Reilly BJ, Farooki ZQ, Philippart AI, Berdon WE, Baker DH, Reed JO (1978) Am J Roentgenol 131:263–266. – 2. Stambolis Ch, Döhler R, Havers W (1979) Chir Praxis 25:95–99

Univ. Prof. Dr. G. Hubmer
Department für Urologie
an der Univ.-Klinik für Chirurgie
A-8036 Graz

Verhandlungsbericht der Deutschen Gesellschaft für Urologie, 31. Tagung (1979), 275–277

Implantationsmetastasen durch resektionsbedingten vesiko-ureteralen Reflux?

R. Hartung, M. Hegemann

Als Ursachen der Tumorausdehnung und Tumorentstehung in den ableitenden Harnwegen werden eine primär multifokale Ursache (erstmals angegeben von Hansemann [3]) und eine sog. Implantationstheorie durch kanalikuläre Ausdehnung [1] diskutiert.

Im Harntrakt kennt man folgende Zusammenhänge: Man findet bei einem Patienten einen Blasentumor und entdeckt später einen Nierenbecken- oder Harnleitertumor; dies kommt seltener vor. Umgekehrt ist der Zusammenhang eines primären Tumors im oberen Harntrakt und der spätere Nachweis eines Blasentumors häufiger. Oder man sieht eine Blasentumorausdehnung durch Implantation im Bereich geschädigter Epithelstellen in der Blase oder in der Pars prostatica urethrae.

Aus der Literatur sind die Angaben der Tabellen 1 und 2 bekannt: im Durchschnitt von weniger als 10% finden sich epitheliale Geschwülste im Nierenbecken oder Harnleiter nach der Diagnose oder Behandlung eines Blasenkarzinoms.

Tabelle 1. Epitheliale Geschwülste im Nierenbecken oder Ureter nach der Diagnose oder Behandlung eines Blasenkarzinoms

		Nierenbecken- oder Ureter-Karzinome insgesamt (n)	davon mit Blasenkarzinom (n)	vorher (%)
Grace [2]	1968	37	5	13,5
Johansson [4]	1976	94	3	3,1
Strong [8,9]	1976	74	4	5,4
Resseguie [6]	1978	17	3	17,6
		222	15	x = 9,9

Tabelle 2. Blasenkarzinome nach Diagnose oder Therapie von epithelialen Geschwülsten im Nierenbecken oder Ureter

		Nierenbecken- oder Ureterkarzinome insgesamt (n)	davon mit Blasenkarzinom (n)	nachher (%)
Mc Donald [5]	1944	70	17	24,2
Grace [2]	1968	37	14	37,8
Williams [10,11]	1973	71	28	39,4
Johansson [4]	1976	86	11	12,7
Strong [8,9]	1976	65	17	26,1
Resseguie [6]	1978	13	4	30,7
		342	91	x = 28,4

Dieser Zusammenhang ist umgekehrt weit häufiger gegeben, daß ein Blasenkarzinom nach Diagnose oder Therapie eines Tumors im Nierenbecken oder Harnleiter entdeckt wird.

In der gesamten Literatur zu diesem Thema fanden sich keine Angaben zur refluxbedingten Tumoraussaat, d.h. Hinweise auf Harnleiter- oder Nierenbeckentumoren, die erst nach einem operationsbedingten Reflux einer betroffenen Seite dort entstanden sind.

In unserem Krankengut fanden wir zwischen 1972 und 1979 21 Nierenbecken- oder Harnleiterkarzinome, wobei wir in zehn Fällen einen solitären Nierenbeckentumor ohne Blasenbefund hatten, in fünf Fällen einen Nierenbeckentumor mit späterem Nachweis eines Blasentumors und in sechs Fällen einen Nierenbecken- und Uretertumor nach der Resektion eines Blasentumors, wobei bei fünf dieser sechs Patienten durch vorausgegangene TUR ein vesiko-ureteraler Reflux verursacht wurde und der Tumor ausschließlich im refluxiven Harnleiter zu finden war. In allen fünf Fällen mit dem Tumorbefall im refluxiven Harnleiter war die Blase zum Zeitpunkt der Uretertumordiagnostik makroskopisch und bioptisch tumorfrei. Ferner fand sich histologisch eine weitgehende Übereinstimmung des Differenzierungsgrades des bekannten Blasentumors mit dem des Harnleiter- oder Nierenbeckentumors, so daß diese beiden Gesichtspunkte nach unserer Meinung für die Möglichkeit der kanalikulären Ausdehnung sprechen.

Hierzu einige Beispiele. Ein Ausscheidungsurogramm einer Patientin zwei Jahre nach Blasentumorresektion. Zusätzlich das Refluxzystogramm mit einem beidseitigen Reflux im Tomogramm dieser nierenauffälligen Veränderungen und hier die Demonstration des Nephrektomie-

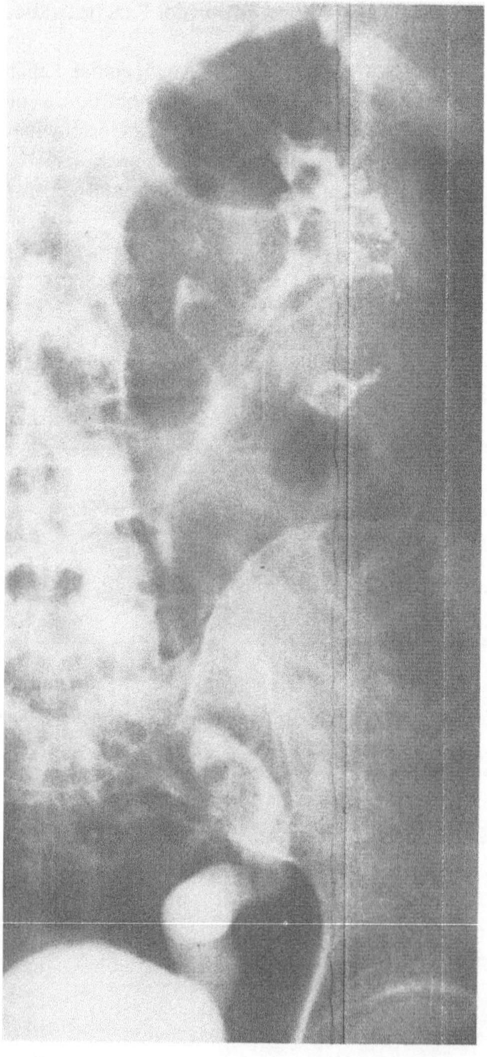

Abb. 1. Reflux-Cystogramm eines Patienten nach wiederholter Blasentumorresektion; vesiko-ureteraler Reflux mit Verdacht auf Ureter-Nierenbeckentumor

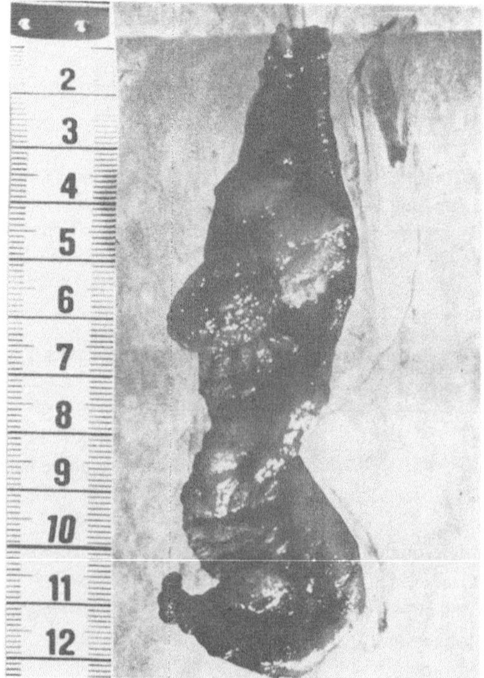

Abb. 2. Präparat eines tumorbefallenen Harnleiters von demselben Pat. Die Tumoraussaat ging bis ins Nierenbecken

präparates mit einem großen Nierenbeckentumor.

Abbildung 1 und Abbildung 2 zeigen ein weiteres Beispiel aus dieser Serie: im weit refluxiven Harnleiter (Abb. 1) erkennt man deutliche tumorverdächtige Kontrastmittelaussparungen, ebenfalls im Bereich des Nierenhohlsystems dieser Seite. Abbildung 2 zeigt das Präparat des Harnleitertumors aus diesem Harnleiter mit resektionsbedingtem vesiko-ureteralem Reflux.

Konsequenzen

Als Konsequenzen aus unseren Beobachtungen ergibt sich:

1. Eine zu radikale Resektion im Ostiumbereich ist zu vermeiden, denn häufiger als überprüft ergibt sich bei einer ostiumnahen Resektion ein vesiko-ureteraler Reflux |7|.
2. Eine Ostiumschonung unter Zuhilfenahme entweder einer Ureter-Kathetereinlage oder einer Blauausscheidung.
3. Bei notwendiger Resektion im Ostiumbereich sollte ein postoperatives Ausscheidungsurogramm und ein Refluxzystogramm durchgeführt werden.
4. In Abhängigkeit von der lokalen Tumorprogredienz sollte unter Umständen eine Antirefluxplastik überlegt werden, um die beschriebenen Folgen zu vermeiden.

Literatur

1. Albarran J, Imbert L (1903) Les Tumeurs du Rein. Masson, Paris, pp 452–459. – 2. Grace DA, Taylor WN, Taylor JN, Winter CC (1968) Carcinoma of the renal pelvis: A 15-year review. J Urol 98:566–569. – 3. Hansemann D (1890) Über asymetrische Zellteilung in Epithelkrebsen und deren biologische Bedeutung. Virchows Arch [Pathol Anat] 119:299–326. – 4. Johansson S, Angervall L, Bengtsson U, Wahlquist (1976) A clinicopathologic and prognostic study of epithelial tumors of the renal pelvis. Cancer 37:1376–1383. – 5. McDonald DF, Thorson (1956) Clinical implications of transplantability of induced bladder tumors to intact transitional epithelium in dogs. J Urol 75:690–694. – 6. Resseguie LJ (1978) Nobrega FT, Farrow GM, Timmons Jr JW, Worobec TG (1978) Epidemiology of renal and ureteral cancer in Rochester, Minnesota, 1950–1974. With special reference to clinical and pathologic features. Mayo Clin Proc 53:503–510. – 7. Rees RWM (1969) The effect of transurethral resection of the intravesical ureter during the removal of bladder tumours. Br J Urol 41:2–5. – 8. Strong DW, Pearse HD (1976) Recurrent urothelial tumors following surgery for transitional cell carcinoma of the upper urinary tract. Cancer 38:2178–2183. – 9. Strong DW, Pearse HD, Tank Jr ES, Hodges CV (1976) The ureteral stump after nephroureterectomy. JUrol 115:654–655. – 10. Williams CB, Mitchell JP (1973) Carcinoma of the ureter – a review of 54 cases. Br J Urol 45:377–387. – 11. Williams CB, Mitchell JP (1973) Carcinoma of the renal pelpelvis: a review of 43 cases. Br J Urol 45:370–376

Priv.-Doz. Dr. Rudolf Hartung
Urologische Klinik und Poliklinik re. d. Isar
der TU München
Ismaninger Str. 22
D-8000 München 80

Verhandlungsbericht der Deutschen Gesellschaft für Urologie, 31. Tagung (1979), 278–280

Pathologische Harnleiterdynamik bei Reflux. Tierexperimentelle Studie

G. Durben, R. Gerlach, W. Lutzeyer

Eine klinisch effektiv anwendbare Methode, die Harnleiterdynamik zu untersuchen, existiert bisher nicht. Damit ist auch nicht eindeutig bekannt, was unter einer frühzeitig pathologischen Harnleiterdynamik zu verstehen ist; insbesondere sind frühe pathologische Befunde der Dynamik des oberen Harntraktes am refluxiven Ureter kaum beschrieben. Die Veränderungen der Harnleiterdynamik nach experimentell erzeugtem Reflux beim Hund haben wir mit einer neuen, nicht invasiven Methode untersucht, indem wir die dynamischen Abläufe im Harnleiter filmten und den Film graphisch auswerteten. Zunächst kurz die Darstellung der normalen Peristaltik: Wenn man einen Film Bild für Bild auswertet, so sehen wir zur Zeit t_1 (Abb. 1) die passive Füllung des Ureterkonus; zur Zeit t_2 erkennen wir, daß der Urinbolus länger geworden ist und sich der Blase genähert hat; zur Zeit t_3 (Abb. 1) ist der Urinbolus kürzer geworden und hat sich weiterhin der Blase genähert. Trägt man diese einzelnen Urinboli in ein Weg-Zeit-Diagramm ein und verbindet die proximalen und die distalen Bolusenden mit einer Kurve, erhalten wir ein typisches Weg-Zeit-Diagramm der Ureterperistaltik (Abb. 2). Die charakteristischen Merkmale der normalen Peristaltik sind:

1. Der aktive muskuläre Kontraktionsring (proximales Bolusende) läuft mit konstanter Geschwindigkeit von der Niere zur Blase.
2. Der muskuläre Kontraktionsring arbeitet okklusiv.
3. Die transportierte Menge Urin muß sich passiv durch den Harnleiter einen Weg suchen; deswegen die unterschiedliche Geschwindigkeit des distalen Bolusendes.

Erzeugen wir jetzt experimentell einen vesikoureteralen Reflux durch Einbringen eines dünnen PVC-Schlauches in die vesikoureterale Junktion,

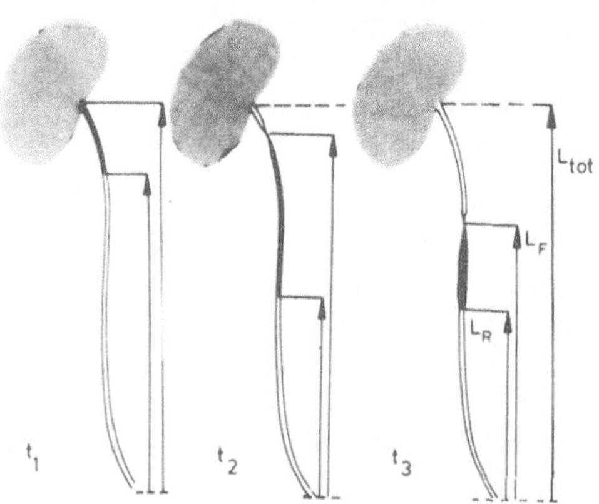

Abb. 1

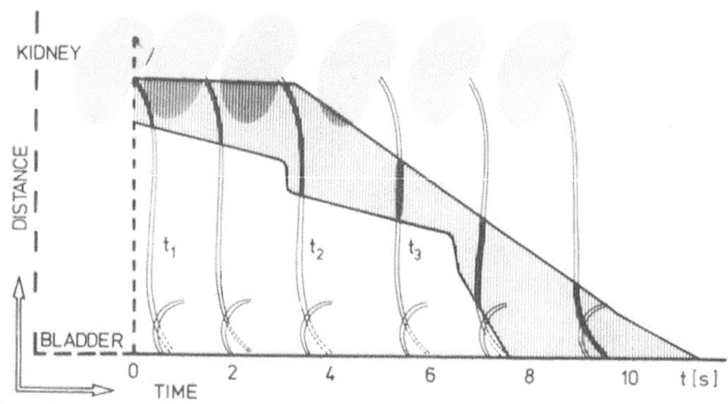

Abb. 2. Time-distance diagram of ureteral peristalsis [DOG]

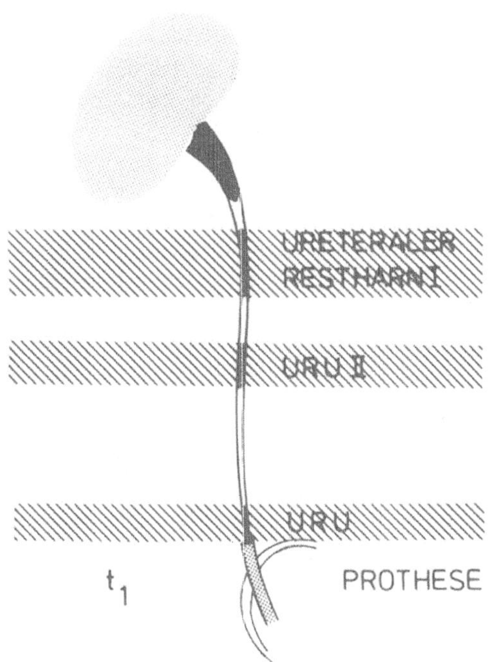

Abb. 3. Passive Füllung des Ureterbolus

so erhalten wir ein pathologisches Weg-Zeit-Diagramm.

Zum besseren Verständnis zeigen wir in Einzelbildern die pathologischen Merkmale.

Zur Zeit t_1 (Abb. 3) erkennen wir ureteralen Restharn direkt vor der Prothese und an den Stellen II und III. Der Ureterkonus füllt sich derzeit passiv mit Urin. Zur Zeit t_2 (Abb. 4) ist der Kontraktionsring von der Niere gestartet und läuft in Richtung Blase. Der von der Niere kommende Urin hat sich bereits mit dem Restharndepot III verbunden. Zur Zeit t_3 (Abb. 5) hat sich der Kontraktionsring weiterhin mit konstanter Geschwindigkeit bis zur Blase fortbewegt. Der Urinbolus besteht jetzt aus dem frisch von der

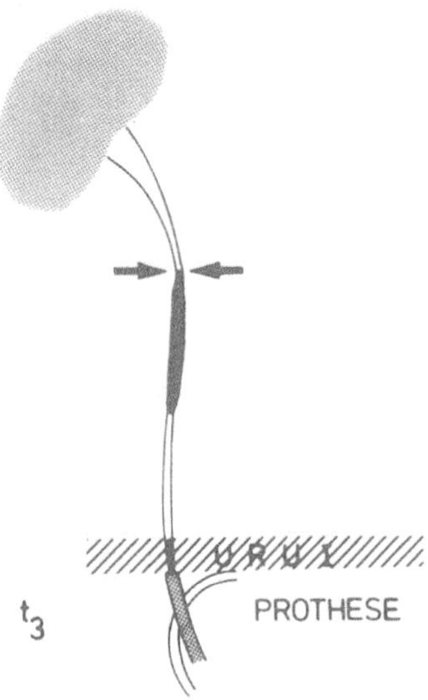

Abb. 5. Bolus (incl. Uru III) wandert in Richtung Blase und verbindet sich mit Uru II

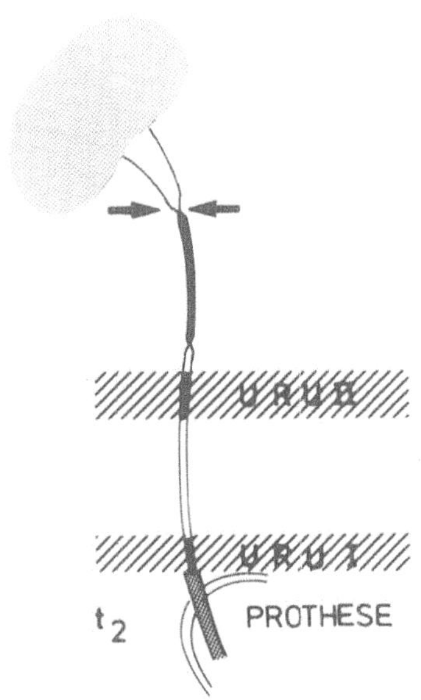

Abb. 4. Kontraktionsring startet, Bolus verbindet sich mit Uru III

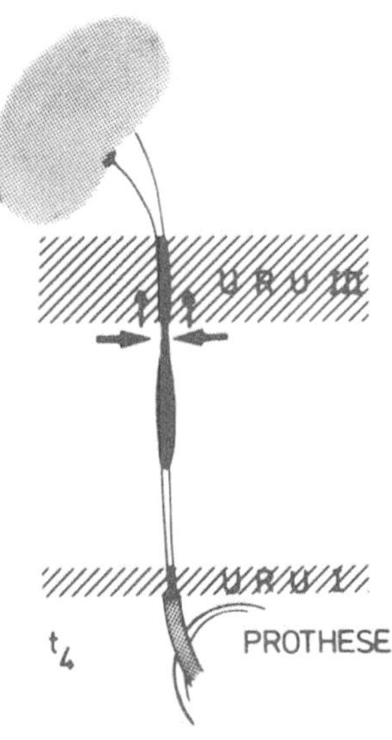

Abb. 6. Kontraktionsring öffnet sich, Uru III bildet sich neu

Niere kommenden Urin und den Restharndepots II und III. Zur Zeit t_4 (Abb. 6) zeigt es sich, daß der Kontraktionsring, der weiterhin mit konstanter Geschwindigkeit zur Blase verläuft, sich öffnet und Urin nierenwärts als uretero-ureteraler Reflux zurückströmt, so daß das Restharndepot III erneut entstehen kann. Bei Beobachtung erscheint dieser Vorgang als eine Retroperistaltik, in Wirklichkeit liegt hier aber lediglich ein uretero-ureteraler Reflux vor.

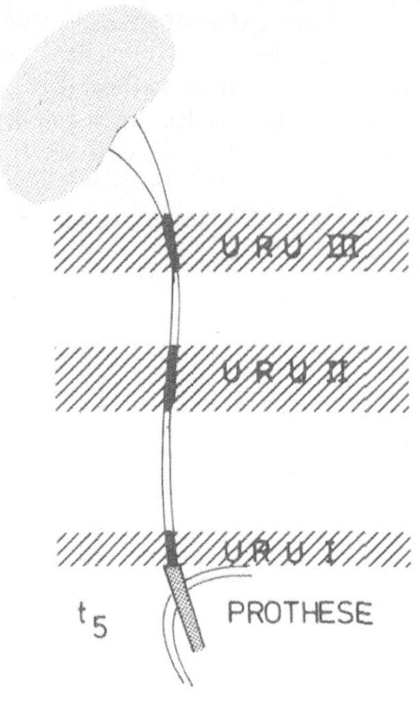

Abb. 7

Zur Zeit t_5 (Abb. 7) ist der Kontraktionsring mit konstanter Geschwindigkeit über den gesamten Harnleiter hinweggelaufen und die Restharndepots I, II und III sind wiederum neu entstanden.

Als Folgerungen daraus müssen wir annehmen, daß der vesikoureterale Reflux zu einer sekundär pathologischen Harnleiterperistaltik führt mit den Hauptmerkmalen des ureteralen Restharns und des uretero-ureteralen Refluxes. Das bedeutet aber, daß die hydrodynamischen Voraussetzungen für eine Infektprophylaxe beim vesikoureteralen Reflux, nämlich die Wandspülung, die Refluxverhütung und das Austauschen von Restharnmengen im Harnleiter, nicht mehr gegeben sind.

Dr. G. Durben
Abt. Urologie der Med. Fakultät
an der Rheinisch-Westfälischen Techn. Hochschule
D-5100 Aachen

Verhandlungsbericht der Deutschen Gesellschaft
für Urologie, 31. Tagung (1979), 281–283

Eine neue Spirallappenplastik für kurze, lange und sehr lange Nierenbeckenausgangsstenosen

V. J. Patel

Wir sind mit Kelalis, Chelpas und Sigel einer Meinung, daß bei der plastischen Korrektur der Nierenbeckenabgangsenge eine Kontinuitätsdurchtrennung des Harnleiters nicht unbedingt angezeigt ist. Mit der hier vorgestellten Spirallappenplastik, die wir in unserer Klinik fast ausschließlich durchführen, können ausgedehnte und auch tiefer gelegene obere Harnleiterstenosen auch beim kleinen Nierenbecken mit einem langen und breiten Lappen aus dem Nierenbekken beseitigt werden.

Technik

Anlegen eines Haltefadens am Nierenbeckenabgang (Abb. 1a). Anlegen zweier S-förmiger Schnitte auf der dorsalen Nierenbeckenwand in etwa 0,75 cm Abstand. Die beiden Schnitte werden in Richtung Parenchymrand so verlängert, daß ein Lappen mit breiter parenchymwärts gelegener Basis entsteht. Ich lege den unteren Schnitt (am Nierenbeckenabgang) etwas stärker geschwungen an, damit bei der Längsspaltung des oberen Harnleiters keine Zipfel entstehen, die nachträglich abgeschnitten werden müssen. Der Lappen wird dann auf der ventralen Seite des Nierenbeckens verlängert, bis der obere Nierenbeckenrand erreicht ist. Damit hat man einen Lappen geformt (Abb. 1b), dessen Länge für die meisten Fälle ausreicht, da ja in der Mehrzahl der Fälle die Obstruktion – sei es anatomisch, sei es funktionell – sich im Nierenbeckenausgangsbereich befindet. Bei tiefer gelegenen oder sehr langen Stenosen würde man einen längeren Lappen brauchen. In solchen Fällen wird man aus dem überschüssigen Nierenbeckenmaterial, das sich an dem Lappen befindet (Abb. 1b) durch einen spiralförmig laufenden Schnitt, der das gesamte Nierenbeckenwandmaterial ausnutzen kann, einen sehr langen Lappen formen (Abb. 1c). Diese Art von Schnittführung ist besonders bei vorwiegend intrarenal entwickelten Hydronephrosen hilfreich, weil man trotz des relativ kleinen Nierenbeckens einen langen Lappen formen kann.

Der Lappen wird dann spannungslos dem Harnleiterschnitt angepaßt und der überschüssige Lappenteil abgeschnitten (Abb. 1d). Anlegen

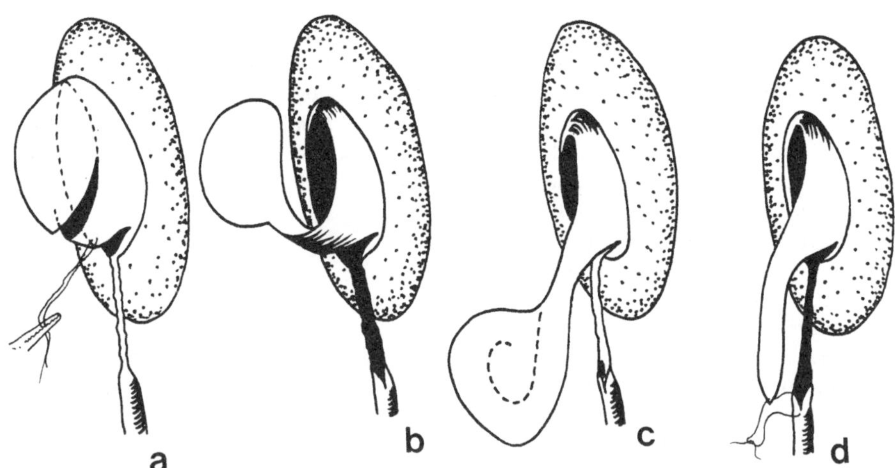

Abb. 1. Die Technik der Schnittführung, siehe Text

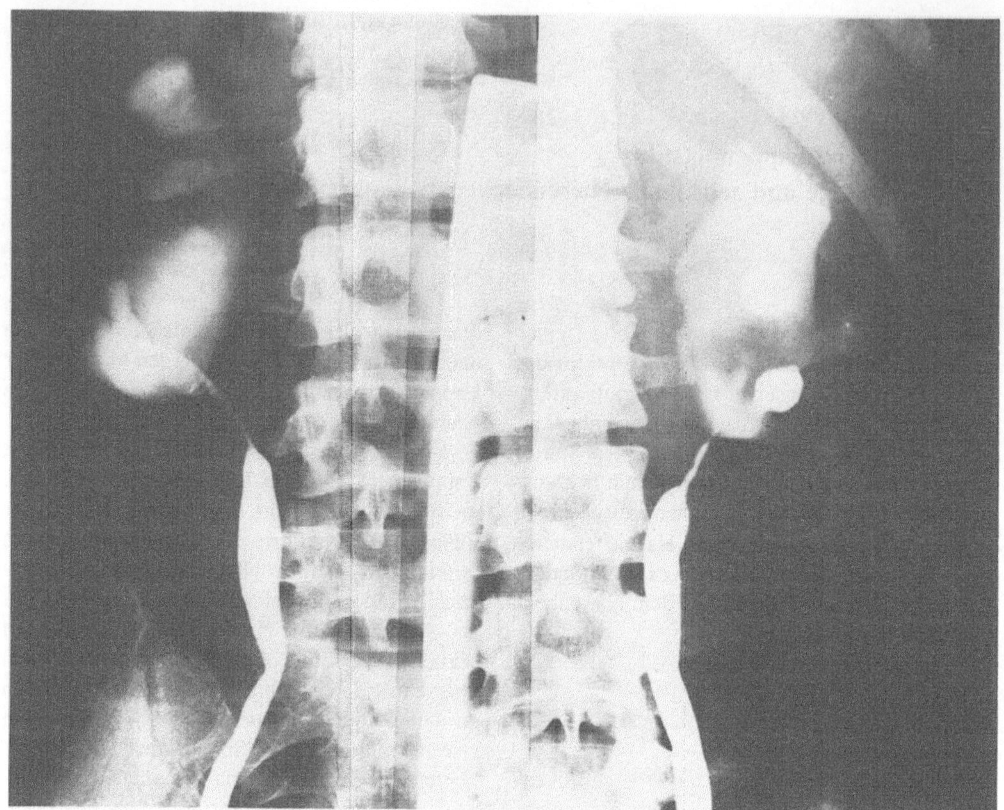

Abb. 2. Retrogrades Pyelogramm: Links eine 9 und rechts eine 7 cm lange Harnleiterstenose bei einer 22jährigen Frau

einer 8 Ch. PVC-Schiene, so daß das distale Ende in der Blase bleibt und das kraniale im oberen Kelchhals. Am oberen Ende werden vier bis fünf seitliche Löcher zugeschnitten. Fixation der PVC-Schiene mit 5 null Catgut an der Nierenbeckenwand. Keine Nephrostomie. Fortlaufende wasserdichte Naht mit 5 null Vicryl oder 6 null Dexon am Harnleiter und Nierenbecken. Am Ende des operativen Eingriffes Dauerkatheter einlegen, um den Harnreflux durch die liegende PVC-Schiene zu vermeiden.

Falls wasserdichter Verschluß des Nierenbeckens erreicht ist, Entfernung des Katheters am fünften postoperativen Tag. Entfernung der PVC-Schiene am siebenten postoperativen Tag. Entlassung des Patienten am achten Tag. Zum Infektschutz ein Sulfonamid-Nitrofurantoin-Kombinationspräparat.

Kasuistik

Die Abb. 2 zeigt auf dem praeoperativen retrograden Pyelogramm rechts eine 9 cm lange und links eine 7 cm lange Harnleiterabgangsenge.

Das postoperative Kompressionsurogramm bei derselben Pat. zeigt sehr breite und sehr lange Anastomosen (Abb. 3).

Statistik

Von 1972 bis 1979 wurden 88 Patienten nach dieser Methode operiert. 79 Patienten konnten nachuntersucht werden. Die ersten beiden röntgenologischen Nachuntersuchungen erfolgten nach drei und neun bis zwölf Monaten. Bei der Beurteilung des Erfolges wurden in erster Linie

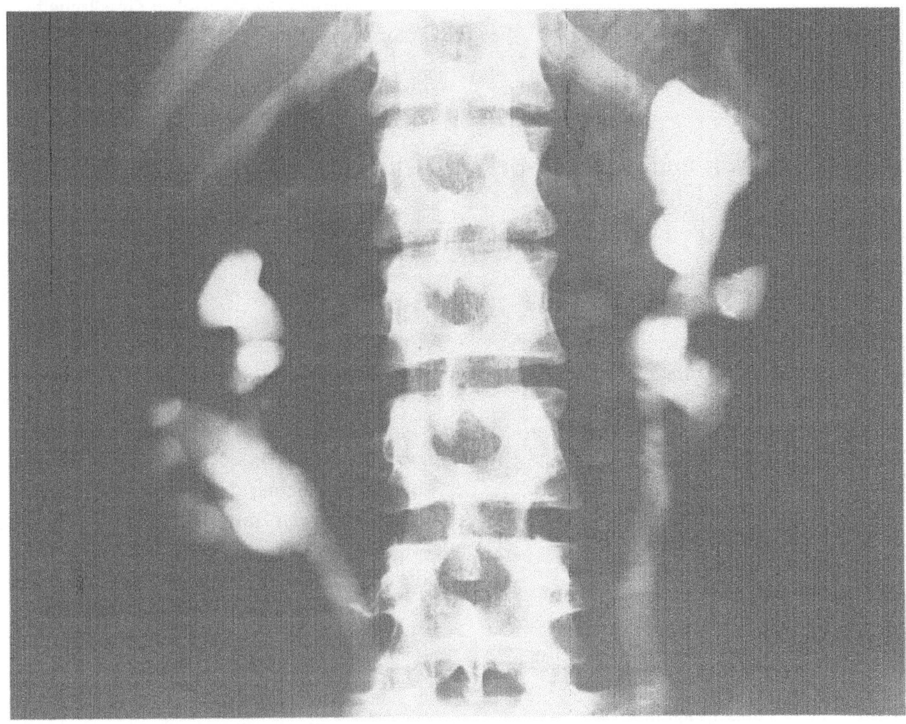

Abb. 3. Postoperatives Kompressionsurogramm zeigt breite Anastomosen beiderseits

Röntgenergebnisse, Harninfekte sowie der klinische Befund berücksichtigt.

15 Patienten waren älter als 60 Jahre. Bei 45 Patienten bestand eine mechanische, bei zehn eine funktionelle und bei 13 eine gemischte Art der Nierenbeckenabgangsobstruktion. Bei 24 Patienten war das Nierenbeckenkelchsystem mäßig, bei 37 stark und bei 27 sehr stark dilatiert.

Von 88 Patienten konnten 81 infektfrei entlassen werden. Von 79 nachuntersuchten Patienten zeigten 72 bei der Kontrolle eine anatomische sowie funktionelle Verbesserung.

Vorteile gegenüber Culpscher Plastik:

1. Es ist möglich, einen viel längeren Lappen zu formen auch beim kleinen Nierenbecken.
2. Durch breite parenchymwärts gerichtete Lappenbasis bessere Durchblutung des Lappens.
3. Der Lappen wird beim Annähen an den Harnleiter nicht umgeworfen und läßt sich sehr leicht adaptieren, da anatomiegerechte Schnittführung.
4. Anatomiegerechte Verkleinerung des Nierenbeckens, so daß in den meisten Fällen bei den postoperativen Kontrollen ein völlig normales Nierenbecken zu finden ist.

V. J. Patel
Urolog. Abt.
Städt. Krankenhaus
D-8070 Ingolstadt

Verhandlungsbericht der Deutschen Gesellschaft für Urologie, 31. Tagung (1979), 284/285

Urologische Diagnostik und Therapie bei der Behandlung Rückenmarkverletzter

M. Stöhrer, A. Müller, F. Farnung, W. Schöffner

Die schnell fortschreitende Entwicklung moderner urologischer Untersuchungsverfahren erlaubt eine differenziertere Betrachtungsweise üblicher Behandlungsrichtlinien bei der urologischen Betreuung Querschnittgelähmter (Tabelle 1).

Tabelle 1. Urologische Behandlung Querschnittgelähmter

I. Phase: (bis ca. 6 Monate nach dem Unfall) (stationär)	Symptomatische Therapie Intermitt. Katheterismus (Blasenfüllung < 400 ml) Blasentraining Aufklärung-Motivation
II. Phase: (bis Ende des 2. Jahres	Erreichung einer ausgeglichenen Blasenentleerung
III. Phase:	Aufrechterhalten des Behandlungsergebnisses (jährl. Kontrolle)

Meist blieb bisher nur eine symptomorientierte Behandlung der ineffizienten Blasenentleerung, wobei vor allem Restharn, Harnwegsinfekt und Konkrementbildung zentrale Bedeutung hatten. Da die Ursache dieser Symptome nur mit den apparativen Möglichkeiten moderner urodynamischer Untersuchungsverfahren exakt zu bestimmen ist, hat sich eine entsprechend subtile, causalorientierte Behandlungstechnik neurogener Blasenentleerungsstörungen erst mit dem Fortschreiten der urodynamischen Untersuchungstechnik ergeben [1,2,4,5]. Ansatzpunkt der Therapie ist die auf den speziellen Fall bezogene Korrektur der unausgeglichenen Blasenentleerung. Als angestrebtes Behandlungsziel muß die Schaffung einer Blasenentleerung gelten, die in ihrer Druckflußrelation dem physiologischen Bereich weitgehend angenäherte Werte ergibt [1,3].

Die Diagnostik konzentriert sich daher neben den üblichen allgemeinurologischen Untersuchungsverfahren auf eine frühzeitige Untersuchung sowie auf regelmäßige Nachkontrollen am urodynamischen Meßplatz (Tabelle 2).

Bei Vorliegen gravierender Mißverhältnisse sind die entsprechenden konservativen oder operativen Maßnahmen frühzeitig, d.h. möglichst vor dem Auftreten sekundärer Schäden, durchzuführen. Derartige Mißverhältnisse stellen z.B. agressives Detrusorverhalten bei Reflexblase mit Detrusorsphinkterdyssynergie dar, die durchaus restharnfrei sein kann, sowie hohe Restharnmengen bei inaktiven Blasen, oder auch zahlreiche ineffizient entleerende Mischformen, deren gezielte Behandlung ohne urodynamische Diagnostik nicht möglich ist.

Bei unseren über 900 Querschnittgelähmten haben wir eine Reihe konservativer und operati-

Tabelle 2. Urodynamische Untersuchung bei Querschnittgelähmten

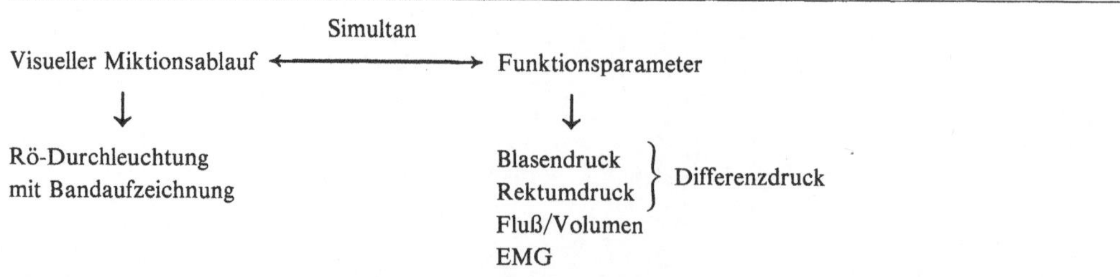
Simultan
Visueller Miktionsablauf ⟷ Funktionsparameter
↓ ↓
Rö-Durchleuchtung mit Bandaufzeichnung
Blasendruck, Rektumdruck } Differenzdruck
Fluß/Volumen
EMG

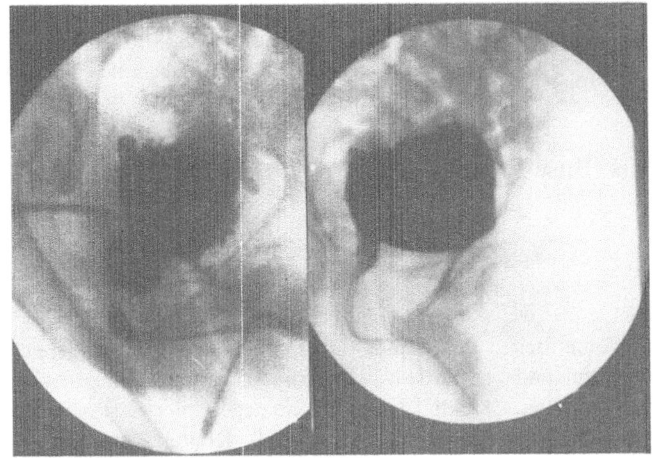

Abb. 1. *Linke Bildhälfte:* Reflexblase, hochgradige Detrusor-Sphinkter-Dyssynergie, max. Blasendruck > 150 cm H_2O. *Rechte Bildhälfte:* Ein Jahr nach Sphinkterotomia externa. max. Blasendruck 100 cm H_2O, max. Blasenkapazität 250 ml

ver Maßnahmen durchgeführt, deren Ergebnisse anderweitig veröffentlicht sind [3]. Die Mehrzahl dieser Patienten wird in jährlichen Abständen kontrolliert. Die konservative Therapie mit gezielter Wirkung an Blasenhals, Detrusor oder spastischem Beckenboden ist in der Anfangsphase gelegentlich wirkungsvoll. Häufig zwingen andererseits Wirkungsverlust oder Nebenwirkung zur gezielten operativen Behandlung, die, entsprechend modifiziert, gute Ergebnisse aufweisen kann (Abb. 1).

Die Inkontinenz muß durch Eingriffe am Blasenhals nicht zwangsläufig schlechter werden, sie kann sich auch nach einer dosierten Sphinkterotomia externa, wie wir häufiger gesehen haben, bessern, da durch die Herabsetzung des Blasenauslaßwiderstandes der Blasendruck sinkt und die Blasenkapazität ansteigen kann.

Besonders wichtig erscheint uns die Früherfassung frischer Querschnittgelähmter in entsprechenden Zentren, damit zum frühest möglichen Zeitpunkt eine gezielte prospektive Therapie einsetzen kann.

Bei entsprechender Früherfassung und regelmäßiger Kontrolle ist durch eine konsequente fallspezifische Behandlung das Auftreten früher im Vordergrund stehender sekundärer Folgen wie Restharnbildung mit chronischem Harnwegsinfekt, Steinbildung sowie die Entwicklung von Stauungsnieren usw. weitgehend aufzuhalten.

Literatur

1. Burgdörfer H, Stöhrer M (1979) Der urodynamische Meßplatz. In: Stöhrer M (Hrsg) Urologie bei Rückenmarkverletzten. Springer, Berlin Heidelberg New York. – 2. Madersbacher H (1979) Urologische Behandlungsprinzipien. In: Stöhrer M (Hrsg) Urologie bei Rückenmarkverletzten. Springer, Berlin Heidelberg New York. – 3. Stöhrer M, Burgdörfer H (1979) Transurethrale Resektion. In: Stöhrer M (Hrsg) Urologie bei Rückenmarkverletzten. Springer, Berlin Heidelberg New York. – 4. Stöhrer M (1979) Urologie bei Rückenmarkverletzten. Springer, Berlin Heidelberg New York. – 5. Turner-Warwick R, Whiteside CG, Worth PHL, Milroy EJG, Bates CP (1973) A urodynamic view of the clinical problems associated with bladder neck dysfunction and its treatment by endoscopic incision and transtrional posterior prostatatextomy. Br J Urol 45:44–59

Dr. M. Stöhrer
Urolog. Abteilung
an der Berufsgenossenschaftlichen Unfallklinik
D-8110 Murnau

Verhandlungen der Deutschen Gesellschaft
für Urologie, 31. Tagung, 286/287 (1979)

Das Riesenkondylom des Penis (Buschke-Löwenstein)

R. Hautmann, W. Lutzeyer

Riesenkondylom des Penis, kondylomatöses Karzinom, karzinomähnliches Kondylom und Buschke-Löwenstein-Tumor sind Synonyma. Das Riesenkondylom (Abb. 1) wird von dem häufig anzutreffenden, einfachen Condyloma acuminatum unterschieden, da es einerseits ein progredientes, invasives Wachstum aufweist und andererseits therapeutisch weder auf Podophyllin noch auf eine Bestrahlung reagiert [1].

Histologisch handelt es sich bei dem Buschke-Löwenstein-Tumor aber nicht um einen malignen Tumor. Das histologische Bild ähnelt stark dem eines einfachen Condyloma acuminatum. Jedoch ist dieses stets oberflächlich, der Buschke-Löwenstein-Tumor im Gegensatz dazu immer durch Penetration und Destruktion der benachbarten Gewebe charakterisiert. Histologisch handelt es sich aber nur um Plattenepithel ohne Atypie. Metastasen bestehen in aller Regel nicht. Falls doch, ist ein Buschke-Löwenstein-Tumor unwahrscheinlich, und es muß eher an ein gut differenziertes Plattenepithelkarzinom gedacht werden. Wie beim Condyloma acuminatum ist eine Virusätiologie wahrscheinlich [2].

Klinisch handelt es sich um einen grotesken Penistumor im Präputial- und Glansbereich, stets bei nicht zirkumzidierten Männern. Charakteristisch sind ein penetranter Gestank sowie ein urethraler Ausfluß. Kontaktblutungen und Fistelbildungen mit der Urethra sind häufig.

In der Differentialdiagnose ist das Plattenepithelkarzinom in der Regel klinisch nicht von einem Buschke-Löwenstein-Tumor abzugrenzen. Daher sollte stets in zweifelhaften Fällen eine Probeexzision vor der Penis-Teilamputation erfolgen. In vier der fünf von uns gesehenen Fälle wurden die Patienten zur Penisamputation bei Karzinom eingewiesen.

Therapeutisch sind Podophyllin, eine Bestrahlung und 5-Fluorouracil wirkungslos [1]. Bleomycin sollte theoretisch wirksam sein [3,4], größere klinische Erfahrungen mit Langzeitergebnissen gibt es derzeit nicht [2]. Die Therapie der Wahl ist die lokale Exzision. Nur in Ausnahmefällen kommt die Penis-Teilamputation in Frage.

Klassisches Riesenkondylom des Penis bei einem 37jährigen Patienten (Abb. 2). Zustand nach einfacher Zirkumzision und Exzision (Abb. 3).

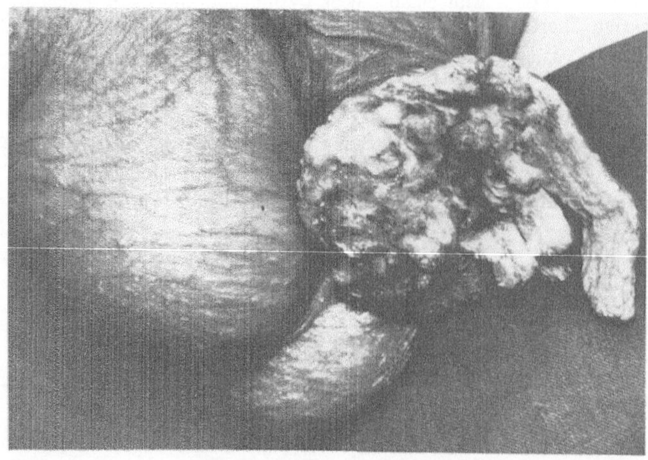

Abb. 1. Ausgeprägtes Riesenkondylom des Penis bei einem 52jährigen Patienten

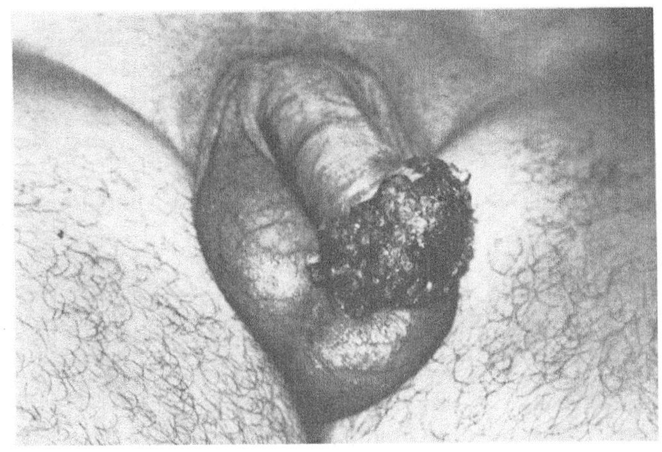

Abb. 2. Riesenkondylom des Penis bei einem 37jährigen Patienten

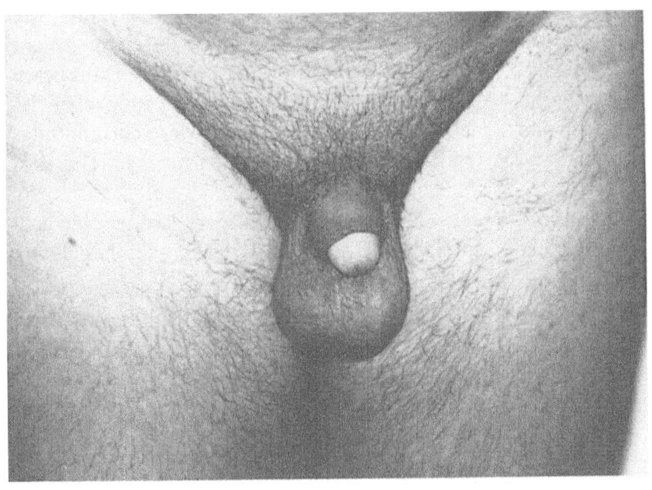

Abb. 3. Zustand nach einfacher Zirkumzision des Patienten von Abbildung 2

Literatur

1. Mostofi FK, Price Jr EB (1973) Tumors and tumor-like lesions of the penis. In: Atlas of Tumor Pathology, 2nd Series, Fascicle 8, Tumors of the Male Genital System. Armed Forces Institute of Pathology, Washington, D.C., p 277. - 2. Bruns TNC, Lauvetz RJ, Kerr ES, Ross Jr G (1975) Buschke-Löwenstein giant condylomas. Pitfalls in management. Urology 6:773. - 3. Mishma Y, Matunaka M (1972) Effect of bleomycin on benign and malignant cutaneous tumors. Acta Derm Venereol 52:211. - 4. Puissant A (1974) Condylome acumine geant (syndrome de Buschke-Löwenstein). Action de la bleomycine. Bull Soc Fr Dermatol Syphiligr 79:9

Priv.-Doz. Dr. R. Hautmann
Abt. Urologie der Med. Fakultät
an der Rheinisch-Westfälischen Techn. Hochschule
D-5100 Aachen

Verhandlungsbericht der Deutschen Gesellschaft für Urologie, 31. Tagung (1979), 288/289

Spätergebnisse nach Umwandlungsoperationen bei malignem Transsexualismus

H. Wand, R. Wille, H. Bertermann und W. Kröhn

Annähernd 15 Jahre Behandlung der malignen Transsexualität (Abb. 1) waren uns Anlaß für ein Resumé. Diese Mitteilung bespricht die operativtechnischen, anatomisch-funktionellen und psycho-sozialen Aspekte der von uns operierten männlich-weiblichen Patienten.

Durch unsere sexualmedizinische Forschungs- und Beratungsstelle erfolgt die Diagnostik und psycho-soziale Exploration. Erst wenn der Versuch einer Umstimmung – hormonell und psychotherapeutisch – gescheitert ist, operieren wir; denn dann ist die Selbstverstümmelung bzw. der Suizid die einzige Alternative zur Operation. Bei derzeit 71 betreuten Patienten mußten wir bisher nur 14mal operieren, mit Kostenübernahme durch die Krankenkasse.

Das Prinzip der 1963 von Gelbke mitgeteilten Operationstechnik hat sich bewährt, muß aber individuell variiert werden. Weil die Penisschafthaut nicht grundsätzlich zur Auskleidung des Vaginalkanales ausreicht, ist durch umgekehrt V-förmige Schnittführung perineale Haut bereitzustellen. An die präparatorisch mögliche Tiefe der Vagina sollte man wegen der Schrumpfungstendenz keine Konzessionen machen. Die skrotale Schnittführung, von Jones und Mitarb. 1968 aus Baltimore vorgeschlagen, können wir nicht empfehlen. Daraus resultiert ein so hoher Damm,

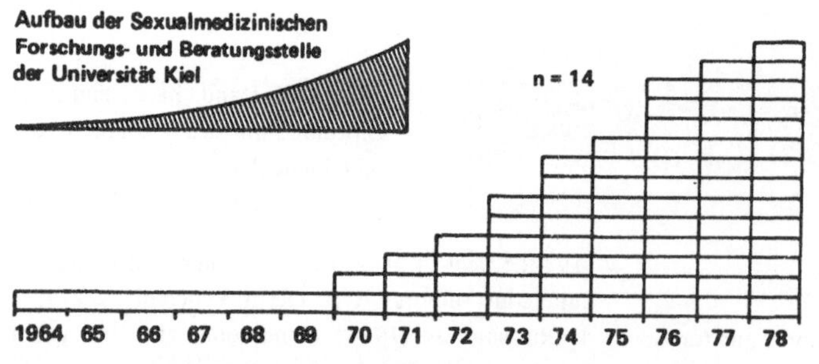

Abb. 1

Tabelle 1. Die lokale Situation

a) intra/post op. Komplikationen	b) post op. Korrekturen	Nachuntersuchungsbefund
3x Nekrose am Hautschlauch	2x Urethra	1x Meatusstenose/Urethra
1x Vaginalkanal nicht präparierbar (narbig)	5x Vagina[a]	1x Verd. auf Rectum-Scheidenfistel (Boug.-Effekt)
	6x Vulva[a]	2x Vagina verschlossen (1xs.a)

[a] = fakultativ

Tabelle 2. Beurteilung des Endergebnisses (nach Schulzensuren I–VI)

	I	II	III	IV	V	VI	
Operationsgebiet	3	5	4	–	1	1	Kritik d. Operateurs
Sexualität	3	7	3	1	–	–	
Sozio-ökonomische Situation	2	3	3	3	1	2	Beurteilung d. Patienten
Gesamturteil Zufriedenheit	4	7	3	–	–	–	

daß die Vagina keine koitable Verlaufsrichtung erhält.

Wir führen die beobachteten Nekrosen (Tabelle 1) im Bereich der Vaginalauskleidung und auch die Meatusstenosen auf die plastische Überbelastung des Penishautschlauches zurück bei ungenügender perinealer Ergänzungsmöglichkeit. Die Nekrosen beeinflußten aber das Endergebnis nicht. Eine intraoperative Rektumeröffnung wurde sofort primär versorgt und störte den Heilverlauf nicht. Bei einem Patienten war die Präparation eines Vaginalkanales nicht möglich wegen totaler narbiger Veränderungen des Gewebes, möglicherweise als Folge ausgiebiger sexueller Analpraktiken.

Operateur und Klinik werden durch diese Patienten ungewöhnlich belastet. Sofort nach Abschluß der Wundheilung beginnt die für die Erhaltung des operativ erreichten Situs wichtige Phase der Selbstbougierung der Neovagina, die unter Anleitung erlernt zunächst schmerzhaft, dann unangenehm, aber etwa sechs Monate lang durchgeführt werden muß. Die Zahl der aufgeführten Vaginalkorrekturen (Tabelle 1) deutet die Problematik an. In intensiven Gesprächen muß jeder Patient auf diese Conditio hingewiesen werden, auf die Unabänderlichkeit des Eingriffes, und auch darauf, daß nur machbar ist, was biologisch möglich. Diese Gespräche zerstören oft abenteuerliche Vorstellungen der Patienten; doch so belehrt, revidierte keiner seine Entscheidung zur Operation, versuchte aber später weitere Vulva-Korrekturen (Tabelle 1) zu erreichen. Dieser Hang zur Polychirurgie ist bekannt und Teil der Überzeichnung des patienteneigenen Frauenbildes ebenso wie die in den ersten beiden postoperativen Jahren besonders intensive sexuelle Betätigung.

Alle korrigierenden Eingriffe wurden im ersten postoperativen Jahr notwendig. Bei der jetzigen Kontrolluntersuchung fanden wir mehrere vom Operationsziel abweichende Befunde bei nichtoperationswilligen Patienten (Tabelle 1).

Der Operateur kann mit dem lokalen Ergebnis nicht restlos zufrieden sein (Tabelle 2). Die dafür sehr wichtige Selbstbehandlungsphase ist bei Patienten aus dem gesamten Bundesgebiet nur begrenzt überwach- und steuerbar. Entscheidend für die Spätbeurteilung ist jedoch nicht der objektive Situs, sondern die Selbsteinschätzung der Patienten. Alle sind sexuell aktiv, wobei die Corpora cavernosa und spongiosa volles orgastisches Erleben vermitteln. Bereits vor der Operation durch mitmenschliches Unverständnis und juristisches Taktieren oft an den Rand der Gesellschaft gedrängt, konnte der soziale Status aus den gleichen Gründen nicht immer gehalten oder gebessert werden.

Trotz der postoperativ geforderten Aktivität, gelegentlich notwendiger Korrektureingriffe und unter Berücksichtigung des Endergebnisses auch in sozio-ökonomischer Sicht haben die geschlechtsanpassenden Operationen ihr Ziel erreicht: Vor dem Suizid bewahrt, wurden die Patienten ausnahmslos zur Zufriedenheit und psychischen Stabilität geführt.

Literatur

Gelbke H (1963) Wiederherstellende und plastische Chirurgie, Bd 2. Thieme, Stuttgart. – Jones jr TW, Schirmer HKA, Hoopes JE (1968) A sex conversion operation for males with transsexualism. Am J Obst Gyn 100:101–109

Weitere Literatur kann vom Verfasser angefordert werden.

Prof. Dr. med. H. Wand
Abteilung Urologie
im Klinikum der Universität Kiel
Hospitalstraße 40
D-2300 Kiel

Verhandlungsbericht der Deutschen Gesellschaft für Urologie, 31. Tagung (1979), 290

Transsexualismus: Erfahrungen mit der operativen Korrektur beim männlichen Transsexuellen

E.J. Zingg, M.P. König

Und Gott schuf Mann und Weib. Mit dem Erscheinungsbild des normalen weiblichen und männlichen Wesens sind wir alle bestens vertraut. Beim sog. Transsexualismus handelt es sich um eine psychosexuelle Störung, bei der trotz völlig normalem somatischem Status die feste Überzeugung besteht, dem anderen Geschlecht anzugehören, und ein unabänderliches Bedürfnis nach Geschlechtswechsel vorliegt. Die meisten Transsexuellen lehnen die Homosexualität ab. Sie fühlen sich zwar vom gleichen Geschlecht angezogen, verstehen sich aber als heterosexueller Partner. Eine Psychotherapie ist erfolglos.

Das genetische, gonadale, äußere und innere Geschlecht, die sekundären Geschlechtsmerkmale und die hormonale Regulation sind konkordant und unauffällig. Die Patienten machen nicht den Eindruck psychotischer Persönlichkeiten.

Seit neun Jahren besteht an den Berner Universitätskliniken eine Arbeitsgruppe, die sich besonders mit dem Problem des Transsexualismus befaßt. Alle zugewiesenen Patienten werden vom Endokrinologen, Psychiater, Psychologen und Urologen untersucht und wiederholt getestet. Nach Festlegung der klaren Diagnose „Transsexualismus" wird während eines Jahres eine Hormonkur mit Aethinyl-Oestradiol, kombiniert mit Zyproteron-Azetat durchgeführt, und anschließend der Patient nochmals eingehend vom Psychiater und Internisten untersucht.

Die chirurgische Intervention hat dann zum Ziel, in einem One-Stage-Verfahren eine für den Geschlechtsverkehr adäquate Vagina und eine in kosmetischer Hinsicht optimale Vulva zu schaffen.

Unser *Krankengut* umfaßt bis heute 15 operierte männliche Transsexuelle. Die Operationstechnik lehnt sich an die Verfahren von Edgerton, Rish und Malloy an. Die neugeformte Vagina wird von einem ventral gestielten Penishautschlauch ausgekleidet. Die Vulva wird aus Skrotalhaut konstruiert.

Die bisherigen *Resultate* sind sehr befriedigend. Das kosmetische Ergebnis ist in allen Fällen ausgezeichnet. Die wichtigste Komplikation stellt die Stenosierung der neugeformten Vagina dar. Von elf Patienten, bei denen die Operation mehr als ein Jahr zurückliegt, weisen fünf ein gutes funktionelles Ergebnis auf, drei Patientinnen sind nicht zufrieden, da sie Schmerzen beim Geschlechtsverkehr infolge Vaginastenose verspüren, und zwei zeigen eine vollständige Stenosierung der Vagina.

Entscheidend wichtig ist die Tatsache, daß keine unserer Patientinnen den Eingriff bedauert. Sozial sind mit einer Ausnahme (Patient wegen Psychopathie und Debilität interniert) alle Patienten voll und ganz eingegliedert und als Frau anerkannt. Die östrogenbedingte Mammae-Entwicklung ist unterschiedlich, je nach Konstitution und Alter bei Beginn der Hormonbehandlung.

Für die rechtliche Anerkennung des neuen Geschlechtes bestehen in der Schweiz keine Schwierigkeiten. In der Bundesrepublik Deutschland sind Personenstandsänderungen meines Wissens auch nach genitalkorrigierenden Operationen noch nicht möglich; entsprechende Gesetzesänderungen sind aber in Vorbereitung.

Prof. E. J. Zingg
Urologische Universitätsklinik
Bern
Schweiz

Verhandlungsbericht der Deutschen Gesellschaft
für Urologie, 31. Tagung (1979), 291

Urologische Aspekte geschlechtskorrigierender Eingriffe bei Mann-zu-Frau-Transsexuellen

B. Medenwaldt, M. W. Köllermann

An der Urologischen Universitätsklinik Hamburg wurden seit 1975 20 genitalkorrigierende Operationen bei Mann-zu-Frau-Transsexuellen nach unterschiedlichen Techniken durchgeführt.

In der ersten großen operativen Sitzung wurden 18mal die dorsalen Schwellkörper und Hoden entfernt. Gleichzeitig wurde der Raum für eine Vagina zwischen bulbärer Harnröhre, Prostata und Blasenhinterwand einerseits sowie Rektum andererseits geschaffen. Zweimal wurde nur eine Pen- und Orchidektomie und Gestaltung des äußeren Genitale unter Verzicht auf eine Scheide durchgeführt.

Das Verfahren, das die u-förmige Umschneidung des Penis an der Dorsalseite zeigt, haben wir inzwischen verlassen. Bei dieser Technik hatten wir die meisten postoperativen Komplikationen, wie zweimal eine Nekrose des eingestülpten Penishautschlauches, zweimal eine Rektumscheidenfistel, dreimal eine Meatusstenose neben zu kurzen bogenförmig oder perineal verlaufenden Scheiden, die dann ein funktionelles Kohabitationshindernis darstellten. Diese postoperativen Komplikationen waren überwiegend der Anlaß für 15 weitere kleine operative Interventionen. Heute bevorzugen wir bei der ersten Genitalkorrektur den Dammschnitt, entfernen die Testikel und die dorsalen Schwellkörper des Penis an den spitzwinklig verlaufenden, absteigenden Schambeinästen und stülpen nach Entfernung der Glans penis den offenen Hautschlauch in den Neovaginalraum ein. Damit der Hautschlauch nicht um die Symphyse herumgezogen werden muß, wird die untere Bauchhaut epifaszial bis zum Nabel hoch mobilisiert und nach kaudal gestrafft.

Uns erscheint es wichtig, darauf hinzuweisen, daß die dorsalen Schwellkörper und die Glans penis entfernt werden. Bei den Techniken, wo Schwellkörperreste zur Unterfütterung der Vulva erhalten bleiben, ist der Introitus der Patienten im sexuellen Erregungszustand verschlossen. Beläßt man die Glans penis als proklammierten Portioersatz, so kommt es meist trophisch zur Nekrose und Abstoßung derselben, außerdem kann das Wundsekret aus dem hinteren Scheidengewölbe nicht abfließen.

Wir halten die neugeschaffene mit Penishaut ausgekleidete Vagina mit einem von uns entwikkelten rinnenförmigen Vaginalstent offen, der festgenäht an der Haut der Leistenbeugen, zehn Tage lang den ständigen Sekretabfluß aus der Wundhöhle gewährleistet, wegen seiner Durchsichtigkeit eine Beurteilung der Hauttrophik zuläßt, die ventral verlaufende Urethra nicht quetscht und uns jederzeit einen mühelosen Tamponadewechsel gestattet. Meatusstenosen sind durch schräg ovaläres Kürzen der Urethra im bulbären Bereich und Implantation im Introitus mit Einzelknüpftechnik zu vermeiden.

Die nach der letztgenannten Technik operierten Mann-zu-Frau-Transsexuellen haben alle eine kohabitationsfähige Neovagina und sind mit dem operativen äußeren Ergebnis zufrieden. Sollte sich aufgrund von fehlgeschlagenen Voroperationen keine Vagina oder eine ungenügende Scheidentiefe finden, so ist ein kombiniertes operatives Vorgehen von abdominal und perineal her angezeigt, wie wir es in einem Fall einmal erfolgreich praktizieren mußten.

Dr. B. Medenwaldt
Urolog. Klinik
Universitätskrankenhaus Eppendorf
Martinistr. 52
D-2000 Hamburg 80

Verhandlungsbericht der Deutschen Gesellschaft für Urologie, 31. Tagung (1979), 292/293

Die urologisch-pathologischen Krankheitsbilder in Südafrika in Abhängigkeit von regionalen und bevölkerungsmäßigen Gegebenheiten

D. Fischer

Bei einer Aussage über urologische Krankheitsbilder in Südafrika müssen drei Faktoren unterschiedlich zu einer vergleichbaren Betrachtung in einem europäischen Land gesehen werden:

1. Mindestens vier Bevölkerungsgruppen verteilen sich auf verschiedene regionale Zentren im Lande. Die Europäer konzentrieren sich im Kap-Gebiet, Südwest, Oranjefreistaat und in den Großstädten. Die Mischlingsbevölkerung lebt hauptsächlich im Kap-Gebiet und die Bantubevölkerung im Norden, Nordosten und in Südwest.

2. Die medizinische Tradition, der Glaube und die Disziplin sind in jeder ethnologischen Gruppe unterschiedlich geartet.

3. Vor jeder therapeutischen Planung müssen die Entfernungsverhältnisse des Patienten zur nächsten Klinik, Versorgungsmöglichkeit, die individuelle Einstellung zu einer mehrstufigen Behandlung mit Nachkontrollen und die individuelle Verarbeitung eines eventuellen neuen Lebensumstandes, z.B. das Tragen eines perkutanen Harnstomas, mitdiskutiert werden.

Tabelle 1. Ätiologie vieler Krankheitsbilder in Südafrika

Gonorrhoe		Striktur-Abszeß
Trauma	Niere	
	Blase	
	Genitalien	
Uro-Tuberkulose		
Bilharziose	Blase	Harnstauungsnieren
Filariasis	Scrotum	
	Penis	Elefantiasis
Lues		

Die hier vorgestellten Krankheitsbilder (Tabelle 1) sind dem Patientengut der Universität Stellenbosch in Kapstadt mit 2500 Betten entnommen. Es sind deshalb hauptsächlich Krankheiten der Mischlingsbevölkerung und Europäer eingegangen. Zusätzlich liegen die Daten der Universität Durban-Natal zugrunde.

1. Mit Spätfolgen der Gonorrhoe wie Urethrastriktur, Fistelung und sekundärer Abszeßbildung im Penoskrotal- und Perineal-Bereich wurden allein in unserer Klinik in zwei Jahren 583 Fälle behandelt (Abb. 1).

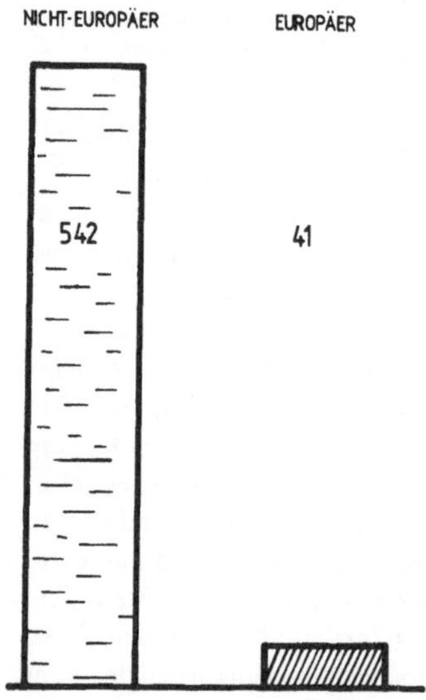

Abb. 1. Urethrastrikturen 1976–1977. Tygerberg-Hospital, Kapstadt (n = 583)

2. Luetische Entzündungen mit Primäreffekt an verschiedenen Körperregionen und Befall der inguinalen Lymphknoten entfallen sowohl auf die Mischlings- als auch auf die Bantubevölkerung.

3. Die Traumatologie mit Stich- und Schußverletzungen im Bereich der Niere und Blase führte zu zwischen 160–180 Freilegungen in einem Jahr. Hinzukommen traumatische Verletzungen durch landwirtschaftliche Unfälle.

4. Die Uro-Tuberkulose tritt im Verhältnis 1:5 Europäer zu Nichteuropäern auf. Ihr Auftreten muß in Zusammenhang mit den hygienischen Verhältnissen und den nutritiven Gegebenheiten diskutiert werden.

5. Die Bilharziose der Blase mit Sklerosierung der gesamten Blasenwand und Strikturierung der distalen Ureteren wurde vor dem Zweiten Weltkrieg bei allen Bevölkerungsgruppen in gleichem Umfang gesehen, jetzt kommen diese Spätstadien nur noch bei der Bantubevölkerung zu Gesicht.

6. Die Filariose mit dem Bild der Elephantiasis im Peno-Skrotal-Bereich tritt ursprünglich nicht in Südafrika und Südwestafrika auf. Sie wird aus Angola in das Land hineingetragen.

7. Peniskarzinome treten sowohl unter der Mischlingsbevölkerung als auch unter den Bantus auf, wenn diese, wenn auch selten, erst im fortgeschrittenen Alter beschnitten werden. Die Verteilung der Peniskarzinome insgesamt wird nicht unterschiedlich als in europäischen Ländern beobachtet.

8. Septische Krankheitsbilder, z.B. mit multifokaler Abszeßbildung der Niere, aber auch deletären nekrotisierenden Veränderungen im gesamten Uro-Genitalbereich, kommen hierzulande dem Arzt eher zu Gesicht, da auch die Stadt-Bantubevölkerung zunächst den witchdoctor dem Arzt vorzieht. Erst die aussichtslosen und schwer moribunden Fälle konsultieren den Arzt bei Krankheiten des Genitalbereiches.

9. Harnsäuresteine werden fast ausschließlich bei der europäischen Bevölkerung gesehen, da der Fleischabusus in Südafrika wesentlich höher ist als in Europa.

Zusammenfassend muß gesagt werden, daß die unterschiedlich zu europäischen Ländern gesehenen Krankheitsbilder hauptsächlich auf exogene Faktoren zurückzuführen sind. Dazu gehören die Disposition zu Infekten in bestimmten Endemiegebieten, aber auch die hygienischen und nutritiven Verhältnisse einzelner ethnologischer Gruppen. Die sonstigen Tumoren der Niere, Blase, Prostata und des Genitale wurden in unseren statistischen Aufarbeitungen nicht signifikant unterschiedlich zu europäischen Ländern gesehen.

Dr. D. Fischer
Urolog. Abt.
Allg. Krankenhaus Hamburg-Harburg
D-2000 Hamburg

Verhandlungsbericht der Deutschen Gesellschaft für Urologie, 31. Tagung (1979), 294–296

Diskussion zu den Vorträgen Seite 267 bis 293
Fortsetzung: Operations-Techniken

Moderatoren: Klosterhalfen, H., Hamburg, Albrecht, K.F., Wuppertal, und Ziegler, M., Homburg/Saar

Ziegler, M., Homburg/Saar: Ich eröffne die Diskussion. Halten Sie dieses Kunstharz für ideal?

Carmignani, G., Genua: Wir haben das Isobuthylacrylat, einen acrylischen Kunstharz, angewandt. Wir glauben, daß es ein überlegener Schaum ist, weil mit diesem Material keine Revaskularisierung eingetreten ist.

Ziegler, M., Homburg/Saar: Und Sie haben keine Embolisation anderer Arterienzweige erlebt, z. B. einen Verschluß der Arteria femoralis, Arteria tibialis?

Carmignani, G., Genua: Nein, wir haben zum Glück keine Kollateralstörungen bei der Ausschwemmung von Embolisationsmaterial beobachtet.

Ziegler, M., Homburg/Saar: Sie hatten angeschnitten, daß man nach zwei Verfahren vorgehen kann. Einmal kann man die Arteria iliaca interna in toto verschließen, zum anderen nur die Vesicalis superior. Nach welcher Verschlußmethode gehen Sie vor?

Carmignani, G., Genua: Wir haben in den meisten Fällen die ganze Arteria iliaca interna und die Arteria glutaealis superior mit einem Seldingerkatheter embolisiert. Aber es ist natürlich möglich, daß man in einigen Fällen eine superselektive Embolisation durchführt. Aber von einem transfemoralen Zugang aus ist dies aus technischen Gründen nicht immer möglich. Wir glauben, daß die Kollateralverhältnisse bei der Embolisation durch die Arteria femoralis nicht immer so schlimm sind, daß eine superselektive Embolisation der Vesikalarterien nötig ist.

Ziegler, M., Homburg/Saar: Haben Sie in jedem Fall eine Blutstillung erzielt?

Carmignani, G., Genua: Ja, die Blutstillung ist in den meisten Fällen, wenn die Embolisation beiderseits durchgeführt wird, ohne Schwierigkeiten zu erreichen. Wir haben nur in einem Fall, bei einem Uterustumor, der in die Blase eingebrochen war, eine rezidivierende Blutung beobachtet.

Ziegler, M., Homburg/Saar: Entschuldigung! Sie sagen, in den meisten Fällen sofortige Blutstillung. In wieviel Prozent der Fälle?

Carmignani, G., Genua: Eine sofortige Blutstillung in fast allen Fällen.

Ziegler, M., Homburg/Saar: Danke. Haben Sie weitere Fragen zu diesem Thema? Ja, bitte schön!

Marx, F.J., München: Ich wollte den Referenten fragen, ob Sie das Histoacryl irgendwie sichtbar gemacht haben. Die größte Schwierigkeit mit dem Histoacryl ist die Sichtbarmachung und es wäre wesentlich weniger gefährlich, damit zu arbeiten, wenn man es sichtbar machen würde. Wir haben gute Erfahrungen gemacht mit dem Zusatz von 50% Lipiodol. Dabei bleibt es flüssig und wird gut röntgenschattengebend.

Carmignani, G., Genua: Ich hatte zu schnell gesagt, daß wir auch mit dem Zusatz des Lipiodols dem Histoacryl Schatten gegeben haben.

Ziegler, M., Homburg/Saar: Vielen Dank! Wir müssen die Diskussion dieses Vortrages beenden. Wir kommen nun zum nächsten Vortrag von Herrn Hubmer „Wilms-Tumor mit Tumorthrombus im rechten Vorhof". Haben Sie dazu Fragen an Herrn Hubmer? Bitte schön!

Weißbach, L., Bonn: Herr Hubmer, ich glaube, Ihre Fallbeschreibung bestätigt die Regel, daß jeder Nierentumor, gleichgültig welcher Genese, der die Cava komplett verschließt oder mit einem Cavathrombus einhergeht, durch untere Cavographie nach oben hin nicht abgrenzbar ist. Er muß von oben transjugulär oder transkubital arteriographiert bzw. kavographiert werden.

Ziegler, M., Homburg/Saar: Noch weitere Fragen? Ich möchte Herrn Hubmer aufgrund seiner Erfahrungen in diesem Fall gerne fragen, ob er in Zukunft den Eingriff am Herzen auch so lange hinausschieben würde.

Hubmer, G., Graz: Zur ersten Anfrage! Es gibt eben zu wenige Fälle von einem Wilms-Tumor, der kontinuierlich durch die Cava in das rechte Herz wächst, daß man hier ganz einfach automatisch eine Cavographie macht. Und man denkt schon gar nicht an die Darstellung der oberen Hohlvene bzw. des rechten Herzens. Uns war das jedenfalls neu. Wenn man natürlich daran denkt, ist es ganz einfach, mit einer longitudinalen Ultraschalluntersuchung bzw. mit einer Computertomographie den Verdacht schon sehr weitgehend zu erhärten. Wir werden natürlich in der Zukunft berücksichtigen, daß bei einem Verschluß der Cava eine Rechtsherzdarstellung hinzugefügt wird. Darf ich noch dazu sagen, daß die meisten Fälle aus der Literatur katastrophale Zwischenfälle durch Trikuspidalklappenverlegungen waren, wo man zum Teil überhaupt nichts vom Tumor gewußt hat. Nun, Herr Ziegler, Ihre Frage würde ich dahingehend beantworten: man muß die beiden Eingriffe synchron durchführen. Denn es sind zwei Fälle beschrieben, wo unter Chemotherapie Tumor und Thrombenanteile abgefallen sind und zu tödlichen bzw. zu schweren Lungenkomplikationen geführt haben.

Ziegler, M., Homburg/Saar: Zum Vortrag Nr. 92 „Implantationsmetastasen durch resektionsbedingten vesiko-ureteralen Reflux!" Haben Sie dazu Fragen? Herr Hartung, vielleicht darf ich Sie selbst etwas fragen. Sie haben aufgezeigt, daß Tumoren im Nierenbecken und in der Blase gleichzeitig vorkommen können.

Hartung, R., München: Der Tumor war in allen Fällen der gleiche wie der in der Blase. Es waren G1 und G2 Tumoren und in der Blase waren es vom P her P1. Bei allen Fällen war es so, daß wir makroskopisch und bioptisch in der Blase zur Zeit der Tumorfeststellung im oberen Harntrakt keinen Tumor nachweisen konnten. Deshalb nahmen wir an, daß es in diesen Fällen eine kanalikuläre Streuung war bei dem resektionsbedingten Reflux.

Ziegler, M., Homburg/Saar: Darf ich Sie noch was fragen? Sie hatten als Konsequenz Ihrer Untersuchung den Hinweis gegeben, daß man dies in Zukunft diskutieren sollte, wenn ein vesikorenaler Reflux nachgewiesen wurde. Und er kann auftreten bei Ostiumresektion. Wäre es dann nicht aufgrund der Befunde, die Sie aufgezeigt haben, von vornherein günstiger, die Blasenteilresektion mit Ureteroneozystostomie durchzuführen.

Hartung, R., München: Das muß man von Fall zu Fall sicher entscheiden. Aber wir wollten es als Beobachtung vorstellen, weil wir meinen, daß wir durch den Reflux, den wir resektionsbedingt erstellt haben, gestreut haben. Wir haben vor Jahren immer gesagt, man kann ruhig im Ostiumbereich radikal resezieren. Lieber nimmt man einen Reflux in Kauf und hat radikal reseziert. Aber aufgrund dieser Beobachtungen würden wir das nicht so stehen lassen.

Marberger, H., Innsbruck: Wir haben jetzt 400 Blasenkarzinome nachuntersucht und natürlich auf den oberen Harntrakt geschaut und haben keinen solchen Fall gefunden. Nun, wir sind recht vorsichtig beim Resezieren von Blasentumoren im Ostiumbereich, weil wir wissen, daß gerade dort die Lymphgefäße am nächsten an die Mukosa herankommen und dort die Infiltrationsgefahr besonders groß ist. Deswegen resezieren wir zweizeitig. Wir gehen noch einmal nach in einer zweiten Sitzung, wenn die Wand durch die Entzündung dick geworden ist, und resezieren nach einigen Tagen noch einmal hinein, bis wir das Weiße, bis wir die Adventitia sehen. Wir haben also solch eine Beobachtung nicht gemacht. Wir haben aber andererseits bei einem beträchtlichen Prozentsatz von Blasenperforationen, die sich bei der Resektion eines Tumors ereignen, Implantationsmetastasen praevesikal und extravesikal gesehen.

Hartung, R., München: Wir dürfen diese Beobachtung teilen. Wir haben auch bei der früher so propagierten Perforation der Blase, also im Seitenwandbereich, wiederholt ein Tumor-Rezidiv gehabt. Also ich meine, daß man die kanalikuläre Streuung gerade in solchen Fällen durchaus diskutieren muß. Ich habe leider keine Fotos dabei gemacht. Aber drei dieser refluxiven Harnleiter waren so weit offen, daß man die Harnleiter distal endoskopieren konnte. Und drinnen hat man den Tumor gesehen, wie man ihn sonst in der Blase sieht.

Albrecht, K.F., Wuppertal: Wir kommen jetzt zu dem Vortrag der Herren Durben, Lutzeyer und Gerlach, Aachen, über die Harnleiterdynamik bei Reflux! Ein sehr spezielles Gebiet!

Marberger, H., Innsbruck: Der Vortrag hat mir ausgezeichnet gefallen. Ich gratuliere zu dem schönen Versuch. Er hat mir deswegen besonders gefallen, weil er mir etwas zeigte, was man sonst nicht hört, daß nämlich weniger der Hinauftransport der Keime aus der Blase durch den Reflux die Gefahr darstellt, sondern daß es sich wahrscheinlich eher um eine gestörte Selbstreinigung und um einen gestörten Abtransport der Keime aus dem Ureter handelt. Dem Verbleiben der nicht ausgewachsenen Keime wird durch Multiplikation Tür und Tor geöffnet und so erreichen die Keime pathogene Keimdichte.

Albrecht, K. F., Wuppertal: Gut. Noch weitere Fragen dazu oder Bemerkungen? Dann kommen wir weiter zu einer sehr schönen Arbeit von Herrn Patel. Wir kennen die Methode ja bereits seit Aachen, glaube ich. Sie wurde dort berühmt als der indische Seiltrick. Erstaunlich ist eigentlich dabei, nachdem man diesen Harnleiter bzw. das Nierenbecken wie den Radi gestern abend derartig durchschneidet, daß da doch eine sehr gute anastomosenartige Durchblutung drin sein muß, so daß die Spitze nicht nekrotisch wird. Ich glaube, mit der Haut könnte man das nicht überall so machen. Sind dazu noch Fragen?

Klosterhalfen, H., Hamburg: Ich wundere mich eigentlich, Herr Patel, etwas über die riesige Anzahl, die Sie hier demonstrieren. Sie haben 88 Fälle in dieser Form operiert und nach den Bildern, die Sie uns gezeigt haben, wären wir in unserer gut bürgerlichen Ansicht dabei auch mit einer einfacheren Plastik zurecht gekommen.

Patel, V. J., Ingolstadt: Wenn ich etwas mehr Zeit gehabt hätte für den Vortrag, hätte ich Ihnen bestimmt noch 40 Dias über die verschiedenen Ergebnisse gezeigt. Aber in drei Minuten war es mir einfach nicht möglich, mehr Dias unterzubringen. Ich habe die Operation 1973 angefangen. Und von 1973 bis 1979, glaube ich, ist es wirklich nicht schwer, 88 Fälle zusammenzubringen.

Albrecht, K. F., Wuppertal: Gut! Noch weitere Bemerkungen hierzu? Dann gehen wir weiter. Wir kommen zu dem Vortrag von Stöhrer und Mitarbeiter über die Therapie bei der Behandlung Rückenmarkverletzter. Es spricht Herr Seiferth aus Lingen.

Seiferth, Lingen/Ems: Ich habe bei Herrn Stöhrer etwas von einer dosierten Sphinkterotomie gehört. Herr Stöhrer, wie dosieren Sie das? Ich denke, das ist die allgemeine Schwierigkeit bei der Sphinkterotomie?

Stöhrer, M., Murnau: Das ist die alte Streitfrage. Wir gehen so vor, daß wir eine Sphinkterotomia externa bei 12 Uhr machen, und zwar mit dem Elektrogerät. Wir reizen vorher den präkollikulären Bereich mit dem Nervtestgerät und wir sehen, wie lang die Zone ist, die kontraktiv ist. Es ist ja nicht so, daß es lediglich der Sphinkter externus ist, sondern wir sehen sehr häufig, daß der Bereich, der kontrahiert, etwa 4 cm lang ist. Wir setzen dann am Kollikulus an und schneiden bis in den Bereich, der maximal kontrahiert. Wir haben in fast allen Fällen noch eine vollkommen ausreichende Verschlußsituation. In den Fällen, in denen keine massiven Stauungsnieren da sind, wollen wir versuchen, lieber zwei- oder dreizeitig vorzugehen. Wir machen eine komplette Sphinkterotomie nur dann, wenn wir den Eindruck haben, daß die Stauungszeichen der Nieren sehr weit fortgeschritten sind.

Albrecht, K. F., Wuppertal: So, wir müssen weitergehen, sonst kommen wir nicht mehr durch. Der nächste Vortrag von Herrn Hautmann und Lutzeyer: „Das Riesenkondylom des Penis". Gibt es dazu noch weitere Ergänzungen. Das ist nicht der Fall. Dann übergebe ich die Diskussionsleitung Herrn Klosterhalfen.

Klosterhalfen, H., Hamburg: Zur Diskussion der drei Vorträge über die Geschlechtsumwandlung. Ich glaube, das ist ein sehr spezialistisch angehauchtes Thema. Das wichtigste, glaube ich, daß dies ins Programm kam, war wohl die Mitteilung an Sie, daß, wenn solche Fälle auftauchen, Sie wissen, wohin Sie derartige Problempatienten schicken können. Darf ich mal fragen – nur interessehalber und zu unserer Information –, an welchen Stellen sonst noch Geschlechtsumwandlungen von Mann zu Frau durchgeführt werden? Herr Marberger! Großhadern!

Kaufmann, Hamburg: Also, in Hamburg haben Sie zwei Anlaufstellen.

Klosterhalfen, H., Hamburg: Meine Damen und Herren, wir haben bis zur Generalversammlung noch drei Minuten Zeit. Ich bin dafür, daß wir die Diskussion schließen. Letzte Wortmeldung, Herr Engelking.

Engelking, R., Köln: Kurze Frage an Herrn Wand. Welche Formalitäten sind in Deutschland erforderlich, um diesen Eingriff durchführen zu können, ohne daß man vor den Kadi zitiert wird?

Wand, H., Kiel: Wir operieren nur, wenn wir ein sexualwissenschaftliches Gutachten haben. Diese sexualwissenschaftliche Forschungsstelle fand zunächst die Anerkennung für den Wert ihrer Aussage im Bereich der Ärztekammer Schleswig-Holsteins. Haben Sie das Dia für Vortrag 97 zur Diskussion. Dann könnte ich Ihnen vielleicht die Problematik auf einen Blick zeigen. Wir haben uns von dieser Ärztekammer zunächst versichern lassen, daß wir nicht gegen die guten Sitten verstoßen, als die Operation Nr. 1 über die Bühne ging. Vielen Dank!

Stand der Immunologie in der Urologie

Verhandlungsbericht der Deutschen Gesellschaft für Urologie, 31. Tagung (1979), 299–302

Relevante Tests zur Immundiagnostik von Tumoren des Urogenitaltraktes

Jörg G. D. Birkmayer

Grundlage aller immunologischer Verfahren zur Diagnostik von Tumoren bildet die Existenz von tumorspezifischen Antigenen. Ihr Nachweis bei Neoplasien des Urogenitaltraktes (Herr, 1976; Faulconer et al., 1978) stellt die theoretische Basis für deren Immundiagnostik dar. Die Antwort des Immunsystems auf die Fremdantigene einer Krebszelle ist äußerst komplex und spiegelt sich in einer Vielzahl immunologischer Reaktionen wider, die mit einer Überfülle von Methoden gemessen werden können. Es drängt sich deshalb die Frage auf, welche dieser Methoden klinisch relevant sind oder werden können.

Zur Bestimmung der Abwehrkapazität eines Patienten ist es wichtig, einen möglichst kompletten Immunstatus zu erheben. Die dazu notwendigen Parameter sind in Tabelle 1 zusammengefaßt: Die *generellen Parameter* geben nur allgemeine Hinweise, in welche Richtung die immunologische Homöostase entartet sein könnte. Sie sind nicht tumorspezifisch und demnach für eine gezielte Tumordiagnostik von geringer Relevanz.

Bei den *zellulären Parametern* steht der *Lymphozytentransformationstest* an erster Stelle. Normale Lymphozyten proliferieren nicht. Werden sie jedoch durch unspezifische oder spezifische Antigene angeregt, beginnen sie zu proliferieren, was durch Einbau von radioaktivem Thymidin gemessen werden kann. Tumorspezifische Antigene stimulieren ebenfalls eine Lymphozytenumwandlung. Bei Blasenkarzinompatienten konnte eine positive Lymphozytentransformation durch Tumorzellen nachgewiesen werden, die sich mit Fortschreiten des Tumorwachstums zunehmend verminderte (Sigel, 1978). Eine Tumorspezifität konnte jedoch noch nicht eindeutig nachgewiesen werden, da bei den bisher verwendeten allogenen Tumorzellen oder deren Extrakte die Reaktion wahrscheinlich durch die stärker wirksamen Histokompatibilitätsantigene überlagert wird.

Bewiesen werden könnte eine Tumorspezifität nur durch die Verwendung reiner tumorasso-

Tabelle 1. Parameter zur Ermittlung eines Immunstatus

1.	Generelle Parameter
1.1.	Absolute Lymphozytenzahl
1.2.	Zahl der T- und B-Lymphozyten
1.3.	Monozytenzahl
1.4.	Immunglobulinkonzentration
1.5.	Komplementfaktoren
2.	Zelluläre Parameter
2.1.	Lymphozytentransformation
2.2.	Zytotoxizität
2.3.	Makrophagenmigrationshemmung
2.4.	Leukozytenmigrationshemmung
2.5.	Leukozytenadhärenzhemmung
2.6.	Verzögerte Überempfindlichkeit der Haut
3.	Humorale Parameter
3.1.	Spezifische Antikörper oder Antigene Nachweis mit
3.1.1.	Immunpräzipitation
3.1.2.	Immundiffusion
3.1.3.	Immunelektrophorese
3.1.4.	Gegenstromelektrophorese
3.1.5.	Komplementbindungsreaktion
3.1.6.	Hämagglutination
3.1.7.	Immunfluoreszenz
3.1.8.	Enzymimmuntest
3.1.9.	Radioimmuntest
3.2.	Lymphokine
3.3.	Immun-RNA
3.4.	Transferfaktor
3.5.	Suppressor-Faktoren
4.	Regulative Parameter
4.1.	Effektor-Zellen
4.2.	Suppressor-Zellen
4.3.	Antiidiotypische Antikörper
4.4.	Blockier-Faktoren
4.5.	Antigenmodulation
4.6.	Toleranz

ziierter Antigene. Erst wenn ein bestimmtes bei Tumoren gleichen Typs vorkommendes Antigen isoliert und charakterisiert ist, könnte der Lymphozytentransformationstest als „Screening" Methode zu klinischen Studien eingesetzt werden.

Der am häufigsten angewandte Weg zum Nachweis einer zellulären Immunreaktion ist der *Zytotoxizitätstest.* Grundlage für ihn bildet die Eigenschaft bestimmter Lymphozyten, Tumorzellen zu zerstören. Gemessen wird diese Fähigkeit, indem man Tumorzellen radioaktiv markiert und anschließend mit Lymphozyten ko-kultiviert. Durch deren zytotoxische Wirkung werden Tumorzellen zerstört, was an der ins Medium abgegebenen Radioaktivität festgestellt werden kann. Bei Blasenkarzinompatienten konnten im Stadium T_1 und T_2 in 88% der Fälle, in fortgeschrittenem Stadium in 41% der Fälle zytotoxische Lymphozyten nachgewiesen werden (O'Toole et al., 1972). Nach Therapie erreichten die Lymphozyten von Patienten im Stadium T_2 zu 100%, im Stadium T_3 zu 80% und im Stadium T_4 zu 50% ihre volle Zytotoxizität wieder. Patienten mit fehlender Zytotoxizität entwickelten innerhalb von drei Monaten Rezidive oder Fernmetastasen. Bei Nierenkarzinompatienten wurde beobachtet, daß die Aktivität an zytotoxischen Lymphozyten bei Nichtoperierten im Vergleich zu Nephrektomierten signifikant reduziert war (Tatcher et al., 1977). Es gibt ferner Befunde, wonach der klinische Verlauf mit der Höhe der zytotoxischen Immunantwort in Beziehung steht (Hellström et al., 1973).
Die Aktivität der Lymphozyten verhält sich dabei umgekehrt proportional dem Tumorstadium.

Die *Makrophagenmigrationshemmung* mißt das Phänomen, daß ausdifferenzierte, durch ein bestimmtes Antigen sensibilierte Lymphozyten einen Faktor produzieren, der die Einwanderung der Makrophagen in den entarteten Gewebsbereich hemmt. Gegenüber dem Lymphozytentransformationstest und dem Zytotoxizitätstest bietet er den Vorteil der Schnelligkeit, da er innerhalb von 24 Std auswertbar ist, wogegen die beiden anderen mehr als 72 Std in Anspruch nehmen. Bei Blasen- und Nierenkarzinomen konnten Defekte der Makrophagen-Chemotaxis beobachtet werden (Hausman et al., 1975). Spezifität gegen menschliche Tumorantigene konnte bisher nur in vereinzelten Fällen nachgewiesen werden (Hilberg et al., 1973).

Das Prinzip der *Leukozytenmigrationshemmung* ist dem der Makrophagenhemmung völlig analog. Dies gilt vor allem für die Praktikabilität und die Tumorspezifität.

Bei der *Leukozytenadhärenzinhibierung* wird das Anhaften von Leukozyten an einer Glasoberfläche durch die Wechselwirkung mit Tumorantigenen verhindert. Bei Blasenkarzinompatienten konnte eine signifikante Hemmung mit autologen Tumorextrakten, nicht aber mit Extrakten aus Nierenkarzinomen oder Normalgewebe gemessen werden (Guinan et al., 1978). Stünde ein reines Tumorantigen zur Verfügung, könnte der Leukozytenadhärenzinhibierungstest zur Diagnose histologisch gleichartiger Tumoren (Hellström und Hellström, 1979) sowie zur Verlaufskontrolle während der Therapie herangezogen werden (Pierce, 1978).

Die klassische Manifestation einer zellulär bedingten Immunreaktion ist die *verzögerte Überempfindlichkeit der Haut.* Ihre physiologische Basis bilden Antikörper, die gegen ein bestimmtes zu prüfendes Antigen gebildet werden. Zwei Arten von Testantigenen kommen dabei zur Anwendung: (a) unspezifische (oder synthetische) und (b) spezifische Tumorantigene. Unter Verwendung des synthetischen Allergens, Dinitrochlorbenzol, wurde bei 55% von 152 Blasenkarzinompatienten im Stadium T_1 und T_2 eine normale Hautreaktion beobachtet (Adolphs und Stephens, 1977). Eine abgeschwächte Hautreaktion fand sich hingegen bei Zunahme der Tumormasse (Fahey et al., 1977). Ein aus Blasenkarzinom isoliertes Tumorantigen wurde als spezifisches Antigen ebenfalls geprüft. Auf dieses reagierten alle 14 untersuchten Blasenkarzinompatienten, dagegen kein einziger von 14 Brustkrebspatienten (Hollinshead et al., 1979). Dies deutet auf eine Tumortyp-Spezifität der Reaktion hin. In einer weiteren Studie wurde bei 94,3% der Prostatakarzinom-, bei 68,4% der Blasenkarzinom- und bei 38,4% der Nierenkarzinompatienten eine abgeschwächte bzw. fehlende Hautreaktion beobachtet (Martinez-Pineiro et al., 1977).

Auch die Komponenten des *humoralen Abwehrsystems* können zur Diagnostik maligner Tumoren herangezogen werden, wobei die Antigen- und Antikörper abhängigen Reaktionen im Vordergrund stehen. Voraussetzung ist auch dabei die Verfügbarkeit eines reinen Tumorantigens bzw. eines dagegen gerichteten monospezifischen Antikörpers.

Der am häufigsten angewandte serologische Test zum Nachweis von Tumormembranantigenen und dagegen gerichteter Antikörper im Patientenserum ist die *Immunfluoreszenz.* Bei dieser Methode werden Tumorzellen oder isolierte an eine Matrix gebundene Tumorantigene mit Patientenserum inkubiert. Die darin enthaltenen Antitumor-Antikörper binden sich an das Antigen. Die gebundenen Humanantikörper können anschließend durch Antihuman-Antikörper sichtbar gemacht werden, weil an diese ein Fluoreszenzfarbstoff gekoppelt ist. Mit dieser Methode ist eine tumorspezifische humorale Immunantwort beim Nieren- und Blasenkarzinom (Pascal et al., 1976; Chaussy et al., 1979) sowie beim Prostatakarzinom (Ackermann et al., 1978) nachgewiesen worden.

Das Prinzip des *Enzymimmuntest* entspricht dem der Immunfluoreszenz, nur sind in diesem Fall die Antihuman-Antikörper nicht mit einem Fluoreszenzfarbstoff, sondern mit einem Enzym gekoppelt, dessen Reaktion zur Bildung eines Farbstoffes führt. Diese Methode besitzt die gleiche Empfindlichkeit wie die der Fluoreszenz mit dem Vorteil, daß die Färbung der Präparate auch bei wiederholter Durchmusterung erhalten bleiben, wogegen der Fluoreszenzfarbstoff durch jede Bestrahlung an Intensität verliert.

Am empfindlichsten können humorale Komponenten mit dem *Radioimmuntest,* abgekürzt RIA, nachgewiesen werden. Dazu wird ein radioaktiv markiertes Testantigen und ein entsprechender Testantikörper benötigt. Krebspatientenserum kann, abhängig von seiner Konzentration an tumorspezifischen Antikörpern, eine gewisse Menge Testantigen binden. Die restliche Menge an Testantigen wird durch den Testantikörper präzipitiert. Die Differenz der durch den Testantikörper allein ausgefällten Radioaktivität und der nach Inkubation mit Patientenserum präzipitierten Radioaktivität ist ein Maß für die Konzentration an tumorspezifischen Antikörpern im Patientenserum. Mit der RIA-Methode sind tumorassoziierte Antigene bzw. dagegen gerichtete Antikörper bei Mamma-, Colon- und Lungenkarzinomen nachgewiesen worden (Tonder et al., 1976). Radioimmunologische Studien bei Urogenitaltumoren sind im Gange, nachdem die Isolierung und Charakterisierung Tumortyp-spezifischer Antigene aus Prostata- (Ackermann et al., 1978) und Blasenkarkarzinomen (Hollinshead et al., 1979) beschrieben worden ist.

Die klinische Relevanz von Methoden zur Immundiagnostik von malignen Tumoren läßt sich wie folgt zusammenfassen: Bisher gibt es keinen Test, mit dem man einen Krebsprozeß ganz allgemein erkennen kann. Bei einzelnen Tumoren bestimmter Organe kann man mit immunologisch-serologischen Parametern zur Diagnose beitragen. Auch der klinische Verlauf und die Prognose können damit abgeschätzt werden.

Literatur

Ackermann R, Okabe T, Schroeder FH (1978) Antigenic properties of a cell line from human prostate carcinoma (EB 33). Natl Cancer Inst Monogr 49:47–63. – Adolphs HD, Steffens L (1977) Evaluation of the immunocompetence of patients with transitional cell carcinoma of the bladder. Urol Res 5:29–33. – Chaussy Ch, Hammer C, Weinfurtner F, Wieland W, Schüller J (1980) Antitumor-Antikörper in Seren von Patienten mit Nieren- und Blasenkarzinom. Verhandlungen der Deutschen Gesellschaft für Urologie 31:316–317. – Fahey JL, Brosman S, Dorey F (1977) Immunological responsiveness in patients with bladder cancer. Cancer Res 37:2875–2878. – Faulconer RJ, Rosato FE, Wright GL, Schellhammer P (1978) Detection and isolation of antigens associated with renal cell carcinoma (meeting abstract). Proc Am Assoc Cancer Res 19:308. – Guinan PD, Bhatti RA, Ablin RJ (1978) Cell-mediated antitumor-associated immunity in patients with genitourinary malignancy: Carcinoma of the urinary bladder (meeting abstract). Fed Proc 38:412. – Hausman MS, Brosman S, Snyderman R, Mickey MR, Fahey J (1975) Defective monocyte function in patients with genitourinary carcinoma. J Natl Cancer Inst 55:1047–1054. – Hellström I, Warner GA, Hellström KE, Sjögren HO (1973) Sequential studies on cell-mediated tumor immunity and blocking serum activity in ten patients with malignant melanoma. Int J Cancer 11:280. – Hellström KE, Hellström I (1979) The need to establish whether the leukocyte adherence inhibition test is a reliable assay of tumor immunity in humans. Cancer Res 39:649–650. – Herr HW (1976) Immunobiology of human bladder cancer. J Urol 115:147–149. – Hilberg RW, Balcerzak SP, Lobuglio AF (1973) A migration inhibition factor assay for tumor immunity in man. Cell Immunol 7:152–158. – Hollinshead A, Miller H, Tanner K, Lee O, Klausia J (1979) Soluble cell membrane antigens associated with bladder cancer. Cancer Immunol Immunother 5:93–103. – Martinez-Pineiro JA, Muntanola P, Hidalgo L (1977) Immunological evaluation in patients with urological cancers. Eur Urol 3:159–162. O'Toole C, Stejshal V, Perlman P, Karlsson M (1974) Lymphoid cells mediating tumor-specific cytotoxicity of carcinoma of the urinary bladder. J Exp Med 139:457–466. – Pascal RR, Jannaccone PM, Rollwagen FM, Harding TA, Bennett SJ (1976) Electron microscopy and immunfluorescence of glomerular complex deposits in cancer patients. Cancer Res 36:43–47. – Pierce GE (1978) Tumor immunity as related to the clinical course of cancer. In: Waters H (ed) The handbook of cancer immunology, Vol 3. Garland STPM, London New York, p 71–106. – Sigel MM (1978) The immunology of cancer of the urinary bladder. In: Waters H (ed) The handbook of cancer immunology, Vol. 3. Garland STPM, London New York, p 263–290. – Thatcher N, Barnard RJ, Gasiunas N, Crowther D (1977) Changes in cellular immunity following nephrectomy for localized and metastatic hypernephroma. Eur J Cancer 13:951–956. – Tonder O, Krishnan EC, Jewell WR, Morse PS, Humphrey LJ (1976 Tumor Fc receptors and tumor associated immunglobulins. Acta Pathol Microbiol Scand [C] 84:105–111

PD Dr. med Dr. phil. Jörg G. D. Birkmayer
Institut für Zellbiologie
der Ludwig-Maximilians-Universität
Goethestr. 33
D-8000 München 2

Verhandlungsbericht der Deutschen Gesellschaft
für Urologie, 31. Tagung (1979), 303/304

ABH-Antigenität und DNS-Feulgenzytophotometrie bei Urothelkarzinomen der Harnblase *

G. Jakse, F. Hofstätter, W. Vogel

Nach Resektion eines oberflächlichen Urothelkarzinoms stellt das Tumorrezidiv höheren Malignitätsgrades bzw. tieferer Infiltration für den Urologen ein bedeutendes Problem dar [1]. Dem Malignitätsgrad kommt neben der Infiltrationstiefe eine wesentliche prognostische Rolle zu [7]. Eine Objektivierung und Sicherung des Differenzierungsgrades ist durch die DNS-Feulgenzytophotometrie möglich [5]. Wenngleich sich der DNS-Gehalt der einzelnen Tumorgruppen unterscheidet, so kann doch für den einzelnen Tumor keine sichere prognostische Aussage gemacht werden.

Die Bestimmung der ABH-Antigenität nach der Methode von Davidsohn [3] an Ta, T_1 Blasentumoren zeigte, daß ABH positive Tumoren im weiteren Krankheitsverlauf keine infiltrierenden Tumoren entwickelten, während acht von zwölf Patienten mit ABH negativen Tumoren nach durchschnittlich 3,5 Jahren an einem invasiven Karzinom verstarben [6].

Es stellt sich daher die Frage, ob die quantitative DNS-Bestimmung oder die ABH-Antigenität sich besser als Tumormarker eignen oder es sich um komplementäre Untersuchungsmethoden handelt. Es wurden 44 Patienten mit Ta, T_1 Blasentumoren, deren DNS-Gehalt mittels der DNS-Feulgenzytophotometrie bestimmt wurde, klinisch nachverfolgt und ihre Überlebensrate nach der Methode von Ederer et al. [4] bestimmt. Der DNS-Gehalt wurde in der Form des Stammlinienquotienten ausgedrückt [2].

Es zeigte sich, daß Patienten (n = 11) mit einem Stammlinienquotienten höher als 1,2 in einem hohen Prozentsatz (78%) innerhalb von fünf Jahren an einem invasiven Karzinom verstarben, während die Überlebensrate von Patienten mit einem niedrigeren Stammlinienquotienten (SQ = 1; 0; 0,2) der Überlebensrate einer Kontrollpopulation entsprach [8].

Die Auswertung der ABH-Antigenität ergab 14 ABH negative und zwölf ABH positive Tumoren. Keiner der Patienten mit ABH positiven Tumoren entwickelte während der Beobachtungszeit einen infiltrierenden Tumor. Andererseits verstarben acht von 14 Patienten mit ABH negativen Tumoren innerhalb von fünf Jahren an einem tief invasiven Karzinom.

Wurden ABH negative Tumoren mit einem Stammlinienquotienten von 1,2 über fünf Jahre nachverfolgt, so zeigte sich, daß fünf von sechs innerhalb dieses Beobachtungszeitraumes am Karzinom verstarben. Das heißt, daß die ABH-Antigenität gemeinsam mit dem DNS-Gehalt, ausgedrückt durch den Stammlinienquotienten, eine Präzisierung der Prognose des einzelnen Tumorpatienten bedeuten könnte.

Eine prospektive Studie soll an einer größeren Patientengruppe diese Aussage weiter erhärten.

Literatur

1. Barnes RW, Bergman RT, Hadley HL, Love D (1976) Control of bladder tumours by endoscopic surgery. J Urol 97:864–868. – 2. Böhm N, Sandritter W (1975) DNA in human tumours: A cytophotometric study. In: Grundman E, Kirsten WH (eds) Current topics in pathology. Springer, Berlin Heidelberg New York, p 60, 151–219. – 3. Davidson I (1972) Early immunological diagnosis and prognosis of carcinoma. Am J Clin Pathol 57:715–729. – 4. Ederer F, Axtell LM, Cutler SJ (1961) The relative survival rate: a statistical methodology. In: End results and mortality trends in cancer, ed, by National Cancer Institute. U.S. Dept. Health, Education and Welfare, Washington. – 5. Hofstädter F, Jakse G, Lederer B, Mikuz G (in press) Cytophotometric investigations of DNA-content in transitional cell tumors of the bladder. Pathology Res Pract. – 6. Jakse G, Hofstädter F,

* Diese Untersuchungen wurden mit Unterstützung des Fonds zur Förderung der Wissenschaft in Österreich (Nr. 3761) durchgeführt

Frießnig F (1978) ABH-Antigene beim Blasentumor. Stadium O and A. Akt Urol 9:15–20. – 7. Jewett HJ, King LR, Shelley WM (1964) A study of 365 cases of infiltrating bladder cancer: relation of certain pathological characteristics to prognosis after exstirpation. J Urol 92: 668–678. – 8. Statistisches Handbuch für die Republik Österreich (1974) Statistisches Zentralamt (Hrsg) XXV. Jahrgang, Österr. Staatsdruckerei, Wien

Dr. med. G. Jakse
Urolog. Univ. Klinik
Anichstr. 35
A-6020 Innsbruck/Austria

Verhandlungsbericht der Deutschen Gesellschaft für Urologie, 31. Tagung (1979), 305-307

Die Bedeutung des Specific Red Cell Adherence Test zur Beurteilung der biologischen Wertigkeit des Carcinoma in situ der Harnblase

W. Deilmann, F. Reuter, R. Krüger

Histologisch vergleichbare primäre papilläre Harnblasentumoren niedrigen bis mittleren Entdifferenzierungsgrades zeigen häufig klinisch einen vollkommen unterschiedlichen Verlauf. Dabei ist bekannt, daß ein zunehmender Entdifferenzierungsgrad mit der Infiltrationstiefe bzw. einer frühzeitigen Metastasierung des Rezidiv-Tumors in Beziehung steht [16].

Decenzo [6], Bergman [2], Jakse [9] und weitere Untersucher [1,7,11,14,15] haben mit dem Specific Red Cell Adherence-Test (SRCA-Test) in retrospektiven Studien die AB-H-Isoantigene an histologischen Präparaten von T 1-Übergangszellkarzinomen der Harnblase bestimmt. Dabei fanden sie einen mit zunehmender Entdifferenzierung der Tumorzelle einhergehenden Antigenitätsverlust. Die immunologisch durch mangelnde Erythrozytenanlagerung nachweisbare Entdifferenzierung trat dabei anscheinend vor der histomorphologisch sichtbaren auf, was durch den klinischen Verlauf bestätigt wurde [9].

In einer retrospektiven Studie haben wir die Bedeutung des SRCA-Testes zur Beurteilung der biologischen Wertigkeit des Carcinoma in situ der Harnblase untersucht, da in zunehmendem Maße heute bestimmte Urothelvarianten als Frühveränderungen von Urothel-Karzinomen Beachtung erlangt haben [13]. Hierbei handelt es sich um die einfache Urothel-Hyperplasie, die atypische Hyperplasie sowie um das Carcinoma in situ [12]. Die Urothel-Veränderungen können isoliert oder multipel, allein oder in Kombination mit bereits manifesten Urothel-Karzinomen vorkommen [2,8].

Ihre genaue Kenntnis und strenge Einordnung durch den Histopathologen ist von enormer Bedeutung, da sich erhebliche therapeutische Konsequenzen aus einer Fehlinterpretation ergeben können; so wird z.B. bei multiplen Herden eines Carcinoma in situ der Harnblase die Zystektomie gefordert [17].

Gerade die Abgrenzung der atypischen Hyperplasie zum Carcinoma in situ bereitet dem Morphologen infolge mechanischer Alteration der Gewebsproben häufig Schwierigkeiten. Auch können subjektive diagnostische Kriterien in die Beurteilung einfließen [4]. Es bedarf also weiterer diagnostischer Kriterien, vor allem zur Objektivierung der atypischen Urothel-Hyperplasien.

Dazu führten wir im Doppeltestverfahren an 18 einfachen Urothel-Hyperplasien, 37 atypischen Urothel-Hyperplasien und an 56 Carcinoma in situ-Fällen den SRCA-Test nach Davidsohn in der Modifikation nach Jakse durch [5,10], siehe Tabelle 1.

Tabelle 1. SRCA-Test an Urothelvarianten n = 111

	Hyperplasien		
SRCA	einfache n = 18	atypische n = 37	carcinoma in situ n = 56
+	17	15	4
–	1	22	52

Dabei reagierten die einfachen Hyperplasien bis auf eine Ausnahme mit einer positiven Erythrozytenanlagerung, während das Carcinoma in situ bis auf 4 Fälle keine Anlagerung aufwies. Die atypische Dysplasie nahm dagegen hinsichtlich ihrer Reaktionsweise eine bivalente Stellung ein, da wir in ⅖ der Fälle eine positive und in ⅗ der Fälle eine negative Reaktion fanden (Abb. 1).

Betrachtet man trotz des hohen Durchschnittsalters der Patienten (67 Jahre) den klinischen Verlauf der Tumorverstorbenen unabhängig von der durchgeführten Therapie, so ergab sich für die negativ reagierenden Dysplasien eine annähernd vergleichbare Drei- und Fünf-Jahres-Überlebenszeit, wie bei den negativ reagierenden Carcinoma-in-situ-Fällen. Eine abweichend bessere Prognose zeigten die Krankheitsverläufe der positiv reagierenden Dysplasien.

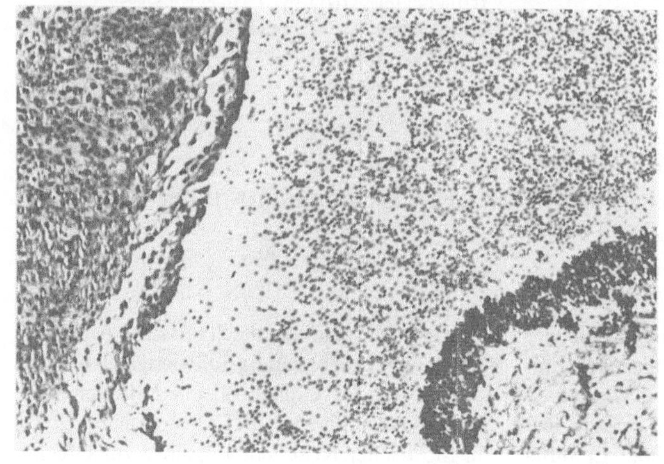

Abb. 1. SRCA-Test: links atypisches hyperplastisches Urothel ohne Erythrozyten - An- und Auflagerung (negativ), rechts normales Urothel mit stark positiver Reaktion

Auf Grund der retrospektiven Studie sind folgende Schlußfolgerungen möglich:

1. Der SRCA-Test stellt ein wesentliches zusätzliches diagnostisches Kriterium in der Beurteilung von Urothel-Varianten für den Pathologen dar.

2. Die einfache Urothel-Hyperplasie reagiert im SRCA-Test positiv und ist damit prognostisch günstig zu beurteilen.

3. Die atypischen Urothel-Hyperplasien müssen wegen ihres bivalenten Verhaltens im SRCA-Test bioptisch kontrolliert werden und sollten daher vom Pathologen gesondert angegeben werden.

4. Die negative Reaktionsweise des Carcinoma in situ entspricht dem Verhalten von aggressiven Tumoren des Entdifferenzierungsgrades G 3. Es erscheint daher gerechtfertigt, den SRCA-Test als Entscheidungshilfe in der weiteren Therapieplanung mit zu berücksichtigen.

Literatur

1. Alroy J, Teramura K, Miller III AW, Pauli BU, Gottesman JE, Flanagan M, Davidsohn J, Weinstein RS (1978) Isoantigens A, B and H in urinary bladder carcinomas following radiotherapy. Cancer 41:1739. - 2. Althausen AF, Prout Jr GR, Daly JJ (1976) Noninvasive papillary carcinoma of the bladder assoziated with carcinoma in situ. J Urol 116:575. - 3. Bergman S, Javadpour N (1978) The cell surface antigen A, B or O (H) as an indicator of malignant potential in stage A bladder carcinoma: Preliminary report. J Urol 119:49. - 4. Daly JJ (1976) Carcinoma in situ of the Urothelium (Symposium in Uroepithelial Tumors). Urologic Clinics of North America 3:87. - 5. Davidsohn J (1972) Early immunologic diagnosis and prognosis of carcinoma. Am J Clin Pathol 57:715. - 6. Decenzo JM, Howard P, Irish CE (1975) Antigenic deletion and prognosis of patients with stage A transitional cell bladder carcinoma. J Urol 114:874. - 7. Emmott RC, Javadpour N, Bergman SM, Soares T (1979) Correlation on the cell surface antigens with stage and grade in cancer of the bladder. J Urol 121:37. - 8. Farrow GM, Utz DC, Rife CC (1976) Morphological and clinical observations of patients with early bladder cancer treated with total cystectomy. Cancer Res 36:2495. - 9. Jakse G, Hofstädter F (1978) ABH-Antigenität beim Blasentumor, Helv Chir Acta 45:313. - 10. Jakse G, Hofstädter F (1978) Further experiences with the Specific Red Cell Adherence test (SRCA) in bladder cancer. A histological and cytological Study. Eur Urol 4:356. - 11. Kato T (1977) Detection of A, B and H (O) Antigens in normal and neoplastic epithelium of the urinary bladder by the Specific Red Cell Adherence test (SRCA). Tohoku J Exp Med 121:239. - 12. Koss LG (1975) Tumors of the urinary bladder. In: Atlas of tumor pathology, Fascicle 11, Series 2. Armed Forces Inst. of Pathology, Washington DC. - 13. Koss LG (1977) Formal discussion of clinical observations on sixty-nine cases of in situ carcinoma of the urinary bladder. Cancer Res 37:2799. - Lange PH, Limas C, Fraley EE (1978) Tissue blood group antigens and prognosis in low stage transitional cell carcinoma of the bladder. J Urol 119:52. - 15. Newman Jr AJ, Carlton, CE Johnson S (in press) Cell surface A, B or O (H) blood-group antigens as an indicator of malignant potential in stage A bladder carcinoma. - 16. Rübben H, Bubenzer J, Lutzeyer W (1978) Das Blasentumorrezidiv: Schicksal von Patienten mit mehr als 10 Rezidiven. Verhandlungen der Deutschen Gesellschaft für Urologie 29:35. - 17. Utz DC, Weerd JH de (1978)

The management of low grade, low stage carcinoma of the bladder. In: Skinner DG, Kernion JB de (eds) Genitourinary cancer. Saunders, Philadelphia, p 256

Dr. med. W. Deilmann
Urologische Universitätsklinik
D-6650 Homburg/Saar

Verhandlungsbericht der Deutschen Gesellschaft für Urologie, 31. Tagung (1979), 308-310

Immundiagnostik bei Patienten mit Harnblasenkarzinomen

U. Nitzschke, Th. Zwergel, K.-H Bichler

Einen spezifischen Krebstest gibt es derzeit nicht. Die Immundiagnostik beruht auf folgenden Vorstellungen (Tabelle 1).

Zum einen gibt es das humorale System, das z.B. mit Radioimmunoassays oder Enzymimmunoassays bestimmt werden kann. Dabei werden Substanzen wie Alpha-Fetoprotein oder β-Humanchoriogonadotropin gemessen. Zum zweiten gibt es das zelluläre System, bei dem verschiedene Tests diskutiert werden, z.B. der Leukozytenadhärenzinhibitionstest oder der Elektrophoresemobilitätstest. Drittens gewinnt an zunehmender Bedeutung seit neuerer Zeit der Erythrozytenadhärenztest; dabei werden die Blutgruppenisoantigene aus histologischen Schnitten zur Harnblasendiagnostik bestimmt.

Es werden zwei Tests der zellulären Immunität vorgestellt: der Leukozytenadhärenzinhibitionstest und der Elektrophoresemobilitätstest.

Bei dem Leukozytenadhärenzinhibitions-(LAI)-Test (Tabelle 2) werden die Leukozyten eines Tumorpatienten aus venösem peripheren Blut mit einem Antigen, hier Tuberkulin, in Kontakt gebracht und in Gefäßen mit Glasperlen inkubiert. Die Leukozytenzahl vor und nach der Inkubation wird bestimmt, und aus der Differenz beider Zahlenwerte läßt sich die Adhärenz bzw. die Adhärenzinhibition bestimmen. Bei Tumorpatienten, also bei positiven Ergebnissen, soll eine geringere Adhärenz bei den Proben mit Antigen gegenüber den Proben ohne Antigen (Kontrolle) bestehen.

Tabelle 2. Prinzip des Leukozytenadhärenzinhibitions(LAI)-Tests

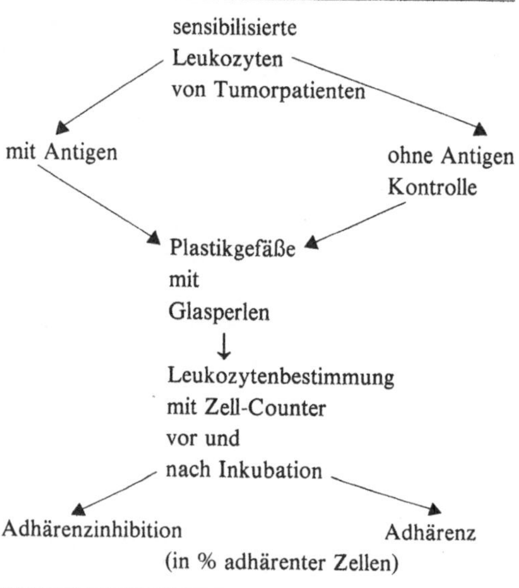

Mit der Durchführung in Gläsern mit Glasperlen und der Zellbestimmung in Zellcountern ist die Methode teilautomatisiert und leichter zu

Tabelle 1. Immundiagnostik des Harnblasenkarzinoms

humorales System	zelluläres System	ABO-System
Radioimmunoassays	Migrationshemm(MIF)test	Erythrozytenadhärenztest
Enzymimmunoassays von	Leukozytenadhärenzinhibitions(LAI)test	(SRCA-Test)
AFP	Elektrophoresemobilitäts(EM)test	
β-HCG		
SP_1	Zytotoxizitätstest	
CEA		

handhaben als die ältere Mikrodeckglasmethode unter dem Mikroskop. Es fanden sich im LAI-Test folgende Ergebnisse (Tabelle 3): Insgesamt wurden 44 Patienten mit Harnblasenkarzinomen der verschiedenen Stadien, außerdem Patienten mit Zystitiden und Kontrollpersonen untersucht. Bei den bisherigen Ergebnissen findet sich bei Harnblasenkarzinomen ein unterschiedliches Bild. Eine genauere Auswertung, besonders unter Berücksichtigung der Therapie und anderer interferierender Faktoren steht noch aus.

Tabelle 3. Ergebnisse des Leukozytenadhärenzinhibitions(LAI)-Tests

	bei Patienten mit Harnblasenkarzinom					Zystitis	Normalpersonen
	Ca in situ	T_1	T_2	T_3	T_4		
⊕	1	3	7	11	1	1	–
⊖	2	3	4	9	3	3	5

Als zweiter Test wird der Elektrophoresemobilitäts(EM)-Test vorgestellt (Abb. 1). Auch hier werden Lymphozyten mit einem Antigen, mit dem enzephalitogenen Faktor, inkubiert. Anschließend wird der Überstand der Suspension mit speziell präparierten Erythrozyten inkubiert und in einem Zellelektrophoresegerät die Geschwindigkeit der Erythrozyten gemessen. Ein positives Ergebnis liegt vor, wenn eine Verlangsamung der Erythrozyten gegenüber einem Bezugswert auftritt. Die Zeitnahme sowie die anschließende Datenauswertung wird teilautoma-

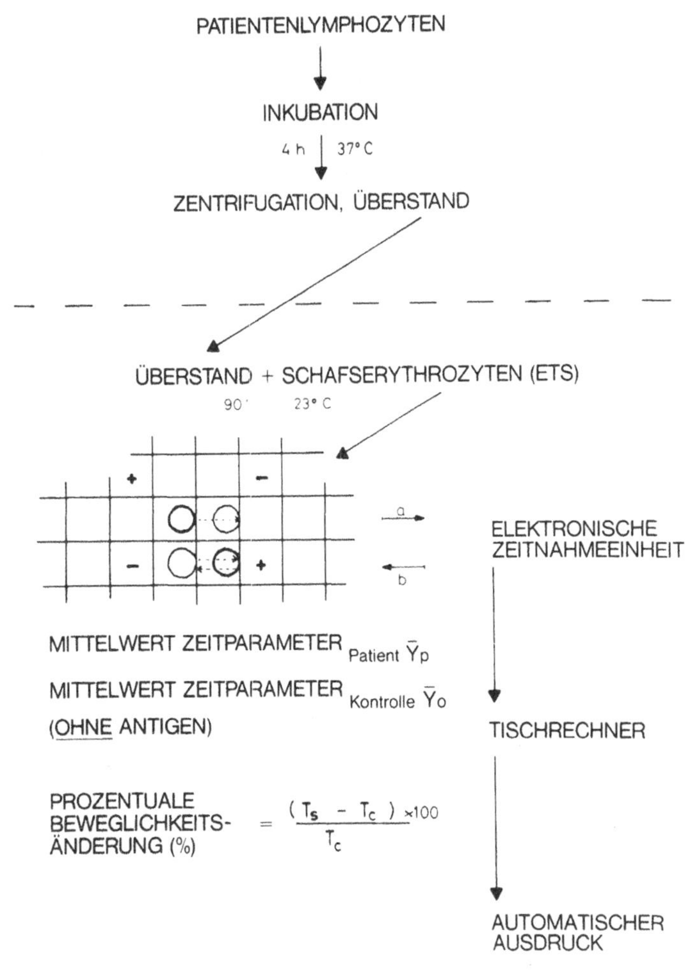

Abb. 1. Prinzip des Elektrophoresemobilitätstests. Technische Modifikationen und elektronische Zeitnahmeeinheit

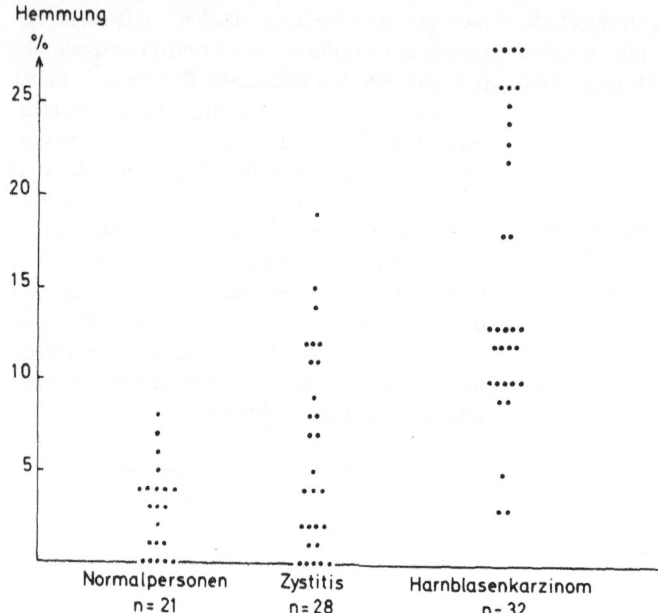

Abb. 2. Ergebnisse des Elektrophoresemobilitätstests. 28 von 32 Patienten zeigen signifikant positive EM-Testresultate

tisiert mit einer selbstentwickelten Elektronik durchgeführt.

Es fanden sich folgende Ergebnisse (Abb. 2): Bei Harnblasenkarzinompatienten wurden 28 von 32 positive Ergebnisse gefunden. Hingegen zeigten Patienten mit Zystitiden nur in acht von 28 positive Resultate.

Genauere Aussagen der Tests sind bei der kleinen Fallzahl, die bisher untersucht wurde, noch kaum möglich. Die Tests müssen kritisch weiter verfolgt werden, vor allem im Hinblick auf Verbesserungen der Aussagen durch Testkombinationen.

Zusammenfassend werden zwei Tests der zellulären Immunität, nämlich der Leukozytenadhärenzinhibitionstest und der Elektrophoresemobilitätstest, vorgestellt, außerdem die Teilautomatisierungsmöglichkeit.

Dabei wurden beim LAI-Test in 23 von 44 Patienten mit Harnblasenkarzinomen positive Ergebnisse gefunden, beim EM-Test waren es 28 von 32 bei Harnblasenkarzinompatienten.

Insgesamt handelt es sich bei beiden Tests nicht um spezifische Krebstests. Neue Perspektiven können sich aus der Kombination der Tests ergeben.

Dr. Ulrike Nitzschke
Urologische Abteilung der Universität
Calwer Str. 7
D-7400 Tübingen

Verhandlungsbericht der Deutschen Gesellschaft für Urologie, 31. Tagung (1979), 311/312

Der Einfluß der Hochvoltbestrahlung auf zelluläre Tumorimmunabwehrreaktionen beim Blasenkarzinom

U. Stöber, P. Kolle

Rundzelleninfiltrate in und um Tumorgewebe sind Zeichen einer spezifischen Tumorimmunabwehrreaktion.

So findet man z. B. bei Blasenkarzinom-Frühstadien gehäuft lebhafte überwiegend T-Lymphozyteninfiltrate im karzinomumgebenden Stroma. Solche zellulären Reaktionen, wie Sie hier sehen (Abb. 1), beeinflussen die Prognose des Patienten im positiven Sinne, d. h. nach Entfernung des Primärtumors treten Rezidive erst nach auffallend längerem Intervall auf.

Andererseits wissen wir, daß das lymphatische Gewebe sich äußerst strahlensensibel verhält, und da die Nachbestrahlung eines Harnblasenkarzinoms nach transurethraler Elektroresektion vielerorts zum üblichen Therapieschema zählt, galt es der Frage nachzugehen, inwieweit eine Strahlenbehandlung den zellulären Tumorimmunabwehrmechanismus schädigt und ob sich gegebenenfalls daraus ein differenzierteres therapeutisches Vorgehen ableiten läßt.

Material und Methode

Bei der Auswertung der Krankengeschichte wurden 90 Patienten berücksichtigt, und zwar nur Patienten, von denen eine Histologie von Primär- und erstem Rezidivtumor vorlag. Die Therapie der überwiegend Übergangsepithelkarzinome bestand in der transurethralen Elektroresektion, die in zwei- bis dreiwöchigen Abständen wiederholt wurde, bis histologisch keine Tumorzellen mehr nachweisbar waren. Eine Nachbestrahlung wurde veranlaßt, wenn bei der primären Resektion bimanuell bereits ein eindeutiges Infiltrat zu tasten war oder trotz mehrfacher Resektion keine Tumorfreiheit erzielt werden konnte. Die Hochvoltbestrahlung erfolgte in zwei Serien mit einer Gesamtdosis von 5000 r.

Ambulante Kontroll-Zystoskopien nahmen wir in Abständen von drei Monaten vor. Rezidive wurden erneut transurethral reseziert.

Zur Beurteilung zellulärer Tumorimmun-

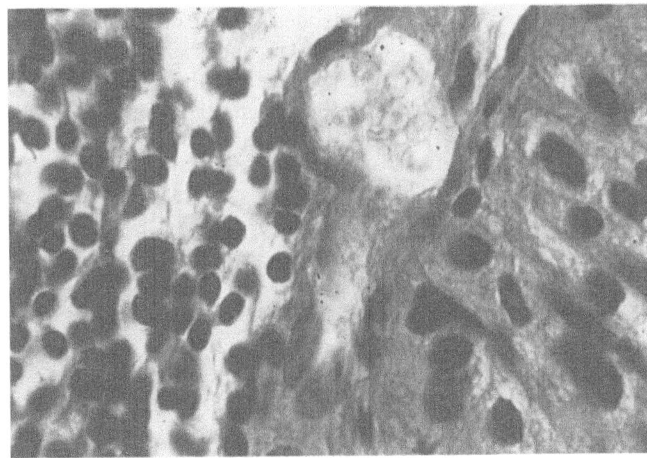

Abb. 1. Dichte Ansammlungen mononuklearer Zellen (Immunozyten) umsäumen Blasenkarzinomzellen. Vergrößerung: 1000 x

abwehrreaktionen maßen wir die Lymphozyteninfiltration im Primär- und Rezidivtumor.

Ergebnisse

Nur bei den Patienten der Gruppe II (Abb. 2) mit strahlentherapeutischer Nachbehandlung registrierte man einen signifikanten Rückgang der Immunozyteninfiltration im Rezidivtumor. Andere Arbeitsgruppen fanden eine Herabsetzung der T-Lymphozytenkonzentration im zirkulierenden Blut nach Harnblasenbestrahlung. Die Immunozytendepression persistierte über zwei Jahre.

Betrachtete man die Dauer des rezidivfreien Intervalles zunächst der Gruppe I (Patienten

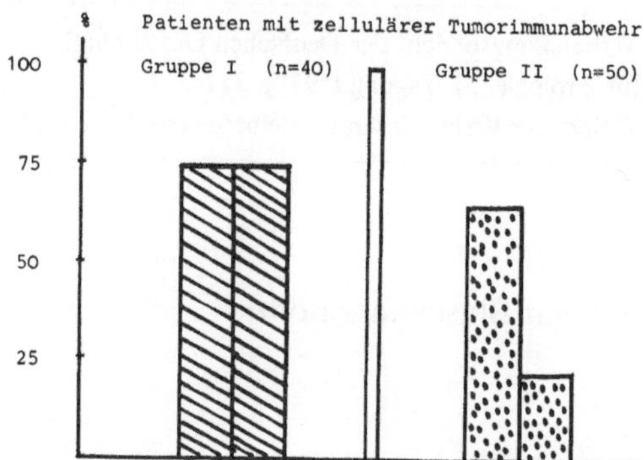

Abb. 2. Häufigkeit zellulärer Tumorimmunabwehrreaktionen in Primär- und Rezidivtumoren. Gruppe I: TUR Blasentumor; keine Nachbestrahlung. Gruppe II: TUR Blasentumor mit Nachbestrahlung (5000 r)

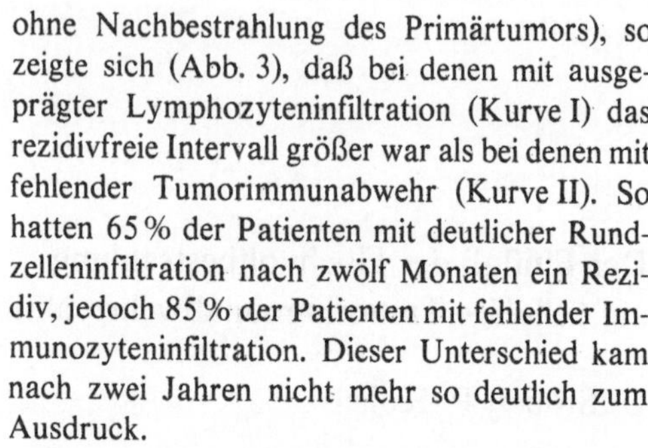

ohne Nachbestrahlung des Primärtumors), so zeigte sich (Abb. 3), daß bei denen mit ausgeprägter Lymphozyteninfiltration (Kurve I) das rezidivfreie Intervall größer war als bei denen mit fehlender Tumorimmunabwehr (Kurve II). So hatten 65 % der Patienten mit deutlicher Rundzelleninfiltration nach zwölf Monaten ein Rezidiv, jedoch 85 % der Patienten mit fehlender Immunozyteninfiltration. Dieser Unterschied kam nach zwei Jahren nicht mehr so deutlich zum Ausdruck.

Um so überraschender waren die Resultate der Gruppe II. Obwohl durch die Hochvolttherapie die zellulären Abwehrreaktionen im Rezidivtumorgewebe weitgehend ausgeschaltet wurden, konnte dennoch allein durch den Bestrahlungseffekt die Rezidivneigung zumindest inner-

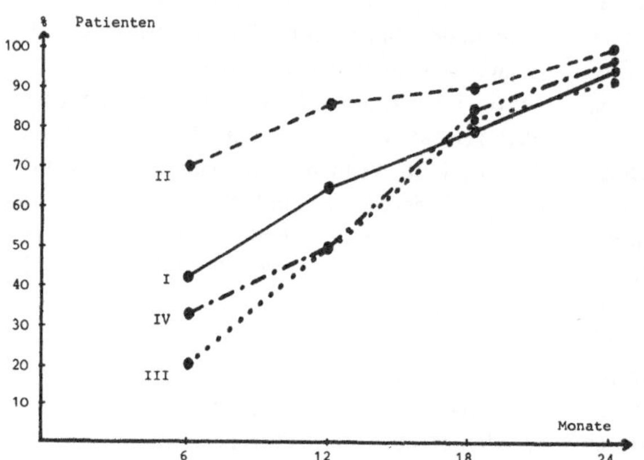

Abb. 3. Häufigkeit von Harnblasenkarzinomrezidiven unter Berücksichtigung zellulärer Tumorimmunabwehr und strahlentherapeutischer Nachbehandlung (5000 r). I: Gruppe mit Lymphozyteninfiltration, aber ohne Nachbestrahlung. II: Gruppe ohne Lymphozyteninfiltration und ohne Nachbestrahlung. III: Gruppe mit Lymphozyteninfiltration und mit Nachbestrahlung. IV: Gruppe ohne Lymphozyteninfiltration, aber mit Nachbestrahlung

halb des ersten Jahres am stärksten unterdrückt werden, und das gerade bei Patienten mit überwiegend fortgeschrittenen Tumorstadien. Nach zwei Jahren wurde jedoch kein wesentlicher Unterschied zur Gruppe I mehr sichtbar.

Wir sind daher der Ansicht, daß man trotz bekannter strahlentherapeutischer Nebenwirkungen auf eine zusätzliche Nachbestrahlung zumindest bei fortgeschrittenen Stadien nicht verzichten sollte.

Dr. med. U. Stöber
Urologische Klinik
der Medizinischen Hochschule Hannover
Karl-Wiechert-Allee 9
D-3000 Hannover 61

Verhandlungsbericht der Deutschen Gesellschaft
für Urologie, 31. Tagung (1979), 313–315

Über die Wertigkeit des CEA im Serum bei Blasentumoren

K. Burk

Es ist bekannt, daß das Karzinoembryonale Antigen bei Tumoren und Entzündungen in Geweben entodermalen Ursprungs erhöht ist. Mit Hilfe des Radio-immun-Assay gelang der Nachweis des CEA im Nanogrammbereich und damit auch im Serum. Die Literatur der letzten zehn Jahre ließ den Plasma-CEA-Spiegel als aussagestarken Parameter beim sogenannten Tumormonitoring erscheinen.

Wir haben diese Angaben in unserer Klinik bei 88 Patienten mit Urotheltumoren nach Tumorstadium und Malignitätsgrad getrennt überprüft. Von diesen Patienten liegen 110 Histologiebefunde und 144 Plasma-CEA-Werte vor. Bei 24 Patienten konnten präoperativ und in der zweiten postoperativen Woche CEA-Bestimmungen im Plasma vorgenommen werden. Durchgeführt wurden die Messungen mit dem Radio-immun-Assay der Firma La Roche nach der Methode von Hansen. Die obere Normgrenze liegt mit dieser Methode bei 2,5 ng/ml.

Uns interessierte zunächst, ob zwischen prä- und postoperativen Werten Unterschiede bestehen. Wir haben entgegen der Erwartung keine wesentliche Dynamik gefunden (Abb. 1).

Wir gingen nun der Frage nach Unterschieden

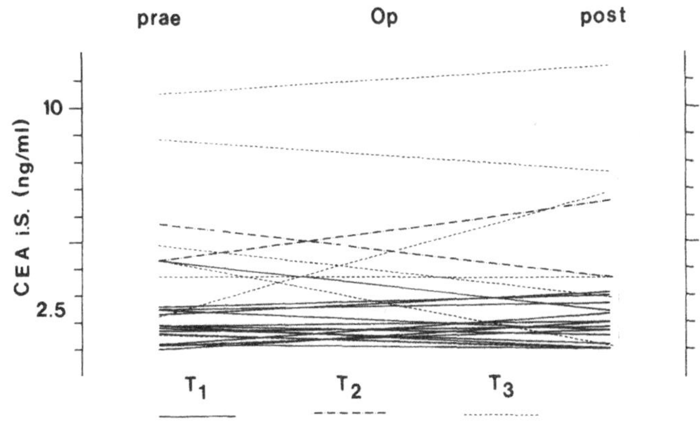

Abb. 1. CEA im Serum bei Blasentumoren

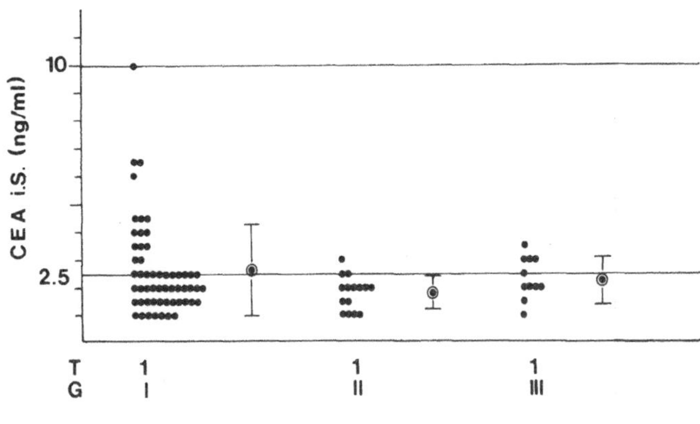

Abb. 2. CEA im Serum bei Blasentumoren

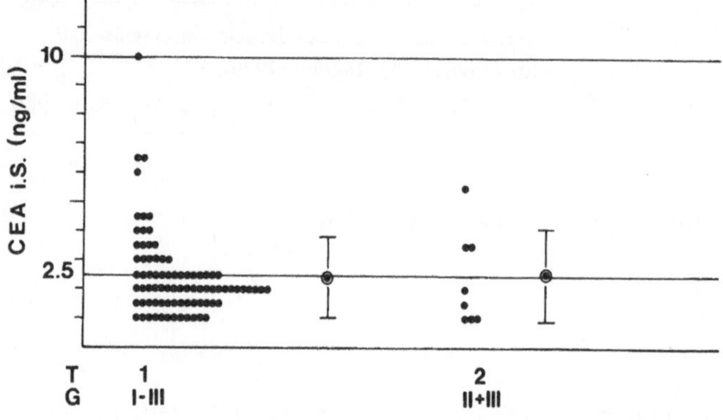

Abb. 3. CEA im Serum bei Blasentumoren

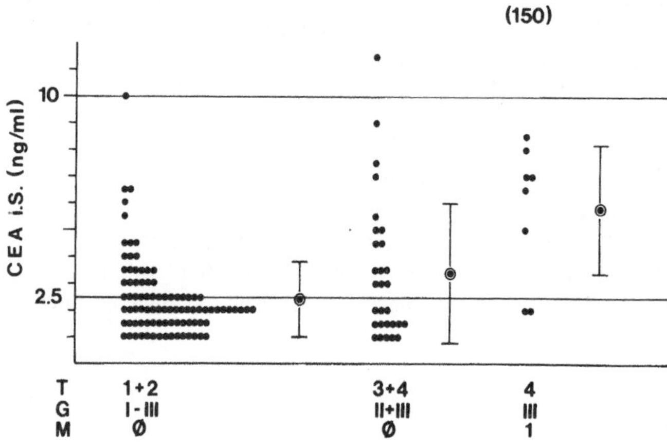

Abb. 4. CEA im Serum bei Blasentumoren

im Malignitätsgrad bei T_1-Tumoren nach. Dabei konnten wir feststellen, daß die Mittelwerte aller drei Gruppen im Normbereich liegen (Abb. 2).

Aus diesem Grunde haben wir alle drei Malignitätsgrade der T_1-Tumoren zusammengefaßt und mit den T_2-Tumoren verglichen, mit dem Ergebnis, daß zwischen T_1 und T_2 kein Unterschied im Plasma-CEA-Wert besteht (Abb. 3).

Es erschien uns gerechtfertigt, die T_1- und T_2-Tumoren in einer Gruppe zusammenzufassen und den Werten der T_3 und T_4-Tumoren und denen von Patienten mit zuvor diagnostizierten Metastasen gegenüberzustellen. Die Werte der Patienten mit fortgeschrittenen Tumoren liegen breit gestreut, jedoch zur Hälfte im Normbereich. Erst bei Patienten mit bereits zuvor diagnostizierten Metastasen liegt der Mittelwert deutlich über der Norm in dem Bereich zwischen 2,5 und 10 ng/ml. Ein Wert lag bei einem Patienten präfinal bei 150 ng/ml (Abb. 4).

Prozentual findet sich folgende Verteilung: 70% aller T_1- und T_2-Tumoren haben Werte unter 2,5 ng/ml. Bei den Tumoren T_3 und T_4 liegen noch 51,7% im Normbereich, und erst bei Patienten mit klinisch nachweisbaren Metastasen finden sich nur 22,2% der Plasma-CEA-Werte unter 2,5 ng/ml. Bei Zystektomierten und/oder bestrahlten Patienten eineinhalb bis acht Jahre nach Abschluß der Therapie ohne klinisch nachweisbare Rezidive oder Metastasen lagen 56,25% der Werte im Normbereich und 43,75% unter 10 ng/ml (Abb. 5).

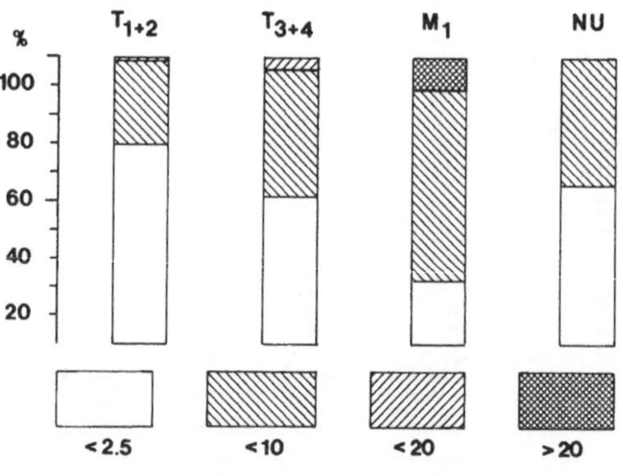

Abb. 5. CEA im Serum bei Blasentumoren

Da nach Hansen bereits 19% der gesunden Raucher Werte bis 10 ng/ml haben, läßt sich nach unserer Meinung sagen, daß die Bestimmung von CEA im Serum bei Urotheltumoren keine zusätzliche für die Therapie relevante Information ergibt. Der Plasma-CEA-Spiegel ist nicht von dem Malignitätsgrad des Tumors, sondern von dessen Größe abhängig, d.h. es kommt erst zu einem Anstieg der CEA-Werte im fortgeschrittenen Tumorstadium, wenn eine kurative Therapie nur noch bedingt möglich ist.

Zusammenfassung

Bei 88 Patienten mit Urotheltumoren wurde CEA im Serum bestimmt. Wir fanden dabei keinen Unterschied im Malignitätsgrad, sondern eine direkte Abhängigkeit des Plasma-CEA-Spiegels von der Tumorgröße und der Metastasierung. Die Bestimmung des Plasma-CEA ergibt keine für die Therapie relevante Information.

Literatur

Alsabati EAK, Saffo MH (1979) Plasma Levels of CEA as a Prognostic Marker in Carcinoma of Urinary Bladder. Urol int 34:387–392. – Fraser RA, Ravry MJ, Segura JW, Vay LW (1975) Go Clinical Evaluation of Urinary and Serum Carcinoembryonic Antigen in Bladder Cancer. J Urol 114:226–229. – Goldenberg DM, Wahren B (1978) Immunoperoxidase Staining of Carcinoembryonic Antigen in Urinary Bladder Cancer. Urol Res 6:211–214. – Guinan P, Nader Sadoughi TJ, Ablin RJ, Bush I (1974) Urinary Carcinoembryonic-Like Antigen Levels in Patients with Bladder Carcinoma. J Urol 111:350–352. – Hall RR, Laurence DJR, Munro Neville A, Wallace DM (1973) Carcinoembryonic Antigen and Urothelial Carcinoma. Br J Urol 45:88–92. – Heicke B (1975) CEA and Alpha-1-fetoprotein – Nachweis fetaler Antigene in der Tumordiagnostik. Bioscientia Bericht Nr. 7. – Hering H, Hering FJ, Weidner W (1976) CEA-Bestimmung in Urin und Plasma bei Patienten mit Tumoren des Urogenitaltraktes. Urologe A 15:300–303. – Ionexcu G, Romas NA, Ionascu L, Bennett S, Tannenbaum M, Veenema RJ, Lattimer JK (1976) Carcinoembryonic Antigen and Bladder Carcinoma. J Urol. 115:46–48. – Reynoso G, Ming Chu T, Guinan P, Murphy GP (1972) Carcinoembryonic Antigen in Patients with Tumors of the Urogenital Tract. Cancer 30:1–4. – Ulshöfer B (1978) Positivdarstellung von Harnblasentumoren in Doppelkontrastcystogramm. Acta Chir Helv 45:317–322. – Wahren B, Edsmyr F (1978) Carcinoembryonic Antigen in Serum, Urine and Cells of Patients with Bladder Carcinoma. Urol Res 6:221–224. – Wahren B, Edsmyr F, Zimmermann R (1979) CEA determinations in urine and serum of adriamycin-treated patients with bladder carcinomas. Diagnostics and treatment of superficial urinary bladder tumors. Montedison Läkemedel AB, Stockholm p 59–62. – Wechsler M, Gerfo PL, Feminella J, Lattimer JK (1973) The Cancer Associated Antigen Test as an Index to Failor of Complete Removal of Urological Cancers. J Urol 109:699–701. – Zimmerman R, Hammarström S (1978) Isolation of CEA-like Material from Urinary Bladder Carcinoma. Urol Res 6:215–219

Dr. med. K. Burk
Urologische Universitätsklinik
Robert-Koch-Str. 8
D-3550 Marburg

Verhandlungsbericht der Deutschen Gesellschaft für Urologie, 31. Tagung (1979), 316/317

Antitumor-Antikörper in Seren von Patienten mit Blasenkarzinomen

Ch. Chaussy, C. Hammer, F. Weinfurtner, W. Wieland, J. Schüller

Es kann als gesichert angenommen werden, daß Patienten mit malignen Tumoren Antikörper gegen Tumorantigene bilden. Dieser Vorgang ist vereinfacht und schematisch in Abbildung 1 aufgezeigt. Nach Antigenerkennung durch einen Immunozyten beginnt die Antikörperproduktion und Freisetzung derselben als zirkulierende Antikörper. Ausgehend von dieser Tatsache suchten wir im Serum von Patienten mit Blasenkarzinomen verschiedener Stadien nach solchen Antitumor-Antikörpern.

Hierzu wurden, wie im unteren Teil der Abbildung wiedergegeben, Einzelzellsuspensionen aus Tumorresektionspräparaten hergestellt und zum einen mit autologem Patientenserum, zum anderen mit Seren von anderen Blasenkarzinom-Patienten über 30 min inkubiert. Nach zweimaligem Waschen wurden die haftenden tumorspezifischen Antikörper mit Fluoreszinthiozyanit konjugiertem Antihuman-IgG markiert und nach erneutem Waschen im Dunkelfeld lichtmikroskopisch auf Fluoreszenz ausgewertet.

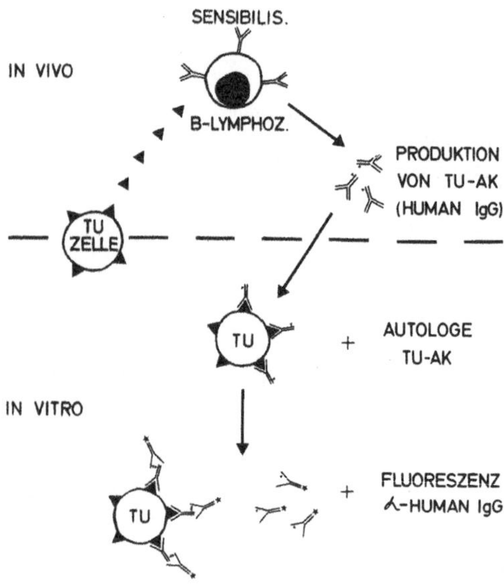

Abb. 1. Schematische Darstellung der indirekten Immunfluoreszenzmethode und der humeralen Immunantwort gegenüber Tumorantigenen

Bei diesem Darstellungsverfahren erscheint die jeweilige Tumorzelle rot mit deutlicher Kontrastierung des fluoreszierenden Tumor-Antikörpers. In Abbildung 2 ist anhand einer Ausschnittsvergrößerung ein Beispiel einer Immunfluoreszenz an einem Blasenresektionspräparat wiedergegeben. Bei höherer Vergrößerung erkennt man die verschiedenen Arten der auftretenden Fluoreszenz. Die rechte Zelle zeigt eine Art Capping, während die anderen Zellen eine mehr granuläre Fluoreszenz aufweisen. Somit zeigt sich, daß auf der Oberfläche von Tumorzellen diese Antigene ganz unterschiedlich verteilt sein können. Alle diese Fluoreszenztypen werden als positiver Tumornachweis angesehen. Um eine quantitative Auswertung der Befunde zu erhalten, wurden jeweils 200 Zellen ausgezählt und der Prozentsatz fluoreszierender Zellen bestimmt.

In der Tabelle 1 sind die Ergebnisse dieser ersten Screening Untersuchung wiedergegeben. Im Vergleich zu den Kontrollserien mit dem Serum gesunder Probanden, die nie mit der Anzahl fluoreszierender Zellen über 10 lagen, zeigen sich nach Inkubation mit Serum des an Blasenkarzinom erkrankten Patienten deutlich höhere Fluoreszenzwerte. Dieses Ergebnis ist sowohl mit autologen als auch mit allogenen Seren, das heißt mit den Seren von Patienten des gleichen Tumorstadiums, zu erreichen. Weiterhin ergab sich eine mit dem Tumorstadium zunehmende Fluoreszenz. Auch hier sind vergleichbare Effekte mit autologem und allogenem Serum zu erreichen, während im Vergleich Patienten mit Nierenzellkarzinomen keine Anti-Blasen-Karzinom-Antikörper aufwiesen, was als Beweis einer mangeln-

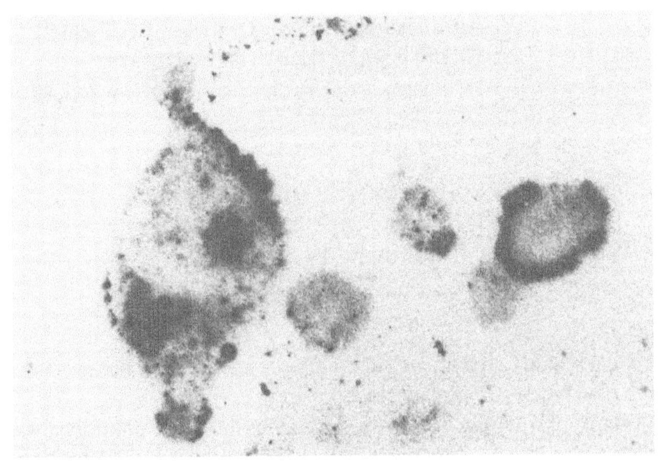

Abb. 2. Indirekte Immunfluoreszenz an Blasenkarzinomzellen (Vergrößerung 1:500)

Tabelle 1. Immunfluoreszenz an Blasenkarzinomzellen nach Inkubation mit autologen und allogenen Seren (Immunofluoreszenz in %)

Tu-Zellen von Pat. in Stadium	Kontrollen		Autolog. Serum	Allogenes Serum			Serum v. Nieren-Ca-Pat.
	Kein Serum	Norm. Serum		N_0M_0	N_1M_0	N_1M_1	
N_0M_0	n = 10 1	n = 5 4	n = 12 14	n = 15 11	n = 4 16	n = 6 29	n = 3 4
N_1M_0	n = 11 3	n = 10 8	n = 12 27	n = 13 30	n = 8 31	n =8 40	n = 11 15
N_1M_1	n = 7 9	n = 3 8	n = 6 28	n = 13 29	n = 3 21	n = 3 65	n = 2 4
Norm. Blasen-Zell.	n = 16 0	n = 16 8	n = 16 2	n = 16 0	n = 16 0	n = 16 0	ND

den Antigengemeinschaft zwischen Blasen- und Nierenkarzinom zu deuten wäre. Inkubation von gesundem Blasengewebe ergab keine Fluoreszenz.

Zusammenfassend läßt sich sagen, daß mittels der indirekten Immunfluoreszenzmethode an Blasenkarzinomzellen ein Nachweis tumorspezifischer Antikörper im Serum tumorerkrankter Patienten möglich ist. Da hinreichender Anhalt besteht, daß eine quantitative Zunahme dieser Antikörper bei Tumorprogression stattfindet, bestünde die Möglichkeit, durch diesen Test eine zusätzliche Information zur Beurteilung des Tumorstadiums zu erhalten.

Des weiteren ließen sich in ersten weiterführenden Untersuchungen diese Befunde auch an spülzytologischen Präparaten bestätigen, so daß hiermit eine Screening-Methode für die Kontrolle des Blasenbefundes hinsichtlich einer Rezidiventstehung vorliegen könnte.

Dr. med. Ch. Chaussy
Urologische Klinik
Klinikum Großhadern
Marchioninistr. 15
D-8000 München 70

Verhandlungsbericht der Deutschen Gesellschaft für Urologie, 31. Tagung (1979), 318–320

Suppressorzellaktivität im peripheren Blut von Blasenkarzinompatienten

C. Hammer, Ch. Chaussy, F. Weinfurtner, J. Schüller, W. Wieland

Aufgrund klinischer Beobachtungen darf man davon ausgehen, daß, ausgelöst durch eine Neoplasie, Mechanismen des Immunsystems aktiviert werden, die ihrerseits das Tumorwachstum kontrollieren. Diese „Immunosurveillence" ist ein komplexes System von Regelkreisen, die zweifellos einen Einfluß auf Prognose und Ausgang der malignen Erkrankung haben. Die für den Patienten wichtigen tumorzytotoxischen Effektorzellen sind T-Lymphozyten, wahrscheinlich auch Monozyten, deren Funktion durch sogenannte Regulatorlymphozyten gesteuert wird. Das in Abbildung 1 gegebene Schema über Reifungsvorgänge von Effektor- und Regulatorlymphozyten wurde den Untersuchungen zugrunde gelegt.

Man geht heute von der Vorstellung aus, daß Lymphozyten im Knochenmark entstehen und entweder in bestimmten lymphatischen Organen, wahrscheinlich den Peyerschen Plaques des Darmes, zu sogenannten B-Zellen werden. Diese B-Zellen sind die klonalen Vorläufer der Plasmazellen und haben die Aufgabe, Antikörper aller Klassen zu produzieren. Der andere Teil der Lymphozyten reift im sogenannten „Mikroenvironment" des Thymus zu T-Zellen heran. Diese T-Zellen sind

(a) für die klassischen zellulären Funktionen wie Zytotoxizität, Graft-versus-Host-Reaktion, Transplantatabstoßung und Tumorzell-Lyse sowie

(b) für die Regelung der B-Zellfunktionen, d. h. Antikörperbildung und T-Zellfunktion, verantwortlich (Abb. 1).

Hier steuern sie ein komplexes Zusammenspiel, eine Art immunologischen Balancezustand zwischen negativen und positiven Einflüssen in der Immunantwort. Die Zellen, die die B- und T-Zellfunktion potenzieren, heißen Helferzellen, solche, die die Funktion inhibieren, werden als Suppressorzellen klassifiziert. Letztere konnten bei Menschen in einigen Testansätzen unter verschiedenen Umständen, besonders aber während des Tumorwachstums, nachgewiesen werden. Daher wurde diese Suppressorzell-Aktivität bei mehr als 30 Patienten mit Blasenkarzinomen verschiedener Stadien im peripheren Blut untersucht.

Für diesen Test (Abb. 2) werden in unserem Beispiel Lymphozyten von Blasenkarzinompa-

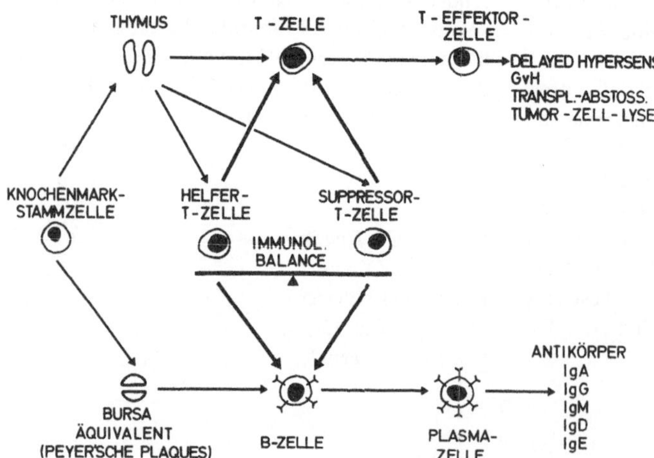

Abb. 1 Schematische Darstellung der Lymphozyten-Reifung und der zellulären Interaktionen, die wahrscheinlich die zellulären und humoralen Immunreaktionen regulieren

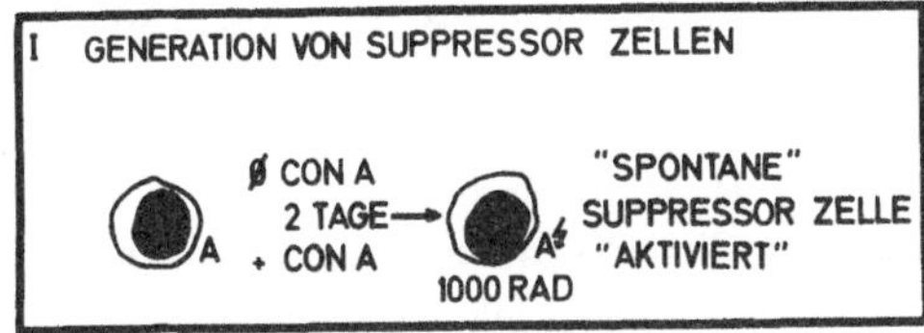

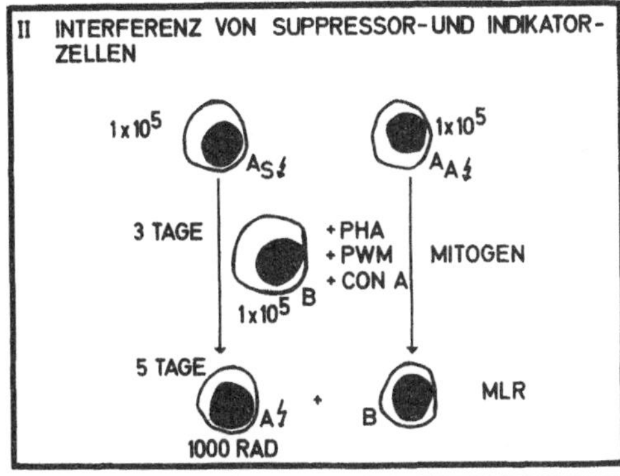

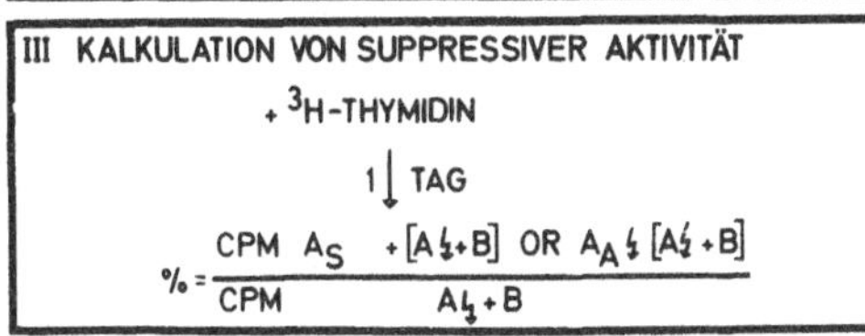

Abb. 2. Methode zum in vitro-Nachweis spontaner und aktivierter Suppressorzellen

tienten über zwei Tage mit und ohne das T-Zell-Mitogen Concanavalin A stimuliert, um damit die Funktion der Suppressor-T-Zellen zu potenzieren. Diese sogenannten Suppressor-Lymphozyten werden dann als spontane bzw. aktivierte Zellen auf primäre Lymphozytenkulturen von gesunden Probanden gebracht und weitere drei bzw. fünf Tage kultiviert. Da sie selbst mit 1200 rad bestrahlt wurden, verlieren sie die Fähigkeit zu proliferieren, sind aber in der Lage, die Proliferation der anderen Zellen zu regulieren, d.h. zu supprimieren und in seltenen Fällen zu stimulieren. Die prozentuale Veränderung dieser Proliferation gilt als Wert für das augenblickliche Gleichgewicht zwischen Suppressorzell- und Helferzellaktivität der Patienten. Die Ergebnisse dieser Untersuchungen sind in Tabelle 1 wiedergegeben.

Auch gesunde Probanden weisen einen Suppressor-Tonus in der gemischten Lymphozytenreaktion (MLC) und in der Mitogenstimulation auf. Dabei schwanken die Durchschnittswerte in der MLC, in der PHA- und der Con-A-Stimulation um Werte von 20–30%, bei aktivierten Zellen um 40%. Werden die peripheren Lymphozyten von Blasenkarzinom-Patienten ohne Metastasen in diesen Test eingesetzt, so läßt sich an Stelle der suppressiven Aktivität in der MLC eine Stimulation nachweisen. Die PHA-Stimulation wird in diesem Stadium wesentlich weniger supprimiert. Die stimulative Wirkung von Pokeweed Mitogen, die bei Kontrollpersonen um den Nullpunkt liegt, sinkt in diesem Stadium bei den Patienten auf Werte zwischen 30 und 40% ab. Noch mehr wird die Stimulation bei Concanavalin-A supprimiert. Tritt bei den Patienten eine Tumormetastase im Lymphknoten oder bereits eine Fernmetastase auf, so entsteht in allen Fällen wieder ein deutlicher Suppressor-Tonus.

Betrachtet man die Mitogenstimulation mit Con-A, so wird deutlich, daß diese spezifische T-Zellstimulation durch Suppressorzellen von Blasenkarzinom supprimiert werden kann. Die B-Zellfunktion, die durch Pokeweed-Mitogen angeregt werden kann, wird durch diese Zellen ebenfalls in allen Tumorstadien signifikant supprimiert. Die deutlichsten Unterschiede in dieser Hinsicht zeigen die Stimulation im allogenen System der gemischten Lymphozytenreaktion und in der Stimulation mit PHA, wo im Stadium ohne Metastasierung eine normale suppressive Aktivität abfällt, während der Metastasierung aber wieder zunimmt und hier die Normalwerte sogar überschreiten kann.

Wir glauben damit, daß das „Monitoring" der Suppressorzell-Aktivität bei Blasenkarzinom-

Tabelle 1. Suppressor-Zell-Aktivität [in %] bei Patienten mit Blasen-Ca

Lymphozyten von		MLC		PHA		PWM		Con A	
		SP	AC	SP	AC	SP	AC	SP	AC
Kontrolle	(n= 8)	-24	-41	-29	-39	+11	- 2	- P	-38
N_0M_0	(n=15)	+16	+17	- 7	-14	-35	-36	-43	-59
N_1M_1	(n=16)	-15	-30	-41	-43	-45	-55	-45	-61

Patienten eine Möglichkeit bietet, die immunologische Abwehrlage der Patienten zu erkennen. Wir hoffen auch, daß es möglich wird, neue Behandlungsstrategien so auszurichten, daß zytotoxische Effektorzellen selektiv stimuliert werden, dafür aber die für den Patienten ungünstigen Suppressorzellen möglichst ausgelöscht werden können.

Priv.-Doz. Dr. C. Hammer
Institut für Chirurgische Forschung der Universität
Marchioninistr. 15, D-8000 München

Verhandlungsbericht der Deutschen Gesellschaft für Urologie, 31. Tagung (1979), 321-325

Diskussion zu den Vorträgen Seite 299 bis 320
Stand der Immunologie in der Urologie

Moderatoren: Bichler, K. H., Tübingen, Birkmayer, J. D., München, und Ackermann, R., Würzburg

Bichler, K.H., Tübingen: Ich möchte mich zunächst sehr herzlich bedanken, daß das Präsidium, speziell der Präsident unserer Gesellschaft, einen ganzen Nachmittag für dieses Thema zur Verfügung gestellt hat. Wenn man mal die Verhandlungsberichte unserer Gesellschaft der letzten Jahre vergleicht, so gibt es eine steigende Zahl immunologischer Vorträge. Ich freue mich also sehr, daß wir diesmal einen ganzen Nachmittag für dieses Thema haben. Es ist ja gleichsam ein Spiegelbild der vielen Gruppen, die jetzt in unseren Kliniken an dieser Problematik arbeiten. Ich muß noch ein paar technische Dinge sagen, bevor wir zu den Vorträgen kommen. Ich darf Sie in der Diskussion bitten, jeweils den Namen und die Klinik anzugeben, damit diese Diskussionsbeiträge festgehalten werden. Ich darf auch bitten, daß die Redner sofort hier zu den vorderen Reihen kommen, so daß wir durch diese Dinge keine Zeit verlieren. Wir haben besprochen, daß zunächst die beiden Grundsatzreferate zu hören sind. Ich darf Herrn Kollegen Schirrmacher und Herrn Kollegen Birkmayer bitten, daß wir dann eine Diskussion der Vorträge 103 und 104 vornehmen. Die Diskussion der übrigen Vorträge vor der Pause. Wir haben leider nur die Möglichkeit, 15 min zu diskutieren, und wir werden eine zehnminütige Pause machen. Ich darf alle Diskutanten bitten, möglichst kurze Fragen zu stellen und möglichst kein Gegenreferat zu halten, um möglichst vielen Kollegen die Gelegenheit zur Diskussion zu geben. Ich darf dann zunächst zu den beiden Grundsatzreferaten kommen, Herr Schirrmacher wird versuchen, die Grundlagen der Tumorimmunologie in 10 oder 12 min hier abzuhandeln, und Herr Kollege Birkmayer wird sprechen über Tests in der Immundiagnostik. Ich denke, daß diese beiden Grundsatzreferate uns etwas den Weg ebnen werden und den nachfolgenden Rednern auch das Verständnis eröffnen werden. Ich darf Herrn Kollegen Schirrmacher dann gleich um sein Referat bitten.

Schröder, F.H., Rotterdam: Ich möchte Herrn Jakse fragen, welche zusätzliche Information Ihre Methode zum histologischen Grading gibt.

Jakse, G., Innsbruck: Der Erythrozytenadhärenztest hat keine Korrelation mit dem Grading. Das ist der Vorteil dieses Tests. Bei beiden Tumoren – G1 G2 – finden Sie in retrospektiven Studien negative und positive Testergebnisse. In der prospektiven Studie sehen Sie 16 Patienten mit G1- und G2-Tumoren. Man sieht, daß bei G1- und G2-Tumoren auch normales Urothel SRCA-negativ ist, während bei SRCA-positiven Tumoren normales Urothel nie negativ ist. Wir deuten das dahingehend, daß wahrscheinlich histologisch normal aussehendes Urothel auch eine Form eines in situ Karzinoms sein kann, aber ein G1 oder G2 in situ, das man histologisch nicht differenzieren kann. So glauben wir, daß der SRCA-Test bei G1- und G2-Tumoren, die ja klinisch meist als gutartig angesehen werden, eine wichtige Entscheidungshilfe darstellt.

Bichler, K.H., Tübingen: Vielen Dank, Herr Jakse!

Ackermann, R., Würzburg: Herr Profesor Schröder, ich habe in meinem Vortrag einige Daten aus einer neueren Studie von Eugene Carlton mit 322 Blasentumoren. Dabei zeigen alle ABO-antigen-negativen Tumoren, ungeachtet, ob es Grad 1- oder Grad 3-Tumoren sind, innerhalb von fünf Jahren ein invasiv wachsendes Rezidiv.

Schröder, F.H., Rotterdam: Wie müssen wir in diesem Licht die negativen normalen Blasenepithelien sehen? Bekommen diese Menschen innerhalb von fünf Jahren ein invasives Blasen-Karzinom?

Jakse, G., Innsbruck: Wenn Sie die früheren Studien ansehen, z.B. die von Bergmann und auch von unserer Arbeitsgruppe, dann sehen Sie, daß wir alle in einem gewissen Prozentsatz SRCA-negative Tumoren haben, die in unserer Beobachtungszeit von vier bis neun Jahren noch kein invasives Karzinom bekommen haben. Was ich mit diesen Erstergebnissen unserer prospektiven Untersuchung andeuten wollte, war, daß wir zusätzlich Patienten erkennen, die anscheinend ein erhöhtes Risiko haben, ein invasives Rezidiv zu bekommen.

Bichler, K.H., Tübingen: Vielen Dank, Herr Jakse. Sind noch Fragen zu dem zweiten Vortrag? Ich könnte mir vorstellen, daß von seiten der Kliniker einiges einzuwenden ist. Wenn das nicht der Fall ist, dann würde ich gerne Herrn Deilmann fragen. Herr Deilmann, die Diagnostik des Carcinoma in situ ist ein großes Problem, das ist uns allen bekannt. Wenn Sie natürlich mit dem Anspruch auftreten und sagen, wir könnten mit dieser Technik einen Zugewinn haben in dieser großen Problematik, müßten Sie das nach meiner Meinung etwas deutlicher machen. Das Problem ist doch, man sieht es nicht in der Zystoskopie, aber der Patient hat es doch bereits. Wie können Sie uns erklären, daß mit dieser Technik ein Zugewinn der Diagnostik zu erreichen ist.

Deilmann, W., Homburg/Saar: Uns ging es einmal darum, diese Reaktionsweise an Urothelvarianten festzustellen und dann zum anderen, eben auch, nachzuvollziehen, inwiefern evtl. eine Diskrepanz besteht bei der atypischen Hyperplasie übergehend zum Carcinoma in situ. Denn man weiß heute, daß diese atypischen Hyperplasien ein relativ großes Gebiet sind, wobei wir zwischen leichteren und schwereren Graden unterscheiden müssen. Wann der Pathologe „Carcinoma in situ" sagt oder wann er noch eine atypische Hyperplasie feststellt, das dürfte manchmal sehr schwierig sein. Ich möchte nur einen Satz von Professor Koss zitieren, der dies in Stuttgart auf dem Pathologenkongreß sagte. „Wenn wir uns morgens früh ein Präparat gut ausgeschlafen anschauen, sind wir durchaus geneigt, eine atypische Hyperplasie zu diagnostizieren, während wir abends geneigt sind, vielleicht nach einem schweren Tag, dasselbe Präparat als Carcinoma in situ hinauszugeben." Der Test selbst hat für uns quasi nur dahingehend einen Aufschluß gegeben, daß es bei den atypischen Hyperplasien zwei verschiedene Reaktionsweisen gibt. Dabei bin ich eher geneigt, die atypische Hyperplasie, die negativ reagiert hat, mit in das Areal zu nehmen, bei dem man zusätzliche Kontrollen kurzfristig durchführen sollte, weil es sich in der weitergehenden Untersuchung gezeigt hat, daß der Patient mit solchen Veränderungen doch eine schlechtere Prognostik hat.

Ackermann, R., Würzburg: Vielen Dank, sonst noch Wortmeldungen?

Schubert, G., Wuppertal: Ich habe eine rein methodische Frage zu Herrn Jakses und Herrn Deilmanns Vortrag. Machen Sie die Untersuchungen grundsätzlich nur an Paraffinschnitten oder grundsätzlich nur an Kryostatschnitten oder sowohl als auch?

Jakse, G., Innsbruck: Wir machen sie grundsätzlich nur an Paraffinschnitten. Man kann sie aber auch an Kryostatschnitten machen. Es ist eine Vereinfachung, wenn man einfach das Präparat ganz normal fixiert. Wenn man Zeit hat, macht man dann den Test. Wir machen die Untersuchung mit allen vier möglichen Blutgruppen. Der Pathologe weiß nicht, welche Blutgruppe der Patient hat, so daß Beeinflussungen weitgehend ausgeschaltet sind.

Ackermann, R., Würzburg: Wir müssen die Diskussion zu diesen Vorträgen beenden und kommen zum Vortrag Nitzschke, Zwergel und Bichler „Immundiagnostik bei Patienten mit Harnblasenkarzinomen".

Hammer, C., München: Frau Nitzschke, der LIA wurde ja von Holiday in Melbourne entwickelt und von Thompson in Montreal weitergeführt. Insbesondere die Gruppe um Thompson nahm diesen Test zur Darstellung spezifischer Tumoren, d.h. sie haben Lymphozyten unbekannter Tumorpatienten mit bestimmten Antigenen inkubiert und haben dann tatsächlich feststellen können, welche Tumoren vorlagen. Es war also ein Spiel. Trotzdem sagen Sie, dieser Test sei unspezifisch. Haben Sie versucht, Gruppenspezifitäten zur autologen Spezifität zu vergleichen? Und vielleicht Tumoren von anderen urologischen Karzinomen zu untersuchen? Dann noch eins, was für ein Antigen haben Sie eingesetzt?

Nitzschke, U., Tübingen: Wir sind am Anfang unserer Studie, und wir haben zunächst mal ein Tuberkulin verwendet. Wir wissen genau, daß das natürlich sehr unspezifisch ist. Unser Ziel ist letztendlich, ein Blasentumorantigen zu entwickeln. Das steht aber noch aus. Die Arbeiten von Thompson sind mir bekannt, und unser Ziel ist es, daß speziell zur Blasentumordiagnostik ein spezifisches Antigen entwickelt wird. Wir haben die Vorstellung, daß wir durch Testkombinationen rein mathematisch-statistisch auch eine Erhöhung der Ergebnisse auf diese unspezifischen Antworten bekommen können.

Ackermann, R., Würzburg: Herr Professor Rothauge!

Rothauge, C.F., Gießen: Ich habe aus dem Programm entnommen, daß sich Herr Ax von den Behringwerken zur Diskussion gemeldet hat. Ich darf vielleicht erst mal fragen, ob er hier im Saal ist. (Herr Ax ist nicht im Saal.) Wenn das nicht der Fall ist, dann darf ich vielleicht folgende Bemerkung machen: Die Unspezifität, das wurde hier schon gesagt, des Elektrophorese-Mobilitätstests beruht ja darauf, daß die separierten Lymphozyten mit dem enzephalitogenen Faktor inkubiert werden, um die Lymphokine zu erzeugen, die dann die Hemmung der Indikatorzelle im elektrischen Feld bewirken. Ist das so richtig, ja? Darauf beruhen ja auch die Fehlerquellen dieses Testes. Dieser Test ist positiv bei den Erkrankungen des zentralen Nervensystems. Ich weiß, daß Herr Ax von den Behringwerken, auch mit unserer Unterstützung, dabei ist, diesen Test insofern zu spezifizieren – das klang vorhin auch schon an –, daß man die Inkubation dieser separierten Lymphozyten nicht mit dem enzephalitogenen Faktor, sondern mit Tumormaterial vornimmt, um so diesen testspezifisch für jeden Tumor zu machen. Ich glaube, daß darin eine weitere Entwicklungsmöglichkeit für diesen Test gegeben ist.

Nitzschke, U., Tübingen: Es ist sicher unser aller Ziel. Aber man muß vorsichtig sein. Über die Wirkungsmechanismen sind vielleicht doch noch viele Spekulationen möglich.

Bichler, K.H., Tübingen: Vielen Dank! Ich darf dann gleich den Vortrag von Herrn Stöber und Herrn Kolle aufrufen. Sind hierzu Bemerkungen? Ich sehe, das ist nicht der Fall. Das ist ein Problem, über das man schon einiges sagen könnte. Ich würde eigentlich Herrn Stöber kurz fragen, kann er sich nicht vorstellen, daß man andere Tests hier einbauen kann? Mir wäre das allein, was Sie hier vorgestellt haben, etwas zu wenig, um diese Aussagen machen zu können.

Stöber, U., Hannover: Sicher kann man da eine ganze Menge an Tests machen, wie wir heute schon gehört haben. Nur steht mir kein immunologisches Labor zur Verfügung. Insofern muß ich mich auf einige Mittel beschränken. Ich habe den DNCB-Test gemacht. Ich kann nicht sagen, daß wir beim DNCB-Test, wenn er positiv ist, eine gute Immunabwehrlage haben und deshalb auch viele Immunozyten im Tumor finden. Ebenso verhält es sich im in vitro-Test und dem PHA-Test.

Bichler, K.H., Tübingen: Vielen Dank! Zu dem Vortrag Burk hatte die Gießener Gruppe noch gebeten, daß Herr Weidner einige Ausführungen macht. Aber Sie müssen sich auf das Äußerste beschränken.

Weidner, W., Gießen: Ich wollte die Untersuchungen von Herrn Burk an sich nur bestätigen, aus unseren Erfahrungen mit der Bestimmung des Urin-CEAs. Auch wir haben gefunden, daß sich das Urin-CEA als Diagnostikum bei Blasentumoren nicht eignet, und bei der Verlaufskontrolle ergaben sich zwei gravierende Nachteile, erstens eine hohe Rate falsch positiver Befunde bei chronisch reparativen Prozessen und zweitens eine hohe Rate von falsch negativen Befunden bei Urothel-Ca, Grad I.

Bichler, K.H., Tübingen: Dazu muß ich einiges sagen. So kann man das, glaube ich, nicht in den Raum stellen. Das, was Herr Burk vorgeschlagen hat, sind Serumuntersuchungen. Die Serumuntersuchungen zeigen allgemein eine nicht gute Verwendbarkeit. Aber die nahezu klassischen Untersuchungen von Hall haben gezeigt, daß im Urin der Nachweis des CEA ganz anders aussieht. Er hat 60 bis 70% positive Aussagen bei den Blasen-Karzinomen gehabt. Ich glaube, diese beiden Dinge muß man klären. Herr Burk hat ja nicht Stellung genommen zu den Dingen im Urin. Zu Wort hat sich gemeldet Herr Adolphs.

Adolphs, H.-D., Bonn: Ich wollte Herrn Weidner fragen, mit welchem Test er gearbeitet hat.

Weidner, W., Gießen: LaRoche! Roche ist für die Bestimmung des Urin-CEAs nicht geeignet.

Bichler, K.H., Tübingen: Von welchem Roche-Test, Herr Adolphs, sprechen Sie? Es gibt zwei! Einen, der ist antiquiert und einer ist neu, und der ist hervorragend.

Adolphs, H.-D., Bonn: Herr Öhr macht das für uns. Er sagt, dieser Roche-Test sei ungeeignet in seiner Hand.

Bichler, K.H., Tübingen: Noch ganz dringliche Fragen zum Vortrag Burk? Dann können wir gleich weitergehen zum Vortrag Chaussy, Hammer usw. Bitte, Herr Frick!

Frick, J., Salzburg: Ich hätte eine Frage an Herrn Hammer. Welche Patientengruppen haben Sie als Kontrolle genommen? Sind das normale, gesunde Patienten, oder sind das Patienten, die Entzündungen im Harntrakt aufweisen? Haben Sie bei Entzündungen in Blase oder Niere ähnliche Suppressorzellen nachweisen können?

Hammer, C., München: Als Kontrollen haben wir gesunde Probanden verwendet. Die Tumorpatienten waren im Stadium N_0, M_0. Wir haben noch keine Blasenentzündungen oder ähnliche, nicht-maligne Erkrankungen in diesem Test eingesetzt.

Rothauge, C.F., Gießen: Der Referent hat angedeutet, daß er die Möglichkeit sieht, die Antitumorantikörper möglicherweise zu quantifizieren, und das wäre ja doch ein wesentlicher Fortschritt. Ich habe allerdings nicht richtig verstanden, ob er da schon einen Weg sieht. Vielleicht kann er einige Worte sagen, ob eine solche Quantifizierung schon möglich ist oder ob das noch Futurologie ist.

Chaussy, Ch., München: Ich sprach von dem Test, den wir durchgeführt haben, der indirekten Immunfluoreszenz. Wir sind darauf angewiesen, prozentual die fluoreszierenden Zellen auszuzählen, und hierbei erschien uns nach den ersten Untersuchungen – wir haben noch nicht sehr große Zahlen – die Anzahl der fluoreszierenden Zellen abhängig vom Tumorstadium, d.h. nicht, daß wir einen isolierten Antikörper vorliegen haben, den wir quantifizieren können, d.h. isolieren und Mengenbestimmungen durchführen können, sondern in dem von uns gewählten System ist eine Quantifikation möglich. Mehr sagt das nicht.

Bichler, K.H., Tübingen: Ich glaube, zu diesen sehr interessanten Untersuchungen ist noch eine Menge Arbeit notwendig.

Chaussy, Ch., München: Wir haben das gleich am Anfang betont, daß dies erste Untersuchungen sind.

Birkmayer, J.D., München: Eine abschließende Frage: Wie schaut nun der Antikörpertiter und die Immunfluoreszenz nach der Tumorresektion aus, also postoperativ über längere Stadien? Kann man da irgendetwas sagen bezüglich Abfall oder Anstieg?

Chaussy, Ch., München: Wir haben diese Befunde noch nicht ausgewertet. Wir wollten zuerst einmal sehen, ob wir überhaupt einen Weg finden. Es wird die Arbeit der nächsten Monate sein, die Patientenseren nach Operation aufzuarbeiten, um zu sehen, inwieweit da ein echter Verlauf möglich ist.

Birkmayer, J. D., München: Welche Zellen werden dazu genommen?

Chaussy, Ch., München: Wir fingen an mit Tumorresektat, wobei wir definierte Tumorzellen hatten, die wir auch histologisch jeweils prüfen konnten. Und ich glaube, der erfreuliche Aspekt ist, daß der Befund auch an spülzytologischen Präparaten verifiziert werden konnte und wir somit eine nicht-invasive Möglichkeit haben, diese Befunde bei Patienten mit Blasentumoren zu kontrollieren. Aber das ist Spekulation, und wir haben kein Hehl daraus gemacht. Wir hoffen, daß wir einen Weg finden.

Eickenberg, H.-U., Essen: Wir haben heute nachmittag eine schöne Batterie von immunologischen Tests kennengelernt und diskutiert. Nun sitzen ja, Herr Professor Bichler, hier nicht nur immunologisch Interessierte. Ich sehe auch eine Reihe Praktiker hier. Die Frage, die die Praktiker uns stellen, ist, was können wir für die Praxis aus diesen Tests lernen? Das ist die Frage, die ich eigentlich an alle Referenten stellen möchte.

Bichler, K. H., Tübingen: Vielen Dank, Herr Eickenberg, Sie sind wieder einmal ein bißchen zu früh dran. Das wollten wir am Ende der Dinge machen. Das ist eine ganz wichtige Frage, nur teile ich nicht mehr so ganz Ihre Meinung. Ich meine, daß auch sehr viele von den Praktikern heute recht gute Grundkenntnisse in der Immunologie haben. Ihre Frage kommt dann ganz am Schluß. Wir haben es so vorgesehen, daß dann Herr Ackermann eine Zusammenfassung all dieser Dinge gibt. Wir haben aber jetzt noch den Vortrag von Herrn Hammer und Mitarbeitern zu diskutieren. Herr Birkmayer, bitte.

Birkmayer, J. D., München: Ich habe das aus dem einen Dia nicht ganz entnommen – wahrscheinlich aus Konzentrationsmangel –, waren die B-Suppressorzellen oder die T-Suppressorzellen erhöht? Oder beide? Wie ist die Signifikanz bezüglich der Suppression?

Hammer, C., München: Man nimmt heute an, daß es vor allem T-Suppressorzellen gibt. Es gibt, glaube ich, nur eine Literaturstelle, die auch von sogenannten B-Suppressorzellen spricht. Ohne Zweifel sind bei dieser suppressiven zellulären Aktion oder Aktivität Makrophagen von Bedeutung. Wir haben hier ja keine Basisuntersuchungen zeigen können. Daß wir hier mit T-Zellen arbeiten, wissen wir aus Anreicherungsversuchen, auch aus anderen Tumorgruppen, wo eben diese suppressiven Aktivitäten der T-Zellpopulationen, die bis auf 95 % angereichert werden können, signifikant gesteigert werden und die dann absinken, wenn wir die Makrophagen eliminieren.

Birkmayer, J. D., München: Das heißt also, die B-Zell-Suppresion, die eigentlich für die Antikörpersynthese verantwortlich wäre, kann man als nicht relevant ansehen.

Hammer, C., München: Die Suppressor-Zelle ist eine T-Zelle, die wahrscheinlich Unterstützung von Makrophagen braucht. Sie selber kann sehr wohl B-Zellen unterdrücken, sie kann auch T-Zellen unterdrücken.

Schröder, F. H., Rotterdam: Hier wird heute suggeriert, daß ein spezifisches Tumorantigen beim Blasen-Karzinom gefunden ist, das durch Immunfluoreszenz nachgewiesen werden kann. Oder stimmt das nicht,

Bichler, K. H., Tübingen: Nur bedingt, Herr Schröder, aber sprechen Sie erst zu Ende.

Schröder, F. H., Rotterdam: Ältere Untersuchungen, und die von der skandinavischen Gruppe am Karolinska-Institut, haben es mit sehr umfangreichen Studien nicht geschafft, ein spezifisches Tumorantigen beim Blasen-Ca nachzuweisen. Man dachte, daß man es nachgewiesen habe, hat es aber zurückgenommen. Es scheint also sehr schwierig zu sein. Ich bin nicht genug Immunologe, um das genau begründen zu können. Aber ich weiß, daß es sensationell wäre, wenn dies gelänge. Ich möchte fragen, ob dieser Eindruck korrekt ist, daß wir nun tatsächlich den Nachweis eines spezifischen Tumorantigens beim Blasen-Karzinom haben?

Bichler, K. H., Tübingen: Die Frage ist hoch berechtigt, Herr Schröder. Die Untersuchungen, die die Münchener Gruppe vorgelegt hat, sind hochinteressant. Aber ich glaube nicht, daß das schon so gesagt werden kann. Ich habe in meinem Kommentar zu dem Vortrag gesagt, das könnte bedeuten, daß Sie hier ein Tumorantigen damit zeigen. Aber ich glaube, bevor man diese Schlußfolgerung ziehen kann, muß die Gruppe noch einiges andere dazutun.

Birkmayer, J. D., München: Wenn ich dazu ganz kurz etwas sagen darf. Was gezeigt worden ist von Dr. Chaussy und Profesor Hammer, ist nur, daß sie mit Hilfe der Immunfluoreszenz Tumorzellen von Normalzellen unterscheiden können. Das hat eine gewisse klinische Relevanz. Das impliziert aber nicht, daß es tatsächlich ein tumorspezifisches Antigen an der Zelloberfläche gibt. Aber für die Klinik finde ich das schon sehr wichtig, daß sie eben zusätzlich zur Pathologie eine immunologische Methode haben, mit der Sie sehr signifikant sagen können: «das ist eine Tumorzelle», so daß es also nicht unbedingt notwendig ist, ein reines Tumorantigen in Händen zu haben.

Bichler, K. H., Tübingen: Was es aber auch heißen könnte.

Ackermann, R., Würzburg: Ich möchte noch eine abschließende Bemerkung dazu machen und auf das zurückkommen, was Herr Schirrmacher eingangs gesagt hat, daß die Klärung dieser Frage weitgehend davon abhängig ist, ob es uns gelingt, monoklonale Antikörper durch Zellfusionierung zu gewinnen. Wenn das gelingt, könnte man definitiv den Beweis führen, ob es Antigene gibt oder nicht.

Bichler, K. H., Tübingen: Hochinteressante Frage! Es tut mir leid, wir müssen hier unterbrechen. Pause.

Verhandlungsbericht der Deutschen Gesellschaft für Urologie, 31. Tagung (1979), 326-329

Der Leukozytenmigrationstest: ein Parameter der zellulären Immunität bei Patienten mit Nierenkarzinomen

U. Ikinger, M. Zöller, S. Matzku, K. Möhring

Einleitung

Maligne Tumoren können beim Menschen eine zelluläre Immunantwort hervorrufen. Im Rahmen der bislang zur Verfügung stehenden immunologischen Untersuchungen hat der Leukozytenmigrationstest als ein Parameter der zellulären Immunität in den letzten Jahren insbesondere bei Patienten mit Magen-, Kolon- und Nierenkarzinomen an Bedeutung gewonnen. Auch bei Patienten mit Lungen- und Mammakarzinomen, Melanomen und malignen Hodentumoren wurde der Test angewendet [1, 3, 4, 6, 7].

Die Nachteile des Leukozytenmigrationstestes werden neben einer teilweise zu geringen Spezifität darin gesehen, daß derzeit kein standardisierter Tumorextrakt zur Verfügung steht. Insbesondere im Hinblick auf eine Verbesserung der Sensivität bzw. Spezifität des Testes wendeten wir bei 18 Patienten mit hypernephroiden Nierenkarzinomen den Leukozytenmigrationstest in modifizierter Form an. Dabei wollten wir außerdem den Fragen einer zellulären Immunantwort bei Nierenkarzinomen sowie einer möglichen Beziehung zum Tumorstadium nachgehen.

Material und Methoden

Das Tumormaterial und die Leukozyten entstammten hypernephroiden Karzinomen von 18 konsekutiv behandelten Patienten im Alter von 43 bis 77 Jahren, mit einem Durchschnittsalter von 56 Jahren. Etwa 30 min nach der Tumornephrektomie wurden Tumoranteile aseptisch entnommen und zur Herstellung löslicher sog. Tumorextrakte verwendet. Der verbleibende Tumoranteil wurde der histologischen Begutachtung zugeleitet. Als Kontrolle dienten sieben Patienten mit gutartigen Nierenerkrankungen (Nephrolithiasis $n = 3$, Refluxerkrankungen $n = 2$, Hydronephrose $n = 1$, Pyelonephritis $n = 1$) sowie elf weitere, klinisch gesunde Personen.

Der Leukozytenmigrationstest (Abb. 1) als zellulär immunologisches Testverfahren geht von

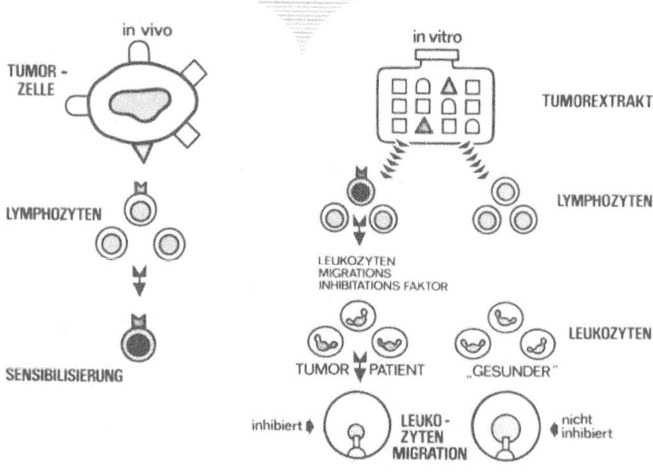

Abb. 1. Vom Körper als „fremd" erkannte Tumorantigene können in vivo zur Sensibilisierung von Lymphozyten führen. In vitro-Kontakt dieser sensibilisierten Lymphozyten mit dem sensibilisierenden Tumorantigen führt zur Bildung eines lymphokinen Faktors (Leukozytenmigrationsinhibitionsfaktor), der die Migration der Leukozyten hemmt

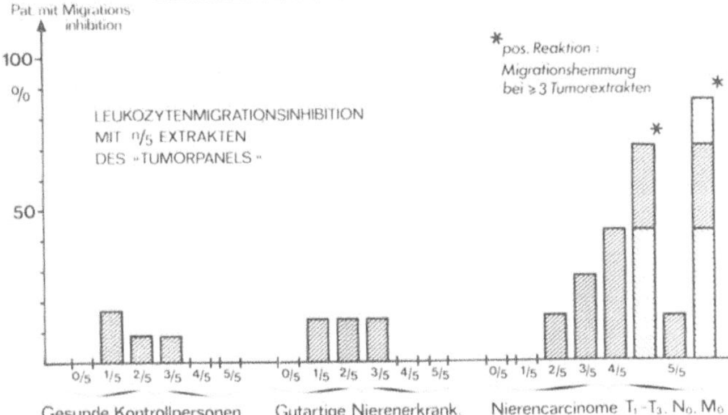

Abb. 2. Verhalten der Leukozyten von elf klinisch gesunden Personen, sieben Patienten mit gutartigen Nierenerkrankungen und sieben Patienten mit Nierenkarzinomen ohne Metastasen bei Testung gegen n/5 Extrakte des „Tumorpanels". (Positive Reaktion = Leukozytenmigrationshemmung mit $\geqq$ 3 Tumorextrakten)

folgender Voraussetzung aus: vom Körper als „fremd" erkannte Tumorantigene können in vivo zur Sensibilisierung von Lymphozyten gegen diese Antigene führen. Beim in vitro-Kontakt sensibilisierter Lymphozyten mit dem sensibilisierenden Antigen wird von diesen u.a. ein Faktor gebildet, der das typische Migrationsverhalten der Leukozyten hemmt (Leukozytenmigrationsinhibitionsfaktor LMIF).

Leukozytenmigrationstechnik

Der Test wird in Anlehnung an die Methode von Federlin durchgeführt [2]. Mit Dextran sedimentierte Leukozyten aus 20–40 ml heparinisiertem Venenblut werden als Leukozyten/Lymphozytengemisch abpipettiert, abzentrifugiert und gewaschen. Nach Inkubation der Leukozyten/Lymphozyten Suspension mit potentiell sensibilisierenden, tumorassoziierten Antigenen werden die Zellen in Kapillaren aufgezogen. Der Test wird für 16 Std bei 37° inkubiert. Dabei „wandern" nicht inhibierte Leukozyten typischerweise in Form sog. Wanderungshöfe aus den Kapillaren aus. Der durchschnittliche Wanderungshof nach Vorbehandlung mit Antigenen (Mx) und Kontrollmedium (Mo) ergibt den Migrationsindex MI:

$$MI = \frac{Mx}{Mo}$$

Ein MI < 1,0 stellt eine Inhibition, ein MI > 1,0 dagegen eine Stimulation der Leukozytenmigration dar. Die Signifikanzgrenze wird durch Testung von gesunden Kontrollpersonen festgelegt.

Als Antigen-Quelle werden sterile drei molare-KCL-Extrakte verwendet, welche sowohl Zellmembran als auch zytoplasmatische Proteine enthalten.

In unserem modifizierten Testansatz wird das Leukozyten/Lymphozytengemisch jeweils mit drei bis fünf unabhängig behandelten Mediumkontrollen, fünf verschiedenen Tumorextrakten (dem sog. Tumorpanel), einem Normalextrakt sowie vier bis sechs Extrakten menschlicher Föten getestet. Jede einzelne Probe wird als Vierfach-Bestimmung durchgeführt.

Ergebnisse

Wir werteten zunächst aus, wie die Leukozyten von Patienten mit Nierenkarzinomen, benignen Nierenerkrankungen und gesunden Kontrollpersonen global mit Extrakten aus Nierentumorgewebe reagierten. Dabei fand sich bei Patienten mit malignen Nierentumoren signifikant häufiger ein abnormaler Migrationsindex (51%–71%) als bei Patienten mit benignen Erkrankungen bzw. gesunden Kontrollpersonen (13%–17%).

Bei der Untersuchung der Frage, mit wievielen von fünf Tumorextrakten die einzelnen Patienten und die Kontrollpersonen reagierten, zeigte sich, daß die Mehrzahl der Patienten mit gutartigen Nierenerkrankungen und der gesunden Kontrollpersonen mit höchstens drei der fünf Tumorextrakte reagierte. Die Gruppe der Nierenkarzinom-Patienten reagierte dagegen erst mit zwei oder mehr Tumorextrakten (Abb. 2).

Aus dem Reaktionsmuster der beiden Gruppen ergab sich deshalb die Möglichkeit einer Optimierung des Testsystems insofern, daß nur eine Migrationsinhibition durch drei oder mehr Tumorextrakte als positive Reaktion gewertet wurde.

Nach diesem Auswertemodus gelangten wir zu folgenden Ergebnissen: Bei sechs von sieben Nierenkarzinomträgern ohne Metastasen (86%)

Tabelle 1. Leukozytenmigrationstest: Positive Reaktion der Leukozyten von 18 Patienten mit malignen Nierentumoren, sieben Patienten mit Nierenerkrankungen und elf gesunden Kontrollpersonen bei Testung gegen das Tumorpanel, und Kreuzreaktion der Leukozyten von Nierenkarzinomträgern bei Testung gegen fötale Extrakte. (Positive Reaktion = Leukozytenmigrationshemmung mit ≧ 3 Tumorextrakten)

Leukozytenreaktion mit Nierentumorextrakten bei:	Patienten gesamt n	Patienten mit Inhibition n
Nierenkarzinomen $T_{1-4}N_0M_0$	7	6 (86%)
Nierenkarzinomen $T_{1-4}N_{1-3}M_{0-1}$	11	6 (55%)
Nierenerkrankungen	7	1 (14%)
Gesunden	11	1 (9%)

Kreuzreaktion im LMT	
Nierenkarzinome mit:	
Fötalem Gesamtextrakt	19/33 (58%)
Fötalem Nierenextrakt	11/16 (69%)

zeigte der Leukozytenmigrationstest eine Inhibition durch Tumorantigene. Die Leukozyten von sieben Patienten mit gutartigen Nierenerkrankungen und von elf gesunden Kontrollpersonen reagierten jeweils nur in einem Falle entsprechend. Nach Metastasierung zeigten lediglich noch sechs von elf (55%) der an einem Nierenkarzinom Erkrankten eine Reaktion gegen Tumorantigene. Mit fötalen Gesamt- bzw. Nierenextrakten reagierten die Leukozyten von Nierenkarzinomträgern in 58% bzw. 69% der Tests (Tabelle 1).

Diskussion

Mit Hilfe des Leukozytenmigrationstestes läßt sich bei Patienten mit malignen Tumoren eine zellgebundene Immunantwort nachweisen. Da der Leukozytenmigrationstest in den letzten Jahren insbesondere bei Patienten mit Magen-, Kolon- und Nierenkarzinomen auch klinische Anwendung findet, sollten unsere Untersuchungen Aufschluß darüber geben, inwieweit eine bereits anderweitig beschriebene zelluläre Immunantwort bei Patienten mit Nierenkarzinomen erfolgt und ob gegebenenfalls eine Beziehung zum Tumorstadium nachweisbar ist [4]. Außerdem sollte geklärt werden, ob durch Anwendung einer modifizierten Testanordnung die Sensivität bzw. Spezifität des Leukozytenmigrationstestes verbessert werden kann.

Unsere bisherigen Untersuchungen haben bestätigt, daß bei Patienten mit malignen Nierentumoren eine stadienabhängige Sensibilisierung gegen Nierenkarzinomgewebe vorliegt, wobei 86% der Patienten ohne Metastasen ihren Tumor immunologisch „erkennen“. Nach Metastasierung des Tumors zeigen nur noch 55% der Patienten eine zelluläre Immunantwort gegen die Tumorantigene. Zur Erklärung dieses Phänomens werden derzeit folgende Hypothesen diskutiert: Das Tumorwachstum kann mit einem vermehrten Auftreten von tumorassoziierten Antigenen einhergehen. Dadurch werden die an der Eliminierung der Tumorzellen maßgeblich beteiligten, sensibilisierten Lymphozyten möglicherweise überfordert und inhibiert (antigenic inhibition). Tumorantigene können außerdem durch zirkulierende Antigen-Antikörperkomplexe blockiert oder durch tumorspezifische Antikörper „gecoatet“ sein (blocking factors). Falls Metastasen ein vom Primärtumor differentes Antigenspektrum aufweisen, wäre zu erwarten, daß diese Patienten vergleichsweise seltener mit Extrakten des Primärtumors reagieren. Weiterhin ist es denkbar, daß die Fähigkeit des Wirtsorganismus zu einer zellulären, gegen den Tumor gerichteten Immunantwort beeinträchtigt wird, falls es dem Tumor gelingt, die regionalen Lymphknoten als erste immunologische Barriere zu überwinden [5, 8].

Bei Patienten mit malignen Nierentumoren gibt es bislang keine klinisch relevanten immunologischen Untersuchungen. Insofern stellt der Leukozytenmigrationstest bei Diagnostik und Verlauf dieser Erkrankung eine wertvolle Ergänzung dar. Seine besondere Bedeutung könnte in der Früherkennung einer Gruppe von „highrisk“ Patienten liegen. Bei dieser Gruppe mit gesichertem Primärtumor weist ein negativer Leukozytenmigrationstest auf eine Progredienz der Grunderkrankung hin, wobei sich eine Metastasierung zu diesem Zeitpunkt möglicherweise noch nicht klinisch nachweisen läßt. Somit könnten diese Patienten engmaschiger kontrolliert und Metastasen eventuell früher als bisher lokalisiert und behandelt werden.

Literatur

1. Andersen V, Bjerrum O, Bendixen G, Schmiøt T, Dissing I (1970) Effect of autologous mammary tumour extracts on human leukocyte migration in vitro. Int J Cancer 5:357–363. – 2. Federlin K, Maini RN, Russel AS, Dumonde DC (1971) A micromethod for peripheral leukocyte migration in tuberculin sensivity. J Clin Pathol 24:533–536. – 3. Ikinger U, Zöller M, Matzku S, Möhring K (1979) Der Leukozytenmigrationstest als immunologische Untersuchung bei Nieren- bzw. Hodentumoren. Vortrag. 20. Tg. Südwestdt. Ges. f. Urol., Saarbrücken, 1979. – 4. Kjaer M (1974) In vitro demonstration of cellular hypersensivity to tumour antigens by means of the leukocyte migration technique in patients with renal carcinoma. Eur J Cancer 10:523–531. – 5. Kjaer M (1976) Tumour directed, cell-mediated hypersensivity in man. Acta Allergol (Kbh) 31:373–415. – 6. Zöller M, Matzku S, Schulz U (1977a) Colorectal cancer diagnosis by a direct leukocyte migration test using a panel of tumour extracts. Cancer Immunol Immunother 2:257–265. – 7. Zöller M, Matzku S, Schulz U (1977b) Leukocyte migration studies in gastric cancer detection: an approach toward improved specifity and sensivity. J Natl Cancer Inst 58:897–904. – 8. Swanson DA (1979) The current immunologic status of renal carcinoma. Cancer Bull 31:36–39

Dr. med. U. Ikinger
Abteilung Urologie
der Chirurgischen Universitätsklinik
Im Neuenheimer Feld 110
D-6900 Heidelberg

Verhandlungsbericht der Deutschen Gesellschaft für Urologie, 31. Tagung (1979), 330/331

State of Cellular and Humoral Immunity in Patients with Kidney Tumors

M. Ph. Trapeznikova, Z. G. Kadagidze, V. I. Kupin, N. S. Abramyan, N. A. Derevina

It is known at present that reduction of immune activity may precede tumor growth in an organism. On the other hand, reduction of immune competence may be the result of present malignant process. Growing number of tumor cells has immunodepressive influence. All these factors show the necessity of thorough study of relation between tumor and immune system of an organism. For the last years significant attention has been given to study of immune status of cancer patients which probably will have prognostic value in oncologic disease.

To control immune indeces, reflecting state of cellular and humoral immunity, objective methods of their evaluation are necessary. In available literature on studying immunologic status in kidney tumors we saw only few reports (Martinez-Pineiro et al. 1977; Carinigani et al., 1978).

The aim of this report was to study possibilities of the use of immunologic methods in vivo as well as in vitro for examination of immunologic status of patients with kidney tumors.

In Moniki Urologic Clinic (Moscow, USSR) since 1979 there were studied patients with kidney tumors of different stages. Among them female – 18 and male – 22. Age varied from 14 to 80 years.

We studied cellular and humoral immunity with the help of modern tests, recommended by WHO for immunologic examination of patients and illustrating functional activity of T and B immune system. These methods were performed in laboratories of clinical immunology of CRC of the USSR AMS. Reactions of hypersensitivy (HST) on DNCB, PPD (Mantu reaction) for determination cellular immunity are related to them.

For studying cellular immunity we used reaction of blasttransformation in PHA presence (phytohemagglutinin), reaction of spontaneous rosette formation, reaction of leukocyte migration inhibition by immunofluorescence method.

One of the tasks of our work was studying peripheral blood of 100 healthy donors for determination medium (control) number of immunologic parameters. In total we studied 40 patients. Taking into account clinical, roentgenological, endoscopy and histological examinations patients were divided into four stages in conformity with the character of local and wide tumor transformation. Studying state of cellular and humoral immunity in patients with kidney tumors (sarcoma, hypernephroma) definite correlation between immunologic indeces and tumor growth in patients with kidney tumors was shown. Clear reduction of DNCB, PPD, RSR, RBT, LMT and B lymphocytes reactions depending on stages was marked.

It is necessary to point out that though in stages 1 and 2 quantitative reduction of T and B lymphocytes is expressed insignificantly, however functional activity is statistically lowered in this group of patients regarding healthy donors. It was marked that in successful treatment state of cellular immunity was improved but in the appearance of metastases and relapse immunodepression again developed. Significant reduction of indeces of immunologie status (more than 50%) was observed in patients with stages 3 and 4. This difference is clearly seen in indeces of DNCB, RSR and B lymphocytes.

Two patients in stage T_{3-4} with anerga and strongly reduced indeces of immune response died six months later the start of examination. Undoubtedly mentioned above reactions should be used in complex with the methods determining immunologic reactivity in human in evaluation of patients with kidney tumors. We think that the most informative tests used in this study are DNCB, RSR and B lymphocyte. Thus preliminary study on examining immunologic status in patients with kidney tumors enables us to evaluate state of immunologic reactivity of organism which may be an additional criterion for evaluation of treatment and prognosis.

Dr. med. M. Trapeznikova
Direktorin der Urologischen Klinik Moniki
Moskau/UdSSR

Verhandlungsbericht der Deutschen Gesellschaft für Urologie, 31. Tagung (1979), 332–336

Immunologische Analyse und klinische Relevanz von Antigenen aus Nieren und Nierenadenokarzinomen

J.E. Scherberich, C. Gauhl, G. Heinert, T. Stefanescu, W. Mondorf, W. Weber

Einleitung

Die Charakterisierung organassoziierter Membranantigene aus Nieren und Nierenkarzinomen erscheint auf Grund folgender Überlegungen klinisch bedeutsam:

1. Die Plasmamembranen (PM) aller Körperzellen enthalten Oberflächenantigene, die u. a. als Teil des Histokompatibilitätskomplexes die Spezifität und Integrität eines Organgewebes bestimmen. Die Expression bestimmter Antigenmuster der Plasmamembran beinhaltet andererseits, daß bei allogener Transplantation des Organs die Oberflächenkonstituenten der Zellen als Zielantigene (target) der wirtseigenen immunkompetenten humoralen und zellulären Abwehrreaktion dienen. Das Oberflächenprofil der transplantierten Organzellen, insbesondere das von Glykoproteinen, entscheidet darüber, ob diese als „selbst" oder als „nicht selbst" erkannt werden. Eine Voraussetzung für das Verständnis der Interaktionen zwischen Wirt und Transplantat ist daher u. a. die Kenntnis der Eigenschaften von PM-Oberflächenantigenen.

2. Ein Teil der bei der Niere nachgewiesenen Antigene hat Autoantigencharakter bzw. impliziert eine nephritogene Potenz [9, 12]. Dies gilt wahrscheinlich besonders für PM-antigene der luminalen Zellbereiche der proximalen Tubuli (größte funktionelle Oberfläche des Nephrons). Auf Grund ihrer polaren, zur Harnseite der Tubuli gerichteten Lage dieser PM, ist eine frühe ontogenetische Immuntoleranz nicht gewährleistet, da die hierfür erforderliche Information nicht von Lymphozyten des Blutes akzeptiert und gespeichert werden kann. Gelangen derartige Tubulusantigene in die Zirkulation, was bei schweren Nierenschädigungen zu erwarten ist, so besteht zumindest theoretisch die Möglichkeit der Entwicklung einer Autoimmunkomplex-Nephritis, wie sie z. B. im Tierversuch nachgewiesen werden konnte [9].

3. Die meisten Nierenadenokarzinome [5] entstehen aus aberrierten Derivaten proximaler Tubulusepithelien [20]. Ob die maligne proliferierende Zelle erkannt und eliminiert werden kann, hängt wiederum von spezifischen Interaktionen zwischen immunkompetenten Zellen und den Oberflächenantigenen der Tumorzellmembran ab. Die Immunabwehr wird unterlaufen, wenn z. B. die Tumorzelle nur schwach exprimierte Oberflächenantigene besitzt, gegenüber dem normalen Stammgewebe (Niere) Antigene verloren hat (Deletion), „Neoantigene" durch Antikörper der Primärantwort maskiert und dadurch nicht effektiv erkannt werden können (Zytolyse bleibt aus) bzw. die Tumorzelle immunsuppressiv wirksame Substanzen sezerniert. Große Nierenkarzinome mit hoher Proliferationstendenz können vermutlich bei durch Mangelversorgung bedingten zentralen oft ausgedehnten Nekrosen Gewebsantigene in die Blutbahn freisetzen. Diese Tumorproteine vermögen eine membranöse Glomerulopathie zu induzieren, die über ein Nephrotisches Syndrom klinisch im Vordergrund stehen kann (paraneoplastische Nephropathie; [13]).

4. Bei jeder Nierenerkrankung bzw. Nierenkarzinomträger besteht die Möglichkeit, daß sich eine histologisch definierbare Regression des Organs (Zytolyse, Histolyse) in einer vermehrten Ausscheidung von Gewebsantigenen manifestiert. Diese Gewebsproteinurie (Histurie) kann daher von diagnostischer und prognostischer Bedeutung sein [11, 15]. Im folgenden berichten wir über die vergleichende immunologische und strukturelle Charakterisierung von Antigenen aus Nieren und Nierenkarzinomen und nehmen Bezug auf klinische Fragestellungen.

Material und Methoden

Aus Gesamthomogenaten von Nieren bzw. Nierenkarzinomen wurden durch Differentialzentrifugation Plasmamembranen isoliert, wie kürzlich beschrieben [10, 14]. Zur Präparation von Oberflächenantigenen wurden die PM mit Proteasen behandelt (z.B. Papain) und die in den Überständen gelösten Komponenten weiter durch biospezifische Lektin-Affinitätschromatographie getrennt (Gewinnung von Glykoproteinfraktionen, ref. [14, 17]). Die Charakterisierung der Organantigene erfolgte mit biochemischen, immunologischen und ultrastrukturellen Methoden wie kürzlich beschrieben [14–18].

Ergebnisse und Diskussion

Plasmamembran Antigene der Humanniere
Die aus Nierenrinde isolierten tubulären Plasmamembranen wiesen ultrastrukturell eine deutliche Asymmetrie auf. Die (nach außen gerichtete) PM-Oberfläche war durch globuläre Proteine von ca. 5 nm Durchmesser charakterisiert, die wahrscheinlich über ein lineares „Stielprotein" mit der Membranmatrix verbunden waren (vergl. Abb. 1 a). Limitierte Inkubation der PM mit Papain führte zu einer selektiven Ablösung der globulären Oberflächenkomponenten; die verbliebene PM-Oberfläche hatte nunmehr ein glattes Aussehen [14]. In der zwei-dimensionalen Immunelektrophorese nach Laurell konnten im Überstand etwa zehn Antigene nachgewiesen werden (anti-PM-Serum), davon wurden zwei der Antigene als eine Alanin-aminopeptidase und als eine Gamma-Glutamyltranspeptidase identifiziert. Wahrscheinlich repräsentieren die globulären Oberflächenproteine z.T. Multienzymkomplexe und stehen in Zusammenhang mit der Spaltung von glomerulär filtrierten Proteinen und Polysacchariden, die dann als Aminosäuren bzw. Monozucker (z.T. aktiv) tubuläre reabsorbiert werden. Mit Hilfe der biospezifischen Affinitätschromatographie wurden aus den mit Papain behandelten Membranfraktionen (Oberflächenantigene) Glykoproteine mit definierter Gruppenspezifität (nach Kohlenhydratanteil) isoliert. Dies wurde deshalb möglich, da bestimmte pflanzliche Lektine unterschiedliche Affinität gegenüber den Kohlenhydratanteilen von Antigenen besitzen. So konnten z.B. durch Chromatographie an Concanavalin-A-Agarose alle PM-Oberflächenkomponenten mit endständiger Glukose, Mannose u. ä. isoliert werden, insgesamt etwa fünf verschiedene Antigene [14, 17]. Das gleiche gelang unter Verwendung von wheat-germ-agglutinin-Agarose, die nur Affinität zu N-acetylglucosaminhaltigen Proteinen besitzt. Sehr wahrscheinlich sind bestimmte so erhaltene Glykoproteine der PM-Oberfläche Bestandteile des Histokompatibilitätskomplexes, d.h. exprimieren HLA-Immunogenität. Von den PM-assoziierten Enzymen war z.B. die Alaninaminopeptidase Concanavalin A affin, während wheat germ-Agarose sowohl die Aminopeptidase wie die Gamma-glutamyltranspeptidase biospezifisch adsorbierte.

A

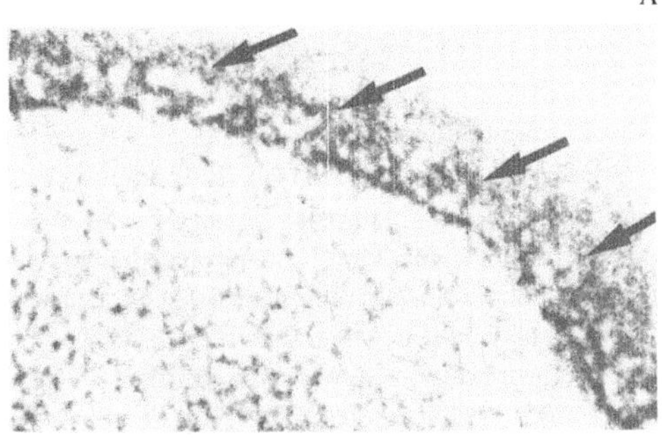

B

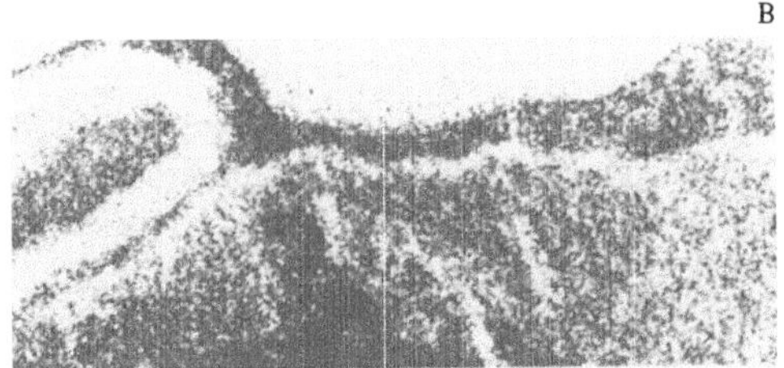

Abb. 1 (A) Negative staining einer tubulären Plasmamembran der Humanniere; die Zellmembran Oberfläche ist mit globulären Partikeln von ca. 5 nm Durchmesser besetzt, die nach Papain-behandlung der Membran selektiv abgelöst werden können. Die Partikel sind mit den Haupt-Oberflächen-glykoproteinen der Plsmamembran assoziiert. (B) Plasmamembran Fraktion eines Nierenadenokarzinoms; die bei der Nierenzellmembran nachweisbaren globulären Oberflächenantigene sind hier *nicht* erkennbar (Antigendeletion), Primärvergrößerung x 100 000

Gegen verschiedene PM-Fraktionen wurden in Kaninchen spezifische Antikörper erzeugt und gegen Plasmaproteine absorbiert. Fluoreszeinisothiocyanat markierte Antiseren gaben an Nierenschnitten ausschließlich eine spezifische Immunfluoreszenz im Bereich der luminalen Zellabschnitte der proximalen Tubuli [14]. Mit Hilfe dieser anti-PM-Seren konnte bei Patienten mit Nierenerkrankungen und nach Nierentransplantation die Ausscheidung tubuluspezifischer Antigene beurteilt werden [15]; vergl. Abschnitt 3.3).

Plasmamembranantigene der Nierenadenokarzinome
Bei der Isolierung der PM aus Nierenkarzinomen zeigte sich, daß nur die Gamma Glutamyl-

transpeptidase als Leitenzym zur Beurteilung der Anreicherung von PM in der Endfraktion herangezogen werden konnte. Die Ala-aminopeptidase und alkalische Phosphatase waren entweder nicht oder nur in sehr geringen Konzentrationen nachweisbar. Elektronenmikroskopisch waren mit Hilfe der negative staining Technik der Niere vergleichbare globuläre PM-Oberflächenantigene nicht erkennbar (vergl. Abb. 1 b). Dieser Verlust an definierten Membranantigenen, insbesondere der PM-Oberfläche, konnte auch immunelektrophoretisch nachgewiesen werden: die Anzahl an Immunpräzipitaten (Papain lösliche Tumorantigene gegen anti-Tumorserum) war im Vergleich zur Normalniere stets geringer. Die Isolierung von Glykoproteinen der Tumorzellmembranen durch Lektin-spezifische Affinitätschromatographie führte zwar zur Elution Lektinaffinen Materials, jedoch waren die starken Immunpräzipitate, wie sie für die Nierenglykoproteine typisch waren, nicht zu erhalten. Als weitere Besonderheit kam die Gamma Glutamyltranspeptidase in zwei Fraktionen mit verschieden hohen Molekulargewichten vor (121 000 und größer 400 000 dalton). Die weitere Charakterisierung der hochmolekularen Fraktion des Enzyms ist noch nicht abgeschlossen. FITC-markierte Antikörper, gerichtet gegen Lektin-Rezeptoren der Nieren-PM-Oberfläche, gaben eine starke Immunfluoreszenz mit Nierengewebe (Tubuli), jedoch blieb das angrenzende Tumorgewebe negativ (vergl. Abb. 2). Auch Nierengewebe, das von Tumor infiltriert wurde, zeigte eine geringere Fluoreszenz, wahrscheinlich bedingt durch die hier vermehrt ablaufenden zytolytischen Vorgänge. Die statistisch signifikante Verminderung der Konzentration nierenspezifischer Antigene (Glykoproteine) im Nierenkarzinom konnte durch quantitative Bildanalyse durch flächendensitometrische Messungen weiter belegt werden [7,8]. Bisher erhielten wir nur indirekt Hinweise auf die Präsenz tumorassoziierter Antigene: Tumor fixierte Antikörper ergaben nach deren Elution mit Kaliumjodid mit bestimmten Lektin-Rezeptoren der Karzinom PM (wheat germ Lektin bindende Fraktion) Immunpräzipitate. Der Nachweis einer zellulären Immunantwort und der von „serum blocking factors" bei Patienten mit Nierenkarzinom läßt ebenfalls die Anwesenheit von tumorassoziierten Antigenen (Antikörpern) vermuten [1–4].

Klinische Untersuchungen

Im Gegensatz zu gesunden Personen konnten im Harn von Patienten mit verschiedenen Nierenerkrankungen, nach Gabe von potentiell nephrotoxischen Medikamenten, nach allogener Nierentransplantation unter Abstoßungsreaktionen, nach Angio- und Pyelographie etc. tubuläre PM-antigene nachgewiesen werden [z.B. 11, 15]. Die Gewebsproteinurie stand offenbar in enger Beziehung zu einer strukturellen Nierenschädigung; die Ausscheidung der Nierenantigene ist mit Hilfe immunologischer Präzipitationsmethoden leicht nachweisbar und durch Referenzantigene quantifizierbar [15]. Die unter pathologischen Bedingungen ausgeschiedenen Gewebsantigene konnten durch immunspezifische Affinitätschromatographie selektiv aus dem Harn gegenüber der Hauptmenge an Serumproteinen isoliert werden [16]. Hierbei ergab sich, daß die Nierenproteine sowohl in partikulärer Form (Vesikel) wie in löslicher Form eliminiert werden.

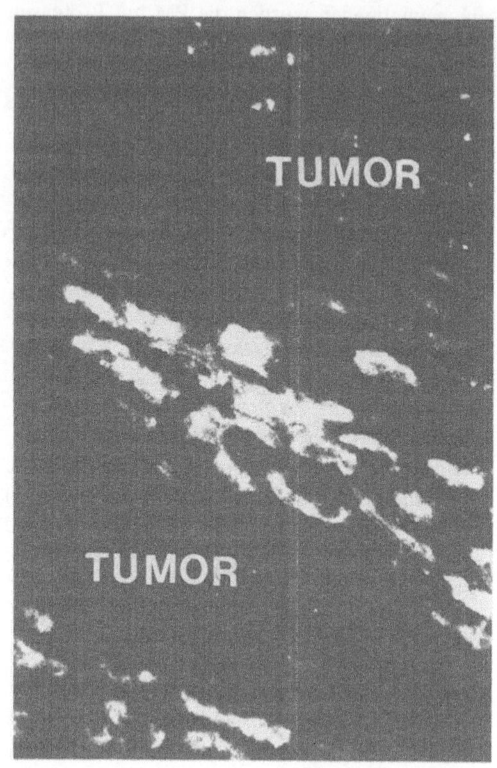

Abb. 2. Immunfluoreszenzmikroskopisches Bild eines Gewebsschnitts im Bereich des Infiltrationsgebiets eines Nierenadenokarzinoms. Inkubation mit einem Antikörper gegen tubuläres Glykoprotein der Humanniere (wheat germ lectin-Rezeptoren). Die spezifische Fluoreszenz ist auf die Niere beschränkt, die Tumoranteile sind negativ, d.h. das entsprechende Oberflächenantigen der Niere fehlt dem Karzinom. Sandwichtechnik; Vergröß. x 100

Gegen isolierte Nierenmembranantigene des Harns gerichtete Antikörper gaben wiederum eine spezifische Immunfluoreszenz mit Nierentubuli, was den intrarenalen Ursprung der Antigene belegt. Das Ausscheidungsmuster von Tubulusantigenen bei Patienten mit Nierenkarzinomen unterscheidet sich vor und nach Tumornephrektomie. Ein einheitliches Muster war zur Zeit jedoch nicht zu erkennen. Die Elimination von Gewebsprotein war am stärksten bei den Nierenhilus verdrängenden Tumoren (vergl. Abb. 3). Allgemein ist zu erwarten, daß die Infiltration des Tumors in das Nierengewebe zu dessen progressivem Untergang führt: die Elimination von Nierenantigenen ist demnach wahrscheinlich ein direktes Zeichen der Tumorpropagation. Nach Tumornephrektomie ändert sich das antigene Ausscheidungsmuster, z.T. treten andere Komponenten in den Vordergrund, die vorher nicht oder nur in geringen Konzentrationen nachweisbar waren [18]. Dies mag als Ausdruck der schnell einsetzenden kompensatorischen Hypertrophie der kontralateralen Niere mit erhöhter Syntheseleistung im Struktur- und Funktionsstoffwechsel gewertet werden (u.a. vermehrtes Auftreten Mitosephasen-spezifischer Proteine). Inwieweit Antiseren gegen chemisch definierte Tumorfraktionen eine diagnostische Aussagekraft besitzen werden, muß derzeit offen bleiben (vergl. [19]).

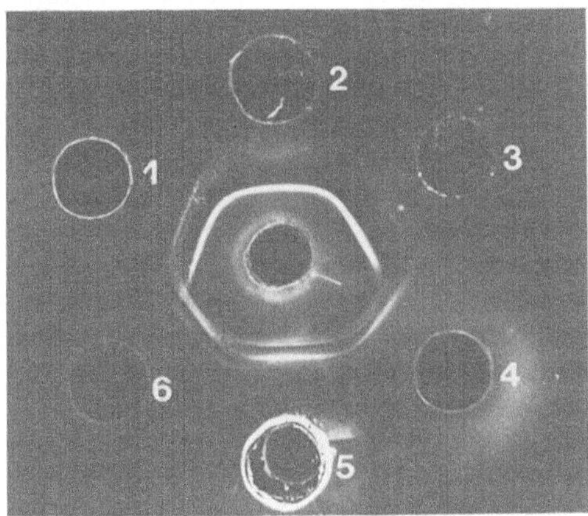

Abb. 3. Immundoppeldiffusion von Harn dreier Patienten mit Nierenkarzinom (Hilusverdrängung) vor und nach Tumornephrektomie. Loch 1 bis 3: Proben vor OP; Loch 4 bis 6: Proben nach Nephrektomie; Loch in der Mitte: Antikörper gegen Nierenplasmamembranen (proximaler Tubulus) Einzelheiten vergl. Text

Danksagung

Wir danken Herrn Prof. Dr. W. Schoeppe sowie Herrn Dr. Puchinger für ihre kontinuierliche Unterstützung und wertvollen Ratschläge. Frau Haimerl und Frl. Kappes sei für ihre sorgfältige Mitarbeit gedankt. Die Untersuchungen wurden z.T. vom Batelle Institut, Frankfurt/M, unterstützt.

Literatur

1. Ackermann R (1975) Tumour associated antibodies against renal cell carcinoma detected by immunofluorescence. Eur Urol 1:154. - 2. Ackermann R (im Druck) Immunologische Probleme in der Urologie. XXTag. Südwestdeutsch. Ges. Urologie, 11.-13. Okt. 1979 Saarbrücken. - 3. Bichler K, Ax W, Tautz W (1975) Cell mediated immunity in patients with renal adenocarcinoma. Eur Urol 1:231. - 4. Cole AT, Avis I, Fried FA, Avis F (1976) Cell mediated immunity in renal cell carcinoma, a preliminary report. J Urol 115:234. - 5. Haschek H (1979) Das Nierencarcinom. Wien Klin Wochenschr 91:251. - 6. Heinert G, Scherberich JE, Mondorf W, Schoeppe W, Weber W (1978) Enzyme histograms in normal, pathologically changed kidneys and hypernephromas by image analysis device. VII Internat. Congr. Nephrology 18-23 June, Montreal 1978. · 7. Heinert H, Scherberich JE, Mondorf W, Weber W (1978) Enzymhistochemische Bildanalyse bei urologisch relevanten Nierenveränderungen. Verhandlungen der Deutschen Gesellschaft für Urologie 30:317. - 8. Heinert G, Scherberich JE, Mondorf W, Hauk H, Weber W (1979) Enzymhistochemische und immunologische Histiogramme normaler und pathologisch-alterierter Nieren mit Hilfe eines Bildanalysators. Verh Dtsch Ges Pathol 63:691. - 9. Heymann W, Hackel DB, Harwood J, Wilson SGF, Hunter JLP (1959) Production of nephrotic syndrome in rats by Freund's adjuvant and kidney suspensions. Proc Soc Exp Biol Med 100:660. - 10. Mondorf W, Kinne R, Scherberich JE, Falkenberg F (1972) Isolierung, enzymatische und immunologische Charakterisierung einer Plasmamembranfraktion vom proximalen Tubulus der menschlichen Niere. Clin Chim Acta 37:25. - 11. Mondorf W, Brier I, Hendus I, Scherberich JE, Mackenrodt G, Shah PM, Stille W, Schoeppe W (1978) Effect of aminoglycosides on proximal tubular membranes of the human kidney. Eur J Clin Pharmacol 13:133. - 12. Naruse T, Miyakawa Y, Kitamura K, Shibata S (1974) Membranous glomerulonephritis mediated by renal tubular epithelial antigenantibody complexes. J Allergy Clin Immunol 54:311. - 13. Ozawa T, Pluss R, Sacher J,

Boedecker E, Guggenheim S, Hammond W, McIntosh RW (1975) Endogeneous immune complex nephropathy associated with malignancy. I Studies on the nature and immunopathogenetic significance of glomerular bound antigen and antibody, isolation and characterization of tumor specific antigen and circulating immune complexes. Q J Med 44:523. - 14. Scherberich JE, Gauhl C, Mondorf W (1978) Biochemical, immunological and ultrastructural characterization of brush border membranes from human kidney. Curr Probl Clin Biochem 8:85. - 15. Scherberich JE, Mondorf W (1979) Excretion of kidney brush border antigens as a quantitative indicator of tubular damage. Curr Probl Clin Biochem 9:281. - 16. Scherberich JE, Falkenberg F, Stefanescu T, Mondorf W (1978) Isolation of human kidney tissue antigens from urine by immunospecific chromatography. In: Epton R (ed) Chromatography of synthetic and biological polymers, Vol 2. Horwood Chichester, pp 314. - 17. Scherberich JE, Gauhl C, Mondorf W (1978) Bio- and immunospecific affinity chromatography of plasmamembrane antigens from human kidney and renal cell carcinoma. In: Hofmann-Ostenhof, O, et al. (eds) Affinity chromatography Pergamon, Oxford New York, pp 215. - 18. Scherberich JE, Jacob R, Grünwald S, Kleemann B, Gauhl C, Mondorf W (1979) Plasmamembrane associated antigens of human fetal-, adult-, placental-, and cancer tissue. In: Lehmann F-G (ed) Carcinoembryonic proteins II, Elsevier North-Holland Biomed Press, pp 515. - 19. Wahren B (1979) Tumour markers in urology: aids in cancer diagnosis and management. Urol Res 7:57. - 20. Zollinger HU, Mihatsch MJ (1978) Renal pathology in biopsy. Springer, Berlin Heidelberg New York

Jürgen E. Scherberich
Z.I.M. Abteilung f. Nephrologie
Theodor-Stern-Kai 7
D-6000 Frankfurt am Main

Verhandlungsbericht der Deutschen Gesellschaft für Urologie, 31. Tagung (1979), 337–340

Immunchemischer Nachweis struktureller Veränderungen der Niere bei urologisch relevanten Nierenerkrankungen mit Hilfe der quantitativen Bildanalyse

G. Heinert, J. E. Scherberich, A. W. Mondorf, D. Jonas, W. Weber

Im Harn von Patienten mit urologisch relevanten Nierenerkrankungen, wie Hydronephrose, Pyelonephritiden, Refluxnephropathien, Nierentumoren und Ischämie konnten verschiedene Ausscheidungsmuster tubulärer Nierenantigene gefunden werden. In der Immundoppeldiffusion nach Ouchterlony sowie in der Überwanderungselektrophorese, angefertigt mit Urinen von Patienten mit Schädigungen der Nieren, ließen sich Gewebsproteine nachweisen. Es sollten nun Nierengewebe selbst mit immunologischen Methoden untersucht werden, um mögliche Veränderungen von Gewebskonzentrationen spezifischer Nierenantigene zu erkennen, die hauptsächlich Glycoproteinen von Membranoberflächen der Tubulusepithelzellen entsprachen. Außerdem sollte untersucht werden, ob mögliche strukturelle Veränderungen in Einklang mit

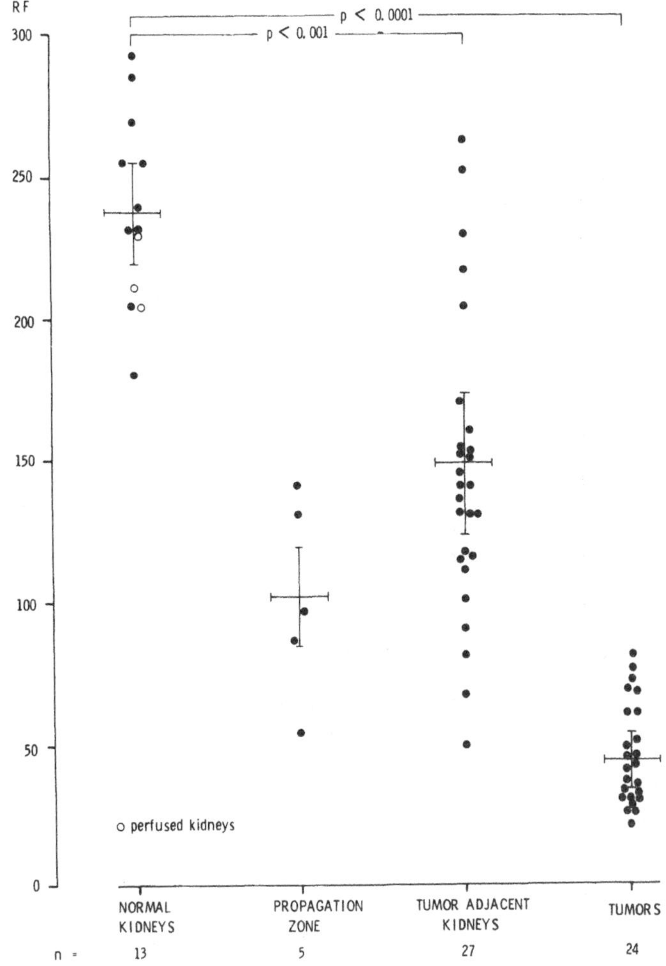

Abb. 1. Bildanalyse der Immunfluoreszenz organassoziierter Antigene, Alaninaminopeptidase von Gewebsschnitten der Nierenrinde und von Nierentumoren

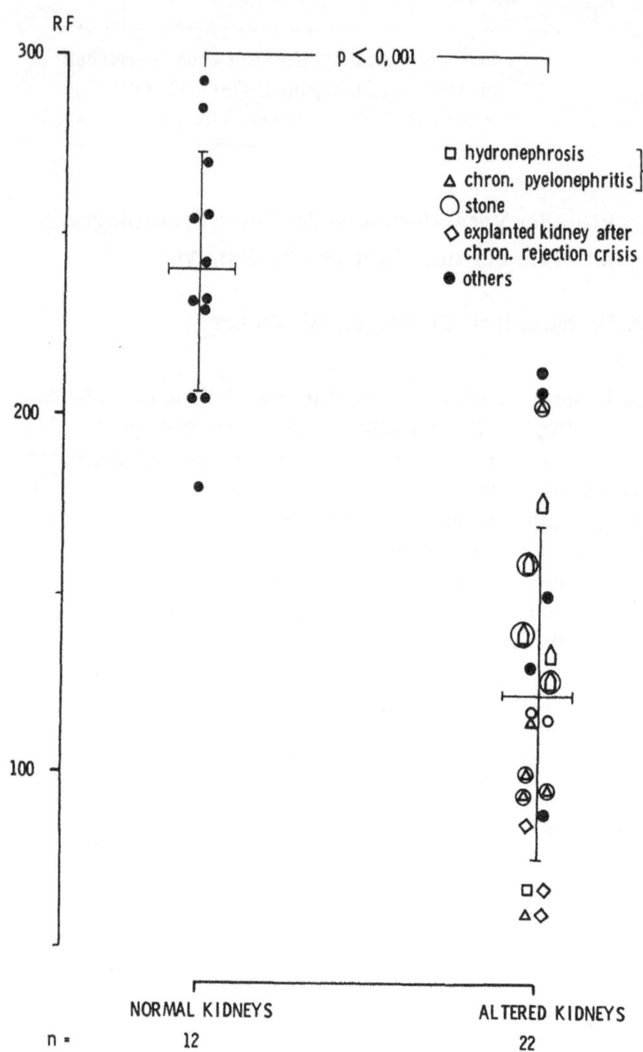

Abb. 2. Bildanalyse der Immunfluoreszenz organassoziierter Antigene, Alaninaminopeptidase als Indikatorenzym des proximalen Tubulus der menschlichen Nierenrunde bei Normalnieren und alterierten Nieren

Ausscheidungsmustern tubulärer Nierenantigene zu bringen sind. Es wurden Verteilungsmuster organassoziierter Antigene der Bürstensaumleitenzyme dargestellt und gemessen. Damit konnte qualitative und quantitative Aussagen zur Bestimmung der Antigenverteilung am Gewebsschnitt bei Normalnieren und alterierten Nieren gemacht werden.

Material und Methoden

Bei insgesamt 128 Patienten wurden während oder unmittelbar nach Operation native Gewebsstücke von 3 bis 5 mm Kantenlänge aus der Nierenrinde und aus Nierentumoren exzidiert. Die Präparate wurden unmittelbar nach der Entnahme in Isopentan mit flüssigem Stickstoff bei −170 °C eingefroren. Nach Beschichtung der Gefrierdünnschnitte von 6 µ Dicke mit FITC-markiertem Antikaninchengammaglobulin [2] erfolgte die Inkubation mit spezifischen Antikörpern gegen Indikatorenzyme des proximalen Tubulus der Nierenrinde [4]. Immunfluoreszenzschnitte auf Alaninaminopeptidase (AAP, E.C. 3.4.11–), (n = 90) bzw. auf j-Glutamyltranspeptidase (GGTP, E.C. 2.3.2.2) wurden qualitativ und quantitativ flächendensitometrisch ausgewertet (Abb. 1 + 2). Außerdem erfolgten enzymhistochemische Anfärbungen der AAP und der alkalischen Phosphatase (AP, E.C. 3.1.3.1) mit DL-Alanin-β-naphthylamid-HCl bzw. Naphthyl-1-phosphat Natriumsalz als Substrat (n = 237).

Automatisch durchgeführte, elektronische Flächenmessungen der Schnitte zur Ermittlung

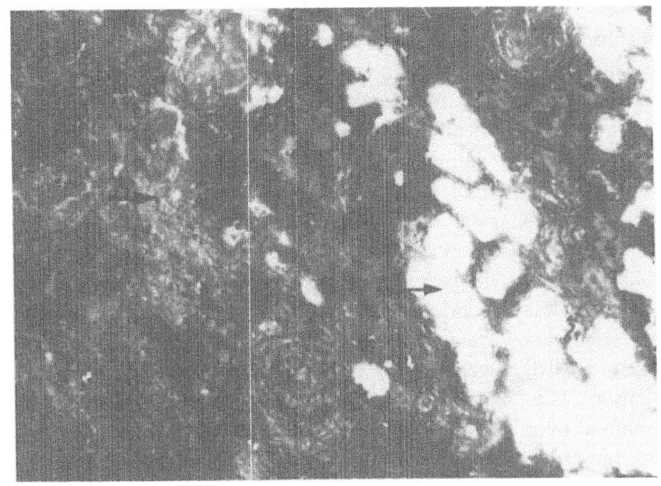

Abb. 3. (a) Gegenüberstellung eines Rindengewebsschnittes einer hydronephrotisch, pyelonephritisch alterierten Niere und (b) der entsprechenden linearen graphischen Schreibung der Immunfluoreszenzmessung. ——→ positive Fluoreszenz der Antikörper gegen AAP der noch erhaltenen proximalen Tubuli. ➡ Fibrotisches Gewebe einer pyelonephritischen Narbe, kein antigenreaktives Material mehr erkennbar (x 100). (b) Ordinate: Transmission %; Abszisse: Meßstrecke 1000 μm, Papiervorschub 60 cm/Minute

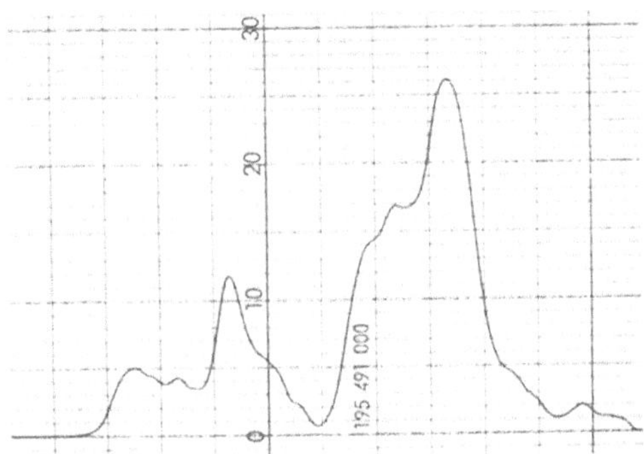

der Fluoreszenzmuster erfolgten mit einem Bildanalysator „Micro-Videomat" 2, Zeiss. Zusätzlich wurde das Gerät „Tessovar", Zeiss, zur Vergrößerung des auszuwertenden Bildausschnittes eingesetzt. Jeweils erfolgte eine Diskriminierung der spezifischen Fluoreszenz der Leitenzyme. Eine Auswertung von mehr als 100 Tubuli erfolgte pro gemessenem Gewebsschnitt. Mit Hilfe eines Schreibers konnten lineare Darstellungen der Fluoreszenzprofile aufgezeichnet werden (s. Abb. 3. b).

Ergebnisse

Der Mittelwert der Immunfluoreszenzmessungen bei Normalnieren lag bei 240,1 ± 33,6 RF (relative Fluoreszenz), n = 12. Glomerula, distale Tubuli und Nierenmark zeigten kein antigenes Material der AAP und GGTP. Im Gegensatz zu Normalnieren wiesen an Tumoren angrenzende Nierengewebe eine hoch signifikante ($p < 0{,}001$) Abnahme der Immunfluoreszenz auf. Der Mittelwert betrug hier 148,0 ± 25,3 RF, n = 27. Die Nierentumoren selbst zeigten eine zur letztgenannten Gruppe ebenfalls signifikante Abnahme der Meßwerte (43,2 ± 9,7 RF, n = 24). Die Verminderung der Gewebsantigene ist ebenfalls hoch signifikant ($p < 0{,}0001$) gegenüber Normalnieren. Pathologisch veränderte Nieren wie bei Hydronephrosen, interstitiellen Nephropathien (s. Abb. 3. a), Ischämie wie z. B. auch perfundierte und hypotherm konservierte Nieren, transplantierte Nieren nach chronischen Abstoßungsreaktionen etc. wiesen hoch signifikante ($p < 0{,}001$) meßbare Verminderungen der tubulären Antigene auf. Der Mittelwert der RF dieser Meßreihe betrug hier 122,7 ± 46,3, n = 22.

Diskussion

Nur Schnitte von normalen, gesunden Nierenrinden wiesen gleichmäßig hohe Immunfluoreszenzmuster auf, die hohen Enzymkonzentrationen in den Geweben entsprachen [1]. Mit Hilfe markierter Antienzymseren wurde eine spezifische Immunfluoreszenz ausschließlich im Bereich der proximalen Tubuli beobachtet. Die stärksten quantitativ meßbaren und besten qualitativ erkennbaren Immunfluoreszenzmuster und enzymhistochemischen Anfärbungen ließen sich erwartungsgemäß bei Normalnieren nachweisen. Die Indikatorenzyme AAP und GGTP des proximalen Tubulus sind in die Bürstensaummembranen integriert [3].

Im Gegensatz dazu wiesen an Tumoren angrenzende Nierengewebe einen deutlichen Verlust an nierenspezifischem, immunologisch erfaßbarem Enzymprotein auf. Die Abnahme war nur bedingt abhängig vom Stadium der Tumoren. Jedoch war offensichtlich die Größe sowie die Lage der Nierentumoren in bezug auf das versorgende Gefäßsystem von ausschlaggebender Bedeutung für das Antigenmuster. Am geringsten war die Abnahme in den an Tumoren angrenzenden Nierengeweben bei peripheren am Pol gelegenen Tumoren vom Stadium I. Am ausgeprägtesten fand sich eine Verminderung der Indikatorenzyme bei ausgedehnten, expansiv oder infiltrativ wachsenden Tumoren besonders dann, wenn zuführende Arterien am Nierenstiel komprimiert wurden. Bemerkenswerterweise ließ sich im Bereich der Infiltrationszonen von Nierenkarzinomen nahezu kein immunreaktives Material nachweisen. Die Nierentumoren selbst zeigten in den allermeisten Fällen einen Verlust von normalen organassoziierten Antigenen auf. Diese Abnahme der spezifischen Immunfluoreszenz wurde sowohl in den vom Urothel ausgehenden Tumoren als auch in Adenokarzinomen der Niere gemessen. Nur einzelne Gewebsschnitte bei Tumoren zeigten lokal begrenzte geringe Immunfluoreszenz auf. Auch pathologisch veränderte Nieren, wie Hydronephrosen, interstitielle Nephropathien, Ischämie (Nierenarterienstenosen) und transplantierte Nieren nach chronischen Abstoßungsreaktionen etc. zeigten vermindert meßbare Antigenmuster gegenüber Normalnieren. Es konnten die Immunfluoreszenzmuster sowohl in Flächenmessungen als auch in linearen Aufzeichnungen dokumentiert werden.

Die Abnahme der Immunfluoreszenz stand in einem Verhältnis zur Dauer und dem Grad der vorausgegangenen Alterationen. Die geringsten quantitativen Veränderungen der Gewebsfluoreszenz wurden bei perfundierten und hypotherm konservierten Normalnieren gefunden. Stärkere Verminderungen der Antigenkonzentrationen lagen bei partiell ischämisch geschädigten Nieren wie z.B. Nierenarterienstenose, Hydronephrosen und interstitiellen Nephropathien vor. Stärkste Abnahme der organassoziierten Antigene konnten bei komplett ischämisch geschädigten Nieren, transplantierten Nieren nach chronischen Abstoßungsreaktionen und „ausgebrannten Fällen“ von Hydronephrose und Pyelonephritis gemessen werden. Die Abnahme der Immunfluoreszenz dieser stark geschädigten Nierengewebe ging klinisch mit erheblichen Einschränkungen der Kreatininclearances einher. Die an Nierenrindenschnitten erhobenen immunologischen Befunde ließen sich mit Untersuchungen von Gewebsproteinmustern im Harn bei Nierenerkrankungen korrelieren. Auch früher erhobene enzymhistochemische Untersuchungsbefunde der Indikatorenzyme des proximalen Tubulus zeigten die gleichen Enzymmuster bei Normalnieren, Nierentumoren, an Tumoren angrenzenden Nierengeweben und pathologisch veränderten Nieren, wie sie in den hier beschriebenen immunologischen Untersuchungen dargestellt wurden [1,5]. Inwieweit die Enzymverteilung durch bestimmte therapeutische Maßnahmen verändert wird, ist bisher noch unklar. Hier könnte die quantitative Bildanalyse von Tumorschnitten und Nierengewebsschnitten bei progredienten Erkrankungsformen bei der Prognose und der therapeutischen Verlaufsbeobachtung hilfreich sein.

Literatur

1. Heinert G, Scherberich JE, Mondorf AW, Weber W (1978) Enzymhistochemische Bildanalyse bei urologisch relevanten Nierenveränderungen. Verhandlungen der Deutschen Gesellschaft für Urologie 30:317–320. – 2. Kawamura A (1969) Fluorescent antibody techniques and their applications. University Park Press, Tokyo. – 3. Mondorf AW, Kinne R, Scherberich JE, Falkenberg F (1972) Isolierung, enzymatische und immunologische Charakterisierung einer Plasmamembranfraktion vom proximalen Tubulus der menschlichen Niere. Clin Chim Acta 37:25–32. – 4. Scherberich JE, Mondorf AW (1979) Excretion of brush border antigens of human kidney as a quantitative indicator of tubular damage. Curr Probl Clin Biochem 9:285. – 5. Wachsmuth ED, Stoye JP (1976) Klasseneinteilung der Tumorentwicklung aufgrund der quantitativen Analyse von Enzymen in Gewebeschnitten menschlicher hypernephroider Karzinome. Beitr Pathol 159:229–248

Dr. G. Heinert
Abt. für Urologie
im Zentrum der Chirurgie
der Johann-Wolfgang-Goethe-Universität
Theodor-Stern-Kai 7
D-6000 Frankfurt

Verhandlungsbericht der Deutschen Gesellschaft für Urologie, 31. Tagung (1979), 341/342

Der EMT-Test, eine neue Möglichkeit zur Differentialdiagnostik maligner und nicht maligner Prostata-Erkrankungen

R. Sintermann, G. Gries

Der Elektrophorese-Mobilitäts-Test stellt eine in-vitro-Methode zum Nachweis spezifisch sensibilisierter Lymphozyten dar. Er wurde von Caspary und Field in der Absicht entwickelt, eine Suchmethode zur Diagnose der multiplen Sklerose zu finden. Basische Proteine aus menschlichen Gehirnen, das sog. enzyphalitogene Protein, bewirken dabei, daß aus Lymphozyten von Kranken mit multipler Sklerose Substanzen, Mediatoren genannt, freigesetzt werden, die die Wanderung von Makrophagen aus Aszites von Meerschweinchen im elektrischen Feld verlangsamen.

1970 gelang es den gleichen Autoren, neue Forschungsergebnisse mit diesem Test vorzulegen. Sie fanden, daß Lymphozyten von Patienten mit malignen Neoplasmen in gleicher Weise reagierten. Auch aus den Lymphozyten dieser Patientengruppe ließ sich wie bei den an multipler Sklerose erkrankten Patienten ein „macrophage slowing factor" freisetzen.

Die Ergebnisse von AX 1975 haben zu einer einfacheren Anwendbarkeit dieses relativ komplizierten zellulären Indikatorsystems geführt. Die von ihm statt der Makrophagen aus Meerschweinchenaszites verwandten, durch Tannin- und Sulfosalicylsäurebehandlung stabilisierten Hammelerythrozyten stellten einen entscheidenden Schritt zur methodischen Vereinfachung und Reproduzierbarkeit der Methode dar.

Hierbei wird in gleicher Weise das Oberflächenpotential der als Indikatorzellen dienenden Hammelerythrozyten durch Anlagerung des Mediators verändert. Die differenten Wanderungsgeschwindigkeiten im elektrischen Feld können in einer trägerfreien Zellelektrophorese, dem Zytopherometer (Fa. Zeiss, Oberkochen), gemessen werden.

Nach dem weiter modifizierten Verfahren von Ax, Porzsolt und Tautz haben wir die Aussagefähigkeit der Methode u.a. bei Prostatakarzinompatienten im Vergleich zu Patienten mit nicht neoplastischen Erkrankungen überprüft.

Beim EMT-Test-Vergleich zwischen Patienten, die wegen eines Prostataadenoms bei uns operiert wurden und Patienten mit Prostatakarzinom der verschiedensten Differenzierungsgrade fanden wir bei 52 Prostata-Ca-Patienten nur in drei Fällen (6%) falsch negative Ergebnisse. Die falsch negativen Ergebnisse waren unabhängig vom Differenzierungsgrad des Prostatakarzinoms, vom Tumorstadium und unabhängig von der bisher durchgeführten Behandlung; genauer gesagt war ein Patient unbehandelt und die beiden anderen Patienten waren orchiektomiert und hormonbehandelt bzw. einer Strahlenbehandlung unterzogen worden.

Bei den zwei falsch positiven Patienten (7%) handelte es sich um einen Zustand nach Spontanperforation beider Nierenbecken nach i.v. Pyelogramm und im anderen Fall um ein Prostataadenom mit geringgradigen Kernatypien.

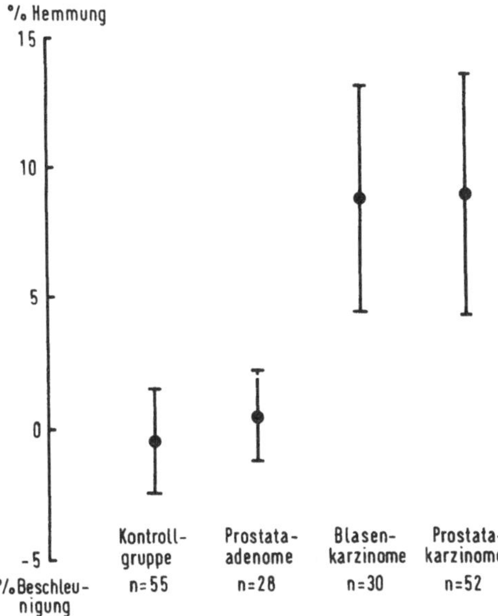

Abb. 1. Gegenüberstellung der EMT-Test-Ergebnisse in den untersuchten Gruppen, unter Einbeziehung des Blasenkarzinoms. Angegeben sind die Mittelwerte und die Standardabweichung der einzelnen Gruppen

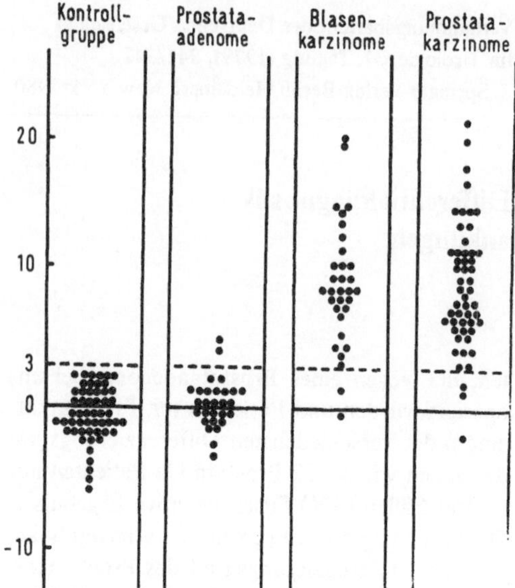

Abb. 2. Die prozentuale positive bzw. negative Hemmung der elektrophoretischen Beweglichkeit in Relation zum Nullstandard. Jeder Punkt markiert das Ergebnis eines Patienten. Es sei darauf hingewiesen, daß dem Untersucher die Diagnose jeweils nicht bekannt war.

Eine Beeinflussung der Ergebnisse durch eine zytostatische und/oder strahlentherapeutische Behandlung konnten wir, wie zuletzt auch von Tautz angegeben, nicht beobachten.

Die Problematik dieser Methode liegt bisher ausschließlich am hohen apparativen und personellen Aufwand und in der Schwierigkeit seiner Standardisierung.

Unsere Untersuchungsergebnisse bestätigen die vor allem von Douwes, Porzsolt, Ax und Tautz erprobte außergewöhnliche Sensitivität der Methode bei der Diagnostik von Malignomen.

Hierbei soll abschließend noch einmal auf die von uns erzielte diagnostische Treffsicherheit von über 90% hingewiesen werden.

Dr. med. R. Sintermann
Urologische Klinik rechts der Isar
der Technischen Universität
Ismaninger Str. 22
D-8000 München 80

Prof. Dr. med. C. Gries
Medizinisch-Diagnostisches Institut
Perfallstr. 1
D-8000 München 80

Verhandlungsbericht der Deutschen Gesellschaft
für Urologie, 31. Tagung (1979), 343/344

Wechselwirkung zwischen Immunsystem und Tumor beim menschlichen Prostata-Karzinom

M. Wirth, R. Ackermann

Tumorassoziierte Antigene sind für das menschliche Prostata-Karzinom bislang nicht eindeutig nachgewiesen. Bekannt ist aber, daß Lymphozyten von Patienten mit Prostata-Karzinomen kultivierte Prostata-Karzinomzellen in vitro abtöten [5]. Die Zellen, die für diesen Vorgang verantwortlich sind, konnten bisher nicht eindeutig identifiziert werden. Würde die in vitro Zytolyse zum Beispiel durch T-Lymphozyten bewirkt, die für tumorspezifische Immunreaktionen verantwortlich gemacht werden, wäre dies ein wichtiger Hinweis für die Existenz von tumorassoziierten Antigenen des Prostata-Karzinoms. Mit den vorliegenden Untersuchungen wurde der Nachweis der für die in vitro Zytolyse verantwortlichen Effektorzellen angestrebt.

Lymphozyten aus peripherem Venenblut wurden mittels eines Ficoll-Dichtegradienten isoliert [2]. Die isolierten mononukleären Zellen wurden anschließend über Nylonwolle geschickt. Vor und nach Nylonwollpassage wurde der Anteil der T-Lymphozyten durch Spontanrosettierung mit Schaferythrozyten bestimmt, der Anteil der B-Lymphozyten durch Nachweis von Oberflächen-Immunglobulinen mittels Immunfluoreszenz und der Anteil der Makrophagen über die Phagozytose von Latexpartikeln [1]. Die Vitalität der Zellen wurde mit dem Trypanblautest geprüft. Als Zielzellen dienten die aus Prostata-Karzinomen angezüchteten Zellinien EB 33, DU 145 und PC 3 [4,6,7]. Die zelluläre Zyto toxizität wurde für Effektorzellen vor und nach Nylonwollpassage mit einem ^{51}Cr-Freisetzungstest mit 12^h Inkubation ermittelt [3].

Abbildung 1 a zeigt den prozentualen Anteil der B-Zellsubpopulation vor Nylonwollpassage und den deutlichen Abfall der B-Zellen von durchschnittlich 19% auf 1,5% nach Nylonwollpassage für acht Probanden. Analog dazu finden sich in Abbildung 1 b die Verhältnisse für Makrophagen. Der Mittelwert des prozentualen Anteils an Makrophagen fiel nach Nylonwollpassage von 9,5% auf 2,5%. Der Anteil an T-Lymphozyten, die durch Spontanrosettierung

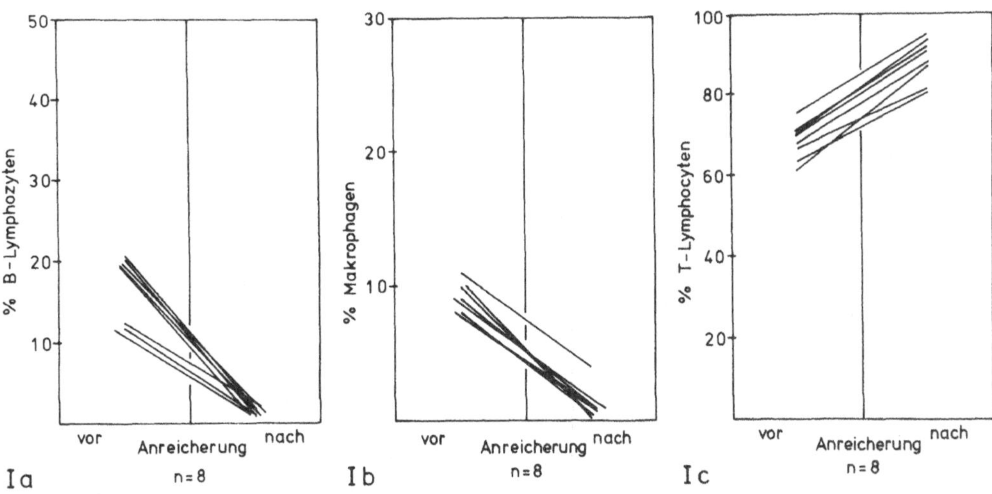

Abb. 1 a–c. Prozentualer Anteil an B-Lymphozyten, Makrophagen und T-Lymphozyten vor und nach Anreicherung von spontan rosettierenden Zellen durch Nylonwollpassage

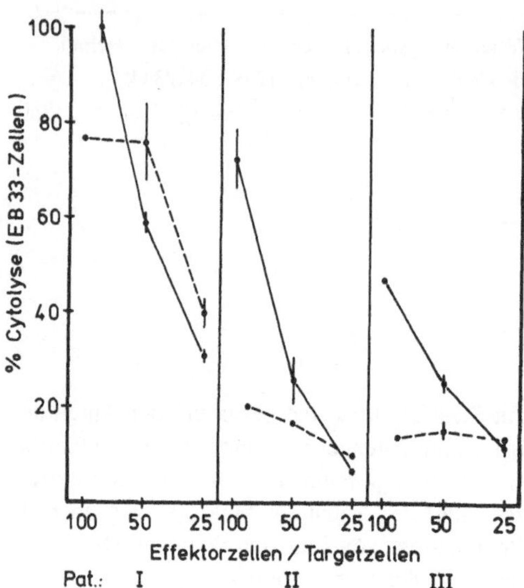

Abb. 2. Zytotoxizität peripherer mononukleärer Zellen von Prostata-Karzinompatienten vor und nach T-Zellanreicherung .-----. Zytotoxizität vor T-Zellanreicherung .———. Zytotoxizität nach T-Zellanreicherung

erfaßt wurden, nahm dagegen nach Nylonwollpassage von durchschnittlich 70,5% auf 88% zu (Abb. 1 c).

Abbildung 2 zeigt die zelluläre Zytotoxizität gegen EB 33 Zellen vor und nach T-Zellanreicherung für drei Patienten mit Prostata-Karzinom. Bei diesen drei Probanden findet sich eine deutliche Steigerung der Zytotoxizität nach T-Zellanreicherung, die aber nicht linear mit dieser einhergeht. Gleiche Beobachtungen wurden bei weiteren sechs von insgesamt acht Patienten gemacht.

Die Untersuchung hat ergeben, daß mit einer Vergrößerung des Anteils der mit Spontanrosettierung erfaßten Zellen die zelluläre Zytotoxizität zunimmt.

Dies kann ein Hinweis für eine tumorspezifische Immunantwort bei Patienten mit Prostata-Karzinomerkrankung sein. Eine andere Erklärung für die gesteigerte Zytotoxizität wäre in einer Anreicherung von natürlichen „Killer"-Zellen zu sehen. Möglich ist auch, daß der Anteil von T-Suppressor-Zellen durch die verschiedenen Isolierungsvorgänge verringert wurde.

Eine spezifische antikörperabhängige K-Zell-Zytolyse kann wegen der häufigen Waschungen der Lymphozyten und dem daraus folgenden Antikörper-Verlust ausgeschlossen werden.

Weitere Aussagen über die Tumorspezifität dieser Reaktion sind von entsprechenden Kontrolluntersuchungen mit Lymphozyten von Normalpersonen zu erwarten. Solche Teste werden zur Zeit vorgenommen.

Zusammenfassend läßt sich feststellen: Lymphozyten von Prostata-Karzinompatienten können kultivierte Prostata-Karzinomzellen in vitro abtöten. Eine Anreicherung der für tumorspezifische Reaktionen verantwortlichen T-Lymphozyten geht parallel mit dem Zuwachs der zellulären Zytotoxizität.

Literatur

1. Aiuti F, Cerottini J-C, Coombs RRA, Cooper M, Dickler HB, Frøland S, Fudenberg HH, Greaves MF, Grey HM, Kunkel HG, Natvig J, Preud'homme J-L, Rabellino W, Ritts RE, Rowe DS, Seligmann M, Siegal FP, Stjernswärd J, Terry WD, Wybran J (1975) International Union of Immunological Societies (IUIS) Report - July 1974. Identification, enumeration and isolation of B and T lymphocytes from human peripheral blood. Clin Immunol Immunopathol 3:584. - 2. Boyum A (1978) Isolation of mononuclear cells and granulocytes from human blood. Scand J Clin Lab Invest Suppl 97, 21:77. - 3. Brunner KT, Mauel J, Cerottini JC, Chapusi B (1968) Quantitative assay of the lytic action of immune lymphoid cells on ^{51}Cr-labeled allogeneic target cells in vitro; inhibition by isoantibody and by drugs. Immunology 14:181. - 4. Kaighn EM, Lechner JF, Narayan KS, Jones LW (1978) Prostatic Carcinoma: Tissue culture cell lines. Natl Cancer Inst Monogr 49:17. - 5. Okabe T, Ackermann R, Wirth M, Frohmüller HGW (im Druck) Cell-mediated cytotoxicity in patients with cancer of the prostate. J Urol. - 6. Okada K, Schroeder FH (1974) Human prostatic carcinoma in cell culture: Preliminary report on the development and characterization of an epithelial cell line (EB 33). Urol Res 2:111. - 7. Stone KR, Mickey DD, Wunderli H, Mickey GH, Paulson DF (1978) Isolation of a human prostate carcinoma cell line (DU 145). Int J Cancer 21:274

Dr. med. M. Wirth
Urologische Klinik und Poliklinik
der Universität Würzburg
Josef-Schneider-Str. 2, D-8700 Würzburg

Verhandlungsbericht der Deutschen Gesellschaft für Urologie, 31. Tagung (1979), 345/346

Ein auf „nude" mice transplantierbares, hormonabhängiges Prostata-Karzinom (PC 82) - weitere Ergebnisse

J.C. Romijn, K. Oishi, F.H. Schröder

Unser Wissen über das biologische Verhalten des Prostata-Karzinoms ist noch immer begrenzt. In letzter Zeit sind gut charakterisierte Tiermodelle wie der Dunning Tumor R 3327 und einige andere Rattentumoren [1-3] beschrieben worden. Ein experimentelles Modell des menschlichen Prostata-Karzinoms soll im folgenden vorgestellt werden.

Der auf nackte Mäuse transplantierbare Tumorstamm PC 82 entstand im Juli 1977 in unserem Laboratorium durch Transplantation von mäßig differenziertem menschlichem Prostata-Karzinomgewebe auf männliche nackte Mäuse. Eine erste Mitteilung hierüber erfolgte durch Hoehn [4]. Der Tumor hat sein ursprüngliches cribriformes histologisches Bild wenig oder nicht verändert, er wächst nicht auf weiblichen Tieren, er wird kleiner nach Kastration der Maus und enthält große Mengen saurer Phosphatase, die immunologisch als menschliche saure Prostataphosphatase identifiziert werden konnte.

Ergebnisse

Zusätzlich zu den erwähnten Untersuchungen wurden eine Anzahl weiterer Experimente ausgeführt, die die Ähnlichkeit des PC 82 Tumorstammes mit dem menschlichen Prostata Karzinom noch besser dokumentieren [5].

Wachstumsgeschwindigkeit

Das menschliche Prostata Karzinom ist meist ein langsam wachsender Tumor, dessen Volumen Verdoppelungszeit in der Größenordnung von Monaten liegt. Ein experimentelles Modell muß diese Eigenschaft reproduzieren.

Wachstumsexperimente am PC 82 mit regelmäßiger Messung des Tumorvolumens zeigen, daß nach einer exponentiellen Wachstumsphase von etwa drei Monaten die Wachstumsgeschwindigkeit abnimmt. Die Verdoppelungszeit des Tumors wurde aus über 20 Wachstumskurven errechnet und beträgt in der exponentiellen Phase 18 ± 5 Tage. Es besteht kein Unterschied zwischen frühen und späteren Passagen. Nach Ablauf der exponentiellen Wachstumsphase wird die Verdoppelungszeit stark variierend.

Saure Phosphatase im Serum

Die saure Phosphatase wurde im Serum der Mäuse, im Sekret der Tumoren und im Serum von zehn Kontrolltieren gemessen. Alle tumortragenden Tiere hatten hohe periphere saure Phosphatase-Aktivitäten. Der größte Teil dieser Aktivität war durch Tartrat inhibierbar. Die Aktivitäten, die in der sekretartigen Flüssigkeit gefunden wurden, die aus größeren Tumoren gewonnen werden kann, waren extrem hoch und variierten zwischen 17000 und 124000 I.U.

Lactat Dehydrogenase (LDH) im Serum

Kürzlich wurde durch Grayhack [6] und Mitarbeiter auf die Bedeutung der relativen Zunahme des Isoenzymes V der LDH als möglichem Marker beim menschlichen Prostata-Karzinom hingewiesen.

Die LDH und ihre Isoenzyme wurden in Serum der Tumor tragenden Mäuse in der Sekretflüssigkeit der Tumoren und im Serum von Kontrolltieren untersucht.

Der LDH Spiegel war bei Tumor tragenden Tieren gegenüber Kontrolltieren erhöht. Der Unterschied war jedoch nicht signifikant. Nach Gelelektrophoretischer Auftrennung der Isoenzyme konnte bei den Tumor tragenden Mäusen im Gegensatz zu den Kontrollen das menschliche Isoenzym Nr. V nachgewiesen werden. Analyse von Tumorextrakten zeigte, daß das Isoenzym Nr. V das wichtigste Isoenzym war.

Rezeptorstudien

In vorläufigen Experimenten wurde gezeigt, daß Zellkerne von PC 82 pro Kern etwa 1200 Moleküle DHT Rezeptor enthalten. Das DHT bindende Protein wurde durch Agar Gel Elektrophorese isoliert. Die Ergebnisse konnten auch durch Protaminsulfatpräzipitation bestätigt werden.

Zusammenfassung

Zusammenfassend kann festgestellt werden, daß seine Morphologie, Wachstumseigenschaften, endokrine Abhängigkeit, Produktion und Sekretion von saurer menschlicher Prostata-Phosphatase die Erhöhung des LDH Isoenzyms V und das Vorhandensein von DHT Rezeptor in den Nuclei den Tumorstamm PC 82 als geeignetes Modell für das menschliche Prostata Karzinom charakterisieren.

Literatur

1. Isaacs JT, Heston WDW, Weisman RM, Coffey DS (1978) Cancer Res 38:4353. – 2. Pollard M, Luckert PH (1975) J Natl Cancer Inst 54:643. – 3. Noble R (1977) Cancer Res 37:1929. – 4. Höhn W, Jöbsis AC, Schröder FH (1977) Manuskript in Vorbereitung. – 5. Romijn JC, Oishi K, Steenbrugge GJ van, Bolt-de Vries J, Schröder FH (1980) Proceedings 3rd Workshop on „nude" mice. – 6. Grayhack JT (1975) Enzymes in diagnosis and staging of prostatic cancer. Prostatic Cancer Newsletter 2:4

Prof. Dr. F. H. Schröder
Urologische Klinik
Erasmus Universität
Rotterdam

Verhandlungsbericht der Deutschen Gesellschaft für Urologie, 31. Tagung (1979), 347/348

Erfahrungen und Ergebnisse der unspezifischen Lymphozyten-Stimulation mittels systemischer BCG-Applikation beim Blasenkarzinom

U. Stöber, P. Kolle

Seit Ende der 60er Jahre werden BCG-Präparate zur unspezifischen Lymphozyten-Stimulation im Rahmen einer aktiven Tumorimmuntherapie klinisch eingesetzt. Die bisher erzielten Ergebnisse waren recht wechselhaft, z.T. widersprüchlich. Da eine randomisierte Studie einer BCG-Behandlung beim Harnblasenkarzinom bisher nicht vorlag, sahen wir uns veranlaßt, den therapeutischen Effekt einer solchen Tumorimmuntherapie zur Rezidivprophylaxe zu überprüfen.

Zur Teilnahme an dieser Studie mußten folgende Voraussetzungen erfüllt sein:

1. Vollständige Entfernung des Primärtumors durch transurethrale Elektroresektion. (Es wurden daher nur Patienten mit T_1- und T_2-Tumorstadien berücksichtigt.)
2. Normale Leberfunktion.
3. Anamnestisch keine Tuberkulose.
4. Negativ oder schwach positiver Tuberkulintest.

Wir wählten die systemische intradermale Applikationsform mittels Skarifikation. Die monatliche Einzeldosis betrug 37,5 mg Immun-BCG-Pasteur F (2 x 10^8 Bazillen). Die Dauer der Studie wurde auf ein Jahr festgesetzt, bei Auftreten von Rezidiven nicht weiter fortgesetzt.

Das Ausmaß der Lymphozyten-Stimulation maßen wir anhand einer BCG-Antikörper-Titerbestimmung. Man kann verschiedene BCG-Antikörper nachweisen.

1. Hämaglutinations-Antikörper:
   Diese werden aus Immunzellen aktiv sezerniert (nicht aus Lymphozyten).
2. Hämolysierende Antikörper:
   Ihre Freisetzung erfolgt beim Zerfall von sensibilisierten Lymphozyten, und zwar bei Anwesenheit von Tuberkulin, d.h. diese Antikörper geben exakt den Grad der Lymphozyten-Stimulation an.
3. Inkomplette Antikörper:
   Sie sind ein Indikator für das Bestehen eines immunologisch aktiven Prozesses, d.h., solange diese nachweisbar sind, gehen immunologische Reize von einem BCG-Herd aus.

Ergebnisse

Von den 30 mit BCG behandelten Patienten bildeten 21 (70%) BCG-Antikörper. Am häufigsten waren inkomplette Antikörper, seltener hämolysierende und hämaglutinierende Antikörper nachweisbar, siehe Abbildung 1.

BCG-Antikörper	Patienten (n=21) %
HA- AK	22
HL- AK	44
Ink.- AK	94

Abb. 1. Häufigkeitsverteilung von BCG-Antikörpern nach BCG-Tumorimmuntherapie (Blasenkarzinom). Dauer: 12 Monate. Dosis: 2 x 10^8 Bazillen / monatlich i.d. mittleres Patientenalter: 69 Jahre

Der durchschnittliche Titerverlauf ist der Abbildung 2 zu entnehmen. Die Antikörperkonzentration konnte nach drei Monaten durch weitere Boosterimpfungen nicht wesentlich gesteigert werden.

Trotz quantitativ nachweisbarer Lymphozyten-Stimulation traten die Rezidive der BCG-behandelten Patienten im Vergleich zur Kontrollgruppe in noch etwas kürzeren Zeitabständen auf, wobei signifikante Unterschiede nicht ersichtlich wurden, siehe Abbildung 3.

Auch konnte die Intensität der Lymphozyten-Infiltrate in den Rezidivtumoren durch die BCG-Behandlung nicht gesteigert werden. Offenbar wurden nur bestimmte cellclone, d.h. Lymphozyten mit bereits präformierten Antikörpern gegen BCG-Antigene, nicht aber gegen tumorspezifische Transplantatantigene stimuliert.

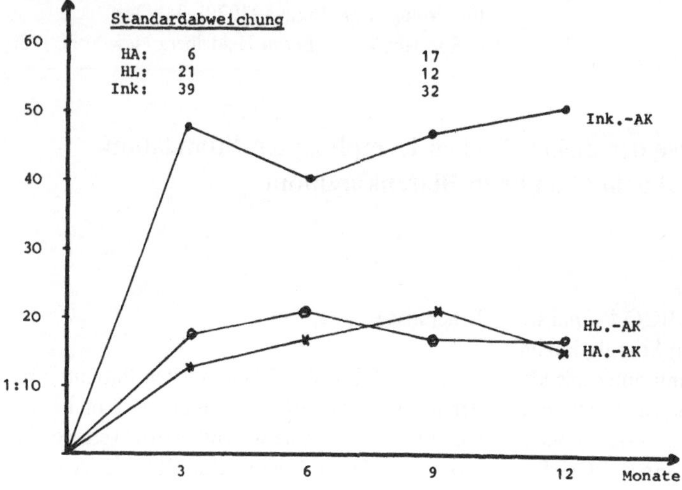

Abb. 2. Mittlerer BCG-Antikörpertiter und Standardabweichung während zwölfmonatiger BCG-Tumorimmuntherapie bei Patienten mit Blasenkarzinom. Dosis: 2 x 10^8 Bazillen / monatlich i.d. mittleres Patientenalter: 69 Jahre

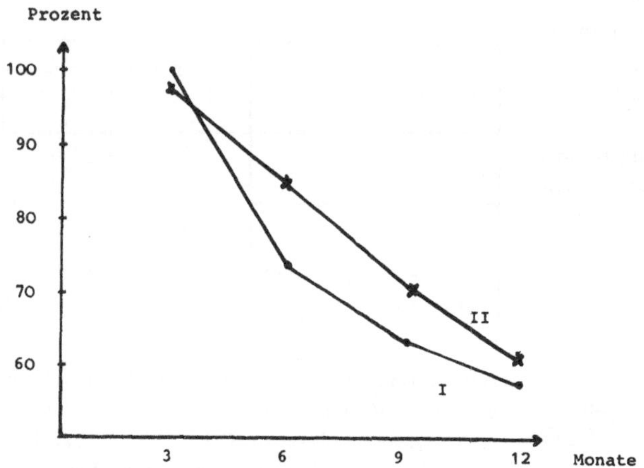

Abb. 3. Rezidivfreies Intervall von Patienten mit Harnblasenkarzinom. Tumorstadien: T_1 / T_2. Therapie: TUR. Kurve I: BCG-Gruppe (2 x 10^8 Bazillen monatlich i. d.). Kurve II: Kontrollgruppe (∅ Immuntherapie)

Mit der von uns gewählten Einzeldosis und Applikationsform konnten wir gravierende Nebenwirkungen, wie allergischen Schock, Blutdruckabfall, Hämolyse, intravasale Blutgerinnung, Leberabzesse, Lebergranulome und Leberfunktionsstörungen vermeiden. Solche Nebenwirkungen wurden bei intratumoraler BCG-Applikation beschrieben. Der therapeutische Effekt infrafokaler BCG-Injektionen steht jedoch in keinem Verhältnis zu diesen gravierenden Nebenwirkungen. Die histologisch nachweisbaren Tumornekrosen nach intratumoraler BCG-Verabreichung basieren nicht auf der Grundlage einer spezifischen Reaktion von Lymphozyten auf tumorspezifische Transplantatantigene, sondern müssen als unspezifische Begleiterscheinung einer spezifisch entzündlichen Reaktion von Lymphozyten auf BCG-Antigenen interpretiert werden.

Nach den vorliegenden Ergebnissen halten wir die systemische BCG-Monotherapie zur Rezidivprophylaxe eines Harnblasenkarzinoms für klinisch nicht relevant. Die intratumorale Applikationsform ist abzulehnen.

Dr. Stöber
Urologische Klinik
der Medizinischen Hochschule Hannover
Karl-Wiechert-Allee 9
D-3000 Hannover 61

Verhandlungsbericht der Deutschen Gesellschaft für Urologie, 31. Tagung (1979), 349-351

Chemoimmunprophylaxe bei oberflächlichen Harnblasenkarzinomen

H.-D. Adolphs

Seit 1976 sind wir bemüht, das Konzept der Chemoimmunprophylaxe auf der Basis gesicherter experimenteller Befunde weiter zu entwickeln. Seit 1978 führen wir diese Behandlung zur Rezidivprophylaxe des oberflächlichen Blasenkarzinoms in unserer Klinik durch.

Eigene tierexperimentelle Ergebnisse zeigten, daß die Blasentumorgewichte bei Ratten nach kombinierter Behandlung mit Zyklophosphamid und BCG stärker reduziert waren als nach Zyklophosphamid- oder BCG-Behandlung allein Tabelle 1). Auch bei anderen experimentellen Tumoren konnte ein Synergismus zwischen Chemotherapie und nachfolgender unspezifischer Immuntherapie nachgewiesen werden (Literatur bei [1] und [2]; [7, 10, 17, 18, 20, 22]).

Methodik

Bei 15 Patienten führten wir nach vollständiger Resektion eines T_1-Tumors die Chemoimmunprophylaxe mit Zyklophosphamid und BCG durch. Voraussetzungen hierfür waren:

1. eine intakte zelluläre Immunkompetenz im DNCB-Test,
2. Infektfreiheit des Urins.

Am 14. postoperativen Tag injizierten wir 700 mg Zyklophosphamid pro m^2 i. v. Nach zwei weiteren Wochen instillierten wir 120 mg BCG in 50 ml physiologischer NaCl-Lösung; diese Suspension wurde mindestens 1 Std in der Blase belassen. Gleichzeitig führten wir eine perkutane BCG-Impfung durch. Die BCG-Instillationen einschließlich der perkutanen Immunisierungen wurden insgesamt sechsmal in wöchentlichen Abständen durchgeführt. Alle drei Monate wurde der Patient endoskopisch kontrolliert.

Ergebnisse

Die vorläufige Auswertung bei 15 Patienten ergab bisher in keinem Fall ein Tumorrezidiv (Tabelle 2). Selbstverständlich sind die Fallzahlen noch zu gering und die Nachbeobachtungsdauer von maximal 20 Monaten zu kurz, um definitive Schlußfolgerungen zu ziehen. Wenn man jedoch bedenkt, daß die Rezidivrate in den ersten Jahren bis zu 60 % erreichen kann, darf man mit Vorbehalt diese Ergebnisse als günstig bezeichnen. Auch die vier Patienten mit rezidivierenden Karzinomen blieben bis jetzt tumorfrei.

Die von uns beobachteten Nebenwirkungen waren nicht gravierend und traten meistens im Anschluß an die BCG-Behandlung auf; sie dauerten maximal ein bis zwei Tage (Tabelle 3). Laborchemisch traten keine Abweichungen von der Norm auf.

Endoskopisch fanden wir bei einem Patienten 14 Tage nach Ende der BCG-Instillationen Schleimhautveränderungen, die nicht von einem

Tabelle 1. Wirksamkeit der Zyklophosphamid/BCG-Behandlung bei experimentellen Harnblasentumoren [2]

Behandlung	Blasentumorgewichte (g)		Signifikanter Unterschied gegen Kontrolle
	median	range	
Kontrolle	3,1	3,2	–
Zyklophosphamid	2,7	4,8	–
BCG	1,4	3,1	$p < 0{,}05$
Zyklophosphamid + BCG	0,9	2,5	$p < 0{,}01$

Tabelle 2. Ergebnisse der Chemoimmunprophylaxe bei 15 Patienten mit T_1-Tumoren

N	Pat.-Alter (Jahre)	Rezidiv	Tumorgrad	Verlauf
1	46	–	II	rezidivfrei nach 20 Monaten
2	65	–	I	rezidivfrei nach 20 Monaten
3	74	4.	I	rezidivfrei nach 18 Monaten
4	67	–	III	rezidivfrei nach 17 Monaten
5	77	6.	I–II	rezidivfrei nach 15 Monaten
6	58	–	I	rezidivfrei nach 15 Monaten
7	62	–	II	rezidivfrei nach 10 Monaten
8	56	2.	I	rezidivfrei nach 7 Monaten
9	59	3.	I	rezidivfrei nach 7 Monaten
10	72	–	I–II	rezidivfrei nach 6 Monaten
11	53	–	I–II	rezidivfrei nach 5 Monaten
12	59	–	I–II	rezidivfrei nach 5 Monaten
13	67	–	I	rezidivfrei nach 3 Monaten
14	74	–	I–II	rezidivfrei nach 3 Monaten
15	74	–	I	rezidivfrei nach 3 Monaten

Tabelle 3. Nebenwirkungen der Chemoimmunprophylaxe (N = 15)

	Fallzahl	(%)
Dysurie	12/15	(80%)
Pollakisurie	10/15	(66,7%)
Fieber	5/15	(33%)
Allergie	1/15	(6%)

Tumorrezidiv unterscheidbar waren. Histologisch handelte es sich jedoch nur um eine schwere Dysplasie mit entzündlichen Infiltrationen und epitheloidzelligen Granulomen. Zwei Monate später war der Schleimhautbefund völlig normalisiert.

In letzter Zeit wurde bereits über einen protektiven Effekt der intravesikalen BCG-Instillation berichtet [15]. Lamm u. Mitarb. [13] behandelten bisher 37 Patienten in Form einer prospektiven randomisierten Studie. Diese begann zwar erst im Januar 1978, läßt jedoch bereits einen statistisch gesicherten günstigen Effekt der BCG-Prophylaxe gegenüber einer unbehandelten Kontrollgruppe erkennen. Das BCG-Behandlungsschema dieser Arbeitsgruppe entspricht – bis auf die Zyklophosphamid-Vorbehandlung – genau unserem Protokoll.

Aufgrund experimenteller Daten sind möglicherweise drei immunologische Machnismen bei der Chemoimmunprophylaxe wirksam:

1. Die humorale Immunantwort wird durch Zyklophosphamid in niedriger Dosierung inhibiert. Diese Suppression verhindert eine Immunkomplexbildung, die wiederum mit Tumorprogression im Sinne eine Enhancements korreliert (Literatur bei [1] und [2]; [6, 12, 14, 16]).

2. Zyklophosphamit inhibiert bestimmte Vorstufen von Suppressorzellen. Hierdurch kommt es zu einer Verstärkung der zytotoxischen Immunantwort der Killerzellen, die den Tumor zerstören [3, 8, 11, 19, 21].

3. BCG übt über eine chronisch-granulomatöse Entzündung einen tumorzerstörenden Effekt aus (Literatur bei [4] und [5]. Die genaue Wirkungsweise von BCG ist noch nicht bekannt, eine direkte unspezifische Stimulierung des Immunsystems wird jedoch angenommen [9,23].

Zusammenfassung

Die Ergebnisse der von uns erstmals vorgestellten Chemoimmunprophylaxe nach vollständiger Resektion eines T_1-Blasenkarzinoms zeigen eine günstige Beeinflussung der Rezidivrate. Der definitive Wert dieser Behandlung muß noch durch prospektive randomisierte Studien bestätigt werden. Die wirksamen immunbiologischen Parameter bedürfen einer weiteren Abklärung.

Literatur

1. Adolphs H-D, Steffens L (1976) Theoretische und praktische Möglichkeiten der Immuntherapie

maligner urologischer Tumoren. Helv Chir Acta 43:285. – 2. Adolphs H-D, Thiele J, Kiel H (1979) Effect of intralesional and systemic BCG-application or a combined Cyclophosphamide/BCG treatment on experimental bladder cancer. Urol Res 7:71. – 3. Askenase PW, Hayden BJ, Gershon RK (1975) Augmentation of delayed type hypersensitivity by doses of Cyclophosphamide which do not affect antibody responses. J Exp Med 141:697. – 4. Bast jr RC, Zbar B, Borsos T, Rapp HJ (1974) BCG and cancer (first of two parts). N Engl J Med 290:1413. – 5. Bast jr RC, Zbar B, Borsos T, Rapp HJ (1974) BCG and cancer (second of two parts). N Engl J Med 290:1458. – 6. Buskirk HH, Crim JA, Petering HG, Merritt K, Johnson AG (1965) Effect of uracil mustard and several antitumor drugs on the primary antibody response in rats and mice. J. Natl Cancer Inst 34:747. – 7. Fisher B, Rubin H, Saffer E, Wolmark N (1976) The effect of Corynebacterium parvum in combination with 5-Fluororouracil, L-Phenylalanine mustard, or Methotrexate on the inhibition of tumor growth. Cancer Res 36:2714. – 8. Gill HK, Liew FY (1978) Regulation of delayed-type hypersensitivity. III. Effect of cyclophosphamide on the suppressor cells for delayed-type hypersensitivity to sheep erythrocytes in mice. Eur J Immunol 8:172. – 9. Gutterman JU, Mavligit G, McBride C, Frei III E, Hersh EM (1973) Immunoprophylaxis of malignant melanoma with systemic BCG: study of strain, dose, and schedule. Natl Cancer Inst Monogr 39:205. – 10. Hattori T, Yamagata S (1977) Combined treatment with anaerobic corynebacterium liquefaciens and chemotherapeutics against solid tumor in mice. Gan 68:115. – 11. Hurme M (1979) Differential cyclophosphamide sensitivity of precursor cells in allogeneic and H-2 restricted cytotoxic responses. J Exp Med 149:290. – 12. Husberg S, Ericsson H (1978) Influence of cyclophosphamide on the antibody response evoked by an experimental sarcoma in rats. Transplantation 26:135. – 13. Lamm DL, Thor DE, Harris SC, Reyna JA, Stogdill VD, Radwin HM (in press) BCG Immunotherapy of superficial bladder cancer. J Urol. – 14. Lerman SP, Weidanz WP (1970) The effect of cyclophosphamide on the ontogeny of the humoral immune response in chickens. J Immunol 105:614. – 15. Martinez-Piñeiro JA, Muntañola P (1977) Nonspecific immunotherapy with BCG vaccine in bladder tumors. A preliminary report. Eur Urol 3:11. – 16. Otterness IG, Shang Y-H (1976) Comparative study of cyclophosphamide, 6-mercaptopurine, azathiopurine and methotrexate. Clin Exp Immunol 26:346. – 17. Purnell DM, Bartlett GL, Kreider JW, Biro TG (1977) Corynebacterium parvum and cyclophosphamide as combination treatment for a murine mammary adenocarcinoma. Cancer Res 37:1137. – 18. Sansing WA, Killion JJ, Kollmorgen GM (1977) Evaluation of time and dose in treating mammary adenocarcinoma with immunostimulants. Cancer Immunol Immunother 2:63. – 19. Schwartz A, Askenase PW, Gershon RK (1978) Regulation of delayed-type hypersensitivity reactions by cyclophosphamide-sensitive T cells. J Immunol 121:1573. – 20. Scott MT (1978) Analysis of the principles underlying chemo-immunotherapy of mouse tumours. I. Treatment with cyclophosphamide followed by corynebacterium parvum. Cancer Immunol Immunother 6:107. – 21. Sy MS, Miller SD, Claman HN (1977) Immune suppression with supraoptimal doses of antigen in contact sensitivity. I. Demonstration of suppressor cells and their sensitivity to cyclophosphamide. J Immunol 119:240. – 22. Tagliabue A, Polentarutti N, Vecchi A, Mantovani A, Spreafico F (1977) Combination chemoimmunotherapy with adriamycin in experimental tumor systems. Eur J Cancer 13:657. – 23. Zbar B, Ribi E, Kelly M, Granger D, Evans C, Rapp HJ (1976) Immunologic approaches to the treatment of human cancer based on a guinea pig model. Cancer Immunol Immunother 1:127

Priv. Doz. Dr. med. H. D. Adolphs
Urologische Universitätsklinik
Venusberg
D-5300 Bonn 1

Verhandlungsbericht der Deutschen Gesellschaft für Urologie, 31. Tagung (1979), 352–355

Die klinische Bedeutung der Tumorimmunologie bei Malignomen des Urogenitaltraktes (Zusammenfassung)

R. Ackermann

Die klinischen Anwendungsmöglichkeiten der Tumorimmunologie liegen grundsätzlich im Bereich der Diagnostik, der Therapie und, wenn auch noch rein hypothetisch, im Bereich der Immunprävention.

Zur Immundiagnostik zählt nicht nur der Tumornachweis im engeren Sinn, sondern auch die Bestimmung des Tumorstadiums, die Beurteilung der Malignität und die Kontrolle von Therapie und Krankheitsverlauf.

Die zur Verfügung stehenden immundiagnostischen Methoden können in drei Gruppen eingeteilt werden:

Mit der ersten Gruppe von Testverfahren versucht man die für eine bestimmte Tumorart spezifischen Veränderungen zu erfassen.

Mit der zweiten Gruppe erfaßt man immunologische Befunde, die zwar nicht spezifisch für eine Tumorart sind, jedoch gehäuft bei Tumorerkrankungen anzutreffen sind.

Mit der dritten Gruppe wird die allgemeine Immunlage von Patienten mit Tumorerkrankungen erfaßt.

Zur ersten Gruppe gehört der direkte Nachweis von tumorspezifischen Transplantationsantigenen und von den auf diesen Antigenen beruhenden tumorspezifischen humoralen und zellvermittelten Immunreaktionen. Was die Antigene anbetrifft, so ist ihr Nachweis bei keiner urologischen Tumorart bislang gelungen, jedoch gibt es mehrere Beobachtungen, die auf tumorspezifische humorale und zellvermittelte Immunantworten bei diesen Patienten hindeuten. In diesem Zusammenhang ist der Leukozytenmigrationshemmtest in der Diagnostik von Nieren-Karzinomen zu nennen. Die heute vorgetragenen Ergebnisse sowie die Erkenntnisse vor allem von Kjaer [7] und von Pappas und Schwarze [9] lassen den diagnostischen Wert des Leukozytenmigrationshemmtestes erkennen, jedoch zeigen sich bei der routinemäßigen klinischen Anwendung dieses Testverfahrens noch Probleme, so führt z.B. die fehlende Standardisierung der für diesen Test erforderlichen Tumor- oder Antigenextrakte teilweise zu nicht reproduzierbaren Ergebnissen.

Über den Nachweis von humoralen Antikörpern bei Nieren-Karzinomträgern wurde heute ebenfalls berichtet. So wie diese Antikörper mit Antigenen anderer Tumorarten reagieren können, finden sich bei Patienten mit anderen Tumorarten Antikörper, die mit den Antigenen von Nieren-Karzinomen kreuzreagieren [1]. Die klinische Bedeutung dieser humoralen Antikörper ist bislang unbekannt.

Auch der diagnostische Wert des Leukozytenadhärenztestes für Blasen- und Prostata-Karzinome kann auf Grund der wenigen Untersuchungen zum gegenwärtigen Zeitpunkt nicht abgeschätzt werden.

Diese Beispiele zeigen, daß die Möglichkeiten einer tumorspezifischen Immundiagnostik im Humanbereich und besonders bei urologischen Tumoren sehr begrenzt sind. Routinemäßig anwendbare Verfahren stehen uns zum gegenwärtigen Zeitpunkt nicht zur Verfügung.

Mit der zweiten Kategorie von immundiagnostischen Maßnahmen werden die Veränderungen erfaßt, die zwar gehäuft bei Tumorerkrankungen vorkommen, aber keineswegs spezifisch für sie sind.

Die radio- und enzymimmunologische Bestimmung des onkofötalen Antigens Alpha-I-Fötoprotein und des Beta-Anteils des humanen Choriogonadotropins gehört in diese Gruppe. Das Alpha-I-Fötoprotein wird bei nicht-seminomatösen Hodentumoren in 60 bis 85% der Fälle erhöht gefunden, während es von Seminomen nicht gebildet wird [12]. Das Beta-HCG ist bei annähernd allen Chorio-Karzinomen sowie bei den anderen nicht-seminomatösen Hodentumoren in 60% und bei Seminomen in bis zu 20% der Fälle erhöht [2, 12]. Die klinischen Erfahrungen beweisen, daß sich diese Tumormarker zur Kontrolle von Therapie und Krankheitsverlauf eignen, vor allem, wenn sie vor Therapiebeginn erhöht sind.

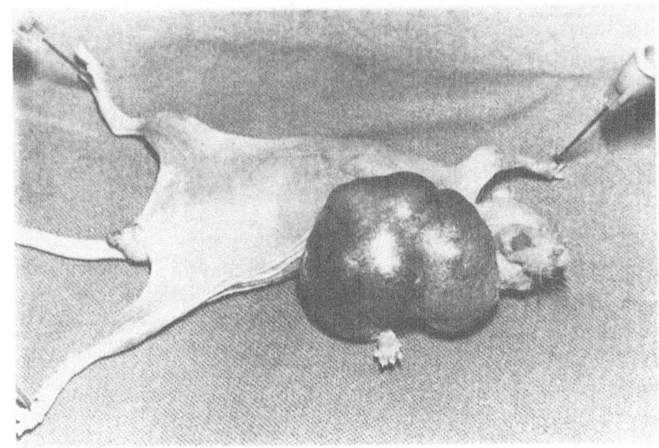

Abb. 1. Xenotransplantat eines menschlichen Terato-Karzinoms des Hodens 42 Tage nach Transplantation r nu/nu-Maus

Ihr Wert zum frühzeitigen Nachweis von Metastasen ist begrenzt, da sie bei Vorliegen von mikroskopischen Herden (Stadium B1) in über 60% der Fälle nicht erhöht sind [11]. Es ist nicht genau bekannt, ab welcher Tumorgröße eine Erhöhung des Serumspiegels von AFP und Beta-HCG zu beobachten ist. Gewisse Hinweise liefert ein auf eine thymuslose nu/nu-Maus erfolgreich transplantiertes Beta-HCG-produzierendes Terato-Karzinom (Abb. 1): ein der Abbildung entsprechender Tumor ergibt in der Maus einen Beta-HCG-Serumwert von ca. 300 ug/ml.

Das entspricht bei einem Blutvolumen der Maus von maximal 5 ml 1.500 ng zirkulierendes Beta-HCG. Bei Menschen mit einem Blutvolumen von ungefähr 5,00 l würden 1.500 ng zirkulierendes Beta-HCG aber nur einem Serumwert von 0,3 ng/ml entsprechen. Dies bedeutet, daß ein Tumor dieser Größenordnung beim Menschen noch keine Erhöhung der Beta-HCG-Serumkonzentration bewirkt.

Der dritte Tumormarker, das karzinoembryonale Antigen, ist zwar in 60 bis 80% bei Blasen-Karzinomen im Urin erhöht [4–6]. Sein Wert zum frühzeitigen Nachweis von Rezidiven ist zumindest umstritten.

Mit dem spezifischen Erythrozyten-Adhärenztest wird generell der Verlust von ABO-Isoantigenen aufgezeigt. In mehreren Vorträgen kam heute zum Ausdruck, daß dieser Test einen Hinweis auf ein potentielles invasives Wachstum eines Blasen-Karzinoms liefern kann.

Eine retrospektive Analyse von 322 T_1-Blasentumoren zeigt, daß bei ABO-antigennegativen Tumoren in 89% innerhalb von fünf Jahren ein invasiv wachsendes Rezidiv auftrat, während bei ABO-antigenpositiven Tumoren in 87% kein Rezidiv und in 91% ein nicht infiltrierendes Rezidiv zu beobachten war [8]. Die invasive Wachstumspotenz scheint mehr mit dem Vorkommen oder Fehlen der ABO-Antigene zu korrelieren als mit dem Malignitätsgrad des Tumors. Bei ABO-antigennegativen T_1-Blasentumoren traten nämlich bei Grad I- und II-Karzinomen gleich häufig wie bei Grad III-Tumoren invasiv wachsende Rezidive auf. Obwohl die letzteren Beobachtungen weiterer Überprüfungen bedürfen, ist der diagnostische Wert des spezifischen Erythrozyten-Adhärenztestes beim Blasen-Karzinom bewiesen.

Über den Verlust von organspezifischen Antigenen bei Nieren-Karzinomen wurde heute berichtet. Inwieweit ein Zusammenhang zwischen der Malignität der Nieren-Karzinome und dem Verlust dieser organspezifischen Antigene besteht, muß weiter untersucht werden.

Der Mangel an tumorspezifischen immunologischen Untersuchungsmethoden hat dazu geführt, daß zur Beurteilung von Tumorerkrankungen auch die Bestimmung der allgemeinen humoralen und zellulären Immunlage des Patienten herangezogen wird. Die in Tabelle 1 aufge-

Tabelle 1. Allgemeine, nicht turmorspezifische Immunparameter

Absolute Lymphozytenzahl im peripheren Venenblut
T- und B-Lymphozyten-Anteil
Makrophagen (Monozyten)-Anteil
Immunoglobulin-Konzentration
Complement-Faktoren
Hauttestung (DNCB, KLH, Recall Antigene)

führten Parameter haben mit Ausnahme der Hauttestungen bei urologischen Tumoren keine klinische Bedeutung erlangt. Bei Blasen-Karzinomen konnte in mehreren Untersuchungen gezeigt werden, daß Patienten mit fortgeschrittenen Tumoren signifikant weniger häufig auf Dinitrochlorobenzen reagieren. Die darin zum Ausdruck kommende Anergie ist ein prognostisch ungünstiges Zeichen, da in mehreren Untersuchungen bis zu 60% der anergen Blasentumorpatienten innerhalb eines Jahres an ihrem Tumorleiden verstarben [3]. Hauttestungen können bei der Entscheidung zu einer frühzeitigen Zystektomie evtl. eine zusätzliche Information liefern.

Eine adjuvante Immuntherapie wurde bislang bei urologischen Tumoren vorwiegend in Form der aktiven unspezifischen Immunstimulierung versucht. Es gibt Anzeichen, daß eine intraläsionale BCG-Injektion bei Blasentumoren die Rezidivhäufigkeit herabzusetzen vermag. Allerdings soll es zu schwerwiegenden Nebenerscheinungen bei dieser Behandlung kommen. Die intraläsionale Injektion von Keyhole limpet Hämozyanin scheint den gleichen Effekt ohne diese Nebenwirkungen zu haben. Die bisherigen Erfahrungen zeigen, daß, wenn überhaupt, ein Therapieeffekt nur bei kleinen Tumoren zu erwarten ist.

Eine passive Immuntherapie wurde mit Transferfaktor und mit xenogener Immun-RNA bei Nieren-Karzinomen versucht. Der Wert der letzteren Behandlungsform kann zum gegenwärtigen Zeitpunkt noch nicht abgeschätzt werden [10]. Die Ribonukleinsäure wurde aus Lymphozyten von Tieren gewonnen. Ob bei dieser Behandlung wie postuliert eine nierenkarzinomspezifische Immunität übertragen wird, ist ebenfalls nicht eindeutig geklärt. Überhaupt gibt es kaum Ansätze für eine tumorspezifische Immuntherapie, was auch, wie bereits eingangs erwähnt, auf die Immundiagnostik zutrifft.

Die mit experimentell induzierten Tumorsystemen erarbeiteten immundiagnostischen und -therapeutischen Möglichkeiten sind offensichtlich nicht in gleicher Weise beim Menschen anwendbar.

Tumorimmunologische Untersuchungen im Humanbereich basieren nie auf einer kontrollierten immunologischen Wirtsituation. Weiter unterscheiden sich menschliche Tumoren von experimentellen tierischen Tumoren, da sie spontan auftreten und nicht viral oder chemisch im Labor induziert werden und da sie meist aus einer heterogenen Zellpopulation bestehen. Diese Unterschiede erklären aber, weshalb wir nur wenig über die immunogenen Eigenschaften von spontan auftretenden menschlichen Tumoren wissen (Tabelle 2).

Die Kenntnis der Immunogenität von Tumoren ist aber eine absolute Voraussetzung für eine tumorspezifische Immundiagnostik und -therapie.

Tabelle 2. Unterschiede in der Tumorimmunologie bei Mensch und Tier

	Mensch	Tier
Tumorwirt:		
Genetik	heterogen	syngen
Immunlage	verschieden	gleich
Tumor:		
Entstehung	spontan	experimentell-induziert
Zellpopulation	heterogen	homogen
spez. Immunogenität	?	vorhanden

Literatur

1. Ackermann R (1975) Tumor-associated antibodies against renal cell carcinomas detected by immunofluorescence. Eur Urol 1:154. – 2. Bartsch G, Mikuz G, Weissteiner G, Daxenbichler (1979) β-HCG-positive Seminome. Akt Urol 10:259. – 3. Catalona WJ, Smolev FK, Harty JI (1975) Prognostic value of host immunocompetence in urologic cancer patients. J Urol 114:922. – 4. Hall RR, Laurence DJR, Munroe Neville A, Wallace DM (1973) Carcino-embryonic antigen and urothelial carcinoma. Br J Urol 45:88. – 5. Hering H, Weidner W, Hering F (1976) CEA-Bestimmungen bei Karzinomen des Urogenitaltraktes. Med Lab 29:193. – 6. Jonescu G, Romas NA, Ionascu L, Bennett S, Tannenbaum M, Veenema RJ, Lattimer JK (1976) Carcinoembryonic antigen and bladder carcinoma. J Urol 115:46. – 7. Kjaer M (1974) In vitro demonstration of cellular hypersensitivity of tumor antigens by means of leucocyte migration technique in patients with renal carcinoma. Eur J Cancer 10:523. – 8. Newman jr AJ, Carlton CE, Johnson S (1979) Cell surcace A, B or 0 (H) blood group antigens as an indicator of malignant potential in stage A bladder carcinoma. Vortrag 74. Jahrestagung American. Urological Association, New York. – 9. Pappas A, Schwarze G (1974) In vitro demonstration of cell-mediated immunity against human renal cell carcinoma assessed by the leucocyte migration assay. Z. Immunitätsforsch. Immunobiol 148:142. – 10. Ramming KG, DeKernion JB (1977) Immune RNA

therapy for renal cell carcinoma. Ann Surgery 186:459. – 11. Scardino PT, Skinner DG, McIntire KR, Waldmann TA (1979) Limitations on the sensitivity of serum levels of HCG and AFP in detecting and monitoring germ cell tumors. Vortrag 74. Jahrestagung American. Urological Association, New York. – 12. Waldmann TA, McIntire RK (1974) The use of a radioimmunoassay of alphafetoprotein in the diagnosis of malignancy. Cancer 34:1510

Priv.-Doz. Dr. R. Ackermann
Urologische Klinik und Poliklinik
der Universität Würzburg
Luitpoldkrankenhaus, D-8700 Würzburg

Freie Vorträge

Verhandlungsbericht der Deutschen Gesellschaft für Urologie, 31. Tagung (1979), 359–361

Automatisierte Gewebsuntersuchung: Vergleichend histologische und histophotometrische Untersuchungen an frischen Blasengeweben

K.H. Kurth, A.K. Binder, F.J.W. ten Kate

Einleitung

Automatisierte Diagnostik sollte im Routinebetrieb den qualifizierten Spezialisten entlasten, mit hoher Treffsicherheit ein eindeutiges, diagnostisches Ergebnis liefern und durch ihre spezielle Untersuchungsmethodik das Resultat überprüfbar und gleichzeitig unabhängig von subjektiven Wertungen machen. An diesen Kriterien möchten wir die Methode der histophotometrischen Gewebsuntersuchung messen lassen und ihren derzeitigen Stellenwert zur Diskussion stellen.

Methode

Eine sogenannte dicke Gewebsprobe, die nicht kritische Dicke beträgt ca. 1 mm, wird mit Licht der Wellenlänge 366 nm durchstrahlt. Ein Detektorarray tastet die Winkelverteilung des austretenden Lichtes, das die diagnostische Information enthält, ab (Abb. 1). Mittels eines Computers wird aus den Detektorsignalen der diagnostische Parameter D berechnet. Der ermittelte Zahlenwert soll eindeutig die gemessene Gewebsprobe charakterisieren: als tumorös, entzündlich verändert, normal.

GERÄTEPROTOTYP „HISTOMAT“

(Prinzip)

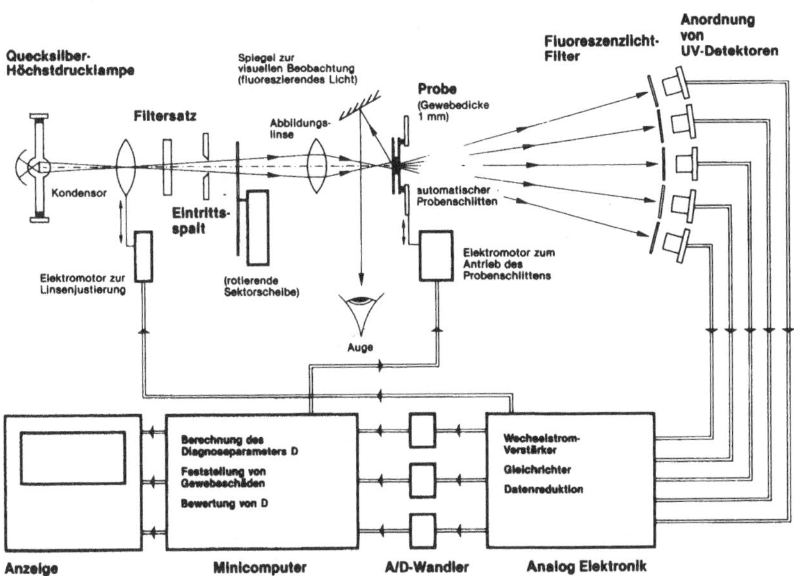

Abb. 1. Schema des Gewebeuntersuchungsgerätes „Histomat“. Das Gerät liefert innerhalb von 25 s eine Diagnose

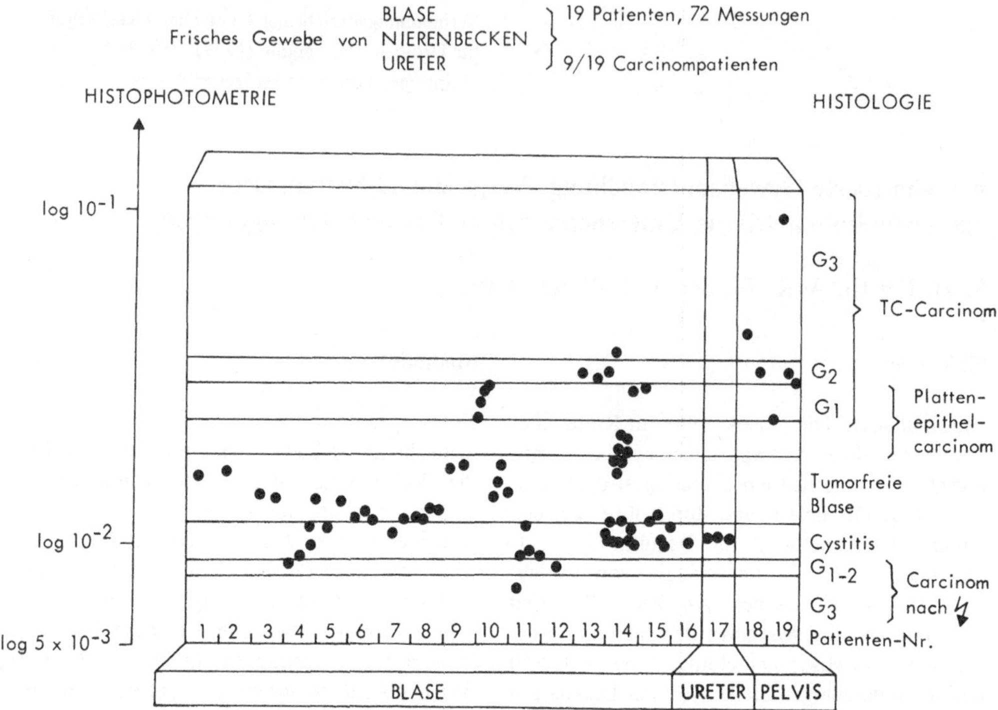

Abb. 2. Graphische Darstellung des Vergleichs Histophotometrie-Histologie. Links auf der Ordinate sind die numerischen, histophotometrischen Resultate in logarithmischem Maßstab abgetragen. Unten auf der Abszisse sind die Patienten durch die Nummern 1 bis 19 gekennzeichnet. Rechts ist die histologische Diagnose vermerkt.

Bei früheren Untersuchungen, zunächst mit einem Laboraufbau, dann mit dem automatisierten Geräteprototyp „Histomat", wurde an formalinfixiertem Gewebe die eindeutige Wiederholbarkeit des histophotometrischen Resultates bei identischen histologischen Diagnosen gefunden. Die gleichen Untersuchungen wurden nun mit dem „Histomat" an unpräpariertem, frischem, operativ entnommenem Blasen-, Ureter- und Nierenbeckengewebe durchgeführt. Die Ergebnisse sind in der Abbildung 2 dargestellt.

Ergebnisse

An Gewebe von 19 Patienten erfolgten 72 Messungen. In der Abbildung 2 sind links auf der Ordinate die numerischen histophotometrischen Resultate in logarithmischem Maßstab abgetragen. Unten auf der Abszisse sind die einzelnen Patienten durch die Nummern 1 bis 19 gekennzeichnet. Rechts ist die histologische Diagnose vermerkt. Die klinische Diagnose und die Herkunft der histophotometrisch untersuchten Gewebsproben waren bekannt. Dem an der Messung nicht beteiligten Pathologen wurden bei Aushändigung des Meßprotokolls und der gemessenen Probe die gleichen Informationen weitergegeben.

Die verschiedenen, diagnostischen Bereiche sind in der Abbildung 2 an Hand durchgehend eingezeichneter Grenzlinien besser erkennbar gemacht. Diese Grenzen sind nicht absolut, sondern organ- bzw. gewebespezifisch. Wie unschwer zu sehen und gut bei Patient Nr. 14 zu demonstrieren, wurde zwischen Zystitis, tumorfreiem Gewebe und Karzinom unterschieden, d. h. den unterschiedlichen, histophotometrischen Resultaten waren unterschiedliche, histologische Diagnosen zuzuordnen. Die Histophotometrie lieferte ein gut reproduzierbares, histologisches Grading für das Karzinomgewebe.

Thermisch beschädigtes Gewebe (Resektat) lieferte in der Histophotometrie ähnlich unsichere Ergebnisse wie bei der histologischen Untersuchung.

Als weiterer potentiell einschränkender Faktor zur Erhaltung eindeutiger, histophotometrischer Resultate fand sich die Relation Tumor- zu Normalgewebe im Präparat. Da die Messung über einige hunderttausend Zellen mittelt, ist bereits in

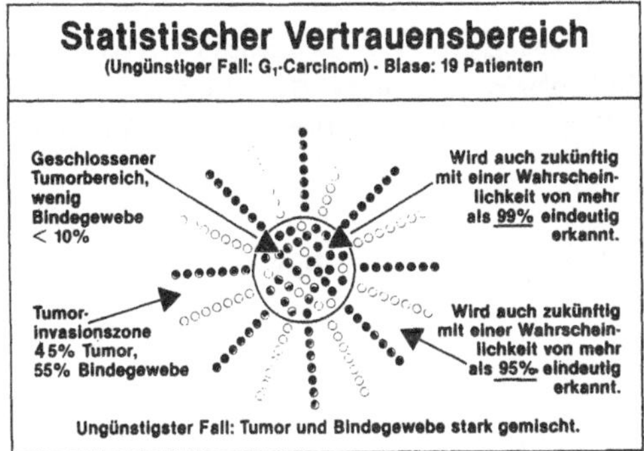

Abb. 3. Das Ergebnis einer statistischen Analyse gemäß dem Kolmogoroff-Test ist schematisch dargestellt. Die hellen Kreise geben schematisiert Bindegewebszellkerne wieder, die dunklen Kreise Tumorzellkerne

der Theorie vorstellbar, daß bei Unterschreitung einer kritischen Menge Tumorgewebe die Eindeutigkeit der Aussage verlorengeht.

Statistische Sicherheit

Wir haben die vorgestellte Untersuchung einer statistischen Analyse gemäß dem Kolmogoroff-Test unterzogen. Hiernach ergibt sich bei einem G_1-Tumor bei einer Tumor-/Bindegewebe-relation von 45% zu 55% eine Wahrscheinlichkeit der korrekten Identifizierung von mindestens 95%, bei einem G_2- oder G_3-Tumor bei gleicher Relation Tumor-/Bindegewebe von mindestens 99%. Dies gilt für den ungünstigsten Fall, daß Tumor- und Bindegewebe stark gemischt sind. Sind Tumor- und Bindegewebe gut separiert, so steigt die Treffsicherheit auch beim G_1-Tumor mit 55% Bindegewebsanteil auf mindestens 99%. Tumorbezirke mit einem Bindegewebsanteil von weniger als 10%, die in jedem Tumor vorkommen, werden immer (auch beim G_1-Karzinom) mit mehr als 99%iger Sicherheit erkannt (Abb. 3). Die Voraussage über die statistische Sicherheit des Verfahrens könnte sich noch verbessern, wenn eine größere Anzahl von Patienten überprüft würde.

Wir glauben in der klinischen Anwendung der Methode mit dieser Untersuchung einen Schritt weiter gekommen zu sein.

Literatur

1. Kurth KH, Binder A, Jacobi GH, Schneider HM (1979) Histophotometry: a new method for automated histological examination of solid tissue sample demonstrated on bladder cancer. Urol Res 7:113–118. – 2. Kurth KH, Binder A (1979) Histophotometrische Gewebsdiagnostik: die experimentelle Anwendung eines neuen Verfahrens bei der Prostata. Akt Urol 10:199–203

Dr. med. K. H. Kurth
Urologische Klinik
Erasmus Universität
Dr. Molewaterplein 40
Rotterdam, die Niederlande

Verhandlungsbericht der Deutschen Gesellschaft für Urologie, 31. Tagung (1979), 362/363

Die DNS-Bestimmung bei der Diagnostik von Hodenerkrankungen

A. Zimmermann, F. Truss

Mit der Durchflußzytophotometrie können die Zellen eines Gewebes entsprechend ihres DNS-Gehaltes und somit auch ihres Chromosomensatzes klassifiziert und geordnet werden. Im Rahmen solcher Untersuchungen, die wir an 85 Hoden vorgenommen haben, zeigt das DNS-Histogramm des gesunden Hodens den im oberen Teil der Abbildung 1 dargestellten dreigipfeligen Verlauf: Der linke, zweigeteilte Gipfel entspricht den Zellen mit einem haploiden Chromosomensatz,

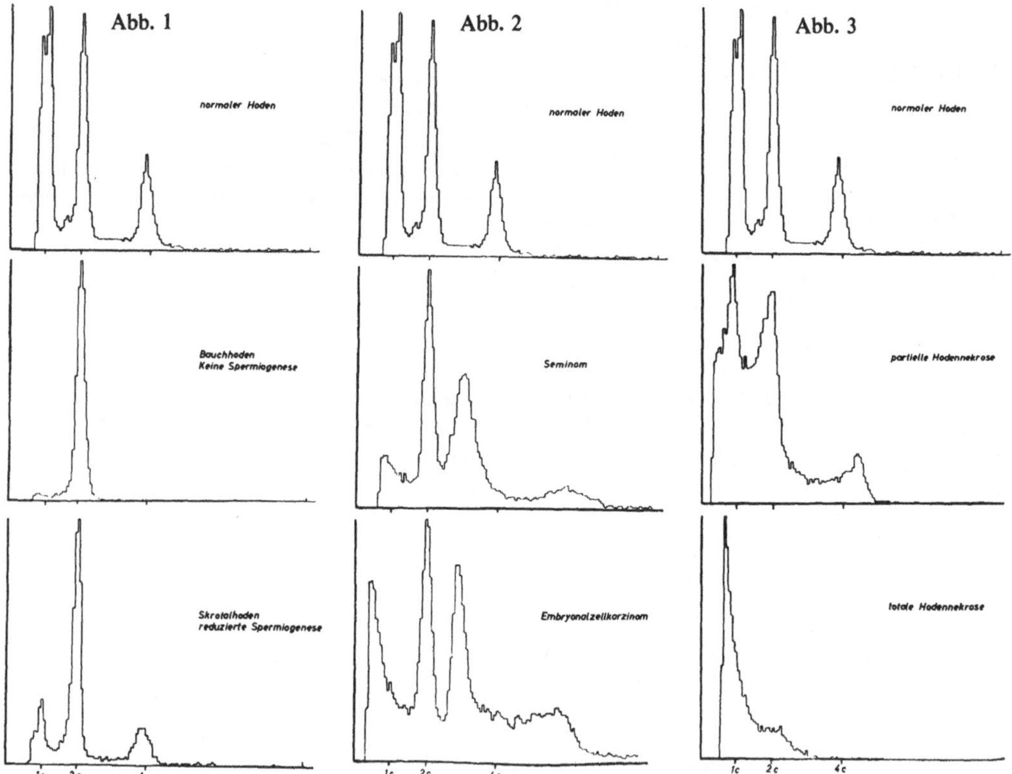

Abb. 1. Durchflußzytophotometrische DNS-Histogramme eines normalen Hodens *(oben)*, eines Bauchhodens ohne Spermiogenese *(Mitte)* und eines Skrotalhodens mit reduzierter Spermiogenese *(unten)*. Ordinate: relative Zellzahl. Abszisse: relativer DNS-Gehalt pro Zelle

Abb. 2. Durchflußzytophotometrische DNS-Histogramme eines normalen Hodens *(oben)*, eines Seminoms *(Mitte)* und eines Embryonalzellkarzinoms *(unten)*

Abb. 3. Durchflußzytophotometrische DNS-Histogramme eines normalen Hodens *(oben)*, einer partiellen Hodennekrose *(Mitte)* und einer totalen Hodennekrose bei Samenstrangtorsion *(unten)*

der mittlere denen mit einem diploiden und der rechte den Zellen mit einem tetraploiden Chromosomensatz. Die Zweiteilung des ersten Gipfels resultiert aus der geringeren Färbbarkeit der Spermien im Vergleich zu anderen haploiden Zellen.

Von diesem normalen Histogramm abweichende Kurvenverläufe findet man bei Spermiogenesestörungen, malignen Hodentumoren und Hodennekrosen. Eine reduzierte Spermiogenese ergibt, wie die als Beispiel gewählte mittlere und untere Kurve der Abbildung 1 zeigen, in Abhängigkeit von dem Ausmaß der Störung niedrigere erste und dritte Gipfel, da diese in der Hauptsache von den Zellen der Spermiogenese aufgebaut werden. Das mittlere Histogramm stammt von dem Bauchhoden eines 25jährigen Mannes, der eine völlige Tubulusatrophie aufwies. Eine hodenspezifische Proliferationskinetik ist nicht mehr nachweisbar. Die vom kontralateralen Hoden gewonnene untere Kurve ergibt in Übereinstimmung mit dem histologischen Befund eine reduzierte Spermiogenese. Die Histogramme lassen Rückschlüsse auf den Grad der Störung, nicht aber auf deren Ätiologie zu.

Die von uns untersuchten 17 malignen Hodentumoren zeigten alle eine Aneuploidie, d.h. das Auftreten von Gipfeln an anderen Stellen als im normalen Hodenhistogramm (Abb. 2). Die mittlere Abbildung stammt von einem Seminom, die untere von einem Embryonalzellkarzinom. Die Abweichungen der Gipfel gegenüber dem normalen Kurvenverlauf im oberen Teil der Abbildung sind deutlich. Dies gilt auch für andere Hodentumoren, beispielsweise die Teratokarzinome und ein von uns untersuchtes Chorionkarzinom, bei dem ein völlig ungeordnetes Zellwachstum zur Darstellung kam. Unsere malignen Hodentumoren konnten mit dem DNS-Histogramm sämtlich diagnostiziert, aber nicht klassifiziert werden. Wir haben den Eindruck, daß die Prognose um so ungünstiger wird, je stärker die DNS-Abweichung ist.

Bei Samenstrangtorsionen sind Rückschlüsse auf den Grad der Nekrose möglich (Abb. 3). In dem Hoden der mittleren Abbildung, dessen Histogramm noch Ähnlichkeit mit dem eines gesunden Organs hat, wurden histologisch kleine Herde erhaltenen Gewebes nachgewiesen. Dagegen zeigt die untere Abbildung fast nur noch Impulse in dem Bereich, in dem DNS-Trümmer zu lokalisieren sind. Histologisch handelte es sich um eine vollständige hämorrhagische Nekrose.

Zusammenfassend läßt sich sagen, daß das DNS-Histogramm des Hodens eine intraoperative Aussage über die Funktionsfähigkeit des Organs bei den verschiedensten Erkrankungen ermöglicht, bei malignen Tumoren die Diagnose erhärtet und möglicherweise prognostische Rückschlüsse erlaubt.

Dr. A. Zimmermann
Oberarzt der Klinik und Poliklinik
für Urologie der Universität
Robert-Koch-Str. 40
D-3400 Göttingen

Verhandlungsbericht der Deutschen Gesellschaft für Urologie, 31. Tagung (1979), 364/365

Untersuchungen zum DNS-Gehalt von Prostataadenomen und -karzinomen

W. Leistenschneider, R. Nagel

Bei acht Prostataadenomen und 30 Prostatakarzinomen, 16 davon unbehandelt, also virginell, und 14 hormonresistent, untersuchten wir den Zellkern-DNS-Gehalt mittels Einzelzell-Scanning-Zytophotometrie. Das Untersuchungsmaterial wurde mittels Aspirationsbiopsie gewonnen, die DNS in typischer Weise nach Feulgen gefärbt.

Der Meßplatz besteht aus dem MPV-2-Zytophotometer, dem Prozeßrechner pdp 8 a (Digital), einem Drucker (Teletype) und dem Elektronikschrank. Pro Patient kamen rund 100 Zellkerne zur Messung.

Alle acht Prostataadenome zeigten einheitlich einen schlanken DNS-Gipfel im diploiden Bereich. Ein typisches Beispiel dafür in Abbildung 1 unten. Auf der x-Achse ist der relative DNS-Gehalt aufgetragen, bezeichnet mit 2 c für diploid, 4 c für tetraploid, 8 c für octaploid. Auf der y-Achse ist mit n die Anzahl der für jeden DNS-Gehalt gewonnenen Meßpunkte aufgetragen.

Alle entdifferenzierten Karzinome ließen diploide DNS-Gipfel vermissen und unterschieden sich statistisch hoch signifikant von den Prostataadenomen ($p < 0{,}001$) (Abb. 1).

Bei den virginellen, entdifferenzierten Prostatakarzinomen wurden überwiegend DNS-Gipfel im 4 c-Bereich nachgewiesen (elf Fälle). Hormonresistente Karzinome wiesen dagegen viel häufiger eine breite Streuung der Werte bis

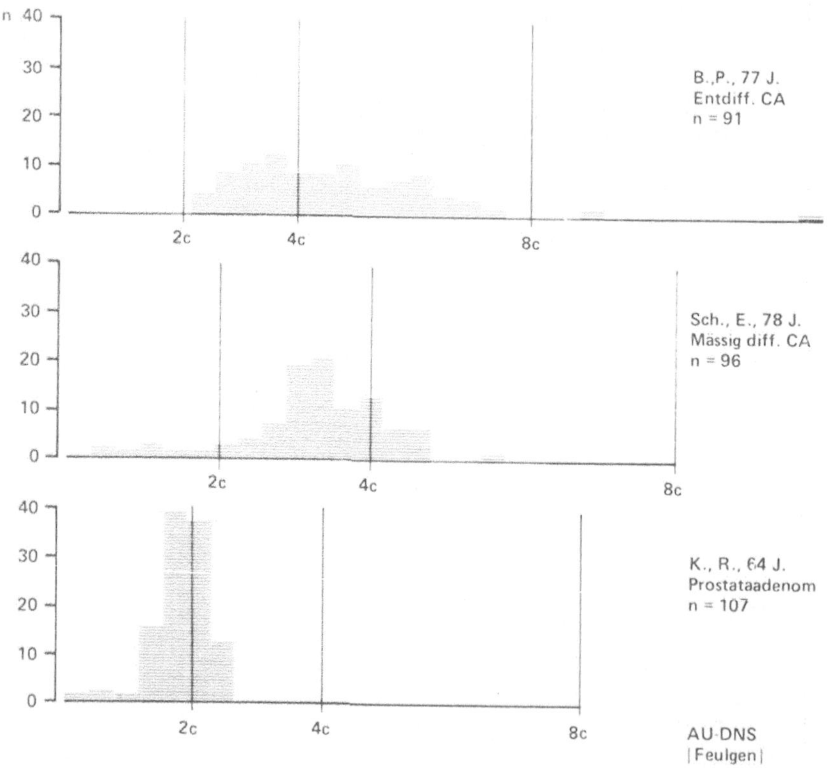

Abb. 1

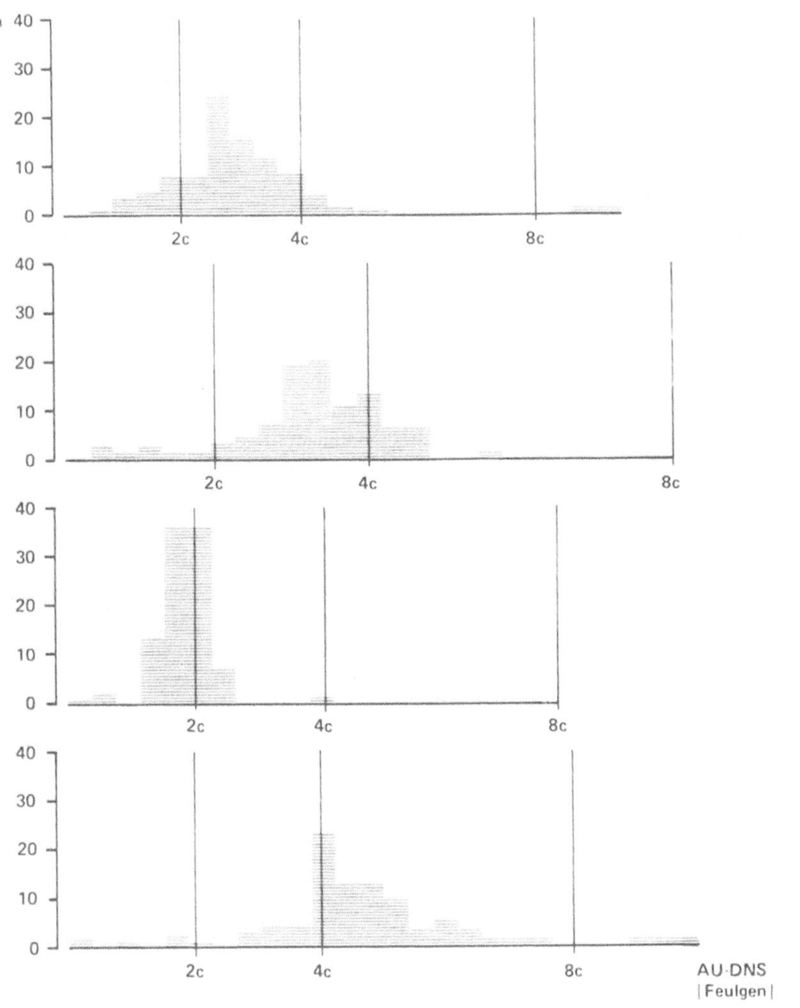

Abb. 2

6 c oder 8 c auf. Sechs Fälle mit derartig breiter Streuung in den 8 c-Bereich zeigten klinisch eine schlechte therapeutische Beeinflußbarkeit.

Die Gruppe mäßig differenzierter Karzinome bietet sehr unterschiedliche DNS-Muster. Hier waren DNS-Gipfel im diploiden, triploiden oder tetraploiden Bereich nachweisbar (Abb. 2). In zwei Fällen war der Unterschied gegenüber den Prostataadenomen statistisch nicht signifikant.

Unsere Ergebnisse weisen darauf hin, daß es trotz einheitlichem morphologischem Differenzierungsgrad Prostatakarzinome mit unterschiedlichem DNS-Gehalt und somit differenter biologischer Dignität geben kann, was als Erklärung dafür dienen könnte, daß Tumoren mit gleichem morphologischem Differenzierungsgrad unterschiedlich auf eine Therapieform ansprechen. Besonders Karzinome mit erheblicher Aneuploidisierung sind offensichtlich häufiger gegenüber heute üblichen Primär-, Sekundär- und Tertiär-Therapieformen resistent.

Dr. W. Leistenschneider
Urologische Klinik und Poliklinik
der FU Berlin im Klinikum Charlottenburg
Spandauer Damm 130
D-1000 Berlin 19

Verhandlungsbericht der Deutschen Gesellschaft
für Urologie, 31. Tagung (1979), 366–368

Untersuchungen zur Objektivierung der Aussagekraft der Urin-Zytologie mit Hilfe zytophotometrischer Untersuchungsmethoden*

B. Aeikens, C.-E. Liedtke

Seit den grundlegenden Untersuchungen von Papanicolaou und Marshall (1945) gewinnt die Urinzytologie an zunehmender Bedeutung. Allerdings sind hochdifferenzierte Urotheltumoren zytologisch oft schwierig zu erkennen, die durchschnittliche Trefferquote wird mit 80% angegeben. Da ein negativer Zytologiebefund keinen Tumor ausschließt, ist dadurch der diagnostische Wert dieser Methode eingeschränkt. Eine Verbesserung der zytologischen Trefferquote kann dann erwartet werden, wenn:

1. Die Aufbereitung des Urins und Anfertigung von zytologischen Präparaten optimiert wird.
2. Verbesserte und standardisierte zytologische Färbemethoden eingesetzt werden.
3. Die zytologische Zelldifferenzierung verfeinert, objektivierbar und dadurch meßbar wird.

Im folgenden werden Ergebnisse zu Punkt 3 vorgestellt, die mit einem speziell entwickelten hochauflösenden mikroskopzytophotometrischen Meßsystem gewonnen wurden.

Betrachtet man die Flächen von Zellkern und Zytoplasma als einzelne Meßparameter, ist aufgrund dieses einzigen Wertes keine Differenzierung zwischen normalen und Tumorzellen möglich, da sich die Meßergebnisse überschneiden. Auch die mittlere Absorption von Kern und Zytoplasma als einziges Merkmal läßt eine Unterscheidung zwischen den gesuchten Zellpopulationen nicht zu. Verbindet man aber mathematisch mehrere unterschiedliche Meßparameter der Einzelzelle miteinander und vergleicht diese mit den Werten weiterer Zellen, so lassen sich Tumorzellen von normalen trennen.

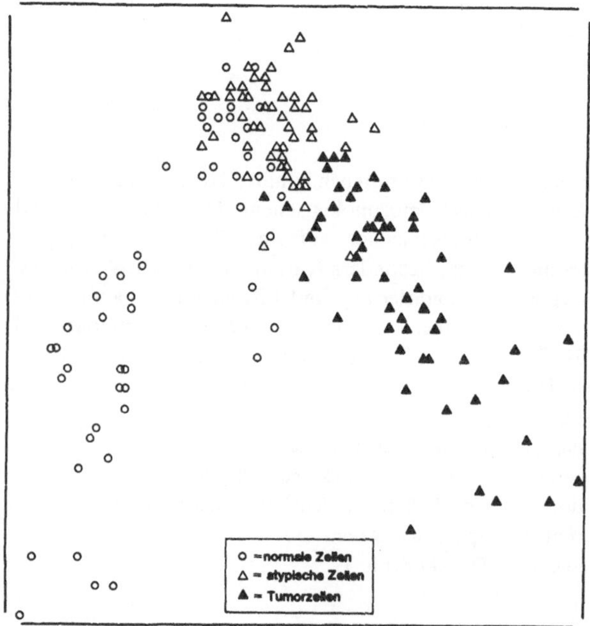

Abb. 1

* Mit Unterstützung des BMFT, Bonn

BERECHNET / WAHR	Tumorzellen	atypische Zellen	normale Zellen
Tumorzellen	95,1%	4,9%	0,0%
atypische Zellen	7,0%	80,7%	12,3%
normale Zellen	3,6%	12,5%	83,9%

10% Jackknife–Test mit Regressionsanalyse

Abb. 2

Die Anzahl sinnvoller Meßparameter ist aber erheblich erweiterungsfähig und praktisch nur durch die physikalischen Gesetzmäßigkeiten des sichtbaren Lichtes - also $\frac{\lambda}{2}$ - und die Fixierungsartefakte der Zellen begrenzt, d.h. in einem solchen Meßsystem bestehen Ansatzpunkte in der zytologischen Differenzierung der Zellen, die das menschliche Auge zu übertreffen vermögen. Die Abbildung 1 zeigt ein mehrdimensionales Histogramm, bei dem insgesamt 13 Meßparameter verrechnet und in einer bestmöglichen zweidimensionalen Form dargestellt wurden. Eine Trennung zwischen normalen, atypischen und Tumorzellen ist bei den gewählten Parametern gut erkennbar.

Die statistische Auswertung von 240 Zellen mit dem Jackknife-Regressionsanalysetest, bei dem 10% der Zellen Test- und 90% Lernsatz darstellen, ergibt, verglichen mit der visuellen Diagnostik, eine Übereinstimmung von 95% der Tumorzellen, wie aus Abbildung 2 hervorgeht.

Das Ziel der Untersuchungen ist es, möglichst hochdifferenzierte Tumorzellen von normalen und entzündlich veränderten Urothelzellen durch verbesserte Präparationstechniken, standardisierte Färbeverfahren und den Einsatz eines hochauflösenden Meßsystems zu unterscheiden, um dadurch die zytologische Trefferquote zu erhöhen.

Die Abbildung 3 zeigt das weitere Vorgehen, das in einer mikroskopischen Kombination von schnellem Fernsehverfahren und einem hochauflösenden Scanningsystem besteht.

Literatur

Aeikens B, Grusdt H, Kolle P (1978) Zellkerngrößen und Chromatingehalt bei Blasentumoren. Verhandlungen der Deutschen Gesellschaft für Urologie

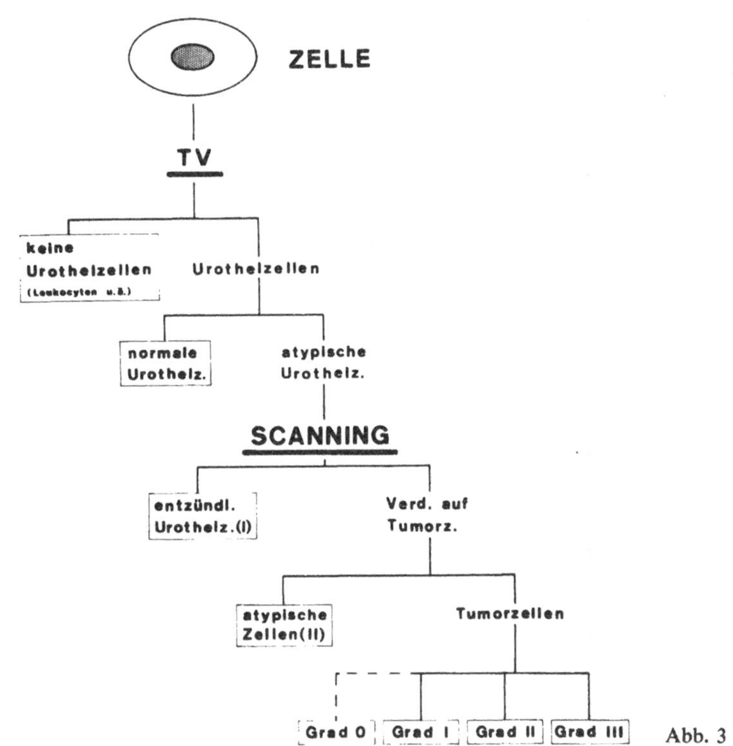

Abb. 3

30:305. – Aeikens B (1980) Möglichkeiten der Krebsvorsorge der Blase und der ableitenden Harnwege auf der Basis einer automatisierten Urincytologieauswertung. Urol int 35:73–80. – Aeikens B, Liedtke CE (1979) Möglichkeiten und Ansatzpunkte einer Krebsvorsorge der Blase und ableitenden Harnwege auf der Basis einer automatisierten Urin-Cytologie-Auswertung. 8. Dreiländertagung für klinische Zytologie, 4.–6. 5. 1979, Freiburg i. Br. (Vortrag). – Papanicolaou GN, Marshall VF (1945) Urine sediment smears as a diagnostic procedure in cancer of the urinary tract. Science 101:519

Dr. med. B. Aeikens
Urologische Klinik
der Medizinischen Hochschule Hannover
Karl-Wiechert-Allee 9
D-3000 Hannover 61

Verhandlungsbericht der Deutschen Gesellschaft
für Urologie, 31. Tagung (1979), 369–371

Präblastomatöse Veränderungen der Harnblasenschleimhaut im Senium

G.E. Schubert, M. Pavkovic, L. Kirchhoff

Die Altersverteilung urothelialer Blasentumoren weist nach statistischen Analysen Dolls (1968) auf eine kontinuierliche Einwirkung von Kanzerogenen in niederer Dosierung hin. Wenn diese Annahme zutrifft, müßten präblastomatöse Veränderungen des Urothels im Senium häufiger sein. Nach wie vor umstritten ist die Frage, welche Schleimhautveränderungen als Präblastomatosen anzusehen sind (Abb. 1,2). Genauere Daten über Häufigkeit und Lokalisation diesbezüglich diskutierter Befunde als entscheidende Voraussetzung zur Beantwortung dieser Frage fehlen bisher, denn nahezu alle derartigen Untersuchungen wurden an ausgewählten Kollektiven, wie Patienten mit Blasenkarzinomen oder Personen mit erhöhten Risikofaktoren, durchgeführt [1, 4, 5, 6, dagegen 2].

Wir haben daher systematisch 60 innerhalb von 5 Std post mortem fixierte Harnblasen eines unausgewählten, nichturologischen Untersuchungsgutes von 32 Männern mit einem mittleren Alter von 74,23 Jahren (58 bis 88) und 28 Frauen mit einem durchschnittlichen Alter von 75,80 Jahren (64 bis 91) untersucht. An jeweils

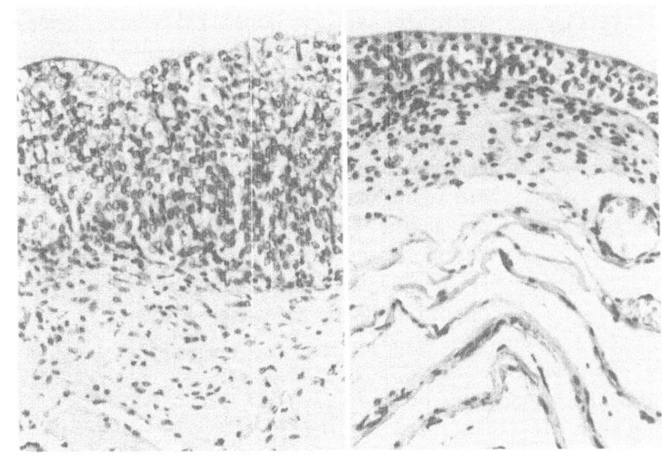

Abb. 1. (a) Harnblasenschleimhaut einer 84jährigen Frau (S. 612/78): Teils einfache, teils knotige Urothelhyperplasie. (b) Normale Blasenschleimhaut einer 91jährigen Frau (S. 18/79) Jeweils HE, 180:1

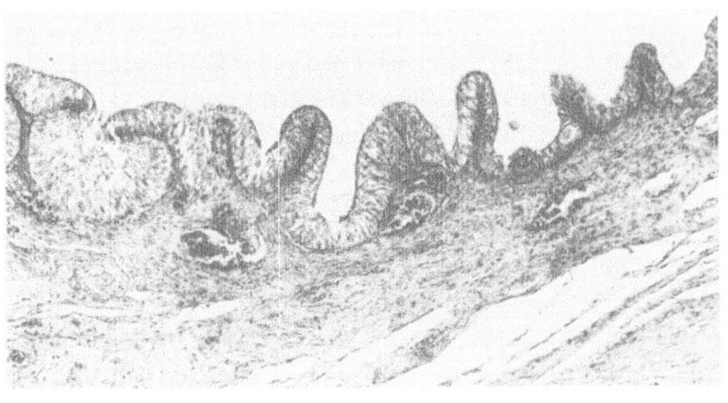

Abb. 2. Sessile Papillome der Harnblasenschleimhaut eines 71-jährigen Mannes (S. 54/78). HE, 70:1

9,4 cm langen und 0,5 cm breiten Gewebsstreifen, die in Erweiterung der von Koss (1977) empfohlenen Quadrantenbiopsie entnommen wurden, führte die Auswertung von insgesamt 21 histologischen Parametern u. a. zu folgenden Ergebnissen (Tabelle 1): Plattenepithelmetaplasien der Blasenschleimhaut sind bei 28,1 % der Männer und 82,1 % der Frauen vorwiegend um den Blasenausgang und im Trigonum, bei fünf Männern und drei Frauen indes auch am Boden sowie in dorsalen und lateralen Bereichen der Blase nachweisbar. Am Blasenscheitel ist dieser Befund nur bei einer Frau zu erheben. Epitheldysplasien oder Karzinome treten in keinem dieser Plattenepithelherde auf.

Tabelle 1. Proliferative, metaplastische und entzündliche Prozesse der Blasenschleimhaut im Senium

Gesamt n: 60, ♂ n: 32, ∅ Alter 74,2 J. ♀ n: 28, ∅ Alter 75,8 J.

	♂		♀	
	n	%	n	%
Plattenepithelmetaplasie	9	28,1	23	82,1
v. Brunn Nester	27	84,4	25	89,3
Zysten	26	81,3	23	82,1
Drüsige Metaplasie	5	15,6	5	17,9
Papilläre Zystitis	7	21,9	2	7,1
Follikuläre Zystitis	1	3,1	5	17,9
Einfache Hyperplasie	12	37,5	13	46,4
Sessile Papillome	17	53,1	18	64,3
Kleine Papillome	4	12,5	4	14,3
Dysplasien	14	43,8	7	25,0
Karzinom	1	3,1	-	-

Von Brunnsche Epithelnester in ihren verschiedenen Erscheinungsformen sind bei 84,4 % der Männer und 89,3 % der Frauen in allen Abschnitten der Harnblase, in größerer Zahl um das innere Harnröhrenostium, im Trigonum und um die Uretermündungen vorhanden. In etwa gleicher Häufigkeit und Anordnung sind Zysten oder zystisch umgewandelte v. Brunnsche Epithelnester ausgebildet (81,3 % der Männer und 82,1 % der Frauen), deren innere Zellage oft aus Zylinderepithelien besteht. Reine drüsige Metaplasien, fast ausschließlich am Blasenhoden lokalisiert, wurden nur bei fünf Männern (15,6 %) und fünf Frauen (17,9 %) gefunden.

Eine papilläre Urozystitis ist bei Männern mit 21,9 % dreimal häufiger als bei Frauen mit 7,1 % und mit Ausnahme der Vorderwand in allen Bereichen der Blase anzutreffen. Die follikuläre Urozystitis ist dagegen in unserem Untersuchungsgut ausgesprochen gynäkotrop, kommt bei fünf Frauen, aber nur bei einem Mann vor.

Einfache Urothelhyperplasien mit mehr als zehn Zellagen treten bei 37,5 % der Männer und 46,4 % der Frauen in allen Bereichen der Blase auf.

Sessile Papillome des von Eder (1978) beschriebenen Typs liegen bei 53,1 % der Männer und 64,3 % der Frauen bevorzugt im Trigonum, dem Blasenboden und der Blasenhinterwand vor. Kleine, makroskopisch nicht erkannte Papillome werden mikroskopisch bei vier Männern (12,5 %) und vier Frauen (14,3 %) gefunden. Leichte bis mittelschwere Dysplasien des Blasenepithels sind bei 43,8 % der Männer und 25,0 % der Frauen ohne besondere Prädilektion vorhanden. In der Blase eines 72jährigen Mannes ist ein flaches, im größten Durchmesser 1,2 cm großes, hochdifferenziertes Übergangszellenkarzinom mit beginnend invasivem Wachstum (G 1, PT 1) und an zwei weiteren Stellen der gleichen Blase je ein Carcinoma in situ entstanden.

Zusammengefaßt geht aus unseren Ergebnissen hervor, daß proliferative Prozesse der Blasenschleimhaut im hohen Lebensalter keineswegs abnehmen, sondern im Gegenteil ungemein häufig sind. Im Hinblick auf die einleitend gestellte Frage erscheint uns bemerkenswert, daß die von einzelnen Autoren [3] als Präkanzerose angesehene papilläre Urozystitis bei Männern dreimal häufiger ist als bei Frauen und damit etwa die gleiche Geschlechtsverteilung wie Blasenkarzinome in unserer Region aufweist, auch Dysplasien des Urothels treten bei Männern fast doppelt so häufig auf wie bei Frauen.

Literatur

1. Koss LG (1977) Formal discussion of clinical observations of 69 cases of in situ carcinoma of the urinary bladder. Cancer Res 37:2799. – 2. Morse HD (1928) The etiology and pathology of pyelitis cystica, ureteritis cystica and cystitis cystica. Am J Pathol 4:33–50. – 3. Mostofi FK (1975) Pathology of malignant tumours of urinary bladder. In: Cooper EH, Williams RE (eds) The biology and clinical management of bladder cancer. Blackwell Scientific, Oxford London Edinburgh Melbourne, pp 87–109. – 4. Schade ROK, Swinney J (1973) The association of urothelial atypism with neoplasia: Its importance in treatment and prognosis. J Urol 109:619–622. – 5.

Selberg W (1961) Die Kanzerisierung des Urothels beim Harnblasenkarzinom. Verh Dtsch Ges Pathol 45:197-201. - 6. Utz DC, Hanash KA, Farrow GM (1970) The plight of the patient with carcinoma in situ of the bladder. J Urol 103:160-164

Prof. Dr. G. E. Schubert
Pathologisches Institut
der Kliniken der Stadt Wuppertal
Arrenberger Str. 20-56
D-5600 Wuppertal 1

Verhandlungsbericht der Deutschen Gesellschaft für Urologie, 31. Tagung (1979), 372/373

Das invertierte Harnblasenpapillom – Klinische Wertigkeit

W. Jellinghaus, G. Käfer

Das invertierte Harnblasenpapillom wächst im Gegensatz zum normalen Transitionalzellpapillom endophytisch und wird durch Epithelstränge charakterisiert, die inversiv unter einem meist abgeflachten Übergangsepithel vorwachsen, wie die Abbildung 1 zeigt.

Die Übergangsepithelzellen des invertierten Papilloms können nesterartig angeordnet sein und zystenähnliche Formationen bilden, wie sie auch bei den von Brunn'schen Nestern gefunden werden.

Das invertierte Harnblasenpapillom wurde als eigenständige Neubildung erstmals 1963 von Potts und Hirst beschrieben und wurde eingehend aus pathologisch histologischer Sicht von Cameron, DeMeester, Dirschmid, Lazarevic und Simard dargelegt.

In dieser Arbeit sollte die Frage der Malignität dieses Blasentumors aus *klinischer* Sicht untersucht werden.

Durch retrospektive Auswertung der histologischen Originalpräparate von Harnblasentumoren aus den Jahren 1960 bis 1978 wurde an der Urologischen Universitätsklinik Würzburg bei elf Fällen die Diagnose eines invertierten Harnblasenpapilloms gestellt. Zehn dieser Patienten konnten jetzt nachuntersucht werden. Die postoperative Beobachtungszeit betrug von drei bis zu 13 Jahren. Alle Patienten wurden ausschließlich mit der transurethralen Elektroresektion behandelt.

Die klinischen Daten sind in der Tabelle 1 zusammengefaßt. Das Alter der Patienten reichte von 38 bis zu 76 Jahren und betrug im Durch-

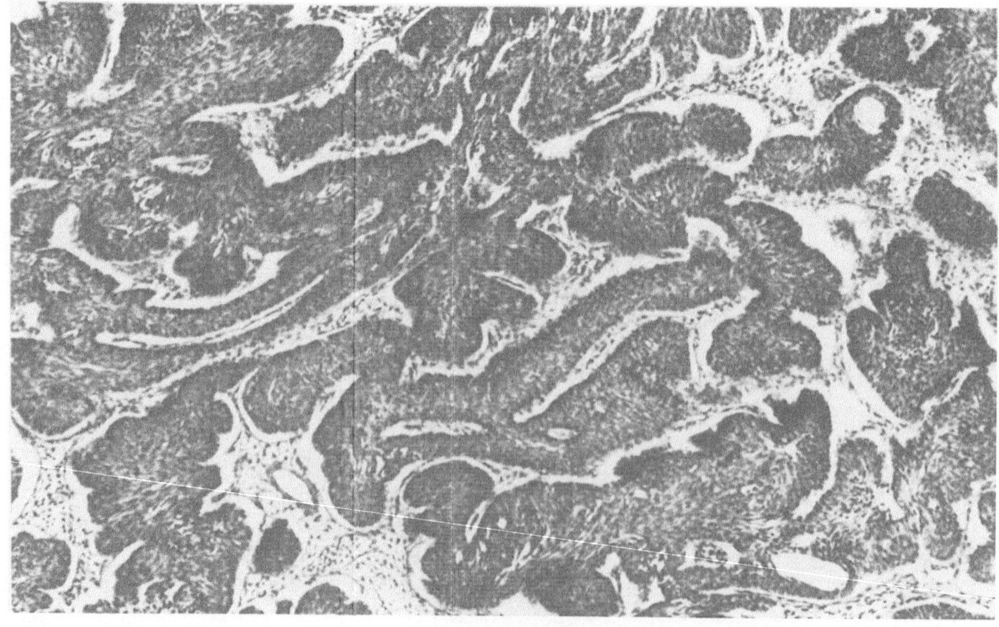

Abb. 1. Invertiertes Harnblasenpapillom: Invertierte Epithelstränge mit zystenähnlichen und pseudodrüsigen Formationen (HE 95 x)

schnitt 62 Jahre. Auffallend war die Prädominanz des männlichen Geschlechts mit 9:1. Die Leitsymptome waren Hämaturie und Dysurie.

Tabelle 1. Klinische Angaben bei zehn Patienten mit einem invertierten Harnblasenpapillom

Altersverteilung	38–76 Jahre
Durchschnittsalter	62 Jahre
Geschlechtverteilung	9 ♂ : 1 ♀
Tumorlokalisation	90% im Trigonum- und Blasenhalsbereich
Tumorausbreitung	solitär 8 multipel 2
Tumor-Rezidive	2
Postoperative Beobachtungszeit	3; 4; 5 (3x); 7 (2x); 11 (2x); 13 Jahre
Symptome	Hämaturie - Dysurie

Die Tumoren waren ausnahmslos im Trigonum- und Blasenhalsbereich lokalisiert. Dabei handelte es sich in acht Fällen um solitäre und in zwei Fällen um multiple Tumoren. Die Tumoren wurden überwiegend als kirschgroß, gestielt und auch breitbasig aufsitzend beschrieben. Das resezierte Gewebe wog durchschnittlich 4,2 g (von 1 g bis 11 g).

Zwei Patienten entwickelten nach einem bzw. fünf Jahren ein Rezidiv, wiederum mit dem histologischen Befund des invertierten Harnblasenpapilloms.

Aufgrund der eigenen Untersuchungsergebnisse und nach den Angaben der Literatur kann über das invertierte Harnblasenpapillom folgendes ausgesagt werden:

1. Das Problem dieses Tumors liegt in der Möglichkeit der histologischen Fehlinterpretation. Der Tumor kann fälschlicherweise als Transitionalzellkarzinom angesehen werden (Bergmann, Hefter).

2. Auffallend ist die Prädominanz des männlichen Geschlechts (Cameron und Lupton).

3. Ganz typisch ist die Lokalisation im Trigonum- und Blasenhalsbereich. Der Tumor wurde aber auch in der hinteren Harnröhre gefunden (Dirschmid).

4. Im Vergleich mit dem reinen Übergangsepithelpapillom, das in bis zu 80% rezidivieren kann, hat das invertierte Papillom nur eine geringe Rezidivneigung. Die Rezidivquote beträgt nach der Literatur nur ca. 1% (Caro u. Tessler).

5. Das invertierte Harnblasenpapillom hat im Gegensatz zum normalen Harnblasenpapillom auch eine geringere Tendenz zur Malignisierung. Bei den 104 Fällen, die wir in der Literatur fanden, entwickelte sich nur einmal ein Harnblasenkarzinom (Lazarevic).

Klinisch gesehen handelt es sich also um einen relativ gutartigen Tumor. Zur Behandlung reichen nach den bisherigen Erkenntnissen die transurethrale Resektion und regelmäßige zystoskopische Kontrolluntersuchungen aus.

Literatur

1. Cameron KM, Lupton CHH (1976) Inverted papilloma of the lower urinary tract. Br J Urol 48:567–577. – 2. Caro DJ, Tessler A (1978) Inverted papilloma of the bladder. A distinct urological lesion. Cancer 42:708–713. – 3. DeMeester LJ, Farrow GM, Utz DC (1975) Inverted papillomas of the urinary bladder. Cancer 36:505–513. – 4. Dirschmid K, Breitfellner G, Kiesler J (1976) Das invertierte Papillom des Urothels. Urologe [A] 15:180–181. – 5. Hefter LG, Young JS (1975) Inverted papilloma of the bladder. Urology 5:688–690. – 6. Lazarevic B, Garret R (1978) Inverted papilloma and papillary transitional cell carcinoma of urinary bladder. Cancer 42:1904–1911. – 7. Matz, LR, Wishart VA, Goodmen MA (1974) Inverted urothelial papilloma. Pathology 6:37–44. – 8. Potts JF, Hirst E (1963) Inverted papilloma of the bladder. J Urol 90:175–179. – 9. Roberts H (1977) Inverted papilloma of the bladder. J Am Osteopath Assoc 76:514–517

Priv.-Doz. Dr. med. W. Jellinghaus
Urologische Klinik und Poliklinik
der Universität Würzburg
Luitpoldkrankenhaus
D-8700 Würzburg

Verhandlungsbericht der Deutschen Gesellschaft für Urologie, 31. Tagung (1979), 374/375

Zur Bedeutung von Diätrichtlinien bei der Oxalat-Urolithiasis

M. Butz, H. Hoffmann

Einleitung und Methodik

Die Bedeutung strenger Diätvorschriften zur Prophylaxe der Oxalat-Urolithiasis ist bis heute umstritten, weil Untersuchungen über den diätbedingten Einfluß auf die Oxalatausscheidung im Urin widersprüchliche Befunde ergeben haben. Glycin und Vitamin C sind die wichtigsten Substanzen, aus denen Oxalat im Stoffwechsel gebildet wird. Ferner wird der Oxalatpool durch den Oxalatgehalt der Nahrung direkt beeinflußt. Durch die folgenden Untersuchungen sollte gezeigt werden, ob durch Zusatz der genannten Substanzen zur Normalkost die Oxalatausscheidung im Urin zunimmt. Oxalat wurde im 24 Std-Sammelurin mit einer neuen, enzymatischen Methode [4] bei Gesunden und Oxalatsteinbildnern bestimmt. Die verschiedenen Diätformen wurden eine Woche eingehalten.

Ergebnisse

Die zusätzliche tägliche Oxalataufnahme von 130 mg ergibt keinen Anstieg der Oxalatausscheidung. Erst die relativ hohe Dosis von 400 mg Oxalat täglich führt zu einer signifikanten Hyperoxalurie (Tabelle 1). Unter proteinreicher Kost blieb die Oxalatausscheidung im Normbereich (Tabelle 2). Ebenfalls führte Vitamin C (Abb. 1) bis zu einer sehr hohen Dosis von 6 g nicht zu einer vermehrten Oxalatausscheidung.

Tabelle 1. Diät-Einfluß auf das Urinoxalat

Diätzusatz	Dosis/die	Urinoxalat (24 h)
Oxalat	2 x 65 mg	i. Normbereich
Oxalat	2 x 200 mg	↑ ↑
Protein	2 x 25 g	i. Normbereich
Vit. C	2 x 3 g	i. Normbereich

Tabelle 2. Oxalatausscheidung im Urin (μmol/24 h)

	Normalkost	Proteinzusatz (2 x 25 g)
Gesunde n = 12	272 ± 127 [a]	283 ± 143
Oxalatlith. n = 10	247 ± 120	309 ± 117

[a] SD

Diskussion

Unter den von uns gewählten Versuchsbedingungen konnte nur bei ausgesprochen oxalatreicher Kost eine Hyperoxalurie gefunden werden. Verständlicherweise konnte die Oxalatbelastung nur kurzfristig durchgeführt werden. In einem Fall von fünfjährigem chronischem „Oxalatabusus" (Rote-Beete-Konzentrat) wurde trotz einer massiven Hyperoxalurie weder eine Nephrolithiasis noch eine Oxalatkristallurie festgestellt [2]. Symptomatische Hyperoxalurien, wie sie zum Beispiel bei chronischen Darmerkrankungen und nach Dünndarm-Bypass-Operationen [1] beobachtet werden, führen nur in einem geringen Prozentsatz zur Oxalatsteinbildung. Das Löslichkeitsprodukt für Kalzium-Oxalat im Harn wird durch andere Ionen wie Natrium, Kalzium, Magnesium und Zitrat beeinflußt [3], so daß eine vermehrte Oxalatausscheidung nicht unbedingt zu einer Ausfällung von Kalzium-Oxalat führen muß. Zur Beurteilung der Oxalatausscheidung als Risikofaktor für die Steinbildung sollten die ionalen Konzentrationen der erwähnten Substanzen mit berücksichtigt werden.

Schlußfolgerung

Eine Hyperoxalurie tritt nur bei hohen Oxalatdosen auf. Insofern scheint eine oxalatarme Kost

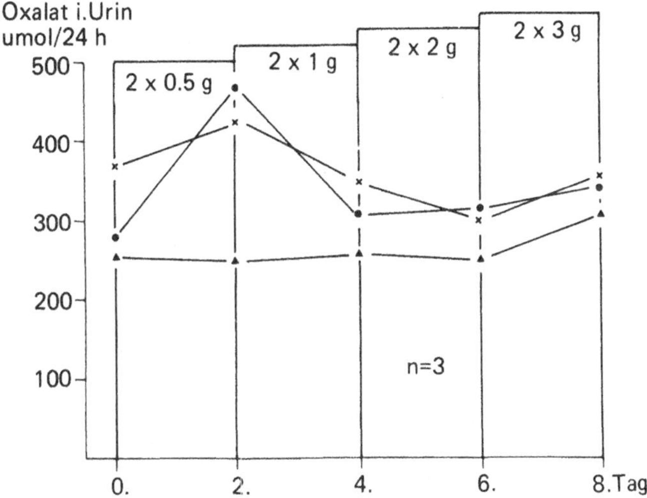

Abb. 1. Vitamin-C-Einnahme – Urinoxalat

nicht erforderlich zu sein. Die Bedeutung von Vitamin C und Eiweiß als Risikofaktoren zur Entstehung von Oxalatsteinen muß aufgrund der vorliegenden Untersuchungen zumindest in Frage gestellt werden.

Literatur

1. Butz M, John St, Brosig W (1979) Nierensteinbildung nach Dünndarmausschaltung. Fschr Urol Nephrol 8:36. – 2. Butz M, Kohlbecker G (1979) Significance of serum and urinary oxalate in calcium stone formers. Oxalate Workshop, London. – 3. Knappwost A, Matouschek E (1975) Beeinflussung der Citratausscheidung im Harn. Fschr Urol Nephrol 5:58. – 4. Kohlbecker G, Butz M (In Vorbereitung) Simple enzymatic determination of serum and urinary oxalate with oxalate oxidase.

Dr. med. M. Butz
Urologische Klinik und Poliklinik
der FU Berlin
Klinikum Steglitz
Hindenburgdamm 30
D-1000 Berlin 45

Verhandlungsbericht der Deutschen Gesellschaft für Urologie, 31. Tagung (1979), 376/377

Harnsteindiagnostik bei ambulanten Patienten

B. Ulshöfer, G. Rodeck

Aufgrund der hohen Rezidivrate der Urolithiasis und einer in vielen Fällen, allerdings erst nach gründlicher Untersuchung, möglichen Metaphylaxe, ist bei Harnsteinpatienten eine spezielle und zugleich praktikable Diagnostik mit folgenden Voraussetzungen zu fordern:

1. ambulant durchführbar,
2. keine zusätzliche Belastung für Patient und Arzt,
3. Erkennen der wichtigen Risikofaktoren.

Wir glauben mit unserem in die poliklinische Sprechstunde integrierten Programm diese Forderungen zu erfüllen und möchten es nach über einjähriger Erprobung kurz vorstellen.

Untersuchungsgang: Sobald bei einem Patienten die Harnsteinerkrankung diagnostiziert ist, wird folgendes veranlaßt:

1. pH-Profil,
2. 24-Std-Sammelurin unter freier Diät,
3. 2-Std-Test nach Nordin[1].

Dazu erhält der Patient einen Vordruck, der neben einer ausführlichen Anleitung zum Sammeln des 24-Std-Urins und der Vorbereitung auf den 2-Std-Test Raum für die vom Patienten über eine Woche gemessenen pH-Werte enthält. Zum nächsten Untersuchungstermin bringt der Patient pH-Profil sowie Sammelurin mit, und es wird der 2-Std-Test durchgeführt. Der gesamte Untersuchungsgang wird einmal wiederholt, so daß Irrtümer und Laborfehler weitgehend ausgeschaltet werden können.

pH-Profil | Urinkultur

Serum	24-Std. Urin	Nüchternurin
Kreatinin	Kreatinin	Kreatinin
Calcium, ges.	Calcium	Calcium
Harnsäure	Harnsäure	
Phosphor	Phosphor	Phosphor
Magnesium	Magnesium	
alk. P'ase	Oxalat	OHProlin
Calcium, ion.		
PTH (N-term)		

Abb. 1. Untersuchungsspektrum des Harnsteindiagnostikprogrammes; die dickumrandeten Untersuchungen sind unbedingt zu fordern, die gestrichelt umrandeten sind wünschenswert

Unser Untersuchungsspektrum zeigt die Abbildung 1. Es handelt sich um ein Maximalprogramm; die auch beim ersten Stein unbedingt zu fordernden Untersuchungen sind dickumrandet, die wünschenswerten gestrichelt umrandet. Die restlichen Untersuchungen dienen der Sicherung der Diagnose eines primären Hyperparathyreoidismus bzw. dem Nachweis der seltenen Hyperoxalurie. Aus den Meßwerten werden die in der Abbildung 2 aufgeführten Parameter mittels

24-Std. -Sammelurin	Nüchternurin
Kreatininclearance	
Harnsäureclearance	
Ca, HS-Gesamtausscheidung	
Ca/Kreatinin-Quotient	Ca/Kreatinin-Quotient
Phosphat-Gesamtausscheidung	
Phosphatclearance	
tub. Phosphat-Rückresorption	
Phosphat/Kreatinin-Quotient	Phosphat/Kreatinin-Quotient
Magnesium-Gesamtausscheidung	
Ca/Mg-Quotient	
Oxalat-Gesamtausscheidung	OHProlin/Kreatinin-Quotient

Abb. 2. Aus den erhobenen Befunden (vgl. Abb. 1) errechnete Werte

1. o.B.
2. Nierenfunktionseinschränkung
3. Hypercalcämie
4. Hyperurikämie
5. Urease-positiver HWI
6. Säurestarre
7. z.B. RTA
8. zu geringes Harnvolumen
9. Überprüfung der korrekten Urinsammlung
10. Hypercalciurie (absorptiv, resorptiv ; auch bei Sammelfehler)
11. Hyperurikosurie (auch renale-)
12. z.B. HPT
13. Hypomagnesurie
14. Sicherung der Diagnose pHPT
15. Hyperoxalurie
16. Endgültige Sicherung der Diagnose pHPT

Abb. 3. Mögliche Diagnosen des Harnsteindiagnostikprogrammes

wiesen werden, wobei berücksichtigt werden muß, daß ein Infekt nicht mit fehlender Azidifizierung gleichzusetzen ist, da auch Infekt und Säurestarre gemeinsam auftreten können. Eine

Tabelle 1. Hypercalciurie (Ca), Hyperurikosurie (HS) und Hypomagnesurie (Mg) bei 156 Harnsteinpatienten (%)

	Ca	HS	Mg	HS+Mg bzw. Ca+Mg bzw. Ca+HS	Gesamt
Ca	5,8	8,3	5,1	1,9	21,2
HS	8,3	15,4	10,3	1,9	35,9
Mg	5,1	10,3	28,9	1,9	46,2

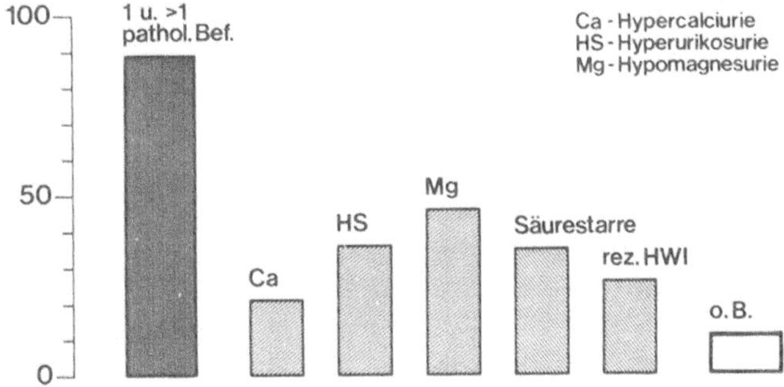

Abb. 4. Ambulante Harnsteindiagnostik. Befunde (%) im Urin bei 156 Patienten

eines programmierbaren kleinen Rechners problemlos und zeitsparend errechnet. Das vollständig durchgeführte Diagnostikprogramm erlaubt dann die in der Abbildung 3 aufgeführten Diagnosen. Als vorteilhaft hat es sich herausgestellt, daß alle erwähnten Daten auf einem speziellen „Harnsteindiagnostik"-Blatt mit Beurteilung und Therapievorschlag zusammengefaßt sind.

Von den im ersten halben Jahr untersuchten Patienten konnten 156 ausgewertet werden. Wenn folgende Kriterien als gesund angesehen werden: kein Infekt, keine Säurestarre, Ca/24 h unter 7,5 bzw. 6,5 mmol; Harnsäure/24 h unter 4 mmol und Mg/24 h über 2 mmol, so fanden sich in dem untersuchten Patientengut lediglich 17 entsprechend 10,9 % ohne pathologischen Befund (Abb. 4). Allerdings muß eingeräumt werden, daß der Zusammenhang mit der jeweiligen Steinanalyse nach dem derzeit gesicherten Wissensstand nicht immer schlüssig war. Rezidivierende Infekte fanden sich bei 26,3 %, eine Säurestarre konnte bei 35,6 % der Patienten nachge-
Hypercalciurie fand sich bei 21,2 %, eine Hyperurikosurie bei 35,9 % und eine Hypomagnesurie bei 46,2 % der untersuchten Patienten.

Die Tabelle 1 gibt die von uns gefundenen Kombinationen pathologischer Ausscheidungen und ihre jeweilige relative Häufigkeit wieder.

Zusammenfassend kann gesagt werden: Das von uns vorgestellte und erprobte Programm zur Harnsteindiagnostik stellt weder für Arzt noch Patient eine zusätzliche Belastung dar und ist bezüglich des Laboraufwandes nicht auf große Kliniken beschränkt. Es erlaubt bei den meisten Harnsteinpatienten ein oder mehrere zur Steinbildung disponierende Faktoren zu erkennen, um dann entsprechende metaphylaktische Maßnahmen einzuleiten und ihren Erfolg zu überprüfen.

---

1 2-Std-Test nach Nordin: Blutentnahme und Nüchtern-Urin (12stündiges Fasten) nach forcierter Diurese mit 250 ml aqua dest

Dr. med. B. Ulshöfer
Urologische Universitätsklinik und Poliklinik
Robert-Koch-Str. 8
D-3550 Marburg

Verhandlungsbericht der Deutschen Gesellschaft für Urologie, 31. Tagung (1979), 378–380

Epidemiologie und soziale Infrastruktur des Harnsteinleidens

O. Zechner, D. Latal, H. Pflüger, V. Scheiber

Um die pathophysiologischen Mechanismen der Harnsteingenese besser zu verstehen, wird neuerdings den epidemiologischen Faktoren der Urolithiasis vermehrtes Augenmerk zugewendet.

An 450 Harnsteinpatienten aus dem Krankengut der Urologischen Universitätsklinik Wien wurden Fragebogen versandt. Die Fragebogen beinhalteten 98 Fragestellungen, welche sowohl epidemiologische Aspekte als auch die soziale Infrastruktur des Krankengutes umfaßten. In 379 Fällen wurde ein vollständig ausgefüllter, verwertbarer Bogen zurückgesandt. Bei sämtlichen Patienten wurden dreimalige Untersuchungen von BUN, Kreatinin, Natrium, Kalium, Chloride, Kalzium, anorganisches Phosphat und Harnsäure im Serum und 24-Std-Sammelharn durchgeführt, wobei den Patienten keine diätetischen Einschränkungen auferlegt wurden. Die gewonnenen Ergebnisse wurden im Rahmen einer Computeranalyse verwertet.

Hinsichtlich der beruflichen Verhältnisse konnten folgende Ergebnisse erhoben werden (Tabelle 1).

Tabelle 1. Die soziale Infrastruktur von 379 Harnsteinpatienten

Männer... N = 171 (45%)			Frauen... N = 208 (55%)	
		N	%	
Selbständige		49	13	
Arbeit-	Arbeiter	68	18	50
nehmer	Angestellte	120	32	
Pensionisten bzw. Rentner		121	32	
Schüler bzw. Studenten		21	~ 5	

Von den 379 Patienten waren 13% in selbständigen Berufen tätig, 50% befanden sich in einem Arbeitnehmerverhältnis, 32% waren im Ruhestand und 5% gaben an, Schüler bzw. Student zu sein. Das Geschlechterverhältnis betrug männlich zu weiblich wie 45:55%.

Aus der Vielzahl der epidemiologischen Fragestellungen soll an dieser Stelle nur auf die Zu-

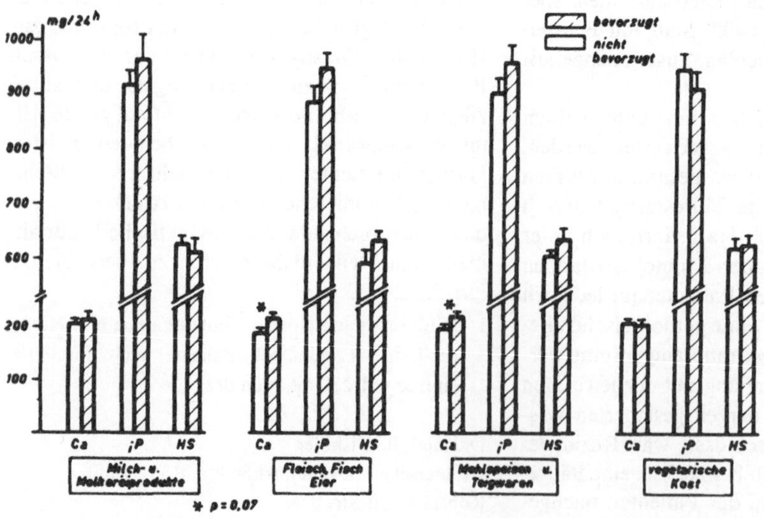

Abb. 1. Stoffwechselparameter im Harn und Ernährung

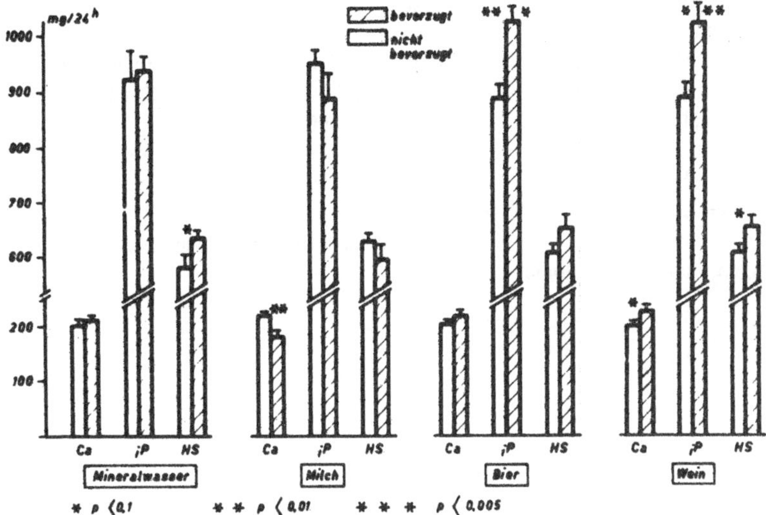

Abb. 2. Stoffwechselparameter im Harn und Trinkgewohnheiten

sammenhänge zwischen Ernährungs- und Trinkgewohnheiten und der Ausscheidung von Kalzium, anorganischem Phosphat und Harnsäure im 24-Std-Harn eingegangen werden.

Bei den Ernährungsgewohnheiten fällt auf, daß jene Patientengruppen, die entweder eiweißreiche Kost oder Mehlspeisen und Teigwaren bevorzugen, eine vergleichsweise höhere Kalziumausscheidung im Harn aufweisen als das übrige Krankengut (Abb. 1). Bei diesen Befunden wird die Signifikanzgrenze mit einer Irrtumswahrscheinlichkeit von 7% nur knapp verfehlt. Diese Beobachtung ist in Übereinstimmung mit den Untersuchungen von Robertson zu bringen, der ebenfalls einen Zusammenhang zwischen vermehrter Aufnahme von tierischem Eiweiß und einer erhöhten Kalziumausscheidung gefunden hat [1].

Stellt man die Ausscheidung der oben genannten Stoffwechselparameter im Harn in Relation zu den Trinkgewohnheiten (Abb. 2), so fällt zunächst auf, daß jene Patientengruppe, die angibt, bevorzugt Milch zu trinken, paradoxerweise eine verminderte Kalziumausscheidung im Harn aufweist. Diese Beobachtung ist vorderhand nicht erklärbar und wird das Ziel detaillierter Untersuchungen sein.

Demgegenüber weisen jene Patienten, die Bier bzw. Wein bevorzugen, eine deutliche Mehrausscheidung von anorganischem Phosphat im Harn auf. Der Unterschied gegenüber dem übrigen Patientengut ist hochsignifikant ($p < 0{,}005$). Bei jener Patientengruppe, welche bevorzugt Wein trinkt, sind auch die Ausscheidungswerte von Kalzium und Harnsäure erhöht.

Der Zusammenhang zwischen Alkoholkonsum und der Ausscheidung der für die Harnsteindiathese bedeutsamen Stoffwechselparameter Kalzium, anorganisches Phosphat und Harnsäure im Harn wird noch verdeutlicht, wenn die Tagesausscheidungsmengen dieser Parameter dem Alkoholkonsum gegenübergestellt werden (Abb. 3). Der statistische Vergleich mit einer

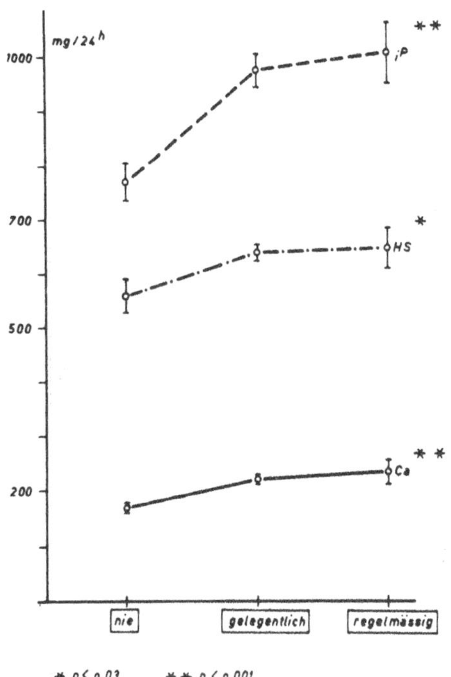

Abb. 3. Beziehung zwischen Ausscheidung von Ca, $_i$P und Harnsäure im Harn und Alkoholkonsum

Einwegvarianzanalyse ergibt jeweils eine hochsignifikante Mehrausscheidung in Abhängigkeit von der konsumierten Alkoholmenge.

In Anbetracht dieser Ergebnisse kann gefolgert werden, daß nicht nur diätetischen Faktoren, sondern auch dem Alkoholkonsum als epidemiologischem Faktor des Harnsteinleidens vermehrtes Interesse zugewendet werden sollte. Diese Beobachtung wird die Grundlage weiterer eingehender Untersuchungen nach der Ätiologie der Urolithiasis sein.

Literatur

1. Robertson WG, Peacock M, Heyburn PJ, Speed R, Hanes F (1978) In: Pathogenese und Klinik der Harnsteine VI. Steinkopff, Darmstadt, S 5

Dr. O. Zechner
Urologische Universitätsklinik Wien
Alserstraße 4
A-1090 Wien

Verhandlungsbericht der Deutschen Gesellschaft für Urologie, 31. Tagung (1979), 381/382

Verbesserung der Hyperparathyreoidismus-Diagnostik durch transfemorale selektive Halsvenenblutentnahme

F. Hering, B. Bundschu, W. Lutzeyer

Die Häufigkeit des primären Hyperparathyreoidismus als Ursache eines rezidivierenden Harnsteinleidens wird heute von verschiedenen Autoren mit 3 bis 7% angegeben [1]. Trotz neuerer diagnostischer Tests wie Parathormon-Radioimmun-Assay und die Bestimmung des ionisierten Serum-Kalziums bleibt die Diagnose eines primären Hyperparathyreoidismus schwierig [2,3].

Im Rahmen dieser Untersuchung wurden 74 konsekutive Patienten mit mehr als drei Harnsteinrezidiven und laborchemischem Verdacht auf primären HPT einer ausführlicheren HPT-Labordiagnostik unterworfen (Abb. 1). Bei 60

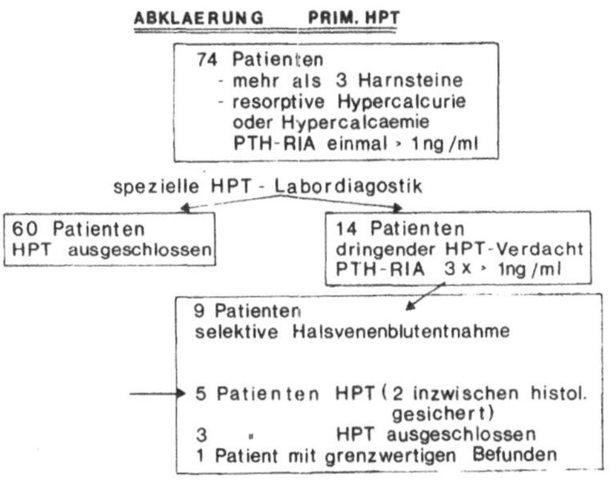

Abb. 1. Diagnostisches Vorgehen bei Patienten mit rezidivierender Urolithiasis und laborchemischem Verdacht auf primären Hyperparathyreoidismus – eine Untersuchung an 74 Patienten

dieser 74 Patienten konnte durch mehrfache Laborkontrollen, wie Gesamt- und ionisiertes Serum-Kalzium, Nüchternphosphatclearance, Nüchternkalziumausscheidung mit Berechnung des Calcium-Kreatininquotienten, Ausscheidung an zycl. AMP und schließlich mindestens drei PTH Kontrollen ein HPT ausgeschlossen werden. Bei 14 Patienten bestand weiterhin der dringende Verdacht auf einen Hyperparathyreoidismus oder es wurden grenzwertige Labordaten ermittelt.

Auch im Hinblick auf eine eventuelle durchzuführende Adenomexstirpation wurde zur weiteren Diagnostik unter Monitorkontrolle über einen transfemoralen Zugang nach der Seldinger-Technik aus dem venösen Abflußgebiet der Schilddrüse aus zehn bis zwölf vorher festgelegten Punkten Blut entnommen zur Parathormonbestimmung (Abb. 2). Diese Abbildung gibt den

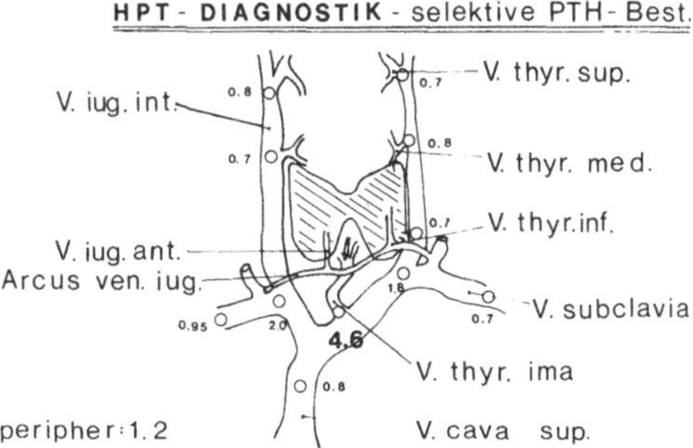

Abb. 2. Selektive Halsvenenblutentnahme mittels transfemoralen Zuganges nach der Seldinger-Technik zur Bestimmung des Parathormons. 58jährige Patientin mit rezidivierender Urolithiasis und histologisch gesichertem Adenom rechts unten

Befund einer zum Zeitpunkt der Untersuchung 58jährigen Patientin mit rezidivierender Urolithiasis, viermaliger Steinoperation nebst mehrfachen Schlingenextraktionen und spontanen Steinabgängen wieder. Das Abflußgebiet der V. thyreoidea ima wies die höchsten Parathormonwerte auf, ebenso der dieses Gebiet drainierende Arcus venosus jugularis. Die operative Exploration der Nebenschilddrüsen zeigte histologisch ein Adenom rechts unten bei unauffälligen Restdrüsen.

Bei fünf von neun Patienten konnte nach der eben beschriebenen Technik ein primärer HPT nachgewiesen werden (Tabelle 1). Zwei Patienten wurden inzwischen operiert und das Adenom histologisch gesichert. Bei drei Patienten wurde ein HPT ausgeschlossen, diese Patienten gehörten der Gruppe an, die zuvor grenzwertige Befunde aufwiesen. Bei einem Patienten sind die Labordaten widersprüchlich.

Zusammenfassung

Die Diagnose eines primären HPT ist meist nur durch die Konstellation mehrerer pathologischer Labordaten zu stellen [4]. In der Klinik sieht man jedoch häufig Laborwerte, die entweder widersprüchlich sind oder im Grenzbereich liegen. Aus diesem Grunde empfehlen wir vor allen Rezidivoperationen oder bei Patienten, bei denen die Diagnose präoperativ nicht zweifelsfrei geklärt ist, eine selektive Halsvenenblutentnahme. Sie ist eine wertvolle Hilfe bei der Diagnostik, vor allem bei grenzwertigen Befunden, ohne den Patienten übermäßig zu belasten.

Literatur

1. Rasmussen H (1974) In: Williams Textbook of endocrinology. Saunders, Philadelphia, p 730. – 2. Arnaud DC, Tsao HS, Littledike T (1971) Radioimmunassay of human parathyreoid hormon in serum. J Elin Invest 50:21. – 3. Muldowney FP, Freany R, Spillane EA, O'Donohoe P (1973) lonized calcium levels in normocalcaemic Hyperparathyreoidism. Ir J Med Sci 223. – 4. Fischer JA, Binswanger U, Blum JW, Fanconi A (1974) Die Beziehungen zwischen immunreaktivem PTH und Calcium im Serum bei Störungen des Calcium und Phosphatstoffwechsels. Verh Dtsch Ges Pathol 58:136

Dr. med. F. Hering
Abteilung Urologie
der Rheinisch-Westfälischen Technischen Hochschule
D-5100 Aachen

Verhandlungsbericht der Deutschen Gesellschaft für Urologie, 31. Tagung (1979), 383/384

Der primäre Hyperparathyreoidismus mit renaler Manifestation. Diagnostik, Therapie und Langzeitergebnisse

F. Spelsberg, R. Kuntz

Im eigenen Krankengut zeigten sich seit 1960 durch die zunehmend verbesserte Diagnostik sprunghaft ansteigende Patientenzahlen mit einer Erstoperation bei histologisch gesichertem Hyperparathyreoidismus (1.1.1960 bis 30.9. 1979; n = 251). Die 223 Patienten mit primärem Hyperparathyreoidismus machen dabei 88,9% aller wegen Nebenschilddrüsendysfunktion operierten Patienten aus. Am häufigsten fand sich mit 66% eine renale Manifestation, die sich, bezogen auf das Gesamtkrankengut, auf 60,1% mit einer Nephrolithiasis, 13,9% mit einer Nephrokalzinose und auf 12,8% mit einer Niereninsuffizienz verteilte.

Die kausale Therapie, die zur Ausheilung dieser Art des Steinleidens führt, ist die operative Entfernung des hyperaktiven Nebenschilddrüsengewebes. Trotz selektiver Parathormonbestimmung ist, wie unsere Erfahrungen gezeigt haben, weiterhin die intraoperative Darstellung aller vier Epithelkörperchen erforderlich. Nur so kann einem risikoreicheren und erfolgsunsicheren Zweit- bzw. Mehrfacheingriff im Halsbereich mit größtmöglicher Sicherheit vorgebeugt bzw. dieser auch erleichtert werden. Die Notwendigkeit ergibt sich aus der Vielfalt der pathologisch-anatomischen sowie der Lage- und Zahlvarianten der Nebenschilddrüsen und vor allem aus der Ursachenanalyse von Reinterventionen wegen persistierender Hyperkalzämie aufgrund nicht gefundener oder inadäquat resezierter Epithelkörperchen. Durch Hyperplasie waren in rund 45% alle Epithelkörperchen befallen. Multiple Adenome fanden sich nur in 3% und Karzinome in 1,8%. Neben den in über 25% festgestellten Lageanomalien fanden sich in 2,5% zusätzlich noch mehr als vier Epithelkörperchen, wobei überzählige vereinzelt ebenfalls noch krankhaft verändert waren. Wegen massiver Verwachsungen sind bei einer Reintervention die Epithelkörperchen oft nur noch extrem schwer zu finden.

Um eine persistierende Hyperkalzämie, die eine Fortsetzung des Steinleidens bedeutet, zu verhindern, sind vor allem drei Punkte aus dem adäquaten chirurgischen Vorgehen besonders hervorzuheben (Tabelle 1): 1. Durch systematische Präparation des substernalen Fettgewebes mit kranialen Thymusfortsätzen führte diese Maßnahme in den letzten sechs Jahren bei 7% unserer Patienten zum Erfolg. 2. Die transzervikale Thymektomie machte die in unserem Krankengut bis 1973 in 15% übliche Sternotomie in den letzten drei Jahren beim Ersteingriff nicht mehr notwendig. 3. Anstelle der früher gebräuchlichen substernalen Strumaresektion empfehlen wir heute zum Ausschluß der in 3% intrathyreoidal gelegenen sowie aller der Schilddrüse anhaftenden Epithelkörperchen vor allem im Hinblick auf eine allfällige Reintervention die Hemithyreoidektomie der verdächtigen Seite.

Tabelle 1. Primärer Hyperparathyreoidismus – operatives Vorgehen –

I	Zervikale Exploration
II	Erweiterte zervikale Exploration
	1. Substernales Fettgewebe, Thymusfortsätze
	2. Carotis, Trachea, Ösophagus
	3. Transzervikale Thymektomie
	4. Hemithyreoidektomie
III	Primäre mediane obere Sternotomie

Zu den Ergebnissen ist zusammenfassend festzustellen, daß seit 1973 die Erfolgsrate nach Ersteingriff ohne Ausnutzung einer präoperativen Lokalisationsdiagnostik 96% beträgt. Im

Rahmen einer Nachuntersuchung gaben 1,5% der Patienten ein Steinrezidiv der Niere an, für das der Hyperparathyreoidismus aber nicht mehr verantwortlich war.

Prof. Dr. F. Spelsberg
Klinikum Großhadern
Chirurgische Klinik
Marchioninistr. 15, D-8000 München 70

Verhandlungsbericht der Deutschen Gesellschaft für Urologie, 31. Tagung (1979), 385-390

Diskussion zu den Vorträgen Seite 326 bis 384 Freie Vorträge Moderatoren: Nagel, R., Berlin, und Zingg, E., Bern

Nagel, R., Berlin: Ich sehe keine Wortmeldungen. Vielleicht darf ich eine Frage an Herrn Kurth stellen. Ich kenne jetzt den Histomaten, zumindest im Prinzip. Wie weit ist er jetzt ausgereift? Wie hoch sind etwa die Kosten? Oder ist es erst ein Prototyp?

Kurth, K.H., Rotterdam: Wir arbeiten vorläufig noch mit den Prototypen. Es gibt aber bereits einen ersten Serientyp. Das Gerät wird ungefähr DM 140000,— kosten. Es ist ein Gerät, das primär in die Hände des Pathologen gehört. Professor Hermanek in Erlangen wird der erste Pathologe sein, der in größerem Stil damit arbeitet. In Mainz arbeitet Professor Thoenes bereits damit. Was die Anwendung anbelangt, sind wir sicher aus dem experimentellen Bereich heraus. Limitiert wird die Aussage immer noch dadurch, daß der Pathologe einfach nicht nachkommt, das gemessene Material zu untersuchen. Es ist der Vorteil dieser Methode gegenüber anderen automatisierten Methoden, daß das gemessene Gewebe nicht zerstört ist. Wir können also, anders als bei der Durchflußzytometrie, bei der die Zellen nachher weg sind und nicht mehr untersucht werden können, nachsehen, was diese Zellen eigentlich enthalten. Hier können die gemessenen Gewebe jeweils auch histologisch untersucht werden. Und eine Probe könnte theoretisch mit ca. 100 histologischen Präparaten nachuntersucht werden. Natürlich macht das der Pathologe nicht. Aber vielleicht zehn oder 15 Präparate. Und wenn sehr viele Messungen durchgeführt werden, ist der Pathologe den ganzen Tag dabei, dies nachzukontrollieren. In diesem Stadium der Untersuchung muß das noch geschehen und das limitiert einfach noch unsere Aussage. Je mehr untersucht wurde, desto sicherer können wir auftreten.

Nagel, R., Berlin: Vielen Dank! Ich glaube, Sie werden mir zustimmen, daß dieses Gerät besonders wertvoll bei fraglichen Blasenkarzinomen sein wird, wo man mehr auf Schnelligkeit achten muß als bei Prostata-Karzinomen.

Kurth, K.H., Rotterdam: Ich glaube, das spielt keine Rolle, ob es Blase oder Prostata ist. Wir haben dieselben eindeutigen Ergebnisse bei der Prostata bekommen.

Nagel, R., Berlin: Ich ziele nicht auf die Ergebnisse ab, sondern einfach auf die Schnelligkeit.

Kurth, K.H., Rotterdam: Nachdem wir hier gezeigt haben, daß wir bei frischen Präparaten die Untersuchungen möglicherweise noch besser als bei präparierten Proben auch anwenden können, bietet sich natürlich an, im Operationssaal damit zu arbeiten.

Nagel, R., Berlin: Gut, vielen Dank! Ja, bitte?

Zimmermann, A., Göttingen: Ich muß Herrn Kurth widersprechen. Mit dem Durchflußzytophotometer ist es durchaus möglich, die Zellen nachzuuntersuchen. Es sind Geräte im Handel, von Amerikanern hergestellt, mit denen die Proben durchflußzytophotometrisch untersucht werden. Suspekte Zellen werden durch eine besondere Einrichtung abgelenkt und können hinterher durch den Zytologen nachuntersucht werden. Das Gerät, mit dem wir arbeiten, ist in der Tat ein Durchflußzytophotometer, mit dem man es nicht machen kann. Aber die Tendenz gerade bei den Durchflußzytophotometern geht dahin, solche Zellsortiereinrichtungen einzubauen, so daß Nachuntersuchungen möglich sind. In Leyden und im Heidelberger Krebsforschungszentrum werden solche Geräte z.Z. entwickelt.

Aeikens, B., Hannover: Ich muß leider den Ausführungen von Herrn Zimmermann widersprechen. Ich kenne die Arbeitsgruppe in den USA von Mellamet, der mit Durchflußverfahren arbeitet und auch mit einem Zellsorter. Sie kommen über das Experimentierstadium bisher nicht hinaus. Das Problem liegt auf einer anderen Basis. Man muß, da die Urinzytologie relativ differenziert ist und wir ja aus der Zytologie wissen, daß hochdifferenzierte Zellen zytologisch sehr schwer zu erfassen sind, von vornherein mit einer Vielzahl von Parametern arbeiten und dann anhand der Vielzahl das herausselektieren, was Tumormasse ist und was nicht. Ein Durchflußverfahren beschränkt sich von vornherein auf vielleicht fünf bis acht Parameter. Mehr Parameter kann man z.Z. nicht erfassen und auf dieser Basis läßt sich die Urinzytologie nach unseren Erfahrungen nicht differenzieren.

Nagel, R., Berlin: Vielen Dank, Herr Aeikens. Das ist wohl auch die Ansicht, die Herr Sprenger vertritt.

Vielleicht sollten wir die beiden Vorträge von Herrn Zimmermann und Herrn Leistenschneider zusammen diskutieren, denn sie betreffen ja dasselbe Thema. Hierzu irgendwelche Fragen?

Jakse, G., Innsbruck: Ich habe an Herrn Zimmermann und Herrn Leistenschneider die Frage, ob sie versucht haben, die DNS-Messungen zu quantifizieren, da ja schon verschiedene Arbeitsgruppen, u.a. auch unsere Arbeitsgruppe, gezeigt haben, daß man dann die einzelnen Histogramme wesentlich besser und objektiver beurteilen kann und vor allem, daß dann auch verschiedene Arbeitsgruppen ihre Ergebnisse vergleichen können.

Nagel, R., Berlin: Herr Zimmermann und danach Herr Leistenschneider.

Zimmermann, A., Göttingen: Was wir z.Z. machen, ist, daß wir einfach die Zahl der Zellen, die einen bestimmten DNS-Gehalt haben, zusammenstellen und in Gruppen ordnen. Quantifizieren können wir hiermit die DNS-Menge nur begrenzt, sicher nicht in dem Maße, wie das die Einzelzellphotometrie macht. Nur ist uns das beim Hoden auch ziemlich gleichgültig. Beim Hoden geht es uns ja darum, die Verteilung der Zellen auf die einzelnen Diploidiestufen zu sehen und daraus abzuleiten, a) wie ist die Spermiogenese, b) haben wir anaploide Zellen und damit einen Hodentumor. Weitere Unterscheidungen erscheinen uns beim Hoden z.Z. nicht sinnvoll.

Leistenschneider, W., Berlin: Wir machen eine Quantifizierung eigentlich in dem Sinne, daß wir versuchen, eine Varianzanalyse zwischen den einzelnen DNS-Zytophotogrammen zu erstellen. Und Sie haben gesehen, daß wir varianzanalytisch ganz klar differenzieren können zwischen dem Adenom und dem Zytophotogramm bei schlecht differenziertem Karzinom.

Nagel, R., Berlin: Vielen Dank! Ich meine, Herr Sprenger vertritt die Ansicht – er ist der Direktor des Cytodiagnostischen Institutes in Kiel –, daß eine biochemische Schnellschnittdiagnostik mit der Durchflußzytophotometrie heute nicht realisierbar ist. Ferner, daß sich die Euphorie der Gynäkologen der siebziger Jahre, die ihren Papanicolaou abschaffen wollten, gelegt hat und daß das auch vorerst gar nicht realisierbar sein wird, weil man einfach nicht weiß, was man mißt. Die Fehlerquote gibt er mit 30% an und das finde ich doch bei einem diagnostischen Verfahren sehr hoch. Herr Zimmermann!

Zimmermann, A., Göttingen: Was Sie sagen, trifft ganz zweifellos zu für alle die Organe, die wir bisher untersucht haben und bei denen auch wir zunächst eine Euphorie gehabt haben und geglaubt haben, daß wir damit die Karzinomdiagnostik wirklich automatisieren könnten. Das, muß man sagen, ist also nicht möglich. Beim Hoden verhält es sich etwas anders. Wir haben bisher erst 17 Hodentumoren, aber wir haben bei diesen 17 Hodentumoren keine Fehlinterpretation gehabt. Das liegt sicherlich daran, daß der Hoden sehr viel höhere Gipfel bringt als das normale Histogramm und daß der Hoden zwei Zusatzgipfel hat, die wir bei den Histogrammen beim Prostata-Karzinom oder beim Blasen-Karzinom einfach nicht finden. Dadurch sind unsere Interpretationsmöglichkeiten beim Hoden sehr erweitert.

Nagel, R., Berlin: Vielen Dank! Mich würde die statistische Relevanz interessieren. Diese habe ich in Ihrem Vortrag vermißt oder überhört. Und dann würde ich ganz gerne wissen, woraus Sie Ihre prognostischen Schlüsse bei der Durchflußzytophotometrie ziehen.

Zimmermann, A., Göttingen: Die Ergebnisse, die wir haben, sind statistisch nicht signifikant. Wir haben bei den Spermiogeneseuntersuchungen drei Gruppen gebildet. Bei den Hodentumoren brauchen wir keine Statistiken zu machen. Denn beim Neuauftreten außerhalb dieser normalen Gipfel müssen wir davon ausgehen, daß hier eine Aneuploidie vorliegt. Die Bilder sind so eindeutig, daß man hier wirklich auf eine Statistik verzichten kann. Die Zusatzgipfel sind ja das entscheidende. Sie haben das in den Dias gesehen. Es treten neue hohe Gipfel auf, die es zusätzlich zu den anderen haploiden, diploiden oder tetraploiden gibt, die schon vorhanden sind. Und wenn das der Fall ist, müssen ja neue Zellstammlinge mit abartigem DNS-Gehalt vorhanden sein. Das ist gar keine Frage.

Nagel, R., Berlin: Vielen Dank, Herr Zimmermann. Wenn vielleicht noch Herr Leistenschneider abschließen möchte.

Leistenschneider, W., Berlin: Noch eine ganz kurze Frage an Herrn Zimmermann zur Indikation der Durchflußphotometrie. Die Durchflußphotometrie ist doch eigentlich reserviert für die Diagnostik von zytologisch schlecht zu erfassenden Tumoren, z.B. im Urin oder in der Pleura oder im Aszites. D.h. also eine Automatisierung derjenigen Mikroskopie, die äußerst mühsam ist in flüssigen Medien. Stecken Sie Ihre Indikation nicht etwas weit, wenn Sie nun auch solide Tumoren, die histologisch ganz einfach zu untersuchen sind, mit dieser doch sehr aufwendigen Methode zusätzlich noch untersuchen wollen?

Zimmermann, A., Göttingen: Die Methode ist nicht aufwendig. Das Verfahren ist ja ursprünglich entwikkelt worden, um die gynäkologische Zytodiagnostik zu automatisieren und die Masse an Befunden und Untersuchungsmaterial, das die gynäkologischen Zytologen bekommen, zu reduzieren. Ein Präscreening also! Nur die suspekten Befunde in der Durchflußphotometrie sollten dann vom Gynäkologen nachuntersucht werden. Man weiß heute, das geht nicht. Daß man natürlich mit einem Verfahren, das vorhanden ist, auch weitere Untersuchungen macht, wie wir das jetzt beim Hoden gemacht haben, eigentlich durch Zufall, das ist doch, glaube ich, verständlich.

Leistenschneider, W., Berlin: Noch mal ganz kurz! Ich meine mit „Aufwand" im wesentlichen den finanziellen Aufwand für diese Methode, nicht den zeitlichen. Das ist eine sehr teuere Anlage. Sie kostet weiter über 100000,— DM. Wenn wir nun allen Instituten und allen Kliniken empfehlen, zu ihrer normalen histologischen Diagnostik evtl. noch diese Methode zusätzlich zu machen, dann glaube ich einfach, die Diagnostik wird zu teuer.

Zimmermann, A., Göttingen: Herr Leistenschneider, wir sind weit davon entfernt, Ihnen oder irgendeiner anderen Klinik zu empfehlen, das Gerät zu kaufen. Das sind Untersuchungen, die jetzt laufen, und über die Sie informiert sein sollten, weil die automatisierte Zytodiagnostik, wie das heute ja zum Ausdruck kam, doch eine Zukunft hat. Sie sollen einfach informiert werden, nicht zum Kauf angeregt werden.

Nagel, R., Berlin: Vielen Dank! Ich darf jetzt Herrn Aeikens Vortrag aufrufen. Sind dazu Diskussionsbemerkungen?

Aeikens, B., Hannover: Ich habe eine Frage. Wie teuer sind das Photometer, Mikroskop und die Färbemethoden, die Sie anwenden?

Zimmermann, A., Göttingen: Dazu können wir heute noch gar keine Angaben machen. Wir sind in dem Stadium, daß wir zumindest die Urinzellen meßbar machen können. D. h. wir können relativ präparieren, relativ gut anfärben und auswerten. Das Ganze wird vielleicht als Endprodukt eine halbe Million kosten. Eine solche Meßanlage, die jetzt entwickelt wird, kostet 1,5 Millionen und die Rechenanlage, auf der das errechnet wird, kostet etwa 30 Millionen.

Nagel, R., Berlin: Vielen Dank. Hat jemand Fragen zu dem Vortrag von Herrn Schubert?

Jakse, G., Innsbruck: Ich finde das eine ausgezeichnete Untersuchung von Herrn Professor Schubert. Ich wollte nur fragen, haben Sie eine besondere Prädilektion dieser präblastomatösen Veränderungen gefunden? Und liegen wir mit unseren Quadrantenbiopsien richtig, wenn wir sie bds der Ureterenostien, an der Hinterwand oder der Vorderwand machen?

Schubert, G. E., Wuppertal: Die Zeit fehlte mir, um gewissermaßen eine Landkarte dieser verschiedenen Befunde zu demonstrieren. Es sind natürlich Prädilektionsstellen vorhanden, und zwar die Ihnen allgemein bekannten am Blasenboden, um die Ureterostien, das Trigonum. Aber überraschenderweise war die Plattenepithelmetaplasie, die wir ja bei 28% der Männer gefunden haben, nicht nur am Trigonum, sondern auch an der Vorderwand, in der Nähe des Blasenausganges, vorhanden, ebenso bei Frauen. D. h. also, Plattenepithelmetaplasien sind bei Männern und Frauen in diesem Lebensalter zirkulär am Blasenausgang lokalisiert. Das ist das eine! Und das zweite, wir haben diese Plattenepithelmetaplasie, die ja bei jüngeren Frauen als Trigonalzellmetaplasie bekannt ist, die sich aber in diesem Lebensalter morphologisch doch etwas unterscheidet – möglicherweise wegen des veränderlichen Östrogengehaltes –, an anderen Stellen der Blasenschleimhaut, z. B. an den Seitenwänden, an der Rückwand. Während diese Zahlen, die ich eben nannte, vor allem für die am Blasenausgang vorhandene Plattenepithelmetaplasie gilt, dominiert bei den Plattenepithelmetaplasien an anderen Stellen, z. B. Seitenwand, Rückwand, auch am Blasenscheitel, das männliche Geschlecht. Das Verhältnis beträgt hier 4:2 zugunsten der Männer.

Nagel, R., Berlin: Vielen Dank, Herr Schubert! Dann können wir jetzt den Vortrag der Herren Jellinghaus und Käfer diskutieren.

Mauermayer, W., München: Ich habe nur eine Frage. Und zwar würde ich gerne wissen, wie sieht's denn endoskopisch aus? Genaue endoskopische Morphologie!

Jellinghaus, W., Würzburg: Die invertierten Harnblasenpapillome werden endoskopisch als grau verfärbte Tumoren beschrieben. Auffallend ist die Unsicherheit, ob es sich um papilläre oder solide Tumoren handelt; dies wird durch die invertierte Tumorstruktur verständlich.

Mauermayer, W., München: Man findet es also nur, wenn man sehr, sehr genau die Schleimhaut anschaut und unter Umständen sehr nahe anschaut, weil es leicht überstrahlt wird.

Jellinghaus, W., Würzburg: Richtig.

Nagel, R., Berlin: Jetzt habe ich noch eine Frage, die vielleicht an Herrn Schubert geht. Herr Schubert, ist das für den Pathologen leicht erkennbar oder sind Täuschungsmöglichkeiten vorhanden? So daß also eine Fehldiagnose gestellt wird, bei einer im Prinzip sehr guten Prognose!

Schubert, G. E., Wuppertal: Täuschungsmöglichkeiten waren bisher vorhanden. Deshalb sind diese Untersuchungen ja bisher nie durchgeführt worden. Die letzte Untersuchung dieser Art stammt von Morse von 1928, d. h. vor 51 Jahren! Heute sind diese Untersuchungen in der Regel darum nicht möglich, weil wir zu spät obduzieren. Und die von Ihnen an uns geschickten Blasenbiopsien sind ja nie repräsentativ, sondern doppelt selektiert, erstens, was die Personengruppe angeht, zweitens, was den Entnahmeort angeht. Wir haben dieses Problem dadurch überwinden können, daß wir kurz nach dem Tod durch einen Katheter die Blase mit Formalin fixiert haben, zum größten Teil innerhalb von 30 min nach dem Tod. Damit wird der wichtigste Irrtumsfaktor, nämlich die Täuschung durch autolytische Veränderungen, denen sonst der Pathologe in der Tat unterliegen kann, ausgeschaltet.

Nagel, R., Berlin: Vielen Dank! Darf ich dann die Moderation Herrn Zingg übergeben.

Zingg, E., Bern: Wir kommen nun zur Diskussion des Vortrags Butz, Hoffmann und Kohlbecker. Wortmeldungen?

Schöll, J., Graz: In welcher Zubereitungsform wurde bei Ihren Untersuchungen Oxalat der Nahrung beigegeben? Es soll nämlich ein Unterschied sein zwischen chemisch hergestellter Oxalsäure und pflanzlichem Oxalat. Der Unterschied besteht vor allem in der besonderen Kristallgröße pflanzlichen Oxalates, seiner nahezu völligen Unlösbarkeit, in seiner korpuskulären Persorption und makrokristallinen renalen Elimination. So führt z. B. die Oxalatvergiftung durch die Pflanze Dieffenbachia zu schwerer Hämaturie. Ich möchte empfehlen, auf oxalatarme Kost nicht zu verzichten, bis das Problem weiter geklärt ist.

Vahlensieck, W., Bonn: Ich weiß nicht, ob Herr Butz da ist. Er sollte eigentlich selber antworten! Ich kann allerdings nur aus Untersuchungen unserer Arbeitsgruppe von Herrn Bach und Herrn Hesse berichten. Speziell jetzt haben wir die Belastung mit Schokolade untersucht. Tatsächlich führt es zu einer vermehrten Oxalsäureausscheidung, wenn man sich etwa vier Tafeln Schokolade zuführt. Das also zu dieser Frage, ob man Experimente und Klinik vergleichen kann. Dies sind klinische Untersuchungen. Wir haben eigentlich daraus auch den Schluß gezogen, daß eine apodiktische Diätempfehlung, daß keine Schokolade, kein Spinat, kein Rhabarber gegessen werden sollte, nicht aufrecht zu erhalten ist, so wie das in früheren Diätempfehlungen immer geschrieben stand oder von den Patienten zumeist verstanden wurde. Aber wir würden natürlich auch für eine Empfehlung in der Richtung plädieren, daß der Überkonsum solcher lithogenhaltigen Nahrungsmittel vermieden werden sollte. Das würde also bedeuten, daß man den Patienten sagt, sie dürften ruhig mal eine halbe Tafel Schokolade essen, aber nicht jeden Tag etwa vier Tafeln. Und in dem Zusammenhang möchte ich noch sagen, man muß tatsächlich wie der Kollege es jetzt auch dargestellt hat, mit diesen Empfehlungen zur Ernährung sehr sorgfältig umgehen. Denn man darf nicht vergessen, daß es sich beim Steinleiden um ein multifaktorielles Geschehen handelt. Es ist nicht nur die Frage, wieviel Oxalate sich der Patient zuführt. Hier spielt z. B. gleich hinein die Frage der Kalziumzufuhr und der Kalziumausscheidung. Wir alle wissen, daß wir uns bei der Ernährung zuviel Kalzium zuführen. Wenn dann noch etwa viel Mineralwasser getrunken wird mit hohem Kalziumgehalt, dann kann sich der Calcium-Oxalat-Quotient im Urin durchaus verändern. Und wenn dann vielleicht noch ein passender pH hinzukommt oder entsprechende andere Veränderungen, dann kann es durchaus zu einer Phase kommen, wo es zur Kristallisation und Aggregation kommen kann, wenn die Inhibitoren fehlen oder blockiert werden. Das alles spielt da mit hinein. Aber grundsätzlich möchte ich nur sagen, man soll für die Zukunft – und wir sind ja in unserer Arbeitsgruppe dabei, solche Empfehlungen zu erweitern – im Moment zumindest sagen, der Überkonsum von bekannten Lithogenen sollte vermieden werden.

Zingg, E., Bern: Danke für diese Ergänzung! Ist Herr Butz im Saal? Dann gehen wir zum nächsten Vortrag über. Sind hier Wortmeldungen zur Frage dieser Harnsteindiagnostik?

Ulshöfer, B., Marburg: Man kann dem Patienten praktisch diese Sammelanweisungen in die Hand drücken, in denen alles genau drauf steht, was er machen muß, und bekommt dann den Befund in die Ambulanz geliefert. Der Patient selber, so habe ich den Eindruck, wird dadurch, daß er über eine Woche zu Hause seinen pH-Wert mißt und daß man ihn noch genauer befragt, zur Mitarbeit motiviert. Die Compliance ist gut. Die Patienten kommen nach einem halben Jahr wieder, auch wenn sie keine Beschwerden haben.

Zingg, E., Bern: Danke! Diskussionsbemerkungen? Dann möchte ich den Vortrag der Herren Zechner und Mitarbeiter, Wien, diskutieren lassen über die „Epidemiologie und die soziale Infrastruktur des Harnsteinleidens".

Vahlensieck, W., Bonn: Ich bin sehr überrascht gewesen, Herr Zechner, wie Sie ja auch gesagt haben, über die verminderte Kalziumausscheidung beim Konsum von Milch. Nun, dieser Frage wird man weiter nachgehen müssen. Aber zur anderen Frage bei Mineralwasser. Ich habe das bei der Geschwindigkeit jetzt nicht mitgekriegt, was Sie da gesagt haben, daß bei Zufuhr von Mineralwasser die Kalziumausscheidung vermindert wurde, gleich blieb, oder anstieg? Ich hätte nur die Überlegung dazu, daß wir ja normalerweise heute 1200 mg Kalzium mit der normalen Ernährung zuführen und damit schon über dem liegen, was wir eigentlich brauchen, von 600–800 mg. Wenn man nun dazu auch noch einen oder zwei Liter Mineralwasser sich zuführt, pro Liter vielleicht 500–600 mg Kalzium drin hat – solche Wässer gibt es –, dann würde ich denken, daß das doch zu einer vermehrten Ausscheidung von Kalzium führen würde. Meine Frage würde also noch zu ergänzen sein dahingehend: mit was für einem Mineralwasser haben Sie gearbeitet? Wir haben bei unseren Untersuchungen feststellen können, daß man Wässer haben kann mit 8 mg/l, daß das aber raufgehen kann bis 600 mg/l.

Zingg, E., Bern: Herr Zechner, wollen Sie gleich antworten?

Zechner, O., Wien: Herr Professor, ich möchte in keinster Weise irgendeine Werbung für eine Mineralwasserfirma in Österreich machen. Ich glaube auch nicht, daß es hier in München relevant wäre. Aber die Mineralwässer, die durchschnittlich im Wiener Raum getrunken werden, vor allem kommerziell zu erhalten sind, enthalten überraschend wenig Kalzium, um 200 mg/l. Man darf eines nicht vergessen! Diese Studie wurde ohne diätetische Einschränkungen gemacht, sonst hätte sie ja keinen Sinn. Diese Patienten haben normale Lebensgewohnheiten eingehalten und haben daher also nicht zwei Liter oder 2½ Liter Mineralwasser am Tag getrunken. Ich glaube, daß das zumindest eine recht plausible Erklärung dafür ist, daß wegen des Mineralwassers beim Kalzium kein Unterschied war, beim Phosphat ebenfalls nicht, interessanterweise aber bei der Harnsäure! Nun, dem muß man im Rahmen des Computerprogramms noch nachgehen, ob hier nicht Ernährungsfaktoren vorliegen.

Mauermayer, W., München: Ich wollte einen kleinen Gedanken zu dieser Frage sagen. Wenn Sie sehr viel Wasser trinken, haben Sie natürlich auch sehr viel Flüssigkeit und wenn Sie sehr viel Flüssigkeit haben, haben Sie einen sehr stark verdünnten Urin. Wir Männer haben ja das Glück, daß wir den Harnstrahl beobachten können und dabei die Farbe des Urins sehen. Und wenn Sie einen sehr verdünnten Urin haben, kommt das Kalzium eben auch in einer sehr verdünnten Form wieder im Urin vor. Es ist ja doch nicht so, daß das Kalzium in der Niere als Reservesubstanz gesammelt wird, sondern das wird ja dort kontinuierlich ausgeschieden. Das ist ja eine der großen Maßnahmen, die wir überhaupt empfehlen, damit die Patienten weniger Steine bekommen, daß sie nämlich viel trinken. Ich kenne einen Herrn, der sogar nachts trinkt, nur um seine Steinbildung zu reduzieren. Dann müßten wir Münchner alle gestorben sein, denn das Münchner Wasser ist ein Bergquellwasser mit einem außerordentlich hohen Kalkgehalt. Ich möchte diesen Gedanken doch bitten, mit zu berücksichtigen.

Zechner, O., Wien: Herr Professor, das ist ein ganz entscheidender Hinweis! Ich darf dazu bemerken, daß es ja in der Literatur ein klassisches Beispiel dafür gibt, daß die vermehrte Flüssigkeitszufuhr eine ganz entscheidende, wenn nicht überhaupt die entscheidende Maßnahme in der effektiven Harnsteinprophylaxe ist. Es sind die Untersuchungen und die Arbeiten von Dent, der mit der Hydrationstherapie bei den Zystinsteinpatienten innerhalb eines Zeitraums von zehn Jahren ganz exquisite Erfolge erzielen konnte. In diesem Zusammenhang, bezüglich Bier und Wein und Flüssigkeitenkonsum! Wir haben die Untersuchungen differenziert und wir haben sehr genau gesehen, daß es nicht in Abhängigkeit von den Harnvolumina Unterschiede gibt – hier gibt es nämlich fast überhaupt keine –, sondern eine Abhängigkeit von der Alkoholmenge, die pro Tag aufgenommen wird. Da ist es natürlich klar, daß Bier z.B. eine geringere Alkoholmenge hat als Wein.

Mauermayer, W., München: Ich muß mich korrigieren! Ich habe vom Wasser gesprochen, nicht vom Bier. Vielleicht haben Sie gedacht, weil ich aus München komme, rede ich nur vom Bier. Ich habe vom Wasser gesprochen, vom Münchner Leitungswasser, vom Bergquellwasser, mit einem sehr, sehr hohen Kalkgehalt. Natürlich wird das Bier auch aus so einem Wasser produziert.

Zechner, O., Wien: Ich bin da einem Irrtum unterlegen. Ich habe gemeint, das Münchner Wasser heißt „Löwenbräu".

Zingg, E., Bern: Gut! Zum nächsten Vortrag haben sich noch die Herren Fischer und Bressel aus Hamburg gemeldet.

Fischer, D., Hamburg: In der Zeit zwischen 1970 und 1979 wurden am Allgemeinen Krankenhaus in Harburg bei 106 Patienten operativ Nebenschilddrüseneingriffe ausgeführt. Dabei handelte es sich in 95% der Fälle um einen primären HPT! Während in 42 Fällen die Operation ohne selektive Halsvenenblut-Abnahme durchgeführt wurde, war in den 53 Fällen die selektive HPT-Abnahme aus den Halsvenen vorher durchgeführt worden. Das ist in den Jahren nach 1975 bei uns regelmäßig der Fall gewesen. Sowohl eine falsche als auch eine nicht mögliche Lokalisation kann durch eine nicht seitengetrennte Blutentnahme aus der Vene bedingt sein. Diese Venenschemen zeigen, daß hier eine deutliche Trennung des venösen Zuflusses nicht möglich ist. Man sollte jedoch bei insgesamt erhöhten Werten daran denken, daß mehrere Adenome vorliegen können, wie an diesem Schema der Halsvenen mit den zugehörigen EDH-Werten bei einer Patientin mit zwei Adenomen. Es ist nicht häufig, daß mehrere Epithelkörperchen pathologisch verändert sind. Bei 94 Patienten fanden wir in 89 Fällen ein Adenom, einmal zwei Adenome, zweimal drei Adenome, einmal ein Adenom mit zwei hyperplastischen Epithelkörperchen und bei einem Patienten eine primäre Hyperplasie aller vier Epithelkörperchen. Wir möchten daraus schließen, daß die selektive Bestimmung des Parathormones aus dem Halsvenenblut nicht eine sorgfältige Exploration und Darstellung sämtlicher vier Epithelkörperchen ersetzt. Außerdem ist die histologische Schnellschnittuntersuchung intraoperativ notwendig zur Sicherung der Diagnostik.

Zingg, E., Bern: Danke! Sind zu diesem Vortrag von Herrn Hering und Mitarbeitern weitere Fragen? Ich hätte hier eine Frage. Herr Hering, Sie hatten gesagt, daß in zwei oder drei Fällen aufgrund dieser selektiven Entnahme die Diagnose dann nicht bestätigt werden konnte. Warum nicht?

Hering, F., Aachen: Das waren Fälle, die zuvor grenzwertige Befunde hatten. Ich sagte aber, bei diesen 14 Patienten waren Patienten dabei, die einmal einen dringenden Verdacht hatten, aber auch grenzwertige Befunde, entweder Serum-Kalzium hoch oder Parathormon niedrig und umgekehrt. Bei diesen Patienten mit grenzwertigen Befunden waren alle Befunde im Normbereich. Wir hatten auch gleichzeitig noch ionisiertes Kalzium aus der gleichen Blutprobe bestimmt und das Gesamtkalzium. Alle Befunde lagen im Normbereich. Diese drei Patienten – wir haben uns nicht beschränkt auf diese Einzeluntersuchungen – sind auch noch über Monate hinaus verfolgt worden mit Parathormonbestimmung und Kalziumbestimmung. Sie blieben im Normbereich.

Zingg, E., Bern: Wenn ich Sie richtig verstanden habe, haben Sie zum Schluß ja auch gesagt, daß Sie diese Methode empfehlen für Rezidive, für unklare Fälle, schwierige Lokalisationen, aber nicht als Routineuntersuchung bei allen primären Hyperparathyreoiden. Dann noch zum letzten Vortrag. Sind hier Wortmeldungen?

Fischer, D., Hamburg: Ihr Dia für die Manifestation des primären HPT zeigt an dritter Stelle die Niereninsuffizienz. Ich wollte Sie fragen, zu welchem Zeitpunkt Sie die Diagnose primärer HPT und Niereninsuffizienz gestellt haben. Ich frage das zur Abgrenzung des sekundären HPT.

Spelsberg, F., München: Die Diagnose eines primären Hyperparathyreoidismus wurde immer vor der Operation gestellt, und diese Patienten mit Niereninsuffizienz waren Leute vorwiegend mit einem akuten Hyperparanthyreoidismus und sonst mit leicht erhöhten Kreatininwerten. Also eine scharfe Trennung zwischen primär und sekundär lag stets vor.

Ulshöfer, B., Marburg: Es ist ja bekannt, daß die Hyperkalzämie per se eine Niereninsuffizienz macht. Wir hatten jetzt einen Patienten mit einem toxischen HPT, mit einem Kalzium um 9 mval und einem Kreatinin um 4 mg %. ¼ Jahr oder sechs Wochen nach der Operation ist er mit dem Kreatinin auf 2,5 zurückgegangen. D. h. zum Zeitpunkt der Operation selber mag es wohl schwierig sein zu beurteilen, ob es ein primärer oder ein sekundärer ist, d. h. ein tertiärer muß es ja sein, wenn das Kalzium erhöht ist. Aber in der Folgezeit der Operation wird man eindeutig feststellen können, ob das durch die Kalzämie bedingt war oder ob es primär die Niereninsuffizienz war.

Zingg, E., Bern: Danke! Wir müssen hier aus Zeitgründen die Diskussion abbrechen. Ich gebe zurück an Herrn Nagel.

Nagel, R., Berlin: Wenn ich ganz kurz zusammenfassen darf, dann muß ich sagen, daß offenbar der Histomat so ausgereift ist, daß doch mit tragfähiger Sicherheit Diagnosen gestellt werden können. Über die DNS-Bestimmungen wird die Kontroverse wohl in der Literatur weitergeführt werden, und ich glaube, das sollte auch in entsprechender Schärfe geschehen. In der Kürze der Zeit war das hier einfach nicht möglich. Ferner erscheint mir ein wichtiger Beitrag gewesen zu sein, daß man durch zytophotometrische Untersuchungsmethoden jetzt die Urinzytologie, wenn auch erstmals als Grundlagenforschung, wesentlich verbessern kann. Und als wichtigen Beitrag fand ich die Untersuchungen von Herrn Schubert über die präblastomatösen Veränderungen im Alter. Vielleicht kann sich daraus mal etwas entwickeln wie Untersuchungen über das latente Karzinom in bestimmten Lebensaltern. Das Kapitel über die Steine, das Herr Zingg moderiert hat, ist wohl wegen der Divergenz außerordentlich schwer in der Kürze zusammenzufassen und es bleibt mir nur übrig, allen Rednern und vor allem auch den Diskutanten und Zuhörern herzlich zu danken. Damit schließe ich dann den Teil der freien Vorträge.

Verhandlungsbericht der Deutschen Gesellschaft für Urologie, 31. Tagung (1979), 391-393

Standardisierte Refluxdiagnostik

P. Brühl, G. Brieden

Die übliche Methode der radiologischen Refluxdiagnostik ist das Miktionszystourethrogramm. Die Methode der zystographischen Refluxprüfung sollte nach Möglichkeit folgende Bedingungen erfüllen:

1. Nachahmung einer physiologischen, d. h. langsamen Füllung der Blase.
2. Exakte Messung des einlaufenden Kontrastmittels.
3. Die Möglichkeit der Druckmessung bei jeder beliebigen Blasenfüllung, beim Blasenruhetonus, bei Preßdruck und unter Miktionsbedingungen.

Diese Forderungen können methodisch relativ einfach erfüllt werden. Mittels eines transurethralen Katheters, der über einen Dreiwegehahn mit einer kontrastmittelenthaltenden Infusionsflasche und mit einem graduierten Steigrohr (cm Wassersäule) verbunden ist, wird bei einem Instillationsdruck von etwa 20 cm Wassersäule Kontrastmittel in die Blase infundiert, das über ein zwischengeschaltetes Dosimeter quantifiziert wird. Der Füllungsvorgang wird mit Hilfe kurzer Durchleuchtungsphasen während Ruhe und unter Preßdruck an der Bildverstärker-Fernsehkette kontrolliert. Bei auftretendem Harndrang Entfernen des Katheters und anschließende Miktionszystourethrographie in Lauensteinlage während der Endphase der Miktion. Während der Untersuchung können eine Vielzahl von Fragen beantwortet werden:

1. Tritt der Reflux zu Beginn oder erst gegen Ende der Kontrastmittel-Blasenfüllung auf und bei welchem Druck (Steigrohr!)?
2. Welches Ausmaß hat der Reflux
   - vesiko-ureteral oder
   - vesiko-renal – und bei welchem Druck (Steigrohr!)?
3. Morphologie der Blase, der Ureteren, des Nierenbeckenkelchsystems und der Urethra (während der Miktion)?

Vom Stadium des Refluxes wird die Operationsindikation abgeleitet.

Bei Durchsicht der Literatur fällt auf, daß eine

Tabelle 1. Röntgenologische Refluxeinteilungen

Autor / Jahr		Stadium			Merkmal
Parkkulainen + Winberg 1966	I	VUR			Dilatation des harnableitenden Systems
	II	VUR + mäßige Dilatation			
	III	VUR + mittlere Dilatation			
	IV	VUR + starke Dilatation			
		Infekt	Reflux	pyelonephritische Veränderungen	
Hutch 1972	I	+	–	–	pyelonephritische Destruktionen
	II	+	+	–	
	III	+	+	+	
	IV	+	–	+	
Smellie 1975	I	minimal			Höhe + Beginn des Refluxes Dilatation
	II	nur während Miktion			
	III	während Füllphase und Miktion			
	IV	Dilatation Ureter + Nierenbecken			

Tabelle 2. Röntgenologische Refluxeinteilungen

Autor / Jahr	Stadium		Merkmal: Blasendruck und Füllvolumen
Krepler 1969	I Überraschungsreflux – einmalig zu Beginn der Füllung II Terminal od. intermittierend bei niedrigem Druck und hohem Volumen III Niederdruckreflux – schon bei geringem Füllvolumen während d. ganzen Untersuchung anhaltend. Ureter oft erweitert + IV Dauerreflux mit hohem Druck – Miktionsreflux. Bei hohem Druck und großem Volumen aber geringer Permanenz		nicht definiert
Rolleston 1975	I slight II moderate III gross		nicht definiert
Versch. Autoren	low und high pressure		volumenabhängig
Bödecker 1978	low pressure high pressure	≦ 20 mmHG > 20 mmHG	definiert

standardisierte Technik und damit standardisierte Einteilung des Refluxes nach seinen verschiedenen Ausprägungsformen fehlt. Bei dem Versuch einer Klassifizierung, um die sich zahlreiche Autoren bemüht haben, werden vielfach nur ein oder zwei Teilaspekte berücksichtigt, so vor allem das Ausmaß der Ureteren-Nierenbeckenkelch-Dilatation oder der Beginn und die Höhe des Refluxes. Die Gradeinteilungen nach Parkulainen (Tabelle 1) und die Schwierigkeiten, zwischen „mäßiger, mittlerer oder starker" Dilatation zu differenzieren, sind bekannt. Das ist subjektiv wie auch die Einteilung nach Smellie (Tabelle 1). Hutch berücksichtigt in seiner Klassifizierung das gleichzeitige Vorhandensein einer Pyelonephritis (Tabelle 1). Krepler trifft eine Refluxeinteilung aufgrund gleichzeitiger Druckmessungen in Blase und Rektum mit Registrierung des Blasenfüllvolumens. Bei seiner Einteilung (Tabelle 2) muß kritisch gefragt werden, was der Autor unter „niedrigem" bzw. „hohem Druck", unter „großem Füllungsvolumen" oder unter „geringer Permanenz" des Refluxes versteht. Die Höhe und der Beginn des Refluxes sind von Blasenfüllung und -druck abhängig. Die in Tabelle 1 und 2 aufgeführten Refluxeinteilungen unterliegen subjektiven Einflüssen durch den jeweiligen Untersucher. Die Einteilung in low- und high-pressure-Reflux ist nicht unproblematisch. Eine eindeutige Klassifizierung ist also so nicht immer möglich. Damit entstehen Probleme für eine standardisierte Indikationsstellung zur Antirefluxplastik. Eine genaue Definition des Ausgangsbefundes ist notwendig.

Die standardisierte Refluxdiagnostik unter den Bedingungen einer Zystomanometrie ist eine wertvolle diagnostische Maßnahme, weil Refluxnachweis ohne Berücksichtigung von Blasenfüllung und -druck eine nur radioskopische und subjektive Gradeinteilung des Refluxes ermöglichen und somit die Indikationsstellung zur Antirefluxplastik erschweren: Der Reflux kann von Untersuchung zu Untersuchung wechseln. Auch die endoskopische Refluxeinteilung (Tabelle 3) bringt dann keine Erleichterung, da die morphologische Ostiumeinschätzung und auch die Länge des submukösen Tunnels subjektiven Beurteilungskriterien und damit großen Schwankungen unterliegt. Eine eindeutige Klassifizierung ist nicht immer möglich. Das retrograde Infusionsrefluxzystogramm mit gleichzeitiger Blasendruckmessung bei unterschiedlich dosierter Blasenfüllung und die Miktionszystourethrographie während der Endphase der Miktion erfüllen die Anforderungen, die an eine ordnungsgemäße Refluxprüfung gestellt werden. So läßt sich die Refluxdiagnose und die nachfolgende Therapie standardisieren.

Tabelle 3. Endoskopische Refluxeinteilungen

Autor	Stadium ⟷ Ostium	Merkmal
Marshall Tanagho 1969	I normal II stadionförmig III hufeisenförmig Golfloch	Ostium – Konfiguration
	A normale Lage B mäßige Lateralisation C extreme Lateralisation	Ostiumposition
Ireland u. Cass 1972 Politano 1972 King 1978	0–2; 3–5; 6–8; 12 →	Länge d. submukösen Tunnels in mm

Literatur

Bressel M (1969) Radiologe 9:10. – Hutch M (1961) J Urol 86:534. – Hutch M (1962) J Urol 88:169. – Ireland S, Cass M (1972) J Urol 107:564. – Lyon K, Marshall I, Tanagho E (1969) J Urol 102:504. – Krepler K (1969) Arch Kinderheilkunde 178:140. – Moormann HK (1970) Urologe 9:241. – Smellie U (1975) Kidney Int 8:65

Prof. Dr. P. Brühl
Urologische Univ.-Klinik
Venusberg
D-5300 Bonn 1

Verhandlungsbericht der Deutschen Gesellschaft für Urologie, 31. Tagung (1979), 394–396

Das Medilog-Zystometer – eine neue Möglichkeit der kontinuierlichen Zystometrie während 24 Stunden

K. Wanner, G. Häussermann

Bei der Abklärung von Blasenentleerungsstörungen ist die urodynamische Untersuchung ein fester Bestandteil der diagnostischen Maßnahmen geworden. Die bisher übliche Zystometrie an einem stationären Gerät bei Füllung der Harnblase von außen erscheint uns, vor allem bei Kindern, bei der zusätzlichen psychischen Belastung während der Untersuchung nicht immer physiologischen Bedingungen zu entsprechen. Es schien uns deshalb vorteilhaft zu sein, entsprechend der kontinuierlichen Dauerüberwachung in der Rehabilitation von Herzinfarktpatienten auch für die Harnblasendruckmessung ein tragbares Gerät zu entwickeln, das eine Blasendruckmessung kontinuierlich über 24 Std, also auch nachts, ermöglicht. Wir modifizierten ein handelsübliches Aufnahmegerät entsprechend den urodynamischen Erfordernissen, so daß wir vier Parameter, den Blasendruck, den Rektumdruck, das EMG sowie die Zeit und eine Ereignismarkierung auf einer handelsüblichen Kassette registrieren können.

Sie sehen in Abbildung 1 das Kassettenaufnahmegerät, angeschlossen sind zwei Statham-

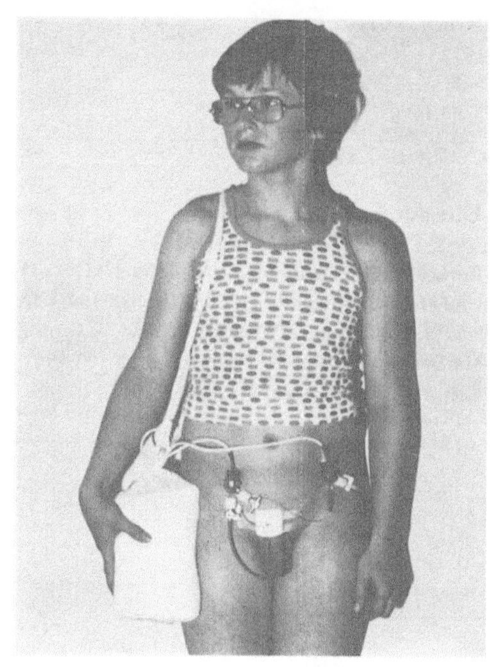

Abb. 2. Patient mit Aufnahmegerät

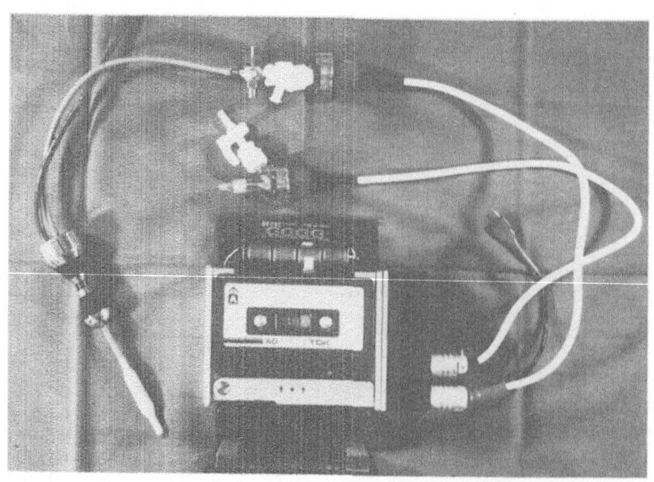

Abb. 1. Kassettenaufnahmegerät mit Druckaufnehmer und EMG-Elektrode

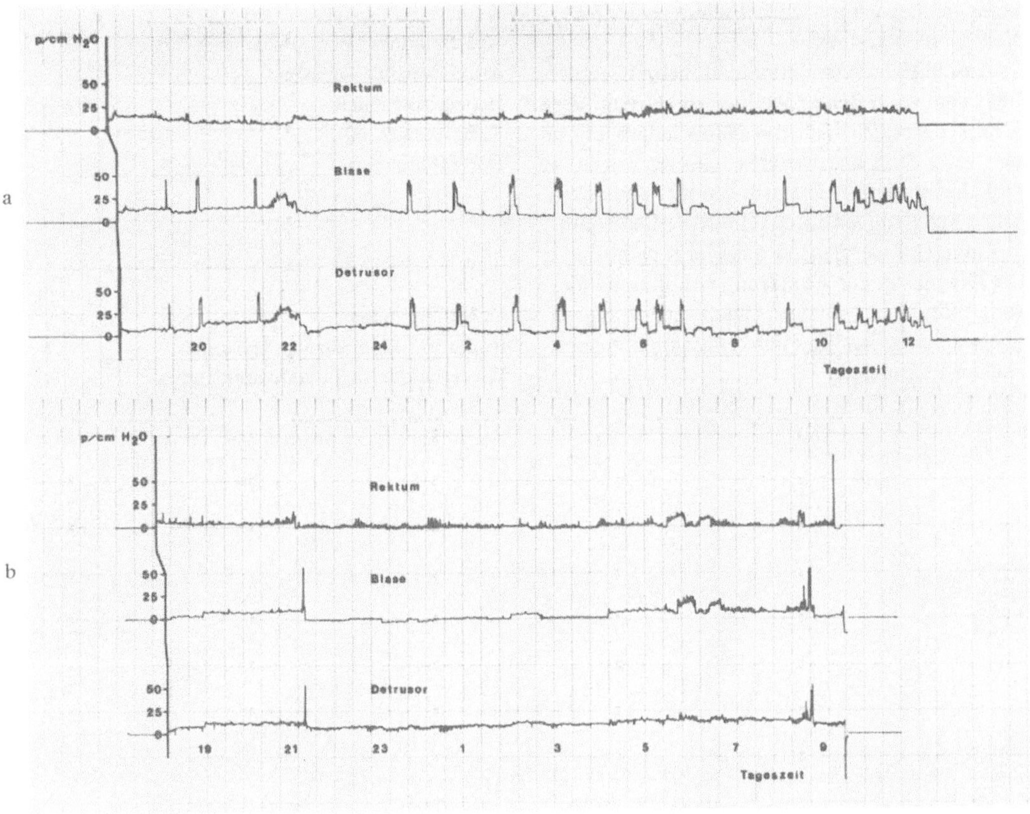

Abb. 3. Blasendruckkurven (a) neurogene Blasenentleerungsstörung mit autonomen Detrusorkontraktionen (b) unauffälliger Befund

Druckelemente zur Messung des Blaseninnendruckes und des rektalen Druckes sowie eine Analstöpselelektrode zur Registrierung des EMGs, wobei die Analstöpselelektrode eine zentrale Bohrung aufweist, damit der Ballonkatheter zur Messung des rektalen Druckes hindurchgeführt werden kann. Durch Modifikation der bisher handelsüblichen Analstöpselelektroden kann auf eine externe neutrale Elektrode verzichtet werden.

Der Blasendruck wird über eine suprapubisch eingebrachte Cystofix-Punktionsfistel registriert, die in einer Sitzung in gleicher Narkose bei der meist erforderlichen Zystoskopie angelegt wird. Sie sehen in Abbildung 2 ein Kind, das für die 24-Std-Messung vorbereitet wurde, das Aufnahmegerät wird in einem kleinen Säckchen getragen.

Nach kontinuierlicher Druckmessung bis zu 24 Std kann das Magnetband in 24 min über ein Wiedergabegerät auf einen Schreiber abgespielt werden, wobei spezielle Phasen in jeder beliebigen Schreibgeschwindigkeit wiedergegeben werden können.

In der Abbildung 3 sind Blasendruckkurven von Kindern wiedergegeben, die an einer Enuresis nocturna leiden. Wie Sie sehen, konnte bei einem Kind während 24 Std keine einzige autonome Detrusorkontraktion mit konsekutivem Blaseninnendruckanstieg registriert werden. Dieses Kind wurde zur weiteren Behandlung und Abklärung einem Psychiater überwiesen.

Bei dem anderen Kind ließen sich typische autonome Detrusorkontraktionen nachweisen, die für eine neurogene Störung sprechen. Dieses Kind mußte neurologisch weiter abgeklärt werden.

In der Kürze der Zeit kann auf weitere Untersuchungsergebnisse nicht genauer eingegangen werden, es sei jedoch kurz angedeutet, daß wir etwa 80 Druckmessungen dieser Art durchgeführt haben, wobei im Gegensatz zur bisherigen Meinung, abgesehen von den einzelnen

Miktionsphasen, keine Blaseninnendruckerhöhung in Korrelation zum Füllungsgrad festgestellt werden konnte.

Abschließend darf nochmals betont werden, daß das vorgestellte Meßverfahren von allen Kranken, speziell auch von allen Kindern, es sind dies etwa 50, ohne weiteres toleriert wurde, so daß die Blasendruckmessung unter physiologischen Bedingungen durchgeführt werden konnte.

Eingesetzt werden soll das Gerät nicht nur in der Diagnostik zur Abklärung von Blasenentleerungsstörungen, sondern auch zur Langzeitüberwachung der Wirksamkeit von blasenspezifischen Pharmaka.

Dr. K. Wanner
Katharinenhospital
Akademisches Lehrkrankenhaus
der Universität Tübingen
Urologische Klinik
Kriegsbergstr. 60
D-7000 Stuttgart 1

G. Häussermann
Institut für Biomedizinische Technik,
Wiederholdstr. 2, D-7000 Stuttgart 1

Verhandlungsbericht der Deutschen Gesellschaft
für Urologie, 31. Tagung (1979), 397–400

Bedeutung der Elektromyographie für die Diagnostik von Blasenstörungen

G. Sitzer, G.G. Brune

Die Elektromyographie hat in den letzten Jahren erhebliche diagnostische Fortschritte gemacht, insbesondere bei der Abklärung des zweiten motorischen Neurons. Während das Hauptfeld der elektromyographischen Ableitung sich auf die Diagnostik neurogener und myogener Affektionen bezieht, so ist die Diagnostik neurogener Blasenstörungen mittels Elektromyographie aufgrund der doch diffizilen Technik und Schwierigkeit der Nadelsondierung nur am Rande bekannt. Die elektromyographische Untersuchung der Blasenmuskulatur muß sich auf die Ableitung des quergestreiften Muskels sphincter vesicae externus beschränken. Elektromyographische Aktivität kann aus der glatten Muskulatur nicht zuverlässig registriert werden. Ferner ist zu erwähnen, daß der Musculus sphincter vesicae externus funktionsweise nur unter besonderen Bedingungen, z. B. bei plötzlicher Erhöhung des intraabdominellen Druckes, von funktioneller Bedeutung ist (Allert). Eine Untersuchung des Miktionsvorganges sollte deshalb sich nicht nur auf elektromyographische Ableitungen beziehen, sondern auch die Parameter wie intraabdomineller und Blasendruck sowie die Messung des Harnflows mit einbeziehen.

Ursachen der Blasenkontinenz und Blasenentleerung sind in dem Zusammenspiel verschiedener neuronaler Mechanismen zu finden, die hier in einem Blockdiagramm zusammengefaßt sind (Abb. 1). Erniedrigter Blasendruck ist Folge einer verringerten Entladungsfrequenz der postganglionären parasympathischen Neurone, wobei hemmende Hilfsmechanismen die Erregung des postganglionären Parasympathikus und der glatten Muskulatur und damit das Abfließen von Urin verhindern. Ist der Blasendruck erhöht, so kommt es zu einer Erregungssummation der postganglionären parasympathischen Neurone, und unter Zusammenwirken von anderen neuronalen Hilfsmechanismen wird der Abfluß von Urin gesteuert. Blasenentleerung und -kontinenz unterliegen den supraspinalen Regulationsmechanismen, insbesondere der modulierenden Kontrolle des oberen Hirnstammes, des Hypothalamus und des Großhirns.

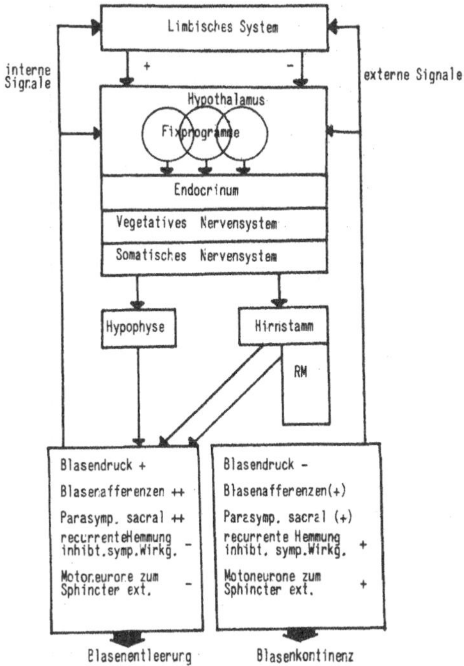

Abb. 1. Bedeutung der Elektromyographie für die Diagnostik von neurogenen Blasenstörungen

Methodik

Der Musculus sphincter vesicae externus wird im allgemeinen durch eine perineale oder endoskopische Technik sondiert. Wir bevorzugen die perineale Technik, wobei eine ca. 8 cm lange konzentrische bipolare Nadelelektrode benutzt wird. Diese wird an den äußeren Blasenspinkter auf perinealem Wege ohne Katheterbenutzung herangeführt, dieses geschieht unter digitaler

Bezugskontrolle durch den unteren Pol der Prostata. Die Einstichstelle befindet sich ca. 1,5 bis 2 cm vor dem orificium ani und 0,5 cm paramedian, um Korrespondierungen mit der Urethra zu vermeiden. Die Elektrode wird nun in Richtung auf die Prostata vorgeschoben. Bei Erreichung des Sphinkters muß ein leichter Widerstand überwunden werden, wobei die elektromyographische Kontrolle die Sphinkteraktivität typisch wiedergibt (Abb. 2). Anatomisch bedingt können

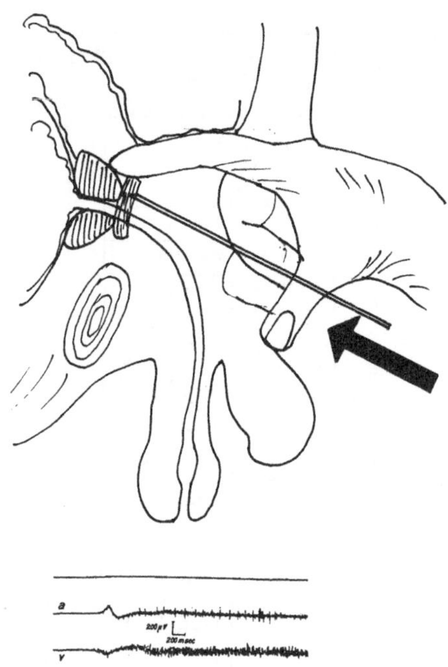

Simultanableitung des M. sphincter ani(a) und des M.sph.ves. (v)

Abb. 2. Bedeutung der Elektromyographie für die Diagnostik neurogener Blasenstörungen. Technik der Elektrodenplazierung (n. Allert)

bei der Frau kürzere Elektroden verwendet werden, da der Muskel weniger tief liegt. Da die Musculus sphincter ani externus-Innervation synchron und reflektorisch mit innerviert wird, leiten wir häufig parallel ab, wobei wir uns bei der Sphincter ani externus-Ableitung durch neue Oberflächenelektroden mit einfacherer Sondierung bedienen.

Durch anatomische Gegebenheiten und entsprechende Nähe der Beckenbodenmuskulatur liegt die Elektrodenspitze häufig auch in dem Musculus transversus perinaeii profundus, dieses ist aber belanglos, da die elektromyographische Ableitung funktionell identisch ist, da beide Muskeln ihre efferenten Impulse aus dem N. pudendus erhalten. Abgesehen von dem Palpationsbefund ist die richtige Plazierung der Nadel erkennbar durch sicht- und hörbare motorische Aktivität auf dem entsprechenden Zweikanal-Myographen. Von besonderer Bedeutung ist dabei die Einstichaktivität, die bei gleicher Entladungsfrequenz mit abnehmender Amplitude in eine elektrische Stille übergeht. Zusätzliche Kontrollen erfolgen dadurch, daß der Patient aufgefordert wird, Stuhl und Wasser anzuhalten, wobei es zu typischer Auslösung von motorischen Einheiten kommt.

Um Bewegungsartefakte und andere Einstreuungen benachbarter Muselaktionen zu vermeiden, ist die Lage des Patienten zur Untersuchung wichtig. Wir bevorzugen im allgemeinen die Seitenlage mit leicht angewinkelten Knien. Durch entsprechende Aufklärung und Informationen über den Zweck der Untersuchung werden störende Mechanismen wie Angst und Verspannung weitgehend ausgeschaltet.

Der übliche Untersuchungsgang umfaßt die Beurteilung der Spontanaktivität im Ruhezustand, die willkürliche Kontraktion und Dekontraktion sowie den Husten- und Bauchdruckreflex. Zusätzliche Informationen über den Funktionszustand der afferenten und efferenten Bahnen sowie des spinalen sakralen Reflexzentrums erhält man durch die Auslösung des bulbokavernösen Reflexes.

Multifaktorielle Störungen sowohl im Bereich des ersten als auch des zweiten motorischen Neurons, können für die Einschränkung der Blasenfunktion mitverantwortlich sein. Wenn man davon absieht, daß mit Hilfe der EMG-Untersuchung parasympathisch innervierte glatte Muskulatur nicht eindeutig beurteilt werden kann, so erlaubt jedoch die elektromyographische Darstellung der quergestreiften Schließmuskulatur einen Einblick in die Innervation dieses Muskels.

Kriterien der elektromyographischen Untersuchung einer neurogenen Störung sind einmal die pathologische Spontanaktivität mit Fibrillationspotentialen und positiven Wellen in neurogen geschädigten Muskeln sowie Veränderungen der motorischen Einheit mit verlängerter mittlerer Potentialdauer, einer Überhöhung der Potentialamplitude sowie vermehrter Anzahl polyphasischer Potentiale.

Blasenläsionen durch Schädigung des peripheren Neurons können durch zahlreiche Möglichkeiten entstehen, die entweder den Conus medularis selbst betreffen oder die sakralen Wurzeln bis zu ihrem Austritt aus dem Spinalkanal. Hinzu kommen eine Beeinträchtigung der peripheren

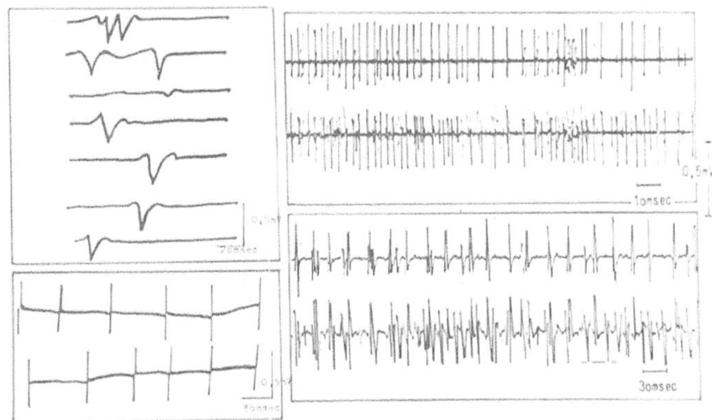

Abb. 3. Bedeutung der Elektromyographie für die Diagnose neurogener Blasenstörungen. J, C., 21 Jahre, Geschl.: männlich, Diagnose: Polyneuritis multiplex. Elektromyographische Ableitung aus dem M. sphincter vesicae

Nervenverläufe, insbesondere des N. pudendus und der parasympathischen Anteile des N. pelvicus. Auf spinaler Ebene können die motorischen zerebrospinalen oder parasympathischen Ganglienzellen in Höhe der sakralen Segmente S2 bis S4 geschädigt werden. Dabei ist zu berücksichtigen, daß die motorischen Fasern des N. pelvicus für den M. detrusor isoliert geschädigt werden können, während die motorischen Äste des N. pudendus als Versorgungsträger für die quergestreifte Sphinkter-Muskulatur durchaus unversehrt bleiben können. Hier müssen andere urologische Meßmethoden zur Diagnostik weiterhelfen. Ist aber der N. pudendus im Verlauf auch nach dem Wurzelaustritt geschädigt, so kommt es zu typischen elektromyographischen Veränderungen der quergestreiften Sphinkter-Muskulatur mit den neurogenen Kriterien wie verlängerte Potentialdauer, pathologische Spontanaktivität, verringerte Entladungsfrequenz der motorischen Einheiten und gehäufte Polyphasien (Abb. 3). Die Höhe des Ausfalls kann allein aufgrund der verringerten Entladungsgeschwindigkeit der motorischen Einheiten bestimmt werden, wobei Reinnervationsvorgänge elektromyographisch durch spezifische Parameter erfaßt werden und auch Verlaufsbeobachtungen, z.B. durch krankengymnastische Kontraktionsübungen, sind durch die elektromyographische Untersuchung zu verifizieren. Zu berücksichtigen ist dabei, daß reflektorisch ausgelöste Entladungen, z,B. durch Husten oder durch den Bulbo-cavernosus-Reflex, auch bei Läsionen des zweiten motorischen Neurons eine konstante Aktivität darstellen, die nur bei schwerster Läsion nicht mehr nachzuweisen ist. Dies hat entsprechende diagnostische Bedeutung.

Durch entsprechende paravertebrale monosegmentale Ableitungen aus den entsprechenden Kennmuskeln kann die Höhe der Schädigung beurteilt werden, besonders aber unter Hinzuziehung der Nervenleitgeschwindigkeit, wobei differenzierte neurogene Prozesse, z.B. im Rahmen einer myelin- oder axonalen Schädigung, diagnostiziert werden können. Erwähnt werden muß ferner die elektromyographisch faßbare isolierte Veränderung in der quergestreiften Sphinkter-Muskulatur, wie sie z.B. bei traumatischen und operativen Verletzungen dieser Muskeln auftreten kann, hier ist eine wichtige diagnostische Aussage zur Operationsindikation möglich.

Liegen Schädigungen von seiten des ersten motorischen Neurons auf spinaler oder supraspinaler Ebene vor, so besteht hier wesentlich geringere Aussagefähigkeit durch elektromyographische Untersuchungen: Typische Parameter für zerebrospinale Läsionen sind nicht vorhanden, lediglich eine abgeschwächte oder fehlende elektrische Aktivität bei Willkürkontraktion ist nach Störung zentraler Funktionen zu erwarten, wobei die reflektorisch ausgelöste Aktivität meist verstärkt elektromyographisch erfaßt werden kann. Die Frage der Bedeutung der Elektromyographie hinsichtlich isolierter Störungen der motorisch-sensiblen Fasern als Ausdruck einer supranukleären oder nukleären Läsion bieten ein vielfältiges elektromyographisches Bild und sind nur im Zusammenhang mit der entsprechenden Klinik und Anatomie zu diskutieren.

Die elektromyographische Darstellung der Aktivität der quergestreiften Sphinkter-Muskulatur stellt eine Möglichkeit zur Diagnostizierung von neurogenen Blasenstörungen dar, insbesondere im Bereich des zweiten motorischen Neurons. Schwierigkeiten treten auf durch die nicht elektromyographisch faßbare Aktivität des parasympathisch innervierten M. detrusor, der jedoch durch gezielte urologische Untersuchung zystometrischer Art erfaßt werden kann.

Literatur

Allert M, Jelasic F (1974) Diagnostik neurogener Blasenstörungen durch Elektromyographie. Thieme, Stuttgart. - Chantraine A (1973) EMG Examination of the anal and urethral sphincters. In New developments in electromyography and clinical neurophysiology, Band 2. Karger, Basel. - Frimodt-Moller C, Hald T (1972) Clinical urodynamics. Scand J Uro Nephrol 6 Suppl 15. - Goodhold J (1974) Anatomical correlates of clinical electromyography. Williams and Wilkins, Baltimore

Dr. med. G. Sitzer,
Oberarzt der Universitätsklinik für Neurologie
Abt. Klin. Neurophysiologie
Roxeler Str. 131
D-4400 Münster

Verhandlungsbericht der Deutschen Gesellschaft für Urologie, 31. Tagung (1979), 401/402

Ein Verfahren zur quantitativen Bestimmung des Urinabganges bei der weiblichen Inkontinenz

K.-U. Laval, W. Lutzeyer

Die üblichen Untersuchungsverfahren zur Objektivierung der Streßinkontinenz erfassen nicht den Urinabgang selbst, sondern beschreiben lediglich Abweichungen gegenüber Normbefunden, die mit dem Symptom „Inkontinenz" mehr oder weniger eng verknüpft sind: so die Bestimmung des hinteren vesiko-urethralen Winkels [3,5] und die Lage des Trigonum [7] oder die Messung der funktionellen Harnröhrenlänge und der Höhe des Urethra-Verschlußdruckes [1,2,6].

Die Stadieneinteilung der Streßinkontinenz erfolgt auch heute noch aufgrund anamnestischer Erhebungen entsprechend dem Vorschlag von Ingelman-Sundberg [4] oder nach der Angabe der benötigten Vorlagen pro Tag. Obwohl dem subjektiven Empfinden der Patientin insbesondere bei der Inkontinenz ein hoher Stellenwert zukommt, kann die Beschwerdeangabe allein unseres Erachtens kein Maßstab für eine Graduierung sein, da die Belästigung durch den abgehenden Urin sehr unterschiedlich sein kann und sowohl Aggravierung als auch Bagatellisierung möglich ist.

Das Fehlen einer objektiven Graduierung ergibt sowohl bei der Entscheidung zur operativen Behandlung der Streßinkontinenz als auch bei der Beurteilung des Behandlungsergebnisses eine deutliche Unsicherheit. Das Ziel unserer Untersuchungen war es, ein Verfahren zur Objektivierung der Inkontinenz durch Quantifizierung des Urinabganges zu finden.

Methode und Material

100 Frauen wurden bisher nach dem Test untersucht. Die Untersuchung wird nach der Zystometrie in vertikaler Position bei gefüllter Blase durchgeführt. In die Blase ist durch die Harnröhre ein dünner 6 Char Katheter mit zusätzlichen seitlichen Öffnungen zur Registrierung des Blasendruckes eingeführt. Simultan wird der Intrarektaldruck und der Differenzdruck gemessen. Die Patientin ist über einem DISA Flowmeter positioniert und die Meßdaten werden während der Untersuchung kontinuierlich mit einer Geschwindigkeit von 3 mm/s aufgezeichnet (Abb. 1). Die Patientin wird nun aufgefordert, in

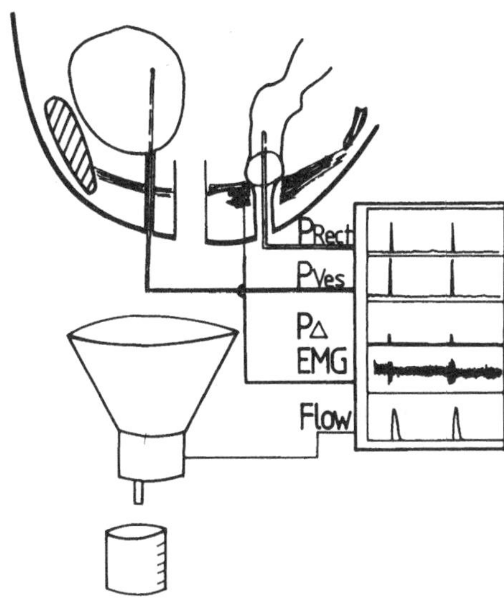

Abb. 1. Untersuchungsaufbau

vorgegebenen Zeitintervallen stoßweise bzw. salvenartig auf Kommando zehn- bis 15mal zu husten. Die Hustenstöße werden als standardisiertes Streßäquivalent gewertet. Der abgehende Urin wird im Flowmeter gesammelt und registriert. Nach der Untersuchung wird durch Planimetrieren der Flowkurve der Urinabgang für jede Inkontinenzepisode errechnet (Abb. 2).

Ergebnisse

Von den 100 untersuchten Patientinnen zeigten 50 Frauen einen unwillkürlichen Urinabgang.

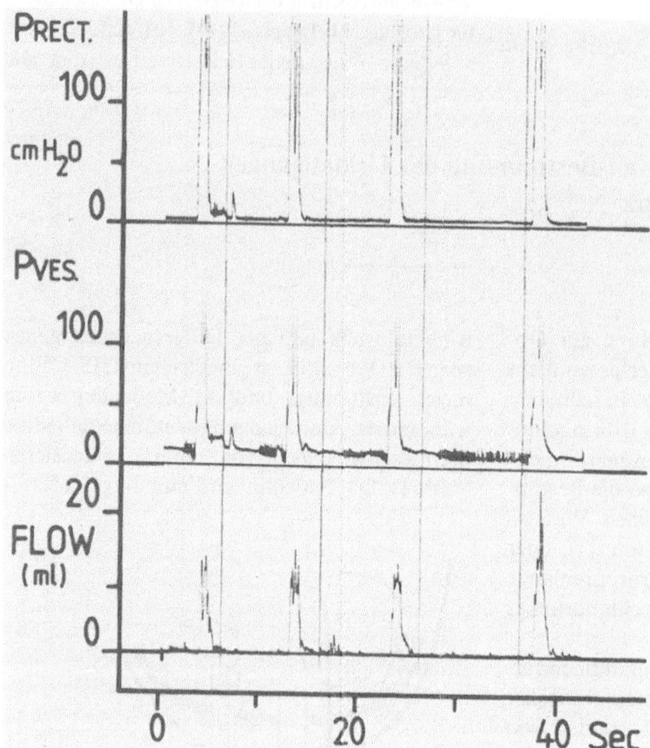

Abb. 2. Meßkurve einer 51jährigen Patientin mit Streßinkontinenz: korreliert zum Hustenstreß tritt Urinabgang in größeren Portionen auf. Durch Planimetrie der Flowkurve wird die Inkontinenz quantifiziert

35mal lag eine Streßinkontinenz, 15mal eine Blaseninstabilität vor (Abb. 3). Die gemessene Urinmenge pro Inkontinenzepisode reichte von 0,25 ml bis 91,0 ml. Auf Grund der abgegangenen Urinmengen teilen wir die Inkontinenz in vier Schweregrade ein: Urinabgänge bis 2 ml werden als tolerabel angesehen, bei 2–10 ml liegt eine mäßiggradige Inkontinenz vor. Bei Urinabgängen von 10–50 ml pro Episode sprechen wir von einer schweren und bei Urinmengen über 50 ml von einer sehr schweren Inkontinenz.

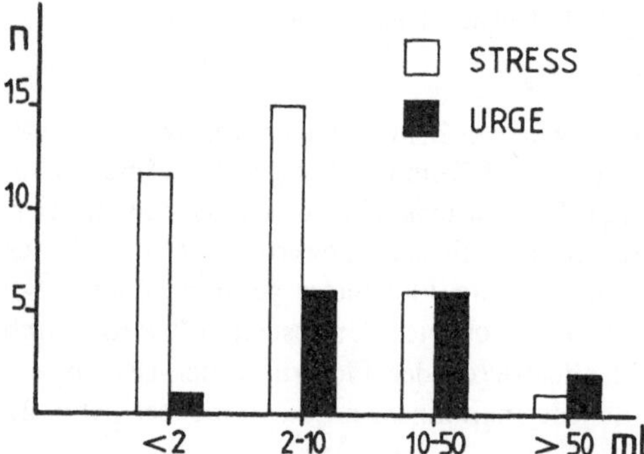

Abb. 3. Häufigkeitsverteilung der Inkontinenz bezogen auf den Schweregrad: Bei Streßinkontinenten überwiegen Urinabgänge in kleinen Portionen, während bei Urgeinkontinenten häufiger große Urinmengen abgehen

Literatur

1. Beck RP, Hsu N (1964) Relationship of urethral length and anterior wall relaxation to urinary stress incontinence. Am J Obst et Gynecol 89:738. – 2. Harrison NW (1976) The urethral pressure profile. Urol Res 4:95. – 3. Hodgkionson CP, Drukker BH, Hershey GJC (1963) Stress urinary incontinence in the female. Am J Obst et Gynecol 86:16. – 4. Ingelman-Sundberg A (1959) Acta Obst et Gynecol Scand. 38:487. – 5. Jeffcoat TNA, Roberts H (1952) Stress incontinence of urine. J Obst et Gynecol Br Emp 59:685. – 6. Laval KU (1979) Probleme der Sphinkterometrie der weiblichen Harnröhre. Therapiewoche 29:58. – 7. Shopfner CHE, Hutch JA (1967) The trigonal canal. Radiology 88:209

Dr. med. Karl-Ulrich Laval
Münsterstr. 342, D-4000 Düsseldorf

Verhandlungsbericht der Deutschen Gesellschaft
für Urologie, 31. Tagung (1979), 403–407

Entwicklung und Technik einer neuartigen, refluxsicheren uretero-ilealen Anastomose – Eine experimentelle Studie

E. Wilhelm

Die geschichtliche Entwicklung der uretero-intestinalen Anastomose hat gezeigt, daß bei dieser Operation mit vier Gefahrenmomenten zu rechnen ist: Reflux, Stenose, Infektion und Insuffizienz der Anastomose [1]. Die Häufigkeit des Auftretens dieser Komplikationen hängt in spezifischer Weise von der Art der angewandten Technik ab [1]. Alle gegenwärtig gebräuchlichen Techniken der uretero-intestinalen Anastomose können auf vier Prinzipien zurückgeführt werden, welche in der Vergangenheit entwickelt wurden (Abb. 1).

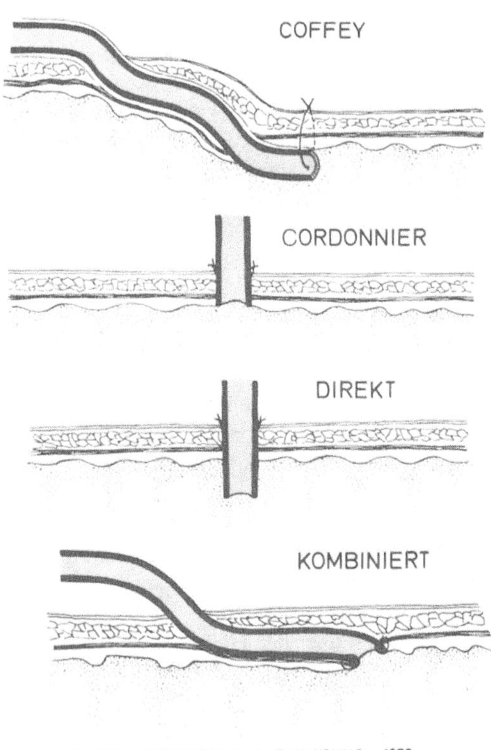

Abb. 1. Alle gegenwärtig gebräuchlichen Techniken der uretero-intestinalen Anastomose lassen sich auf vier Grundtypen zurückführen

1. Die älteste Technik ist das Coffey-I-Verfahren. Der Harnleiter verläuft in einem kurzen submukösen Tunnel und ist an der Außenseite des frei ins Darmlumen ragenden Endes ungeschützt Urin bzw. Stuhl ausgesetzt. Die Folge ist eine heftige Ureteritis mit nachfolgender narbiger Stenosierung und Verkürzung des intraluminären Harnleitersegmentes.

2. Die einfachste Methode ist die von Cordonnier, bestehend aus einer einfachen Mukosa-zu-Mukosa-Anastomose. Aus offensichtlichen Gründen ist diese Methode besonders reflux- und damit auch infektgefährdet.

3. Die direkte, axiale Implantation mit einem frei ins Darmlumen hängenden und an der Außenseite ungeschützten Uretersegment führt in spezifischer Weise, wie die Methode nach Coffey, zu narbiger Obstruktion und Verkürzung.

4. Die kombinierte Methode von Leadbetter-Clarke verhindert einmal Reflux durch einen 2 bis 3 cm langen submukösen Tunnel, zum anderen schützt sie den Ureter gegen Kontakt mit Urin bzw. Fäzes und vermeidet damit eine narbige Obstruktion.

In einer kontrollierten experimentellen Studie an Hunden untersuchten H.M. Weyrauch und B.W. Young diese vier chirurgischen Prinzipien auf ihre Gefährdung durch oben angeführte Komplikationen hin. Sie mußten feststellen, „daß die Kombination einer Mukosa-zu-Mukosa-Anastomose mit einem submukösen Tunnel sich als die beste Technik erwies. Der submuköse Kanal sichert gegen Reflux und Extravasation von Urin, Komplikationen, welche in spezifischer Weise bei der Technik nach Cordonnier beobachtet werden. Da ein intraluminäres Harnleitersegment in einem hohen Prozentsatz zu narbiger Obstruktion und aszendierender Infektion führt und andererseits keine kompensierende Vorteile bietet, sollte seine Anwendung aufgegeben werden“ [1]. Diese Beobachtungen wurden durch die experimentellen Arbeiten von L.M. Woodruff, J.F. Cooper und W.F. Leadbetter un-

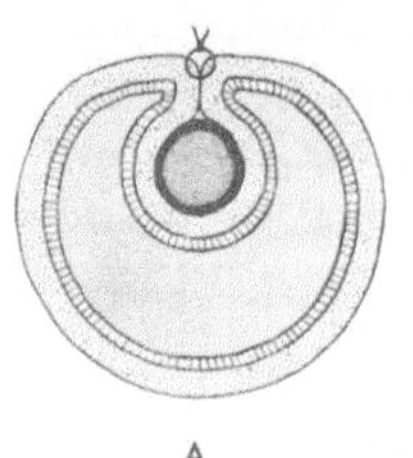

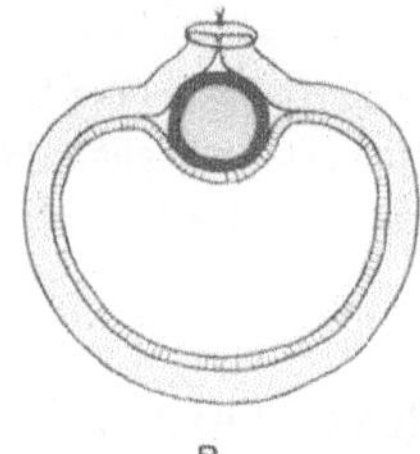

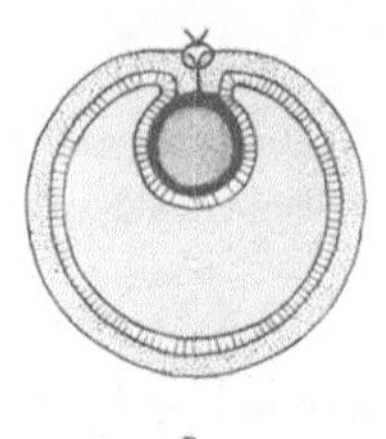

Abb. 2. Ein Querschnitt veranschaulicht am besten den Unterschied zwischen den drei theoretisch möglichen Techniken des kombinierten Prinzips. Bei der Technik nach Kelalis (Technik A) ist der Ureter von allen Darmschichten umgeben und damit sowohl dem Darminnendruck wie auch einer zusätzlichen muskulären Tension ausgesetzt. Die Folge ist eine generelle Tendenz zur Obstruktion des Harnleiters innerhalb des gebildeten Kanals. Bei der Technik nach Leadbetter-Clarke (Technik B) ist der Harnleiter nach außen von Seromuskularis, zum Darmlumen hin von intestinaler Mukosa umgeben. Der Harnleiter ist damit lediglich dem Darminnendruck ausgesetzt. Die Seromuskularis dient dem Ureter als Widerlager und ist damit Teil des antirefluxiven Mechanismus. Da jedoch nach Mobilisation der Seromuskularis die seromuskulären Nähte teilweise durchschneiden, ist in über der Hälfte der Niereneinheiten ein Hochdruckreflux zu beobachten. Bei der von uns entwickelten Technik (Technik C) verläuft der Harnleiter frei im Darmlumen, von letzterem lediglich durch die Darmmukosa getrennt. Es fehlt eine zusätzliche muskuläre Tension, andererseits fehlt den durch die festsitzende Seromuskularis geführten Nähten die Tendenz zum Durchschneiden. Damit sind alle Voraussetzungen für eine optimale antirefluxive Wirkung dieser Methode gegeben

terstützt [2]. Theoretisch sind drei Modifikationen des kombinierten Prinzips möglich (Abb. 2). Sie wurden sukzessive auf den Ilealconduit übertragen. Ziel unserer Untersuchungen war es, eine neue Technik der uretero-ilealen Anastomose zu entwickeln, welche zum einen die Möglichkeit der Urinextravasation und Stenosierung ausschließt, zum anderen Reflux verhütet, selbst wenn der Conduit einem Druck von 140 cm H_2O ausgesetzt wird. In einer früheren experimentellen Arbeit konnte von uns gezeigt werden, daß dazu der submuköse Tunnel 5 cm lang sein muß [3].

Material und Methodik

Bei insgesamt 25 weiblichen Bastardhunden wurde ein Ilealconduit angelegt. Wegen der Neigung des Ilealconduits, zirkuläre Strikturen zu entwikkeln [4], wurde der Harnleiter grundsätzlich longitudinal implantiert, außer die Anastomose wurde nach Cordonnier durchgeführt. Das Kollektiv von 25 Tieren wurde in drei Gruppen unterteilt.

Gruppe A mit fünf Tieren (Abb. 2, A): Kelalis berichtete 1974 über günstige Erfahrungen mit seiner Methode der uretero-kolonischen Anastomose bei Kindern [5]. Von der Technik her erschien diese Methode als die einfachste des kombinierten Prinzips und wurde deswegen 1977 als erste auf den Ilealconduit angewandt. Alle Schichten des Ileums wurden in einer Ausdehnung von 1 cm linear durchtrennt. Mit 6–0 Dexon-Einzelknopfnähten wurden der spatulierte Harnleiter und die intestinale Mukosa anastomosiert. Die Anastomose und der Harnleiter wurden durch einstülpende seromuskuläre 3–0 Chromcatgut-Einzelknopfnähte versenkt, so daß dadurch ein longitudinaler mukoso-seromuskulärer Kanal von 5 cm Länge entstand.

Gruppe B mit fünf Tieren (Abb. 2, B): Nachdem alle Anastomosen in Gruppe A stenotisch wurden, wurde das Leadbetter-Clarkesche Prinzip, welches sich als „long-tunnel-modification" bei der Harnleiterimplantation in den Dickdarm bewährt hat, auf den Ilealconduit übertragen. Die Seromuskularis des Dünndarms wurde longitudinal in einer Ausdehnung von 5 cm bis auf die Mukosa scharf mit dem Messer durchtrennt. Die Ränder der durchtrennten Seromuskularis wurden stumpf seitwärts unterminiert, so daß ein Kanal von ausreichender Weite entstand, welcher den Harnleiter mit reichlich Adventitia spannungsfrei aufnehmen konnte. Der Kanal wurde durch 3–0 Chromcatgut-Einzelknopfnähte geschlossen. Die Technik der uretero-mukosalen Adaptation ist identisch mit der in Gruppe A.

Gruppe C mit 15 Tieren (Abb. 2, C; Abb. 3) Stenosive Niereneinheiten wurden mit der Leadbetter-Clarkeschen Methode nicht beobachtet. Jedoch trat in über der Hälfte der Niereneinheiten ein Hochdruckreflux auf. Die Ursache hierfür war bereits intra operationem zu erkennen: die mobilisierte Seromuskularis wurde teilweise ischämisch. Es zeigte sich später bei der Autopsie, daß ein Teil der seromuskulären Nähte durchgeschnitten hatte, so daß der submuköse Tunnel nur noch 1, 2 oder 3 cm lang war. Wir waren des-

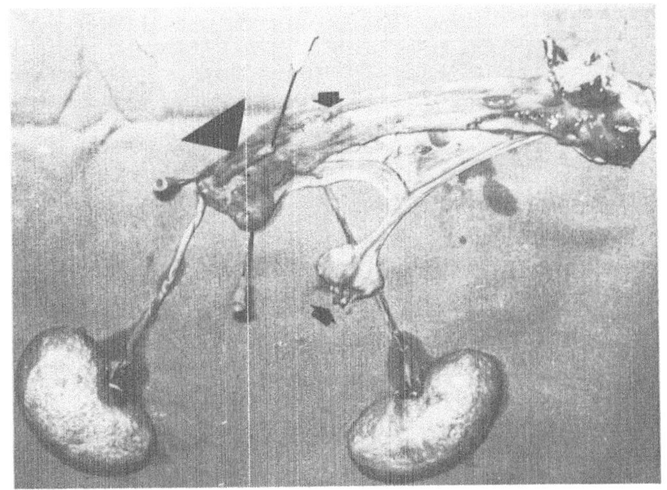

Abb. 3. En-bloc entferntes Conduitpräparat aus Gruppe C. Der linke Harnleiter ist nach Technik C anastomosiert. Der Harnleiterkanal imponiert als schlankes, 5 cm langes Gebilde. Der rechte Harnleiter ist nach der Methode von Cordonnier implantiert. Das Ostium ist durch Pfeil markiert. Am Darmsegment selbst fällt der vollkommene Schwund der Kerckringschen Falten auf, das proximale Ende des Mesenterialstiels ist durch eine reaktive Hyperplasie der Lymphknoten verbreitert; beides ist Bestandteil eines „Ilealconduitsyndroms", das seine Ursache im ständigen Kontakt mit Urin hat

wegen gezwungen, das operative Vorgehen erneut zu ändern.

Über dem ausgestreckten Zeigefinger wurde das Ileumsegment ausgespannt und die Seromuskularis longitudinal in einer Ausdehnung von 5 cm bis auf die Mukosa inzidiert. Die mobilisierte Seromuskularis wurde auf jeder Seite bis zu einer Tiefe von 1 cm mobilisiert. Die Mobilisation wurde stumpf durchgeführt mit Hilfe der Spitze einer feinen Mosquito. Danach wurde die mobilisierte Seromuskularis mit einer feinen Metzenbaum-Schere entfernt. Auf diese Art und Weise wurde die intestinale Mukosa in einer Ausdehnung von 5 x 2 cm freigelegt. Die uretero-mukosale Anastomose wurde durch eine 1 cm lange Schleimhautinzision über dem distalen Ende des Schleimhautovals vorbereitet. Die Technik der uretero-mukosalen Anastomose war identisch mit der in Gruppe A und B. Durch invertierende seromuskuläre 3–0 Chromcatgut-Einzelknopfnähte entstand ein 5 cm langer Kanal, innerhalb dessen der Harnleiter, frei von jeder muskulären Tension, seine Peristaltik entfalten kann, bedeckt lediglich durch intestinale Mukosa und verbunden mit der Seromuskularis durch ein kurzes mukoso-mukosales Mesenteriolum (Abb. 2, 3). In Gruppe C wurde lediglich der linke Harnleiter nach dieser Technik implantiert. Für die rechte Seite wurde die Technik von Cordonnier verwandt, welche durch zusätzlich uretero-seromuskuläre Nähte verstärkt wurde (Abb. 3). Dieses Verfahren erlaubte sowohl eine Beurteilung der Eigenschaften der Technik C wie auch einen bakteriologischen und histologischen Vergleich zwischen freirefluxiver Niereneinheit und der Niereneinheit, welche durch eine neuartige Technik gegen die Auswirkungen eines Refluxes geschützt ist.

Ergebnisse

Alle 25 Tiere überlebten die Operation und konnten bis zu sechs Monaten beobachtet werden. Die durchschnittliche Überlebenszeit war 8,2 Wochen. Das funktionelle Verhalten des Ilealconduits wurde bei jedem Tier, das länger als drei Wochen überlebte, im Pentothal-Schlaf mittels Loopographie und Infusions-Urographie beurteilt. Durch Zug an einem eingeführten 12 Charr Foley-Katheter wurde ein wasserdichter Verschluß des Urostomas erreicht. Der Conduit wurde über den eingelegten Ballonkatheter mit 30%igem Kontrastmittel aufgefüllt, bis ein Druck von 140 cm Wassersäule erreicht wurde. Nachdem entsprechende Röntgenaufnahmen angefertigt worden waren, wurden intravenös 250 ml eines 30%igen Kontrastmittels verabreicht. Dabei wurde der Ballonkatheter belassen, so daß das ausgeschiedene Kontrastmittel durch den Katheter nach außen abgeleitet wurde. Die Ergebnisse sind in Tabelle 1 zusammengefaßt.

In Gruppe A erreichten vier Tiere eine Mindestüberlebenszeit von drei Wochen. Bei keinem dieser Tiere wurde ein Reflux beobachtet. Das Infusions-Urogramm zeigte bei allen untersuchten Tieren eine mäßige bis schwere Hydronephrose auf beiden Seiten. Die Autopsie ergab, daß alle Niereneinheiten stenotisch waren. In einem Fall war die uretero-mukosale Verbindung

Tabelle 1. Häufigkeit von Obstruktion, Reflux und Anastomoseninsuffizienz in Abhängigkeit von der angewandten Technik der ureteroilealen Anastomose

Anastomosen-technik	Anzahl der Tiere	Harnleiterstenosen im Bereich		Refluxive Nieren-einheiten	Nieren-einheiten ohne Reflux	Anastomosen-insuffizienz
		der Ureterschleim hautverbindung	des Ureter-kanals			
Kelalis (Gruppe A)	5 (4)[a]	1	7	0	8	0
Leadbetter-Clarke (Gruppe B)	5 (5)[a]	2	0	6	4	0
Cordonnier (Gruppe C)	15 (12)[a]	0	0	12	0	1[b]
Eigene Technik		0	0	2	10	0

[a] In Klammern die Anzahl der Tiere, die länger als drei Wochen überlebt haben. Lediglich diese Tiere wurden radiologisch untersucht.

[b] Ein Hund der Gruppe C verstarb an urinöser Peritonitis zwei Wochen nach der Operation. Zwei weitere Tiere kamen nach ungefähr dem gleichen Zeitraum ad exitum; die Todesursache war in einem Falle ein Adhäsionsileus, im anderen nicht bekannt bei unauffälliger Sektion. Alle drei Fälle wurden von der Studie ausgeschlossen

Sitz der Stenose. Bei allen sieben verbleibenden Niereneinheiten war der mukoso-seromuskuläre Kanal Ort der Obstruktion. Diese Befunde stehen eindeutig im Gegensatz zu den Angaben von Kelalis [5]. Die Seromuskularis des Ileums beim Hund ist dünner als die Seromuskularis des Colons beim Kinde. Daher ist beim Ileum eine geringere Wandtension zu erwarten. Bei gleicher operativer Technik sollte deswegen das Risiko der Harnleiterobstruktion beim Ileumconduit geringer sein als beim Kolonconduit. Wir können die Diskrepanz zwischen unseren Ergebnissen und denen von Kelalis nicht erklären (Tabelle 1).

Alle Tiere der Gruppe B überlebten länger als drei Wochen. Zwei der uretero-ilealen Anastomosen waren stenotisch, und zwar im Bereich der uretero-mukosalen Verbindung. Die Ursache war eine ausgeprägte Vernarbung nach vorausgegangener Koagulation wegen einer größeren blutenden Harnleiterarterie. Sechs der verbleibenden Niereneinheiten zeigten Hochdruckreflux. Die Autopsie ergab, daß in diesen Fällen die seromuskulären Nähte durchgeschnitten hatten, so daß teilweise mehr als die Hälfte des versenkten Harnleiters wieder freilag (Tabelle 1).

Deswegen erschien es gerechtfertigt, in Gruppe C die mobilisierte Seromuskularis zu entfernen. Auf diese Art und Weise wurde die ileale Schleimhaut in einem Oval von 5 x 2 cm Ausdehnung freigelegt. Die Darmschleimhaut ist wesentlich besser durchblutet als die Seromuskularis. Die Entfernung der darüberliegenden Seromuskularis führte in den meisten Fällen zu einer diffusen kapillaren Blutung aus dem Schleimhautbett, jedoch in keinem Fall zu einer Ischämie der Mukosa. Arterielle oder venöse Blutungen wurden durch punktförmige Koagulation versorgt. Für eine stärkere kapillare Blutung war eine Blutstillung durch flächenhafte Kompression ausreichend. Bei keinem der Tiere wurde ein intrakanikuläres Hämatom noch eine überschießende Narbenbildung beobachtet. Im Gegenteil, autoptisch imponierte der Kanal durchwegs als schlankes Gebilde (Abb. 3). Die histologische Untersuchung des Harnleiterkanals zeigte, daß die Harnleiteradventitia in allen Fällen als locker strukturierte Scheide erhalten war, innerhalb welcher der Ureter frei seine Peristaltik entfalten konnte. Zwölf Tiere der Gruppe C erreichten eine Überlebenszeit von mehr als drei Wochen. So konnten zwölf Niereneinheiten, welche nach der Methode von Cordonnier implantiert wurden, und zwölf Niereneinheiten, welche nach unserer Technik anastomosiert wurden, radiologisch, bakteriologisch und histologisch nachuntersucht werden. Über die histologischen und bakteriologischen Ergebnisse wurde bereits an anderer Stelle berichtet [6]. Alle Niereneinheiten der ersteren Untergruppe wiesen einen Niederdruckreflux auf; dagegen waren lediglich zwei der Niereneinheiten, welche nach unserer Technik versorgt wurden, refluxiv, dies allerdings erst unter maximaler Druckbelastung. Der Grund hierfür war der gleiche wie in Gruppe B (Tabelle 1).

Literatur

1. Weyrauch HM, Young BW (1952) Evaluation of common methods of uretero-intestinal anastomosis: An experimental study. J Urol 67: 880–891. – 2. Woodruff LM, Cooper JF, Leadbetter WF (1952) Ureteroenterostomy: Experimental studies. J Urol 67:873–879. – 3. Wilhelm E, Sigel A, Clepas S, Hager Th, Hennig G (1978) Technik und Ergebnisse des kontinenten Colon-Conduit mit dem Erlanger Magnetverschluß. Die Enterocystoplastik als Modell einer kontinenten Harnableitung. Analyse und Vergleich der Ergebnisse der Colocystoplastik, Coloprostatoplastik und Colourethroplastik. Urologe [A] 17:194–200. – 4. Wilhelm E, Herrlinger A, Sigel A (1979) Bedeutung und Definition der Conduitstriktur beim Ilealconduit. Verhandlungen der Deutschen Gesellschaft für Urologie, 30:266–274. – 5. Kelalis PP (1974) Urinary diversion in children by the sigmoid conduit: its advantages and limitations. J Urol 112:666–672. – 6. Thierauf P, Wilhelm E (1979) Histologische Befunde bei der supravesikalen Harnableitung über ein Ileum-Segment (Ileum-Conduit) beim Hund. 63. Tagung der Deutschen Gesellschaft für Pathologie, 5.–9. Juni 1979 in Stuttgart

Dr. med. E. Wilhelm
Urolog. Univ. Klinik
D-8520 Erlangen

Verhandlungsbericht der Deutschen Gesellschaft für Urologie, 31. Tagung (1979), 408–410

Inosin – Alternative zur Kühlung bei Nierenoperationen in Blutleere?

M. Marberger

Die regionale Nierenkühlung verhindert bei ausgedehnten Nierenoperationen in Ischämie verläßlich anoxisch-ischämische Schäden [4]. Trotz technischer Vereinfachungen sind alle Kühlmethoden jedoch aufwendig und kompliziert, und einfachere Verfahren gleicher Wirksamkeit wären hochwillkommen. Kürzlich wurde nachgewiesen, daß die Verabreichung des Adenosinnukleotids Inosin unmittelbar in die Nierenarterie bei Beginn der Ischämiebelastung die Ischämietoleranz von Ratten und Hundenieren signifikant steigert [1–3]. Erste klinische Ergebnisse bei zehn Patienten mit einer warmen Ischämiebelastung bis 75 min lassen einen ähnlichen Effekt beim Menschen erkennen [6]. Die Wirksamkeit des Verfahrens wurde aber bisher noch nie zur Festlegung seiner Grenzen mit dem Schutz durch Nierenkühlung verglichen.

An insgesamt 30 einnierigen Bastardhunden wurde daher die Restniere durch Ballonokklusion einer temporären Ischämiebelastung ausgesetzt. Der doppellumige Ballonkatheter ermöglichte neben dem einfachen Verschluß der Nierenarterie auch die einfache intraarterielle Verabreichung von Inosin (Trophocardyl, Innothera, Arcueil Cedex, Frankreich; 0,16 g pro kg Inosin als 4%ige Lösung) und/oder die Perfusionskühlung der Niere. Die Tiere wurden 28 Tage beobachtet und regelmäßig Serum-Kreatinin und Serum-Harnstoff analysiert. Zusätzlich wurden präoperativ sowie am 7., 14. und 28. Tag steadystate Inulin und PAH-Clearance-Untersuchungen sowie am 4., 11. und 14. postoperativen Tag ein Konzentrationsversuch mit Pitressin vorgenommen. Die Methodik ist anderswärtig ausgiebig beschrieben [4].

In einer ersten Versuchsgruppe wurden die Nieren mit 2 Std Ischämie belastet. Dieses kann bei komplizierten Steinoperationen erforderlich werden [5], so daß diese Zeitdauer üblicherweise als Testwert des Ischämieschutzes gilt. Die Ergebnisse der Serum Kreatininbestimmungen sind in Abbildung 1 wiedergegeben. Während die gekühlten Nieren praktisch keinen Funktionsverlust zeigten, trat sowohl bei den ungeschützten Kontrollnieren als auch den nur mit Inosin geschützten Nieren ein schwerer, permanenter Nierenfunktionsverlust auf, wobei sich kein statistischer Unterschied zwischen diesen beiden Gruppen fand. Die übrigen Funktionsuntersuchungen ergaben ein ähnliches Bild. Offensichtlich ist bei zweistündiger Ischämiebelastung der Schutz durch Inosin allein ungenügend. Auf die Nierenkühlung kann somit nicht verzichtet werden.

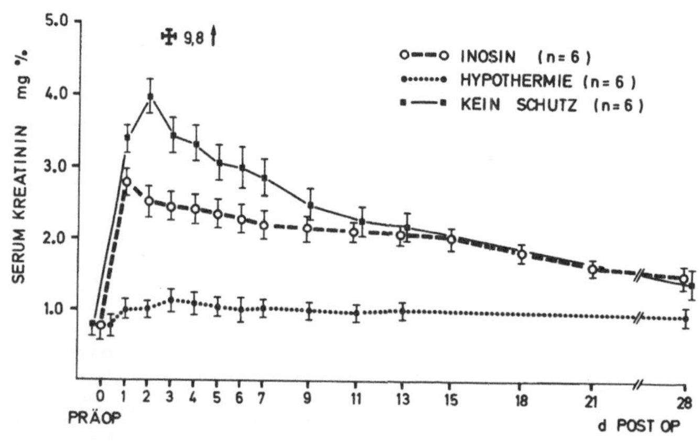

Abb. 1. Serum Kreatininwerte einnieriger Hunde nach temporärer Ischämie der Niere über 2 Std (M± SEM)

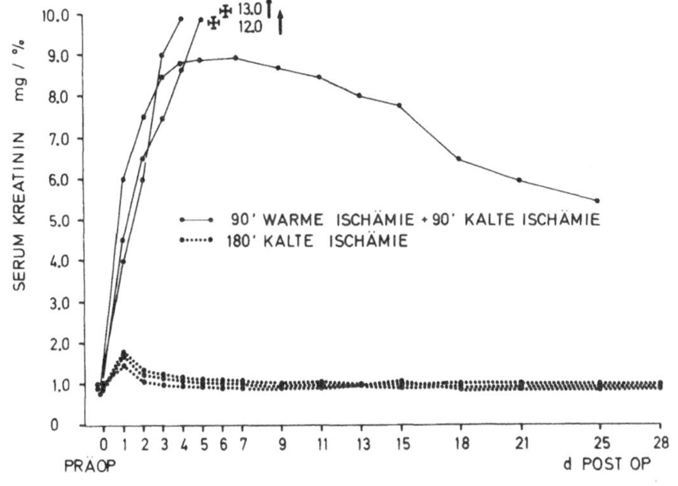

Abb. 2. Serum Kreatininwerte einnieriger Hunde nach temporärer Ischämie über 3 Std

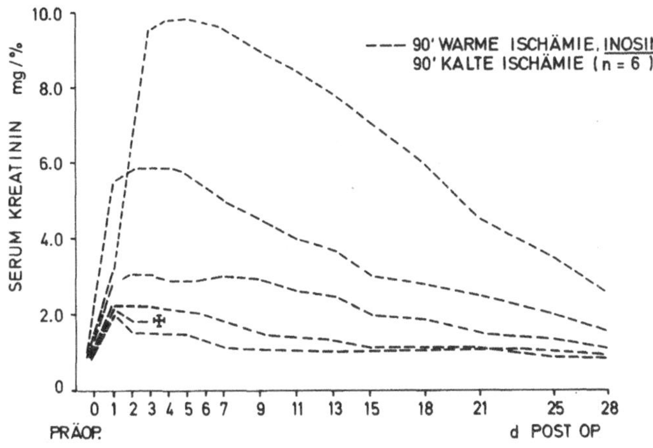

Abb. 3. Serum Kreatininwerte einnieriger Hunde nach temporärer Ischämiebelastung über 3 Std nach initialem Inosinschutz, 90 min warmer Ischämie und 90 min kalter Ischämie (+ Hund verstarb an Pneumonie)

In einer zweiten Versuchsserie wurde die Möglichkeit der Kombination von Inosinschutz und Nierenkühlung untersucht. Die Ischämiedauer wurde mit 3 Std festgelegt. Bei einer Gruppe von Hunden wurde die Niere während der ganzen Ischämiephase gekühlt, bei einer zweiten wurden die Nieren zuerst 90 min warmer ungeschützter Ischämie ausgesetzt und dann während der restlichen 90 min gekühlt. Bei einer dritten Gruppe schließlich wurde bei Beginn der Ischämiephase intraarteriell Inosin verabreicht, die Niere dann mit 90minütiger warmer Ischämie belastet und anschließend weitere 90 min gekühlt.

Durchgehend gekühlt wurde die 3stündige Ischämieperiode praktisch ohne permanenten Funktionsverlust toleriert (Abb. 2). Nach 90 min warmer und anschließend 90 min kalter Ischämie trat hingegen eine hochgradige Nierenschädigung auf, die nur ein Hund überlebte (Abb. 2). Wurde bei Beginn der warmen Ischämiephase hingegen Inosin verabreicht, zeigte sich ein sehr variables Schadensmuster (Abb. 3). Bei drei Hunden entsprach die postoperative Funktion weitgehend dem Ergebnis der durchgehenden Nierenkühlung, so daß ein zufriedenstellender Schutz angenommen werden muß. Bei zwei Hunden trat postoperativ ein beträchtlicher Funktionsverlust auf, der aber weitgehend reversibel war. Ein Hund erlitt aber eine schwerste Schädigung, die durchaus mit der Schädigung der ungeschützten Kontrollhunde vergleichbar war. Die Clearance-Untersuchungen und Konzentrationsversuche ergaben ein ähnliches Bild. Die Ergebnisse können daher folgendermaßen zusammengefaßt werden:

1. Auf die regionale Nierenkühlung kann weiterhin nicht verzichtet werden.

2. Inosin verbessert die Ischämietoleranz der Niere, zeigt aber bei 90minütiger warmer Ischämiebelastung (und 90minütiger kalter Isch-

ämie) ein sehr variables Schutzergebnis. In Anbetracht früherer Versuchsergebnisse [1–3] erscheint es daher sinnvoller, die Grenze der warmen Ischämiebelastung, die unter Inosinschutz toleriert wird, auf 60 min festzulegen.

3. Inosin und Kühlung können aufeinander folgend kombiniert werden. Es kann somit die Ischämiephase initial mit einfacher Inosinapplikation überbrückt werden. Übersteigt die Ischämiezeit 60 min, kann der Schutz dann mit Kühlung fortgesetzt werden. Die Verwendung eines doppellumigen Ballonkatheters ermöglicht dabei in einfacher Art die Kombination der beiden Schutzverfahren.

Literatur

1. Fernando AR, Armstrong DMG, Griffiths JR, Hendry WF, O'Donoghue EPN, Ward JP, Watkinson LE, Wickham JEA (1976) Lancet 1:555–557. – 2. Fernando AR, Armstrong DMG, Griffiths JR, Hendry WF, O'Donoghue EPN, Ward JP, Watkinson LE, Wickham JEA (1977) Transplantation 23:504–505. – 3. Fernando AR, Armstrong DMG, Griffiths JR, Hendry WF, O'Donoghue EPN, Watkinson LE, Whitfield HN, Wickham JEA (1977) Eur Urol 3:355–358. – 4. Marberger M (1978) Ischämie und regionale Hypothermie bei Operationen am Nierenparenchym. Steinkopff, Darmstadt. – 5. Marberger M, Georgi M, Günther R, Hohenfellner R (1978) J Urol 119:463–467. – 6. Wickham JEA, Fernando AR, Hendry WF, Watkinson LE, Whitfield HN (1978) Br J Urol 50:465–468

Prof. Dr. M. Marberger
Urologische Abteilung
Rudolfstiftung
Juchgasse 25
A-1030 Wien

Verhandlungsbericht der Deutschen Gesellschaft
für Urologie, 31. Tagung (1979), 411/412

Protektive Wirkung von Saralasin bei ischämischer Schädigung der Niere

A. Schilling, E. Pratschke, G.E. Rindfleisch, U. Zirkelbach

Mit dem Nachweis von Renin in den juxtaglomerulären Zellen und von converting enzyme wurde ein lokales, intrarenales vasomotorisches Prinzip, bestehend aus Renin – converting enzyme – und Angiotensin, bewiesen. Übereinstimmend mit Vogt und Mitarbeitern fanden wir nach einstündiger Torniquet-Ischämie einen signifikanten Anstieg des Renins im juxtaglomerulären Apparat [1]. Dieser Befund legt den Gedanken nahe, durch Blockade des Renin-Angiotensinsystems die Ischämietoleranz der Niere zu verbessern. In unseren Untersuchungen wurde das Angiotensin II durch kompetetive Hemmung mit Saralasin vom Rezeptor verdrängt.

Methodik

In allen Versuchen wurden mischrassige Hunde mit einem Körpergewicht von 8 bis 12 kg verwendet. Nach Eröffnung des Abdomens wurde der Gefäßstiel beider Nieren dargestellt und die A. renalis einer Niere selektiv kanüliert. Während der postoperativen Erholungszeit von 60 min wurde das steady state zur seitengetrennten Clearancemessung eingestellt. Unmittelbar vor Abklemmen der selektiv kanülierten Niere wurde über den Katheter in der einen Versuchsgruppe 5 mg Saralasin, gelöst in 5 ml physiologischer Kochsalzlösung, in die A. renalis injiziert.

Die Kontrollgruppe erhielt lediglich 5 ml physiologische Kochsalzlösung. Zusätzlich wurde bei beiden Versuchsgruppen 100 Einheiten Heparin über den Katheter gegeben. Am Ende der zweistündigen Ischämiezeit wurde bei der ersten Gruppe nochmals 5 ml Saralasin in die A. renalis verabreicht.

Folgende Messungen wurden vor sowie 10 und 60 min nach dem Ende der 120minütigen Ischämie durchgeführt:

1. Durchblutung der Gesamtniere und der einzelnen Nierenkompartments.

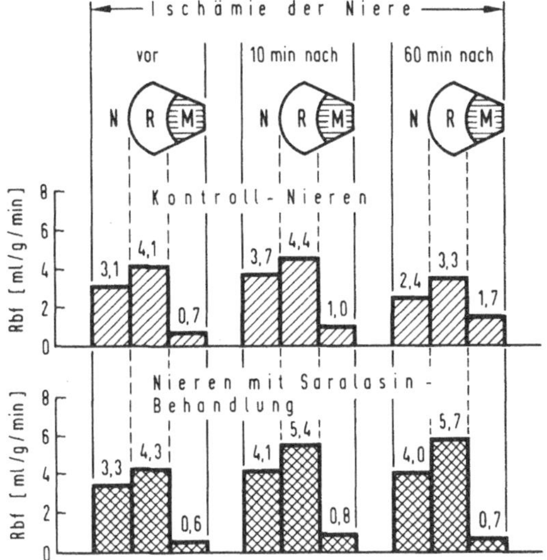

Abb. 1. Durchblutungsmessung der Gesamt-Niere (N), der Nierenrinde (R) u. des Nierenmarks (M) mit radioaktiv markierten Mikrospheres vor sowie 10 und 60 Minuten nach einer Nierenischämie von 120 Minuten

2. Seitengetrennte Inulinclearance.

In Abbildung 1 sind Perfusionsprofile der Nieren dargestellt. Die Kontrollnieren zeigen eine unwesentliche, die Saralasinnieren eine signifikante hyperämische Reaktion 10 min nach Beendigung der Ischämie. 50 min später weisen die Kontrollen eine deutliche Änderung der Perfusionsverteilung mit Abnahme der Rindendurchblutung und Zunahme der Markdurchblutung auf. Die gesamte Durchblutung der Kontrollen hat zu diesem Zeitpunkt deutlich abgenommen. Eine postischämische Abnahme der Gesamt- oder Rindendurchblutung konnte bei den Saralasinnieren während des Beobachtungszeitraums nicht festgestellt werden.

Auf Abbildung 2 ist die logarithmische Auftragung der Inulinclearance, die vor sowie 10 und

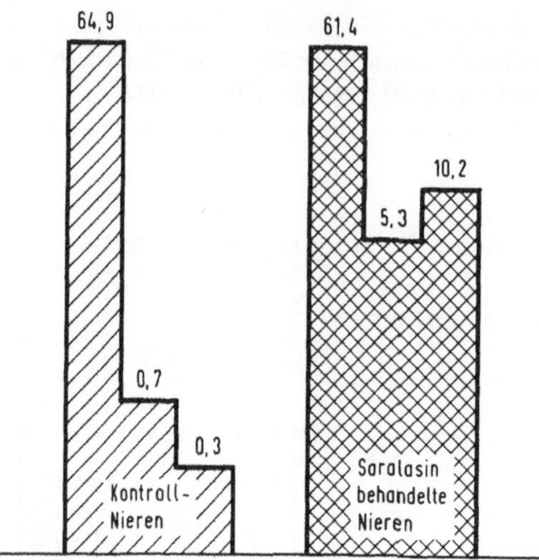

Abb. 2. Logarithmische Auftragung der Inulin-Clearance (ml/min/100 g Nierengewicht) vor sowie 10 und 60 Minuten nach einer 120minütigen Ischämie

60 min nach Beendigung der Ischämie bestimmt wurde.

Die postischämische Clearance Inulinclearance der unbehandelten Kontrollen nahm auf nahezu 0 ab. Die Saralasinnieren zeigten ebenfalls eine deutliche postischämische Abnahme der Inulinclearance bis auf ca. 5 ml/min und 100 g Nierengewicht. 50 min später kann jedoch eine Erholungstendenz festgestellt werden.

Diese Befunde sprechen für eine positive Beeinflussung der postischämischen Mikrozirkulation durch Saralasinbehandlung.

Literatur

1. Schilling A, Dahlheim H (1979) Urol Int 907

Dr. med. A. Schilling
Urologische Klinik und Poliklinik der Universität
Marcioninistr. 15, D-8000 München 70

Verhandlungsbericht der Deutschen Gesellschaft
für Urologie, 31. Tagung (1979), 413–415

Lichtmikroskopische Analyse der experimentell induzierten Prostatahyperplasie des Hundes

G. Bartsch, D. De Klerk, D. Coffey, P.C. Walsh, H.P. Rohr

Quantitative morphologische Analysen weisen die menschliche Prostatahyperplasie als eine primäre stromale Erkrankung aus; im Vergleich zur normalen menschlichen Prostata findet sich bei

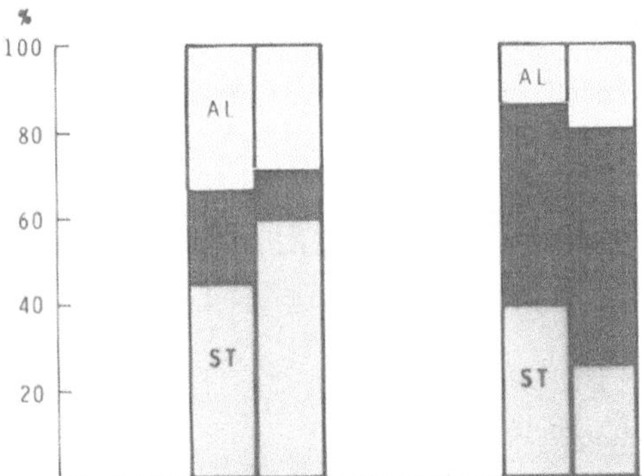

Abb. 1. Lichtmikroskopische stereologische Analyse der normalen Prostata und Prostatahyperplasie (Mensch, Hund; ST = Stroma; GC = Drüsenzelle; AL = Drüsenlumen)

der Prostatahyperplasie eine deutliche Zunahme des stromalen Gewebes mit aktivierter glatter Muskelzelle (Abb. 1) (Bartsch et al., 1979 a; Bartsch et al., 1979 b). Obzwar der Hund, ähnlich dem Menschen, mit zunehmendem Alter eine spontane Prostatahyperplasie entwickelt, kann diese auf Grund biochemischer und morphologischer Kriterien nicht mit der des Menschen verglichen werden. Die lichtmikroskopische Analyse der spontanen Prostatahyperplasie des Hundes zeigt vor allem eine Zunahme des glandulären Anteiles (Abb. 1).

In den vergangenen Jahren kamen in zunehmendem Maße Methoden zur Anwendung, welche eine Quantifizierung morphologisch erfaßbarer Strukturelemente erlauben. Die Einführung stereologischer Grundprinzipien zur Erfassung von Volumina und Oberflächen eröffnet neue Aspekte und Möglichkeiten, morphologischen Resultaten einen interdisziplinären Stellenwert beizumessen (Weibel, 1969; Weibel, 1974; Rohr et al., 1976). Stereologische Methoden erlauben eine Bestimmung von relativen und absoluten Werten von Volumina, Oberflächen und Zahl von Gewebs- bzw. Zellkomponenten innerhalb der Prostatadrüse (Bartsch et al., 1975). Die Methoden der Stereologie beruhen grundsätzlich auf den Prinzipien geometrischer Wahrscheinlichkeit. Praktisch gesehen werden bei der Analyse

Tabelle 1. BPH-Induktion bei Beagle-Hunden

Behandlung	kastriert		intakt	
	Zahl der Hunde	End-Alter (Monate)	Zahl der Hunde	End-Alter (Monate)
Kontrolle	6	31 ± 4	6	29 ± 6
Testosteron	5	33 ± 6	5	28 ± 2
Dihydrotestosteron (DHT)	5	27 ± 4	5	29 ± 3
5α-Androstandiol	5	27 ± 2	5	27 ± 2
Östradiol	5	26 ± 2	5	28 ± 3
Östradiol plus Testosteron	5	25 ± 1	5	27 ± 4
Östradiol plus DHT	5	28 ± 3	5	27 ± 4
Östradiol plus 5α-Androstandiol	6	27 ± 3	6	30 ± 5

von Gewebs-und Zellstrukturen Meßvorgänge auf einfache Zählvorgänge reduziert. So kann beispielsweise aus der Anzahl von Punkten eines standardisierten Rasters, also aus der Anzahl der Treffer, über einen Gewebsanteil auf seinen Volumenanteil geschlossen werden.

Eine 120 Beagle-Hunde umfassende Studie wurde am Brady Urological Institute der John Hopkins Universität Baltimore durchgeführt. Es wurde versucht, am kastrierten und intakten Tier experimentell eine Prostatahyperplasie zu induzieren. Dabei wurden die Tiere über einen Zeitraum von vier Monaten mit Androgenen, wie Testosteron bzw. Metaboliten von Testosteron, 5α-Dihydrotestosteron und 5α-Androstandiol mit und ohne 17-β-Östradiol behandelt (Tabelle 1).

Die lichtmikroskopisch stereologische Analyse zeigt am kastrierten Tier nach Behandlung mit Testosteron, 5α-Dihydrotestosteron und 5α-Androstandiol eine Substitution bezüglich des glandulären und stromalen Anteiles, vergleichbar mit dem intakten Tier. Es fällt auf, daß sich die drei Androgene in ihrer Wirkung bezüglich Wachstum des glandulären und stromalen Anteils nicht unterscheiden (Abb. 2). Die gleichzeitige Verabreichung von 5α-Dihydrotestosteron bzw. 5α-Androstandiol mit 17-β-Östradiol führt am kastrierten Tier zu einer deutlichen Zunahme des Prostatagewichts um 500 respektive 450%; die stereologische Analyse zeigt sehr ähnlich zur spontanen Hyperplasie des Hundes vorwiegend eine glanduläre Hyperplasie. Die lichtmikroskopische stereologische Analyse zeigt weiter einen synergistischen Effekt von den beiden Testosteronmetaboliten, wie 5α-Dihydrotestosteron und 5α-Androstandiol mit 17-β-Östradiol an beiden Gewebsanteilen, den stromalen und glandulären Anteil der Prostata auf. Sie zeigt, daß Östrogene Androgen induziertes Wachstum des Drüsenanteiles potenzieren (Abb. 2). Es fällt auf, daß Testosteron diesen synergistischen Effekt von Androgenen und Östrogenen nicht ausübt; die gleichzeitige Gabe von Testosteron und 17-β-Östradiol führt zu keiner Induktion einer Prostatahyperplasie.

Die lichtmikroskopische stereologische Analyse der intakten Tiere zeigt die Ausbildung einer Prostatahyperplasie (vorwiegend glandulär) nach Gabe von 5α-Androstandiol bzw. 5α-Dihydrotestosteron mit und ohne 17-β-Östradiol. Ähnlich zu den kastrierten Tieren fällt bei der Gruppe der Tiere, die neben 5α-Dihydrotestosteron bzw. 5α-Androstandiol zusätzlich 17-β-Östradiol erhielten, eine größere Zunahme des glandulären Anteiles der Prostata auf (Abb. 3). Vergleichbar zu den kastrierten Tieren führt bei den intakten Tieren die gemeinsame Verabreichung von Testosteron und 17-β-Östradiol zu keiner Ausbildung einer Prostatahyperplasie.

Zusammenfassend zeigen diese Untersuchungen, daß verschiedene Androgenmetaboliten, wie 5α-Dihydrotestosteron und 5α-Androstandiol

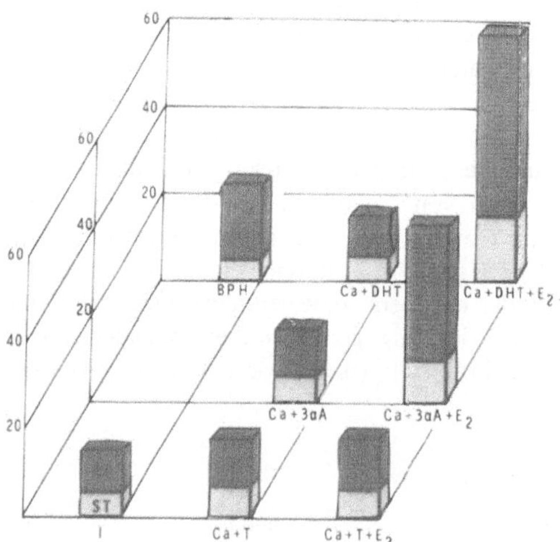

Abb. 2. Lichtmikroskopische stereologische Analyse der experimentell induzierten Prostatahyperplasie des Hundes (kastrierte Tiere; ST = Stroma; AP = Drüsenparenchym)

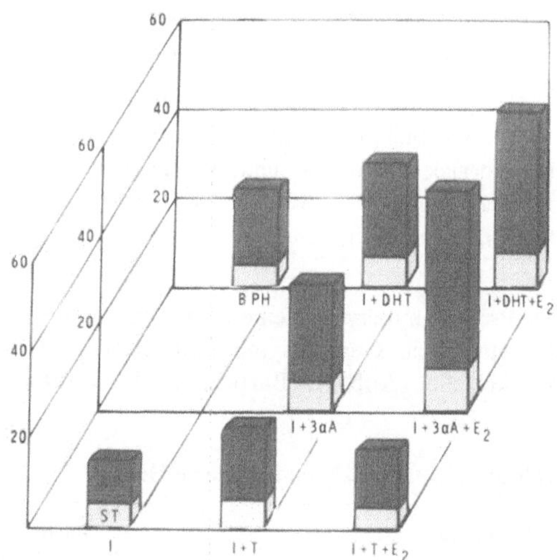

Abb. 3. Lichtmikroskopische stereologische Analyse der experimentell induzierten Prostatahyperplasie des Hunde (intakte Tiere; ST = Stroma; AP = Drüsenparenchym)

mit und ohne Östrogene am kastrierten und intakten Tier Prostatawachstum induzieren. Damit bietet sich ein Tiermodell zur experimentell induzierten Prostatahyperplasie an; an diesem Modell kann z. B. der Effekt von Antihormonen wie Antiandrogene bzw. Antiöstrogene untersucht werden. Die stereologischen Untersuchungen zeigen weiter, daß Östrogene Androgen (5α-Dihydrotestosteron, 5α-Androstandiol) induziertes Wachstum des Drüsenanteiles potenzieren können. Es bleibt das Ziel weiterer Untersuchungen, diesen Synergismus und Antagonismus von Östrogenen zwischen verschiedenen Androgenen auf beide Gewebsanteile der Prostata zu untersuchen.

Literatur

Bartsch G, Fischer E, Rohr HP (1975) Urol Res 3:1–11. – Bartsch G, Müller HR, Oberholzer M, Rohr HP (1979) J Urol. – Bartsch G, Frick J, Rüegg I, Bucher M, Holliger O, Oberholzer M, Rohr HP (1979) J Urol. – Rohr HP, Oberholzer M, Bartsch G, Keller M (1976) Int Rev Exp Pathol 54:233–325. – Weibel ER (1969) Int Rev Cytol 26:235. – Weibel ER (1974) J Microsc 100:261–269

Doz. Dr. G. Bartsch
Urologische Universitätsklinik Innsbruck
Anichstr. 35
A-6020 Innsbruck, Österreich

Verhandlungsbericht der Deutschen Gesellschaft für Urologie, 31. Tagung (1979), 416/417

Urethritisprophylaxe durch neuen Irrigationskatheter

G. Dathe, M. Knöner

Wir wissen alle, daß bei Intensivpatienten, Polytraumatisierten und Patienten im Stadium der Niereninsuffizienz eine Katheterableitung oftmals für längere Zeit notwendig ist. Damit fällt der Selbstreinigungsprozeß der Harnröhre durch den Harnstrahl weg und Sekretstauungen mit Infekten sind die Folge. Immer häufiger können wir Harnröhrenstrikturen als Folge solcher Dauerkatheterbehandlungen beobachten.

Auf der Suche nach einer Möglichkeit, den fehlenden Reinigungsvorgang bei liegendem Dauerkatheter zu imitieren, erproben wir zusammen mit einigen anderen Kliniken seit drei Jahren einen neuen Spülkatheter (Abb. 1). Mit diesem Katheter ist es erstmals möglich, den Raum zwischen Harnröhrenwand und Katheteroberfläche zu spülen und so Sekrete und Bakterien zu entfernen. Durch den Spülkanal können sowohl antiseptische Lösungen wie flüssige Medikamente zum Epithelschutz instilliert werden, die sich dann in der ganzen Harnröhre verteilen. Bei vier- bis sechsmaliger täglicher Spülung, die wir mit einer Chlorhexidindigluconat-Lösung durchführen, lassen sich Sekretstauungen und Sekretverkrustungen sowohl in der Harnröhre wie am Meatus sicher vermeiden. Die Harnröhre zeigt auch nach drei Wochen keine entzündlichen Veränderungen (Abb. 2, 3). Die bakteriologischen

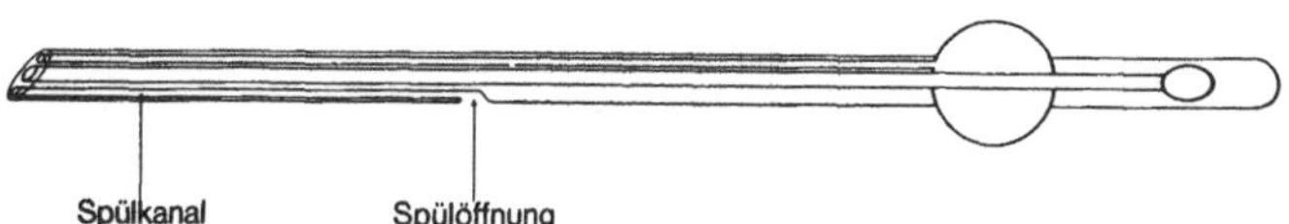

Abb. 1. Schema des neuen Irrigationskatheters

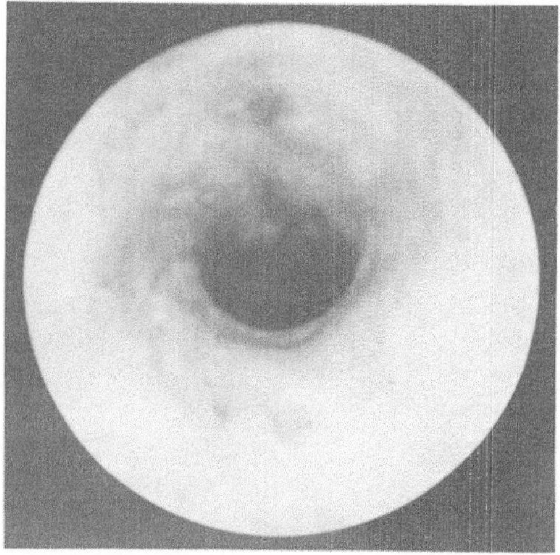

Abb. 2. Harnröhre nach drei Wochen Spülkatheter

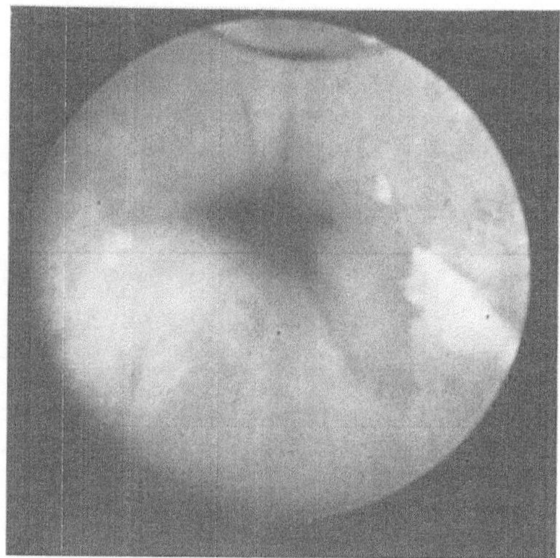

Abb. 3. Harnröhre nach drei Wochen Foley-Katheter (Gummi)

Kontrollen, deren Ergebnisse wir hier nicht im einzelnen vorstellen können, zeigen gegenüber herkömmlichen Foley-Kathetern eine deutlich herabgesetzte Rate der Keimbesiedlung am Meatus und in der gesamten Harnröhre.

Fassen wir die Vorteile dieses neuen Irrigationskatheters zusammen, dann können wir feststellen, daß eine wirkungsvolle Prophylaxe der Begleiturethritis bei Langzeitdauerkatheterträgern zu erzielen ist. Dieser Katheter sollte deshalb besonders bei infektgefährdeten Intensivpatienten sowie bei oligurischen und abwehrgeschwächten geriatrischen Patienten bevorzugt zur Anwendung kommen.

Dr. med. G. Dathe
Urologische Abteilung
Klinikum der Johann-Wolfgang-Goethe-Universität
D-6000 Frankfurt

Verhandlungsbericht der Deutschen Gesellschaft für Urologie, 31. Tagung (1979), 418-420

Die Ösensaugbiopsie - eine Methode zur Materialgewinnung für die Urinzytologie

D. Völter, A.J. Keller

In der Verlaufskontrolle behandelter Blasentumoren kommt der Urinzytologie neben der Urethrozystoskopie eine entscheidende Bedeutung zu.

Der Schwerpunkt der Urinzytologie liegt dabei nicht in der Diagnostik des zystoskopisch und röntgenologisch eindeutig faßbaren Tumors, sondern in der Früherkennung von pathologischen Zellen, die gewöhnlich dem sichtbaren Tumorstadium mehrere Monate vorausgehen [4].

Bisher wurde für die Urinzytologie aus der gesamten Harnblase stammender frischer Tagesurin oder Spülflüssigkeit verwendet. Dabei hat sich gezeigt, daß bei der Verwendung von Spülflüssigkeit (Lavage-Zytologie) die Zellen besser erhalten sind als im Spontanurin [1, 2]. Eine noch höhere Zellausbeute ist jedoch durch direktes Absaugen der Zellen über dem verdächtigen Blasenbezirk zu erwarten.

Zusammen mit Herrn Bonnet von der Firma Wolf entwickelten wir hierzu eine spezielle Öse, die sich an der Spitze einer 7 Charr Teflon-Sonde befindet (Abb. 1). Hiermit ist es möglich, unter Sicht über die tumorverdächtigen Bezirke der Harnblase zu schaben. Die sich lösenden Epithelien werden dabei mit einer sterilen Einmalspritze aspiriert. Dieses Verfahren wurde von Lenzner in ähnlicher Form bereits zum Nachweis der Urogenitalmykose empfohlen [3].

Es zeigte sich, daß hiermit die Urinzytologie eine wesentliche Bereicherung erfährt, da mehr frische, autolytisch nicht veränderte Zellen und ganze Zellverbände für die zytologische Auswertung zur Verfügung stehen.

Die Zellausbeute ist besonders hoch bei Tumorrezidiven, der Zystitis und beim Carcinoma in situ, da die nur locker im Zellverband sitzenden Tumorzellen leicht mit der Öse aus der Blasenwand abzuschaben sind.

Die Abbildungen 2 und 3 zeigen jeweils rechts das durch Spülflüssigkeit gewonnene Präparat und links das durch die Ösensaugbiopsie gewonnene Präparat des gleichen Patienten. Bei einer gesunden Harnblase finden sich bei der Ösensaugbiopsie zusammenhängende, autolytisch nicht veränderte Superfizialzellverbände. Die Lavage-Zytologie ergibt dagegen zahlreiche, einzeln liegende Superfizialzellen zwischen Plattenepithelien und Zellen aus der mittleren Urothelschicht (Abb. 2).

Bei der chronischen Zystitis erfaßt die Ösensaugbiopsie zahlreiche Leukozyten, die über den Superfizialzellen liegen. Plattenepithelien, die die Diagnostik erschweren, fehlen. Bei der Lavage-Zytologie findet sich zwischen den einzeln liegenden Leukozyten, Plattenepithelien und Superfizialzellen viel Zelldetritus.

Beim papillären Blasenkarzinom Grad I liegt bei der Ösensaugbiopsie ein kompletter Zellver-

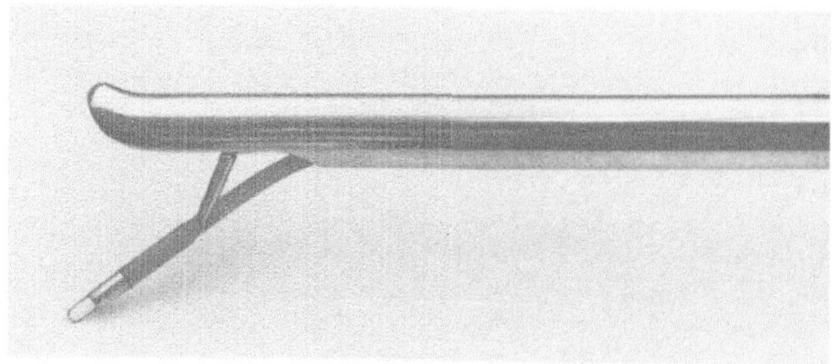

Abb. 1. Aspirations-Zytologieschaber. Am Saugkopf der 7 Charr Teflon-Sonde befindet sich eine Öse zum Abschaben der Epithelien. Das abgelöste Zellmaterial wird mit einer Einmal-Luer-Spritze aspiriert

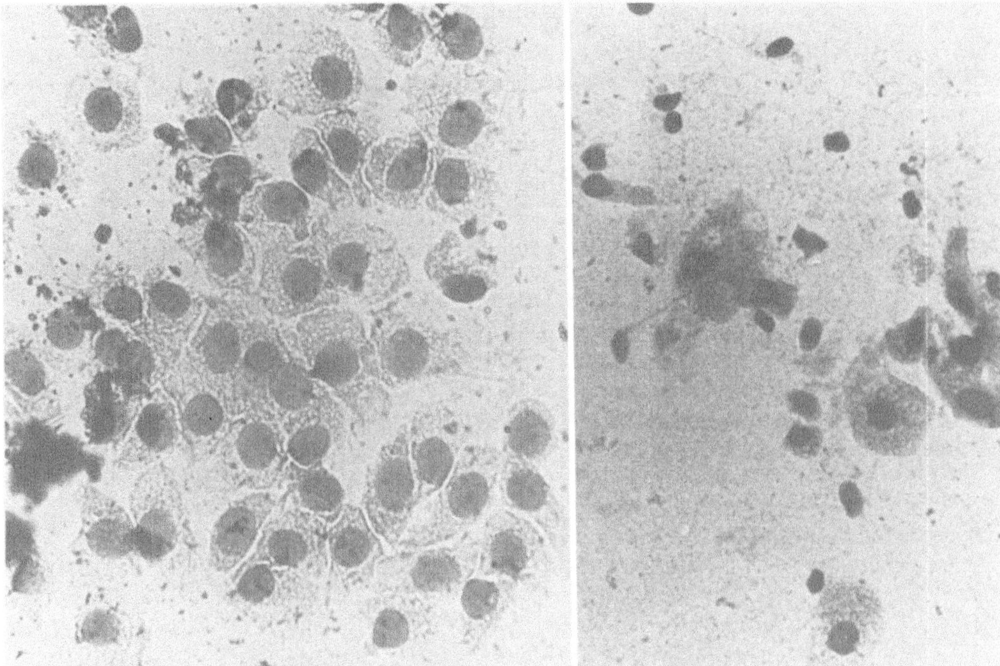

Abb. 2. Normalbefund (a) Ösensaugbiopsie (MGG, 250x) Intakter Superfizialzellverband der Blase. Charakteristisch ist die große Variationsbreite der Zellen in Größe und Form. Erhaltene Kern-Plasmarelation. Vereinzelt ist ein zentralständiger Nukleolus nachweisbar. (b) Lavage-Zytologie (MGG, 250x) Neben zwei guterhaltenen Superfizialzellen (Bildmitte und unterer Rand) finden sich autolytisch und artefiziell veränderte Deckzellen (links bzw. rechts von der Bildmitte) und dazwischen einige kleinere Superfizialzellen mit nur teilweise erkennbarem Zytoplasma. Linker oberer Bildrand: Palisadenzelle mit exzentrisch liegendem Nukleus

band mit Papillomzellen vor. Die Zellen zeigen eine leichte Anisokaryose. Die Lavage-Zytologie ergibt kleinere Papillomzellverbände und einzelne Papillomzellen, die auf den ersten Blick einem Spermium ähneln.

Beim Tumorrezidiv eines bestrahlten Harnblasenkarzinoms ist für die Ösensaugbiopsie typisch das Vorhandensein von autolytisch und mechanisch nicht veränderten, aufgequollenen Zellen aus allen Schichten der Harnblase. Bei der Lavage-Zytologie wird der Tumorverband von zahlreichen veränderten Plattenepithelien, Superfizialzellen und von Zelldetritus umgeben (Abb. 3).

Seit einem Jahr haben wir bei 45 Patienten mit Erkrankungen der Harnblase neben der Lavage-Zytologie die Ösensaugbiopsie eingesetzt. Dabei stellten wir fest, daß die diagnostische Aussage einer zytologischen Untersuchung durch die Ösensaugbiopsie entscheidend verbessert wird. Dies beruht darauf, daß

1. vitale, autolytisch nicht veränderte Zellen zur Verfügung stehen, deren morphologischer Aspekt durch Einflüsse des Urins nicht verändert ist,
2. größere Zellverbände mit intakter Verbandstruktur abgelöst werden, und
3. eine selektive Zellentnahme aus verdächtigen Bezirken möglich ist.

Die Lavage-Zytologie bietet dagegen einen Überblick über alle abgeschilferten Zellen des Urothels und bedarf für die Entnahme des Untersuchungsmaterials keiner zystoskopischen Untersuchung.

Nach unserer Ansicht sollte man neben der Lavage-Zytologie auch noch eine Ösensaugbiopsie durchführen, wenn bei der Zystoskopie suspekte, eine Probebiopsie jedoch noch nicht rechtfertigende Schleimhautbezirke festgestellt werden. Dies ist am häufigsten im Rahmen der Kontrolluntersuchung behandelter Blasentumoren der Fall.

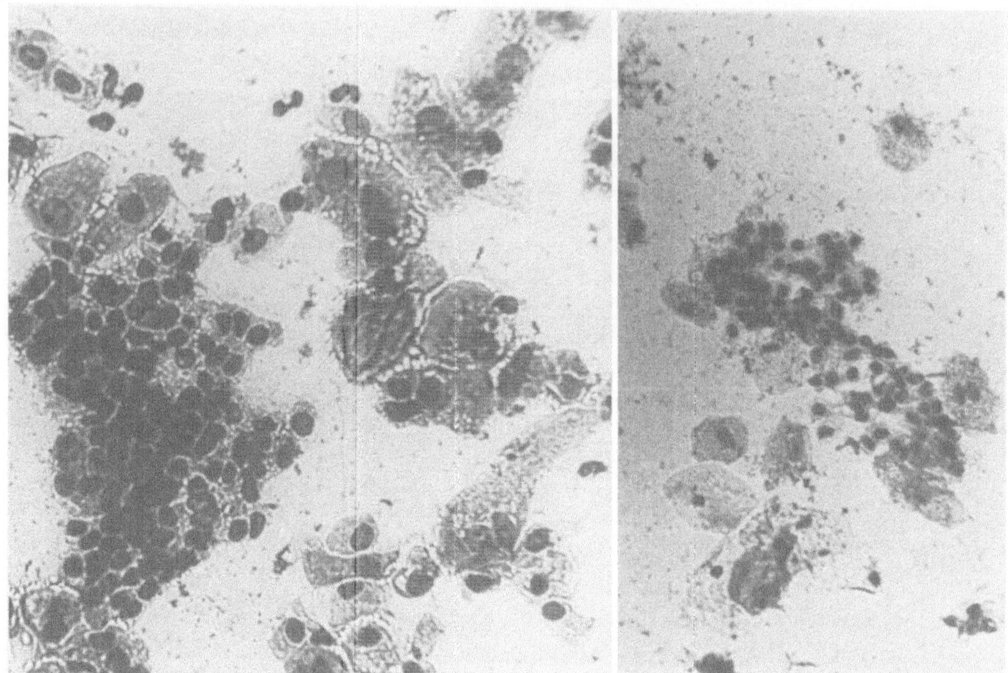

Abb. 3. Tumorrezidiv eines bestrahlten Harnblasenkarzinoms (a) Ösensaugbiopsie (MGG, 250x) Links großer Tumorzellverband mit dunklen polymorphen Kernen. Rechte untere Bildhälfte: Radiogen veränderte, ein- bis dreikernige Superfizialzellen mit typischer Ausziehung des zerfließlichen Zytoplasmas. Daneben einkernige Superfizialzellen mit Doppelnukleolus und aufgequollenem Zytoplasma. Obere Bildhälfte Mitte: Zwei Leukozyten. Oberer Tumorrand: Zwei einkernige Superfizialzellen mit Doppelnukleolus. (b) Lavage-Zytologie (MGG, 100x) Bildmitte: Tumorzellverband, umgeben von einzelnen Superfizialzellen mit aufgequollenem Zytoplasma. Überwiegend liegen Plattenepithelien (kleiner Kern, großes Zytoplasma) vor (linke untere Bildhälfte)

Literatur

1. Esposti PL, Edsmyr F, Tribukait B (1978) The role of exfoliative cytology in the management of bladder carcinoma. Urol Res 6:197. – 2. Leistenschneider W, Nagel R (1979) Lavage-Zytologie bei pathologischen Veränderungen in Nierenbecken und Harnleiter. Akt Urol 10:35. – 3. Lenzner A (1978) Hefen in der Urologie. Notabene Medici 8:313. – 4. Völter D, Ziegler H (1975) Die Urinzytologie beim Blasencarcinom. Dtsch Med Wochenschr 100:2340

Prof. Dr. med. D. Völter
Urologische Abteilung
des St.-Trudpert-Krankenhauses
Wolfsbergallee 50
D-7530 Pforzheim

Verhandlungsbericht der Deutschen Gesellschaft
für Urologie, 31. Tagung (1979), 421

Urologische Komplikationen des Morbus Crohn

G. Ludwig, H. Thiele

Die Beteiligung der ableitenden Harnwege beim Morbus Crohn wird in der Literatur zwischen 4 und 25% angegeben. Von den 51 in den letzten vier Jahren in unserer chirurgischen Klinik operierten Crohn-Patienten fanden wir zehnmal Komplikationen auf urologischem Gebiet. Fünfmal war eine Blasen-Darmfistel aufgetreten, fünfmal kam es zu einer Ureterobstruktion. Die Blasen-Darmfisteln gehen vorwiegend vom Intestinum aus und zeigen eine typische Symptomatik: Schwerste Dysurien durch therapieresistente Kolizystitiden sowie der klassische Wind- und Stuhlabgang aus der Harnröhre belästigen die Patienten stark.

Im Gegensatz hierzu bleiben die Harnleiterobstruktionen klinisch meist stumm. Pathologisch-anatomisch kommt es als Folge der ins Retroperitoneum fortgeleiteten Entzündung zur Periureteritis mit sekundärer schwieliger Ummauerung des Harnleiters meist im pelvinen Anteil.

Bei der Diagnostik weist das Ausscheidungsurogramm auf Abflußstörungen hin. Zystoskopisch entdeckt man häufig nur ein bullöses Ödem um den in der Tiefe verborgenen Fistelmund. Ein retrogrades Ureterogramm ergibt dann einen Hinweis über die Länge der Harnleiterobstruktion. Blasen-Darmfisteln lassen sich entweder retrograd durch Zystographie oder antegrad durch einen Kontrasteinlauf bzw. eine MDP nachweisen. Ein weiteres, allerdings nicht konstant gefundenes Zeichen ist die unscharfe Darstellung der Ileosakralfuge bis zum völligen Aufbrauchen, insbesondere auf der rechten Seite. Die verwaschene Ileosakralfuge ist ein Zeichen für eine ausgeprägte retroperitoneale Verschwielung.

Therapeutisch entscheidend ist bei der Blasen-Darmfistel die Resektion des fisteltragenden Darmsegments. Im Bereich der Blase genügt im allgemeinen die Übernähung oder bei ausgedehnter Fistelung die sparsame Teilresektion um den Fistelmund herum. Auch bei der Ureterobstruktion muß das operative Vorgehen zunächst auf die Beseitigung der Ursache, nämlich die Resektion des befallenen Darmabschnitts, ausgerichtet sein. Die Ureterolyse aus dem oft steinharten retroperitonealen Narbengewebe ist häufig schwierig. Bei starker Vernarbung muß außerdem noch das umgebende Narbengewebe exzidiert werden. Im Gegensatz zur retroperitonealen Fibrose ist eine Intraperitonealisation des Harnleiters nicht zu empfehlen, da man den Ureter dann noch mehr an den entzündlichen Prozeß heranbringen würde.

Zusammenfassung

Bei 51 operierten Crohn-Patienten wurden in zehn Fällen urologische Komplikationen nach den von uns dargestellten Prinzipien behandelt. Alle Patienten wurden im Rahmen einer Nachuntersuchung kontrolliert. Es fand sich ein Crohn-Rezidiv, das bis jetzt konservativ beherrscht werden konnte. Von urologischer Seite her waren sämtliche Patienten beschwerdefrei. Bei der hohen urologischen Komplikationsrate von ca. 20% ist bei jedem M. Crohn eine ausführliche urologische Diagnostik indiziert. Bei kombiniertem chirurgisch-urologischem operativem Vorgehen ist die Prognose günstig.

Priv.-Doz. Dr. med. Gerd Ludwig
Urologische Klinik im Klinikum Mannheim
der Universität Heidelberg
Postfach 23
D-6800 Mannheim 1

Verhandlungsbericht der Deutschen Gesellschaft für Urologie, 31. Tagung (1979), 422–425

Diskussion zu den Vorträgen Seite 391 bis 421 Fortsetzung: Freie Vorträge

Moderatoren: Vahlensieck, W., Bonn, und Kolle, P., Hannover

Vahlensieck, W., Bonn: Meine Damen und Herren! Wir wollen die Vorträge jetzt in der Sequenz, so wie sie gehalten sind, diskutieren. Ich darf Sie bitten, wenn Sie zum einen oder anderen Vortrag etwas sagen wollen, an die Mikrophone zu kommen und vorher Ihren Namen zu nennen. Zunächst zum ersten Vortrag der Herren Brühl und Brieden. Sind hier Diskussionsbemerkungen oder Fragen an Herrn Brühl? Das ist offensichtlich nicht der Fall. Dann kommen wir zum zweiten Vortrag von Herrn Wanner und Herrn Häussermann aus Stuttgart über das Medilog-Zystometer. Hat hier jemand eine Frage? Bitteschön, Herr Ludwig, wenn ich's richtig sehe.

Ludwig, G., Mannheim: Ja, ich wollte Ihnen zunächst gratulieren zu diesem sehr schönen und sehr wichtigen Gerät! Ich glaube, daß damit auch intermittierend auftretende und vielleicht der Beobachtung sonst entgangene Refluxe in ihrer Wertigkeit ein bißchen genauer eingegrenzt werden können. Meine Frage an Sie ist, ist es ein Prototyp, ist es im Handel, bereits in der Serie und wieviel kostet es?

Wanner, K., Stuttgart: Das Gerät ist nicht in der Serie und ich habe noch keine Firma bisher, die sich bereit erklärt, das Gerät zu bauen. Es ist von uns jetzt ganz neu entwickelt und ich stelle es hier zum ersten Mal vor. Wir benützen das Gerät selber in der Klinik seit etwa einem ¾ Jahr. Es ist standardisiert mittlerweile und ist an und für sich ausgereift. Es wäre, wenn Sie so wollen, serienreif. Kostenpunkt mit dem kleinen Gerät, das das Kind bei sich trägt, mit dem Wiedergabegerät, das ja nötig ist, um die Kassette abzuspielen, mit dem Schreiber, wird etwa DM 40000,— betragen. Mit den Druckabnehmern. Also das Ganze!

Vahlensieck, W., Bonn: Herr Lutzeyer, bitte!

Lutzeyer, W., Aachen: Ich wollte Sie fragen, ob Sie irgendwelche Störungen gesehen haben bei der kontinuierlichen Messung durch Verschiebung oder Verstopfung des Katheters. Es scheint mir doch sehr wichtig zu sein. Muß man das kontrollieren? Muß man durchspülen? Oder geht das einfach während 24 Std? Oder zieht sich das Kind diesen Katheter heraus? Dies sind alles Fragen, die für die Praxis wichtig sind.

Wanner, K., Stuttgart: Wir hatten einige Fälle am Anfang unserer Erprobung, bei denen der Katheter verstopft war. Es waren vielleicht von 50 Kindern zwei Kinder. Nun ist es so, daß die Kurve zunächst abgespielt wird und daß man dann die Messung ja ohne weiteres wiederholen kann, wenn man auf der Kurve sieht, daß ein technischer Meßfehler vorhanden ist. Das Kind ist also durch die Messung in keiner Weise belastet. Ich habe kein einziges Mal erlebt, daß das Kind sich gegen diese Messung irgendwie gewehrt hätte. Die Kinder vergessen dies relativ rasch und bewegen sich frei und spielen völlig ungestört.

Vahlensieck, W., Bonn: Ist Ihre Frage hiermit beantwortet, Herr Lutzeyer?

Wanner, K., Stuttgart: Ich möchte vielleicht dazu noch sagen, daß das Gerät nicht nur bei Kindern eingesetzt wird bei uns. Wir messen auch alle neurogenen Blasen bei Erwachsenen, weil wir doch einige Unterschiede zu herkömmlichen Messungen feststellen konnten. Der Tag-Nacht-Rhythmus spielt sicher eine Rolle. Dann baut sich nach unserer Erfahrung dieser bei der herkömmlichen Zystometrie festgestellte Blaseninnendruck bei Füllung nicht auf, wenn die Blase physiologisch gefüllt ist. Wir sehen nur während der Miktionsphasen einen Druckanstieg. Sonst ist der Blaseninnendruck völlig gleichbleibend.

Vahlensieck, W., Bonn: Vielen Dank, Herr Wanner! Sind noch Fragen? Dann kommen wir zum nächsten Vortrag von Herrn Sitzer und Herrn Brune über die „Bedeutung der Elektromyographie für die Diagnostik von Blasenstörungen". Hat hier jemand eine Frage?

Das ist offensichtlich nicht der Fall. Dann kämen wir zu dem Vortrag von Herrn Laval und Herrn Lutzeyer über die „quantitative Bestimmung des Urinabganges bei der weiblichen Inkontinenz". Sind hier Fragen oder Bemerkungen? Ja, bitteschön!

Schüßler, Homburg/Saar: Herr Laval, ich finde Ihren Versuch, die Inkontinenz auf diese Art und Weise zu objektivieren, sehr gut. Trotzdem meine ich, bleibt ein großes Problem. Die Mehrzahl der streßinkontinenten Frauen leidet unter einer Inkontinenz Grad I und diese Frauen können Sie mit diesem Versuchsaufbau - wir haben das in Homburg auch probiert - nicht flowmäßig objektivieren.

Laval, K.-U., Aachen: Ich glaube schon, daß man das machen kann. Mein zweites Bild hat Ihnen ja gezeigt, daß wir da einen Urinabgang von knapp 1 ml gehabt haben. Es ist natürlich so, daß, und das ist meine Meinung zumindest, ein sehr geringer Urinabgang zwar die Patientin evtl. belastet oder stört, aber medikamentös beherrscht werden kann, durch Alpha-Stimulation z. B., und daß erst die schwereren Fälle operiert werden sollten. Ich glaube, es ist schon sehr wichtig, daß man die subjektiven von den objektiven Befunden etwas differenziert und auf diese Weise eben dann nur die etwas schwereren Fälle behandelt, die man medikamentös nicht behandeln kann. Auf der anderen Seite ist es so, daß, wenn man eben nur leichte Streßinkontinenzen I. Grades operiert, man natürlich sehr gute Operationsergebnisse hat. Wenn man diese anderen gegenüberstellt, die sehr schwere Fälle haben, kommt man natürlich immer wesentlich besser heraus, und dafür ist es eigentlich gedacht.

Vahlensieck, W., Bonn: Herr Lutzeyer wollte dazu noch etwas ergänzen.

Lutzeyer, W., Aachen: Schließlich muß ich Herrn Laval unterstützen, nicht nur, weil mein Name dransteht, sondern weil das einfach eine Methode ist, die wir seit Jahren entwickelt haben. Wo wir uns mit dem Gynäkologen zusammen gesagt haben, weil wir ja die Fälle von ihm bekommen, was tun wir eigentlich. Und ich glaube, das Entscheidende, was auch Herr Laval gesagt hat, ist die subjektive Aussage der Frau, die so unterschiedlich ist. Wir haben diese Winkelbestimmungen mit der Kette, wir haben die Dinge doch gehört, alles was irgendwie das zu objektivieren scheint. Aber das Entscheidende ist doch der Grad 1 und der Grad 2. Das sind die Leute, die man heute unter Umständen durch eine gute Beckenbodengymnastik und eine Alpha-Stimulation beherrschen kann.

Schüssler, Homburg/Saar: Ich bin trotzdem nicht ganz einverstanden. Denn das Problem ist also auch von Ihrer Seite noch nicht ganz geklärt. Die Patienten, die objektiviert werden sollten, sind doch die mit der Streßinkontinenz Grad 1 und die können Sie nach meinen Erfahrungen so gar nicht erfassen oder objektiv erfassen. Diese haben doch ihre Streßinkontinenz nur im Stehen und nur dann, wenn sie eben keinen Katheter in der Harnröhre liegen haben.

Vahlensieck, W., Bonn: Das war noch mal Herr Schüssler. Jetzt Herr Laval bitte!

Laval, K.-U., Aachen: Unser Katheter ist so dünn, daß er mit Sicherheit einen Urinabgang nicht behindert. Denn wir haben auch Messungen gemacht bei Flowkurven mit einem 6 Charr Katheter und ohne 6 Charr. Katheter Die Flowkurven sind fast identisch. Und das ist auch in der Literatur so. Ich meine, es gibt Patientinnen, die haben eine schwere Streßinkontinenz und kümmern sich nicht drum. Und es gibt Patientinnen, die haben eine sehr leichte Streßinkontinenz, bei denen werden grade die Labien etwas feucht und dadurch kühl und das geniert sie sehr. Und zwischen diesen beiden Fällen dann Patientinnen, die eine schwere Streßinkontinenz tolerieren und nicht zum Arzt gehen, und Patientinnen, die immer nur ein gewisses Unwohlsein haben. Man muß, meine ich und kann das auch ganz gut differenzieren.

Vahlensieck, W., Bonn: Vielen Dank! Herr Marberger!

Marberger, H., Innsbruck: Ich wollte das unterstreichen. Es gibt Frauen, die kommen und sagen „ich bin immer naß". Dann schaut man die Haut an und die Wäsche und dann kann man es fast nicht glauben. Und in solchen Fällen möchte man dann eine Möglichkeit haben zu beweisen, ob es sich wirklich um eine geringgradige Streßinkontinenz, die man konservativ behandeln kann, oder um einen groben Grad von Inkontinenz handelt, um die Frauen der richtigen Therapie zuzuführen.

Laval, K.-U., Aachen: Zum Beispiel gibt es hyperkontinente Patientinnen, also Patientinnen, die einen Harnverhalt oder große Restharnmengen haben und die ein positives Streßprofil haben. Aber das werden Sie mir auch glauben, bei 200 oder 300 ml Restharn kann man dann nicht von einer Streßinkontinenz sprechen. Und diese Patientinnen, die wollen wir damit rausfiltern. Es ist vielleicht unerheblich, ob Sie eine Patientin unter 2 ml oder in dieser Größenordnung tolerabel oder nicht tolerabel nennen. Für die Patientin, die sich damit beschwert, ist es anscheinend dann nicht tolerabel. Aber man muß doch irgendwo ein objektives Maß haben und die Streßinkontinenz 1. Grades, meine ich, sollte zunächst einer medikamentösen Therapie und einem Beckenbodentraining oder einer Stimulation zugeführt werden. Und ich meine schon, daß man diese Schweregrade doch gründlich auseinander halten sollte. Und das, was ich angegeben habe an Maßzahlen, ist natürlich sehr willkürlich und das kann man sicher jederzeit irgendwie korrigieren.

Vahlensieck, W., Bonn: Vielen Dank! Ich glaube, wir sollten mit dieser abschließenden Klarstellung dieses Thema beenden und zur Diskussion des Vortrages von Herrn Wilhelm aus Erlangen kommen über die „Entwicklung und Technik einer neuartigen, refluxsicheren ureteroilealen Anastomose". Herr Nagel hatte sich zur Diskussion gemeldet.

Nagel, R., Berlin: Herr Wilhelm, Ihre Untersuchungen basieren ja wahrscheinlich darauf, daß sie möglicherweise einen Magnetverschluß anbringen wollen. Das hat ja Ihr Chef auf einem der Kongresse schon mal gezeigt. Ich glaube, daß dieses Verfahren, das Sie jetzt ausgearbeitet haben, am Ileum eine antirefluxsichere Implantation zu machen, exzellent ist. Zielen Ihre Untersuchungen darauf ab, einen Magnetverschluß zu schaffen und den dann alle 2 Std abzulassen? Ich meine, das geht sicherlich beim Anus praeter, wo der Patient ein- oder zweimal am Tag Stuhl hat. Aber hier rinnt ja 24 Std lang der Urin und der Patient müßte ja irgendwie in die gebückte Haltung gehen, sonst läuft ihm ja beim Magnetverschluß der Urin am Leib bzw. am Oberschenkel lang. Sie werden wahrscheinlich wohl doch nicht auf den Beutel verzichten wollen. Können Sie dazu etwas sagen?

Wilhelm, E., Erlangen: Herr Professor Nagel, recht schönen Dank für die interessante Frage. Das Ziel unserer Arbeit war es, eine ureteroileale Anastomose zu schaffen, welche auch hohen Drucken ausgesetzt werden kann, ohne daß ein Reflux auftritt. Unter welchen Umständen tritt ein pathologisch hoher Druck im Ileum conduit z.B. auf? Das sind alle Formen der Conduitobstruktion, d.h. Stomastenose, parastomale Hernie, Segmentprolaps wie auch Conduitstriktur. Hier sind von White und McGuire Drucke bis zu 60 cm Wassersäule gemessen worden. Zweifellos sind bisher schon etliche Techniken der uretero-ilealen Anastomose in der Weltliteratur beschrieben worden, welche diese Drucke aushalten würden. Aber das Ziel unserer Untersuchung war, eine Anastomose zu schaffen, welche noch höhere Drucke aushält. Damit zum Beispiel Herr Leisinger bei seiner ileal-reservoir-urinary diversion einen Reflux vermeiden kann. Weiterhin z.B. bei der isoperistaltischen ileozökalen Harnableitung, wo ja im Ileumstumpf, in welchen die Harnleiter implantiert werden sollen, Drucke bis zu 140 cm Wassersäule zu erwarten sind. Und wir wissen von ausgedehnten Untersuchungen über die Spätergebnisse der Enterozystoplastik, daß die Verhütung von Reflux für die Spätergebnisse solcher Operationen zweifellos von äußerster Wichtigkeit ist. Diese Anastomose war nicht beabsichtigt für die Anwendung auf den Colonconduit, den Sie angesprochen hatten. Denn hier ist ja die Leadbetter-Clarksche Methode zweifellos ideal. Wir hatten in unserer Arbeit nachweisen können, wenn die Leadbetter-Clarksche Methode auf 5 cm verlängert wird, ist diese Methode auch in der Lage, Reflux und einen Druck von 140 cm Wassersäule einwandfrei zu verhindern. Habe ich damit Ihre Frage beantwortet?

Vahlensieck, W., Bonn: Vielen Dank, Herr Wilhelm! Ich denke, wir sollten die Spätergebnisse abwarten. Im Interesse der anderen Vortragenden müssen wir in der Diskussion fortschreiten und ich darf dazu das Mikrophon an Herrn Kolle geben.

Kolle, P., Hannover: Meine Damen und Herren! Wir haben leider nur noch etwa 7 bis 8 min Diskussionszeit. Wer möchte zum Vortrag von Herrn Marberger etwas sagen? Bitte!

Ludwig, G., Mannheim: Herr Marberger, Sie haben die Frage klar beantwortet, daß Inosin allein keine Alternative zur Kühlung darstellt und daß die Kühlung unentbehrlich ist. Ich habe nicht richtig verstanden, oder nicht aufgepaßt, wann geben Sie dann das Inosin? Machen Sie es zeitabhängig?

Marberger, M., Mainz: 60 min ist sicher die maximale Ischämiebelastung, die man zur Zeit klinisch Inosin zutrauen kann, wobei unter Umständen die Präzision der postoperativen Funktionsdiagnostik die Grenze noch etwas runtersetzen kann. Aber ich glaube, z.Z. muß man es bei 60 min beschränkt lassen.

Ludwig, G., Mannheim: Nein, ich habe es anders herum gemeint. Wenn Sie kühlen, wann sehen Sie eine Indikation, Inosin zusätzlich zu einer Hypothermie gegeben?

Marberger, M., Mainz: Sie können es nicht simultan geben, weil es temperaturgebunden ist. Wie alle Enzymreaktionen hat es an der gekühlten Niere keinen Sinn. Aber ich würde sagen, wenn Sie einen Stein z.B. mit einer relativ kleinen Nephrotomie entfernen wollen und Sie erwarten Ischämiezeiten zwischen 30 bis 50 min, dann fangen Sie mit Inosin an. Und wenn es dann wider Erwarten, weil Sie den Stein nicht finden, länger dauert, haben Sie immer noch die Reserve der Kühlung im Hintergrund.

Kolle, P., Hannover: Herr Marberger, darf ich eine Frage noch anschließen? Haben Sie es am Menschen schon angewandt?

Marberger, M., Mainz: Wir nicht.

Kolle, P., Hannover: Haben Sie das vor?

Marberger, M., Mainz: Wir haben es vor. Aber es wurde bereits vor einem Jahr über 17 Fälle publiziert.

Kolle, P., Hannover: Würden Sie nochmal sagen, bei welcher Indikation Sie Ischämie haben?

Marberger, M., Mainz: Die Indikation ist die zu erwartende relativ kurze Ischämiebelastung. Der große Vorteil dieser Methode ist, daß die Aufwendigkeit des Schutzes sehr gering ist. Man muß aber meiner Meinung nach – und das war der Sinn dieses Vortrags – ein Reserveverfahren im Hintergrund haben. Aber man kann bei einem relativ kleinen Stein, bei einem Stein, der erwartungsgemäß in kurzer Ischämiezeit – und ich verstehe darunter Ischämiezeiten zwischen 30, 40 und 50 min – entfernbar ist, mit Inosin anfangen. Wenn es von vorneherein eine schwierige Sache ist, ist es sicher vernünftiger, gleich mit der Kühlung anzufangen.

Kolle, P., Hannover: Vielen Dank! Noch weitere Fragen? Wir sind sehr knapp mit der Zeit. Möchte noch jemand zum Beitrag Schilling eine Frage stellen oder etwas sagen? „Protektive Wirkung von Saralasin".

Marberger, M., Mainz: Ja, ich möchte Herrn Schilling gratulieren zu diesen sehr schönen Untersuchungen. Ich glaube, daß das genau die Untersuchungen sind, die durchgeführt werden müssen. Wir sind in der Forschung der ischämischen Schädigung viel zu lange am Metabolismus der Tubuluszelle geklebt. Sicher ist bei diesen kurzzeitigen Ischämiebelastungen die hämodynamische Reaktion ein ganz entscheidender Punkt und ich glaube, daß wir auch das Inosin in die Hämodynamik und weniger im Metabolismus einbringen sollten.

Kolle, P., Hannover: Vielen Dank! Jetzt bitte zum Beitrag der Arbeitsgruppe Bartsch, Coffey, Walsh und Rohr.

Bandhauer, K., St. Gallen: Ich hätte eine Frage an Dich, Bartsch. Du hast gesagt, die Hundeprostata wird bei der Stimulation eher den glandulären Anteil stimulieren bzw. es reagiert eher der glanduläre Anteil. Beim Menschen handelt es sich ja nach Euren Untersuchungen doch vorwiegend um eine Stromareaktion. Kannst Du nun, wenn Du sagst, es ist ein Modell zur Erprobung von Antihormonen etc., von diesem Modell überhaupt auf den Menschen schließen, wenn Du den Hund als Modellversuch nimmst?

Bartsch, G., Innsbruck: Ich glaube, wenn man die induzierte Prostatahyperplasie mit Östrogenen und Androgenen sieht, dann sieht man ganz different von der Prostatahyperplasie spontan beim Hund eine Stromainduktion. Und damit sind wir, glaube ich, bei einem der wesentlichen Punkte der menschlichen Prostatahyperplasie, eine Stromaerkrankung mit Aktivation der glatten Muskelzelle. Was aber das Hundeexperiment vor allem zeigt – und das wollten wir ja zeigen –, ist, daß Östrogene nicht immer Androgene inhibieren, sondern daß sie sie in ihrer Wirkung potenzieren. Und ich glaube, daß gibt quo ad Prostataerkrankungen ein Modell.

Kolle, P., Hannover: Vielen Dank, Herr Bartsch! Es ist sehr bedauerlich, daß wir für diese so wichtige Erkrankung bis jetzt leider eben doch kein ideales Modell im Tierversuch haben. Zu dem Beitrag Dathe, Knöner „Urethritis-Prophylaxe", sind da Wortmeldungen? Das ist nicht der Fall. Zu dem Beitrag der Herren Völter und Keller: „Ösensaugbiopsie"? Herr Aeikens, möchten Sie etwas dazu sagen? Aber ganz kurz bitte! Wir müssen die Zeit einhalten!

Aeikens, B., Hannover: Haben Sie Erfahrung mit der Nierenbeckensaugbiopsie?

Völter, D., Pforzheim: Da haben wir keine Erfahrung.

Verhandlungsbericht der Deutschen Gesellschaft für Urologie, 31. Tagung (1979), 426–433

Aktuelle Information

K. Bandhauer

Der ehrende Auftrag, die aktuelle Information zu übernehmen, stellt den Referenten vor die Aufgabe, aus der Fülle von Informationen der letzten Zeit neu sich anbahnende klinisch interessante Entwicklungen herauszugreifen und sie in einigermaßen geordneter Form kritisch zu vermitteln. Dem Referenten kommen dabei zwei Tatsachen zugute:

Einerseits die bisher geübte Praxis, dieses Referat auf einige Teilgebiete der Urologie zu beschränken, und andererseits die bekannte Situation, daß aus der großen Zahl von Publikationen innerhalb eines Jahres nur relativ wenige, klinisch richtungsweisende Informationen zu entnehmen sind, eine Auswahl, deren subjektiver Charakter allerdings zu berücksichtigen ist. Bei der Selektion wurden bewußt rein experimentelle Untersuchungen ohne klinische Erprobung ausgelassen. Ebenso wurde auf immunologische Fortschritte im Rahmen der urologischen Onkologie nicht eingegangen, da sie im Rahmen dieses Kongresses an einer Sondersitzung abgehandelt wurden.

Folgende Probleme schienen uns wegen interessanter Neuentwicklungen für die aktuelle Information 1979 geeignet:

1. Der Aussagewert radioimmunologischer Bestimmungen der sauren Phosphatase in der Diagnostik des Prostata-Karzinoms.
2. Der Wert von Hormonrezeptoren-Bestimmungen beim Prostata-Karzinom für Therapieplanungen.
3. Die Rolle des Prolaktins in der urologischen Andrologie und beim Prostata-Karzinom.
4. Neuere Therapie-Konzepte bei Oligozoospermien.
5. Therapieergebnisse mit systemischer Zytostatika-Therapie beim Blasen-Karzinom.
6. Gezieltere Möglichkeiten der Harnsteinprophylaxe.
7. Instrumentelle Verbesserungen für das Staging von Blasentumoren und für transurethrale Resektionen.
8. Kosten und Nutzen präoperativer i. v. Pyelogramme vor Prostata-Operationen.

Der Aussagewert radio-immunologischer Bestimmungen der sauren Phosphatase in der Diagnostik des Prostata-Karzinoms

Die von Foti u. Mitarb. entwickelte Methode einer immunologischen Bestimmung der spezifischen Prostata-Phosphatase weckte wieder die Hoffnung, ein Frühdiagnostikum für das Prostata-Karzinom zu erhalten, eine Hoffnung, welche die biochemischen Bestimmungen nicht erfüllt hatten. Nach den ersten Untersuchungs-Ergebnissen von Foti u. Mitarb. zeigte sich tatsächlich bei 79% der Patienten mit intrakapsulären Prostata-Karzinomen eine Erhöhung der Prostata-Phosphatase mittels des Radioimmuno-Assays. Diese vielversprechenden Resultate veranlaßten zahlreiche Kliniken und Laboratorien, diese Methode zu übernehmen und im klinischen Test zu überprüfen. Bruce u. Mitarb. bestimmten bei 135 Patienten mit verschiedenen Stadien des Prostata-Karzinoms und bei 46 Kontroll-Patienten radioimmunologisch die Prostata-Phosphatase. In völligem Gegensatz zu den Untersuchungen von Foti u. Mitarb. zeigte sich aber nur bei 8,3% der Patienten mit intrakapsulären Erkrankungen eine Erhöhung der Phosphatasen. Auch Chu u. Mitarb. fanden beim Stadium T 2 nur in weniger als 30% eine Erhöhung von Prostata-Phosphatasen mit dem Radioimmuno-Assay, wobei zu berücksichtigen ist, daß bei diesen Patienten die Stadieneinteilung ohne Lymphstaging vorgenommen wurde. Dieser eher enttäuschende Aussagewert entspricht auch eigenen vorläufigen Ergebnissen. Mit großer Wahrscheinlichkeit ist anzunehmen, daß die deutlichen Unterschiede in den Ergebnissen auf methodischen Problemen beruhen. Die Schwierigkeiten der Methodik liegen in der bisher nicht standardisierten Herstellung von spezifischen Antiseren gegen die menschliche Prostata-Phosphatase, die entweder aus Prostata-Exprimat oder aus der Samenflüssigkeit gewonnen werden. Eine Standardisierung der Methode scheint sich allerdings durch kommerziell erhältliche Antiseren abzuzeichnen.

Im Gegensatz zu den sehr widersprüchlichen Resultaten des Phosphatasen-Nachweises im Serum steht der Aussagewert der radioimmunologischen Bestimmung der Prostata-Phosphatase im Knochenmark. Während die enzymatischen Bestimmungen nur unbefriedigende Ergebnisse aufzeigten, wiesen Bruce u. Mitarb., Rose u. Mitarb., Romas u. Mitarb. sowie Belville u. Mitarb. auf die Bedeutung der radioimmunologischen Phosphatase-Bestimmung im Knochenmark für die Frühentdeckung von Metastasen und damit für das Staging des Prostata-Karzinoms hin. Belville u. Mitarb. verglichen die radioimmunologische mit der enzymatischen Methode bei Patienten mit Prostata-Karzinom, Prostata-Hyperplasie und Karzinomen außerhalb der Prostata. Die Überlegenheit der radioimmunologischen Methode erscheint dabei eindeutig. Auch Romas u. Mitarb. fanden bei der biochemischen Bestimmung der sauren Phosphatase im Knochenmark 74% falschpositive Befunde, während mit dem Radioimmuno-Assay lediglich 7% falsch-positive Befunde nachzuweisen waren.

Die zur Zeit vorliegenden Ergebnisse lassen folgende Standort-Bestimmung für den Radioimmuno-Assay zur Bestimmung der sauren Phosphatase zu: Die noch sehr aufwendige und an Speziallaboratorien gebundene Methode ist als Frühdiagnostikum noch mit großer Vorsicht zu beurteilen. Eine Frühdiagnose von Metastasen scheint durch die genauere Erfassung der Phosphatasen im Knochenmark jedoch möglich zu sein. Eine weitere Verfolgung und Überprüfung dieser Methode erscheint trotz der angeführten Probleme gerechtfertigt.

Der Wert von Hormonrezeptoren-Bestimmungen beim Prostata-Karzinom für Therapieplanungen

Die quantitative Analyse von Östrogen-Rezeptoren ist schon lange als wichtiger Faktor für die Therapieplanung beim Mamma-Karzinom bekannt. Seit ca. 1975 richtet sich das Interesse auch auf Östrogen- und Androgen-Rezeptoren in der menschlichen Prostata und im menschlichen Prostata-Karzinom-Gewebe. Von Lieskovsky und Bruchovsky wurde nachgewiesen, daß Androgen-Rezeptoren am seltensten im normalen Prostata-Gewebe, häufiger im hyperplastischen und am häufigsten im gut differenzierten Karzinom-Gewebe erfaßbar sind. Dementsprechend konnte auch Concolino u. Mitarb. im Prostata-Karzinom-Gewebe in einem sehr hohen Prozentsatz positive Androgen-Rezeptoren und nur wenige Prostata-Karzinome mit pos. Östrogen-Rezeptoren nachweisen. In diesem Zusammenhang müssen auch die Untersuchungsergebnisse von Krieg erwähnt werden, der in undifferenzierten oder kribriformen Prostata-Karzinomen eine wesentlich höhere Konzentration von 5-Alpha-Dihydrotestosteron-Rezeptoren nachweisen konnte als in hochdifferenzierten Adeno-Karzinomen. Zu ähnlichen Ergebnissen bei einer etwas anderen Methodik kommen auch Walsh u. Mitarb.

Auf Therapieprognosen bezogen zeigten Mobbs u. Mitarb. auf, daß Patienten mit einer geringen Anzahl von Östrogen-Rezeptoren im Zytosol der Tumorzelle keine oder nur eine sehr geringe Erfolgschance durch eine Östrogen-Therapie aufweisen. Sidh u. Mitarb. konnten bei 40 Patienten mit Prostata-Karzinomen durch die Bestimmung spezifischer Beta-Estradiol-bindender Proteine und von 5-Alpha-Dihydrotestosteron-Rezeptoren eine deutliche Differenz zwischen Patienten mit hormonsensiblen und solchen mit hormonresistenten Tumoren nachweisen. Es zeigte sich, daß der Mangel von Östrogen-Rezeptoren und ein hoher Wert von Androgen-Rezeptoren für eine Hormontherapie ungünstige Voraussetzungen darstellen.

Aufgrund des derzeitigen Untersuchungsstandes kann man erwarten, daß nach Bereinigung der Methodik das Prostata-Karzinom ähnlich wie das Mamma-Karzinom aufgrund seines Rezeptoren-Gehaltes exakt klassifiziert werden kann, und daß eine Selektion in hormonsensible und hormonrefraktäre Prostata-Karzinome möglich sein wird.

Die Rolle des Prolaktins in der urologischen Andrologie und beim Prostata-Karzinom

Prolaktin wurde im Jahre 1928 als laktogenes Hormon der Hypophyse entdeckt. Beim Menschen wurde es 1970 isoliert. Nach Thorner können folgende Ursachen für eine Hyperprolaktinämie verantwortlich sein:

Hypothalamo-hypophysäre Erkrankungen: Hypothalamische Störungen, Durchtrennung des Hypophysenstiels und Hypophysentumoren (sog. Prolaktinome).

Medikamente, wie z.B. Morphin-Substanzen, bzw. Opiate, Tranquilizer, wie z.B. Chlorpromazine.
Primäre Hypothyreosen.
Chronische Niereninsuffizienz – chron. Hämodialyse.
Idiopathische Hyperprolaktinämie.

Am häufigsten wird eine Hyperprolaktinämie beim Mann durch eine Hormontherapie hervorgerufen.

Das Prolaktin spielt eine wichtige Rolle für die Funktion der Hypophysengonadenachse. Untersuchungen von Segal u. Mitarb. zeigten, daß das Prolaktin vor allem die Wirkung von FSH und LH auf ihre Zielorgane beeinflußt.

Die wichtigsten andrologischen Symptome der Hyperprolaktinämie beim Mann sind die Impotenz, der Libidoverlust und mit großer Wahrscheinlichkeit auch Spermaveränderungen.

Segal u. Mitarb. fanden bei 121 infertilen Männern (91 Oligozoospermien, 27 Azoospermien und neun hypogonadotrope Hypogonadismen) eine mäßige Erhöhung des durchschnittlichen Prolaktinspiegels in allen drei Gruppen. Eine deutliche Hyperprolaktinämie wurde allerdings nur bei fünf Patienten gefunden. Durch Bromocryptin konnte die Hyperprolaktinämie bei diesen fünf Patienten korrigiert und bei einem dadurch die Oligozoospermie zur Normospermie verbessert werden. Auch Boucher u. Mitarb. untersuchten 90 infertile Männer u. a. auf den Serumprolaktinspiegel und die Prolaktinsekretion nach Gaben von Thyrotropin-Releasing-Hormon. Bei ca. 40% waren vor oder nach der TRH-Belastung eine Hyperprolaktinämie nachweisbar. 18 Patienten zeigten nach Bromocryptin eine deutliche Besserung des Spermiogramms.

Im Gegensatz dazu ergaben aber Hormonuntersuchungen von Hargreave bei 208 in- bzw. subfertilen Männern nur in einem Fall eine Erhöhung des Prolaktinspiegels. Auch Lunglmayr u. Mitarb. konnten bei einem Vergleich von Prolaktinspiegel keine signifikanten Unterschiede zwischen Patienten mit Normozoospermie, Oligozoospermie oder Azoospermie nachweisen. Ähnliche Ergebnisse berichten Suominen u. Mitarb.

Trotzdem die Rolle des Prolaktins für die männliche Infertilität weiterhin als unsicher betrachtet werden muß, sollte die Bestimmung dieses Hormons in den Abklärungsplan von männlichen Fertilitätsstörungen aufgenommen werden.

Klarer liegen dagegen die Verhältnisse bei der Impotentia coeundi, wo bereits zahlreiche Fälle mit einer Erhöhung des Prolaktinwertes bekannt sind. Nusimovich u. Mitarb. fanden bei 20 Patienten mit einer Impotentia coeundi in sechs Fällen eine signifikante Hyperprolaktinämie. In allen diesen Fällen führte eine Senkung des Prolaktinspiegels zu einer vollständigen Heilung der Impotenz.

Auch Franks u. Mitarb. erreichten ähnliche Resultate. Ambrosi u. Mitarb. untersuchten die Bromocryptin-Wirkung bei prolaktinnormalen Impotenzfällen. In einer Doppelblindstudie konnten sie keine Unterschiede in der Erfolgsrate zwischen Bromocryptin und Placebo aufzeigen.

Bei Potenzstörungen des Mannes muß die Erfassung einer Hyperprolaktinämie als eine der wichtigsten diagnostischen Maßnahmen angesehen werden, weil die nachweisbare Prolaktinerhöhung eine echte Heilungschance durch die Verabreichung von Bromocryptin bietet.

In einer sehr ausführlichen Arbeit gehen Jakobi und Altwein auf die Auswirkungen der durch Östrogene oder Zyproteron-Acetat hervorgerufenen Hyperprolaktinämie für den Verlauf von Prostata-Karzinomen ein. Durch eine Prolaktinerhöhung wird eine ungünstige lokale endokrinologische Situation im Karzinomgewebe geschaffen. Durch Bromocryptin kann die Enzymsituation vor allem im nieder differenzierten Karzinom gebessert und dem Stoffwechsel-Verhalten hoch differenzierter Karzinome angeglichen werden. Die therapeutischen Voraussetzungen erscheinen dadurch zumindest theoretisch verbessert.

Diese experimentell erarbeiteten Ergebnisse wurden klinisch verwertet und hormonresistente metastasierende Prostata-Karzinome mit nachweisbarer Hyperprolaktinämie mit Bromocryptin behandelt. Eine objektive Tumorregression wurde in etwa einem Viertel, ein stationäres Tumorverhalten bei etwa der Hälfte der Patienten beobachtet. Die Ergebnisse wurden mit den Therapieerfolgen nach Zytostatika-Therapie verglichen, wobei die Nebenwirkungen des Bromocryptins aber ungleich geringfügiger sind. Es ist sicher noch zu früh, die Verwendung von Bromocryptin generell für das Prostata-Karzinom in Betracht zu ziehen, da die Fallzahlen gering und die Beobachtungszeiten relativ kurz sind.

In diesem Zusammenhang muß auch die Arbeit von Bartsch und Rohr erwähnt werden, die im Tierexperiment einen aktivierenden Einfluß von Bromocryptin auf die prostatische Drüsenzelle im Prostata-Vorderlappen der Ratte nachgewiesen haben und damit dem Bromocryptin eine eher stimulierende Wirkung auf das Prostata-Gewebe zuschreiben. Die weiteren Entwicklungen auf dem Gebiet der Prolaktin-Forschung sollten trotz dieser Widersprüche auch für das Prostata-Karzinom weiter beobachtet werden, weil sich daraus eine wichtige Zusatz-Therapie entwickeln kann.

Neuere Therapie-Konzepte bei idiopathischer Oligozoospermie

Die Behandlung der normogonadotropen Oligozoospermie stellt nach wie vor die Hauptproblematik männlicher Fertilitätsstörungen dar. Der Einsatz von Testosteron-Präparaten ist in den meisten Fällen nicht nur ungenügend, sondern kann zu einer Verschlechterung der Spermiogenese führen. Auf die verbesserten Therapieergebnisse mit der Kombinationsbehandlung Mesterolon und Clomifen, einem synthetischen, nicht steroiden Östrogen, wurde bereits von uns hingewiesen. Die Graviditätsrate beträgt mit dieser Therapie fast 16 % und eine weitere Verbesserung der Spermiogenese konnte in ca. 30 % nachgewiesen werden. Auch Paulsen berichtete kürzlich über gute Ergebnisse mit Clomifen bei der idiopathischen Oligozoospermie.

Schill publizierte sehr gute Erfolge mit Kallikrein. Er konnte eine deutliche Erhöhung der Motilität während einer Beobachtungsperiode von fünf Monaten mit einem Maximum gegen Ende des dritten Monats beobachten. Dabei soll die Kallikrein-Wirkung auf die spermatogenetische Funktion des Hodens und auf die Spermareifung im Nebenhoden durch eine LH-induzierte Vermehrung des intra-testikulären Testosteronspiegels erreicht werden.

Über ausgezeichnete Ergebnisse bei der idiopathischen Oligozoospermie berichtet Bartsch u. Mitarb. mit dem Antiöstrogen Tamoxifen. Bei mehr als der Hälfte der Patienten mit einem ungünstigen Ausgangswert wurde eine deutliche Erhöhung der Spermzahl und eine Verbesserung der Fertilität erreicht. Bei etwa einem Drittel der Patienten mit gebesserter Spermiogenese kam es auch zu einer Gravidität. Gleichzeitig war eine deutliche Erhöhung von FSH, LH und Plasmatestosteron feststellbar.

Eine meines Wissens noch unpublizierte Therapieform zur Besserung der Oligozoospermie hat vor einigen Tagen Zorgniotti bei einem Symposium in Innsbruck angegeben. Er führt durch ein spezielles Suspensorium eine Absenkung der Skrotaltemperatur herbei und konnte dadurch idiopathische Oligozoospermien verbessern. Genauere Unterlagen über dieses interessante Verfahren liegen mir derzeit nicht vor. Für andrologisch Interessierte sollte aber bereits auf diese wichtige und in Kürze zu erwartende Publikation hingewiesen werden.

Diese Therapie-Resultate bringen doch etwas Licht in die bisher düstere Landschaft der Behandlung männlicher Fertilitätsstörungen.

Therapieergebnisse mit systemischer Zytostatika-Therapie beim Blasen-Karzinom

Auf die derzeit an zahlreichen Kliniken durchgeführten klinischen Studien über die endovesikale zytostatische Tumor-Therapie möchte ich hier nicht eingehen. Die systemische zytostatische Behandlung hat bisher beim Blasen-Karzinom wegen des Fehlens gut dokumentierter Studien keine wesentliche klinische Bedeutung erlangt. Bush u. Mitarb. haben nun in einer ausgezeichneten Zusammenfassung die bisherigen Untersuchungs-Ergebnisse gesammelt und analysiert. Sie konnten dabei herausarbeiten, daß bei einer Einzeltherapie die erfolgversprechendste Substanz das Methotrexat darstellt, von dem eine Ansprechensrate von 17–56 % beim fortgeschrittenen Blasen-Karzinom angegeben wird. Die Erfolgsraten von Adriamycin, 5-Fluoro-Uracil, Cyclophosphamide und Mitomycin C war dagegen wesentlich geringer. Keine Erfolge wurden nach dieser Zusammenstellung mit dem Cis-Platinum und dem Vincristin beobachtet. Eine Verbesserung dieser Ergebnisse ist durch eine Kombinationstherapie mit den verschiedenen zytostatischen Substanzen zu erreichen. So wird durch eine Kombination von Cis-Platinum mit Adriamycin und 5-Fluoro-Uracil eine objektive Remission in 67 % von verschieden langer Dauer angegeben.

Über eine zytostatisch-radiologische Kombinationstherapie berichten Lundbeck und Christophersen. Mit Adriamycin, 5-Fluoro-Uracil, Levamisole und einer Radiotherapie mit 6000 rad konnte bei 14 von 18 Patienten eine komplette Remission erreicht werden. Bei all diesen Ergebnissen sind aber die Probleme des Under-Stagings zu berücksichtigen; und mit welcher Vorsicht man diese Angaben beurteilen muß, zeigt die von Turner u. Mitarb. publizierte Studie über einen Vergleich von Bleomycin und Adriamycin bei invasiven Blasen-Karzinomen. Während nämlich andere Autoren mit Adriamycin eine Erfolgsrate bis zu 35% und Völter sowie Pavone Macaluso mit Bleomycin eine Erfolgsrate bis zu 32% beobachten konnten, war von Turner weder mit Adriamycin noch mit Bleomycin noch mit einer Kombinationstherapie ein Erfolg feststellbar. Keine komplette Remission und in beiden Gruppen nur zwei teilweise und kurz dauernde partielle Remissionen wurden beobachtet. Besser schneidet auch nach den Angaben von Turner u. Mitarb. das Methotrexat ab, bei dem eine objektive Besserungsrate mit verschieden langer Zeitdauer bei 56% von Tumoren der Stadien T 3 und T 4 zu erreichen war. Die Nebeneffekte dieses Präparates waren relativ gering.

Wenn man den derzeitigen Stand der systemischen zytostatischen Behandlung beim Blasen-Karzinom überblickt, so bietet sich im Augenblick zwar noch keine ideale Substanz bzw. keine ideale Kombinations-Therapie an. Auch bei kritischer Einstellung gegenüber dieser für den Urologen oft utopisch scheinenden zytostatischen Therapie besteht aber berechtigte Hoffnung, daß sich die Behandlungsmöglichkeiten für das chirurgisch nicht mehr sanierbare, invasive Blasen-Karzinom in nächster Zeit verbessern werden.

Gezieltere Möglichkeiten der Harnsteinprophylaxe

Durch die Publikationen von PAK wurden die Möglichkeiten einer Differenzierung der Hypercalciurie, welche bei 10–50% der Steinpatienten nachweisbar ist, in eine resorptive, absorptive und renale Form bekannt. Die typische Form der resorptiven Hypercalciurie ist der primäre Hyperparathyreoidismus und die Osteomalacie. Bei der absorptiven Hypercalciurie kommt es zu vermehrter Kalzium-Resorption aus dem Darm, während die renale Hypercalciurie durch eine erhöhte Kalzium-Ausscheidung der Niere gekennzeichnet ist. Diese Form ist allerdings noch nicht von allen Autoren anerkannt.

Die Unterscheidung dieser Hypercalciurie-Formen interessiert nicht nur wissenschaftlich, sondern stellt eine wichtige Voraussetzung für eine gezielte Pro- bzw. Metaphylaxe der Harnsteinerkrankung dar. Hering u. Mitarb. haben sich mit diesem Problem auseinandergesetzt und sind dabei zum Schluß gekommen, daß die absorptive Hypercalciurie durch Natrium-Cellulose-Phosphat zumindest vorübergehend günstig beeinflußt werden kann. Dieselbe Arbeitsgruppe konnte mit Thiaciden die renalen Hypercalciurien günstig beeinflussen, eine Beobachtung, die u.a. auch von Backman u. Mitarb. sowie von Yendt und Cohanim und Coe gemacht wurde. Backman behandelte z.B. 44 Patienten mit rezidivierenden Kalzium-Oxalatsteinen und einer renalen Hypercalciurie durch mind. zwei Jahre mit einem Thiacid-Präparat. Während vor der Behandlung jeder Patient durchschnittlich mind. einen Stein pro Jahr produzierte, konnte unter dieser Behandlung mit Ausnahme von vier Patienten eine vollständige Steinfreiheit erreicht werden. Hering u. Mitarb. gehen noch weiter und schlagen wegen der Beobachtung, daß sowohl das Cellulosephosphat bei der absorptiven als auch die Thiacide bei der renalen Hypercalciurie vielfach nur eine temporäre Senkung des Kalziumspiegels verursachen, eine Kombinations-Therapie mit beiden Präparaten vor. Bei dieser Pro- bzw. Metaphylase ist allerdings zu beachten, daß unter der Cellulose-Phosphat-Therapie eine Vermehrung der Oxalataufnahme aus dem Darm entsteht und damit eine neuerliche Ursache für eine Steinbildung auf einer anderen Basis auftreten kann.

So, wie heute die genaue Steinanalyse ebenso die Voraussetzung für eine weitere Behandlung darstellt, wie das histologische Präparat bei einer entnommenen Gewebsprobe, so stellt auch die Erfassung und Differenzierung der Hypercalciurie eine zunehmend wichtige Voraussetzung für den gezielten Einsatz von pro- bzw. metaphylaktischen Maßnahmen dar.

Das bisher kaum lösbare Problem der Metaphylaxe nach operativer Sanierung infektinduzierter Nierenausgußsteine scheint nach den Ergebnissen von Griffith u. Mitarb. durch den Einsatz der Azeto-Hydroxamidsäure zur Behandlung von rezidivierenden Ausgußsteinen aus Struvit oder Karbonat-Apatit einer Lösung näher zu kommen. Der Wert dieser Säure liegt sowohl in einer Infektminderung als auch in einer Verhinderung der Urease-Bildung. Bei neun von 48 Patienten mit Struvit- oder Karbonat-Apatitsteinen kam es unter dieser Therapie innerhalb von fünf bis 30 Monaten zu einer teilweisen oder vollständigen Auflösung der Steine. Bei sieben weiteren Patienten wurden Rezidivsteine operativ entfernt und in keinem dieser Patienten kam es nach der Behandlung mit Azeto-Hydroxamidsäure zu einem Rezidiv. Die Beobachtungszeit für die übrigen Patienten ist noch zu kurz. Die weitere Erprobung dieser Substanz in einer weit gestreuten klinischen Anwendung, welche demnächst erfolgen soll, verdient Interesse, da mit dieser Zusatz-Therapie möglicherweise die schlechten Langzeit-Ergebnisse nach der operativen Entfernung von Nierenbecken-Ausgußsteinen auf Struvit- oder Karbonat-Apatit-Basis gebessert werden können.

Instrumentelle Verbesserungen für das Staging von Blasentumoren und für transurethrale Resektionen

Im Rahmen des letzten Kongresses der internationalen Gesellschaft für Urologie in Paris haben Gammelgaard u. Mitarb. eine neue instrumentelle Möglichkeit auf der Basis der endoskopischen Television in Verbindung mit einem Ultraschall-Gerät aufgezeigt, mit welchem die Infiltrationstiefe von Blasentumoren bestimmbar erscheint. Es handelt sich um einen transurethral einführbaren, dynamischen Ultraschallkopf, welcher die Erfassung der Infiltrationstiefe des Tumors in die Blase erlaubt. Ein ähnliches Instrument wurde im Rahmen dieses Kongresses von Nakamura und Niijima vorgestellt. Obwohl die erwähnten Geräte bisher nur im klinischen Experiment angewandt wurden und erst vereinzelte Prototypen verfügbar sind, erscheint diese neue Möglichkeit, das bisher nie objektivierbare Staging des Blasen-Karzinoms zu verbessern, so faszinierend, daß mir eine Erwähnung dieser Entwicklung hier am Platze erschien.

Für die transurethrale Resektionstechnik ist im Laufe der nächsten Zeit ebenfalls eine Verbesserung zu erwarten. Die Gruppe Flachenecker und Fastenmeier vom Fachbereich Elektronik der Hochschule Bundeswehr München steht am Ende der Entwicklung eines neuen Hochfrequenz-Generators für die transurethrale Urologie. Die bisherige Entwickungsarbeit wurde zusammen mit Mauermayer und seinen Mitarbeitern vorgenommen. Durch eine völlig neue Konzeption der Spannungsmodulation ist es dieser Gruppe gelungen, die Schneidequalität der Generatoren so zu stabilisieren, daß die Qualität des Schnittes der Resektionsschlinge sich automatisch der Gewebsbeschaffenheit anpaßt und damit in allen Geweben gleich gut ist. Dadurch gelingt ein außerordentlich schneller, kaum verschorfender und sehr weicher Schnitt. Durch die Möglichkeit, die Spannung nieder zu halten, werden auch die bei Blasen-Tumoren störenden und gefährlichen Obturatorius-Reflexe deutlich vermindert. Wir hatten selbst Gelegenheit, die außerordentlichen Vorzüge dieses Generators zu erproben. Die Geräte werden in nächster Zeit in Form von Prototypen zur Verfügung stehen. Nach unserer Erfahrung scheint sich eine neue Dimension für die Schnitt-Qualität bei transurethralen Operationen zu eröffnen.

Kostennutzenanalyse von i. v. Pyelogrammen vor Prostata-Operationen

Als in der Schweiz tätiger Urologe sei es mir gestattet, am Schluß der aktuellen Information noch ein finanzielles Problem zu erwähnen: McRoberts u. Mitarb. veröffentlichen im Jama 1979 eine Studie über den Aussagewert von routinemäßig durchgeführten i. v. Pyelogrammen vor Prostata-Operationen. In den USA wurden im Jahre 1975 etwa 266000 Prostatektomien durchgeführt, bei denen vorher eine i. v. Pyelographie als routinemäßige Abklärung vorgenommen wurde. Abgesehen von Nierenveränderungen, die aus Altersgründen keiner Therapie mehr bedurften und deshalb auch nicht signifikant erschienen, wurden in dieser großen Gruppe z. B. nur 85 bösartige Gewächse im Bereiche des oberen Harntraktes festgestellt. Stellt man diesem sehr geringen Nutzen die Kosten gegenüber, so kann mit Berücksichtigung von Hospitalisation und Arbeitszeitverlust mit einer Belastung von 50 bis 75 Mio. Dollars jährlich gerechnet werden.

Die Autoren ziehen aus diesen Zahlen prinzipiell den Schluß, daß bei unauffälliger Anamnese, normalen Kreatinin-Werten und bei unauffälligem Harnbefund präoperativ kein i. v. Pyelogramm notwendig ist. Diese Formulierung ist sicher zu extrem, aber ich glaube, daß derartige Berechnungen für eine gezieltere Indikationsstellung für Röntgenuntersuchungen vor Prostatektomien wichtig sind, und daß sie als ein Beitrag zur Senkung der nach wie vor ansteigenden Kosten im Gesundheitswesen berücksichtigt werden sollten.

Meine Damen und Herren, zum Abschluß meiner zwangsläufig unvollständigen Aktualitätenschau, die zwar nicht faustisch, aber doch etwas nach dem Motto: „Wer Vieles bringt, wird manchem etwas bringen" ausfiel, möchte ich Ihnen noch einen Gedanken mitgeben, der mir wiederholt bei der Ausarbeitung dieses Referats gekommen ist. Die Aktualität ist in den meisten Fällen kurzlebig und fällt rasch der Vergessenheit anheim. Dies gilt besonders in der Medizin, wo Aktualitäten vielfach unter dem Druck von Forschungsgeldern und Habilitationen geboren werden. Für den Praktiker und für den Patienten wird eine Aktualität aber meist erst dann wertvoll, wenn sie zu einer Banalität geworden ist. Aktualitäten sollen deshalb mit vorsichtigem

Interesse verfolgt, aber nicht zu schnell den bewährten und erprobten diagnostischen und therapeutischen Verfahren vorgezogen werden.

Literatur

Ambrosi B, Bara R, Travaglini P, Weber G, Beck Peccoz P, Rondena M, Elli R, Faglia G (1977) Clin Endocrinol (Oxf) 7:417. - Backman U, Danielson BG, Johansson G, Ljunghall S, Wikstroem B (1979) Effects of therapy with bendroflumethiazide in patients with recurrent renal calcium stones. Br J Urol 51:175. - Bandhauer K, Meili Hu (1977) Combined Mesterolon-clomiphene citrate therapy for treatment of oligospermia. Eur Urol 3:292–294. - Bartsch G, Scheiber K, Janetschek G (1979) Tamoxifen treatment in oligospermic males. Arch Androl 2 Suppl 1. - Bartsch G, Rohr HP (1979) The effect of bromocryptine on the ventral prostatic lobe (light and electron microscopic stereological analysis). Arch Androl 2 Suppl 1. - Bauer DL, Garrison RW (1979) Query necessity, cost-effectiveness of IVP to evaluate prostatism. JAMA 241. - Belville WD, Cox HD, Mahan DE, Stutzman RE, Bruce AW (1979) Prostatic acid phosphatase by radioimmunoassay tumor marker in bone marrow. J Urol 121:442. - Bone HG, Zerwekh JE, Britton F, Pak ChYC (1979) Treatment of calcium urolithiasis with diphosphonate: efficacy and hazards. J Urol 121:568. -Boucher D, Hermabessiere J, Doly M (1977) Prolactin secretion in infertile men before and after treatment with bromocriptine. Ann Biol Anim Biochim Biophys 17:483. - Bruce AW, Mahan DE, Morales A, Clark AF, Belville WD (1979) An objective look at acid phosphatase determinations a comparison of biochemical and immunological methods. Br J Urol 51:213. - Bush H, Thatcher N, Barnard R (1979) Chemotherapy in the management of invasive bladder cancer. Cancer Chemother Pharmacol 3:87. - Chu TM, Wang MC, Scott WM, Gibbons RP, Johnson DE, Schmidt JD, Lening SA, Prout GR, Murphy GP (1978) Immunochemical detection of serum prostatic acid phosphatase. Invest Urol 15:319. - Coe FL (1977) Treated and untreated recurrent calcium nephrolithiasis in patients with idiopathic hypercalcuria, hyperuricosuria or no metabolic disorder. Ann Int Med 87:404. - Concolino G, Marocchi A, Iacobelli S, Liberti M, Silverio F di, Bracci U (1979) Binding and biological activity of androgens in prostatic carcinoma: clinical response to therapy. Arch Androl 2, Suppl 1. - Foti AG, Herschman H, Cooper JF (1975) A solid-phase radioimmunoassay for human prostatic acid phosphatase. Cancer Res 35:2446. - Foti AG, Herschman H, Cooper JF (1977) Comparison of human prostatic acid phosphatase by measurement of enzymatic activity and by radioimmunoassay. Clin Chem 23:95. - Foti AG, Cooper JF, Herschman H, Malavex RR (1977) Detectionof prostatic cancer by solid phase radioimmunoassay of serum prostatic acid phosphatase. N Engl J Med 297:1357. - Franks S, Jacobs HS, Martin N, Nabarro JDN (1978) Hyperprolactinaemia and impotence. Clin Endocrinol (Oxf) 8:277. - Gammelgaard J, Hald T, Holm HH, Rasmussen F (1979) Endoscopic television and ultrasonic scanning of bladder tumors. 18. Congr. Soc. Int. d'Urol. Paris. - Griffith DP, Moskowitz PA, Carlton CE (1979) Adjunctive chemotherapy of infection-induced staghorn calculi. J Urol 121:711. - Hargreave TB, Kyle KF, Kelly AM, England P (1977) Prolactin and gonadotrophins in 208 men presenting with infertility. Br J Urol 49:747. - Hering F, Hautmann R, Lutzeyer W (1979) Wirksamkeit und Nebenwirkungen einer differenzierten Hypercalciurietherapie. Kongr. Ber. 7. Harnsteinsymposium Wien-Bonn 1979. - Jacobi GH, Altwein JE (1979) Bromocriptin als Palliativtherapie beim fortgeschrittenen Prostatakarzinom. Urol Int 34:266. - Koenig MP, Studer H, Koechli HP (1979) Hyperprolactinämie. Schweiz Med Wochenschr 109:1040. - Krieg M (1978) Human prostatic carcinoma: significant differences in its androgen binding and metabolism compared to the human benign prostatic hypertrophy. Acta Endocrinol (Kbh) 88:397. - Lieskovsky G, Bruchovsky N (1979) Assay of nuclear androgen receptor in human prostate. J Urol 121:54. - Lundbeck F, Stroyer Ch (1979) Phase II study of adriamycin, 5-fluorouracil, levamisol, and irradiation in carcinoma of the bladder. Cancer Treat Rep 63:183.- Lunglmayr G, Stackl W, Spona J (1978) Bedeutung des Prolactins in Fällen von männlicher Subfertilität und Infertilität. In: Sandoz (ed), Bromocriptin Symposium, Wien S 87. - Mobbs BG, Johnson EE, Connolly JG, Clark AF (1978) Androgen receptor assay in human benign and malignant prostatic tumor cytosol using protamine sulphate precipitation. J Steroid Biochem 9:289. - Nakamura S, Niijima T (1979) Ultrasonic diagnosis of staging of bladder cancer – a new technique by endoscopic method. 18. Congr. Soc. Int. d'Urol. Paris. - Nusimovich B, Pierini AA, Sinay I, Leiderman S, Damalino S, Moguilewsky J (1979) Bromocriptine effects on prolactin and testosterone levels in male impotence. Arch Androl 2, Suppl 1. - Pak CYC, Ohata M, Laurence EC, Suyder W (1974) The hypercalcurias – causes, parathyroid functions and diagnostic criteria J Clin Invest 54:387. - Paulson DF (1979) Cortisone acetate versus clomiphene citrate in pregerminal idiopathic oligospermia. J Urol 121:432. - Pavone-Macaluso M, Eortc Genitourinary tract cooperative group A (1976) single-drug chemotherapy of bladder cancer with adriamycin, VM-26 or bleomycin. Eur Urol 2:138. – Romas NA, Veenema RJ, Hsu KC, Tannenbaum M (1979) Immunochemical detection of bone marrow acid phosphatase in cancer of the prostate. Arch Androl 2, Suppl 1. – Rose NR, Choe BK, Pontes E (1979) Laboratory diagnosis of prostatic cancer by immunochemical methods. Arch Androl 2 Suppl 1. – Schill WB (1979) Recent progress in pharmacological therapy of male subfertility – a review. Andrologia 11:77. – Segal SH, Polishuk WZ, Ben-David M (1976) Hyperprolactinemic male infertility. Fertil Steril 27:1425. – Sidh SM, Young JD, Karmi SA, Powder JR, Bashirelahi N (1979) Adenocarcinoma of prostate: role of 17 β-estradiol and 5/-dihydrotestosterone binding proteins. Urology 13:597. – Suominen JJO, Nikkanen V, Multamaeki, Hyyppae M (1979) Prolactin in azoospermic men and its relation to testicular morphology, serum testosterone and gonadotrophin levels. Andrologia 11:15. – Thorner MO, Besser GM (1977) Hyperprolactinemia and gonadal function: results of bromocriptine treatment. In: Crosignani PG, Robyn C (eds) prolactin and human reproduction. Academic London, New York, San Franciso p 285–301. – Turner AG, Hendry WF, Grant BW, Bloom HJG (1977) The Treatment of advanced bladder cancer with methotrexate. Br J Urol 49:673. – Turner AG, Durrant KR, Malpas JS (1979) A trial of bleomycin versus adriamycin in advanced carcinoma of the bladder. Br J Urol 51:121. – Voelter D, Staehler W (1971) Cytostatische Behandlung der Blasenkarzinome mit Bleomycin. Verhandlungen der Deutschen Gesellschaft für Urologie 23, 168. – Walsh PC (1978) The binding of a potent synthetic androgen methyltrienolone (R 1881) to cytosol preparations of human prostatic cancer. Trans Am Assoc Genito-Urin Surg 69:78. – Yendt ER, Cohanim M (1973) Ten years experience with the use of thiazides in the prevention of kidney stones. Trans Clin Climatol Assoc 85:65. – Zorgniotti A (1979) Changes in semen quality with chronic testicular hypothermia. 77th Annual Meeting – New York Section of the American Asso. Innsbruck 1979

Prof. Dr. K. Bandhauer
Urolog. Abt.
Kantonspital
CH-9006 St. Gallen

Verhandlungsbericht der Deutschen Gesellschaft für Urologie, 31. Tagung (1979), 434-437

Familienprobleme

D. Heck

In den „Maximen und Reflexionen" von Johann Wolfgang von Goethe findet sich der Satz: „Eine Chronik schreibt nur derjenige, dem die Gegenwart wichtig ist." Nur unter diesem Vorzeichen wage ich auf eine Tatsache zu sprechen zu kommen, die unter dem anhaltenden Druck der aktuellen berufspolitischen Fragen fast in Vergessenheit geraten wäre. Es handelt sich um die Tatsache, daß der Berufsverband der Deutschen Urologen in diesen Tagen das 25. Jahr seiner Existenz vollendet.

Als im Herbst 1953 der Berufsverband von so prominenten Vertretern der urologischen Wissenschaft wie Alken, Bischoff, Boeminghaus, Heusch und May aus der Taufe gehoben wurde, gab es nur ein kleines Häuflein von ca. 100 Urologen, von denen weniger als die Hälfte Mitglieder des Berufsverbandes wurden.

Die deutsche Urologie war damals noch eine reine Tochter der Chirurgie, jedenfalls in ihrer ganzen Zielsetzung und Anschauungsweise vorwiegend den operativen Eingriffen an den Nieren und ableitenden Harnwegen verhaftet, obwohl die Urologie schon auf dem 1. Kongreß der Deutschen Gesellschaft im Jahre 1907 als ein Fach an der Schwelle zwischen Chirurgie und Innerer Medizin bezeichnet wurde. In dem gleichen Ausmaß, in dem sich der Schwerpunkt urologischer Tätigkeit immer mehr vom Operativen zum Konservativen verschob, stiegen die Mitgliederzahlen des Berufsverbandes. Die rapide Entwicklung der diagnostischen Möglichkeiten, insbesondere auf dem Gebiet der urologischen Radiologie und der endoskopischen Technik, aber auch die zunehmende Ausweitung unseres therapeutischen Arsenals machten einen zunehmenden Prozentsatz von urologischen Behandlungsfällen konservativ beherrschbar. In die deutsche wie in die internationale Urologie hielt nach und nach eine Einstellung Einzug, die man in freier Abwandlung eines angeblich von Sauerbruch stammenden Satzes in die Worte fassen könnte: „Einen guten Urologen erkennt man nicht an dem, was er operiert, sondern an dem was er nicht operiert!"

Dieser Sachverhalt, meine Damen und Herren, und nicht etwa nur die ständig steigende Zahl von urologischen Lehrstühlen und selbständigen urologischen Klinikabteilungen, schuf die Voraussetzung für eine ständig wachsende Zahl von freipraktizierenden Urologen. Heute, mit dem Stand vom 1. Januar 1979, gibt es in der Bundesrepublik 1668 Urologen, von denen 1304, also rund 80%, Mitglied des Berufsverbandes sind. 1072 Urologen, also rund zwei Drittel, sind in freier Praxis niedergelassen.

Im Verlauf dieser Entwicklung haben sich auch die Beziehungen zwischen der Deutschen Gesellschaft für Urologie und dem Berufsverband der Deutschen Urologen gewandelt. War es ursprünglich ein Verhältnis wie zwischen Mutter und Sohn, so hat dieser kleine Sohn unter der Obhut seiner Mutter sehr rasch das Laufen, das Sprechen und das Handeln gelernt. Wenn wir die heutige Situation betrachten, so sind wir eher versucht, von einer Ehe zu sprechen, wozu nicht nur die unterschiedlichen Geschlechter der Artikel der beiden Gruppen verleiten. Wenn es noch eines Beweises bedürfte, daß diese Ehe vorzüglich funktioniert, dann haben Sie diesen in den vergangenen Tagen gerade erlebt. Ein deutscher Urologenkongreß, der so ganz vorwiegend auf die Probleme des konservativ tätigen, also meist niedergelassenen Urologen zugeschnitten ist, beweist, daß berufspolitische Einsicht und berufspolitisches Engagement in den Reihen der urologischen Wissenschaft lebendig geblieben sind. Die Zusammenarbeit zwischen Wissenschaft und Berufspolitik in dieser durchaus nicht selbstverständlichen Form war es auch, die in den schweren berufspolitischen Spannungen der letzten Jahre Schlimmeres verhindern konnte.

Aber, wenn Mann und Frau auch auf dem gleichen Kissen schlafen, so haben sie doch unterschiedliche Träume. Der Wissenschaftler mag gerade am Ende eines solchen Kongresses befriedigt zur Kenntnis nehmen, daß man wieder ein kleines Stück weitergekommen ist. Er träumt von ferneren, bahnbrechenden Fortschritten und vom immer währenden Vivat-Crescat-Floreat seines Fachs. Der Berufspolitiker indessen spürt hinter manchen Mißtönen, die er im Laufe des Jahres zu hören bekommt, daß zwischen diesen beiden Gruppen offenbar doch ein gewisses Informationsdefizit aufgebrochen ist das immer wieder zu gefährlichen Mißverständnissen Anlaß gibt. Er hat Alpträume.

Die zwei Drittel der deutschen Urologen, die in freier Praxis niedergelassen sind, haben die Klinik schon seit unterschiedlich langer Zeit verlassen. Sie vergessen leicht, daß mit dem höheren Wissensstand und der fortentwickelten Technik der Urologie auch die Verhältnisse im Krankenhaus sich geändert haben. Sie vergessen, daß auch dort Kostendruck spürbar wird und zu personellen Engpässen, ja sogar nur allzu oft zu echter Überlastung führt. Sind gar an einer Klinik neben dem eigentlichen Krankenhausbetrieb auch Lehre und Forschung wahrzunehmen, dann wächst das zu bewältigende Pensum zu einer individuellen Leistung, die alle Bewunderung verdient. Was Wunder, wenn über dieser Belastung hier und da Pannen in der Kommunikation mit dem niedergelassenen Urologen auftreten. Sie sind entschuldbar, jedenfalls kein hinreichender Grund für eine hier und da zu beobachtende Empfindlichkeit bei niedergelassenen Kollegen. Die vielen, in der Klinik verbrachten Jahre sollten das Verständnis hierfür weiß Gott erhalten haben.

Umgekehrt liegen die Dinge allerdings anders. Dem einen Drittel der deutschen Urologen, die in den Kliniken arbeiten und die Schwerpunkte der wissenschaftlichen Arbeit bestimmen, ist die ambulante Kassenpraxis völlig fremd; denn diejenigen Kollegen, die im Verlaufe ihrer Weiterbildung zum Urologen von der Möglichkeit einer Tätigkeit in der freien Praxis Gebrauch machen, kann man an zwei Händen aufzählen. Sie, die unmittelbar an der Wiege der urologischen Wissenschaft in einem Kollegialsystem sitzen, kennen nicht die zahllosen Nöte des Kassenurologen, der alle Verantwortung seines Tuns und Lassens ganz für sich alleine tragen muß. Sie kennen nicht die zahllosen Schwierigkeiten, auf die so manche urologische Verrichtung in der freien Praxis stößt, die in der Klinik mit Nebensätzen abgehandelt und dann den nicht-ärztlichen Mitarbeitern überlassen wird. Sie wissen nicht um die Tatsache, daß die Kassenpraxis, in die ja doch die meisten aus der Klinik eines Tages gehen wollen und müssen, sich weit von den Idealvorstellungen der freien ärztlichen Funktion entfernt hat und in starre vertragliche und gesetzliche Auflagen des Kassenarztrechts eingemauert ist, die von dem Ideal der freien Berufsausübung fast nichts mehr übrig lassen. Wenn sie eines Tages dort Einzug halten, dann erfaßt sie Staunen, Zorn, Ratlosigkeit und schließlich Resignation – genau in dieser Reihenfolge. Vorerst aber sind sie noch in der Klinik und wenn von berufspolitischen Belangen der niedergelassenen Urologen gesprochen wird, haben sie meist bereits den Saal geräumt.

Soweit, so schlecht. Aber es bleibt nicht bei der Passivität, und wer wollte es einem in der Klinik tätigen Urologen verdenken, daß er sich durch Veröffentlichungen in Wort und Schrift zu profilieren sucht. Manches aber, was da an die Öffentlichkeit kommt, zeigt, daß es doch erstaunlich viele Fachkollegen gibt, denen die weit reichenden Konsequenzen ihrer Veröffentlichungen gar nicht klar zu sein scheinen. Sie erkennen offensichtlich nicht, daß wissenschaftliche Literatur schon lange nicht mehr nur die Lektüre von Wissenschaftlern ist, sondern auch von Journalisten und vielen anderen Nichtfachleuten, die nur allzu leicht bereit sind, alles, was im Bereich der Medizin gedruckt und geschrieben wird, als Ausdruck gültiger Lehrmeinung anzusehen. So geraten derartige Veröffentlichungen nur zu leicht zu Knüppeln, die bei unpassender Gelegenheit dem Berufspolitiker zwischen die Beine geworfen werden.

Noch schlimmer wird es, wenn, aus oft nicht ganz einzusehenden Gründen, in solchen Publikationen apodiktische Formulierungen aufscheinen, mit denen sich der Verfasser vielleicht zum Zeitpunkt der Abfassung in guter Gesellschaft glaubte, durch die aber mit unbegreiflicher Arglosigkeit ureigenstes urologisches Terrain aufgegeben wird.

Gerade in der jüngsten Vergangenheit haben wir wiederholt solche Äußerungen lesen müssen, ob es sich nun darum handelt, daß der Blasenkatheterismus eine Sünde wider die Asepsis, eine Röntgenuntersuchung ohne Bildwandler eine Sünde wider den Strahlenschutz oder die Bakteriurie eine eigentlich ganz harmlose und nicht behandlungsbedürftige Erscheinung sei. Solche Autoren scheinen sich nicht bewußt zu sein, daß ihre meist ganz persönlich gefärbten Thesen umgehend sowohl in der Laienpressen, vor allem aber auch in den Argumentationen der Versicherungsträger erscheinen. Wenn dann auf dieser Basis Amputationen des Tätigkeitsbereichs niedergelassener Kollegen vorgenommen werden, so haben sie sich mit großer Wahrscheinlichkeit selbst ihr späteres Tätigkeitsfeld beschnitten.

Unterhält man sich mit solchen Kollegen, dann stößt man auf eine Haltung, die etwa in dem Satz zusammenzufassen ist: „Ich dachte, der Berufsverband und die Berufspolitik sei eigentlich etwas für niedergelassene Kollegen." Wenn solche Einstellungen im Bereich der Wissenschaft in den Kliniken wachsen können, dann fragt man sich, wo denn der Geist jener Gründer des Berufsverbandes geblieben ist. Es waren doch durchweg Wissenschaftler, die an der Wiege dieses Verbandes gestanden haben und klar erkannten, daß jede Wissenschaft nur so viel wert sei, wie über die gesamte Breite des betreffenden Fachgebietes am Patienten realisiert werden kann.

Diese Erkenntnis sollte sich in dem berufspolitischen Begriff der Weiterbildung voll auswirken. Aber bis heute lernen viele junge Kollegen zwar virtuos auf der Klaviatur der medikamentösen Möglichkeiten zu spielen, ohne eine Ahnung davon zu haben, was das Medikament, das sie gerade verordnen, eigentlich kostet. Sie lernen die ausgefallensten Krankheitsbilder und ihre optimale Behandlung kennen, wissen aber nicht, daß sie in der freien Praxis, in der der größte Teil einmalig tätig werden muß, sich mit der chronischen Prostatitis herumschlagen muß und dazu noch am Maßstab der Notwendigkeit und Wirtschaftlichkeit im Sinne der Reichsversicherungsordnung gemessen wird. Sie absolvieren einen umfangreichen Operationskatalog und übersehen völlig, daß über 50% aller deutschen Urologen und fast 80% aller niedergelassenen Urologen in der Bundesrepublik gar nicht operativ tätig sein können. Dies und vieles andere aber ist nötig zu wissen, um spätere Enttäuschungen und Irrtümer zu vermeiden, um Mißverständnisse auszuschalten und um den Respekt der einzelnen Gruppen unseres Fachs voreinander zu erhalten. Hier ist es, wo Berufspolitik und Wissenschaft, wo Klinik und Praxis noch viel enger ineinander greifen müssen als bisher, damit klar wird, daß in der Wissenschaft oder Klinik tätige Urologen nicht nur *auch*, sondern daß *gerade sie* in den Berufsverband gehören.

Ich komme noch einmal zurück auf Goethes „Maximen und Reflexionen", in denen zu lesen steht: „Auch in Wissenschaften kann man eigentlich nichts wissen. Es will immer getan sein." Wissenschaft und Berufspolitik sind zwei Erscheinungsformen unseres Fachs, die unlösbar miteinander verbunden sind. So wenig der niedergelassene Arzt ohne die wissenschaftlichen Grundlagen leben kann, die in der Klinik erarbeitet werden, so wenig kann die Klinik als Wiege der Wissenschaft existenzfähig bleiben ohne berufspolitische Repräsentanz. Dies ist die Erkenntnis, die am Anfang der Existenz des Berufsverbandes gestanden hat. Eine Erkenntnis, die Wissenschaftler gewonnen hatten, eine Erkenntnis, die sich auch wieder über die gesamte Breite unseres Fachs erstrecken muß. Wir laufen sonst Gefahr, daß unser Fach in Einzelteile, in hierarchische Gliederungen, um nicht zu sagen, in Cliquen zerfällt, die glauben, ein Eigenleben führen zu können.

Wer es nach all den Ausführungen in unseren Standesorganen in den letzten Jahren noch immer nicht begriffen haben sollte, dem muß ich an dieser Stelle ganz deutlich sagen: Unser Fachgebiet ist von einer Demontage größten Stils bedroht. Wenn uns all das verloren geht, was heute aus dem Repertoire urologischer Diagnostik und Therapie von anderen Fächern beansprucht wird, – ganz gleich aus welchen Gründen diese Ansprüche sich nähren – dann hätte das Fachgebiet Urologie bald aufgehört zu existieren. In einer solchen Lage können wir uns Mißverständnisse oder gar Uneinigkeit nicht leisten. Jeder muß an seinem Platz nicht nur die Weiterentwicklung unserer Wissenschaft vor Augen haben, sondern auch das gesamte berufspolitische Umfeld, in das Wissenschaft und Praxis eingebettet sind. Hier ist kein Raum für den Vorrang wissenschaftlicher Profilierung oder gar für ein Denken in unterschiedlichen urologischen Wertkategorien. Keiner von uns agiert im luftleeren Raum. Was immer wir tun, was immer wir sagen oder schreiben, wir repräsentieren niemals nur uns selbst, sondern stets zugleich auch die deutsche Urologie. Ihren Nutzen zu mehren und Schaden von ihr zu wenden, ist nicht nur Sache berufspolitischer Funktionäre, sondern jedem einzelnen von uns aufgegeben. Die Wissenschaft gibt uns das „Was", der Berufsverband das „Wie", der Rest liegt in dem russischen Sprichwort: „In der geballten Faust sind alle Finger gleich."

Bitte sehen Sie mir nach, meine Damen und Herren, daß ich manches hier nur angesprochen und nicht vertieft habe. Die Zeit, die dem Präsidenten des Berufsverbandes traditionellerweise am Ende des Deutschen Urologenkongresses zur Verfügung steht, ist kurz und ist in diesem Jahr noch kürzer geworden. Nicht zu entschuldigen brauche ich mich aber wohl für das eine oder andere deutliche Wort; denn ich halte es für eine der

Pflichten meines Amtes, dort, wo es Not tut, auch einmal unbequem zu sein. Wenn ausgerechnet das 25. Jubiläum des Berufsverbandes der Deutschen Urologen die Veranlassung dazu war, dann im Sinne eines französischen Moralisten, der gesagt hat: „Wer für die Zukunft sorgen will, muß die Vergangenheit mit Ehrfurcht und die Gegenwart mit Mißtrauen betrachten."

Verhandlungsbericht der Deutschen Gesellschaft für Urologie, 31. Tagung (1979), 438–440

Kinetik von Antibiotika im Hoden – Ein tierexperimentelles Modell

R.H. Ringert, H.-U. Eickenberg

Die akute Epididymitis zählt zu den häufigen entzündlichen Erkrankungen insbesondere des jungen Mannes. Zur Ätiologie wird von Wolin [6] und Mittemeyer et al. [4] und anderen vermutet, daß auch ein keimfreier Urin durch kanalikulären Influx die klinischen Zeichen einer akuten Epididymitis hervorrufen kann. Berger et al. [1] konnten in ihrem Krankengut in ausführlichen bakteriologischen Studien die infektiöse Genese durch Infektionen mit E. coli-Bakterien und Chlamydien nachweisen. Die histologischen Befunde von Wolin [6] beweisen, daß neben tubulären Destruktionen im Bereich des Nebenhodens eine ausgeprägte interstitielle Infektion besteht. Während es im Hoden zu einer Verminderung der Spermiogenese kommt, zeigten nur ⅓ der Patienten histologische Entzündungsmerkmale im Interstitium des Hodens. Wirksame Antibiotikaspiegel am Ort der Infektion zu erhalten – d. h. dem Interstitium des Nebenhodens und Hodens – ist das Ziel jeder antiinfektiösen Behandlung. Ausgehend von tierexperimentellen Untersuchungen zur Bestimmung der Kinetik von Antibiotika in der Niere [2], der Subkutis und Prostata [3, 5] wird das Modell zur Bestimmung von Antibiotika in der Interstitialflüssigkeit des Hundehodens vorgestellt.

Material und Methodik

Vier männlichen Hunden mit einem Gewicht zwischen 25 und 35 kg wurden multiperforierte Polypropylenkapseln von 15 mm Durchmesser in den Hoden implantiert. In Allgemeinanästhesie wurde der Hoden von einem Skrotalschnitt freigelegt, die Tunica albuginea eröffnet und die Polypropylenkapsel stumpf unter die Tunica albuginea implantiert. Vier bis fünf Wochen nach reizloser Einheilung steht die sich in den Kapseln sammelnde Flüssigkeit im Äquilibrium mit der Interstitialflüssigkeit. Cefuroxim oder Cefotaxim (HR 756) 20 mg/kg KG wurden als Bolusinjektion intravenös injiziert. Serum und Interstitialflüssigkeit des Hodens (TIF) wurden zur Untersuchung in regelmäßigen Abständen gewonnen. Die Antibiotikakonzentrationen wurden mikrobiologisch bestimmt.

Ergebnisse

Initial fällt eine hohe Serumkonzentration für das Cefuroxim (33,0 μg/ml) als auch das Cefotaxim (49,2 μg/ml) auf gegenüber Werten von 0,9 μg/ml Cefuroxim und 3,2 μg/ml Cefotaxim in der TIF. Während die Serumkonzentrationen in der vierstündigen Beobachtungszeit stetig abfallen bis auf Werte von 5,1 μg/ml Cefuroxim und 3,7 μg/ml Cefotaxim, kommt es in der TIF zu einem flachen Anstieg der Cefuroxim-Konzentration bis zum 1-Std-Wert von 7,3 μg/ml. Cefotaxim wies ein Maximum mit 11,3 μg/ml schon eine halbe Stunde nach Injektion auf und fiel bis zum Ende der vierstündigen Beobachtungszeit wieder auf Werte von 2,0 μg/ml. Die Zeitkonzentrationskurven für Cefuroxim in Serum und TIF und Cefotaxim in Serum und TIF zeigen die Abbildungen 1 und 2.

Diskussion

Ergebnisse von Berger et al. [1] lassen den Schluß zu, daß neben symptomatischen Therapiemaßnahmen auch eine antiinfektiöse Therapie zur Behandlung der akuten Epididymitis angezeigt ist, auch wenn in der üblichen bakteriologischen Untersuchung des Urins kein signifikanter Keimnachweis gelingt. Obwohl ein Übergreifen der Infektion auf das Interstitium des Hodens von Wolin [6] nur in etwa ⅓ seiner Patienten histologisch beobachtet wurde, erscheint die Untersuchung von Antibiotikakonzentrationen im

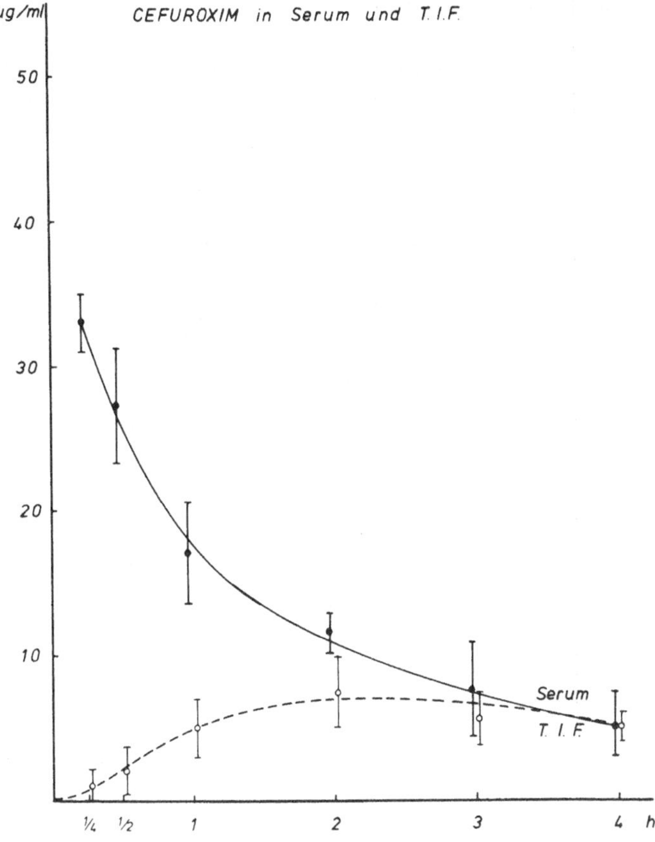

Abb. 1. Zeit-Konzentrationskurve von Cefuroxim in Serum und Interstitialflüssigkeit des Hodens (TIF)

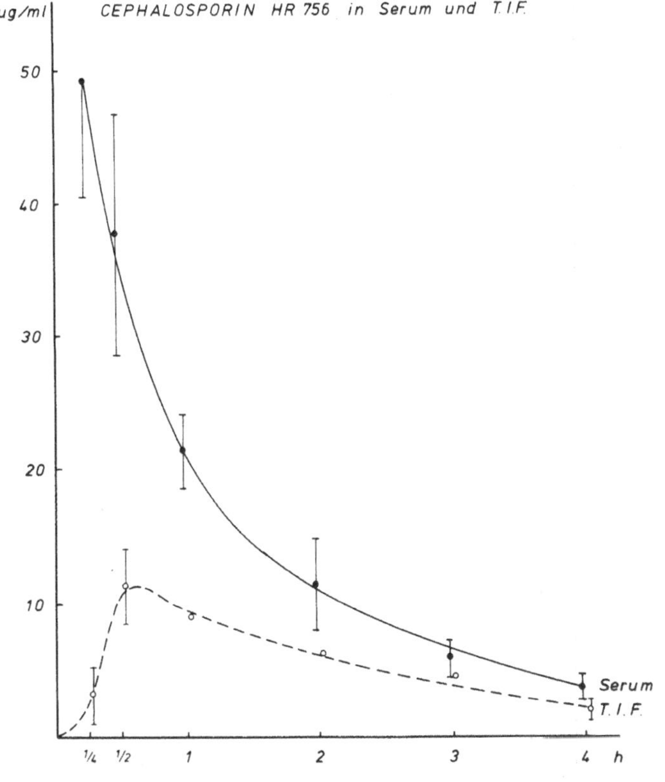

Abb. 2. Zeitkonzentrationskurve von Cefotaxim (HR 756) in Serum und Interstitialflüssigkeit des Hodens (TIF)

Interstitium des Hodens von Bedeutung, um Rückschlüsse ziehen zu können, welche Antibiotika ausreichende Spiegel in diesem Organ erzielen. Die klinische Erfahrung lehrt, daß eine abszedierende Orchitis zumeist nur durch die Ablatio testis zu behandeln ist, sie gilt es zu verhindern. Vergleicht man die in der TIF nachgewiesenen Konzentrationen für Cefotaxim mit Konzentrationen in der Interstitialflüssigkeit der Subkutis (STIF) und der Prostata (PIF), so fallen hier spätere Maxima auf, die nach 1 bis 2 Std mit 10,7 μg/ml in der STIF und 8,7 μg/ml in der PIF gemessen wurden. Cefuroxim-Konzentrationen in der STIF lagen nach 1 Std über den Serumwerten.

Es kann gezeigt werden, daß die Zeit-Konzentrationskurven unterschiedlicher Zephalosporine verschieden verlaufen und daß diese Antibiotika auch in unterschiedlichen Organen verschieden eliminiert werden. Die gewonnenen Ergebnisse am Hundemodell tragen zum Verständnis der Kinetik von beta-Laktamantibiotika im Hodeninterstitium bei und geben Richtlinien für die Therapie der Epididymoorchitis.

Literatur

1. Berger RE, Alexander ER, Harnisch JP, Paulsen CA, Monda GD, Ansell J, Holmes KK (1979) Etiology, manifestations and therapy of acute epididymitis: Prospective study of 50 cases. J Urol 121:750–754. – 2. Eickenberg H-U (1978) Nierenpharmakokinetik. Aktuelle Fragen zur Behandlung bakterieller Infektionen des Harntraktes. Internationales Symposium Wien 1978. – 3. Eickenberg H-U, Scharfenberger L, Waterman NG (1976) A new model for measuring concentration of antibiotics in prostatic interstitial fluid. Infection 4 Suppl 2:108–110. – 4. Mittemeyer BT, Lennox KW, Borski AA (1966) Epididymitis: a review of 610 cases. J Urol 95:390. – 5. Ringert RH, Thiel U, Eickenberg H-U (1978) Kinetik von Antibiotika in der Prostata. Münch Med Wochenschr 120:1607–1608. – 6. Wolin LH (1971) On the etiology of epididymitis. J Urol 105:531–533

Dr. R. H. Ringert
Urolog. Universitätsklinik
der GHS Essen
D-4300 Essen

Verhandlungsbericht der Deutschen Gesellschaft für Urologie, 31. Tagung (1979), 441/442

Serumkonzentrationen von Gonadotropinen und Sexualsteroidhormonen bei Patienten mit malignen Hodentumoren

B. Schüßler, J. Eiletz, M. Schmidt-Gollwitzer, R. Nagel

Die fakultative Bildung von humanem Choriongonadotropin in malignen Hodentumoren ist aus der Literatur hinreichend bekannt [1]. Der Nachweis dieses Hormones wird klinisch zur Verlaufskontrolle dieser Tumoren herangezogen. Obwohl hCG – ebenso wie LH – die Steroidhormonbildung im Hodengewebe stimuliert, liegen über die endogenen Blutspiegel dieser Hormone bei malignen Hodengeschwülsten wenig Berichte vor [2–4].

Material und Methode

In die Studie gingen 20 Patienten mit malignem Teratom, acht Seminome und zwei Chorionkarzinome ein. Bei allen Patienten wurden die Serumkonzentrationen von Östradiol, Östron und Testosteron sowie die Gonadotropine LH und FSH radioimmunologisch vor und nach Orchiektomie sowie im weiteren Verlauf bestimmt. Als Kontrollgruppe fungierten dabei sechs Patienten, bei denen im gesamten Verlauf kein hCG nachgewiesen worden war (Tabelle 1).

Ergebnisse

Bei allen hCG-β-negativen Patienten war FSH nach Orchiektomie meist geringgradig erhöht, bei positivem hCG-β mit erhöhten Östrogenwerten erniedrigt. Entsprechend der immunologischen Kreuzreaktion von hCG und LH waren die LH-Spiegel abhängig von den gemessenen hCG-β-Konzentrationen. Eine absolute Korrelation war aber weder bei unterschiedlichen Patienten noch bei verschiedenen Proben gleicher Patienten nachweisbar. Die Korrelation zwischen diesen beiden Hormonen war meist zum hCG-β hin verschoben (Abb. 1).

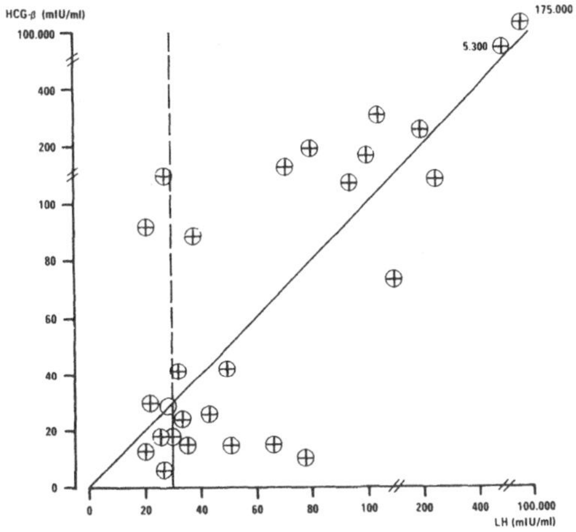

HCG-β (mIU/ml)
LH (mIU/ml)
175.000
5.300

Abb. 1. Korrelationsdiagramm zwischen hCG-β- und LH-Konzentration

Tabelle 1. Histopathologische Aufteilung des Patientengutes und die davon abhängigen hCG-β-Konzentrationen

Histol. Diagn.	Number of patients	hCG-Beta positive	Range of concentr.	hCG-Beta negative
Malignant Teratoma	20	15 (75%)	5,9 – 1449,0 mJu/ml	5 (25%)
Seminoma	8	2 (25%)	41,4 – 376,0 mJu/ml	6 (75%)
Chorion-Carcinoma	2	2 (100%)	5300 – 175 000 mJu/ml	–
total	30			

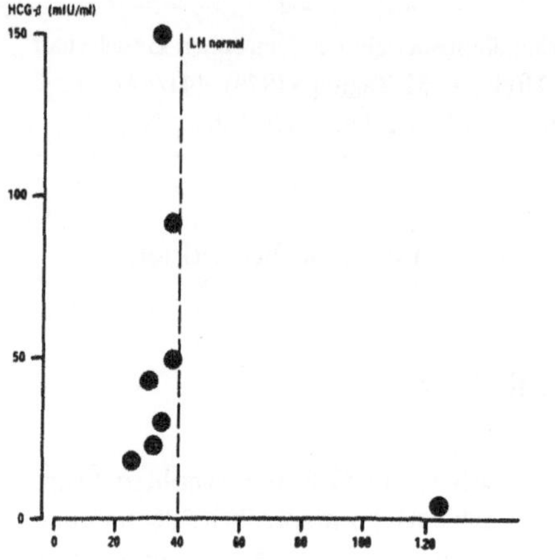

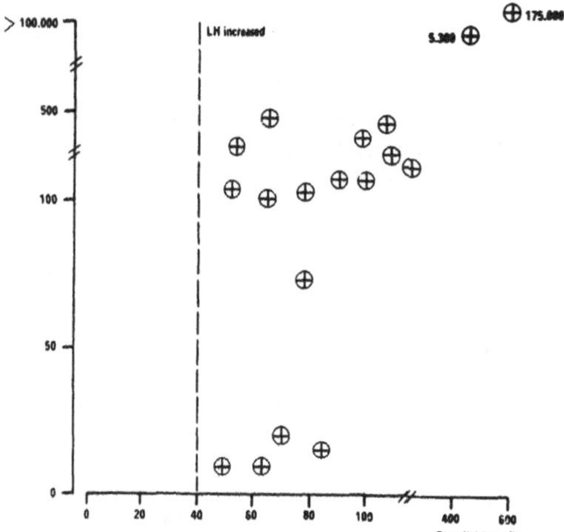

Abb. 2. *Unteres Diagramm:* Abhängigkeit der Östradiolkonzentration von erhöhten hCG-β-Spiegeln mit gleichzeitiger LH-Erhöhung. *Oberes Diagramm:* Abhängigkeit der Östradiolkonzentration von hCG-β-Spiegeln bei gleichzeitig normalem LH

Die Östradiol- und Östronkonzentrationen wiesen stets gleichsinniges Verhalten auf und zeigten bei hCG-β-positiven Fällen, die mit erhöhtem LH-Serum-Spiegel einhergingen, ausnahmslos pathologisch erhöhte Titer. Eine absolute Korrelation zwischen hCG-β- bzw. LH-Konzentrationen und den Östrogenkonzentrationen war auch hier nicht nachweisbar (Abb. 2, unteres Diagramm). Bei erhöhtem hCG-β-Spiegel und normaler LH-Konzentration blieb die Östrogenkonzentration in der Regel ebenfalls normwertig. Bei einem Patienten konnte allerdings auch hier eine erhöhte Östrogenkonzentration nachgewiesen werden (Abb. 2, oberes Diagramm).

Schlußfolgerungen

1. Tumorassoziiertes hCG besteht aus wechselnden Anteilen von intaktem hCG, hCG-α und hCG-β.

2. Die Steroidhormonbildung bei malignen Hodentumoren beruht auf der Stimulation des normalen Hodengewebes oder möglicherweise auch des Tumorgewebes durch intaktes hCG. In seltenen Fällen scheint eine autonome Produktion des Tumorgewebes möglich zu sein. Zur weiteren Klärung wäre die Bestimmung des LH/hCG-Rezeptors sowie die Gewebsspiegel der Steroidhormone gleichzeitig im normalen Hodengewebe und im malignen Hodentumor unbedingt notwendig.

Literatur

1. Braunstein GD, McIntire KR, Waldmann TA (1973) Cancer 31:105. – 2. Catt KJ, Tsuruhara T, Mendelson C, Ketelslegers JM, Dufau ML (1974) In: Dufau ML, Means AR (eds) Hormone binding and target cell activation in the testis. Plenum, New York, p 1–30. – 3. Cochran JS, Walsh PC, Porter JC, Nicholson TC, Madden JD, Peters PC (1975) J Urol 114:549. – 4. Bartsch G, Mikuz G, Weissteiner G, Daxenbichler G (1979) Akt Urol 10:259

Dr. med. B. Schüßler
Universitäts-Frauenklinik
D-6650 Homburg (Saar)

Verhandlungsbericht der Deutschen Gesellschaft für Urologie, 31. Tagung (1979), 443-445

Pharmakokinetik von Cefotaxim bei geriatrischen Patienten

K. Naber, D. Adam

Cefotaxim[1] ist ein neues, hochwirksames Breitspektrumantibiotikum aus der Zephalosporinreihe. Dieses Antibiotikum ist auch gegenüber β-Lactamase-bildenden gramnegativen Problemkeimen, wie z.B. E. Coli, Klebsiella sp., Proteus sp. u. a. stabil. Ein Teil der Pseudomonas sp. wird ebenfalls von Cefotaxim erfaßt. Da es aufgrund von in-vitro Testungen in vielen Fällen auch noch wirksam sein dürfte, wenn bereits Resistenzen gegenüber anderen Zephalosporinen, Acylureido-penizillinen und Aminoglykosiden vorliegen, erscheint dieses Antibiotikum für den Einsatz bei Patienten mit Infektionen durch gramnegative Keime, was im urologischen Bereich ja häufig anzutreffen ist, besonders interessant zu sein [1-6].

Da im urologischen Krankengut der Anteil an geriatrischen Patienten gegenüber anderen Fachgruppen besonders groß ist und mit zunehmendem Alter physologischerweise eine Abnahme der Nierenfunktion zu verzeichnen ist [7], untersuchten wir die Pharmakokinetik von Cefotaxim bei geriatrischen Patienten nach intravenöser und intramuskulärer Gabe von 2 g Cefotaxim.

Patientengut und Methoden

Bei zehn geriatrischen Patienten im Alter von 74 bis 92 Jahren, geometrisches Mittel 80 Jahre, und einem Serumkreatinin bis zu 1,6 mg/100 ml wurde im intraindividuellen Vergleich der Plasmaspiegelverlauf von Cefotaxim nach Gabe von 2 g intravenös bzw. intramuskulär (cross-over) bestimmt. Alle Patienten hatten einen Harnwegsinfekt mit Keimen, die gegenüber Cefotaxim sensibel waren. Der Abstand zwischen zwei Injektionen betrug 24 Std. Nach weiteren 24 Std wurde die Chemotherapie bei den Patienten entsprechend des Antibiogramm fortgeführt.

Die Blutabnahmen aus einer Vene des kontralateralen Armes erfolgten vor, 10, 20, 30, 40, 50, 60 min, 1½, 2, 4, 6 und 8 Std nach Injektion. Die Urinsammlung war nur bei Patienten möglich, bei denen aus anderen Gründen ein Dauerkatheter lag. Bei den anderen Patienten war eine zuverlässige Sammlung des Urins nicht möglich.

Die Cefotaxim-Konzentrationsbestimmung im Plasma erfolgte im Plattenlochtest, wobei Antibiotic Medium Nr. 2 (Oxoid) und E. Coli als Testkeim verwendet wurden. Für die Standardkonzentrationen (4, 2, 1, 0,5, 0,25 µg/ml) und die erforderliche Verdünnung des Plasmas wurde gepooltes Humanplasma herangezogen. Die Beschreibung des pharmakokinetischen Modells und die Berechnung der Parameter wurde bereits an anderer Stelle ausführlich mitgeteilt [8].

Ergebnisse

Der Plasmakonzentrationsverlauf nach intramuskulärer bzw. intravenöser Gabe von 2 g Cefotaxim ist in Abbildung 1 dargestellt. Die gestrichelten Linien entsprechen der jeweiligen Elimination aus dem zentralen Kompartiment, woraus für die intravenöse Gabe eine Halbwertszeit von 1,9 ± 0,57 Std und für die intramuskuläre Gabe eine Halbwertszeit von 2,0 ± 0,63 Std errechnet wurden. Die Invasionskonstante nach intramuskulärer Gabe betrug 1,444 ± 0,670 h^{-1}, was einer Halbwertszeit von 36 ± 18 min entspricht und eine rasche Resorption aus dem Muskeldepot repräsentiert. Die Plasma-Clearance betrug nach intravenöser Gabe 114 ± 19 ml/min und nach intramuskulärer Gabe 148 ± 52 ml/min.

Die Fläche unter der Zeit-Konzentrationskurve bis 8 Std betrug nach intramuskulärer Gabe 80 ± 20% der Fläche nach intravenöser Gabe, was für eine gute Resorption nach intramuskulärer Verabreichung spricht.

[1] Claforan® (Hoechst AG, Frankfurt)

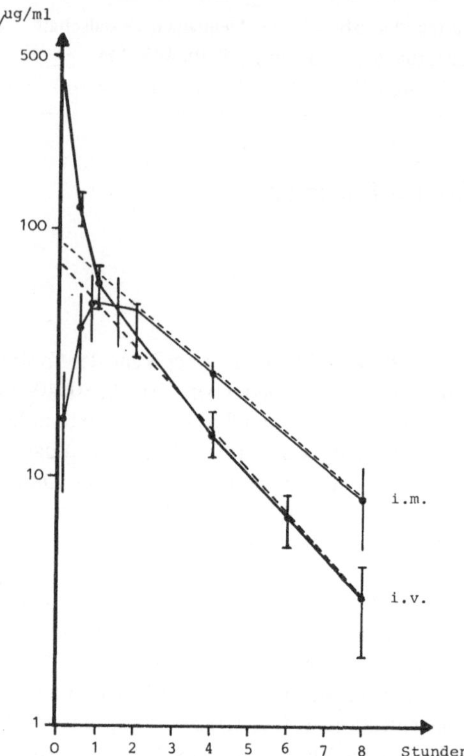

Abb. 1. Plasmakonzentrationsverläufe nach intravenöser und intramuskulärer Injektion von 2 g Cefotaxim (Claforan®) bei zehn geriatrischen Patienten im intraindividuellen Vergleich (cross-over). Mittelwerte ± 2 SEM. Die gestrichelten Linien entsprechen der jeweiligen Elimination aus dem zentralen Kompartiment [8]

Diskussion

Geriatrische Patienten sind insbesonders nach urologischen Eingriffen häufig Infektionen mit gramnegativen Keimen ausgesetzt und bedürfen einer wirksamen und oft hochdosierten Chemotherapie. Da aufgrund der im Alter bekannten Veränderungen, wie verminderter Eiweißgehalt (Albumin), Muskelatrophie, Verfettung, Dehydration mit geringerer extrazellulärer Flüssigkeitsmenge, Stoffwechselverlangsamung und Nierenfunktionseinschränkung, auch das pharmakokinetische Verhalten von parenteral verabreichten Antibiotika gegenüber dem bei gesunden Probanden verändert sein kann, sollten dem behandelnden Arzt auch Ergebnisse bekannt sein, die bei der Dosierung geriatrischer Patienten relevant sind. So findet sich z. B. bei Cefuroxim eine Verlängerung der Halbwertszeit bei geriatrischen Patienten gegenüber gesunden Probanden um das Zwei- bis Dreifache von etwa 1,2 Std auf 3,5 Std (2 bis 4 Std) [8]. Für Cefotaxim werden bei gesunden Probanden nach intramuskulärer Gabe von 250 mg, 500 mg und 1 g Halbwertszeiten von 48,65 bzw. 80 min angegeben. Nach intravenöser Gabe von 1 g wurde eine Halbwertszeit von 43 min gefunden [9]. Hitzenberger [10] fand in seinem Kollektiv von Probanden nach intravenöser Gabe von 1 g eine Halbwertszeit von 60 bis 70 min. Die bei unseren geriatrischen Patienten durchschnittlich gefundene Halbwertszeit von ca. 2 Std liegt damit etwa doppelt so hoch wie bei gesunden Probanden. Daraus folgt, daß bei geriatrischen Patienten mit der halben Antibiotikagabe gegenüber der bei jüngeren Patienten vorgesehenen Dosis über einen gleich langen Zeitraum wirksame Antibiotikaspiegel aufrecht erhalten werden können. Dies könnte durchaus von klinischer Relevanz sein.

Zusammenfassung

Bei zehn geriatrischen Patienten wurden die Plasmakonzentrationsverläufe nach intravenöser und intramuskulärer Verabreichung von 2 g Cefotaxim (Claforan®) im intraindividuellen Vergleich (cross-over) bestimmt. Die dabei gemessenen Halbwertzeiten von ca. 2 Std liegen etwa doppelt so hoch wie die bei gesunden Probanden. Damit werden mit der halben Antibiotikagabe gegenüber der bei jüngeren Patienten empfohlenen Dosis über einen gleich langen Zeitraum wirksame Spiegel aufrecht erhalten, was klinisch relevant sein könnte.

Literatur

1. Fu KP, Neu HC (1978) Beta-lactamase stability of HR 756, a novel cephalosporin, compared to that of cefuroxim and cefoxitin. Antimicrob Agents Chemother, 322–326. – 2. Hamilton-Miller JMT, Brumfitt W, Reynolds AV (1978) Cefotaxim (HR 756) a new cephalosporin with exceptional broad-spectrum activity in vitro. J Antimicrob Chemother 4:437–444. – 3. Landuyt HW van, Pyckavet M (1979) In vitro activity of cefotaxim against cephalothin-resistant clinical isolates. Antimicrob Agents Chemother, 109–11. – 4. Primavesi CA (1979) Bakteriologische Untersuchung mit Cefotaxim, einem neuen Cephalosporin. Med Welt 30:1407–1409. – 5. Sosna JP, Murray PR, Medoff G (1978) Comparison of the in vitro activities of HR 756 with cephalothin, cefoxitin and cefamandole. Antimicrob Agents Chemother

876–879. – 6. Stephens M, Potten M, Bint AJ (1979) The sensitivity of gentamicin-resistant gram-negative bacilli to cefotaxime, other cephalosporins and aminoglycosides. Infection 7:109–112. – 7. Siersbaek-Nielsen K, Hansen JM, Kampmann J, Kristensen M (1971) Rapid evaluation of creatinine clearance. Lancet, 1133–1134. – 8. Naber K (1979) Cefuroxim: Pharmakokinetik bei geriatrischen Patienten und Therapieergebnisse beim komplizierten Harnwegsinfekt. Therapiewoche 29:5944–5953. – 9. Hoechst AG: Wissenschaftliche Informationen für Prüfer über Cefotaxim. – 10. G. Hitzenberger, persönliche Mitteilung

Prof. Dr. K. Naber
Urologische Klinik
Elisabeth-Krankenhaus
D-8440 Straubing

Verhandlungsbericht der Deutschen Gesellschaft
für Urologie, 31. Tagung (1979), 446–448

Zur Diffusion eines neuen Zephalosporins (Cefotaxim) in verschiedene Gewebe des urologischen Bereiches

U. Schalkhäuser, D. Adam, F. Boettger

Die Kenntnis der Diffusionsfähigkeit eines als empfindlich ausgewiesenen Antibiotikums in ein bestimmtes Organgewebe ist von großer klinischer Bedeutung, da sich bakterielle Infektionen oft nicht auf die Körperflüssigkeiten wie z.B. Blut, Urin oder Liquor allein beschränken. Die unterschiedliche Gewebsaffinität eines Antibiotikums sowie die pathologisch-anatomische Beschaffenheit des entzündlich veränderten Organs entscheiden deshalb über die Höhe der therapeutisch wirksamen Konzentrationen und somit über Erfolg oder Mißerfolg der Therapie.

Ziel der vorliegenden Studie war es, die Konzentrationsverläufe von Cefotaxim in verschiedenen Organen des urologischen Bereiches zu unterschiedlichen Zeitpunkten nach Applikation zu ermitteln. Cefotaxim ist ein neues parenterales, halbsynthetisches Zephalosporin mit einer hohen Stabilität gegenüber den bakteriellen β-Lactamasen, das nach bisherigen klinischen Erfahrungen derartige Vorteile aufweist, daß man bereits von einem Zephalosporin der 4. Generation sprechen kann. Gegenüber einigen Bakterienspezies weist es in vitro – wie von Marget und anderen Untersuchern [3–5] nachgewiesen – eine bis zu 300fach höhere Hemmkonzentration auf als bei den bislang klinisch eingesetzten Zephalosporinen.

Bei 25 Patienten mit einem Durchschnittsalter von 69 Jahren wurde wegen eines Prostataadenoms eine TUR durchgeführt. Im Rahmen einer perioperativen Infektionsprophylaxe über einen Zeitraum von 48 Std wurden erstmals am Operationstag 2 g Cefotaxim als Bolusinjektion verabreicht, der Operationsbeginn wurde 30, 60, 90, 120 und 150 min nach Applikation festgelegt.

Die Gewebeproben für die Spiegelbestimmung wurden, ebenso wie einige ml Venenblut, zur Messung der Serumkonzentrationen zu Ope-

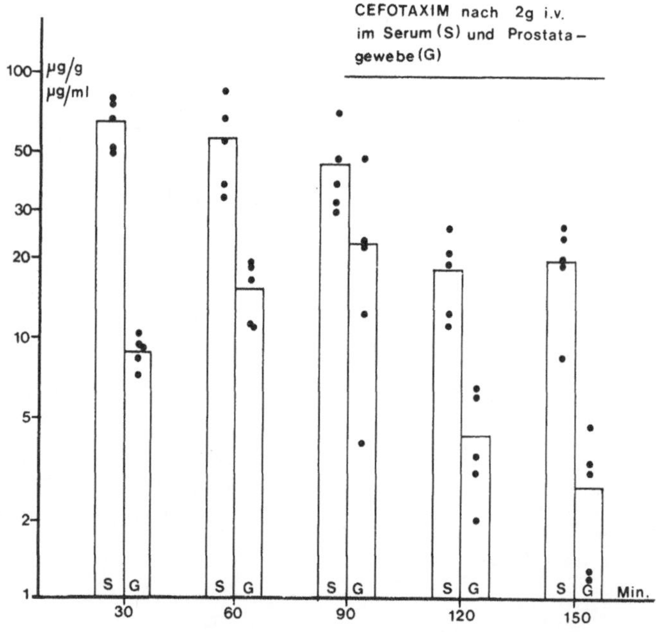

Abb. 1. Konzentration von Cefotaxim in Serum und Prostatagewebe

rationsbeginn gewonnen. Die in Kochsalzlösung gereinigten Gewebeproben wie auch das Serum wurden bei - 20 °C bis zur weiteren Aufarbeitung eingefroren. Als Testmethode diente ein mikrobiologischer Agrardiffusionstest mit Bacillus subtilis als Teststamm [1,2].

Nach 30 min konnten im Prostataadenomgewebe durchschnittlich 8,8 µg/g festgestellt werden, die Konzentrationen stiegen danach an und erreichten 90 min nach Applikation des Antibiotikums mit durchschnittlich 22,9 µg/g ihr Maximum, um dann, in Abhängigkeit zur Entnahmezeit, kontinuierlich abzufallen. Nach 150 min wurden im Mittel 2,7 µg/g gemessen. Die korrespondierenden Serumspiegel entsprachen zu allen Zeitpunkten durchschnittlich den von anderen Untersuchern gefundenen Werten (Abb. 1).

Unterschiedlich hohe Konzentrationen fanden sich in zehn Hoden, die bei sechs Patienten mit einem Durchschnittsalter von 70 Jahren im Rahmen einer plastischen Orchiektomie entnommen wurden. Auch hier wurden 90 min nach Applikation mit durchschnittlich 5,4 µg/g die höchsten Werte gemessen (Abb. 2).

Bei acht weiteren Patienten mit einem Durchschnittsalter von 61 Jahren wurde eine Nephrektomie durchgeführt, die Nierenstielunterbindung erfolgte durchschnittlich 75 min nach Gabe des Antibiotikums. Die stark differierenden Meßwerte müssen hier als Ausdruck der verschiedenen Krankheitsbilder und der unterschiedlichen Ausscheidungsfähigkeit bei voneinander abweichenden histologischen Befunden gedeutet werden, wenn auch die Untersuchungen überwiegend bei malignen Erkrankungen der Niere erfolgten und die entnommenen Gewebeproben durchwegs aus makroskopisch unveränderten Nierenbezirken stammen. Trotzdem waren die individuellen Meßwerte durchwegs hoch im Bereich der minimalen Hemmkonzentrationen für Cefotaxim und bewegten sich zwischen 0,3 µg/g - 29,6 µg/g (Abb. 3).

Zusammenfassend kann ausgesagt werden, daß nach den hiervorliegenden Untersuchungsergebnissen Cefotaxim schnell in die untersuchten Organgewebe diffundiert und am Beispiel der Prostata nach 150 min noch mit 2,7 µg/g nachweisbar ist. Die minimale Hemmkonzentration, bei der 90% klinisch wichtiger gramnegativer Erreger erfaßt werden, liegt jedoch zwischen 0,1-1,6 µg/ml, so daß angenommen werden kann, daß einerseits auch Untersuchungen zu einem späteren Zeitpunkt als 150 min nach Applikation Konzentrationen im therapeutisch wirksamen Bereich ergeben würden, andererseits bei klinisch notwendiger Chemotherapie ohne radikale operative Maßnahmen noch höhere Spiegel erreicht werden können. Cefotaxim dürfte sich somit bei bakteriellen Erkrankungen der ableitenden Harnwege mit ausgewiesener Empfindlichkeit sehr gut bewähren.

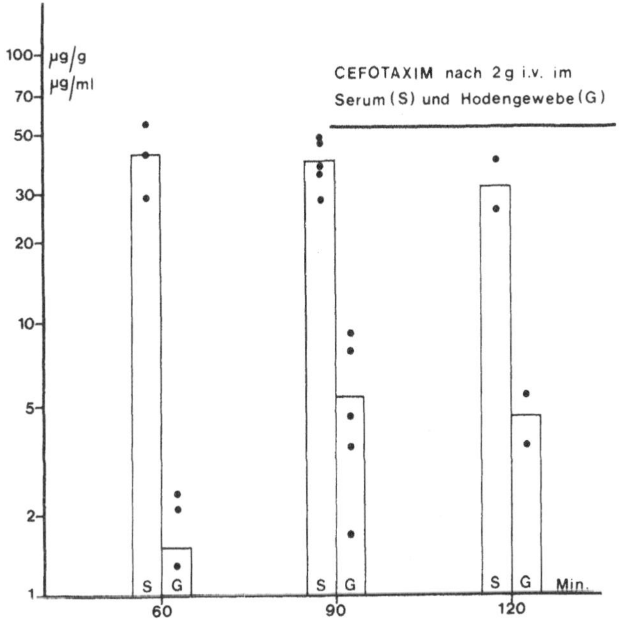

Abb. 2. Konzentration von Cefotaxim in Serum und Hodengewebe

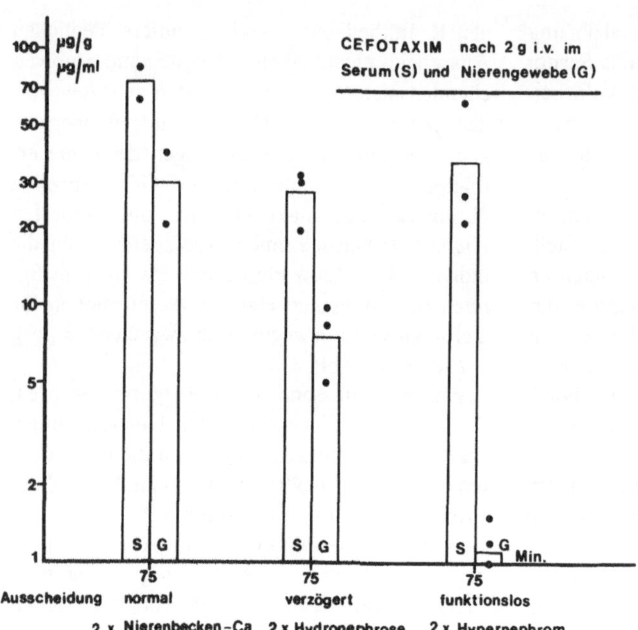

Abb. 3. Konzentration von Cefotaxim in Serum und Nierengewebe

Literatur

1. Adam D, Hofstetter G, Eisenberger F (1979) Zur Diffusion von Cefamandol in das Prostatagewebe. Med Klin 74:235–238. – 2. Adam D, Schalkhäuser K, Boettger F (im Druck) Zur Diffusion von Cefuroxim in das Prostata- und andere Gewebe des Urogenitalbereichs. Med Klin. – 3. Hamilton-Miller JMT, Brumfitt W, Reynolds AV (1978) Cefotaxime a new cephalosporin with exceptional broad-spectrum activity in vitro. J Antimicrob Chemother 4:437–444. – 4. Marget W (1979) Präventive und therapeutische Anwendungsmöglichkeiten neuerer Antibiotika. Münch Med Wochenschr 36:1133–1136. – 5. Privavesi CA (1979) Bakteriologische Untersuchung mit Cefotaxim, einem neuen Cephalosporin. Med Welt 38:1407–1409

Dr. K. Schalkhäuser
Kreiskrankenhaus Dorfen
Urolog. Abt.
D-8250 Dorfen

Verhandlungsbericht der Deutschen Gesellschaft für Urologie, 31. Tagung (1979), 449/450

Beta-Sitosterin in der Behandlung des Prostataadenoms

W. Schütz, R. Hartung, D. Forster, J. Braun

Für die konservative Behandlung des Prostataadenoms werden zahlreiche Präparate angeboten, die durch eine Tonisierung der Blasenmuskulatur oder Beseitigung der Prostatakongestion eine Verbesserung des Harnflusses erzielen sollen. Vom Beta-Sitosterin, ein dem Cholesterin ähnliches Steroid, liegen bisher nur wenige Ergebnisse vor, die die Wirksamkeit dieser Substanz nachweisen. Die Angriffspunkte sind im wesentlichen noch nicht bekannt. In einer Doppelblindstudie untersuchten wir die Frühwirkung von Beta-Sitosterin, indem wir bei insgesamt 50 Patienten vier Wochen lang das Miktionsverhalten vom Patienten selbst protokollieren ließen. Vor Beginn der Studie und nach vier Wochen führten wir Restharnmessungen durch. Die Patienten nahmen täglich dreimal zwei Kapseln eines Placebos oder Verumpräparates ein. Die Tagesdosis bestand aus insgesamt 60 mg Wirksubstanz. In beiden Gruppen war die Verteilung mit 20% Prostataadenomen im Stadium I und 80% im Stadium II etwa gleich. Menge und Dauer jeder Miktion wurde vom Patienten mit Stoppuhr und Meßbecher selbst gemessen.

Die mittleren Harnflußwerte der Placebogruppe (Abb. 1) linke Säulen mit durchgezogener Standardabweichung – änderten sich in den ersten vier Wochen nicht. Die Verumgruppe – gestrichelte Standardabweichung – zeigte ebenfalls keine signifikante Änderung, wenn auch eine geringe Zunahme des mittleren Harnflusses zu beobachten ist (Abb. 2). Die Miktionsfrequenz zeigte im Beobachtungszeitraum bei beiden Gruppen keine signifikante Abweichung. Auch änderte sich das Verhältnis von Diurie und Nykturie nicht.

Eine Befragung der Patienten nach spürbaren Änderungen im Miktionsverhalten während der Einnahme des Präparates ergab ein anderes Bild (Abb. 3). Neun Patienten der Placebogruppe und elf der Verumgruppe waren der Meinung, leichter miktionieren zu können und einen kräftigeren Harnstrahl zu verspüren. Über eine Verschlechterung berichteten drei Testpersonen in der Placebogruppe und sieben aus der Verumgruppe. Sie empfanden eine zunehmende Verzögerung des Harnstrahls. Unter Zugrundelegung der Restharnmenge als objektives Kriterium war eine Restharnabnahme um mehr als 20% bei sechs Patienten der Placebogruppe und fünf Patienten der Verumgruppe festzustellen. Diese Messungen korrelierten jedoch nicht mit den subjektiven Angaben.

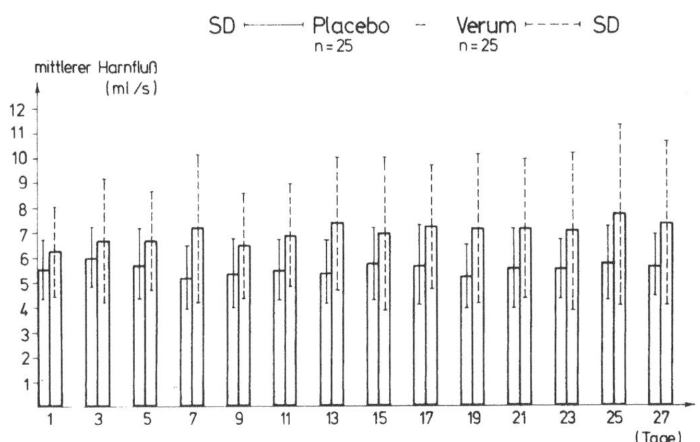

Abb. 1

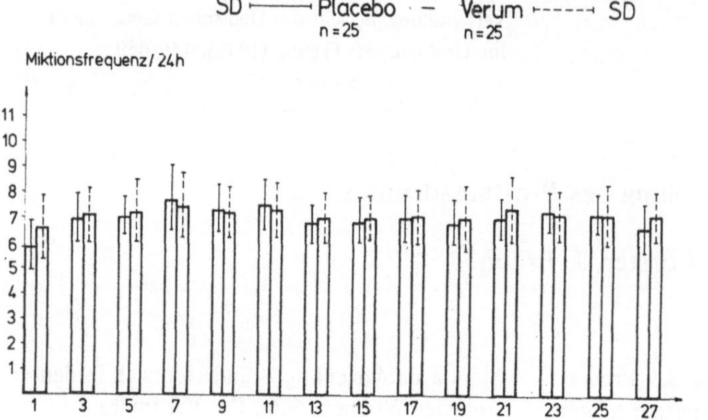

Abb. 2

Ein Beobachtungszeitraum von vier Wochen gestattet nur Aussagen über Frühwirkungen einer Substanz. Die Restharnbestimmungen erscheinen uns hinsichtlich ihrer Zu- oder Abnah-

		Placebo n = 25		Verum n = 25
subjektiv	gebessert :	9		11
	gleich :	13		7
	verschlechtert :	3		7
objektiv	gebessert :	4	↓Restharn↓ >20%	6
	gleich :	15		14
	verschlechtert :	6	↑Restharn↑ >20%	5

Abb. 3

me nicht ausreichend für eine Wirksamkeitsbeurteilung, zumal ein Korrelat wie ein verbesserter Miktionsfluß nicht meßbar war. Feststellungen, nach denen sich Restharnmengen um 100 ml nach vierwöchentlicher Behandlungsdauer erheblich zurückgebildet hatten, können wir nicht bestätigen [1]. Weitere Ergebnisse, besonders über Langzeitstudien, müssen abgewartet werden. Auch ihre Beurteilung wird schwierig sein, zumal nach Clarke [2] etwa zwei Jahre vergehen, bevor sich 50% der Patienten mit Prostataadenom objektiv verschlechtern. Vielleicht wirkt Beta-Sitosterin über eine kompetitive Hemmung der adrenalen und testikulären Androgensynthese, wodurch ein späterer Wirkungseintritt gerechtfertigt wäre. Untersuchungsergebnisse liegen zur Zeit jedoch noch nicht vor.

Literatur

1. Ebbinghaus KD (1974) Münch Med Wochenschr 116:2209. – 2. Clarke R (1937) Br J Urol 9:254

Dr. med. W. Schütz
Urol. Klinik und Poliklinik rechts der Isar
der TU München
Ismaninger Str. 22
D-8000 München 80

Verhandlungsbericht der Deutschen Gesellschaft für Urologie, 31. Tagung (1979), 451-453

Morphometrische Untersuchungen über den Effekt von Cyproteronazetat auf die experimentell induzierte Prostatahyperplasie des Hundes

U. W. Tunn, B. Schüring, Th. Senge, F. Neumann

Eine Prostatahyperplasie läßt sich beim kastrierten Hund mit dem Testosteronmetaboliten 3α-Androstandiol (3α-Diol) allein und in Kombination mit 17β-Östradiol (E_2) induzieren (Walsh and Wilson, 1976; Tunn et al., 1979. Mit dem Vorliegen dieses tierexperimentellen Prostatahyperplasiemodells ergibt sich die Möglichkeit, die Effekte von Antihormonen auf das Wachstum der Prostata zu untersuchen. In dem Folgenden berichten wir über den Einfluß des Antiandrogens Cyproteronacetat (CA) auf die experimentell induzierte Prostatahyperplasie.

Für die Untersuchungen wurden 22 Beagle-Rüden verwendet, die nach Kastration gruppenweise unterschiedlich mit 3α-Diol (Gruppe II), 3α-Diol + E_2 (Gruppe III), 3α-Diol + CA (Gruppe IV) oder 3α-Diol + E_2 + CA (Gruppe V) behandelt wurden. Eine intakte Kontrollgruppe erhielt nur die Vehikelsubstanz Benzyl-Benzoat-Rizinusöl. Die wöchentlichen Dosierungen betrugen für 3α-Diol 75 mg, für E_2 0,75 mg und für CA 600 mg über eine Versuchsdauer von sechs Monaten.

In Abbildung 1 sind die Änderungen der Prostatagewichte innerhalb von sechs Monaten zwischen Versuchsende und Versuchsbeginn dargestellt. Gegenüber der intakten Kontrollgruppe I finden sich nach alleiniger 3α-Diol-Gabe in Gruppe II und nach kombinierter Gabe von 3α-Diol und E_2 (Gruppe III) signifikante Zunahmen der Prostatagewichte, die durch die zusätzliche Gabe von CA in den Gruppen IV und V wiederum signifikant reduziert werden. Histomorphologisch ergeben sich gruppenabhängig unterschiedliche Reaktionen der glandulären und stromalen Prostataanteile (Tunn et al., 1980, die durch stereologische Analyse quantitativ erfaßt werden können (Rohr et al., 1976; Bartsch und Rohr, 1979). Im lichtmikroskopischen morphometrischen Modell wird die Prostatadrüse in folgende morphologisch definierte Kompartimente unterteilt:

1. Drüsenparenchym (AP), bestehend aus acinären Zellen (AC), squamösen Metaplasie (ACM) und acinären Lumina (AL);
2. Stroma (ST), bestehend aus glatter Muskulatur (SMC) und dem Residualstroma ($_R$ST).

Bei der Beurteilung morphometrischer Resultate ist zwischen relativen Volumendichten (= Kompartimentanteil pro Bezugsvolumen)

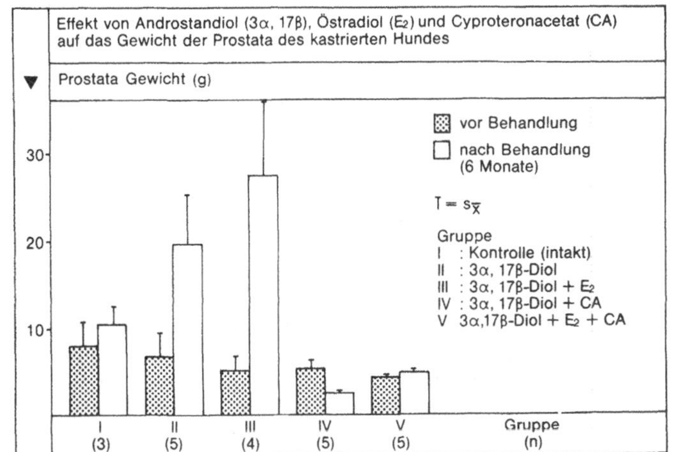

Abb. 1. Effekt von Androstandiol, Östradiol und Cyproteronacetat auf das Gewicht der Prostata des kastrierten Hundes

und absolutem Volumen (= Kompartimentgewicht pro Organ) zu unterscheiden. Die Absolutwerte verdeutlichen insbesondere das quantitative Ausmaß der selektiv experimentell induzierten Strukturveränderung. Die in einem Bezugsvolumen erfaßbaren relativen Veränderungen von Organkompartimenten quantifizieren dagegen deskriptive morphologische Befunde.

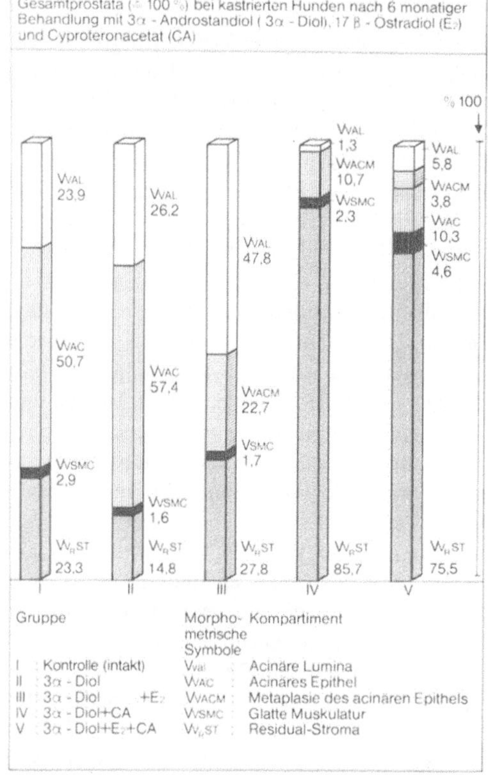

Abb. 2. Volumendichten der Prostatakompartimente im Referenzsystem Gesamtprostata (= 100%) bei kastrierten Hunden nach sechsmonatiger Behandlung mit 3α-Androstandiol (3α-Diol), 17β-Östradiol (E_2) und Cyproteronacetat (CA)

In Abbildung 2 sind die relativen Volumendichten der einzelnen Kompartimente der Prostata in den Gruppen I bis V dargestellt. Die normale Prostata von zweijährigen Beagle-Rüden (Gruppe I) ist anteilmäßig zu etwa 51 % aus Drüsenepithel, 24 % aus Drüsenlumen und 24 % aus Stroma aufgebaut. Die glatte Muskulatur nimmt etwa 8 % des Stromas ein. Zwischen Gruppe I und Gruppe II ergeben sich keine statistisch signifikanten Veränderungen der relativen Volumendichten. Dagegen findet sich in Gruppe III eine signifikante Zunahme der Lumina, während die Volumendichte der ausschließlich in Gruppe III auftretenden Epithelmetaplasien im Vergleich zu dem Drüsenepithel der Gruppen I und II signifikant verringert ist. Nach zusätzlicher Gabe von CA in den Gruppen IV und V zeigt sich jeweils eine signifikante Verringerung des Drüsenparenchyms. In Gruppe V findet sich zudem ein zu etwa ⅓ metaplastisch transformierte Epithel. Weiterhin ist in Gruppe V eine signifikante Zunahme des Kompartiments der glatten Muskulatur auffallend.

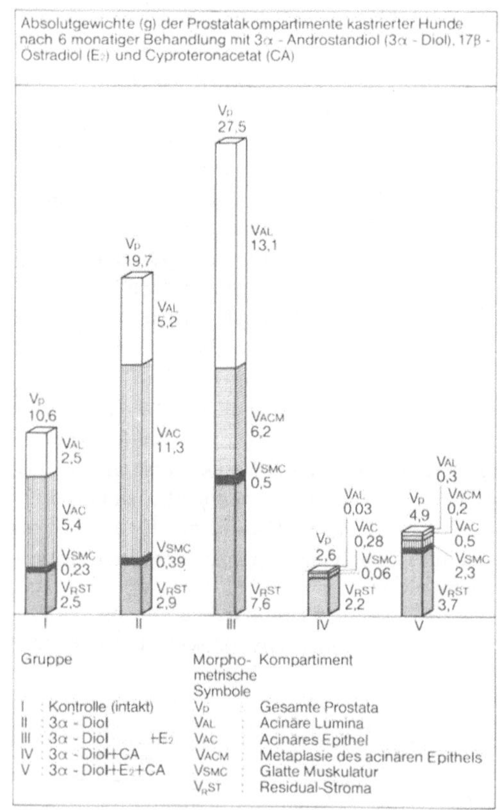

Abb. 3. Absolutgewichte der Prostatakompartimente kastrierter Hunde nach sechsmonatiger Behandlung mit 3α-Androstandiol (3α-Diol), 17β-Östradiol (E_2) und Cyproteronacetat (CA)

Die in Abbildung 3 zusammenfassend dargestellten Absolutwerte der Prostatakompartimente lassen bei statistischer Überprüfung in Gruppe II als Androgenwirkung eine signifikante Zunahme des Drüsenepithels erkennen. In Gruppe III überwiegen nach kombinierter Androgen/Östrogenbehandlung die Lumina, während das squamös metaplastische Epithel in seiner Quantität dem acinären Epithel der Gruppe I entspricht. Zusätzliche CA-Gabe bewirkt in Gruppe IV und V eine signifikante Reduzierung des Drüsenparenchyms.

Die stromalen Absolutwerte zeigen als Hauptbefund eine signifikante Zunahme nach Gabe von 3α-Diol und E_2 in Gruppe III. Bei Blockade der Androgenwirkung durch CA in Gruppe V ist die stromale Proliferation gehemmt. Hieraus ist zu folgern, daß die östrogene Stimulation des Stromas durch Androgene potenziert wird.

Übereinstimmend hierzu finden sich die höchsten Absolutwerte für die glatte Muskulatur nach simultaner Gabe von 3α-Diol und E_2 und die niedrigsten Werte nach CA-Behandlung von 3α-Diol substituierten Tieren.

3α-Diol induziert somit nicht nur eine Proliferation des Drüsenepithels, sondern potenziert zusätzlich die durch Östrogene induzierte stromale Stimulation. Dabei scheint eine Aktivierung der glatten Muskulatur sowohl von Androgenen als auch von Östrogenen möglich zu sein, wobei Androgene offensichtlich die normale biologische Funktion der glatten Muskuzelle erhalten, während Östrogene proliferative Effekte ausüben. Die androgenen Effekte auf Epithel und Stroma lassen sich durch CA blockieren, wobei der atrophisierende Effekt auf das Epithel in der Hundeprostata quantitativ überwiegt.

Literatur

Bartsch G, Rohr HP (1979) Akt Urol 10:137. - Rohr HP, Oberholzer M, Bartsch G, Keller M (1976) Int Rev Pathol 54:233. - Tunn U, Senge Th, Schenck B, Neumann F (1979 a) Acta Endocrinol (Kbh) 91:373. - Tunn U, Senge Th., Schenck B, Neumann F (1980) Urol Int 35:125. - Walsh PC, Wilson JD (1976) J Clin Invest 57:1093

Priv. Doz. Dr. U. W. Tunn
Urologische Univ.-Klinik d. Ruhruniversität Bochum
Marienhospital
Widumer Str. 8, D-4690 Herne 1

Verhandlungsbericht der Deutschen Gesellschaft für Urologie, 31. Tagung (1979), 454–456

Untersuchungen über Antibiotikaspiegel im extravasalen Nierengewebe bei akuten und chronischen Nierenerkrankungen

J. Djulepa, J. Haselberger, J. Potempa, W. Wundt

Bakterielle Infektionen können nur dann erfolgreich behandelt werden, wenn am Ort der Infektion wirksame Antibiotikakonzentrationen erreicht und eine gewisse Zeit eingehalten werden, die über der minimalen Hemmkonzentration des jeweiligen Erregers liegen. Deshalb besteht zunehmendes Interesse an Untersuchungen über Antibiotikaspiegel nicht nur im Blutplasma, Urin und im gesamten Gewebe, sondern auch im extravasalen Raum der Niere, was bei chronischen Prozessen von Bedeutung ist.

Für diese Experimente wurden bei sechs Kontrollhunden ohne Antibiotika und bei 23 Hunden mit Antibiotikagabe (Gentamycin, Cefazolin) in verschiedenen Zeitabständen anschließend eine beidseitige Nephrektomie vorgenommen.

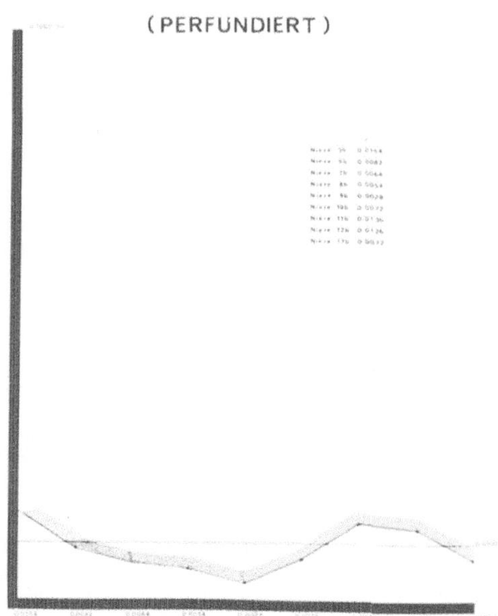

Abb. 1. Der Blutgehalt in perfundierten Nieren ist gering (0,0040–0,334 ml/g)

Wir haben ausschließlich Nierenrinde benutzt, in der sich keine Nierenpapillen befinden, die reichlich Urin enthalten und dadurch eine hohe Antibiotikakonzentration vortäuschen können.

Jede operativ entfernte Niere wurde perfundiert und die Gewebsproben in physiologischer Kochsalzlösung sorgfältig gewaschen und homogenisiert. Außerdem wurde die in der Probe verbliebene Restmenge von Hämoglobin photometrisch bestimmt, wodurch man nach Rosin (1973) aufgrund der gleichzeitig ermittelten Serumkonzentrationen den Anteil des festgestellten Antibiotikumspiegels errechnen kann, der aus den Blutresten im Gewebe stammt (Abb. 1). Bei den Hunden konnten wir feststellen, daß der extravasale Gewebsspiegel in der Rinde gesunder Nieren und infizierter Nieren ohne zusätzliche Schädigung durch eine Ureterligatur im Durchschnitt um 40% niedriger lag als der Serumspiegel. In infizierten Nieren mit einer zusätzlichen Schädigung durch eine Ureterligatur und Zeichen einer Pyelonephritis waren dagegen die extravasalen Gewebsspiegel wesentlich niedriger und erreichten kaum 20% des Serumspiegels. Die rechnerische Aufstellung (Tabelle 1) zeigt den Cefazolingehalt in der Niere vor und nach der Perfusion. Er erreicht ein Maximum bei der Niere vor Perfusion nach ½ Std von 0,78% der gesamt gegebenen Dosis und fällt linear bis 5 Std auf 0,19% ab. Außerdem ist die absolute Dosis des Antibiotikums in der Niere vor und nach der Perfusion aufgeführt. Sie ist aber vom Gewicht der Niere abhängig und zeigt deshalb Unregelmäßigkeiten. Weiter ist der Cefazolingehalt pro 1 g Nierenparenchym vor und nach der Perfusion aufgeführt, ebenfalls des gesamten Nierenperfusats und des Perfusats pro 1 g Niere.

In der zweiten Gruppe wurden die Konzentrationen nach einmaliger Gabe von zwei Tabletten Triglobe (Trimethoprim + Sulphadiazine) zwischen 8 und 14 Std im gesamten und extravasalen Gewebe der menschlichen Niere gemessen (Abb. 2). Für diese Untersuchungen benützten

Tabelle 1. Cefazolin-Versuche (ohne Schock) mit gesunden Nieren, rechnerische Aufstellung vor und nach der Perfusion

Niere Nr.	Zeit nach Cefazolin-Gabe i. m.	Gewicht des Hundes in kg	Nieren-Gewicht in g	Gesamt-Dosis in mg	Cefazolingehalt in g					Cefazolin-gehalt der Niere vor Perfusion in %	Cefazolin-gehalt in g pro 1 g Nieren-parenchym vor Perfusion
					der Niere vor Perfusion	der Niere nach Perfusion	pro 1 g perfundiertem Nieren-parenchym	des Gesamt-Nieren-perfusats	des Nieren-perfusats pro 1 g Niere		
21 b	½ h	23	51,1	460	3577,63	1599,43	31,30	1978,2	38,71	0,78%	70,01
19 b	1 h	20	54,3	400	2986,53	657,03	12,10	2329,5	43,44	0,75%	45,54
20 b	2 h	25	53,4	500	3018,14	1290,14	24,16	1728,0	32,36	0,60%	56,52
23 b I	3 h	18	43,3	360	961,47	302,67	6,99	658,8	15,2	0,27%	22,19
22 b I	4 h	22	50,6	440	1040,83	222,13	4,39	818,7	16,18	0,24%	20,57
23 b II	5 h	18	44,6	360	683,77	208,77	4,66	475,0	10,6	0,19%	15,26

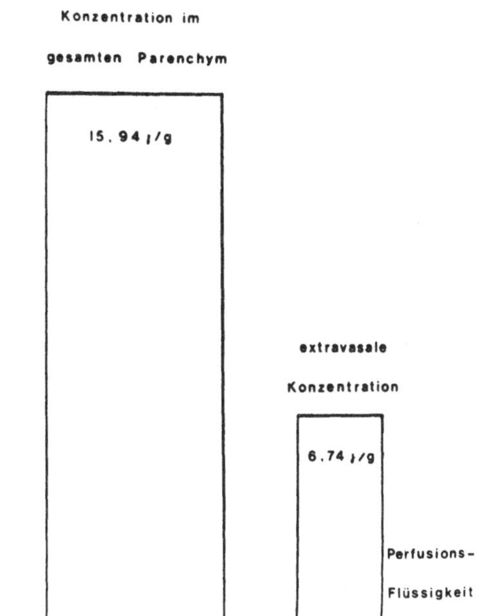

Abb. 2. Triglobe-Konzentration im extravasalen Nierengewebe

wir insgesamt 17 Nieren mit normalem Nierenparenchym und Nieren mit akuten und chronischen Erkrankungen.

Die Triglobekonzentration 14 Std nach einmaliger Gabe von zwei Tabletten betrug im gesamten Nierenparenchym 15,94 mcg/g Gewebe. Nach der Perfusion konnten wir im extravasalen Gewebe eine Konzentration des Antibiotikums von nur 6,74 mcg/g feststellen (42,3%).

Die Konzentration im gesamten Gewebe bei der gesunden Niere ist relativ hoch und bei verschiedenen Prozessen der Niere im extravasalen Gewebe sehr niedrig (20–42,3% der gesamten Konzentration). Bei einer zu niedrigen Dosierung des Medikaments, insbesondere bei der Therapie der chronischen Pyelonephritis, liegen die erreichbaren extravasalen Gewebsspiegel möglicherweise unter der für einen Erreger minimalen Hemmkonzentration des Antibiotikums. Dies ist besonders wichtig für die Therapie des chronischen Prozesses der Niere.

Literatur

Auwärter W, Naumann P (1968) Arzneimittel-Forsch 18:1115. – Bauer KM (1967) Med Welt 14:908. – Djulepa J, Wundt W, Kleinhuber U (1977) Urologe

[A] 16:39. - Ishiyami S, Nakayama I, Iwamoto H, Iwao S, Okui M, Matsubara T (1970) Antimicrob Agents Chemother 476. - Ishigami J, Hara S, Mita T (1970) Chemotherapy 18:749. - Kobyletzki D, Wahlig H, Gebhardt G (1969) Med Klin 64:1497. - Naumann P (1973) Antibacterial activity and pharmacokinetic behavior of cefazolin as compareel with 5 other cephalosporin antibiotics. VIII. Intern. Congress of Chemotherapy. Athens. - Nedden R, Fuchs T, Schröder K, Wundt W (1972) Dtsch Med Wochenschr 97:1496. - Nishida M, Matsubara T, Murakawa T, Mine A, Yokota Y, Kuwahara S, Goto S (1969) Antimicrob Agents Chemother 236. - Rosin H (1973) Zentralbl Bakteriol 233:51. - Shimada J, Omori M, Kobayashi C, Yamaji T, Ueda Y (1972) Chemotherapy I:149. - Spiekermann C, Grimsehl HJ (1974) Inaug-Diss, Heidelberg Mannheim. - Ueda Y, Matsumoto F, Nakamura N, Saito A, Noda K, Kobayashi Ch, Ohmori M (1970) Chemotherapy 18:564

Priv.-Doz. Dr. med. J. Djulepa
Urolog. Klinik der Fakultät
f. Klinische Medizin Mannheim
der Universität Heidelberg
D-6800 Mannheim

Verhandlungsbericht der Deutschen Gesellschaft für Urologie, 31. Tagung (1979), 457/458

Die ^{99m}Tc-DMSA-Untersuchung der seitengetrennten Nierenfunktion – notwendige Diagnostik oder zusätzliche Strahlenbelastung?

D. Jocham, Ch. Chaussy, E. Moser, U. Büll

Nuklearmedizinische Verfahren zur Bestimmung der seitengetrennten Nierenfunktion stellen für den Urologen vielfach eine Notwendigkeit bei Diagnose und Therapie dar. Am häufigsten kommen zur Anwendung 1) die Kamerafunktionsszintigraphie mit ^{131}-Jod-Hippuran [4] und 2) die statische Nierenszintigraphie mit ^{99m}Tc-Dimercaptosuccinylsäure (DMSA) [1,5].

Im Gegensatz zu Hippuran vermittelt DMSA nur ein Seitenverhältnis der Nierenfunktion ohne Clearance-Werte.

Eine Überbewertung der Funktion einseitiger Harnstauungsnieren durch Hippuran wird immer wieder beschrieben [2]. In der vorliegenden Untersuchung wurden die Ergebnisse beider nuklearmedizinischer Verfahren einander gegenübergestellt. Die Studie umfaßte 35 Patienten, von denen 16 eine infusionsurographisch zuvor gesicherte einseitige Harnstauung bei unauffälliger kontralateraler Niere hatten.

Zum Vergleich diente eine Kontrollgruppe von 19 Patienten mit beidseits normaler Nierenfunktion. Bei beiden Methoden erfolgte eine sogenannte Tiefenkorrektur der Ergebnisse unter Berücksichtigung der jeweiligen Gewebeabsorptionskoeffizienten der Strahler [3].

Ergebnisse

Bei elf der 16 Patienten mit einseitiger Harnstauungsniere wurde die Funktion der gestauten Niere in der Seitenabschätzung durch die Hippuranuntersuchung gegenüber der DMSA-Messung signifikant (T-Test für gepaarte Daten $p < 0{,}005$ für % und $p < 0{,}01$ für „ml") besser bewertet. Die größte Abweichung betrug 15% entsprechend 71 ml. In drei Fällen zeigten beide Verfahren identische Ergebnisse, in zwei Fällen ergab DMSA eine für die Harnstauungsniere bessere Seitenabschätzung. Eine Zusammenstellung der Mittelwerte einschließlich Standardabweichung für die Gruppe zeigt Tabelle 1.

In der Kontrollgruppe der 19 nierengesunden Patienten konnte mit einem Korrelationskoeffizienten von $r = 0{,}96$ für die Bewertung der prozentualen seitengetrennten Nierenfunktion durch Jod-Hippuran und DMSA eine gute Übereinstimmung der beiden Methoden gefunden werden.

Diskussion

Wie unsere Untersuchung zeigt, weichen die Meßergebnisse der Jod-Hippuran- und DMSA-Untersuchung im Mittel um nur 4,5% entsprechend 14 ml/min voneinander ab. Dieser Wert ist zu gering, um klinisch relevant zu sein. Demzufolge kann auf eine regelhaft durchgeführte zusätzliche DMSA-Untersuchung verzichtet werden, nicht zuletzt, weil eine der Jod-Hippuran-Untersuchung gegenüber sogar höhere Strahlenbelastung bei der DMSA-Untersuchung zusätzlich in Kauf genommen werden müßte.

Die Jod-Hippuran-Untersuchung sollte in der nuklearmedizinischen Diagnostik bevorzugt werden, da in einem Arbeitsgang sowohl ein Wert der Gesamtclearance einschließlich Angaben über die seitengetrennte Nierenfunktion als auch Aussagen über die postrenalen Abflußverhältnisse vermittelt werden. Lediglich unter Notfallbedingungen, z.B. wenn vor einer Operation durch ein Infusionsurogramm keine ausreichenden Informationen über die Nierenfunktion zu erhalten sind, ist die DMSA-Untersuchung gegenüber der Jod-Hippuran-Untersuchung als weniger aufwendige Methode vorzuziehen.

Literatur

1. Bingham JB, Maisey MN (1978) An evaluation of the use of ^{99}Tc^{m}-dimercaptosuccinic acid (DMSA) as a static renal imaging agent. Br J Radiol 51:599–607. – 2. Doppelfeld E, Weissbach LW, Hanisch K, Breuel

Tabelle 1

			Mittelwert	S.D.
OIH -	Gesamtclearance	ml/min:	301,5	80,8
DMSA	Seitengetrennte Funktion	%:	30,6 [a]	14,8
	der Harnstauungsniere	ml/min:	95,3 [b]	57,2
	Seitengetrennte Funktion	%:	69,4	14,8
	der kontralat. Niere	ml/min:	206,2	56,3
OIH:	Seitengetrennte Funktion	%:	35,1 [a]	13,5
	der Harnstauungsniere	ml/min:	109,3 [b]	60,1
	Seitengetrennte Funktion	%:	64,9	13,5
	der kontralat. Niere	ml/min:	192,2	51,0

[a] Differenz: 4,5% $p < 0{,}005$ t-Test f. gepaarte Daten

[b] Differenz: 14,0 ml/min $p < 0{,}01$ t-Test f. gepaarte Daten

HP, Wesener K, Winkler C (1978) Wird die Steigerung der gesamten Phase II des ING durch Harnabflußstörungen beeinflußt? Nuc Compact 9:6–7. – 3. Erd W, Havlik E, Salambaschew L, Höver R (1975) Die Bedeutung der Organtiefe für seitengetrennte, quantitative Nierenuntersuchungen. In: Höfer R (Hrsg) Radioakt. Isotope in Klinik u. Forschung, Bd XI. Urban und Schwarzenberg, München Berlin Wien. – 4. Heinze HG, Eisenberger F, Pfeifer KJ, Zimmer JM (1977) Wertigkeit der quantitativen Funktionsszintigraphie der Nieren in der Urologie. Fortschr Röntgenstr 126:241–246. 5. Kawamura J, Hosohawa S, Yoshida O, Fujuta T, Ishii Y, Torizuka K (1978) Validity of ^{99m}Tc dimercaptosuccinic acid renal uptake for an assessment of the individual kidney function. J Urol 119:305–309

Dr. med. D. Jocham
Urolog. Klinik und Poliklinik
Klinikum Großhadern
der Universität München
Marchioninistr. 15
D-8000 München 70

Verhandlungsbericht der Deutschen Gesellschaft für Urologie, 31. Tagung (1979), 459–466

Diskussion zu den Vorträgen Seite 438 bis 458
Freie Vorträge

Moderatoren: Röhl, L., Heidelberg, Sommerkamp, H., Freiburg, und Eickenberg, H.-U., Essen

Eickenberg, H.-U., Essen: Einer wird bestimmt anfangen. Wenn nicht, dann fällt mir was ein. Ich sehe Herrn Baumüller dort sitzen. Herr Baumüller, die Orchitis und Epididymitis. Ist es ähnlich wie bei der Prostatitis?

Baumüller, A., Freiburg: Wir haben einmal die Erregerrate bei der Epididymitis und bei der Prostatitis verglichen und es war so, daß leider bei den Epididymitiden so gut wie nie Erreger nachweisbar waren in den Punktaten. Es ist meistens schon steril. Wenn man versucht, einen Erreger nachzuweisen, gelingt es oftmals nicht.

Eickenberg, H.-U., Essen: Kann das auch abhängig sein von Altersgruppen? Jüngere Leute, ältere Leute?

Baumüller, A., Freiburg: Ist mir nicht bekannt. Ich weiß nur, daß da Versuche liefen über die Diffusion von Antibiotika in die Nebenhoden und dabei hat man versucht, auch eine Korrelation herzustellen zu den jeweiligen Keimen. Das war meistens so, daß steriles Punktat gewonnen wurde. Ich nehme an, daß es sich um Mykoplasmen gehandelt haben könnte. Aber ein Nachweis ist da nie geführt worden, wahrscheinlich aufgrund der technischen Schwierigkeiten.

Eickenberg, H.-U., Essen: Vielen Dank, Herr Baumüller. Herr Ringert möchte dazu noch etwas sagen.

Ringert, R. H., Essen: Grade die von Berger zitierte Studie, die zwar nicht randomisiert, sondern prospektiv war, weist einige ganz detaillierte bakteriologische Untersuchungen auf. Er fand, daß in einem Kollektiv, das jüngere Männer umfaßte, entweder Gonococcen gefunden wurden oder Clamydien. Mykoplasmen konnte er relativ selten nachweisen. In einem Krankengut, das mehr die ältere Jahrgangsgruppe umfaßte, konnten fast immer Escherichia-coli-Infektionen nachgewiesen werden. Die ältere Theorie, daß es zum kanalikulären Influx auch von keimfreiem Urin kommt und dadurch eine Entzündung bewirkt wird im Bereich des Nebenhodenkopfes und -schwanzes, ist wohl relativ unwahrscheinlich für die akute Epididymitis.

Adam, D., München: Herr Eickenberg, Sie haben die berechtigte Frage gestellt, warum das Interesse an den diversen Cephalosporinen, aber auch an anderen Antibiotika, in bestimmten Fachgebieten, wie hier in der Urologie, so groß ist. Ich möchte eigentlich die Antwort geben und sagen, nachdem wir so viele gute, neue Antibiotika haben, sollten wir uns darum bemühen, nachzuweisen – wie hier auch geschehen –, wie die Penetrationsfähigkeit der Substanzen in bestimmte Organe ist. Sie haben jetzt mit einem Modell gearbeitet, das sehr interessant ist. Man versucht, die interstitielle Flüssigkeit in eine Kapsel hinein diffundieren zu lassen, was auch gelingt, und kann darin die Konzentration nachweisen. Man kommt dann zu der Menge Antibiotikum, die nach bestimmter Dosis bei bestimmter Pharmakokinetik bei bestimmten Patienten hineingegangen ist. Aber, was ich vorschlagen würde und Sie fragen möchte, ob Sie es schon einmal versucht oder gemacht haben: möglicherweise ist der infizierte Bereich eben doch noch mal anders als das Gewebe beim gesunden Versuchstier oder auch beim gesunden Menschen. Sollte man sich nicht Gedanken darüber machen, ob man mit solchen Modellen auch im wirklich infizierten Bereich arbeitet, z. B. bei Koli-Infektion oder irgendetwas anderes, und dann versucht, dort die wirkliche Konzentration am Wirkort nachzuweisen, um der Sache noch etwas näher zu kommen.

Ringert, R. H., Essen: Bei der Epididymitis und Orchitis haben wir das nicht getan. Vielleicht kann aber Herr Baumüller etwas sagen zur Prostatitis. Er hat es im infizierten Milieu bei der Prostata getan.

Baumüller, A., Freiburg: Wir haben das verglichen bei infizierten und nicht infizierten Prostatae, mit den Kammern von Herrn Eickenberg, und da war kein Unterschied feststellbar. Ich persönlich führe das darauf zurück, daß wahrscheinlich die Kammern als solche eine Begleitentzündung hervorrufen, so daß man praktisch das gleiche Modell der Entzündung sowieso hat, ob Keime drin sind oder nicht. Diese unspezifische Begleitentzündung um die Kammer herum dürfte die Genetik so verändern, daß es praktisch schon einer Entzündung entspricht.

Eickenberg, H.-U., Essen: Vielen Dank, Herr Baumüller! Das steht jetzt im Raum. Eine Enzündung in einem anderen urologischen Organ, und deswegen glaube ich, daß wir nun zu Herrn Djulepas Vortrag kommen. Er hat nämlich a) eindeutig Unterschiede festgestellt und b) würde ich gerne auch die Definition des extravasalen Raumes erklärt bekommen, im Vergleich zu der interstitiellen Flüssigkeit, die jetzt Herr Adam erwähnt hat. Herr Djulepa, wenn Sie auf diese beiden Sachen eingehen! Erste Frage, um zu starten! Wie erklären Sie den Unterschied: „entzündet versus nicht entzündet", den Sie gefunden haben? und zweitens, wie kommen Sie zu dem extravasalen Raum?

Djulepa, J., Mannheim: Wir haben seit sieben Jahren die Experimente durchgeführt. Zuerst haben wir mit Hunden angefangen und haben versucht, künstlich eine Pyelonephritis zu erzeugen und dann die Niere zu schädigen mit der Ureterligatur. Dabei haben wir insgesamt 29 Hunde benützt und haben zuerst Gentamycin und Cefazolin gegeben. Erst als das fertig war, das hat fast fünf Jahre gedauert, sind wir auf die menschlichen Nieren übergegangen und haben angefangen, mit verschiedenen Antibiotika, die wir in der Urologie benützen, die Konzentration zu messen. Zuerst haben wir gesehen, daß überall in der Literatur die Konzentration in Lymphe, im Urin, im Blut, im Plasma und Serum gemessen wurde, aber nie in extravasalem Gewebe. Wir haben das so gemacht, daß wir die Nieren perfundiert haben. Dabei haben wir aber zuerst einige Fehler begangen, weil wir unter zu starkem Druck perfundiert haben. Diesen Fehler mußten wir zuerst korrigieren. Beim Perfundieren muß man aufpassen, wenn eine Niere zwei oder drei Arterien hat, daß man tatsächlich zwei oder drei Arterien perfundiert. Wir haben das soweit gebracht, daß wir jetzt unter einem normalen Druck perfundieren und nehmen dann nicht die Papille, nicht die Medulla, sondern nur Kortex. Wenn sie eine Papille nehmen oder die Medulla, haben Sie Tubuli contorti eins, Tubuli contorti zwei, da findet sich immer mehr Antibiotika drin als in dem Gewebe, in dem Urin nicht vorhanden ist. Deswegen sind wir einen Schritt weiter gegangen und haben nur Kortex genommen und festgestellt, daß da bei verschiedenen chronischen Prozessen höchstens 20% von dieser Menge vorliegt, die sich in Lymphe, Urin, Serum oder Plasma befindet. In einigen Fällen hatten wir nur 1% der gesamten Konzentration im perivasculären Gewebe festgestellt.

Eickenberg, H.-U., Essen: Deswegen wollen wir auch die Methodik diskutieren. Wir sind mitten drin in der Physiologie und Herr Naber bittet ums Wort.

Naber, K., Straubing: Gerade zu Ihrem Modell erheben sich zwei Fragen. Sie sagen, daß Sie mit diesem Modell die extravasale Konzentration bestimmen. Das ist sicher zunächst einmal richtig. Haben Sie aber bedacht, wenn Sie eine Perfusion ausführen mit nicht antibiotikahaltiger Lösung, daß Sie aus dem interstitiellen Gewebe natürlich das Antibiotikum herausspülen? Herr Langer hat in Marburg elektronenoptische Untersuchungen am Interstitium der Niere gemacht und zeigen können, daß, im Gegensatz zu anderen Organen, die Gefäße der Nieren, die Kapillaren der Nieren, große Poren haben, daß also der Austausch zwischen intravasalem und extravasalem Raum in der Niere extrem hoch ist. Z.B. für das große Albumin liegt es in einer Größenordnung, ich weiß es nicht genau, von 8 oder 20 min. D.h., wann immer Sie eine Spülung machen, müssen Sie einen Austausch mit dem extravasalen Raum haben. Und kein Wunder, wenn Sie niedrige Konzentrationen haben. Der zweite Kommentar! Selbstverständlich ist in der Papille und in der Medulla die Urinkonzentration hoch. Aber auch im Kortex haben Sie Ihre Tubuli und auch da geht Ihnen dieser Fehler mit ein. Ich glaube, es ist bis heute nicht gelungen, den wirklich extravasalen Raum der Niere allein zu bestimmen.

Djulepa, J., Mannheim: Ich bin teilweise einverstanden damit, was Sie gesagt haben. Die Experimente, die Sie gemacht haben, entsprechen unseren Resultaten, weil es sich da um gesunde und normale Nieren handelt. Wo sich eine Narbe bildet oder wo es sich um einen pathologischen Prozeß handelt, ist die Gefäßwand – wir haben histologische Untersuchungen gemacht – nicht mehr so durchgängig für die Flüssigkeit wie in normalem Gewebe und bei normalen Gefäßen. In solchen Fällen, besonders wenn ein chronischer Prozeß vorliegt, wo sich Vernarbungen bilden, gibt es am wenigsten Perfusion in das Gewebe, gerade weil die pathologischen Prozesse der Gefäßwand sehr fortgeschritten sind. Und die Untersuchungen, die Sie erwähnen, das ist bei uns auch der Fall gewesen, beziehen sich auf gesunde Nieren, aber nicht auf pathologisch veränderte Nieren. Daher: je mehr pathologisch verändert, desto weniger ist die Konzentration im extravasalen Raum.

Eickenberg, H.-U., Essen: Vielen Dank! Herr Adam, noch dazu einen Kommentar?

Adam, D., München: Nur nochmal ganz kurz. Ich will nicht behaupten, daß andere Modelle besser oder schlechter sind, als was Sie machen. Jeder bemüht sich, möglichst die echte Konzentration im Gewebe am Infektionsort nachzuweisen. Das ist unterstellt und da gibt es eine ganze Menge Tendenzen. Durch das Herausperfundieren geht natürlich Antibiotikum wahrscheinlich wieder weg. Nachdem Sie solange damit arbeiten, würde mich interessieren, haben Sie einmal eine Zeitabhängigkeit untersucht, also Perfusionszeit, Perfusionsmenge? Dann wird es natürlich schwierig zu sagen, wir haben einen bestimmten Zeitpunkt herausgesucht, z.B. 14 Std, und haben jetzt die Werte. Was natürlich besser wäre, wäre einen Verlauf oder eine Art Kinetik herauszufinden. Jetzt die kurze Frage! Wie haben Sie das Gewebe dann verarbeitet? Das ist ja auch immer ganz wichtig! Wie ist es mikrobiologisch aufgearbeitet worden?

Eickenberg, H.-U., Essen: Vielleicht können Sie ganz kurz auf diese Frage eingehen?

Djulepa, J., Mannheim: Wir haben alle Zeiten probiert. Wir haben angefangen mit einer halben Stunde nach Antibiotikagabe und gingen bis zu 18 Std. Weiter sind wir nicht gegangen. Aber unser Ziel ist es, bis 24 Std zu gehen. Das hängt vom Antibiotikum ab. Und die Perfusionsflüssigkeit wurde gemessen, z. B. 500 ml oder 1000 ml, und dann die Antibiotikakonzentration pro ml ausgerechnet. Das ist doch klar. Das Gewebe wurde gemahlen und wurde unserem mikrobiologischen Institut in Mannheim gesandt. Das ganze Gewebe wurde gemessen, Hemmhöfe gemacht, usw.

Naber, K., Straubing: Vielleicht können Sie die Frage noch beantworten: Abhängigkeit der Perfusionszeit und Konzentration im Nierengewebe?

Djulepa, J., Mannheim: Ich würde sagen, die Perfusionszeit ist nicht so wichtig. Viel wichtiger ist der Druck, unter welchem Sie perfundieren. Das ist wesentlich wichtiger. Wir perfundieren mit 500 und mit 1000. Wir haben beides probiert. Es gibt weniger Unterschied bei der Perfusionszeit als beim Perfusionsdruck, der wesentlich wichtiger als die Zeit ist.

Eickenberg, H.-U., Essen: Wir drehen uns jetzt im Kreise. Die Frage steht noch immer im Raum. Sie ist wegen des Mikrophons vielleicht nicht durchgekommen. Die Zeitkonzentrationsabhängigkeit bei Ihren Untersuchungen! Das war Herrn Nabers Frage. Ihre Antwort, damit wir dann weitergehen können!

Naber, K., Straubing: Wenn Sie länger perfundieren, geht die Konzentration im Nierengewebe rauf oder runter oder bleibt sie?

Djulepa, J., Mannheim: Die geht runter, selbstverständlich.

Eickenberg, H.-U., Essen: Die Konzentration geht runter. Wir sind mitten drin in der Kinetik der Antibiotika und Herr Schalkhäuser hat verschiedene urologische Organe untersucht. Ich bitte Sie um Fragen aus diesem Bereich.

Ringert, R. H., Essen: Herr Schalkhäuser, wir haben das Cefotaxim nicht nur in Proben, sondern auch mit unseren alten Modellen in der Prostata und in der Subcutis bestimmt und ich kann aus diesen Zahlen sagen, daß es für das Cefotaxim keiner histologischen Veränderungen bedarf, um unterschiedliche Spiegel in der Interstitialflüssigkeit mit unserem Modell in unterschiedlichen Organen zu messen.

Schalkhäuser, K., Dorfen: Das Problem, das ja nun seit etwa acht, neun Jahren im Raum steht, als man begonnen hat, überhaupt diese Gewebespiegeluntersuchungen zu machen, war ja immer die Frage gewesen, was messen wir nun eigentlich. Messen wir eine echte Konzentration im Gewebe? Messen wir Beimengung von Urin? Messen wir Beimengungen von Blut? Wir haben in den letzten acht Jahren eine Vielzahl von Antibiotika immer nach dem gleichen Modell untersucht, und wir konnten eigentlich speziell bei der Niere erhebliche Differenzen feststellen. Wir sind dann darauf gekommen, daß das ja nicht unbedingt an der Methode liegen muß, sondern daß es doch vielmehr daran liegen kann, daß die Nieren sehr unterschiedlich sind. Im Prostata-Adenom ist ja doch eindeutig von verschiedenen Untersuchern festgestellt worden, daß die Streubereiche nicht sehr hoch sind. Wir konnten immerhin bei einem standardisierten Versuchsprogramm in der Niere von 0,3 μ/g bis zu rund 40 μ/g messen und wir glauben, daß hier doch ein Unterschied ist, was wir im histologischen Befund und rein klinisch finden. Denn wir glauben, daß hier doch ein Unterschied ist, was wir im histologischen Befund und rein klinisch finden. Denn wir glauben, daß es doch ein großer Unterschied ist, ob eine Niere gut durchblutet ist oder ob sie nicht durchblutet ist. Bei allen unseren Untersuchungen, die sich in der Zwischenzeit auf Tetrazyklin und verschiedene Zephalosporine beziehen, konnten wir eindeutig stets extrem niedrige Werte bei Schrumpfnieren feststellen. Und ich glaube, daß dieser sog. Fehler, haben wir jetzt eine Beimengung oder nicht an Blut, hier unerheblich ist, weil wir immer alle den gleichen Fehler machen. Wir haben in der Zwischenzeit erkannt, daß es das Modell, wo wir effektiv nur das messen, was wir eigentlich im Grundprinzip wollen, überhaupt noch nicht gibt.

Eickenberg, H.-U., Essen: Vielen Dank. Das Wort „unerhebliche Fehler" steht im Raum.

Potempa, J., Mannheim: Ich wollte dazu sagen, daß natürlich immer, wie Sie schon sehr richtig sagten, die Blutserumwerte in der Niere gemessen wurden und ebenfalls auch in geringerem Maße die Urinkonzentration in den Tubuli. Nun es ist so! Ein wenig wird natürlich ausgespült durch die Perfusion. Wir haben aber standardisiert, indem wir immer 500 ml gaben und vor allem der Druck, auf den kommt es an, nicht sehr hoch ist, wie wir es bei den Nierentransplantationen machen bzw. bei den Nieren, die wir für die Nierentransplantation gewinnen. Wir haben ja auch das, was wir dann ausgespült haben, nochmal gemessen und auch die Antibiotikakonzentration in der Spülflüssigkeit gemessen, und haben gemerkt, daß es dann nicht mehr schlimm ist, wenn der Druck nicht sehr hoch ist. Wir fanden, daß in der Lymphflüssigkeit genau dieselbe Konzentration von Antibiotika ist wie etwa im Serum. Ich glaube, daß der geringste Fehler dann entsteht, wenn der Hauptanteil des Blutes entfernt wurde. Dann haben wir photometrisch noch festgestellt, wieviel Blut in der Nierenrinde ist und konnten zumindest anhaltsmäßig die genauesten Werte der Konzentration im extravasalen Gewebe bestimmen.

Eickenberg, H.-U., Essen: Vielen Dank. Wir sind mitten drin in der Problematik der Gewebespiegelbestimmungen. Herr Baumüller hatte sich gemeldet und dann kann Herr Adam vielleicht die Frage schon vorbereiten aus seiner Sicht, als Mitglied der Gewebespiegelkommission der Paul-Ehrlich-Gesellschaft, ob man eine dieser Methoden ohne weiteres schon benutzen sollte, um die Antibiotika zu vermarkten.

Schalkhäuser, K., Dorfen: Darf ich Herrn Potempa grade noch antworten. Herr Potempa, natürlich ist es wichtig! Nur Ihre Untersuchungen können mit unseren Untersuchungen nicht verglichen werden. Wir haben keine perfundierten Organe, die wir der Untersuchung zuführen. Wir haben auch diese Überlegung gehabt, ob wir mit Schwerkraftperfusion im Sinne der Nierenkonservierung unter Umständen das Problem Urin-Blut lösen können. Herr Naber zeigte, daß wir unter Umständen genau das herausperfundieren, was wir evtl. nachweisen wollen, und daß wir dann nicht das echte Ergebnis haben, denn im Organismus wird die Niere ja auch nicht schwerkraftmäßig perfundiert, sondern permanent mit der Substanz durchströmt. Wir wollten ja nun wissen, was passiert am Ort der Entzündung. Das ist ja die Fragestellung, die bei diesen ganzen Untersuchungen immer wieder im Vordergrund steht.

Potempa, J., Mannheim: Der Druck entspricht etwa dem arteriellen Druck. Wir haben mit 80 mm Hg perfundiert, also es ist nicht etwa ein größerer Druck angewendet worden als er normalerweise in der Niere herrscht.

Eickenberg, H.-U., Essen: Meine Damen und Herren, wir sind mitten drin in der Methodik und das ist eine Sache, wo der Moderator stoppen sollte. Methodische Diskussionen in der Kaffeepause, Herr Schalkhäuser!

Baumüller, A., Freiburg: Mich interessiert Ihre Untersuchung am Prostatagewebe. Sie sagten, daß Sie das ausgespült haben in Kochsalzlösung nach Entnahme des Gewebes. Haben Sie den Auswascheffekt dabei gemessen?

Schalkhäuser, K., Dorfen: Sie haben das mißverstanden. Wir haben das entnommene Prostatagewebe von Blut gereinigt mit physiologischer Kochsalzlösung, dann wurde dieses Gewebe unter sterilen Kautelen abgetupft, getrocknet und steril eingefroren. Wir konnten im Prinzip ja nichts auswaschen, weil wir nichts hatten, um zu perfundieren. Wir haben die Prostatarillen, wie sie in üblicher Weise bei der TUR gewonnen werden, eben nur von dem überstehenden Blut, oder nehmen wir mal an von der Spülflüssigkeit, die im Rahmen der Resektion auf das Gewebe trifft, gereinigt.

Eickenberg, H.-U., Essen: Ja, das ist die Untersuchung, die viele durchführen. Das ist eine einfache Untersuchung. Baumüller, dazu noch eine Frage?

Baumüller, A., Freiburg: Ich möchte darauf hinweisen, wir haben das ausprobiert beim Trimethoprim. Das war nach 15 min nur noch 15% der Aktivität meßbar im Gewebe, nach genau dieser Methode, die Sie angewendet haben. Da ist doch so ein hoher Auswascheffekt durch das Spülmittel, durch das Abtupfen allein, daß dadurch die Konzentration deutlich verringert ist, so daß Sie zumindestens feststellen müßten, welche Zeit Sie im Mittel verwendet haben, um das Gewebe zu reinigen und zu trocknen.

Schalkhäuser, K., Dorfen: Zu Ihrer Frage des Trimethoprims! Es kann ja am Antibiotikum liegen, daß nach 15 min nichts drin ist, weil nichts reingeht. Und die zweite Sache ist, wir haben nicht den Eindruck, daß ein Auswascheffekt vorhanden ist, denn die gewonnenen Rillen werden sofort aufgearbeitet.

Adam, D., München: Was diese zuletzt diskutierte Frage betrifft, kann man folgendes dazu sagen. Der Auswascheffekt ist sehr gering bei der Prostata, wenn man nicht perfundiert, sondern sichtbares Blut entfernt. Und das Problem ist ganz einfach folgendes: Wenn Sie z.B. beim Trimethoprim nach 15 min weniger finden oder nichts mehr finden, dann haben Sie den Blutfehler entfernt und sonst gar nichts. Im Gewebe ist dann vielleicht weniger drin. Aber das sollte man genauestens nachprüfen, wieviel wirklich in dem jeweiligen Prostataanteil drin ist. Der Blutanteil in der Prostata als solcher ist auch sehr gering, so daß man diesen Fehler, der hinein kommen könnte, vernachlässigen kann. Bei den ganzen Dingen, die wir untersucht haben über die Jahre, war er nie über 10% in der Prostata. Und diese 10% könnte man sogar noch korrigieren. Die nächste Frage, die diskutiert wurde, war: bei eingeschränkter Nierenfunktion ist die Konzentration des Antibiotikums die gleiche wie bei normaler Niere oder geringer. Wir haben mit Herrn Tunn zusammen mit einem anderen Cephalosporin gefunden, daß bei eingeschränkter Nierenfunktion, bei histologisch veränderten Nieren, Schrumpfnieren, die Konzentrationen über die Zeit durchweg etwa die Hälfte niedriger waren als bei normaler Niere. Es scheint also hier tatsächlich weniger hineinzudiffundieren, wenn die Niere geschädigt oder gestört ist. Und das ist ja sehr wichtig für die einzelnen Antibiotika, für die Applikation einer Substanz bei einem Patienten mit solchen Nieren. Die letzte Frage ist sehr schwierig zu beantworten, Herr Eickenberg, ob die Gewebespiegel in die Vermarktung der Antibiotika hineingehen sollen oder nicht. Sie werden das tun, das ist ganz klar, zwangsläufig schon. Man muß über die Zeit versuchen, möglichst solide, saubere Untersuchungen zu bekommen. Wir wollen uns in der Paul-Ehrlich-Gesellschaft bemühen, die Modelle zu verbessern, das man wirklich eine sinnvolle, vernünftige Aussage machen kann. Man kann es dann wahrscheinlich nicht verhindern, daß das Bundesgesundheitsamt für die Registrierung von Antibiotika auch Gewebespiegel verlangen wird und ich habe eigentlich nichts dagegen, wenn man die Kriterien für die Anwendung von Medikamenten am Menschen möglichst sicher stellt und hoch ansetzt. Wir sind dazu aufgerufen, uns zu bemühen, die Methodik zu verbessern.

Eickenberg, H.-U., Essen: Vielen Dank. Noch einen Kommentar als praktizierender Urologe. Daß das Blut in der Prostata gering ist, daß sehe ich bei der täglichen Arbeit nicht. Es blutet sehr stark, wenn auch nicht direkt aus dem Adenom. Und das Wort „Vernachlässigen der Fehler" ist zu oft bei den verschiedenen Modellen, die vorgestellt worden sind, aufgetaucht. Es ist das Bestreben, das nicht so abzutun, sondern daran zu arbeiten. Wir sind weg von den experimentellen Modellen und es steht noch ein Vortrag, nämlich der von Herrn Naber dort, der bei geriatrischen Patienten Untersuchungen durchgeführt hat. Bitte Fragen zu diesem Thema! Sind keine Fragen da? Das ist ein bißchen unfair. Herr Naber, ich habe eine ganz einfache Frage. Die Kinetik ist anders bei alternden Menschen. Sie haben auch über die Kinetik des Serums gesprochen. Es geht ja um die Halbwertzeit im Serum. Was meinen Sie, wie es im Gewebe beim alternden Menschen aussieht, im Vergleich zu dem jungen Klasse-A-Typ.

Naber, K., Straubing: Nun, die Gewebespiegel in den Kammern, oder wie auch immer man sie mißt, hängen ja letztlich immer von der Plasmakonzentration ab. Wenn ich einen verzögerten Plasmaabstrom habe, habe ich längere Zeit einen relativ hohen Plasmaspiegel, der für die Gewebediffusion zur Verfügung steht. Von dieser Seite aus betrachtet, kann man das eher als günstig bezeichnen. Von der anderen Seite aus betrachtet, wie der extrazelluläre Raum beim alten Patienten im Vergleich zum jungen Patienten ist, da weiß man ja, daß der Extrazellulärraum beim alten Patienten kleiner ist. D.h. es steht hier also weniger zur Verfügung. Darüber sind mir keine Experimente bekannt.

Eickenberg, H.-U., Essen: Vielen Dank, Herr Naber. Gleich ein ganz anderer Aspekt, bevor wir die Antibiotikauntersuchung verlassen, der ethische Aspekt. Sie wissen, meine Damen und Herren, daß nicht nur der Verband der Tierschützer jetzt gegen die Tierexperimente vorgeht, und zwar sehr massiv, sondern daß auch die Frage der klinischen Prüfung im Raum steht. Ich würde den Punkt bei dieser Problematik nicht vernachlässigen. Vielleicht hat der eine oder andere eine Meinung hierzu. Wie ist es mit klinischen Prüfungen am geriatrischen Patienten? Können wir das vertreten? Sollte man beim alternden Tier Untersuchungen machen?

Naber, K., Straubing: Ich muß natürlich jetzt die Konditionen unserer Untersuchung sagen. Es sind Patienten, die einen Harnwegsinfekt hatten, wo also eine Antibiotika-Therapie indiziert war. Der Patient wurde daraufhin aufgeklärt und er wurde gebeten, ob es bei ihm erlaubt sei, Blutproben abzunehmen, die für uns von Interesse waren. So wurde ihm das formuliert und die Zustimmung war dann vorgelegen. Ich glaube, diese Konditionen müssen vorhanden sein.

Eickenberg, H.-U., Essen: Vielen Dank! Das sind die Grundvoraussetzungen. Wie ist es aber mit dem armen Tier, Herr Adam?

Adam, D., München: Ich möchte mich ganz klar dafür aussprechen, daß man für Basisuntersuchungen in jedem Fall den Tierversuch braucht. Da kommt man überhaupt nicht drum herum. Die Organe sind dem Menschen ähnlich und wir müssen, um Statistiken zu machen, den Tierversuch einfach haben. Die pharmako-kinetischen Untersuchungen am Menschen müssen wir auch haben und es ist ja bei uns in der Pädiatrie noch viel schlimmer. Um eine ordentliche Dosierung beim Neugeborenen festzulegen, muß ich Pharmakokinetik machen. Ich muß wissen, wie geht diese oder jene Substanz in den Extravasalraum. Wie hoch sind die Konzentrationen im Serum nach der Applikationszeit? Und danach richtet sich die Dosis. Daß wir da Schwierigkeiten haben und daß es problematischer geworden ist gegenüber früher, ist uns klar. Aber wir kommen nicht darum herum zum Nutzen des Patienten, an dem die Medikamente dann auch angewendet werden.

Eickenberg, H.-U., Essen: Eine klare Antwort. Vielleicht können wir das Problem der Aufklärung aufgreifen und den Vortrag von Herrn Schütz diskutieren. Die Frage, inwieweit dort eine Aufklärung erfolgen muß, wenn Sie bei einer prospektiven Studie ein Placebo benutzen gegenüber einem Präparat, das angeblich eine Wirkung haben soll. Und hierzu bitte ich auch die Praktiker, die Erfahrung mit dem Beta-Sitosterin haben, zu Wort. Vortrag Schütz offen zur Diskussion.

Naber, K., Straubing: Ich darf vielleicht nun Herrn Schütz fragen, wie er es gemacht hat.

Schütz, W., München: Darf ich Ihre Frage so verstehen, daß es im Augenblick noch um die Aufklärung des Patienten geht. Wir haben dem Patienten selbstverständlich bei einer Doppelblindstudie nicht gesagt, was in dem Präparat enthalten ist. Das können wir ja nicht. Wir haben aber andererseits auch nicht gesagt, welche Wirkung, welche isolierte Wirkung wir von diesem Präparat erwarten. Wir haben ihn in der Form grob informiert, indem wir ihm gesagt haben: wir wollen Ihr Miktionsverhalten verbessern, damit Sie unter Umständen weniger Beschwerden haben – ohne zu differenzieren, was wir von dieser Untersuchung erwarten, also z.B. einen verbesserten Harnfluß oder daß seine Nykturiefrequenz zurückgeht. Der Patient hat andererseits eine Aufklärung darüber erhalten, daß es sich um ein Präparat handelt, das bereits auf dem Markt ist und das zu diesem Zweck keiner gesonderten oder zusätzlichen Zustimmung durch den Patienten bedarf.

Eickenberg, H.-U., Essen: Vielen Dank! Weitere Wortmeldungen zur Behandlung des Prostatadenoms. Ja, Herr Potempa.

Potempa, J., Mannheim: Es ist selbstverständlich, daß wir bei der Antibiotikatherapie die Tierversuche vorausschicken, um schon allein die Toxizität des Präparates überprüfen zu können. Wenn das nicht geschieht und man würde das Präparat sofort in die Klinik einführen, dann würden wir uns sofort vor dem Gesetz strafbar machen. Es käme nicht nur der Experimentator, sondern auch der Chef der Klinik vor den Kadi. Diese Sache ist auch schon juristisch praktisch abgeklärt. Es gibt keinen Weg ohne vorhergehenden Tierversuch. Das zweite sind die Placebo. Da stehen wir vor einer ganz unlösbaren Aufgabe. Wir wissen ja aus der amerikanischen Literatur, daß dort Versuche durchgeführt wurden, ohne daß die Patienten praktisch aufgeklärt waren. Einer bekam das, einer das, einer nichts. Bei schweren Erkrankungen begeben wir uns in die ungeheure Gefahr, daß wir eine Hilfeleistung unterlassen haben, wir uns also vor dem Gesetz strafbar machen. Wir müssen die ausdrückliche unterschriftliche Erklärung vom Patienten haben, daß wir nicht wissen, was wir ihnen geben, wenn wir eine Doppelblindstudie machen, ob er ein Placebopräparat bekommt oder nicht. Bei hochaktuellen Infektionskrankheiten verbietet sich das auf jeden Fall. Da machen wir uns auf jeden Fall strafbar und es ist bisher kein Ausweg gefunden aus dieser Misere. Es geht nicht, daß wir einfach Doppelblindversuche machen und nicht aufklären. Die Patienten müssen sich schriftlich einverstanden erklären, daß sie selbst und daß der Arzt nicht wissen, was gegeben wird.

Eickenberg, H.-U., Essen: Vielen Dank für die Rechtshilfe, Herr Potempa!

Schütz, W., München: Darf ich, was unsere Untersuchungen anbelangt, noch eine Frage daran anschließen. Wenn ich einem Patienten ein Placebo gebe und soll ihn darüber aufklären, dann sollte eigentlich auch mir die Wirkung des Verumpräparates bekannt sein. Denn erst, wenn diese Wirkung bekannt ist, kann ich eigentlich von unterlassener Hilfeleistung im kritischen Fall reden. Zum zweiten darf ich sagen, daß unsere Patienten bei Prostata-Adenomen im Stadium I und II sich in keiner Situation befanden, wo es hätte gefährlich werden können.

Eickenberg, H.-U., Essen: Wir haben folgende Situation: wir haben ein Präparat, wo wir a) nicht wissen, wie die Wirkung ist und b) ob es wirkt. Ich bitte doch um Erfahrungen aus dem Auditorium. Hat jemand persönliche Erfahrungen?

Tunn, U., Herne: Wir haben versucht zu untersuchen, ob wirklich ein reproduzierbarer Effekt auf die Blasenentleerung durch Sitosterin möglich ist und mußten feststellen, daß keine Parameter objektiver Art durch Sitosterin bei sechsmonatiger Behandlung beeinflußt wurden. Diese Untersuchungen hatten als Parameter der Blasenentleerung uroflowmetrische und urodynamische ausgedehnte Messungen zur Grundlage und ließen also keinerlei Einfluß erkennen.

Eickenberg, H.-U., Essen: Vielen Dank, Herr Tunn! Zwei prospektive Studien. Kein Einfluß. Die Wirkung kennen wir nicht. Wer, wenn ich fragen darf, unter uns benutzt das Präparat und ist der Meinung, daß evtl. subjektiv eine Wirkung da ist? Darf ich um Handzeichen bitten? Nur um eine Information! Wer benutzt das Präparat? Ist irgendeine subjektive Meinungsbildung zu bekommen? Wir sind in einer heiklen Situation.

Schütz, W., München: Vielleicht darf ich noch etwas dazu sagen. Ich hatte erwähnt, daß Birkoff prinzipielle Untersuchungen gemacht hat über das Miktionsverhalten des Prostatikers und gesagt hat, daß über einen Zeitraum von zwei Jahren evtl. sich erst 50% objektiv verschlechtern. Das ist gleichzeitig die Schwierigkeit der Kontrolle eines solchen Präparates und deswegen haben wir bei unseren Untersuchungen, selbst weil sie sich nur auf einen Zeitraum von vier Wochen beziehen, auch nur von Frühwirkungen gesprochen. Wir können prinzipiell zur Zeit noch nicht sagen, wo die Hauptangriffspunkte liegen. Vielleicht dienen diese Untersuchungen dazu, verstärkt nach anderen Wechselwirkungen zu suchen.

Eickenberg, H.-U., Essen: Vielen Dank, Herr Schütz. Also, Langzeituntersuchungen sind nötig. Wir bleiben bei der Prostata oder sind noch Fragen zu diesem praktischen Problem? Ja, bitte schön!

Simon, Stade: Wenn das Präparat so wenig verabreicht wird, wie's hier im Hörsaal ist. So ist es ja nicht! Die Praktiker verabreichen das Präparat. Wie können wir nun Aufklärung treiben, daß diese Studien veröffentlicht werden. In den Zeitschriften, die die Praktiker lesen. Damit das Präparat abgeschafft wird.

Eickenberg, H.-U., Essen: Das ist eine gute Anregung! Eine andere wäre, wer immer zu den Ständen geht, auch mit den Verantwortlichen zu diskutieren und die Information, die gewonnen wird, mit verarbeiten. Das wäre praktische und wissenschaftliche Arbeit. Weitere Fragen zur Prostata? Die Prostata wurde auch von Herrn Tunn behandelt und das wäre der Vortrag 149. Ich bitte um Fragen. Bitte schön, Herr Frick!

Frick, J., Salzburg: Herr Tunn, ich hätte eine Frage. Haben Sie bei diesen Hunden während der Behandlungszeit auch endokrine Profile erstellt? Wie war es mit den peripheren Hormonen? Wie war es mit den zentralen Hormonen? Haben sich hier Veränderungen ergeben? Oder konnte man eine Korrelation zwischen den morphometrisch erhobenen Befunden und den endokrinen Profilen herstellen? Und als zweite Frage: Haben Sie nur 17-β-Östradiol probiert? Oder haben Sie auch mit einem schwächeren Östrogenpräparat, z. B. mit Östron, eine Studie durchgeführt und gemessen, ob die Veränderungen doch ganz anders sind bei einem schwächeren Östrogenpräparat?

Tunn, U., Herne: Endokrine Profile haben wir nur eingeschränkt durchgeführt, weil uns insbesondere die gonadotropen Hormone hier interessierten. Wir haben untersucht Prolaktin und STH und fanden dabei in den östrogen-behandelten Gruppen einen signifikanten STH-Anstieg, aber überraschenderweise keinen Prolaktinanstieg. Andererseits haben wir zusätzlich die intrazelluläre Bindung von Prolaktin in Gewebeschnitten enzym-histochemisch untersucht und fanden dort in den östrogen-behandelten Gruppen vermehrte Prolaktinanreicherung direkt im Gewebe, obwohl im Serum keine Erhöhung der Titer vorhanden war. Hierbei handelt es sich, das muß ich einschränkend sagen, um Basalwerte, die etwas problematisch sind. Zu Ihrer zweiten Frage muß ich sagen, daß wir nur 17-β-Östradiol verwendet haben.

Eickenberg, H.-U., Essen: Bitte weitere Fragen zu den Problemen der Prostatahyperplasie. Herr Baumüller!

Baumüller, A., Freiburg: Ich wollte Herrn Tunn fragen, ob er auch Androgene untersucht hat und wenn ja, ob er einen Antagonismus oder Synergismus festgestellt hat zusammen mit den Östrogenen.

Tunn, U., Herne: Das ist, glaube ich, eine sehr wichtige Frage. Wir müssen hier vor allen Dingen bei den tierexperimentellen Hyperplasiemodellen mit einbeziehen, daß es sich ja um kastrierte Hunde handelt. Daß man also androgene und östrogene Effekte direkt am Erfolgsorgan sieht. Wenn man das betrachtet, dann muß man einerseits die androgenen und östrogenen Effekte auf die Struktur und auf die Funktion unterscheiden, um hier von Synergismen oder Antagonismen zu sprechen. Dazu ist zu sagen, daß bezüglich der sekretorischen Funktion der Prostata ein Antagonismus zwischen biologisch aktiven Androgenen und Östrogenen besteht, die ja auch schon Huggins in seinen frühen, klassischen Untersuchungen nachgewiesen hat. Dieser funktionelle Antagonismus ist bedingt durch eine metaplastische Transformation des Epithels, das unter dem östrogenen Einfluß induziert wird und das einen Verlust der sekretorischen Aktivität nach sich zieht. Wenn man die stromalen Werte betrachtet, dann kann man allerdings von einem Synergismus zwischen Androgenen und Östrogenen sprechen, da die östrogen induzierte stromale Proliferation durch Androgene potentiert wird. Und hier ist vor allen Dingen das Verhalten der glatten Muskulatur von Interesse, die ja auch nach den Untersuchungen von Bartsch und Rohr für die Pathogenese der benignen Prostatahyperplasie des Menschen ganz entscheidend ist. Die Aktivierung der glatten Muskulatur wird auch synergistisch durch Östrogene und Androgene potenziert.

Eickenberg, H.-U., Essen: Vielen Dank, Herr Tunn! Weitere Kommentare zu dem Problem Prostatahyperplasie. Herr Tunn, Sie haben eben den Namen Huggins erwähnt, der den Nobelpreis gewonnen hat. Hat Huggins recht oder hat er unrecht aus Ihrer Sicht mit mehr endokrinologischen Informationen? Das ist die erste Frage, die ich habe. Die zweite ist: Ihre Untersuchungen erfordern einen enormen Aufwand endokrinologischer Labormethoden. Meinen Sie, daß diese spezielle Endokrinologie eine Rolle hat in der Urologie?

Tunn, U., Herne: Zur ersten Frage ist zu sagen, daß Huggins ja vorwiegend mit nicht-kastrierten Hunden gearbeitet hat und daß dort natürlich die östrogene Wirkung vorwiegend durch den antigonadotropen Effekt auf die Hypophyse dargestellt wird. D. h. also, daß durch den antigonadotropen Effekt androgenen Entzuges bedienen wir uns ja alle in der Behandlung des Prostatakarzinoms. Dieses Basiswissen wird ja täglich in der Praxis verwendet. Ihre zweite Frage, ob die Endokrinologie für den urologischen Alltag in diesem Fall, also nicht nur für die Forschung, von entscheidender Bedeutung ist, die kann ich nur ganz eindeutig unterstreichen.

Eickenberg, H.-U., Essen: Vielen Dank, Herr Tunn. Deswegen hat wohl auch Herr Schüssler seine Untersuchungen durchgeführt. Ich bitte um Fragen über die Hodentumoren. Endokrines Profil bei Hodentumoren. Keine Fragen hierzu? Herr Schüssler, Sie haben sehr schön die β-HCG-Anteile aufgezeigt. Ist die Halbwertzeit oder die Eliminationszeit aus dem Serum dieser verschiedenen Anteile des HCGs unterschiedlich?

Schüssler, B., Berlin: Die Halbwertzeiten sind unterschiedlich. Das HCG-alpha wird wesentlich schneller aus dem Serum eliminiert, nach einer Halbwertzeit von etwa 30 min. Es gibt eine Arbeitsgruppe in Amerika, die damit Untersuchungen gemacht hat. Sie hat diese Halbwertzeit ausgenutzt, und zwar haben sie aufgrund der schnellen Halbwertzeit versucht, Metastasen zu lokalisieren.

Eickenberg, H.-U., Essen: Vielen Dank! Weitere Fragen zu den Hodentumoren? Dann steht im Raume der letzte Vortrag über die seitengetrennte Nierenfunktion von Herrn Jocham. Fragen zur Nierenfunktion? Wo sind unsere Isotopen-Fachleute? Herr Jocham, Sie sprachen die Strahlenbelastung an. Ich habe verstanden, daß eine erhöhte Strahlenbelastung vorhanden ist. Wie ist dies zu erklären? Nochmal in ganz kurzen Worten!

Jocham, D., München: Gesicherte Untersuchungen

liegen nur für die nicht-gestaute Niere vor. Bei der nicht-gestauten Niere liegt die Strahlenbelastung des 99-m-Tc-Hippuran. In dem Augenblick, wo eine Stauung auftritt, wird selbstverständlich auch das Jod-Hippuran nicht mehr ausgeschieden. Der wesentliche Unterschied zwischen Jod-Hippuran 131 und dem 99-m-Technitium-DMSA besteht darin, daß das Jod-Hippuran tubulär sezerniert wird und über das Hohlsystem zur Blase hin abfließt, während das Technetium-DMSA im Tubulus liegen bleibt.

Eickenberg, H.-U., Essen: Also das DMSA bleibt im Tubulus liegen?

Jocham, D., München: Ja, es bleibt im Tubulus liegen und klingt dort ab. Geringe Fraktionen des 99-m-Technitium-DMSA werden allerdings globulär sezerniert. Das ist aber zu vernachlässigen unter Normalbedingungen.

Eickenberg, H.-U., Essen: Wie ist es mit der glomerulären Funktionsrate mit DMSA? Haben wir dort eine glomeruläre Funktion?

Jocham, D., München: Es sind wenige Prozent, die über den Glomerulus sezerniert werden.

Eickenberg, H.-U., Essen: Herr Naber!

Naber, K., Straubing: Zu dem Komplex folgende Frage. Wir haben in Saarbrücken von einer Arbeitsgruppe aus Rotterdam gehört, daß zwischen der Durchblutungsmessung der Niere, der relativ direkten mit Mikrosphären z.B., und der Jod131-Clearence erhebliche Diskrepanzen bestehen, vor allem in der Harnstauungsniere. Daß andererseits aber die direkte Durchblutungsmessung, z.B. mit Mikrosphären, viel besser mit der Erholungsfähigkeit der Niere korreliert. Da Sie jetzt zwischen diesen beiden Substanzen, die Sie vorgestellt haben, ebenfalls unterschiedliche renale Kinetik haben, könnte hier evtl. ein Ansatzpunkt sein, eher an die echte Durchblutung der Niere heranzukommen, um einen Parameter für die Erholungsfähigkeit zu bekommen.

Jocham, D., München: Ein anderes Radioisotop, das Technitium-DTPA, das zur Perfusionsstudie benutzt wird, korreliert gut mit dem DMSA. Darüber hinausgehende Informationen stehen mir im Augenblick nicht zur Verfügung.

Eickenberg, H.-U., Essen: Ja, ich weiß nicht, ob man das so im Raume stehen lassen kann. Der Unterschied DMSA–DTPA. Sie wissen, daß bei der internationalen prospektiven Refluxstudie die Substanzen eingesetzt werden sollen bei Kindern und sich die Grundlagenforscher und die Isotopenfachleute noch nicht im klaren sind, wo der Unterschied ist bei der Funktion und Ausscheidung von DMSA und DTPA. Also, so einfach ist es, glaube ich, nicht. Man weiß, daß die Strahlenbelastung, die Sie auch angedeutet haben, um eine 10er Potenz höher ist bei dem DMSA. Aber was für Informationen man bekommt durch die unterschiedlichen Teste, das steht, glaube ich, noch im Raume.

Jocham, D., München: Nein, ich habe lediglich festgestellt, daß eben die Korrelation, die Wertigkeit der Aussage, die zu erhalten ist, zwischen DTPA und DMSA hinsichtlich der seitengetrennten Nierenfunktion, gut korreliert. Das ist das einzige, was dazu im Augenblick gesichert bekannt ist.

Eickenberg, H.-U., Essen: Vielen Dank, Herr Jocham! Weitere Fragen zur Nierenfunktion? Meine Damen und Herren, wir haben viel über die Niere geredet, die Nierenfunktion, die Physiologie, und ich glaube sogar, daß der Kaffee draußen die Niere beeinflußt. Um ½11 Uhr geht's weiter. Vielen Dank!

Verhandlungsbericht der Deutschen Gesellschaft für Urologie, 31. Tagung (1979), 467

Leistenhernie-Korrektur simultan mit retropubischer Prostata-Adenomektomie

V. E. Hesse

Die operative Behandlung des direkten und indirekten Leistenbruchs kann nach unserer Methode zusammen mit der retropubischen Prostata-Adenomektomie als synchrone Operation durchgeführt werden.

Von einer Pfannenstiel-Inzision aus werden sowohl die Haut als auch die vordere Rektusscheide etwa 5 cm kranial der Symphyse quer zur Faserrichtung durchtrennt. Ein medianer Schnitt von dem Querschnitt aus bis zur Symphyse ergibt zwei caudal der Inzision gelegene Dreiecke. Auf der Seite der Hernie – wenn nötig, auch beidseitig – wird die Rektusscheide aufgeteilt in zwei Teile, bestehend aus der fibrösen Fortsetzung des M. obliquus abdominis ext. und des M. obliquus abdominis int.

Zwischen den beiden Lagen werden unter direkter Sicht der Samenstrang und die Hernie dargestellt. Der Bruchsack wird isoliert und sein Inhalt wird dann präperitoneal bzw. retrorektal zurückgeschoben. Dann kann der Bruchsack in seinem präperitonealen Anteil reseziert werden.

Die Faszie des M. obliquus abdominis int., die auf dem Rektusmuskel liegt, wird nun vom Muskel selbst abpräpariert und dann wie ein Blatt Papier umgeklappt und über die Bruchpforte gelegt. Die Naht erfolgt spannungsfrei mit üblichem Nahtmaterial, wobei ich synthetisches Material, das sich auflöst, bevorzuge.

Zur Entzündungsprophylaxe verwende ich ein Antibiotikum, entsprechend der Austestung der Urin- bzw. Prostataexprimatkultur. Falls kein Antibiogramm vorliegt bzw. die Kultur negativ war, verwende ich ein Tetracyclin-Präparat mit besten Ergebnissen.

Im Anschluß an die Versorgung der Leistenhernie folgt die retropubische Prostata-Adenomektomie.

Der Wert dieser synchronen Operation ist aus der Tatsache zu ersehen, daß in 68 auf diese Weise operierten Fällen bei einer Mindestbeobachtungszeit von zwei Jahren kein Hernien-Rezidiv aufgetreten ist.

Der Erfolg dieser Methode veranlaßt den Allgemein-Chirurgen – und das erscheint mir wichtig –, Patienten mit einer Leistenhernie und einem Prostata-Adenom dem Urologen zu überweisen zur Durchführung der einseitigen synchronen Operation.

Viktor E. Hesse
M. Med. Chir.
702 Nedpark Medical Centre
Sunnyside
Pretoria
Republik Südafrika

Verhandlungsbericht der Deutschen Gesellschaft für Urologie, 31. Tagung (1979), 468/469

Trennung von Epithel und Stroma von Prostatatumoren – Ergebnisse endokrinologischer Untersuchungen

K. Oishi, J.C. Romijn, J. Bolt-de Vries, F.H. Schröder

Embryologische Studien von Cunha [1,2] zeigen, daß embryonales Prostata-Epithel nur in dem ihm zugehörigen periurethralen Stroma aussproßt. Stroma aus anderen Teilen von Embryonen hat diese induzierende Wirkung nicht. Morphometrische Untersuchungen der menschlichen Prostatahypertrophie haben gezeigt, daß auf lichtmikroskopischem Niveau die wesentlichste Veränderung von normaler Prostata zur Prostatahypertrophie in einer Zunahme des Stromas liegt [3]. Diese und andere Hinweise lassen vermuten, daß das Stroma der normalen Prostata und auch der Prostatatumoren spezifische Eigenschaften besitzt und daß zwischen Stroma und Epithel spezifische Wechselwirkungen bestehen, die wichtig sein könnten für die Pathogenese der Prostatahypertrophie und des Karzinoms.

Methoden und Ergebnisse

Zelltrennung

Anknüpfend an frühere Versuche von Franks [4] und Pretlow [5] haben wir eine Technik entwickelt, die es erlaubt, Stroma und Epithel von hyperplastischem Prostatagewebe zu trennen. Dies geschieht durch die kombinierte Anwendung von Druck- und Sedimentationsschritten.

Pro Gramm Gewebe wurden im Schnitt 22,5 x 10^6 Zellen in der epithelialen Fraktion gewonnen ($\bar{x} = 22{,}5 \times 10^6$, Bereich 7,51–41,1 x 10^6, n = 10). Die Vollständigkeit der Trennung kann durch verschiedene Techniken kontrolliert werden: histologische Untersuchungen des übriggebliebenen Stroma zeigen, daß das Epithel fast vollständig verschwunden ist.

Suspensionen, die von Epithelzellen angefertigt werden können, enthalten 96% histochemisch für saure Phosphatase positive Zellen ($\bar{x}$ = 96,2%, Bereich 92,8–98,7%, n = 10). Saure Phosphatase Bestimmungen in der epithelialen Fraktion und im Stroma zeigen, daß die epitheliale Fraktion im Mittel 57mal mehr saure Phosphate pro mg Protein enthält ($\bar{x}$ = 57,3, Bereich 12–130, n = 3).

Auch elektronenoptisch wurde bestätigt, daß die epitheliale Fraktion fast ausschließlich aus Epithelzellen besteht.

Vitalität

Für viele Untersuchungen ist es nicht nötig, vitales Material zur Verfügung zu haben, für andere ist es wünschenswert. Untersuchungen der Vitalität der epithelialen Zellen wurden vergleichend mit dem Vitalfarbstoff Trypan Blau und autoradiographisch mit ^{3}H-Uridin ausgeführt. In denselben Epithelzellsuspensionen zweier Prostataadenome wurden mit Trypan Blau 66% und 35%, mit Uridin 12,0 und 9,1% vitale Zellen gefunden. In den epithelialen Suspensionen von zehn weiteren Hypertrophien, die nur mit Trypan Blau untersucht wurden, fanden wir 94% vitale Zellen ($\bar{x}$ = 94,2%, Bereich 78,2–98,7%, n = 10).

5α-Reduktase

5α Dihydrotestosteron (DHT) ist das für die Prostata wichtigste androgene Hormon. Es entsteht aus Testosteron, dem wichtigsten zirkulierenden Androgen durch 5α Reduktion. Das dafür nötige Enzym 5α-Reduktase wurde im Stroma und Epithel bestimmt und seine Aktivität war im Stroma gemittelt dreimal höher als im Epithel ($\bar{x}$ = 2,83, Bereich 1,9–4,4, n = 3).

Rezeptorbestimmungen

Messungen des Dihydrotestosteronrezeptors wurden im Prostataadenomgewebe, in der Stromafraktion und in der Epithelfraktion ausgeführt. Im Gewebe wurden gemittelt 2100 Rezeptormoleküle pro Zellkern ($\bar{x}$ = 2100, Bereich 1600–2600, n = 2) und im Epithel 2700 Moleküle pro Kern ($\bar{x}$ = 2700, Bereich 1600–3800, n = 7) gefunden. Das Epithel von zwei Adenomen war wahrscheinlich aus technischen Gründen negativ. Im Stroma wurde kein DHT Rezeptor gefunden. Östradiolrezeptor wurde weder im unbehandelten Gewebe noch in den Fraktionen gefunden.

Diese Ergebnisse stehen im Gegensatz zu anderen Angaben in der Literatur [6, 7] und sollen sehr ausdrücklich als vorläufig bezeichnet werden.

Zusammenfassung

Mit der beschriebenen Technik können Stroma und Epithel von Prostatahypertrophiegewebe getrennt werden. Die resultierenden Fraktionen wurden durch Bestimmung der sauren Phosphatase charakterisiert. Die Vitalität der Zellen ist gering. 5α-Reduktase kommt überwiegend im Stroma, DHT Rezeptor in den Epithelzellen vor. Östradiolrezeptor wurde nicht gefunden.

Diese vorläufigen Resultate lassen vermuten, daß eine der spezifischen Funktionen des Stromas bei der Prostatahypertrophie in der Zulieferung des von der Epithelzelle benötigten Dihydrotestosterons liegt.

Literatur

1. Cunha GR (1972) Anat Rec 172:179. – 2. Cunha GR (1972) Anat Rec 172:529. – 3. Bartsch G, Rohr HP (1977) Invest Urol 14:301. – 4. Franks LM, Riddle PN, Carbonelli AW, Gey GO (1970) J Pathol 100:113. – 5. Helms SR, Brazeal FJ, Bueschen AJ, Pretlow TG (1975) Am J Pathol 80:79. – 6. Cowan RA, Cowan SK, Grant JK, Elder HY (1977) J Endocrinol 74:111. – 7. Bruchowsky N, Rennie PS, Wilkin RP (1979) Proceedings Workshop of the European Prostatic Cancer Research Group, Amsterdam

Prof. Dr. F. H. Schröder
Urologische Klinik, Erasmus Universität, Rotterdam

Verhandlungsbericht der Deutschen Gesellschaft für Urologie, 31. Tagung (1979), 470/471

Ein Enzymimmunoassay zum Nachweis von prostataspezifischer saurer Phosphatase (PSAP) beim Prostatakarzinom

H.-W. Bauer, H. Göttinger, G. Grenner

Seit 1938, als Gutmann AB und Gutmann EB erhöhte Werte der sauren Phosphatase beim metastasierenden Prostatakarzinom beschrieben, ist dies der am häufigsten bestimmte Laborparameter, um die Effektivität der Therapie beim Prostatakarzinom zu überwachen. Wegen der Heterogenität der sauren Phosphatasen war jedoch die Bestimmung der Gesamtphosphatasen zu unspezifisch. 1953 gelang dann Fisman und Lerner eine Eingrenzung der Spezifität durch Messung des tartrathemmbaren Anteils aus der gesamtsauren Phosphatase. Doch auch hier findet man noch bei 40% der Patienten mit disseminiertem Prostatakarzinom normale Serumwerte. Es gibt einerseits kein spezifisches Substrat für das in der Prostata gebildete Enzym, zum anderen ist die Enzymaktivität im Serum nur für wenige Stunden stabil. Als Fortentwicklung zu diesem störanfälligen funktionalen Nachweisverfahren fanden Foti et al. (1975) im Radioimmunoassay eine Methode, die das Enzym unter Zuhilfenahme seiner strukturellen Eigenheit bestimmt. An Analogie dazu wird hier erstmals über die klinische Wertigkeit eines Enzymimmunoassays zum Nachweis einer Disseminierung beim Prostatakarzinom berichtet. Die Gründe für die Suche nach einem Enzymimmunoassay liegen in dem gegenüber dem RIA erheblich reduzierten apparativen Aufwand, insbesondere ist kein Umgang mit radioaktiven Substanzen erforderlich.

Methodik

Der Enzymimmunoassay ist nach dem Sandwich-Testprinzip aufgebaut (Grenner und Schmidtberger, 1979). Das Antigen, die Prostataphosphatase, wurde nach konventionellen Verfahren aus Prostata-Sekret isoliert.

In Absorptionsstudien mit anderen humanen Geweben wurde die Spezifität des Antigens und des Antikörpers nachgewiesen. Als Markierungsenzym dient Peroxidase. Zur Testdurchführung werden 0,1 ml Standard oder das zu untersuchende Serum zusammen mit 0,1 ml Inkubationspuffer für 2 Std in den antikörperbeschichteten Röhrchen inkubiert. Nach zweimaligem Auswaschen wird der Peroxidasemarkierte Antikörper zugegeben, erneut 2 Std inkubiert und anschließend der überschüssige Anteil ausgewaschen. Die Substratzugabe für die Peroxidase erfolgt danach für 30 min. Der Meßbereich beträgt 1 bis 50 ng/ml. Der Intraassay-Variationskoeffizient liegt zwischen 5 und 8%.

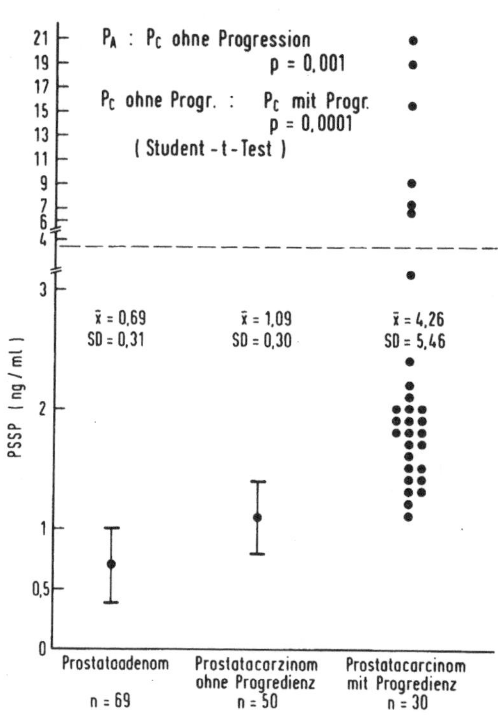

Abb. 1. Serumwerte von PSSP (prostataspez. saure Phosphatase) bei 149 Pat., mit einem Enzymimmunoassay gemessen

Ergebnisse (Abb. 1)

Mit diesem Verfahren wurden die Seren von 149 Patienten untersucht. 80 Patienten waren mit Prostatakarzinom unter Therapie. 69 Patienten hatten ein Prostata-adenom. Für diese Patientengruppe betrug der Mittelwert 0,69 ng/ml, mit einer Standardabweichung von 0,31 ng/ml. Die Patienten mit histologisch verifiziertem Prostatakarzinom ohne Progredienz der Erkrankung, insgesamt 50, zeigten einen Mittelwert der prostataspezifischen sauren Phosphatase bei 1,09 ng/ml mit einer Standardabweichung von 0,30 ng/ml. Im Gegensatz dazu war der Mittelwert bei den 30 Patienten mit klinischen Hinweisen für die Progredienz des Tumorwachstums bei 4,26 ng/ml. Zur Abklärung der Progression wurden die Skelettszintigraphie und die Zytologie nach Feinnadelpunktion der Prostata herangezogen. Der Einfluß des Differenzierungsgrades und des Tumorstadiums auf die normalen Werte war weniger signifikant als die Progredienz der Erkrankung. Bei drei Patienten nach totaler Prostataektomie war mit dieser hier vorgestellten Methode keine prostataspezifische saure Phosphatase mehr nachweisbar. Die Diskriminierung zwischen Prostataadenom und Prostatakarzinom ohne Progression ist signifikant bei $p < 0,001$. Ebenso signifikant unterschiedlich sind die Ergebnisse zwischen Prostatakarzinom mit Progression und ohne Progression ($p < 0,0001$).

Diskussion

Aufgrund der vorliegenden Ergebnisse bei 149 Patienten mit Prostataadenom und Prostatakarzinom unterschiedlicher Progression besteht kein Zweifel an der klinischen Relevanz des geschilderten Verfahrens zur Beurteilung der Verkaufskontrolle beim Prostatakarzinom. Inwieweit mit diesem Test eine Diagnostik des Prostatakarzinoms betrieben werden kann, wird eine Studie unter diesem speziellen Gesichtspunkt klären können.

Literatur

Fishman WH, Lerner F (1953) A method for estimating serum acid phosphatase of prostatic origin. J Biol Chem 200:89. – Foti GA, Herschman H, Cooper JF (1975) A solid phase radioimmunoassay for human prostatic acid phosphatase. Cancer Res 35:2446. – Grenner G, Schmidtberger R (1979) Enzymimmunologische Bestimmung der sauren Prostata-Phosphatase. J Clin Chem Clin Biochem 17:156. – Gutman AB, Gutman EB (1938) An „acid“ phosphatase occuring in the serum of patients with metastasizing carcinoma of the prostate gland. J Clin Invest 17:473

Dr. med. H.-W. Bauer
Urolog. Universitätsklinik im Klinikum Großhadern
Marchioninistr. 15, D-8000 München

Verhandlungsbericht der Deutschen Gesellschaft für Urologie, 31. Tagung (1979), 472/473

Der Gehalt fibrinolytisch und proteolytisch wirkender Enzyme in gesundem und tumorösem Nierengewebe

R. Tauber, A. Stemberger, R. Blasini, I. Wriedt-Lübbe, G. Blümel

1979 beschrieben Blasini und Mitarbeiter [1] eine histochemische Methode, mit der es möglich ist, proteolytische Enzyme zu charakterisieren sowie deren Lokalisation im Gewebe nachzuweisen. Mit dieser neuen Methode untersuchten wir die proteolytischen Aktivitäten im Karzinomgewebe von elf menschlichen Nieren. Das zum Vergleich gewählte gesunde Gewebe stammte aus den gleichen Nieren.

Bei dieser Bestimmungsmethode wird das Gewebe zunächst schockgefroren, ein Cryocut-Schnitt angefertigt und dieser auf einen Agrarfilm gelegt (Abb. 1). Der Agarfilm enthält die jeweiligen enzymspezifischen chromogenen Substrate für Urokinase und Kallikrein. Während einer Inkubationszeit von 120 min bei 37 °C diffundieren proteolytische Enzyme aus dem Gewebe in den Agarfilm. Nach Diazotierung und Azokupplung mittels Beta-Naphtylamin werden diejenigen Gewebestrukturen rot angefärbt, die je nach der Art des Agarfilms Urokinase oder Kallikrein enthalten.

Zusätzlich wurden die fibrinolytischen Aktivitäten mit der Fibrinolyse-Technik nach Todd ermittelt [2].

Mit dem kallikreinspezifischen Testsystem zeigte sich im gesunden Nierengewebe als Nachweis der Kallikreinaktivität eine Rotfärbung im Bereich der Tubuli, dem Ort der wahrscheinlichen Kallikreinsynthese. Dagegen besaß das Karzinomgewebe der gleichen Nieren keine Kallikreinaktivität. Identische Ergebnisse erbrachten die Untersuchungen auf Urokinase spezifischem Agar.

Mit Hilfe der Fibrinolyseautographie nach Todd konnte, deutlich erkennbar an den Lysehöfen, sowohl im gesunden Nierengewebe (Abb. 2 links) als auch im Nierentumorgewebe (Abb. 2 rechts) eine vergleichbare Plasminogenaktivität festgestellt werden. Beide Gewebe besitzen also fibrinolytische Aktivität.

Werden die von mehreren Kranken ausgewerteten Daten statistisch mit dem Wilcoxon-Test ausgewertet, so sieht man keine Unterschiede zwischen der fibrinolytischen Aktivität im Tumor- und Nierengewebe. Die Kallikrein- und Urokinaseaktivität war im Tumorgewebe jedoch deutlich verringert (Abb. 3).

Zusammenfassend läßt sich mittels dieser grundlagenorientierten Studie folgendes feststellen:

1. Das gesunde Nierengewebe weist im Vergleich mit dem Tumorgewebe einen höheren Urokinasegehalt auf. Urokinase wird in der gesunden Niere gebildet und ist reichlich im Urin enthalten, während der Tumor natürlich kein funktionstüchtiges Nierengewebe aufbauen kann.

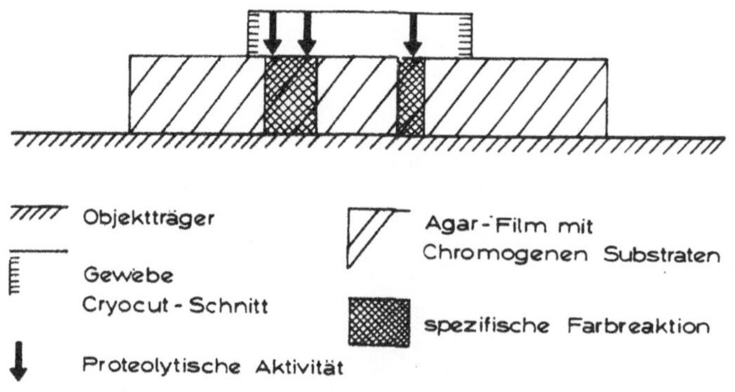

Abb. 1. Schematische Darstellung der histochemischen Technik

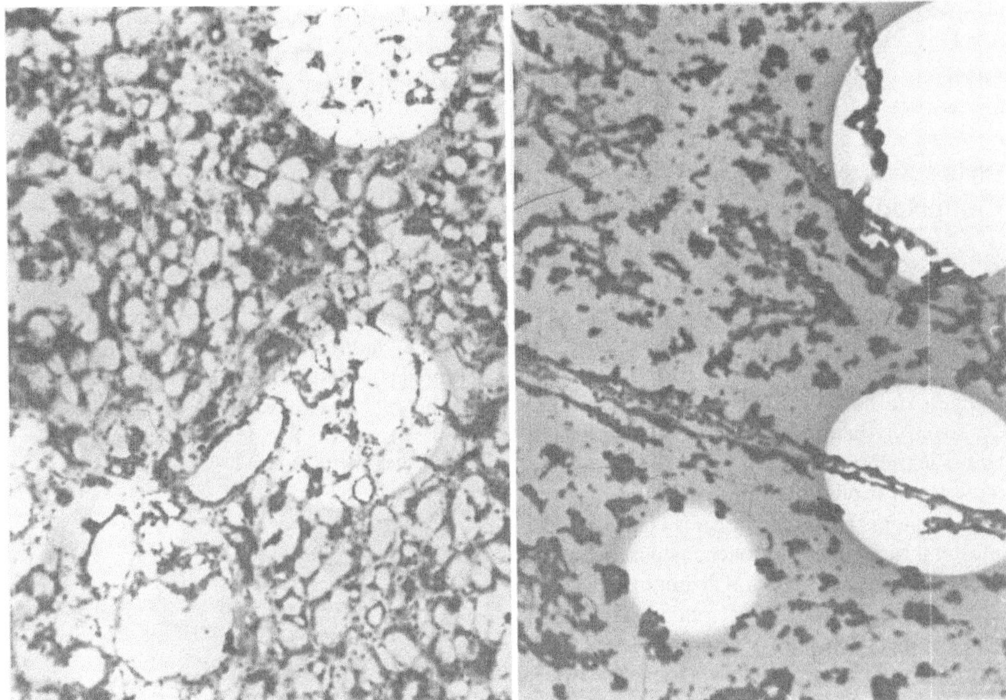

Abb. 2. Fibrinolyseautographie. *Links* gesundes Nierengewebe, *rechts* Nierentumorgewebe

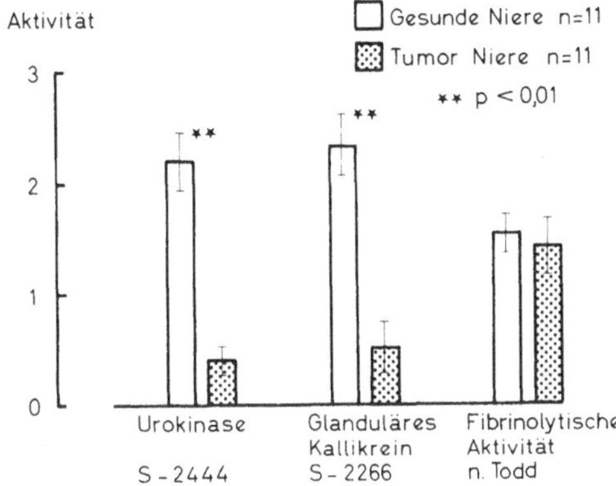

Abb. 3. Vergleich der Urokinase, des glandulären Kallikreins und der fibrinolytischen Aktivität zwischen gesundem und karzinomatös verändertem Nierengewebe

2. Obwohl dem Tumorgewebe Urokinase zur Umwandlung von Plasminogen in Plasmin fehlt, zeigt er eine hohe fibrinolytische Aktivität. Es dürfte sich bei dieser fibrinolytischen Aktivität um ein tumorspezifisches Enzym handeln, dessen Synthese noch nicht geklärt ist.

3. Kallikrein wird normalerweise in den hochdifferenzierten Tubuluszellen gebildet, im undifferenzierten Tumorgewebe war jedoch Kallikrein mit unserer Bestimmungsmethode nur in Spuren zu erfassen.

Literatur

1. Blasini R, Stemberger A, Wriedt-Lübbe I, Blümel G (1978) Thromb Res 13:585–590. – 2. Todd AS (1959) J Pathol Bact 78:281

Priv.-Doz. Dr. R. Tauber
Ludwig-Maximilians-Universität
Klinikum Großhadern
Urologische Klinik
Marchioninistr. 15
D-8000 München 70

Verhandlungsbericht der Deutschen Gesellschaft für Urologie, 31. Tagung (1979), 474/475

Neues Konzept der Harnsteinprophylaxe – Computerprogramm zur Kalkulation des Löslichkeitsproduktes im Harn

F. Hering, H. Novak, W. Lutzeyer

Grundlage einer mehr oder weniger gezielten medikamentösen Rezidivprophylaxe des kalziumhaltigen Harnsteines ist bisher die Bestimmung der Elektrolytbilanz im 24-Std-Urin und Serum. Unberücksichtigt bleibt bei dieser Form der Therapie von Einzelsymptomen, z.B. die Therapie des Symptoms Hypercalcurie mit Thiaziden oder intestinal wirksamen Kationenaustauschern, daß zumindest die Genese des Kalziumoxalatsteines multifaktoriell ist. Des weiteren vernachlässigt man bei dieser Form der Therapie den Krankheitswert des zu behandelnden Symptoms oder die Gewichtigkeit im Rahmen der Harnsteinbildung. So weisen z.B. 14% der gesunden Bevölkerung eine Hypercalcurie auf, ohne jemals an einem Harnsteinleiden zu erkranken [1]. Andererseits gehen die im Harn ausgeschiedenen Ionen und Elektrolyte aufgrund stöchiometrischer Gesetze und in Abhängigkeit ihrer elektrischen Ladung untereinander Verbindungen ein, deren Ausmaß wiederum von Urin-pH, Temperatur, Ionenstärke des Urins und den molaren Einzelkonzentrationen der Elektrolyte abhängt. Für die Harnsteinbildung wichtig ist, in welchem Maße die im Urin ausgeschiedenen Elektrolyte oder Ionen zu einer Übersättigung des Urins führen oder in welchem Maße die im Urin vorhandenen Inhibitoren die Löslichkeit der Harnpartikel verbessern.

Mittels eines Fortran-Computerprogrammes, das Finlayson und Reid für synthetische Urine erstellten und wir für die Bedürfnisse des menschlichen Harns modifizierten, ist es möglich, das Löslichkeitsprodukt bzw. die Übersättigung des Urins für Kalziumoxalat, Apatit und Brushite zu ermitteln (Tabelle 1). Die Berechnung kann in 24-Std-Urinen, aber auch in Portionsurinen erfolgen. Die Berechnung erfolgt auf der Basis molarer Konzentrationen der Substanzen, die eine Steingefährdung bedeuten, z.B. Kalzium, Oxalat und Phosphat, zum anderen der Substanzen, die die Löslichkeit des Urins verbessern, den sogenannten Inhibitoren wie Zitrat, Pyrophosphat,

Tabelle 1. Basisdaten zur Kalkulation des Löslichkeitsproduktes (Fortran Computerprogramm) – Eingabe in Mol/l im Urin von Harnsteinpatienten

Eingabe der Werte in Mol/l		
Urin		
Oxalat	Citrat	pH
Ca	Pyrophosphat	Volumen
Urat	Mg	
PO_4	Na	
(Cystin)	K	
	SO_4	
	NH_4	
	CI	

Magnesium. Anhand iterativer Gleichungen erfolgt die Berechnung der jeweiligen Sättigung des Urins an Kalziumoxalat, Apatit und Brushite. Das Programm erlaubt Rückrechnungen zur Ermittlung derjenigen Faktoren, die zum einen die Löslichkeit verbessern, zum anderen die Löslichkeit verschlechtern, wobei sowohl den steinerzeugenden als auch den die Löslichkeit verbessernden Faktoren eine unterschiedliche Gewichtigkeit zugeordnet ist.

Der schraffierte Bereich der Abbildung 1 stellt den unteren und oberen Normbereich der Urinsättigung dar. Dieser Bereich ist begrenzt durch die niedrigsten und die höchsten Konzentrationen an Kalzium und Oxalat; er kennzeichnet einen normal gesättigten Urin. Der Bereich unterhalb des schraffierten Feldes gibt den Bereich der Urinuntersättigung wieder, in der eine spontane Steinbildung nicht möglich ist. Der Bereich darüber stellt den übersättigten Bereich dar, in der spontane Kristallpräzipitate auftreten. In der gleichen Abbildung sind Modellrechnungen dargestellt, um zu ermitteln, in welchem Maße eine erhöhte oder erniedrigte Urinkonzentration einzelner Substanzen das Löslichkeitsprodukt des Urins verändern. Erhöht man nun im Modellfall

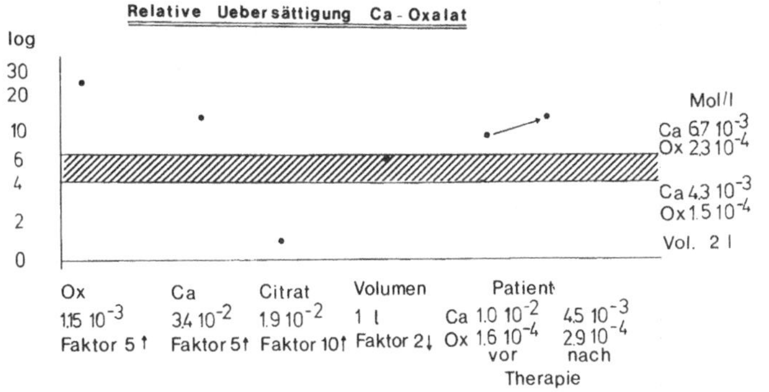

Relative Uebersättigung Ca-Oxalat

Ox	Ca	Citrat	Volumen	Patient	
1.15 10⁻³	3.4 10⁻²	1.9 10⁻²	1 l	Ca 1.0 10⁻²	4.5 10⁻³
Faktor 5 ↑	Faktor 5 ↑	Faktor 10 ↑	Faktor 2 ↓	Ox 1.6 10⁻⁴	2.9 10⁻⁴
				vor	nach
				Therapie	

Abb. 1. Berechnung des Löslichkeitsproduktes im Urin. Simulations- und Fallstudie

die normale Kalziumausscheidung um den Faktor 10, so wird der Urin übersättigt für Kalziumoxalat, obgleich die Ausscheidung aller weiteren Ionen im Normbereich bleibt. Gleiches, jedoch in weitaus stärkerem Maße, geschieht bei der Erhöhung der Oxalatausscheidung um den Faktor 10. Man sieht, daß der Oxalatausscheidung mehr Bedeutung zuzuordnen ist. Der Einfluß der Trinkmenge und der Zitratausscheidung ist ebenso wiedergegeben.

Ein Beispiel aus der Praxis

Ein zum Zeitpunkt der Untersuchung 47jähriger Patient mit einer absorptiven Hypercalcurie – intestinale Mehraufnahme an Kalzium – wurde bezüglich der Kalziumausscheidung erfolgreich mit Kationenaustauschern behandelt (Natriumzellulosephosphat 3 x 5 g und kalziumarme Diät). Die zunächst erhöhte Kalziumausscheidung normalisierte sich, aber als Nebenwirkung der Therapie wurde eine leichte Verschlechterung der Oxalatausscheidung registriert. Eine Berechnung des Löslichkeitsproduktes zeigte eine deutliche Verschlechterung des Löslichkeitsproduktes und damit eine deutlichere Steingefährdung, obgleich eine Normalisierung der Kalziumausscheidung eingetreten war.

Zusammenfassung

Mit diesem Computerprogramm hoffen wir in einer von der DFG unterstützten Studie eine umfassende Abklärung der Steingenese zu ermitteln und bessere Therapieansätze und Kontrollen der eingeleiteten Therapie zu erhalten.

Literatur

1. Nordin BEC (1976) Calcium, phosphate and magnesium metabolism – clinical physiology and diagnostic procedures. Livingstone, Edinburgh London New York. – 2. Finlayson B, Reid F (1978) The expectation of free and fixed particles in urinary stone disease. Invest Urol 15:442

Dr. F. Hering
Abt. Urologie
der RWTH Aachen
Goethestr. 27/29, D-5100 Aachen

Verhandlungsbericht der Deutschen Gesellschaft für Urologie, 31. Tagung (1979), 476

Zu einigen Grundlagen der objektivierten individuellen Therapiekontrolle bei Patienten mit Prostatakrebs mittels Radioimmunoassay

N. A. Lopatkin, A. F. Darenkov, B. Domurath

Mit breiterer Einführung radioimmunologischer Methoden in die praktische Medizin hat man verstärkt in den letzten Jahren versucht, eine objektive Therapiekontrolle bei Patienten mit Prostatakrebs zu ermöglichen. Die meisten Versuche in dieser Hinsicht endeten damit, daß empfohlen wurde, den Testosteronspiegel zu kontrollieren. Dabei ist aber bekannt, daß sich die Wirkung der applizierten Östrogene nicht auf den Testosteronspiegel allein beschränkt.

Vielmehr wird das gesamte hormonelle Regulationssystem umgebaut. Im allgemeinen stellt man eine Senkung des LH-, FSH- und Testosteron- und eine Erhöhung des Östradiol- und Prolaktinspiegels fest. Die Wirkung des Präparates auf die Hypophysenhormone kontrolliert man am besten durch den FSH-Spiegel, die periphere Wirkung auf die Testosteronsekretion über den Plasmatestosteronspiegel.

Wie aber unsere Untersuchungen zeigen, muß bei dieser Kontrolle die Pharmakokinetik des verwendeten Östrogens berücksichtigt werden.

Bei Einsatz von Estracyt, Dihydrostilböstrol und Estradurin entstehen Unterschiede sowohl im Zeitpunkt des Eintretens der deutlichsten Depression von LH, FSH, STH und Testosteron, als auch im Grad der Depression. Am deutlichsten läßt sich die Depression am FSH und Testosteron verfolgen. Estradurin bewirkt eine Sekretionsinhibition um den 5. Tag, Synoestrol um den 20. Tag nach Beginn der Therapie. Von den hier vorgestellten Präparaten bewirkt Estracyt die stärkste FSH-Suppression, Estradurin die schwächste.

Besondere Aufmerksamkeit verdient der STH-Spiegel. Auch er steht in einer östrogenen Abhängigkeit und sinkt in einer bestimmten Zeit nach Therapiebeginn.

Dies ist um so bemerkenswerter, da eine positive Korrelation zwischen Tumorstadium und STH-Spiegel festgestellt werden konnte. Bei effektiver Östrogentherapie kann ein Absinken des STH-Spiegels eine Tumorregression andeuten.

Jedenfalls erhöht sich der STH-Spiegel bei Patienten mit Entstehen einer sekundären Östrogenresistenz signifikant und unterscheidet sich in der Hinsicht deutlich von Patienten, bei denen die Therapie effektive Ergebnisse zeigte. Wir empfehlen deshalb eine ständige Kontrolle auch des STH-Spiegels, um bei Entwicklung einer Resistenz rechtzeitig therapeutisch eingreifen zu können.

Prof. Dr. N. A. Lopatkin
Direktor der Urolog. Klinik
am 2. Med. Institut
Moskau/USSR

Verhandlungsbericht der Deutschen Gesellschaft
für Urologie, 31. Tagung (1979), 477

Analyse von 171 Fällen von Urolithiasis im Kindesalter

V. Borgmann, R. Nagel

Vom 1. 4. 1969 bis zum 30. 3. 1979 wurden an der Urologischen Klinik und Poliklinik der FU Berlin im Klinikum Charlottenburg 171 Kinder wegen einer Urolithiasis stationär behandelt, wobei das Alter zwischen 20 Monaten und 14 Jahren lag. Von den Kindern waren lediglich 30% ausländischer Nationalität. Das Verhältnis von Knaben zu Mädchen lag bei 1,7:1.

Metabolische Ursachen für die Steinbildungen fanden sich lediglich bei sieben von 171 Kindern (ca. 4%), wobei es sich viermal um eine idiopathische Hyperkalzurie, zweimal um eine Hyperurikämie und einmal um eine Zystinurie handelte.

Die chemische Steinanalyse ergab dabei am häufigsten phosphathaltige Steine, und zwar in 39,6% reines Kalzium-Phosphat, in 15,8% Mischsteine aus Kalzium-Phosphat und Kalzium-Oxalat sowie in 3,6% um Magnesium-Ammonium-Phosphat-Steine. Reine Kalzium-Oxalat-Steine fanden sich bei 37,8%, Harnsäuresteine in 2,4% und Zystinsteine in einem Fall.

Fehlbildungen im Bereich der Nieren und ableitenden Harnwege lagen bei 63 Kindern (= 36,8%) vor.

Zu Beginn der Behandlung war bei 75% unserer Patienten ein Harnwegsinfekt nachweisbar. Von 171 Kindern mußten 113 operativ behandelt werden.

Zusätzliche operative Eingriffe am Harntrakt waren in 29 Fällen erforderlich, vorwiegend in Form plastischer Eingriffe am Nierenbecken bzw. Harnleiterneueinpflanzungen.

Kontrolluntersuchungen von 144 der 171 Kindern über einen Zeitraum von sechs Monaten bis maximal zehn Jahren ergaben bei 20,8% ein Steinrezidiv sowie einen rezidivierenden Harnwegsinfekt bei 29,1%. Bemerkenswert erscheint uns die Tatsache, daß von den in den letzten vier Jahren operierten 47 Kindern 19,1% wieder Steine aufwiesen. Allerdings handelte es sich bei vier von den neun Kindern, bei denen erneut Steine festgestellt wurden, um keine echten Rezidive, sondern vielmehr um Steinreste nach Eingriff wegen Ausgußstein.

Spezifische medikamentöse Maßnahmen zur Steinrezidivprophylaxe und strenge Diätform sind bekanntlich im Kindesalter problematisch. Hauptaugenmerk ist auf ausreichende Flüssigkeitszufuhr und konsequente Infektbekämpfung zu legen, um die hohe Rezidivquote zu senken.

Dr. V. Borgmann
Urolog. Klinik u. Poliklinik
der Freien Universität
Universitätsklinikum Charlottenburg
Spandauer Damm 130
D-1000 Berlin 19

Verhandlungsbericht der Deutschen Gesellschaft für Urologie, 31. Tagung (1979), 478

Die Nierenvenenthrombose (NVT)

R. M. Kuntz, H.-M. Becker

Die NVT tritt bevorzugt bei bestimmten Krankheitsbildern auf. Häufigste Ursache ist die örtliche Verletzung und das Übergreifen einer Thrombose der V. cava inf. Bei entzündlichen Nierenerkrankungen und Kollagenosen bewirken toxische oder ischämische Kapillarendothelschäden die Entstehung der Thrombose, bei hyperkoaglen Zuständen und Nierenvenenkompression führt der verminderte venöse Strömungsfluß zum thrombotischen Verschluß.

Die Kollateralverhältnisse der rechten und linken Nierenvene (NV) sind verantwortlich für die unterschiedliche Klinik, Prognose und Therapie bei rechtsseitiger und linksseitiger NVT. Während die rechte NV nur spärlich Zuflüsse erhält, nimmt die linke NV von kranial die V. suprarenalis, häufig auch die V. phrenica inf. auf, von kaudal die V. ureterica, eine Lumbalvene und die V. testicularis bzw. ovarica, die sämtlich durch Strömungsumkehr als Umgehungskreislauf dienen können. Sie ist somit das Sammelbecken eines perirenalen Venenplexus, der über den lumbalen, prävertebralen, vertebralen und Beckenvenusplexus über umfassende Abflußmöglichkeiten verfügt (Tabelle 1).

Tabelle 1. Perirenaler Venenplexus links

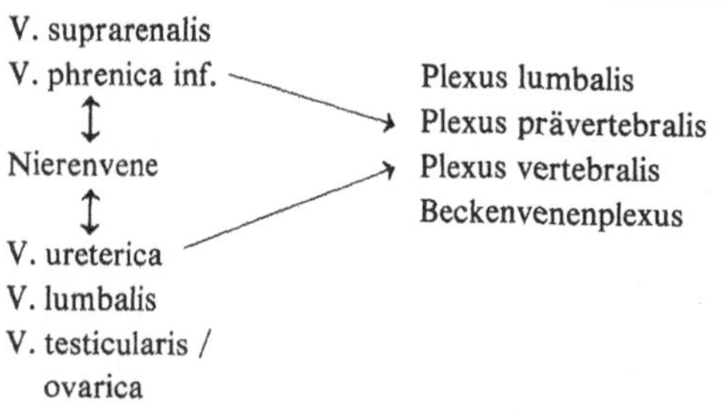

Die linksseitige NVT wird deshalb erheblich besser toleriert als die rechtsseitige. Der langsame Verschluß führt zum chronischen Nierenversagen, linksseitig häufig nur zum diskreten nephrotischen Syndrom. Beim akuten Verschluß imponieren Flankenschmerzen, Übelkeit, Erbrechen und vergrößert palpable Niere. Die venöse Nierenstauung mit renaler Minderperfusion führt über den Renin-Angiotensin-Mechanismus zum renovaskulären Hochdruck. Nicht selten kommt es zum akuten Nierenversagen als Folge eines Niereninfarktes oder einer progressiven Nierenatrophie.

Die Diagnose der NVT sollte möglichst frühzeitig erfolgen zur Verhinderung eines weiteren Thrombenwachstums mit Thrombenabriß und Lungenembolie.

Als Screening-Verfahren dienen Ausscheidungsurographie und retrograde Pyelographie, in zunehmendem Maße auch die Sonographie. Die Diagnose wird gesichert durch Nierenangiographie einschließlich Cavographie, in Einzelfällen auch die – allerdings sehr aufwendige – renale Okklusionsphlebographie.

Die Therapie strebt entweder die operative Wiedereröffnung der venösen Strombahn an oder die Verhinderung der weiteren Thromboseausbreitung durch Antikoagulation, mit dem Ziel, den venösen Abfluß über ausbaufähige Kollateralen sicherzustellen. Wegen des nicht unerheblichen Operationsrisikos wird die Thrombektomie heute allgemein nur noch bei rechtsseitiger oder beidseitiger NVT durchgeführt. Sie kann auch mehrere Tage nach dem Verschluß noch erfolgreich sein, wie bei einem unserer Patienten mit vier Tage altem Verschluß.

Bei Befall der intraparenchymalen NV-Äste mit venöser Nierenstauung und renalem Hochdruck empfiehlt sich die Nephrektomie, im Falle einer Einzelniere die Transplantation.

Dr. Rainer M. Kuntz
Urologische Klinik rechts der Isar
der Technischen Universität München
Ismaninger Straße 22
D-8000 München 80

Verhandlungsbericht der Deutschen Gesellschaft
für Urologie, 31. Tagung (1979), 479/480

Renale Refluxtoleranz nach Rekonstruktionsplastiken der ekstrophen Harnblase

M. Blech, F. Truss

Während die Ansichten über die Auswirkungen eines vesico-renalen Refluxes bei sterilen Harnverhältnissen noch nicht einheitlich sind, ist es unbestritten, daß der Reflux von infiziertem Urin zur chronischen Pyelonephritis führt und schwere Veränderungen an den Nieren verursachen kann. In der Literatur finden sich jedoch nur vereinzelt Hinweise über die Relation zwischen der Dauer des infizierten Refluxes einerseits und dem Ausmaß der zu erwartenden Nierenschädigungen andererseits.

Die systematische Nachuntersuchung von Kindern, die vor unterschiedlich langer Zeit wegen einer Blasenekstrophie operiert wurden, gab uns die Möglichkeit, einen Beitrag zum Verständnis dieser Problematik zu leisten. In unserer Serie wurde bei 14 Kindern die ekstrophe Blase rekonstruiert. Dabei wurde entweder der Blasenhals neu gebildet oder es wurde nach Verschluß des Blasenhalses eine Blasen-Rektum-Anastomose angelegt. Bei allen acht Kindern, deren Kontinenz durch den Anus gewährleistet wurde, und bei den drei Patienten, deren Blasenhals kontinent geworden war, kam es, wie nicht anders zu erwarten, zum vesico-renalen Reflux. Dieser Reflux war bei kontinentem Blasenhals ausgepräg-

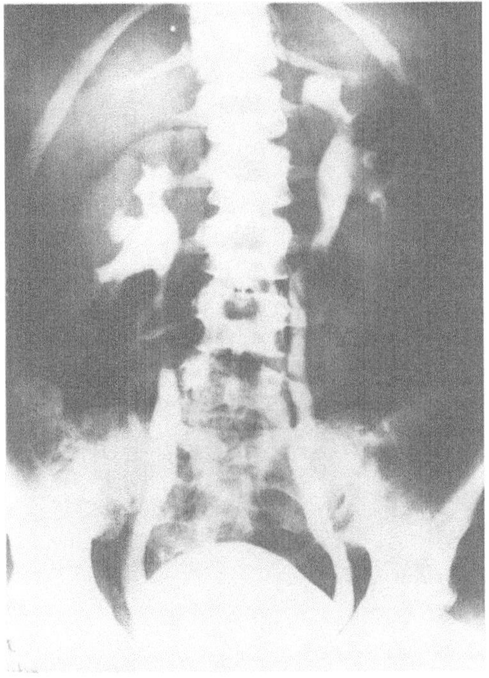

Abb. 1. Das Refluxzystogramm eines nach Aufbauplastik von Blase und Blasenhals kontinent gewordenen Mädchens zeigt einen massiven vesico-renalen Reflux

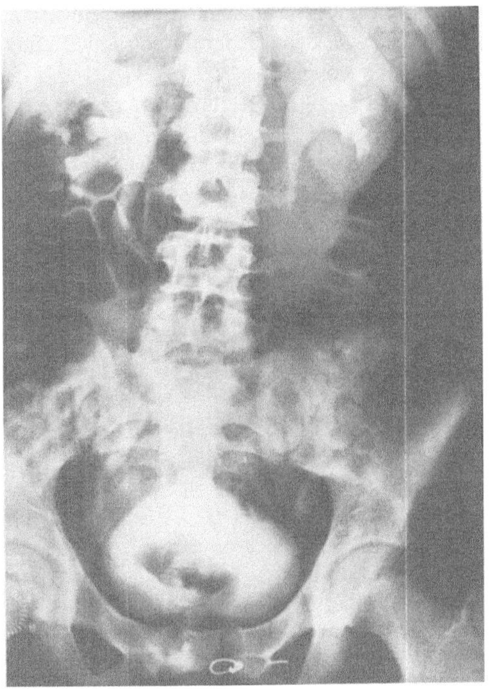

Abb. 2. Das Urogramm des gleichen Mädchens zeigt trotz eines zwölf Jahre bestehenden Refluxes weitgehend normale Verhältnisse

ter als nach Anlegen einer Blasen-Rektum-Anastomose. In allen Fällen strömte jedoch bei jeder Miktion infizierter Urin in die oberen Harnwege.

Die zwischen einem und 14 Jahren nach der Operation durchgeführten Untersuchungen zeigten, daß die renalen Veränderungen wesentlich geringer waren, als man nach den in der Literatur aufgestellten Prognosen vermuten mußte.

Im Rahmen unserer Nachuntersuchungen wurden als Parameter für die Nierenfunktion Serumkreatinin, Harnstoff-N, Elektrolyte, Base Excess und in einigen Fällen auch Isotopen-Clearance und Nierenszintigraphie eingesetzt. Außerdem wurden Urogramme und Refluxzystogramme angefertigt.

Das hier gezeigte Refluxzystogramm eines Mädchens, dessen Blasenhals kontinent gewesen war, vermittelt einen Anhalt für die Schwere des Refluxes. Das zugehörige Urogramm, das ebenso wie das Refluxzystogramm zwölf Jahre nach der Operation angefertigt wurde, zeigt, daß sich die pyelonephritischen Nierenbeckenveränderungen durchaus in erträglichen Grenzen halten. Entsprechende Bilder der anderen Kinder sahen vielfach noch günstiger aus.

Auch die untersuchten Laborwerte blieben trotz des bis zu 14 Jahren bestehenden infizierten Refluxes innerhalb des Normalbereiches.

Unsere Beobachtungen, die keinesfalls die Indikationsstellung zur Anti-Reflux-Plastik beeinträchtigen sollen, zeigen, daß auch ein infizierter Reflux von den Nieren über längere Zeiträume besser toleriert werden kann, als bisher allgemein angenommen wurde.

Dr. med. M. Blech
Klinik und Poliklinik für Urologie
der Universität Göttingen
Robert-Koch-Str. 40
D-3400 Göttingen

Verhandlungsbericht der Deutschen Gesellschaft für Urologie, 31. Tagung (1979), 481/482

Die Hodentorsion des Neugeborenen

St.-H. Flüchter

Taylor [1] beschrieb 1897 erstmalig bei der Geburt eines Knaben einen steinharten, nicht durchleuchtbaren, druckindolenten Hoden links mit begleitender Hydrozele rechts. Die Hodenfreilegung 6 Std nach der Geburt zeigte eine supravaginale Hodentorsion, eine totale hämorrhagische Infarzierung des Hodens mit ausgedehnten Gewebsnekrosen und granulierender unspezifischer Entzündung im Bereich der Hodenhüllen. Über Neugeborenen-Hodentorsionen, auch beidseitig [2–4] wurde in den letzten Jahren vereinzelt berichtet. Auf die Unterschiede in der Ätiologie, Symptomatik und Differentialdiagnose der Hodentorsion des Neugeborenen im Vergleich zu der des Kindes bzw. des Erwachsenen soll hingewiesen werden.

Die Ätilogie

Die anatomischen Anomalien als Ursache der intravaginalen Hodentorsion sind hinreichend bekannt. Für die Entstehung der supravaginalen Torsion sind sie ohne Bedeutung. Für dieses Krankheitsbild sind die Beobachtungen von Campbell [5], Johnston [6], Bret [7] und Gillenwater [8] richtungsweisend. Danach liegen Tunica vaginalis, Hoden, Nebenhoden und Samenstrang beim Neugeborenen bis 36 Std nach der Geburt nicht fixiert im Scrotum und sind demzufolge frei rotierbar.

Ein Mißverhältnis von Fruchtwasser und Fetus mit konsekutiver abnormer Beweglichkeit des Kindes, wie z.B. bei einem Hydramnion oder einer Multipara, erscheint als Ursache unwahrscheinlich. Demgegenüber kann die Hodentorsion intrauterin, perinatal und postnatal durch unkoordinierte Kremastakontraktionen ausgelöst werden. Eine besondere Torsionsgefährdung besteht unter der Geburt durch abrupte abdominelle Druckschwankungen infolge der Preßwehen der Mutter, insbesondere bei Beckenendlage mit verfrühtem Blasensprung (Tabelle 1).

Tabelle 1. Die Ätiologie der Hodentorsion des Neugeborenen

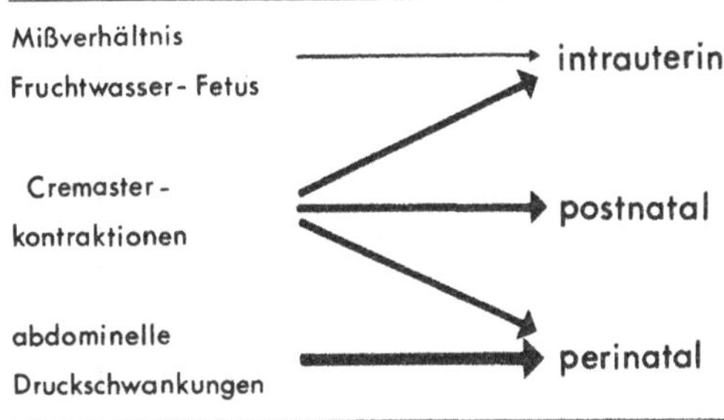

Die Klinik

Die Symptomatik der Hodentorsion des Neugeborenen ist im Gegensatz zu der des Jugendlichen dürftig. Es finden sich lediglich Hodenschwellung und Schmerz, nicht aber die klassische Symptomatologie der Hodentorsion (Tabelle 2).

Tabelle 2. Die Symptome der Neugeborenen-Hodentorsion; im Gegensatz dazu die klassische Symptomatologie der Hodentorsion des Kindes bzw. des Erwachsenen

Symptome	Neugeborener	Jugendlicher
Hodenschwellung	+ +	+ +
Schmerz	(+)	+ + +
Übelkeit	ø	+ +
Erbrechen	ø	+
Fieber	ø	(+)
Miktionsstörungen	ø	(+)
BSG	ø	+ +
Leukocytose	ø	+
Urinsediment	ø	(+)

Die Differentialdiagnose umfaßt intrascrotalen Tumor, Geburtstrauma, Hernie und Hydrozele. Verglichen damit sind Mekoniumhydrozele, Entzündungen wie Epididymitis Orchitis, idiopathisches Scrotalödem und Hydatidentorsion selten (Tabelle 3).

Tabelle 3. Die Differentialdiagnose der Neugeborenen-Hodentorsion

- Tumor
- Trauma
- Hernie
- Hydrocele
- Mekoniumhydrocele
- Entzündung
- idiopath. Scrotaloedem
- Hydatidentorsion

Während die intrauterine Samenstrangtorsion den Verlust des Hodens bedeutet, besteht beim perinatal einsetzenden Ereignis die Chance der Organerhaltung. Ein Hodentumor beim Neugeborenen bedeutet somit eine dringliche Operationsindikation. Gleichzeitig muß wegen abnormer Beweglichkeit und somit Torsionsgefährdung die Orchidopexie der kontralateralen Seite erfolgen.

Schlußfolgerungen

Die Hodentorsion beim Neugeborenen kann intrauterin, perinatal und postnatal entstehen. Klinisch imponiert eine meist schmerzlose Hodenschwellung. Differentialdiagnostisch ist an Tumor, Trauma, Hernie und Hydrozele zu denken. Jeder Hodentumor des Neugeborenen zwingt zur sofortigen Freilegung. Bei einer Hodentorsion ist die kontralaterale Orchidopexie in gleicher Sitzung zu fordern.

Literatur

1. Taylor MR (1897) Torsion of the testicle in an infant. Br Med J 1:458. – 2. Papadatos C, Montsouris C (1967) Bilateral testicular torsion in the new born. J Pediatr 71:249–250. – 3. Reid M, Graham IH (1976) Bilateral testicular torsion in new born. Acta Paediatr Scand 65:647–648. – 4. Zuchetti F, Romagnoli C (1975) Torsione neonatale del funicolo spermatico. Chirurgia E Pathologia Sperimentale 23:344–353. – 5. Campbell MF (1937) Pediatric urology, Vol 2. Macmillan, New York. – 6. Johnston JH (1968) Torsion of the spermatic cord. In: Williams DJ (ed) Paediatric urology. Butterworth, London. – 7. Bret AJ, Coupé CL (1957) Torsion du testicule chez le nouveau-né. Presse Medicale 65:253–254. – 8. Gillenwater JF, Burros HM (1966) Torsion of the spermatic cord in utero. J A M A 198:1123–1124

Dr. med. St.-H. Flüchter
Lehrstuhl und Abteilung für Urologie
der Universität Tübingen
Calwer Str. 7
D-7400 Tübingen

Verhandlungsbericht der Deutschen Gesellschaft für Urologie, 31. Tagung (1979), 483–486

Diskussion zu den Vorträgen Seite 467 bis 482 Freie Vorträge

Moderator: Sommerkamp, H., Freiburg

Sommerkamp, H., Freiburg: Zum Vortrag von Herrn Hesse: „Leistenhernien-Korrektur und Prostatektomie in einer Sitzung". Wer hat darüber Erfahrungen? Wer hat das gemacht? Wer möchte dazu diskutieren?

Frohmüller, H., Würzburg: Ich finde, das war ein sehr wesentlicher Beitrag. Dem Patienten wird eine zweite Operation erspart. Darf ich Herrn Hesse noch fragen, wie sehr sich die Operationszeit durch diesen zusätzlichen Eingriff verlängert?

Hesse, V., Pretoria (Südafrika): Nicht mehr als 15 min.

Frohmüller, H., Würzburg: Danke! Hat das Ablösen der vorderen Rektusscheide vom Rektusmuskel keine weiteren Konsequenzen?

Hesse, V., Pretoria (Südafrika): Wie ich in meinem Vortrag gesagt habe, ist es nicht nötig, durch Raffung der schwachen Fasern die Hernie zu korrigieren.

Sommerkamp, H., Freiburg: Danke schön! Weitere Wortmeldungen dazu? Im allgemeinen wird ja die Leistenhernie von den Chirurgen als superaseptischer Eingriff angesehen, so daß man bei infizierten Harnblasen natürlich Bedenken haben könnte, es so zu machen. Aber Sie haben ja gesagt, daß Sie antibiotisch abdecken und sich in der Hinsicht absichern. Wenn dazu keine weiteren Meldungen vorliegen, dann kommen wir zum Vortrag von Herrn Schröder „Trennung von Epithel und Stroma von Prostatatumoren". Ja, bitte.

Fischer, D., Hamburg: Mit welcher Technik werden die Epithelzellen vom Stroma getrennt? Welches ist die Methode? Würden Sie in einem Fall, wo die sauere Phosphatase nicht nachweisbar ist, nicht mehr von einem Prostataepithel sprechen bzw. von einer Karzinomzelle? Und vielleicht, das darf ich noch hinzufügen, dadurch, daß Sie keine Östrogenrezeptoren, sondern nur Testosteronrezeptoren haben.

Schröder, F.H., Rotterdam: Die Technik dieser Trennung – das habe ich ja versucht zu erläutern – ist im Prinzip eigentlich einfach. Sie beruht darauf, daß nach dem Schneiden des Gewebes mit der Schere in kleine Stücke mechanisch mit der Hand mit Hilfe einer Platte Druck ausgeübt wird. Danach wird das Material gewaschen und in verschiedenen Sedimentationsschritten getrennt. Zur zweiten Frage nach der saueren Phosphatase! Wir haben nicht vom Karzinom gesprochen, sondern nur von Adenomen. Die sauere Phosphatase kommt natürlich auch in kleinen Mengen in den Stromazellen vor. Aber man kann mit den Inkubationszeiten, wie wir sie gebrauchen, sehr wohl Stroma und Epithel unterscheiden, weil ein erheblicher quantitativer Unterschied besteht. Zur dritten Frage nach den Rezeptorbestimmungen! Wir haben keinen Östradiolrezeptor gefunden. Ich weiß, daß einige Arbeitsgruppen Östradiolrezeptoren im Prostataadenom gefunden haben. Der Grund hierfür liegt vielleicht darin, daß wir unsere Rezeptorbestimmungen nicht an einem Homogenat der gesamten Zelle ausführen, sondern daß wir dafür Zellkerne isolieren nach einer Technik, die von Buchowski angegeben ist.

Fischer, D., Hamburg: Die technische Aufbereitung hatte ich schon verstanden. Nur waren wir selbst nicht so glücklich, tatsächlich die Epithelzellen auf diese Art und Weise zu trennen. Aber das letzte ist für mich noch nicht ganz beantwortet. Können Sie wirklich sagen, daß es nur Testosteronrezeptoren sind? Denn die Dissoziationskonstante liegt ja unwahrscheinlich dicht? Ob Sie die zytoplasmatischen oder die Kernrezeptoren nehmen, würde meines Erachtens keine Rolle spielen.

Tunn, U., Herne: Ich wollte auch zu der Problematik der Östrogenrezeptoren etwas beisteuern. Die Diskussion hierüber ist ja kontrovers. Nachdem einige Arbeitsgruppen, unter anderem auch Dr. Vogt, zunächst am gesamten Homogenatmaterial der Prostata Östradiolrezeptoren gefunden hatten, wurde beim letzten AUA-Meeting von Walsh und anderen Arbeitsgruppen die Existenz von Östradiolrezeptoren vereint. Wir haben jetzt in dem Heterotransplantationsmodell, das von Herrn Senge entwickelt wurde und bei dem es möglich ist, Prostatagewebe vital nach Transplantation auf neonatale Ratten zu erhalten, für die Dauer von über drei Wochen histoautoradiographische Studien mit markiertem Östrogen durchgeführt. Wir konnten dabei eine Verteilung sowohl im Epithel als auch im Stroma des Prostatatransplantats nachweisen. Die Erklärung der Diskrepanz dieser Ergebnisse ist vielleicht darin zu suchen, daß hier die Relevanz zwischen biochemischen Methoden und histoautoradiographischen Methoden zu überdenken ist.

Sommerkamp, H., Freiburg: Sind jetzt noch Fragen? Sonst machen wir mit dem Komplex Prostatatumoren weiter und würden den Vortrag von Herrn Bauer diskutieren, der sehr interessant war. Er hat offenbar eine weitergehende Methode entwickelt, ein Enzymimmunoassay. Bis jetzt sind ja nur die radioaktiven Tests auf dem Markt. Haben Sie Vergleichsuntersuchungen zwischen Ihren und der Referenzmethode?

Bauer, H. W., München: Wir sind dabei, Vergleiche anzustellen zwischen diesem Antigen, das in den handelsüblichen RIA von New England Nuclear vertrieben wird, und zwischen diesem Antigen, das in unserem Enzymimmunoassay vorhanden ist, damit zumindest aufgrund eines Umrechnungsfaktors Vergleiche von Ergebnissen möglich sind. Aber im Augenblick kann ich Ihnen dazu noch nichts sagen.

Fischer, D., Hamburg: Die Frage der spezifischen Prostataphosphatase ist ja doch etwas umstritten. Denn Sie können ja die bestehenden Phosphatasen allein durch physikalische Änderung, z.B. durch Aufbrechen des gesamten Moleküls, von einer elektrophoretischen Eigenschaft in eine andere transferieren. Deswegen glaube ich, daß man nie von einer ganz spezifischen Prostataphosphatase sprechen kann. Und deshalb ist die Suche nach einem spezifischen Antikörper sicherlich sehr schwer. Es kommt nur darauf an, daß das Bruchstück, das mit dem Antikörper die Bindung eingeht, erhalten bleibt. Deswegen wären diese von anderen Phosphatasen schlecht zu unterscheiden.

Bauer, H. W., München: Es ist mir völlig klar, daß auch wir sicherlich keinen prostataspezifischen Assay haben. Aber wir glauben, daß er sehr spezifisch sein wird, und zwar sowohl das Antigen als auch Antikörper dieses Radioimmunoassay. Das eine oder das andere vielleicht noch zur Ergänzung! Das Antigen wird aus dem Prostatasekret gewonnen und der Antikörper wird mit verschiedenen Organextrakten absorbiert und er kann oder er konnte auch durch Prostatakarzinome total absorbiert werden. Ich möchte gleich die Frage noch beantworten, daß man auch nicht ganz sagen kann, daß im Karzinom ein anderes Enzym vorhanden ist als im Adenom. Vielleicht ein bißchen anders, in einer anderen Struktur, die wir aber nicht erfaßt haben.

Sommerkamp, H., Freiburg: Wie mir scheint, ist jetzt ein rechter Wirrwar auf dem analytischen Markt. Daß die enzymatischen Methoden nicht mehr ausgeübt werden, das ist ja wohl ziemlich klar. Aber Sie bringen jetzt eine neue Methode und man weiß ja nicht genau, ob die RIA-Methoden damit gestorben sind oder ob Sie mit Ihrer Methode in den Markt einbrechen können. Jetzt, wo endlich Bestimmungsmethoden zur Verfügung stehen mit dem RIA-Verfahren, ist es natürlich für viele sehr attraktiv und sie stürzen sich darauf.

Bauer, H. W., München: Die Leute, die nicht darüber verfügen, werden sich vielleicht in absehbarer Zeit mit diesem Enzymimmunoassay beschäftigen. Wir machen jetzt weiter mit der klinischen Prüfung und wir hoffen, daß er im nächsten Jahr auch käuflich zu erwerben ist.

Schröder, F. H., Rotterdam: Ich möchte bemerken, daß es in Amerika eine Kommission gibt, die diesen Test – die sauere Phosphatasebestimmung – auf immunologischem Gebiet untersucht, im Auftrag des National Prostatic Cancer Projects. Diese Kommission hat durch die Stimme ihres Leiters vor kurzem eine offizielle Empfehlung ausgegeben bezüglich der Ausführung von immunologischen Testen zur Bestimmung der saueren Phosphatasen bei Prostatakarzinom-Patienten. Diese Empfehlung riet ab von der routinemäßigen Einführung des RIA und sprach sich aus für eine routinemäßige Ausführung der billigeren spezifischen Counterelektrophorese – einer Technik, die in sehr großen Mengen in jedem Laboratorium ausgeführt werden kann.

Sommerkamp, H., Freiburg: Weitere Fragen? Wenn nicht, dann würden wir gleich den Vortrag von Herrn Darenkov mit einbeziehen über die Therapiekontrolle des Prostatakarzinoms. Sind dazu Fragen? Wenn nicht, dann würden wir, da wir in Zeitdruck sind, weitergehen zu dem Vortrag von Herrn Tauber, über die fibrinolytischen Enzyme im Nierentumor und im gesunden Nierengewebe. Herr Tauber, die Bedeutung ist mir nicht so ganz klar geworden, was damit gemessen werden sollte und auch nicht der klinische Bezug. Vielleicht nach embolisierten Nierentumoren? Oder war das rein akademisch? Weitere Fragen? Dann haben wir den Vortrag von Herrn Hering. Mit dem interessanten Vortrag über das „Computerprogramm zur Kalkulation des Löslichkeitsproduktes im Urin". Das ist eine sehr attraktive Sache. Ich hätte eine Frage. Müssen Sie von einem speziellen Patienten die Steinanalyse kennen, um für den jeweiligen Patienten auszurechnen, ob er bei dieser Steinart in die Gefahrenzone kommt?

Hering, F., Aachen: Nicht unbedingt. Wir können dann Rückschlüsse ziehen. Aber es ist natürlich wichtig, die Steinanalyse zu kennen, um dann einen Therapieansatz zu finden oder zumindest die Therapie zu kontrollieren. Es spielen bestimmt zehn bis zwölf Faktoren eine große Rolle. Lediglich eine Störung im Nierensystem kann zu Steinbildung führen. Wir versuchen, mit diesem System dem Ganzen etwas näher zu kommen.

Sommerkamp, H., Freiburg: Füttern Sie den Computer mit den Daten eines Check-up oder ein mehrtägiges Profil des Patienten?

Hering, F., Aachen: Tagesprofile und auch Nüchternprofile oder Stundenprofile. Natürlich machen wir das nicht bei allen Patienten. Das würde unsere Laborkosten in die Höhe treiben. Nur bei Patienten, die mehrere Steine haben.

Sommerkamp, H., Freiburg: Weitere Fragen an Herrn Hering? Dann kommen wir zu dem zweiten Steinvortrag von Herrn Borgmann über „kindliche Urolithiasis". Erstaunlich ist die Anzahl der Fälle. Er hatte 171 Fälle. Ich habe mich mal informiert. Die Mayo Clinic hat in 20 Jahren 101 Fälle von kindlicher Urolithiasis aufzuweisen. Das ist auch ein beträchtliches Krankengut.

Hering, F., Aachen: Sie haben eine relativ hohe Anzahl von kindlichen Kalzium-Oxalat-Steinen mit 37,8 %, wenn ich das richtig verstanden habe. Das ist ja, wenn man mit anderen Kliniken vergleicht, wie die Mayo Clinic, relativ hoch. Können Sie Aussagen machen, ob das Ausländerkinder waren? Es ist ja bekannt, daß diese in zunehmendem Maße Kalzium-Oxalat-Steine bekommen, auf dem Boden einer sehr oxalatreichen Fehlernährung. Oder waren das auch Kinder deutscher Eltern?

Borgmann, V., Berlin: Es waren, in Relation gesehen, gleichviel deutsche Kinder wie Ausländerkinder, die an einem Oxalatstein erkrankt waren. In der Literatur wird eine Häufigkeit des reinen Oxalatsteines zwischen 30 und 44 % angegeben.

Sommerkamp, H., Freiburg: Können Sie etwas zur bakteriellen Klassifizierung sagen? Bei Kindern sind es doch fast immer Proteusbakterien!

Borgmann, V., Berlin: Es fanden sich bei den Harnwegsinfekten an erster Stelle Proteus, an zweiter Stelle Koli-Bakterien. Man muß hinzufügen, daß die Kinder meistens schon Monate, oder zumindest Wochen, mit Antibiotika vorbehandelt waren.

Hesse, V., Pretoria (Südafrika): Haben Sie eine Statistik, ob die Kinder voroperiert worden waren? Lag da vielleicht ein Reflux vor?

Borgmann, V., Berlin: Ich habe in meinem Vortrag gesagt, daß bei 36,8 % der Fälle Fehlbildungen im Bereich des Harntraktes vorlagen. Dazu gehörten sowohl der Reflux als auch beispielsweise Ureterabgangsstenosen. Keines der Kinder war voroperiert worden.

Fischer, D., Hamburg: Ich darf vielleicht Ihre Beobachtung etwas unterstützen. Wir haben auch sehr viele Kinder aus der Türkei. Ich kann zwar keine Zahlen nennen, aber die Tendenz ist bei uns gleich. Wir haben nicht mal so viele Abnormalitäten. Auch beim normalen harnableitenden System besteht eine ausgesprochen große Steinhäufigkeit der türkischen Kinder.

Sommerkamp, H., Freiburg: Wenn dazu keine weiteren Fragen sind, kommen wir zu dem Thema von Herrn Kuntz über die „Nierenvenenthrombose", ein doch recht seltenes Krankheitsbild. Sie hatten, glaube ich, auch nur zwei Fälle. Bei Erwachsenen sieht man das doch recht selten.

Kuntz, R. M., München: Ich glaube, da ist ein Mißverständnis. Ich berichtete keineswegs über 102 Fälle. Das Krankheitsbild ist in der Tat sehr selten, wobei zur Häufigkeit zu sagen ist, daß diese sicherlich sehr schwer abzuschätzen ist.

Sommerkamp, H., Freiburg: Wir haben dann den Vortrag von Herrn Blech zu diskutieren über „Blasenektrophie, Reflux und Nierentoleranz". Da wäre die Frage zu stellen, ob bei dieser Blasenrektumfistel Drucke, die in der Blase auftreten, dem Refluxdruck vergleichbar sind.

Blech, M., Göttingen: Wahrscheinlich sind die Drucke niedriger. Wir haben keine Blasendruckmessungen durchgeführt. Aber das ist eine Möglichkeit, um zu erklären, warum möglicherweise die Nierenschädigung nicht so stark ist. Das Bild, das ich gezeigt habe, war von einem Mädchen mit rekonstruiertem Blasenhals, das kontinent war. Es hat möglicherweise Drucke entwickelt wie in einer normalen Blase. Blasendruckmessungen sind nicht durchgeführt worden.

Sommerkamp, H., Freiburg: Wir kommen dann zum letzten Vortrag von Herrn Flüchter über die „Hodentorsion beim Neugeborenen". Auch ein sehr seltenes Krankheitsbild, das man vielleicht nur einmal im Jahr sieht. Dann noch die extravaginale Form. Wir haben das ab und zu mal gesehen. Das einzige, was ich zu beanstanden hätte, ist die Forderung nach einer kontralateralen Pexie, so wie bei der intravaginalen. Es steht etwas im Widerspruch zur Literatur. Es gibt vielleicht einen Fall einer bilateralen, aber nicht einen Fall, der an einer extravaginalen Torsion operiert worden ist, und der später auf der anderen Seite eine Torsion bekam.

Flüchter, St., Tübingen: Ich habe Ihre Frage nicht genau verstanden? Meinen Sie zweiseitige?

Sommerkamp, H., Freiburg: Nein! Sie hatten gefordert, wenn Sie eine einseitige Torsion haben, eine extravaginale, sollte man in der gleichen Sitzung, wie üblich, auch auf der anderen Seite fixieren. Worauf stützt sich das?

Flüchter, St., Tübingen: Das sind spezielle Untersuchungen, speziell einer Gruppe aus Paris. Das war bei Neugeborenen, die diese Autoren seziert haben, und festgestellt haben, daß man bis 36 Std nach der Geburt etwa die Hodenhüllen samt dem Hoden, Nebenhoden aus dem Scrotum herausziehen kann. Nach 36 Std in der Regel kommt es zu einer lateralen Verklebung. Ausnahmen sind auch beschrieben, aber in der Regel soll dieser Tatbestand vorliegen. Es erhebt sich daher logischerweise die Forderung, daß, wenn auch eine

Torsionsgefährdung der kontralateralen Seite besteht – und diese ist in den ersten 36 Std danach anzunehmen –, daß man dann auch vom Prinzip her sofort die kontralaterale Seite fixiert. Nach 36 Std wäre ja dann mit einer extravaginalen Hodentorsion nicht mehr zu rechnen.

Sommerkamp, H., Freiburg: Es gibt keine einzige klinische Beobachtung darüber.

Flüchter, St., Tübingen: Es gibt Beobachtungen, daß beidseitige Hodentorsionen aufgetreten sind, eine wahrscheinlich während der Fötalzeit und die andere postpartal.

Sommperkamp, H., Freiburg: So, damit sind wir – jetzt ist es 11.40 Uhr – ganz gut in der Zeit. In 20 min ist die Aktuelle Information. Ich beschließe damit diese Sitzung. Vielen Dank!

Fortbildungsseminar
Ultraschall und Computertomographie

Verhandlungsbericht der Deutschen Gesellschaft für Urologie, 31. Tagung (1979), 489–491

Ultraschallgeführte Punktionsverfahren in der Urologie

H.-U. Eickenberg, R. Heckemann, H.G. Hartmann, H. Dettmar

Bisher wurden 210 ultraschallgeführte Punktionen von Nieren, Nierentransplantaten und retroperitonealen Tumoren durchgeführt.
Die Verfahren lassen sich unterteilen in:

1. Feinnadelpunktionen von
1.1 Zysten
1.2 Abszessen, Hämatomen, Lymphozelen und Urinomen
1.3 Hydronephrosen zur antegraden Pyelographie
1.4 retroperitonealen Lymphknoten und soliden Tumoren zur zytologischen Diagnose.
2. Perkutane Nephrostomien
3. Stanzbiopsien
3.1 der Nieren und Nierentransplantate zur histologischen Diagnostik parenchymaler Nierenerkrankungen
3.2 wandständiger abdominaler solider Tumoren

1. Feinnadelpunktion

1.1 Zysten

Technik

Mit dem Compound-Scanner wird der Punktionsort, der Punktionswinkel und die Tiefe der Zyste von der Hautoberfläche aus bestimmt. Die Punktionstiefe, die an einem einblendbaren Zentimetermarker ablesbar ist, wird mittels Reiter an der Feinnadel, z.B. Chiba-Nadel (0,6–0,8 cm Außendurchmesser, 15–20 cm Länge), markiert. Punktiert wird durch einen Schallkopf mit zentraler Bohrung. Der mit dem Schallkopf eingeblendete Marker entspricht der Punktionsrichtung. An der Verkleinerung der der Zyste entsprechenden Null-Linie im A-Bild läßt sich die Evakuierung der Zyste dynamisch verfolgen.

Indikation

Eine zystische Raumforderung sollte punktiert und das Punktat analysiert werden. Bei einer Punctio sicca besteht der Verdacht auf das Vorliegen einer soliden Masse, der angiographisch und in der Regel operativ weiter nachgegangen werden muß. Nach der Zystenpunktion wird routinemäßig ein Ausscheidungsurogramm durchgeführt, um eine zusätzliche Information darüber zu bekommen, ob eine Doppelbesiedlung zweier Tumoren in einer Niere vorliegt. Eine Zyste mit klarem Punktat wird vollständig entleert, da Zysten in etwa 25 % der Fälle nicht mehr nachlaufen und somit eine definitive Therapie erfolgt ist. Falls der Zysteninhalt sanguinolent oder trüb erscheint, wird nicht vollständig evakuiert, sondern Kontrastmittel zur Zystendarstellung injiziert. Das Volumen des Kontrastmittels sollte das Punktatvolumen nicht überschreiten. Eine hämorrhagische Zyste zeigt in 30% der Fälle maligne Erscheinungen: Deshalb ist hier die Angiographie und operative Freilegung zur weiteren Abklärung unerläßlich.

Das Punktat sollte grundsätzlich zytologisch auf maligne Zellen untersucht werden. Bei der enzymatischen Bestimmung der LDH liegt der Wert meist unter 40 mH. Falls der LDH-Gehalt der Zyste die der Serumwerte übersteigt, so ist dies ein Hinweis auf entzündliche Veränderungen oder eine maligne Entartung. In gleicher Weise sind Erhöhungen der Fette zu bewerten. Eigene Beobachtungen weisen darauf hin, daß der Inhalt von Solitärzysten und von Zystennieren als Primärharn aufzufassen ist, der sich im Kreatinin- und Kaliumgehalt, von Raumforderungen mit „fertigem" Urin, wie Kelchzysten und Urinomen, unterscheidet. Hier sind im Einzelfall aus diesen Befunden therapeutisch relevante Entscheidungen abzuleiten.

Kontraindikationen

Im wesentlichen ist die hämorrhagische Diathese zu nennen. Intrarenalen Verkalkungen, die auf spezifische Erkrankungen oder Echinokokkus-Zysten hinweisen, sollte präpunktionell Beachtung geschenkt werden. Ein Phäochromozytom oder ein Nierenarterienaneurysma wurde bisher nicht aus Versehen punktiert.

Therapeutische Konsequenzen

Die Feinnadelpunktion mit der Analyse der Zystenflüssigkeit und der Zystendarstellung hat eine neue Dimension in der Diagnostik renaler Raumforderungen gebracht. Wurde die diagnostische Treffsicherheit allein aus dem sonomorphologischen Bild bei Tumoren mit 83 bis 100% und bei Zysten mit 74 bis 100% in der Literatur angegeben, wobei ein realistischer Wert um 90% anzunehmen ist, so läßt sich die diagnostische Ausbeute mit der Trias Punktion-Punktatanalyse-Zystendarstellung auf 97% steigern. Aus diesem Ergebnis lassen sich neue therapeutische Aspekte ableiten: Eine Nierenzyste stellt keine unbedingte Indikation zur Operation mehr dar. Operiert werden hämorrhagische Zysten, Zysten, die Schmerzen bereiten, einen Hochdruck oder eine Hämaturie unterhalten oder zur Harnwegsobstruktion und/oder Infektion führen. Perkutane Punktionen bei Zystennieren führen wir durch, wenn großzystische Raumforderungen bestehen, die Schmerzen verursachen oder einen Hypertonus unterhalten.

1.2 Abszeß, Hämatom, Lymphozele, Urinom

Jedes Zystenpunktat, welches makroskopisch trübe erscheint, sollte bakteriologisch untersucht werden. Bei unklaren abdominellen Raumforderungen führen wir die Feinnadelpunktion durch. Meistens handelt es sich um Abszesse, Hämatome, Lymphozelen oder Urinome. Die makroskopischen, bakteriologischen, zytologischen, enzymatischen (LDH) und biochemischen Untersuchungen wie Kreatinin, Fette, Eiweiß, Elektrolyte können oft zur exakten Diagnose führen. Es sei betont, daß Abszesse keine Kontraindikationen zur Feinnadelpunktion (Außendurchmesser der Nadel kleiner als 1 mm) darstellen, da septische Disseminationen bislang nicht beobachtet wurden. Wir konnten Abszesse in drei Fällen sogar definitiv therapeutisch mittels Feinnadelpunktion angehen: zweimal mit einer einmaligen Punktion, einmal mit sechs Punktionen. Auch eine kleine Lymphozele (40 mL Inhalt) ließ sich trockenlegen, nicht dagegen eine große Lymphozele (160 ml). Ein aktuelles Problem in der Onkologie stellt die Frage, ob Fieberattacken durch einen Abszeß oder durch Resorptionstemperaturen eines eingeschmolzenen Tumors bedingt sind. Die Frage läßt sich nach Feinnadelpunktion mit Punktatanalyse eindeutig beantworten.

1.3 Antegrade Pyelographie bei Hydronephrose

Die Sonographie stellt ein geeignetes Verfahren zur Abklärung einer stummen Niere dar. Ist ein Nierenbecken gestaut, was sich in einer Spaltung des Mittelechos ausdrückt, so ist dieses schallgeführt punktierbar. Das Punktat sollte bakteriologisch und zytologisch untersucht werden. Nach Einbringen von Kontrastmittel - mengenmäßig nicht mehr als abpunktiert wurde - wird röntgenologisch die Obstruktion lokalisiert. Hier läßt sich, wie bei der Zystendarstellung, durch Kombination von Sonographie und Röntgen die Diagnostik besonders in den Fällen verbessern, in denen eine retrograde Darstellung technisch nicht durchführbar ist.

1.4 Retroperitoneale Tumoren

Solide retroperitoneale Tumoren, seien es Lymphknotentumoren oder primäre retroperitoneale Tumoren, die ohne Laparotomie nicht abgeklärt werden können, sind der Feinnadelpunktion zugänglich. Die sonographische Lokalisation mit Bestimmung des Punktionswinkels und der Punktionstiefe wird in der anfangs angegebenen Methode durchgeführt. Die Feinnadel wird bis zum Tumor vorgeführt - der Patient befindet sich in Rückenlage - anschließend wird unter Aspiration mit einer Punktionshilfe (Cameco) punktiert. Das Punktat wird auf einem Objektträger luftgetrocknet an den Zytologen oder Pathologen weitergeleitet.

Nach bisher vorliegenden Berichten ist bei Anwendung der Feinnadelpunktion mit schwerwiegenden Nebenwirkungen, insbesondere einer Tumordissemination, die zur Verschlechterung der Prognose führt, nicht zu rechnen.

2. Perkutane Nephrostomie

Die sonographische Lokalisationstechnik entspricht der bei der Feinnadelpunktion beschriebenen. Der Vorteil des Verfahrens liegt gegenüber anderen Techniken in der Bestimmung der Einstichstelle auf der Haut, der Tiefenbestimmung und der Winkelführung der Punktionsnadel. Zunächst wird explorativ mit der Feinnadel punktiert; anschließend wird in der Seldingertechnik ein Pigtail-Katheter vorgeführt. Spezielle Punktionsbestecke sind bereits erhältlich (Fa. Cook). Die Fistelung bietet die Möglichkeit der temporären oder permanenten Harnableitung.

3. Stanzbiopsien

3.1 Niere und Nierentransplantat

Die differente Therapie parenchymaler Nierenerkrankungen erfordert eine exakte histologische Diagnose. Dazu bietet sich die perkutane Stanzbiopsie, die wir mit der Trucut-Nadel (Fa. Travenol) durchführen, an. Als Lokalisationsverfahren verwenden wir die Sonographie mit dem Compound-Scanner. Dabei läßt sich der Punktionsort, die Punktionstiefe und die Winkelführung ermitteln. Zunächst gehen wir mit einer Feinnadel zur Exploration vor und beobachten den atemsynchronen Nadelausschlag, der sich nur dann nachweisen läßt, wenn die Nadel intrarenal liegt. Dieser Ausschlag läßt sich jedoch nur nachweisen, wenn nicht, wie oben beschrieben, durch den Schallkopf punktiert wird, sondern parallel zum winkelgerecht gehaltenen Punktionsschallkopf. Analog zur Explorationsnadel wird die Trucut-Nadel vorgeführt. Bei bestehendem atemsynchronen Pendelausschlag der Nadel wird stanzbiopsiert. Bei 49 Biopsien – 33 orthotope Nieren und 16 Transplantate – erhielten wir 46mal histologisch beurteilbares Gewebe. Lediglich einmal trat ein ausgeprägtes perirenales Hämatom auf und zwei Blutkonserven mußten gegeben werden. Darüber hinaus bestanden lediglich leichte, passagere Komplikationen. Zweifellos sind bei Stanzbiopsien Komplikationen häufiger als bei Feinnadelbiopsien; sie stellen ein kalkuliertes Risiko dar, auf das in einem aufklärenden Gespräch mit dem Patienten eingegangen werden muß.

3.2 Wandständige Tumoren

Wenn bei Feinnadelbiopsien kein repräsentatives Gewebe gewonnen werden kann, sind in Einzelfällen Tumorstanzbiopsien angebracht. Das ist bei Lymphknotensystemerkrankungen häufiger der Fall als bei Karzinomen. Voraussetzung für die Stanzbiopsie ist die wandständige Lokalisation des Tumors, um Darmverletzungen zu vermeiden.

Vorteile der schallgeführten Punktionsverfahren und Weiterentwicklung

Es besteht hierbei keine Strahlenexposition wie bei allen übrigen Lokalisationsverfahren; so wird z. B. eine Stanzbiopsie in der Schwangerschaft möglich gemacht. Es kommt zu keiner Kontrastmittelexposition; somit ist man unabhängig von entsprechenden allergischen Reaktionen. Die Schnittebenen lassen sich flexibel (längs, quer, schräg) gestalten; eine dynamische Kontrolle des Punktionsvorganges ist möglich. Entscheidend erscheint die Unabhängigkeit des Ultraschallverfahrens von der Organfunktion – hier der Ausscheidung der Niere.

Nebenwirkungen, z. B. wie Hämatome, lassen sich leicht erfassen. Das Verfahren ist im Vergleich zu anderen ökonomisch. Neue Impulse wird die schallgeführte Punktion durch von uns entwickelte und in Erprobung befindliche Real-Time-Punktionsschallköpfe erfahren, die eine dynamische Kontrolle der Nadelposition nicht nur in einer Zyste, sondern auch im soliden Gewebe erlauben.

Priv.-Doz. Dr. H.-U. Eickenberg
Urologische Klinik und Poliklinik
der Gesamthochschule Essen
Hufelandstr. 55
D-4300 Essen 1

Verhandlungsbericht der Deutschen Gesellschaft für Urologie, 31. Tagung (1979), 492–496

Ultraschalldiagnostik in der Urologie

G. Hutschenreiter

Ultraschalldiagnostik in der Urologie ist kein Thema für einen Fünfminuten-Vortrag. Leider wird der Computertomographie, einem diagnostischen Hilfsmittel, das nicht in der Hand des Urologen liegt, weitaus mehr Platz in diesem urologischen Fortbildungsseminar eingeräumt. Es bleibt mir deshalb nichts anderes übrig, als mich auf das kleine Teilgebiet der renalen Raumforderungen zu beschränken.

Die sonographische Treffsicherheit für Nierenzysten liegt bei 97 bis 98%. Die folgenden Abbildungen demonstrieren anhand einiger typischer Beispiele die Schallcharakteristika der Zyste.

Der Kompressionseffekt auf die rechte Niere (Abb. 1) erweist sich sonographisch (Abb. 2) als große Zyste am unteren Nierenpol, die in der Abbildung wegen der Größe nicht vollständig zur Darstellung kommt. Die Schallcharakteristika der Zyste sind

- in der Regel runde und glatte Begrenzung,
- keine Binnenechos als Beweis für den zystischen Charakter und
- eine Schallverstärkung an der Rückseite der Zystenwand.

Auch die im rechten, oberen Nierenpol vermutete Raumforderung (Abb. 3) mit Kompression der oberen Kelchgruppe erweist sich sonographisch (Abb. 4) als zystisch. Auf den Längs- und Querschnitten sind mehrere Zysten bis zu einem Durchmesser von 7 cm erkennbar unterteilt durch Septen. Durch die gegenseitige Kompression der Zysten erscheinen sie nicht alle rund.

Abb. 5 zeigt eine 2,5 cm große zentrale parapelvine Zyste im Längs- und Querschnitt der rechten Niere, kreisrund und glatt begrenzt. Selbst bei großer Verstärkung, erkennbar an dem reflexreichen Nierenparenchym, fehlen Binnenechos innerhalb der Zyste. Durch den häufigeren Gebrauch des Verstärkerknopfes kann man vermeiden, einen stark durchbluteten Tumor oder nekrotischen Tumorzerfall mit einer Zyste zu

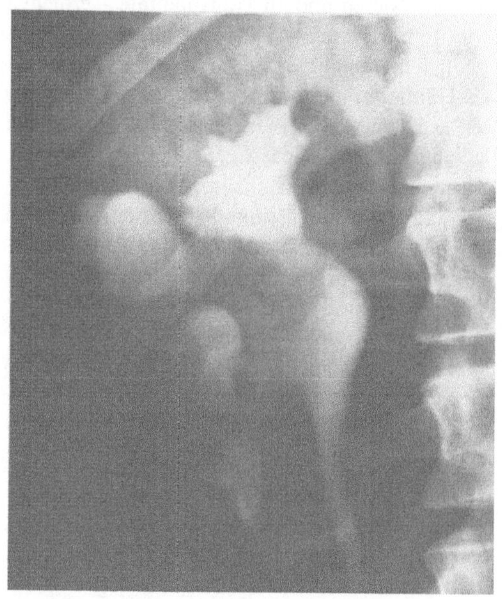

Abb. 1. IVP: re. Niere, Kelchkompression durch einen raumfordernden Prozeß

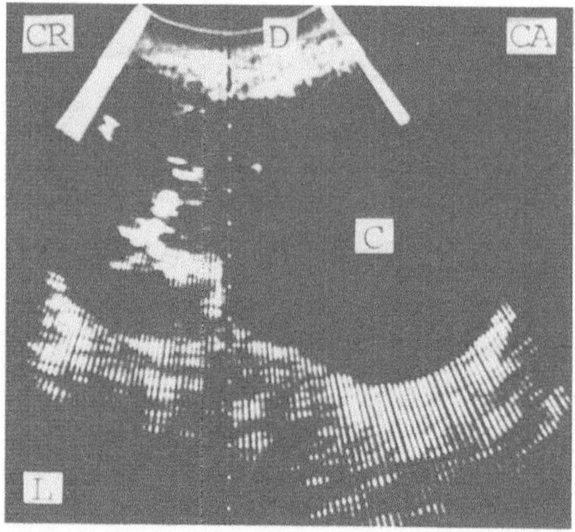

Abb. 2. Sonogramm: Längsschnitt re. Niere von dorsal, 10 cm große Zyste am caudalen Pol, Pat. wie Abb. 1

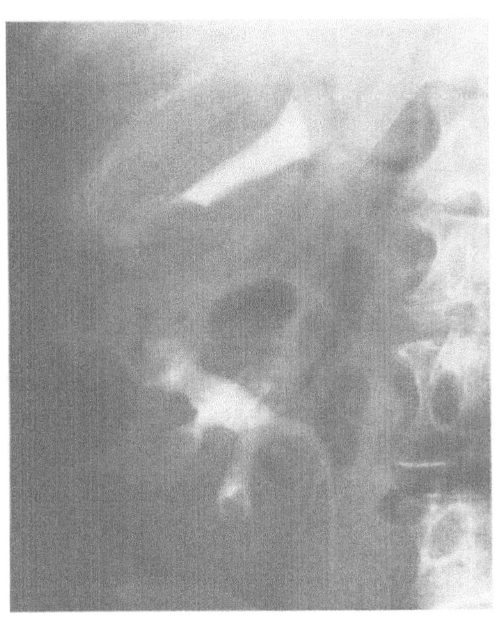

Abb. 3. IVP: re. Niere, Kompression der oberen Kelchgruppe

verwechseln, da die ersteren bei zu schwacher Verstärkung zystisch erscheinen können.

Eine parapelvine Zyste kann unter Umständen mit einer Nierenbeckendilatation verwechselt werden. Bei den Nierenbeckendilatationen müssen sonographisch aber mindestens eine oder mehrere gestaute Kelche nachweisbar sein, was bei parapelvinen Zysten in der Regel nicht der Fall ist. Das gestaute Nierenbecken stellt sich in der Regel nicht kreisrund dar, sondern ist im Querschnitt oval bis knochenförmig konfiguriert (Abb. 6), da die Form von dem umgebenden Nierengewebe vorgegeben wird. Nur bei angeborenen subpelvinen Stenosen erscheint das extrarenal gelegene, aufballonierte Nierenbecken im Querschnitt mitunter kreisrund.

Von Zysten charakteristisch unterschiedliche Echomuster weisen die Tumoren auf. Die Treffsicherheit liegt bei etwa 95%.

Die sonographischen Schallcharakteristika verdeutlicht Abb. 7. Der linke untere Nierenpol ist unauffällig (rechts oben). Schrägschnitte durch den linken oberen Nierenpol lassen eine große, solide Raumforderung (Tu) mit folgenden Merkmalen erkennen:

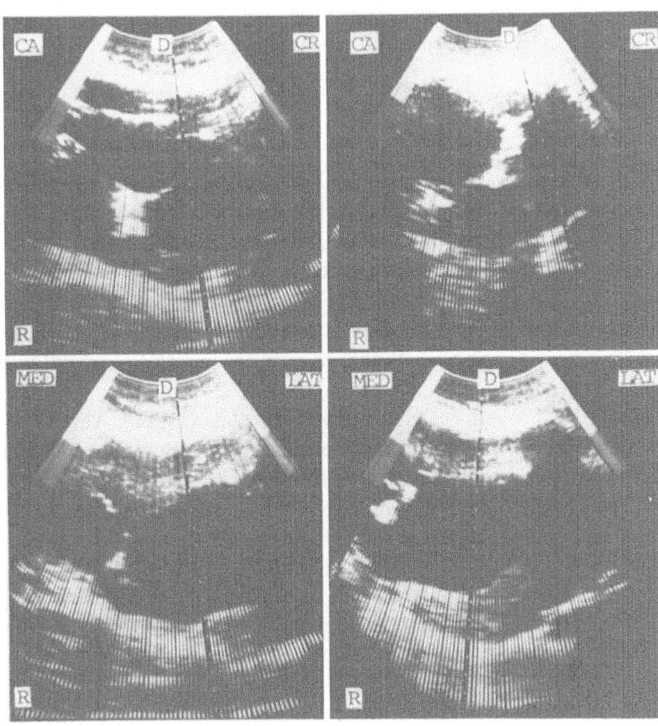

Abb. 4. Sonogramme: Längs- und Querschnitte der re. Niere von dorsal, mehrere Zysten bis 7 cm Größe, durch reflexreiche Septen getrennt, Pat. wie Abb. 3

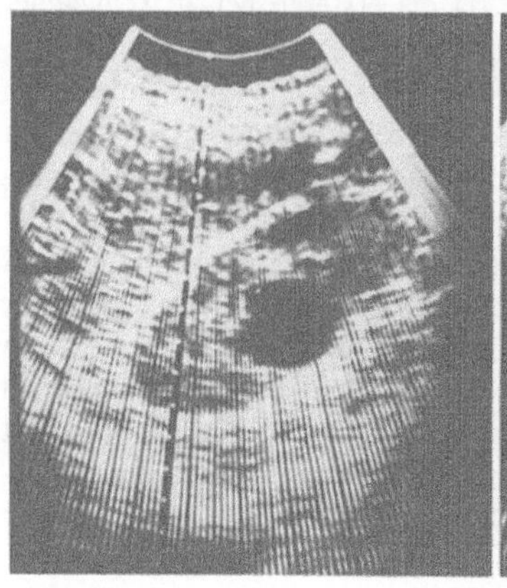

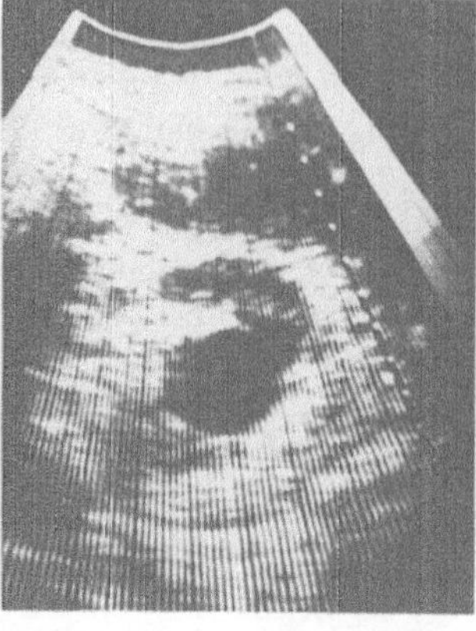

Abb. 5. Sonogramme: Längs- und Querschnitt re. Niere von ventral, 2,5 cm große parapelvine Zyste

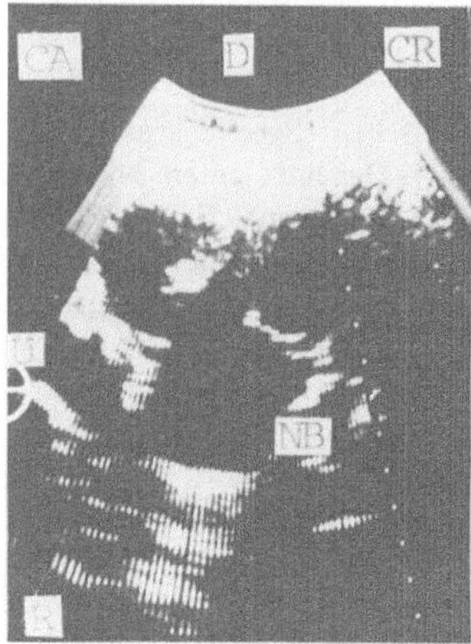

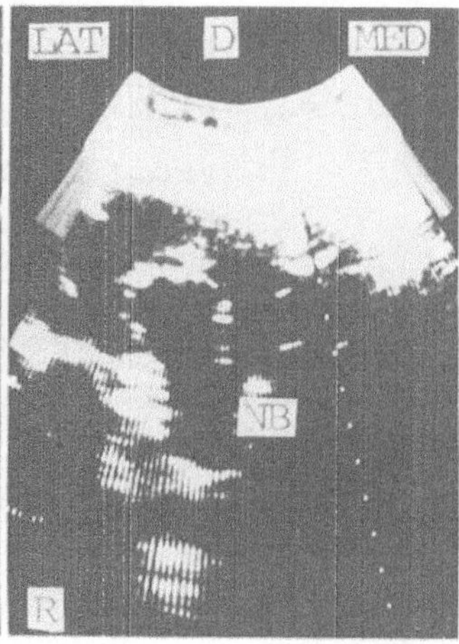

Abb. 6. Sonogramme: Längs- und Querschnitt re. Niere, Nierenbekken- (NB) und Ureter- (U) Dilatation durch Ureterstein, knochenförmiges, intrarenales Nierenbekken im Querschnitt

- im Gegensatz zur Zyste keine glatte, sondern eine unregelmäßige polyzyklische Begrenzung,
- Binnenechos als Beweis für den soliden Charakter des Tumors und
- keine oder nur geringe Schallverstärkung an der Tumorrückseite.

Abb. 8 bestätigt den sonographisch erhobenen Befund.

Daß ein Tumor auch einmal rund und glatt begrenzt sein kann, erkennt man an Abb. 10. Ein 3 cm großer, runder, glattbegrenzter Tumor, ein papilläres Onkozytom, sitzt dem linken unteren Nierenpol dorsal auf. Deutliche Binnenechos sind nachweisbar. Aufgefallen war dieser Befund lediglich durch eine unscharfe Zeichnung der linken unteren Kelchgruppe (Abb. 9). Auch am letzten Beispiel (Abb. 11) ist ein etwa 4 cm großes Hypernephrom sonographisch in der rechten Niere erkennbar als relativ runde Raumforderung mit deutlich vermehrten Binnenechos i. Vgl. zum restlichen Nierenparenchym. Der Tumor hat bereits zu einer Deformierung der Nierenoberfläche geführt (rechts oben). Der Mittelechokomplex ist nach ventral verdrängt (links unten). Während sich der untere Pol unauffällig darstellt (rechts unten), ist der craniale Anteil dorsal deutlich verdickt (links unten). Abb. 12 ermöglicht den Vergleich dieses Befundes mit dem angiographischen Bild des Tumors.

Wenn die Computer-Tomographie auch vereinzelt zusätzliche, wertvolle diagnostische Informationen liefern kann, so ist sie doch in der klinischen Routine weitgehend durch die Sonographie ersetzbar. Ich möchte dafür plädieren, daß wir Urologen uns besonders um dieses wichtige, diagnostische Hilfsmittel bemühen. Denjenigen, der die Sonographie beherrscht, macht sie dia-

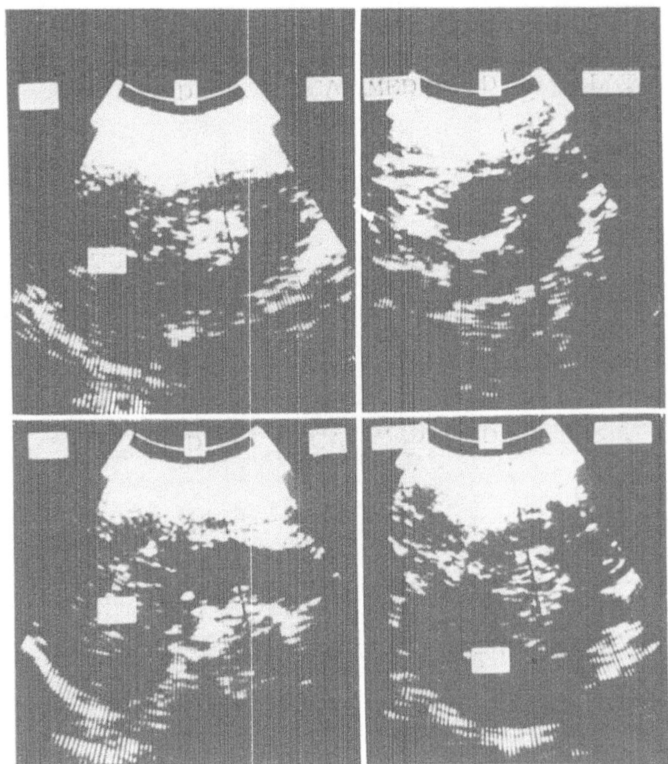

Abb. 7. Sonogramme: Längs-, Quer- und Schrägschnitte li. Niere, große, polycyclische, solide Raumforderung am cranialen Pol (Tu), caudaler Pol unauffällig (rechts oben)

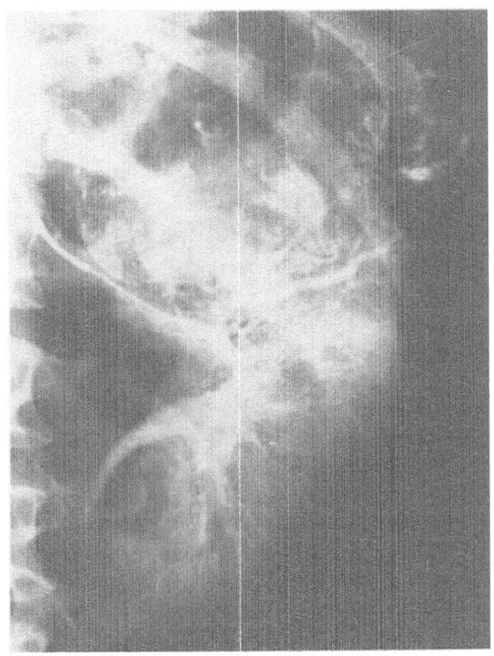

Abb. 8. Renovasographie: li. Niere, Hypernephrom li. oberer Pol, Pat. wie Abb. 7

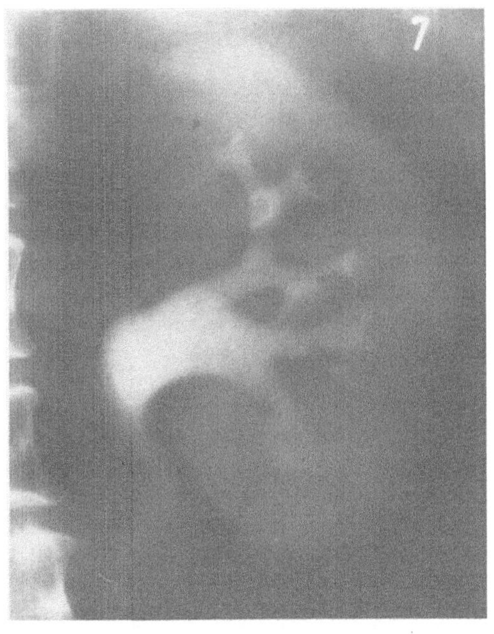

Abb. 9. Infus.-Nephrotomogramm: li. Niere, unscharfe Zeichnung und Verplumpung li. untere Kelchgruppe

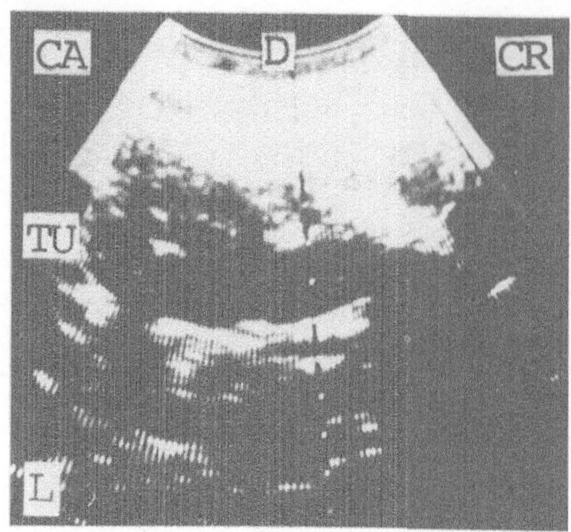

Abb. 10. Sonogramm: Längsschnitt li. Niere von dorsal, 3 cm große, solide Raumforderung dorsal dem caudalen Nierenpol aufsitzend (Tu), Pat. wie Abb. 9

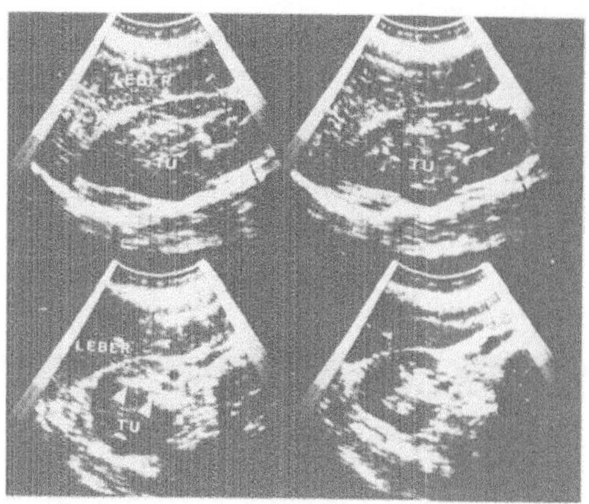

Abb. 11. Sonogramme: Längs- und Querschnitt re. Niere von ventral, 4 cm große, solide Raumforderung (Tu), reflexreicher als das übrige Nierenparenchym, Verdrängung des Mittelechokomplexes nach ventral (▶), unauffälliger caudaler Pol (rechts unten)

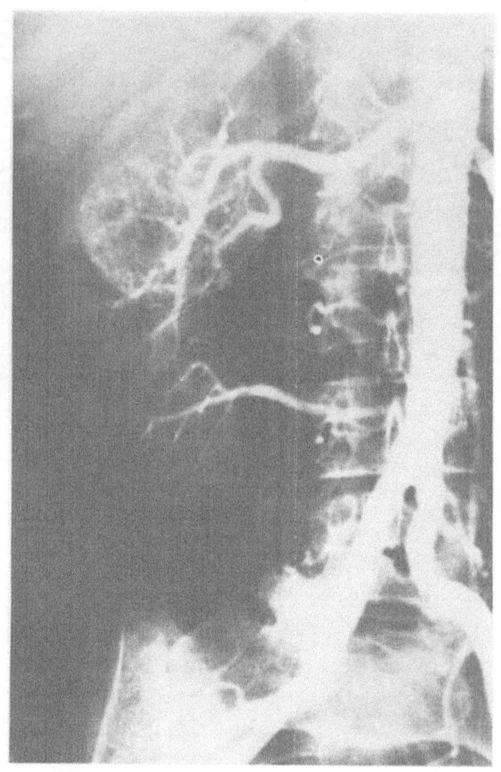

Abb. 12. Renovasographie: re. Niere, Hypernephrom, Pat. wie Abb. 11

gnostisch weiter unabhängig im Gegensatz zur Computertomographie, und im Gegensatz zur Computertomographie liegt die Sonographie auch in der Hand des Urologen.

Priv. Doz. Dr. G. Hutschenreiter
Urologische Universitätsklinik
Langenbeckstr. 1
D-6500 Mainz

Verhandlungsbericht der Deutschen Gesellschaft für Urologie, 31. Tagung (1979), 497/498

Die Wertigkeit der Sonographie bei der Abklärung von Pseudotumoren der Niere

K. Rothenberger, I. Heinz, K.J. Pfeifer, G. Welter

Die retrospektive Beurteilung von alten Ausscheidungsurogrammen von Nierenkarzinom-Patienten, bei denen der Tumor zum Teil jahrelang übersehen worden war, veranlaßten uns, auch bereits bei diskreten Formabweichungen von Nierenkontur und -hohlsystem als weitere Diagnostik die Sonographie und gegebenenfalls die selektive Renovasographie anzuschließen. Die wichtigsten Ursachen für Raumforderungen stellen Tumoren, Zysten, Pseudotumoren, die zirkumskripte Lipomatose, die xanthogranulomatöse Pyelonephritis und Tuberkulome dar (Tabelle 1). Pseudotumoren werden gebildet

Tabelle 1. Raumforderung der Niere im Ausscheidungsurogramm

Tumor	Fibrolipomatose
Zyste	xanthogranulomatöse Pyelonephritis
Pseudotumor	Tuberkulome

durch vergrößerte oder prominente Columnae Bertini, auch focale corticale Hyperplasie genannt, fetale Lappung und supra- bzw. infrahiläre Lippen.

Im Verlaufe eines Jahres untersuchten wir 203 Patienten mit dem urographisch geäußerten Verdacht auf eine Raumforderung (Tabelle 2). Sonographisch wurde 20mal die Diagnose Tumor gestellt, die angiographisch 17mal bestätigt wurde. Von 65 Patienten mit Zysten wurden 17 angiographiert und der Befund bestätigt. 20mal wurde sonographisch ein Pseudotumor gefunden, 14mal wurde die Diagnose angiographisch kontrolliert und bestätigt.

Sonographisch stellt sich ein Pseudotumor als echoarme Struktur im Bereich des Nierenhohlsystems dar, wo sonst eine Echovermehrung zu erwarten wäre. Diese Struktur geht vom Parenchym aus und reicht meist halbkugelig in das Nierenhohlsystem vor und besitzt die gleiche

Tabelle 2. Verdacht auf Raumforderung im Urogramm

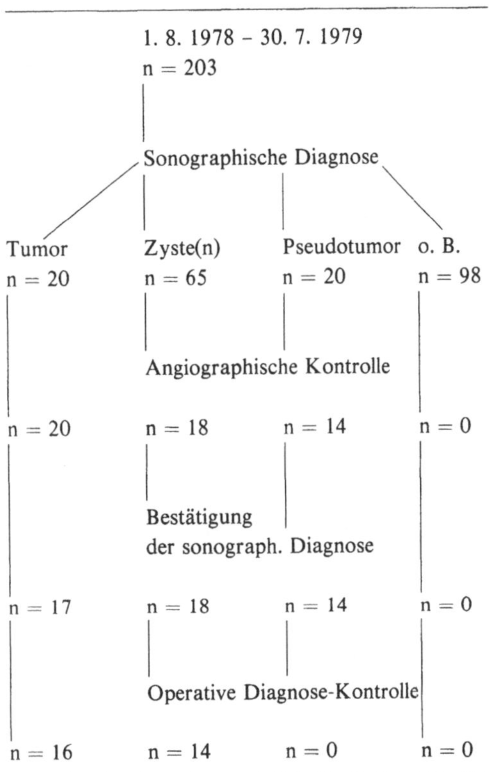

Echodichte wie das Parenchym. Angiographisch finden sich keine pathologischen Gefäße, in der Parenchymphase erscheint eine Parenchymverdickung bzw. -lappung.

Als Beispiel sei die Sonographie (Abb. 1) einer linken Niere mit aufgespreizten Kelchen, nachgewiesen im Ausscheidungsurogramm, gezeigt. Deutlich zu erkennen ist der kugelige Pseudotumor, der in der Angiographie (Abb. 2) bei normalem Gefäßbild in der Parenchymphase als Verdichtungszone erscheint.

Die Differentialdiagnose ist gegenüber dem Nierenbeckentumor am schwierigsten und erfor-

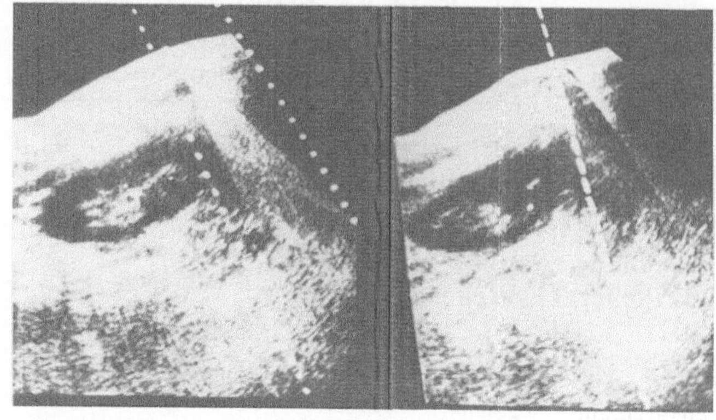

Abb. 1

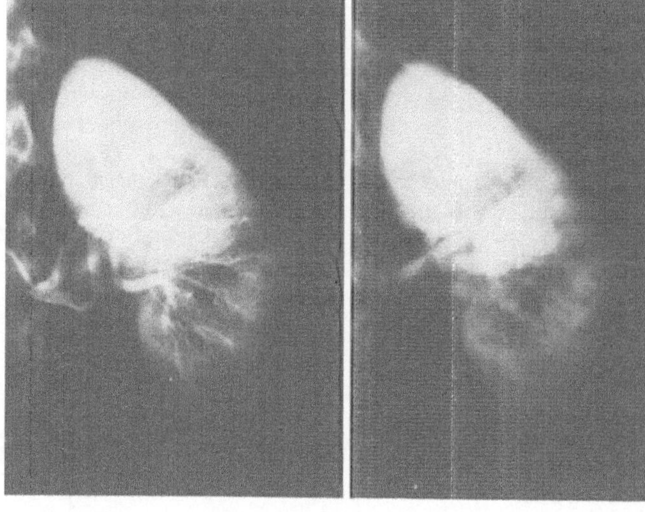

Abb. 2

dert die saubere röntgenologische Darstellung aller Kelche im Ausscheidungsurogramm, gegebenenfalls in der retrograden Darstellung. Zysten ab 1,5 cm Durchmesser sind aufgrund der Transsonie eindeutig zu erkennen. Nierenkarzinome lassen sich durch die meist periphere Lage und die unregelmäßige Echodichte unterscheiden. Die Grundlage der urologischen Diagnostik bleibt weiterhin das Ausscheidungsurogramm. Durch die Sonographie besitzen wir die Möglichkeit, das Nierenparenchym zu beurteilen und dadurch eine engere Indikation für die Renovasographie aufzustellen.

Dr. K. Rothenberger
Urologische Abteilung
des Städt. Krankenhauses
Thalkirchner Straße 48
D-8000 München 2

Verhandlungsbericht der Deutschen Gesellschaft für Urologie, 31. Tagung (1979), 499/500

Der Wert der Sonographie für die Harnsteindiagnostik

H. Bartels, F. Glaser, U. Bode

In der Gallenstein-Diagnostik hat die Sonographie die Röntgenverfahren in den Hintergrund gedrängt. Die Steinkriterien sind

1. helles, intensives Steinecho;
2. Schlagschatten hinter dem Stein, da die Schallwellen den Stein nicht durchdringen können. Man spricht von dem Auslöschungsphänomen.

Auch Blasensteine können leicht an den gleichen Kriterien erkannt werden. Im Gegensatz dazu erfüllen nichtsteinbedingte Aussparungen im Blasenschatten, wie z. B. der exophytische Tumor, die Steinkriterien nicht. Steine sind sonographisch besonders gut dann darstellbar, wenn sie in flüssigkeitsgefüllten Räumen, also der Gallenblase oder der Harnblase, liegen.

Diese Voraussetzungen sind in der Niere nur selten gegeben, außer z. B. in der Harnstauungsniere.

Solche pyonephrotischen Nieren sind meistens röntgenologisch stumm. Das Nephrosonogramm aber läßt den Stein erkennen an den typischen Steinmerkmalen.

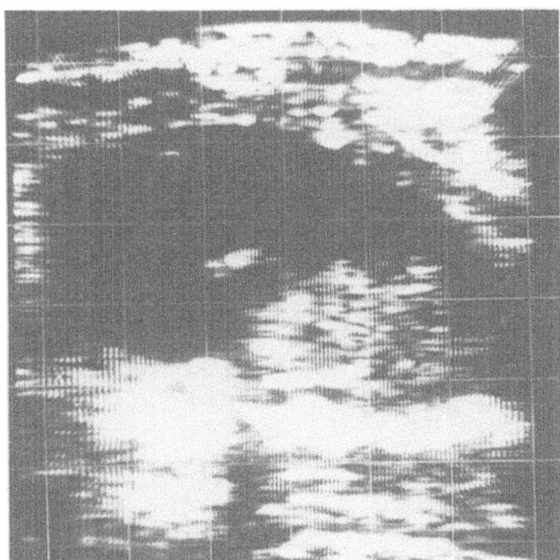

Abb. 1. Große pyonephrotische Sackniere mit sehr hellem Echo im Zentrum mit der gut erkennbaren Schallauslösung. Steingröße 0,75 cm

Für den klinischen Alltag wertvoller, weil wesentlich häufiger, ist aber die Nephrosonographie bei der Differentialdiagnose der Nierenbekkenaussparung im Urogramm. Die Diagnose Harnsäureausguß kann klinisch und urographisch vermutet, im Nephrosonogramm aber sofort verifiziert werden.

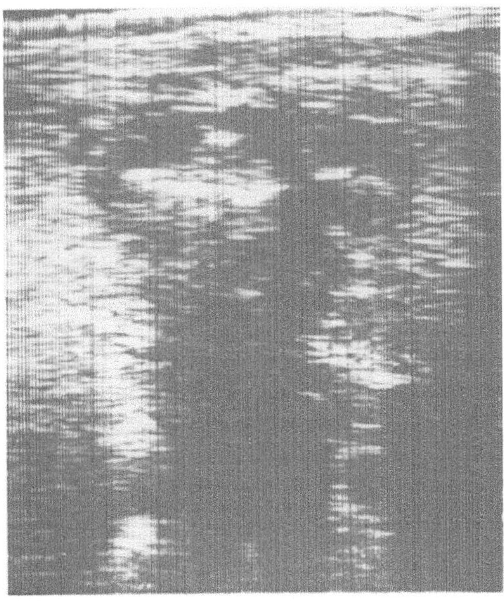

Abb. 2. Die sehr dichte Echoformation innerhalb des zentralen Reflexbandes mit der Schallauslöschung ventral davon entspricht dem typischen Bild eines Nierenbeckensteinausgusses

Früher mußte die Diagnose meist ex juvantibus gestellt werden, wenn die Aussparung nach Alkalisierung des Urins kleiner wurde oder verschwand. Wir können jetzt ad hoc die Diagnose stellen und den Verlauf ohne neuerliche Urogramme sonographisch verfolgen.

Im Gegensatz dazu stehen Patienten mit schmerzlosen Hämaturien, die bei röntgenologischer Aussparung im Nierenbecken nephrosonographisch die typischen Steinkriterien vermissen lassen. Hier handelt es sich dann um einen weichen Nierenbeckeninhalt, also z.B. Blutkoagel, Urothelprozesse oder ähnliches.

Auch für andere Fragestellungen kann der sonographische Steinnachweis wertvoll sein, z.B. Patienten mit Kontrastmittelallergien und einer kalkdichten Abschattung in der Röntgen-Leeraufnahme. Die Nephrosonographie kann dabei dann folgende Fragen klären:

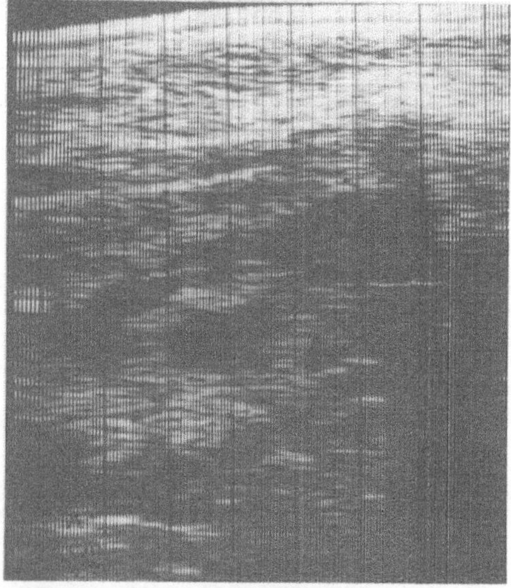

Abb. 3. Trotz der erheblichen Adipositas des Patienten kann man in 9 cm Tiefe die typische Ringfigur eines gestauten Nierenbeckens im Längsscan erkennen. Die sehr dichte zirkuläre Echoformation spricht für eine akute Abflußbehinderung

1. Ist die kalkdichte Abschattung der Niere zugehörig,
2. handelt es sich um einen Stein, der im Kelch oder im Nierenbecken liegt,
3. verursacht der mutmaßliche Stein eine Stauung oder nicht.

Zusammenfassung

Sonographisch kann nicht nur die Folge einer Steinobturation, nämlich die Stauung (Abb. 3) sofort diagnostiziert werden, wie auch bei der steinbedingten Harnleiterobturation, sondern auch der Stein selbst. Diese Möglichkeit hat ihren praktischen Wert besonders

1. bei röntgennegativen Steinen zur Differentialdiagnose gegenüber Urothelprozessen und Blutkoageln,
2. bei Kontrastmittelallergien und sonstigen Gegenindikationen zur Röntgenuntersuchung, z.B. in der Schwangerschaft.

Literatur

1. Cook H, Rytton B (1977) Intraoperative Lokalisation of renal calculi during nephrolithotomie by ultrasound scanning. J. Urol 117: 543–546. – 2. Bittner P (1973) Das Ultraschall-A-Verfahren als diagnostische Methode in der Urologie. Inaugural-Diss., Köln. – 3. Schlegel JU, Bigyolon P, Cueller J (1961) The use of ultrasound for localisation of renal calculi. J Urol 86: 367

Dr. Bartels
Ev. Krankenhaus
D-3400 Göttingen-Weende

Verhandlungsbericht der Deutschen Gesellschaft
für Urologie, 31. Tagung (1979), 501/502

Die Bedeutung des Computertomogramms bei raumfordernden Prozessen der Niere

B. Egger, H. Heller, R. Hartung, H. Preinfalk, S. Feuerbach

Raumfordernde Prozesse der Niere verlangen eine zuverlässige Diagnostik zum Ausschluß eines Nierentumors. Ergeben Ausscheidungsurographie und Sonographie einen verdächtigen Befund, konnte die Diagnose nur durch das Renovasogramm gestellt werden. Häufig wurden somit Patienten mit Nierenzysten einer invasiven Diagnostik unterworfen. In den letzten Jahren hat sich die Sonographie als nicht invasive Methode in der Differentialdiagnostik Tumor/Zyste hervorragend bewährt und ergibt in geübter Hand verläßliche Befunde. Vergleichsweise wenig Erfahrungen liegen dagegen mit der Computertomographie in der Diagnostik raumfordernder Prozesse der Niere vor. Dies war das Ziel unserer Untersuchungen.

Die wesentlichen computertomographischen Kriterien des Nierentumors (Tabelle 1) sind unterschiedliche Dichtewerte zum normalen Nierengewebe, verminderte Kontrastmittelanfärbung, unscharfe Abgrenzung zum Nierenparenchym und unregelmäßige Randkonturen.

Tabelle 1. CT-Kriterien des Nierentumors

Unterschiedliche Dichtewerte als Normalgewebe
Verminderte KM-Aufnahme
Unscharfe Begrenzung
Unregelmäßige Randkonturen

Wir haben die CT-Diagnose Nierentumor in 40 Fällen mit dem histopathologischen Befund verglichen (Tabelle 2) und fanden eine Übereinstimmung in 97,5%. Dagegen konnten durch die Renovasographie nur 75% der Fälle geklärt werden. Das CT erlaubt zuverlässige Aussagen über die Binnenstruktur des Tumors und gibt somit Hinweise auf die Malignität, erlaubt jedoch keine Artdiagnose. Hier ist die Renovasographie durch typische Gefäßbilder überlegen.

Tabelle 2. Zuverlässigkeit der CT-Diagnose Nierentumor (n = 40)

	CT	Renovasogramm
richtige Diagnose	39 = 97,5%	34 = 75%
Fehldiagnose	1	
unklarer Befund	–	5 (avaskuläre Tumoren)

Die extrarenale Ausbreitung eines maligenen Tumors entscheidet die einzuschlagende Therapie und Prognose (Tabelle 3). Der CT-Nachweis des Tumoreinbruchs in die Nierenkapsel ist mit nur 67% unsicher.

Tabelle 3. Extrarenale Tumorausbreitung

Histopath. Befund	CT	%
Kapselinfiltration	17/25	67
Einbruch ins NBKS	5/13	38
Veneneinbruch	1/8	12,5
LK-Metastasen	5/9	55

Noch schwieriger ist der Tumornachweis im Hohlsystem, in der V. renalis und der V. cava. Ausscheidungsurogramm und Angiographie ergeben verläßlichere Befunde. Die Lymphographie weist vorhandene Metastasen allenfalls in ⅓ der Fälle nach. Dagegen konnten wir im CT in fünf von neun Fällen den Nachweis erbringen, bei drei falsch positiven Befunden.

Nierenzysten und polzystische Degenerationen sind durch Vergleich von Nativscan und Kontrastmitteluntersuchung sicher zu diagnostizieren.

Von unseren 30 Zysten wurden alle durch Sonographie, Punktion, Angiographie oder Operation bestätigt. Somit empfiehlt sich das CT für Nierenzysten bei unklaren sonographischen Befunden.

Seltenere Raumforderungen sind subkapsuläre und perirenale Abszesse. Der subkapsuläre Abszeß ist charakterisiert durch seine Form und Dichtewerte um 20 Houndsfieldeinheiten. Perirenale Abszesse zeigen eine stark verdickte Nierenkapsel mit leichter Dichtezunahme nach Kontrastmittelinjektion. Nur die Sonographie erlaubt vergleichsweise sichere Diagnosen.

Funktionslose Nieren infolge hydronephrotischer Veränderungen sind in einigen Fällen mit konventionellen radiologischen Methoden schlecht nachzuweisen. Auch hier ergibt das CT verläßliche Befunde durch Darstellung des flüssigkeitsgefüllten Hohlsystems.

Schließlich können retroperitoneale Tumore die Niere insgesamt verdrängen. Sind Tumor und Niere voneinander abgrenzbar, ist die Diagnose einfach. Ist dies nicht der Fall, muß die selektive Angiographie die endgültige Diagnose sichern.

Zusammenfassend kann festgestellt werden, daß die Computertomographie ihre Stellung zwischen Sonogramm und Angiogramm bezieht. Sie kombiniert die Aussagekraft mehrerer anderer Methoden und erübrigt in vielen Fällen eine invasive Diagnostik.

Literatur

1. Ammon J, Frick W, Karstens JH, Rübben H, Schoffers J (1979) Ganzkörper-Computertomographie bei Erkrankungen des Urogenitalsystems. Urologe [A] 18:1–13. – 2. Love L, Churchill R, Reynes C, Schuster A, Moncada R, Berkow A (1979) Computed tomographie staging of renal carcinoma. Urol Radiol 1:3–10. – 3. Lackner K, Koischwitz D, Felix R, Frommhold H, Thurn P (1978) Vergleich zwischen Computertomographie und Ultraschall bei abdominellen und renalen Raumforderungen. Röntgenblätter 31:123–134. – 4. Stephens DH, Sheedy II PF, Hattery RR, Williamson B JR (1977) Diagnosis and evaluation of retroperitoneal tumors by computed tomography. Am J Roentgenol 129:395–402. – 5. Stanley RJ, Sagel SS, Fair WR Computed tomography of the genitourinary tract. J Urol. – 6. Sagel SS, Stanley RJ, Levitt RG, Geisse G (1977) Computed tomography of the kidney, Radiology 124:359–370. – 7. Baert AL, Marchal G, Staelens B, Coenen Y (1977) C.T. Evaluation of renal space occuppying lesions. Fortschr Röntgenstr. 126:285–291. – 8. Heuser L, Friedmann G, Mödder U, Bischofsberger M, Heisig J (1977) Diagnose und Differentialdiagnose raumfordernder Prozesse der Nieren im Computer-Tomogramm. Röntgenblätter 30:479–489. – Struyven J, Brion JP, Frederic N, Schulman CC (1977) Computed tomography of the kidney. Br J Urol 49:583–588. – 10. Pemsel HK, Hellwig J, Drews H (1975) Über die Wertigkeit der Röntgenzeichen raumfordernder Prozesse der Nieren im Urogramm. Urologe [A] 14:80–86

Dr. B. Egger
Urologische Klinik und Poliklinik
der TU München
Ismaninger Straße 22
D-8000 München 80

Verhandlungsbericht der Deutschen Gesellschaft
für Urologie, 31. Tagung (1979), 503-505

Die Bedeutung der Computer-Tomographie für die Diagnostik von Erkrankungen der Niere und des Retroperitonealraums

O.H. Wegener, A. Rost, J. Kleensang, W. Brosig

Zur Differentialdiagnose renaler und perirenaler Raumforderungen und zur Darstellung retroperitonealer Prozesse wandten wir bei 220 Patienten die Computer-Tomographie zusätzlich zu den konventionellen Methoden wie Urographie, Angiographie und Lymphographie an.

Ziel dieser Untersuchung war es, die Wertigkeit der Computer-Thomographie für die Diagnostik von Erkrankungen der oberen Harnwege und deren Umgebung zu eruieren. Bei uns wird ein 20-s-Scanner vom Typ EMI CT 5005 eingesetzt.

Anhand eines Beispiels soll die Aussagekraft der Computer-Tomographie bei renalen Prozessen demonstriert werden. Urographisch stellt sich eine Raumforderung am rechten unteren Nierenpol dar, die angiographisch als Hypernephrom gedeutet wurde (Abb. 1). Im Computer-Tomogramm lagen die Dichtewerte im Fettbereich. Aufgrund der guten Abgrenzbarkeit des Tumors wurde ein benigner, fetthaltiger Tumor im Sinne eines Angiomyolipoms diagnostiziert, was durch das OP-Präparat und histologisch bestätigt werden konnte. Hier kommen die Vorzüge des Computer-Tomogramms besonders deutlich zum Ausdruck. Die Diagnose eines Hypernephroms (Abb. 2), einer soliden Raumforderung, beruht auf der spezifischen Anreicherung des Kontrastmittels im Nierenparenchym. Zystische Prozesse werden aufgrund des Dichtewertes der Raumforderung selbst und ihrer Abgrenzung zum Nierenparenchym diagnostiziert (Abb. 3).

Unsere Ergebnisse bei der Differentialdiagnose solider und zystischer Raumforderungen sind im folgenden dargestellt. Das Computer-Tomogramm beim Hypernephrom ergab in 88,9% der Fälle (Abb. 4) die endgültige operativ gesicherte und histologisch bestätigte Diagnose, die Angiographie nur in 84%. Bei den zystischen Nierenprozessen (Abb. 5) ergeben sich die operativ gesicherte Artdiagnose im Computer-Tomogramm in 95,3% der Fälle, in der Angiographie nur in 85,7%. Bei Nierenbeckentumoren (Abb. 6) wurde im Computer-Tomogramm nur einmal eine Fehldiagnose gestellt, Ursache war ein Dichtewert um 0 und eine gute Abgrenzbarkeit gegenüber der Umgebung, so daß eine zentrale Zyste angenommen wurde. Nierenbeckentumoren können sich tapetenartig dem NBKS anlegen, d.h. ein normales Computer-Tomogramm bei auffälliger retrograder Pyelographie ist unbedingt kontrollbedürftig.

Bei 52 Patienten mit unterschiedlichen Krankheitsbildern im Retroperitonealraum, wie Lymphomen, Hämatomen, Abszessen, Fibrosen u.a., wurde das Computer-Tomogramm ausgewertet. Bis auf einen falsch negativen und einen falsch positiven Befund wurde die richtige Diagnose gestellt, die in 34 Fällen operativ oder autoptisch kontrolliert werden konnte.

Die Eingrenzung der Diagnose auf die Art des pathologischen Zusammenhang mit dem klinischen Befund und der Anamnese möglich, da die Dichtewerte nur selten spezifischen Charakter haben.

Diskussion

Der Vorzug der Computer-Tomographie liegt in der reproduzierbaren Darstellung von renalen, perirenalen und anderen retroperitonealen Prozessen. Diese sichere simultane Information macht ihre Überlegenheit anderen Untersuchungsmethoden gegenüber aus. Sie eignet sich nicht nur zur Unterscheidung zystischer von soliden Raumforderungen der Niere, sondern auch besonders zum Staging von Nierentumoren, da bei der angiographischen Darstellung die exakte Ausdehnung, Lymphknoten- und Lebermetastasen nur in gezielter und aufwendigerer Technik möglich sind.

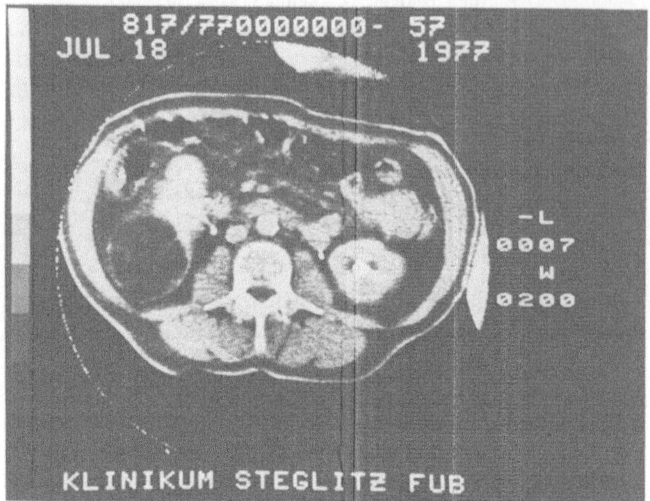

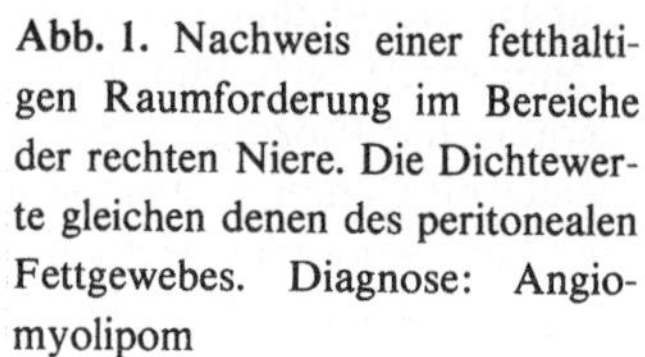
Abb. 1. Nachweis einer fetthaltigen Raumforderung im Bereiche der rechten Niere. Die Dichtewerte gleichen denen des peritonealen Fettgewebes. Diagnose: Angiomyolipom

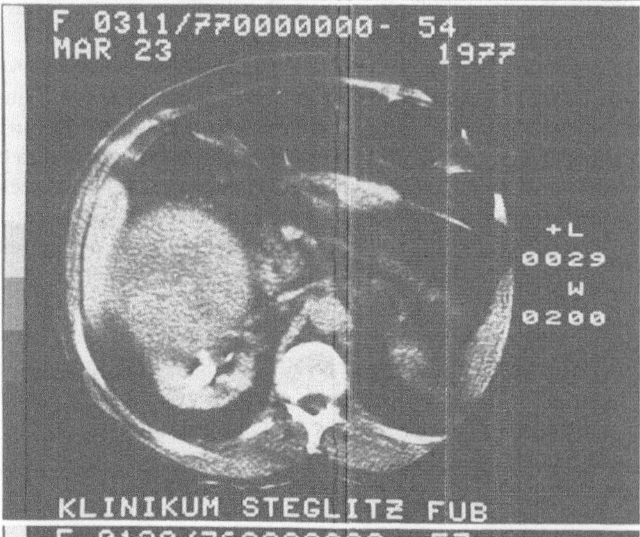

Abb. 2. Nachweis einer soliden Raumforderung im Bereiche des unteren rechten Nierenpols. Das kontrastierte Nierenparenchym hebt sich deutlich gegenüber dem Tumorgewebe ab. Die Marmorierung des Dichtemusters spricht für einen nekrotischen Prozeß

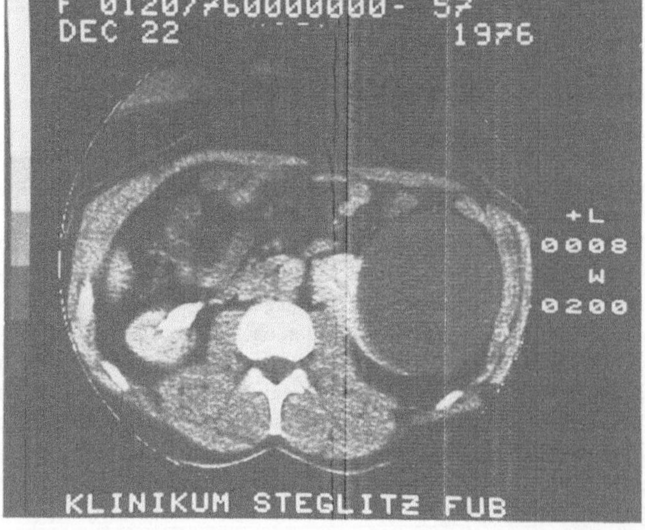

Abb. 3. Nachweis einer zystischen Raumforderung im Bereiche des unteren linken Nierenpols. Man beachte die klassischen Zeichen einer Rindenspornbildung. Die Dichtewerte der Raumforderung liegen im Wasserbereich

	Computer-Tomogramm	Urogramm	Angiogramm
o.B.	-	8%	-
Pathol. Prozeß	-	88%	4%
Verdacht	11,1%	4%	12%
Artdiagnose	88,9%	-	84%
Zusätzl. Information	55,6%	12%	20%
Total	28	25	25

Abb. 4. Treffsicherheit bei Hypernephromen

	Computer-Tomogramm	Urogramm	Angiogramm
o.B.	-	12,2%	3,6%
Pathol. Prozeß	-	70,7%	-
Verdacht	4,7%	4,9%	10,7%
Artdiagnose	95,3%	12,2%	85,7%
Zusätzl. Information	18,6%	4,9%	7,1%
Total	43	41	28

Abb. 5. Treffsicherheit bei zystischen Nierenprozessen

	Computer-Tomogramm	Urogramm	Angiogramm
o.B.	-	1	-
Pathol. Prozeß	5	8	1
Verdacht	7	3	3
Artdiagnose	-	-	3
Zusätzl. Information	6	2	2
Fehldiagnose	1	-	-
Total	12	12	7

Abb. 6. Treffsicherheit bei Nierenbeckentumoren

Dr. O. H. Wegener
Klinik für Radiologie
und Nuklearmedizin der FU Berlin
Klinikum Steglitz
Hindenburgdamm 30
D-1000 Berlin 45

Verhandlungsbericht der Deutschen Gesellschaft für Urologie, 31. Tagung (1979), 506/507

Erfahrungen mit der pelvinen Computertomographie bei urologischen Tumoren

E.J. Zingg, M. Haertel, J. Bödeker

Der Wert der pelvinen Computertomographie ist u.a. an einer Verbesserung des Stagings urologischer Tumoren zu beurteilen. In den letzten 19 Monaten wurden an der Universität Bern 803 Computertomogramme (Tabelle 1) des kleinen Beckens durchgeführt. Eine urologische Indikation bestand bei 309 Fällen. Am häufigsten handelt es sich um Erkrankungen der Blase (153 Fälle) und um Erkrankungen der Prostata (87 Fälle). Aussagen über den Wert der Computertomographie zum Staging des Prostatakarzinoms sind schwieriger als beim Blasenkarzinom, da beim Prostatakarzinom Radikaloperationen seltener durchgeführt werden. Eine organpathologische Festlegung des Tumorstadiums wird dadurch erschwert. Wir haben den Wert der pelvinen Computertomographie anhand der Auswertung von computertomographischen und organpathologischen Veränderungen beim Blasenkarzinom beurteilt.

Tabelle 1. Urologische Becken-Computertomographie

Institut für diagnostische Radiologie d. Univ. Bern	
Zahl der Becken-CT (19 Monate)	803
urologische Indikation	309
- Blase	153
- Prostata	87
- Hoden	48
- Niere	9
- Retroperitoneum, Ureter, Urethra, Penis	12

Die UICC hat 1974 und 1978 für das Blasenkarzinom sieben Infiltrationsgrade festgelegt, die von Ta–T 4b reichen (Tabelle 2). Mit zunehmendem Tiefenwachstum finden wir vermehrt eine Lymphknotenmetastasierung; entsprechend verschlechtert sich die Prognose. Es war bisher nicht möglich, bereits klinisch eine eindeutige Stadieneinteilung beim Blasenkarzinom durchzuführen. Ein Understaging findet sich nach Whitmore [1] bei 40% aller Fälle. Mit der Einführung der axialen Computertomographie setzte man große Hoffnungen auf ein exakteres Staging.

Tabelle 2. Blasen-Karzinom Primärtumor-Ausdehnung

UICC 1974		Marshall
TIS	In situ	0
T 1	Lamina propria	A
T 2	oberflächliche Muskularis	B 1
T 3a	tiefe Muscularis	B 2
T 3b	außerhalb der Blasenwand	C
T 4a	Prostata / Uterus / Vagina	D
T 4b	Beckenwand / Abdominalwand	D

Von den 153 computertomographischen Untersuchungen an der Blase sind bisher 60 genau ausgewertet. Dabei wurden die pathologisch-anatomischen Stadien aufgrund von Zystektomiepräparaten (18 Fälle) oder Stufenelektroresektionen (42 Fälle) mit den computertomographischen Befunden verglichen. Die Tabelle 3 zeigt die Ergebnisse. Bei allen Patienten mit einem Stadium 3b, d.h. Tumorinfiltration in das perivesikale Fettgewebe, stimmte der Befund der Computertomographie mit dem P-Stadium überein. In 14 Fällen allerdings diagnostizierten wir ebenfalls ein infiltratives Stadium 3b, obwohl pathologisch-anatomisch nur ein oberflächlicher Tumor des Stadiums P a bzw. P 1 vorlag. Bei allen diesen 14 Fällen waren früher eine oder mehrere transurethrale Tumorresektionen durchgeführt worden. Beim Stadium P 4 (13 Fälle) gelang das korrekte computertomographische Staging lediglich in sieben Fällen. Sechs Fälle wurden understaged, davon zwei Tumoren als Stadium Ta bzw. T 1. Es handelte sich vorwiegend um Tumoren im Bereich des Blasenbo-

Tabelle 3. Computertomographisches Staging des Blasenkarzinoms (N = 60)

Pathologisches Staging \ CT Staging	TaT_1	T_2T_{3a}	T_{3b}	T_4	
PaP_1	15	–	14[a]	-	29
P_2P_{3a}	-	4	3	-	7
P_3	-	–	11	-	11
P_4	2	1	3	7	13
60	17	5	31	7	60

[a] Alles Fälle mit vorausgehender TUR

dens, und die Abgrenzung gegenüber den Nachbarorganen war relativ schwierig. Aufgrund unserer ersten Erfahrungen mit der Computertomographie können vor allem die perivesikale Tumorinfiltration und das Einwachsen des Blasenkarzinoms in Nachbarorgane mit befriedigender Sicherheit festgestellt werden. Computertomographische Fehldeutungen hinsichtlich eines „Overstagings" sind vor allem dann zu erwarten, wenn frühere operative Eingriffe, eine entsprechende Radiotherapie oder gar exsudative Prozesse eine verminderte Strahlentransparenz des perivesikalen Gewebes verursacht haben. Problematisch bleibt weiterhin die Unterscheidung zwischen Harnblasentumoren der Stadien Ta/T 1 von Tumoren mit Infiltration der muskulären Wandstrukturen. Eine derartige Differenzierung gelingt computertomographisch bisher nicht.

Übertragen wir unsere Erkenntnisse mit der Computertomographie des Blasenkarzinoms vorsichtig auf die pelvine Computertomographie, so können folgende Regeln abgeleitet werden:

1. Die pelvine Computertomographie ist weniger zuverlässig als die retroperitoneale.
2. In der Regel steigt die Wertigkeit der pelvinen Computertomographie, im Gegensatz zu den konventionellen radiologischen Methoden, von der luminalen über die murale zur extramuralen Lokalisation einer Läsion an. Die Untersuchung bietet sich demnach für das Tumorstaging, nicht aber für die primäre Frühdiagnose eines Neoplasmas an.
3. Die Computertomographie kann beim Blasen- und Prostatakarzinom alle regionären, d.h. kaudal der iliakalen Bifurkation lokalisierten Lymphknotenstationen erfassen, die von der Lymphographie nicht erreicht werden können. Dabei werden lymphatische Volumina als Malignitätskriterien gewertet.

Literatur

1. Whitmore F (1977) Cancer Res 37:2756

PD Dr. J. Bödeker
Urologische Universitätsklinik
Inselspital
CH-3010 Bern

Verhandlungsbericht der Deutschen Gesellschaft für Urologie, 31. Tagung (1979), 508/509

Der Wert der Computer-Tomographie in der Diagnostik des Blasenkarzinoms

H. Melchior, E. Krokowski

Seit Inbetriebnahme des Somaton im Zentral-Röntgeninstitut des Stadtkrankenhauses Kassel im Herbst 1978 wurden 26 Patienten der Urologischen Klinik zur Klassifikation eines Blasenkarzinoms computer-tomographisch untersucht. Ein Vergleich der Stadieneinteilung aufgrund des computer-tomographischen Befundes mit der klinischen Klassifikation auf dem Boden der Ausscheidungsurographie, der Zystoskopie, der bimanuellen Palpation in Narkose und der TUR zeigt, daß nur bei 19 Patienten (73 %) die klinische Stadieneinteilung mit dem CT-Ergebnis identisch ist (Tabelle 1). Bei fünf Patienten (19 %) wurde computer-tomographisch ein fortgeschritteneres Stadium diagnostiziert, bei zwei Patienten war der klinische Befund weitergehend.

Tabelle 1. Blasenkarzinom: Vergleich der klinischen Stadieneinteilung mit der CT-Klassifikation (n = 26)

CT \ Klinik	T_0	T_{is}	T_1	T_2	T_3	T_4
T_0						
T_{is}		1				
T_1						
T_2	1			2		
T_3		1			9	2
T_4		1		1	1	7

Bei 21 Patienten konnte die Ausdehnung des Blasenkarzinoms durch Laparotomie oder Sektion überprüft werden; neun Patienten wurden zystektomiert. Das Ergebnis der CT-Klassifikation war in 17 Fällen (81 %) mit dem pathologisch-anatomischen Substrat identisch (Tabelle 2); drei Patienten hatten ein weiter fortgeschrittenes Tumorstadium als aufgrund des CT-Befundes präoperativ angenommen, einmal war computer-tomographisch eine narbige Blasenwandreaktion nach vorhergegangener Blasenteilresektion als Tumorinfiltrat fehlgedeutet worden.

Tabelle 2. Blasenkarzinom: Vergleich der CT-Klassifikation mit dem pathologisch-anatomischen Substrat (n = 21)

path. \ CT	T_0	T_{is}	T_1	T_2	T_3	T_4
P_0				1		
P_{is}		1				
P_1						
P_2				2		
P_3					6	
P_4					3	8

Tabelle 3. Blasenkarzinom: Vergleich der klinischen Stadieneinteilung mit dem pathologisch-anatomischen Substrat (n = 21)

path. \ Klinik	T_0	T_{is}	T_1	T_2	T_3	T_4
P_0	1					
P_{is}		1				
P_1						
P_2				2		
P_3					6	
P_4		2		1	2	6

Demgegenüber wurde aufgrund der klinischen Diagnostik in fünf Fällen (24%) das Tumorstadium präoperativ unterschätzt (Tabelle 3); von besonderer Bedeutung erscheint die Beobachtung, daß zwei Blasen, welche aufgrund des klinischen Befundes mit ausgedehnter Epithelmetaplasie und vereinzelten Karzinomnestern als Carcinoma in situ zur Zystektomie freigelegt wurden, sich intraoperativ als fortgeschrittene Karzinome im Stadium T_4 erwiesen. Aufgrund des CT-Befundes war allerdings bei diesen Patienten ein Blasenkarzinom anzunehmen, welches bereits in die benachbarten Strukturen eingebrochen war (Abb. 1).

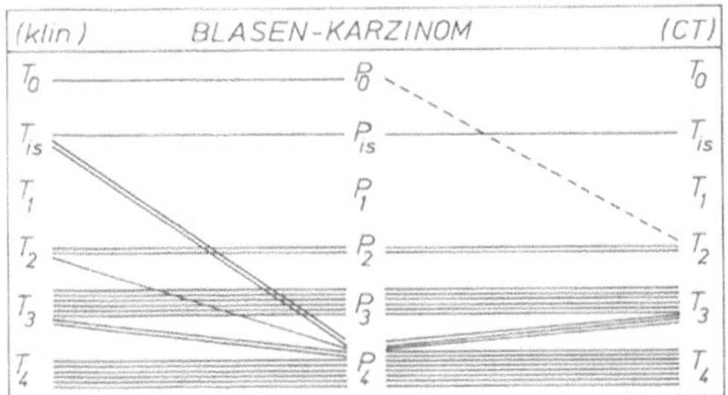

Abb. 1. Blasenkarzinom: Vergleich der klinischen Stadieneinteilung (klin) und der CT-Klassifikation (CT) mit dem pathologisch-anatomischen Substrat (n = 21)

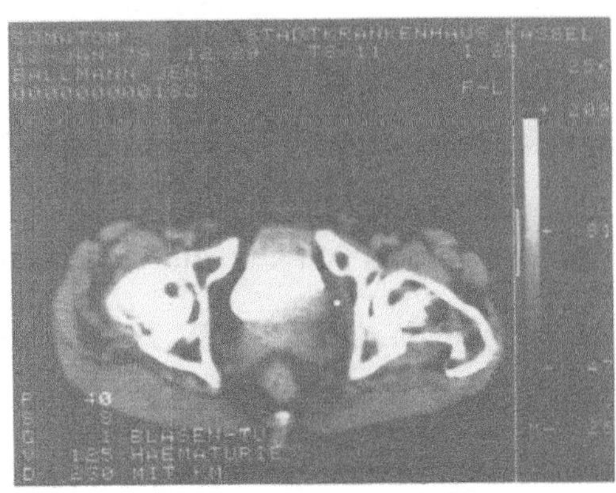

Abb. 2. CT-Befund bei Blasenkarzinom T_3

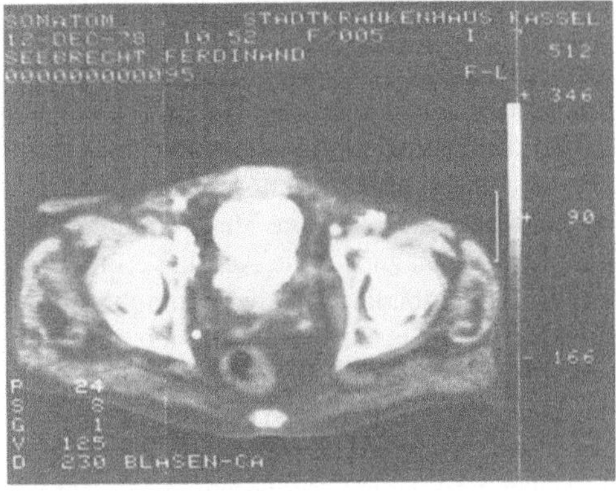

Abb. 3. CT-Befund bei Blasenkarzinom T_4

Folgerung

Aufgrund unserer bisherigen Erfahrungen können wir feststellen, daß bei der Klassifikation des Blasenkarzinoms Computer-Tomographie und klinische Diagnostik nur in etwa drei von vier Fällen ein identisches Ergebnis liefern. Die Computer-Tomographie ist nicht geeignet, die Stadien des beginnenden invasiven Wachstums T_2 und T_3 voneinander zu differenzieren. Eine Abgrenzung des fortgeschrittenen Blasenkarzinoms im Stadium T_4 gegenüber dem operablen Stadium T_3 ist aber durch Computer-Tomographie wesentlich sicherer möglich als mit der herkömmlichen klinischen Diagnostik (Abb. 2 und 3), da durch die Computer-Tomographie eine Infiltration des perivesikalen Gewebes und der benachbarten Organe sicherer erkannt werden kann. Speziell bei der Indikationsstellung zur Zystektomie liefert die Computer-Tomographie wertvolle präoperative Informationen.

Prof. Dr. H. Melchior
Urologische Klinik Kassel
Terrasse 30
D-3500 Kassel

Prof. Dr. Dr. E. Krokowski
Zentral-Röntgeninstitut mit Strahlenklinik
des Stadtkrankenhauses Kassel
Mönchebergstr. 41/43
D-3500 Kassel

Verhandlungsbericht der Deutschen Gesellschaft für Urologie, 31. Tagung (1979), 510–512

Die Anwendung von CO_2 zur computertomographischen Harnblasendiagnostik

H. Palmtag, K. Dreikorn, W. Jaschke, G. van Kaick

Die Prognose des Blasenkarzinoms ist immer noch unbefriedigend, und die chirurgische Behandlung durch radikale Zystektomie einschließlich Lymphadenektomie scheint im Falle des T_3-Tumors deutlich bessere Behandlungsergebnisse zu liefern [1, 5, 7, 9], während beim T_1-Tumor diese zwingende Indikation zur radikalen Chirurgie noch nicht begründet ist [2]. Demnach kommt neben dem Grading auch dem präoperativen Staging des Blasentumors eine entscheidende Bedeutung zu [3]. Eine Untersuchungstechnik, die neue diagnostische Aspekte eröffnet, ist in der Schichtbildtechnik der Computertomographie zu sehen, da diese Methode ein Querschnittbild von der Blase und deren Umgebung herstellen kann. Auf diese Weise läßt sich sowohl der intra- als auch extravesikale Tumoranteil darstellen und bereits präoperativ eine Information über die T-Klassifikation gewinnen. Allerdings ist die Bildqualität bei der computertomographischen Untersuchung des kleinen Beckens bisher noch nicht voll befriedigend. Aus diesem Grunde wurde der Einsatz von CO_2 als Füllungsmedium bei der computertomographischen Untersuchung von Harnblasentumoren geprüft mit der Fragestellung, ob sich bei der vergleichenden Anwendung eines positiven und negativen Kontrastmittels unterschiedliche Bildqualitäten ergeben.

Die Anwendung von Gas (CO_2) als Füllungsmedium geht von der Überlegung aus, daß der Schwächungskoeffizient von CO_2 im Vergleich zu einem positiven Kontrastmittel auf der Houndsfield-Skala [4] einem sehr hohen negativen Wert entspricht und sich dadurch das dunkel dargestellte Blasenlumen von der hell abgebildeten Blasenwand besser abhebt (Abb. 1). CO_2 empfiehlt sich als Gas besonders, da die theoretisch bestehende Gefahr der Luftembolie ausgeschlossen wird [6].

Material und Methode

Bei 20 Patienten mit einem Harnblasentumor unterschiedlicher Ausdehnung und Dignität wurden sowohl CO_2 als auch ein 5 %iges flüssiges Kontrastmittel als Füllungsmedium eingesetzt.

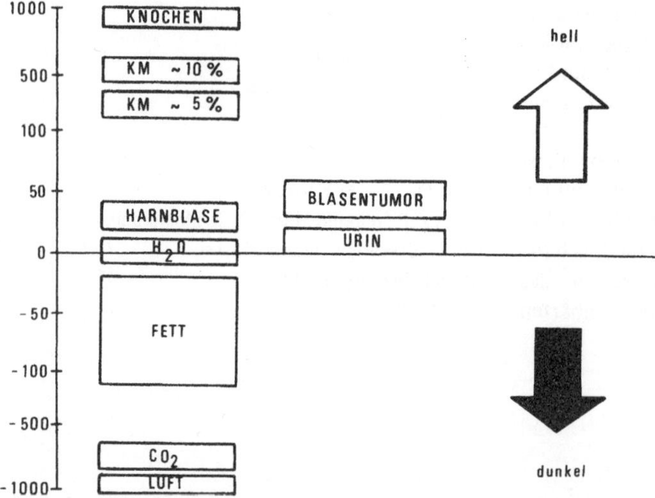

Abb. 1. CT-Wertbereiche von Gewebearten des kleinen Beckens sowie von positiven und negativen Kontrastmitteln in der CT-Schwächungswertskala (Houndsfield Einheiten) und ihre Abbildung (hell – dunkel)

Die Harnblase wurde in beiden Fällen transurethral und mittelschnell (50 ml/min) bis zu einem Füllungsvolumen von 150 ml aufgefüllt (sofern toleriert). Die CO_2-Füllung wurde mit einem CO_2-Zystometer (Fa. Wiest KG) vorgenommen. Es kam ein Computertomograph der dritten Generation zur Anwendung mit 5 s Abtastzeit (Somatom Fa. Siemens). Alle Patienten wurden ausschließlich präoperativ untersucht, und bei allen war bereits eine Ausscheidungsurographie und endoskopische Untersuchung der Blase vorausgegangen, so daß die Tumorlokalisation in der Blase bekannt war.

Ergebnisse

Füllungsmedium: CO_2
Um bei der Anwendung von CO_2 eine gute Bildqualität zu erzielen, ist es notwendig, daß der Patient so gelagert wird, daß der Tumor von oben her in die gasgefüllte Blase frei hineinhängen kann.

Eine untersuchungstechnische Variante fand sich in der computertomographischen CO_2-Stufenzystographie. Dabei wurde an die erste Untersuchung mit einem Füllungsvolumen von 150 ml ein zweites Bild des Blasentumors angefertigt, bei einer Blasenfüllung um 50 ml und die CT-Bilder derselben Position verglichen. Auf diese Weise läßt sich ein wichtiges Kriterium für das Staging von Harnblasentumoren gewinnen, nämlich die Feststellung einer Wandstarre als Hinweis für eine tiefe Tumorinfiltration (Abb. 2 a/b).

Komplikationen als Folge der CO_2-Instillation konnten in keinem Fall festgestellt werden, nachteilig ist die Notwendigkeit der retrograden Instillation und die reaktive Vaskularisation der Mukosa, bedingt durch das saure Milieu, die leicht Blutungen provozieren kann.

Der bedeutendste Vorteil der CO_2-Füllung war, daß der Tumor sich im Gas frei entfalten

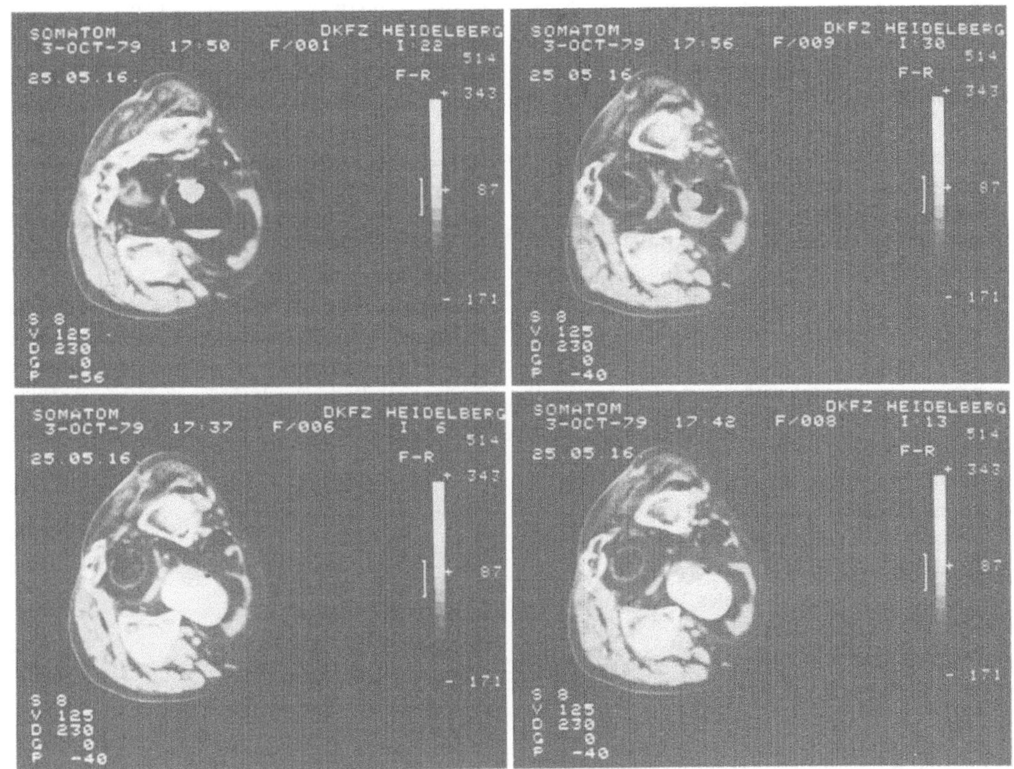

Abb. 2 a bis d. Vergleichende Darstellung eines papillären Harnblasentumors mit CO_2 und einem Füllungsvolumen von 150 ml **(a)** sowie bei einem Füllungsvolumen von nur 50 ml **(b)** und mit 5%igem Kontrastmittel als Füllungsmedium bei einem Füllungsvolumen von 150 ml **(c)** und einem Füllungsvolumen von nur 50 ml **(d)**. Bei allen Bildern handelt es sich um denselben Patienten und um dieselbe Position. Histologisch fand sich ein Tumor der Klassifikation: P_1-G_1

und die ihm eigene Gestalt annehmen kann. Das bedeutet, daß ein papillärer Tumor als solcher erst zu erkennen ist und außerdem die Tumorbasis sich deutlich abgrenzt. Die verbesserte Darstellung der Tumorbasis wiederum weist darauf hin, welche Region bei der Beurteilung der Infiltrationstiefe besonders zu beachten ist (vergl. Abb. 2 a und 2 c).

Füllungsmedium: 5%ige Kontrastmittel

Betrachtet man im Vergleich die Vor- und Nachteile des positiven 5%igen Kontrastmittels, so läßt sich feststellen, daß ein T_4-Tumor mit beiden Füllungsmedien gleich gut zu erkennen ist, bei allen anderen Tumorstadien, insbesondere bei der klinisch wichtigen Differenzierung zwischen T_2, T_3 und T_4 in 80% unserer Fälle die Bildqualität von CO_2 besser war.

Der Hauptnachteil des positiven flüssigen Kontrastmittels ist, daß der Tumor sozusagen „komprimiert" wird und die Tumorbasis schlecht, ein Tumorstiel oft überhaupt nicht zur Darstellung kommt (Abb. 2 c). Beides sind entscheidende Kriterien für das Staging von Blasentumoren. Man kann zwar beim positiven Kontrastmittel auf die invasive Untersuchungstechnik verzichten (durch intravenöse Kontrastmittelapplikation), nimmt aber dann die gesamten Risiken der systemischen Verabreichung von Kontrastmitteln in Kauf. Außerdem ist die Kontrastmittelkonzentration und der Füllungszustand der Blase bei der antegraden Füllung nur ungenau festzustellen und eine Stufenzystographie zur Beurteilung des Verhaltens der Blasenwand kaum durchführbar, die ohnehin beim Kontrastmittel nur von bedingter Aussagekraft ist (vergl. Abb. 2 c und 2 d).

Ein T_1-Tumor war weder mit Gas noch mit flüssigem Kontrastmittel zu erkennen, wenn der intraluminale Tumoranteil klein war. Ebenso bereitet die Darstellung eines Tumors im Bereich des Blasendaches bzw. in der Region des Blasenausgangs bei der computertomographischen Untersuchung Schwierigkeiten, wenn der Tumor nur ein geringes, intraluminales Wachstum aufweist. Glücklicherweise ist diese Lokalisation von Blasentumoren nur in etwa einem Viertel der Fälle zu finden [5].

Zusammenfassung

Die computertomographische Untersuchung der Harnblase beim Blasentumor mit der präoperativen Fragestellung nach dem Tumorstaging ist eine wichtige und wertvolle Ergänzung zur herkömmlichen Diagnostik. Sie ist auch vielen konventionellen Röntgenuntersuchungsmethoden überlegen, wie z.B. der Doppelkontrast-Zystographie, der perivesikalen Gasinsufflation zur Zystographie, der konventionellen Stufenzystographie und Harnblasenangiographie [8]. Der Einsatz von CO_2 als Füllungsmedium ist eine interessante Variante, die vor allem das intravesikale Tumorwachstum und aus diesem Grunde auch die Tumorbasis besser erkennen läßt und somit die klinisch bedeutsame Differenzierung von T_2 T_4 sicherer werden läßt.

Literatur

1. Genster HG, Mommsen S, Hojsgaard A (1979) Totale Zystektomie bei Blasenkarzinom. Therapiewoche 29:2204. – 2. Hartung R, Mauermayer W, Tauber R (1979) Die transurethrale Elektroresektion beim Blasenkarzinom. Therapiewoche 29:2209. – 3. Hermanek P (1979) „Grading" und „Staging". Fortschr Med 96:520. – 4. Houndsfield G, Brides C (1973) Computerized transverse axial scanning. Br J Radiol 46:1016. – 5. Mostofi FK (1956) A study of 2678 patients with initial carcinoma of the bladder: I. Survival rates. J Urol 75:480. – 6. Seidelmann FE, Cohen WN, Bryan PJ, Temes SP, Kraus D, Schoenrock G (1978) Accuracy of CT staging of bladder neoplasms using the gas-filled method: report of 21 patients with surgical confirmation. Am J Roentgenol 130:735. – 7. Wallace DM, Bloom HJG (1976) The management of deeply infiltrating (T_3) bladder carcinoma: controlled trial of radical radiotherapy and radical cystectomy (first report). Br J Urol 48:587. – 8. Wolf KJ (1976) Radiologische Diagnostik der Harnblasentumoren. Therapiewoche 26:4322. – 9. Zingg EJ (1979) Therapierichtlinien für das Blasenkarzinom. Beiträge zur Onkologie 1:122

Priv. Doz. Dr. med. H. Palmtag
Prof. Dr. K. Dreikorn
Urologische Abteilung
des Chirurgischen Zentrums
der Universität Heidelberg

Dr. W. Jaschke
Prof. Dr. G. van Kaick
Institut für Nuklearmedizin am DKFZ
Im Neuenheimer Feld
D-6900 Heidelberg

Verhandlungsbericht der Deutschen Gesellschaft
für Urologie, 31. Tagung (1979), 513/514

Evaluierung der Blasen- und Prostatatumoren durch CT Scan und transrektalen Ultraschall

L. Denis, P. Nowé, G. Declercq, L. Appel

Diese Kommunikation gibt unsere Erfahrung von drei Jahren wieder mit zwei nicht invasiven Techniken, um unsere Probleme zu lösen bei der Diagnose von Prostatakrebs, bei der Größenbestimmung von Tumoren der Blasen und Prostata und beim Staging von Karzinomen dieser Organe. Der transrektale Ultraschall wurde im Dienst gebraucht als eine Routineuntersuchung bei allen Patienten mit obstruktiven Prostataproblemen und bei manchen Patienten mit Blasenkarzinom. Durch das Auffangen der zurückkehrenden Echos mit einem transrektalen Sender-Empfänger ist es möglich, eine zweidimensionale Sektion der Blase oder der Prostata zu erhalten. Wiederholte Sektionen ergeben ein Tomogramm und erlauben Rekonstruktion eines Tumores. Bei der Sektion der gefüllten Blase wird eine regelmäßig glatte Wand und das Fehlen von störenden Echos in Blase und Samenbläschen als normal erfahren (Abb. 1). Vorausgesetzt, daß der Tumor auf der Seitenwand lokalisiert ist (Trigonum und Dach sind schwierig), ist das Abmessen und die Feststellung der Infiltration kein großes Kunststück. Bei der Prostatasektion deuten Formveränderungen auf Hypertrophie (Abb. 2). Änderungen in der Kapsel oder in den Samenbläschen deuten auf Infiltration. Die reflektierenden Eigenschaften des Gewebes von Adenomen, Prostatitis, Krebs oder Lithiasis lassen sich unterscheiden. Eine gezielte Biopsie ist dann möglich, um Gewißheit zu erhalten.

Die CT Scan wird in der Praxis benutzt zur Konfirmation diagnostischer Probleme und zur akademischen Evaluation in typischen urologischen Fällen.

Die drehende Radiationsfläche wird komputiert und bringt die durchschnittliche Dichte eines transversalen Segmentes des Körpers in einer zweidimensionalen Fläche. Bei Sektionen der gefüllten Blase wird eine regelmäßige Wand, das Fehlen von Massen in der Blase und von infiltrierenden Massen außerhalb der Blase als normal erfahren. Vorausgesetzt, daß die Lokalisierung seitwandig (auch hier liegen Trigonum und Dach

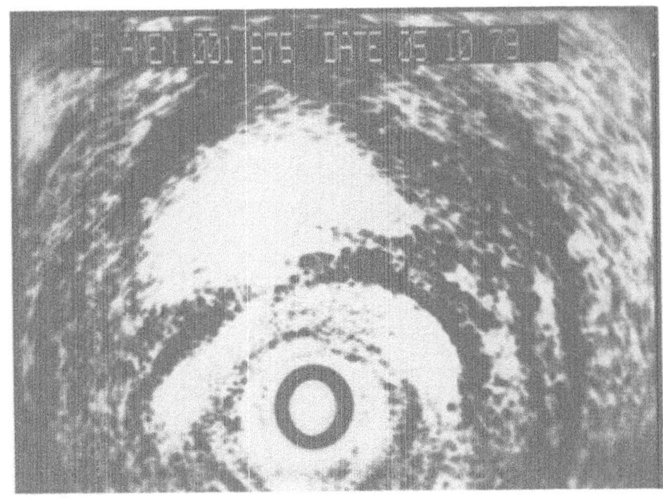

Abb. 1. Sonogramm der normalen Blase und Samenbläschen

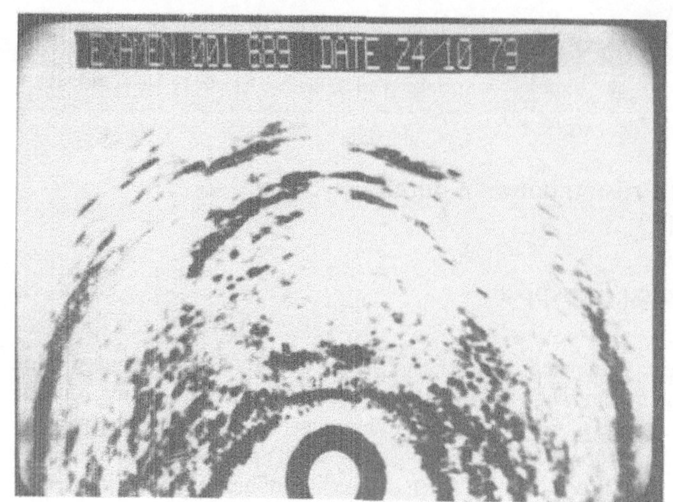

Abb. 2. Sonogramm eines Prostataadenoms

schwierig) ist, bleibt die Evaluierung des fortgeschrittenen Tumors eine Möglichkeit, die Größenbestimmung ist jedoch schwer.

Bei Prostatasektionen deuten regelmäßige Formveränderungen auf Hypertrophie, ohne jedoch eine Einsicht zu geben auf die Gewebepathologie außer Lithiasis.

Ohne die Andeutung der Kapsel ist hier eine Volumenermittlung eines periurethralen Adenoms ausgeschlossen.

Bei fortgeschrittenen Tumoren wird die Beziehung zu den naheliegenden Organen scharf umrissen mit der gelegentlichen Entdeckung entwikkelter Lymphknoten, die transkutan gerichtete Biopsie erlauben.

Prof. Dr. L. Denis
A. Z. Middelheim
Lindendreef 1
B-2020 Antwerpen

Verhandlungsbericht der Deutschen Gesellschaft
für Urologie, 31. Tagung (1979), 515-517

Transrektaler Ultraschall und CT-Scan bei der Größenbestimmung des Prostataadenoms und anderer Tumoren des kleinen Beckens

T.J.M. Schlatmann, P. Carpentier, F.H. Schröder

Einleitung

Sowohl mit transrektaler als auch transabdominaler Ultraschalltechnik und auch mit der Computertomographie (CT-Scan) sind Abbildungen von Organen und Tumoren des kleinen Beckens möglich. Welche Rolle diese Informationen im zukünftigen täglichen klinischen Leben spielen werden, ist im Augenblick noch nicht deutlich. In Tabelle 1 sind die theoretischen Möglichkeiten und die erwünschten Informationen angegeben, die im günstigsten Falle von diesen Techniken erwartet werden können. Die Leistungsfähigkeit der genannten Untersuchungstechniken muß zum großen Teil noch festgestellt werden. Erst wenn dies geschehen ist, kann die zukünftige diagnostische Bedeutung von Echographie und CT-Scan im kleinen Becken festgelegt werden.

Tabelle 1. Computertomographie und transrektale Echographie des kleinen Beckens

Erwünschte Information:

1. Tumorgröße
   - Beurteilung Therapieerfolg (hormonale Behandlung, Bestrahlung)
   - Indikationsstellung TUR - offene Prostatektomie
2. Infiltrationstiefe
   - Beckenwand
   - Samenblasen
   - Blasenhals
   - Sphincter externus
3. Gewebediagnose
4. Lymphknotenmetastasen
5. Restharnbestimmung

Material und Methoden

Die hier wiedergegebenen Resultate basieren auf transrektaler Echographie bei 130 Patienten und Computertomographie bei fünf dieser Patienten. Die transrektalen Echountersuchungen wurden mit dem Gerät der Firma Aloka, Japan, ausgeführt. Die Untersuchung dauert maximal 15 min und kann durch eine gut eingearbeitete technische Hilfskraft ausgeführt werden. Bei unseren Untersuchungen sind keine ernstlichen Nebenwirkungen aufgetreten.

Das Patientengut, das diesen Untersuchungen zugrunde liegt, umfaßt 130 Patienten, überwiegend mit Prostatakarzinomen, Prostatitis, Prostatakarzinomen und Blasenkarzinomen.

Sowohl bei der transrektalen Echographie als auch beim CT-Scan werden Serien von horizontalen Tomogrammen des kleinen Beckens angefertigt. In beiden Fällen ist die Dokumentation fotografisch. Volumenbestimmungen von Strukturen des kleinen Beckens sind durch Addition von Querschnitten unter Berücksichtigung der Abstände der Tomogramme möglich.

Resultate

An dem uns bis jetzt zur Verfügung stehenden kleinen Material ist es nicht möglich, alle in Tabelle 1 aufgeworfenen Fragen zu beantworten. Wegen der kleinen Zahl von CT-Scan Untersuchungen, die zur Verfügung steht, werden wir uns vor allem auf die Ergebnisse des transrektalen Ultraschalls konzentrieren.

Die Tumorgröße, vor allem die Größe von Prostatatumoren sowie deren Zu- oder Abnahme unter Behandlung scheint uns ein besonders wichtiger Parameter zu sein. Abbildung 2 zeigt die Ergebnisse der Größenbestimmungen. In dem Diagramm sind die bei der transurethralen Resektion gefundenen Gewichte auf der X-Achse aufgetragen gegen die bei der Echografie fest-

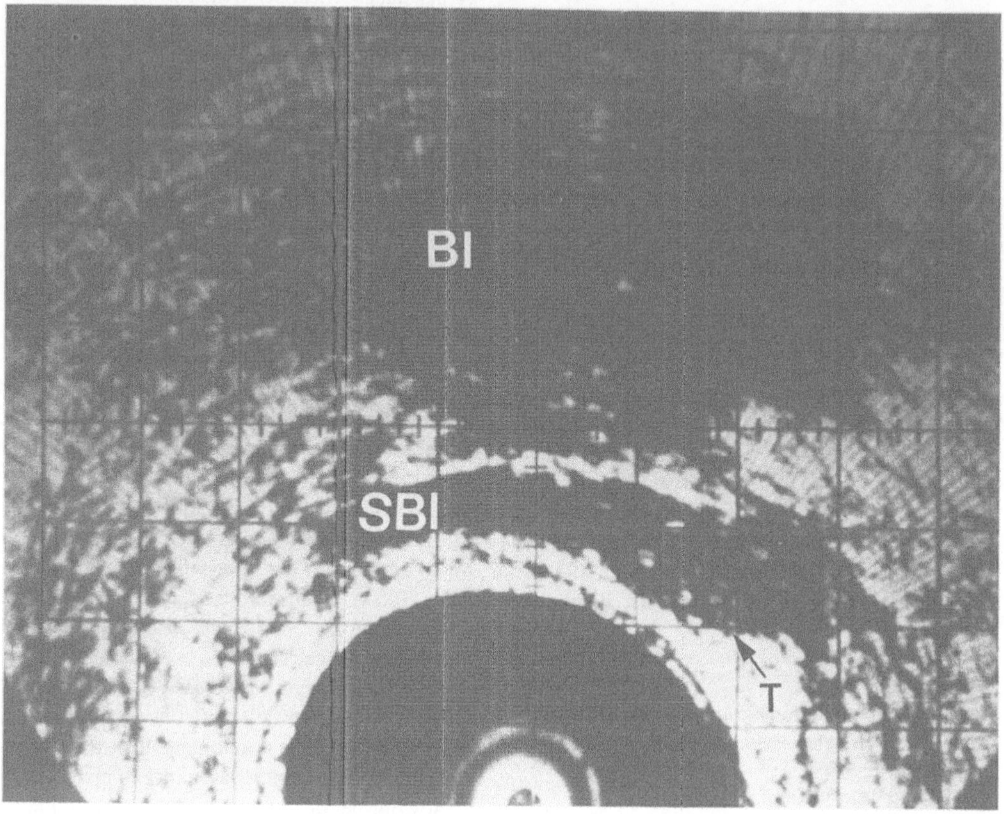

Abb. 1

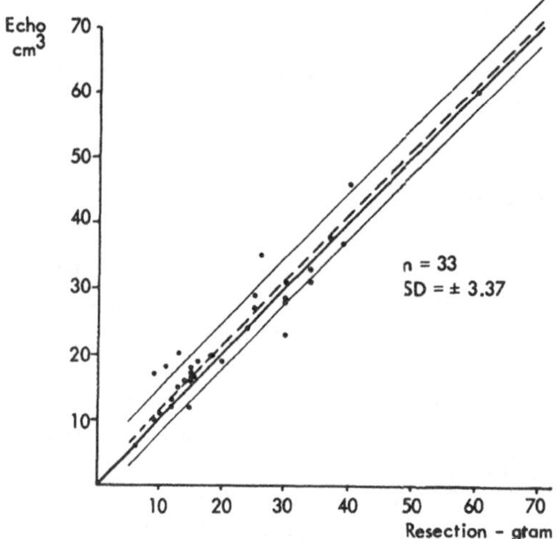

Abb. 2

gestellten Prostatagewichte. Bei Übereinstimmung beider Messungen müßten alle Punkte theoretisch auf der durchgezogenen Linie liegen. Es wird jedoch deutlich, daß die Regressionsgrade der gemessenen Werte über der theoretisch erwarteten Regression liegt. Das bedeutet, daß die bei der Echografie festgestellten Gewichte im Durchschnitt höher sind als die gewogenen Gewebemengen nach transurethrale Resektion. Dies kann erklärt werden durch das Zurücklassen der Prostatakapsel, die natürlich bei der Echografie miterfaßt wird, aber auch durch unvollständige Resektionen der Prostatatumoren. Der Unterschied zwischen den beiden Regressionsgraden ist unabhängig vom Gewicht der Prostata und kann somit gebraucht werden, um einen Korrekturfaktor zu errechnen, der in diesem Material $\pm$ 1,36 betrug.

Der gemittelte Meßfehler kann am besten ausgedrückt werden als die Standardabweichung der Regressionsgrade der Meßwerte. Dieser betrug $\pm$ 3,37. Der relative Meßfehler hängt natürlich ab von der Größe der Prostata. Er ist kleiner bei größeren Prostatae und größer bei kleineren Prostatae und betrug 15 % für das durchschnittliche Prostatagewicht dieser Serie von 22 g.

Für identische Berechnungen aus dem CT-

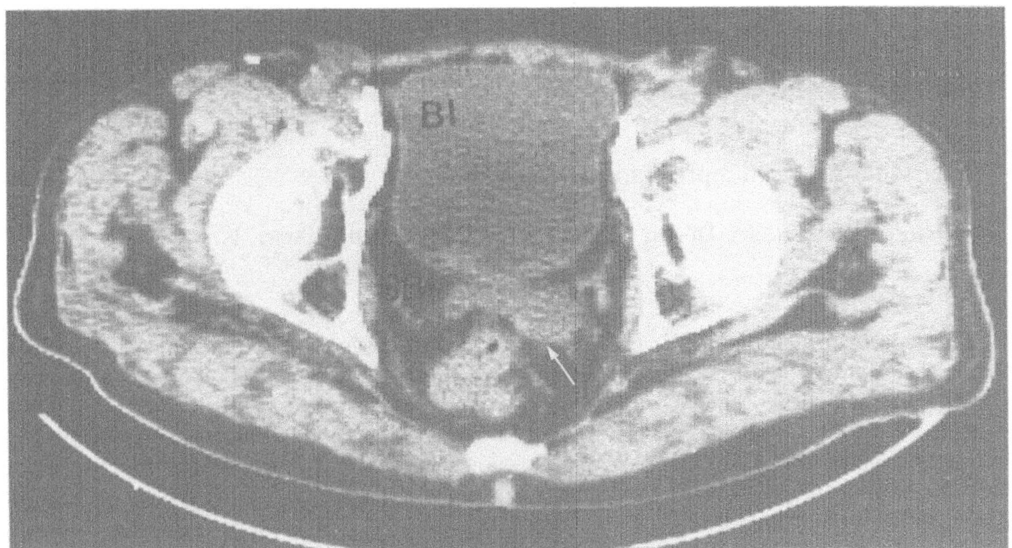

Abb. 3

Material ist die Anzahl der zur Verfügung stehenden Befunde zu klein.

Was die Beurteilung der Infiltrationstiefe anbetrifft, steht ein begrenztes Material von sowohl mit dem CT-Scan als auch echografisch untersuchten Patienten zur Verfügung. Abbildung 3 zeigt ein Beispiel.

Wir haben hieraus vorläufig den Eindruck, daß die Abgrenzung von Strukturen der Beckenwand mit dem CT-Scan zuverlässiger ausführbar ist, daß aber Infiltration der Samenblasen mit dem Ultraschall besser feststellbar ist. Über eine Infiltration des Blasenhalses und des Sphincter externus können im Augenblick noch keine Aussage gemacht werden. Die Gewebediagnose wird weiterhin eine Domäne der Histologie und Zytologie bleiben. Die Veränderungen, die in der Literatur vor allem für die Gewebediagnose beim Prostatakarzinom beschrieben wurden, konnten auch in unserem Krankengut festgestellt werden. Diese erscheinen uns jedoch unspezifisch. Selbst wenn zukünftig eine hohe Treffsicherheit bezüglich der Gewebediagnose erreicht werden sollte, so erscheint es uns doch unwahrscheinlich, daß der Ultraschall jemals auf diesem Gebiet eine wichtige Rolle spielen wird.

Lymphknotenmetastasen konnten wir in keinem einzigen Fall durch Ultraschall feststellen. Aus der Literatur ist bekannt, daß diese mit der Computertomografie, wenn sie eine bestimmte Größe überschreiten, besser feststellbar sind.

Ein willkommener Nebenbefund bei der Echografie ist die Möglichkeit einer Schätzung des Restharns.

Schlußfolgerungen

Aus diesen vorläufigen Resultaten möchten wir, in Zusammenschau mit einigen Ergebnissen aus der Literatur, die folgenden Schlußfolgerungen ziehen: Der transrektale Ultraschall wird sich in Zukunft vor allem als geeignet erweisen zur Feststellung der Größe einer Prostata. Diese Größenmessung kann gebraucht werden zur Verlaufskontrolle bei der hormonalen oder Bestrahlungsbehandlung von Prostatakarzinomen und bei der Indikationsstellung zur transurethralen Resektion oder offenen Prostataektomie.

Die Feststellung eines Restharns und die Schätzung seiner Größe ist eine zusätzliche Hilfe bei Patienten mit Prostatahypertrophie. Infiltrationen der Samenblasen können festgestellt werden.

Wir möchten spekulieren, daß die Rolle des CT-Scans vor allem in der Abgrenzung von Tumoren von der Beckenwand und in der Feststellung von Lymphknotenmetastasen liegen wird.

Dr. T.J.M. Schlatmann
Urologische Klinik
Erasmus Universität
Dr. Molewaterplein 50, Rotterdam

Verhandlungsbericht der Deutschen Gesellschaft für Urologie, 31. Tagung (1979), 518-520

Wissenschaftliches Filmprogramm

Moderatoren: Rathert, P., Düren, Marberger, M., Mainz, und Brehmer, B., Velbert

1. Kelâmi, A., Hantelmann, W., Özdiler, El., Berlin: **Totale Prothetik des männlichen Genitale durch „Infrapubischen" Zugang**
Der Film zeigt die Anwendung des „Infrapubischen" Schnittes für bilaterale Eingriffe am männlichen Genitale. Bei einer Orchiektomie zur hormonellen Behandlung des Prostata-Karzinoms an einem 62jährigen Patienten werden in gleicher Sitzung bilaterale Hodenprothesen sowie eine Small-Carrion-Penis-Prothese implantiert. Postoperative Aufnahmen bei einem weiteren Patienten zeigen deutlich die Unterschiede. Durch diese Technik werden das Handikap einer Orchiektomie sowie lebenslange Hormonbehandlung aufgehoben.

2. Jonas, U., Mainz: **Therapie der erektilen Impotenz: Silikon-Silber-Penisprothese**
Der Film zeigt Prothese und Implantationstechnik (vom Sulcus coronarius aus) sowie das Operationsergebnis bis 18 Monate nach Implantation (18 Implantationen, Stand Februar 1979). Insbesondere wird die einfache Operation und der Hauptvorteil der Prothese, die stabilisierbare Richtungsveränderung „Erektion" sowie „Ruheposition" (willkürliches Abknicken des Penis) beschrieben.

Die bisherigen Erfahrungen haben gezeigt, daß die Implantation von der Penisspitze problemlos ist, die Funktion ausgezeichnet, und daß durch die Möglichkeit des Abknickens dem Patienten das Gefühl einer Dauererektion genommen ist.

3. De Sy, W., Oosterlinck, W., Gent-Belgien, a. G.: **Einzeitige Harnröhrenplastik mit freiem Hautlappen**
Die chirurgische Behandlung der Harnröhrenstrikturen mit freiem Hautlappen ist illustriert. Indikation und Folgen werden kurz diskutiert.

Der Film wird in Englisch gesprochen und wurde mit dem dritten Preis auf dem Europäischen Kongreß für Urologie (Juni 1978) ausgezeichnet.

4. Sparwasser, H., Lampante, L., Koblenz: **Endourethrale Tefloninjektion bei Harninkontinenzen**
Durch endourethrale submucöse Tefloninjektionen werden in Sphincter externus-Nähe prominente Polster zur Erzielung von Harnkontinenz gebildet.

Es kann über gute bis sehr gute Ergebnisse (ca. 90%) bei Frauen (n = ca. 100) vornehmlich bei Streßinkontinenz berichtet werden.

Der Film informiert über die Methode, Technik und erste Erfahrungen nach ca. 100 Behandlungen über einen Zeitraum von über 2 Jahren.

5. Hofstetter, A., Frank, F., Wurster, H., München: **Der Neodym-Yag-Laser in der Urologie**
Der Film soll einen Überblick über die derzeitigen Anwendungsmöglichkeiten des Neodym-YAG-Lasers in der Urologie geben.

6. Matouschek, E., Karlsruhe: **Die Anwendung des Neodym-Yag-Lasers in der Urologie**
Durch die Weiterentwicklung des Lasers und seine transurethrale Anwendbarkeit zeichnen sich neue wirkungsvolle Behandlungsmöglichkeiten bei Blasentumoren ab. Unter den drei in der Medizin vornehmlich zur Anwendung kommenden Laserarten scheint wegen seiner speziellen Eigenschaften der Neodym-Yttrium-Aluminium-Granat-Laser (YAG-Laser) zur Behandlung von Blasentumoren besonders geeignet. An unserer Klinik verwenden wir hierzu einen solchen Koagulations-Neodym-YAG-Laser. Seine funktionellen Teile sowie seine Wirkung werden in diesem Film vorgestellt. Die infrarote Laserstrahlung dieses Lasers führt zu einer homogenen Erwärmung des Gewebes, wobei es zu einer thermischen Nekrose kommt. Im Gegensatz zu den bisher geübten transurethralen Resektionen gelingt es, homogene Nekrosezonen zu setzen, die die gesamte Blasenwand betreffen, ohne diese zu perforieren. Das nekrotisierte Gewebe wird nach einigen Tagen abgestoßen; der Film zeigt diese Wirkung der Laserstrahlung an einigen Beispie-

len, sowohl bei der Bestrahlung selbst als auch bei cystoskopischen postop. Kontrollen.

7. Matouschek, E., Karlsruhe: **Video-Technik in der Urologie**
Im Hinblick auf Lehre, Ausbildung, Fortbildung, Dokumentation und Kommunikation sind Video-Systeme vor allem für den transurethralen Bereich von immer größerer Bedeutung. Der Wunsch, die Beobachtung endoskopischer Eingriffe einem größeren Kreis zugänglich zu machen, führte über die Anwendung zahlreicher Zusatzoptiken und die Nutzung neuer Lichtleiter zur Entwicklung einer Gliederoptik, die erstmals eine präzise farbgetreue Bildübertragung ohne Behinderung der Arbeit durch das Cystoskop zuließ, so daß vor allem auch photographische und Filmaufnahmen ohne Störung des Operateurs möglich sind. Für die Bildübertragung werden Fernsehsysteme gefordert, deren Bedienung unkompliziert und deren Anschaffungspreis niedrig sind. In diesem Film wird das an unserer Klinik verwendete Videosystem vorgestellt. Es besteht neben der Gliederoptik, Prozessor, Bandaufzeichnungsgerät und Monitor aus der in der hiesigen Klinik mitentwickelten Fernsehkamera Sicolor K 80, die sich durch ihre Handlichkeit, hohe Bildauflösung und hohe Lichtempfindlichkeit auszeichnet. Somit wird die Übertragung sowie die Überwachung und Bandaufzeichnung von transurethralen Operationen zu Lehrzwecken bzw. zur späteren kritischen Auswertung und zum Informationsaustausch möglich.

8. Giuliani, L., Carmignani, G., Belgrano, E., Puppo, P., Genua: **Parathyroid Autotransplantation**
Total parathyroidectomy with autotransplation of parathyroid tissue into the forearm is gaining a more and more wide acceptance as the therapy of choice of tertiary hyperparathyroidism.

This film shows the surgical technique of total parathyroidectomy and microsurgical autotransplantation in 2 dyalized children. The results of this technique are good and the surgical procedure is simple and little time-consuming.

9. Sommerkamp, H., Wannenmacher, M., Freiburg: **Pelvine Lymphadenektomie und interstitielle Jod 125-Implantation beim Prostata-Karzinom**
Im Film wird die Technik der pelvinen Lymphadenektomie beim Prostata-Karzinom in den Stadien T1–T3 gezeigt mit anschließender Implantation permanenter Jod 125-Kapseln zur interstitiellen Strahlentherapie.

10. Fiedler, U., Brosig, W., Hantelmann, W., Berlin: **Operation eines retrocavalen Harnleiters**
Harnstauungsniere rechts bei retrocavalem Harnleiter. Diagnose durch Cavographie bei liegendem Ureterenkatheter präoperativ gesichert.

Über einen Flankenschnitt im 10. Intercostalraum, der durch einen Pararektalschnitt erweitert wird (sog. Fey-Schnitt), Darstellen des gestauten Nierenbeckens, des adrenalen Harnleiters und der Vena cava. Nach Resektion des stark dilatierten adrenalen Harnleiteranteils wird über einer 10-Charrière-T-Schiene, deren langer Schenkel durch das Nierenbecken herausgeleitet wird, die Anastomose des proximalen mit dem distalen Harnleiter end-zu-end durchgeführt.

Ein Urogramm 3 Monate postoperativ zeigt eine deutliche Rückbildung der vorbestehenden Stauung.

11. Kelâmi, A., Berlin: **Ureterocutaneostomie**
Der Film zeigt anhand einer 35jährigen Patientin mit einer funktionellen Einzelniere die Indikationsstellung und die Durchführung einer Ureterocutaneostomie. Das Stoma wird nach der Technik von Brown, bzw. Ariyoshi durchgeführt. Postoperative Aufnahmen zeigen die verbesserten Abflußverhältnisse sowie das Anlegen eines Selbstklebebeutels.

12. Hertel, E., Patel, V., Nikolić, H., Ingolstadt: **Die Koagulopyeloskopie**
Anhand eines speziell gefertigten Nierenmodels wird die kombinierte Anwendung der Koagulumpyelolithotomie und der pyeloskopischen Nierensteinentfernung vorgestellt. Die beiden Verfahren werden in ihrem technischen Ablauf dargestellt, wobei insbesondere die Zubereitung der Fibrinogenmischung, das Einbringen der Lösung sowie die pyeloskopische Entfernung derselben, mit eingebetteten Steinen, gezeigt wird.

13. Latal, D., Nürnberger, N., Wien-Österreich, a. G.: **Operatives Vorgehen bei ausgedehnten Nierenausgußsteinen**
Bei ausgedehnten Nierenausgußsteinen ist die komplette Steinentfernung mittels erweiterter Pyelotomie oft nicht möglich. Als Alternative bietet sich in diesen Fällen eine ausgedehnte Nephrotomie, durch einen partiellen oder kompletten Sektionsschnitt an. Mit Hilfe der Hypothermie läßt sich bei diesem Vorgehen die Ischämietoleranz der Niere deutlich erhöhen. Ein weiterer Parenchymverlust bei Verschluß der Nephrotomie kann durch Verwendung der Fibrin-Gewebeklebung vermieden werden.

Eine wesentliche Erleichterung bei der Steinsuche stellt die intraoperative Röntgendiagnostik mit Hilfe des Renodorgerätes dar.

Diese Möglichkeiten werden anhand von Fallbeispielen demonstriert.

14. Sommerkamp, H., Bischoff, W., Freiburg: **Anatrophe Nephrotomie – die segmentgerechte Nephrotomie in Hypothermie**
Die von W. Boyce inaugurierte Operationsmethode „anatrophe Nephrotomie" zur operativen Entfernung von Nierenbeckenkelchsteinen wird in diesem Film in ihrer technischen Konzeption vorgestellt. An der operativ freigelegten Steinniere werden die Segmentarterien präpariert und anschließend nach Abklemmung und Farbstoffinjektion die segmentale Gefäßversorgung demonstriert. Im Grenzbereich der segmentalen Gefäßversorgung wird bei Ischämie und Hypothermie mit externer Eiskühlung die Nephrotomie zur Steinentfernung durchgeführt. Mikrochirurgisches Intrumentarium und -technik gewährleisten ein weitgehend parenchymschonendes operatives Vorgehen. Mit gleicher Technik lassen sich bei Vorliegen verengter Kelche Kelchhalsplastiken durchführen. Die segmentgerechte Nephrotomie in Hypothermie ist nicht nur bei ausgedehnter Steinniere, sondern auch bei großen Kelchsteinen, die durch Form und Lage nicht vom Hohlsystem aus erreichbar sind, indiziert, wie im gefilmten Kasus anschaulich dargestellt wird.

15. Marberger, M., Hohenfellner, R., Mainz: **Regionale Nierenkühlung: unser klinisches Vorgehen**
Ca 15% aller organerhaltenden Nierenoperationen erfordern Parenchyminzisionen und damit für ein blutleeres Operationsfeld häufig die Unterbrechung der arteriellen Blutzufuhr. Übersteigt die Ischämiezeit 30 Minuten, ist nach Ansicht der Autoren die Kühlung der Niere zur Vermeidung permanenter Funktionsverluste unerläßlich. Der Film demonstriert die an der Urologischen Klinik Mainz angewandten Verfahren der simultanen Ballonokklusion der Nierenarterie und Perfusionskühlung, der Oberflächenkühlung mit Eis und von Kombinationsmöglichkeiten an 2 Fällen ausgedehnter Nephrolithotomien wegen Ausgußsteinen und einer Teilnephrektomie zur Entfernung eines Tumors aus einer funktionellen Einzelniere.

16. Giuliani, L., Genua-Italien, a. G.: **Enlarged right nephrectomy for kidney tumor. Xipho-umbilical sub-costal trans-peritoneal approach with epigastric and subcostal flap**
The safest and most radical excision of a neoplastic renal lodge is certainly carried out through the anterior transperitoneal approaches. First they allow to make ischemic the neoplastic kidney before any other manipulation („neoplastic asepsis"). The direct approach to renal artery is indeed obtained through the posterior peritoneum after dissecting the Treitz ligament and the ascending duodenum (arterial phase). Among the anterior trans-peritoneal approaches for a kidney tumor, the type now chosen shows the same premises and purposes of other but allows the widest view under the diaphragm with the smallest incision of the abdominal wall. It is possible through this approach to perform thoroughly the preliminar vascular phase and to get a good handling towards the diaphragm saving the pleura and the diaphragm itself.

Mitglieder der Filmjury: Mauermayer, W., München; Rathert, P., Düren; Marberger, M., Mainz; Sökeland, J., Dortmund; Brehmer, B., Velbert, und Czaja, D., Krefeld

Verhandlungsbericht der Deutschen Gesellschaft
für Urologie, 31. Tagung (1979), 521/522

Wissenschaftliche Ausstellung

1. Schultze-Seemann, F. (Archivar), Berlin: **Historische Instrumente aus dem Besitz von Maximilian Nitze**

2. Bartsch, G., Rohr, H. P., Innsbruck, Basel: **Morphological investigations on the prostate**

3. Tunn, A., Schüring, B., Senge, Th., Neumann, F., Herne, Bochum, Berlin: **Die Wirkung des Antiandrogens Cyproteronacetat auf die hormonal induzierte Prostatahyperplasie des Hundes. Lichtmikroskopische stereologische Befunde**

4. Hartung, R., Schmeller, M., Wriedt-Lübbe, J., München: **Experimentelle Untersuchungen zum Problem der chronischen Harnstauung beim kompletten Ureterverschluß**

5. Hagmaier, V., Bannwart, C., Schmidt, K., Matter, J. P., Tschopp, U., Ochsenbein, A., Rutishauser, G., Basel, a. G.: **Verteilung des exogenen ^{14}C-Oxalates**

6. Schmassmann, A., Bartsch, G., Mikuz, M. D., Rohr, H. P., Basel, Innsbruck, a. G.: **Spermiometrics. Semen analysis**

7. Haubensak, K., Weller, Ch., Gib, M., Homburg/Saar: **Aktive Wandspannung des Detrusors als urodynamischer Routineparameter**

8. Wagenknecht, L. V., Weitze, K. F., Hoppe, L. P. Krause, D., Becher, H., Holstein, A. F., Schirren, C., Hamburg, Hannover: **Alloplastic spermatocele for treatment of excretory azoospermia**

9. Wirth, M. P., Ackermann, R., Würzburg: **Heterotransplantation menschlicher Hodentumoren**

10. Harzmann, R., Gericke, D., Altenähr, E., Bichler, K., Frankfurt/M., Berlin: **Induktion transplantabler Urothelkarzinome der Hundeharnblase**

11. Harzmann, R., Bichler, K.-H., Fastenmeier, K., Flachenecker, G., Altenähr, E., Tübingen, Neubiberg, Berlin: **Hochfrequenzhyperthermie beim Harnblasenkarzinom**

12. Jakse, G., Hofstädter, F., Leitner, G., Innsbruck, a. G.: **Intravesicale Therapie des Karzinoma in situ der Blase mit Doxorubicin hydrochlorid**

13. Jacobi, G. H., Jakse, G., Klippel, K. F., Hofstädter, F., Mainz, Innsbruck: **Chemo-Rezidivprophylaxe des vesikalen T_A und T_1-Urotheltumors durch Adriamycin-Instillationen**

14. Jonas, U., Mainz: **Stereo-Resektoskopie**

15. Jonas, U., Mainz: **Nephro-Ureteroskop** (vorläufige Mitteilung)

16. Jonas, U., Mainz: **Künstlicher urethraler Sphincter** (vorläufige Mitteilung)

17. Kastert, H. B., Homburg: **Selbsthaltende Ureterschiene durch Einrolleffekt**

18. Schreiber, B., Homann, W., Mlynek, M., Mellin, P., Essen: **Prothetischer Harnleiterersatz**

19. Möhring, K., Heidelberg: **Trigonale Schwenklappen-Advancementplastik, eine neue Antirefluxtechnik**

20. Wagenknecht, L. V., Hamburg: **Microsurgery in Urology**

21. Walz, P. H., Hill, M., Mainz: **Ultraschallplanimetrie der Prostata**

22. Kelâmi, A., Berlin: **„One incision – pararectal – extraperitoneal“ (OIPE) approach for bilateral procedures of lower ⅓'s of ureters**

23. De Sy, W., Oosterlinck, W., Gent, Belgien, a. G.: **Einseitige Harnröhrenplastik mit freier Hautplastik**

24. Tauber, R., Carl, D., Staehler, G., Rohrhurst, M., Grabs, G., München: **Die Blockade des Nervus obturatorius bei der TUR von Blasentumoren**

25. Heinert, G., Jonas, D., Weber, W., Scherberich, H. J., Mondorf, A. W., Frankfurt/M.: **Immunchemischer Nachweis urolog. relevanter Nierenerkrankungen mit Hilfe der Bildanalyse**

26. Marberger, M., Jacobi, G. H., Beyer, J., Piroth, H. D., Mainz: **Extrarenale Manifestation des Nierenkarzinoms: die Hypertonie**

27. Osterhage, H. R., Ackermann, R., Würzburg: **Fibröse Harnleiterpolypen**

28. Wagenknecht, L. V., Hardy, J. C., Hamburg, Brüssel: **Retrospektivanalyse von 430 Fäl-**

len mit primärer und sekundärer retroperitonealer Fibrose

29. Stöhrer, M., Müller, A., Farming, F., Schöffner, W., Murnau: Hilfsmittel zur urologischen Betreuung Querschnittsgelähmter

30. Vatankhah, M., Remé, H., Lübeck: Uretero-Ileo-Cystoplastik

31. Wanner, K., Eisenberger, F., Häussermann, G., Faust, U., Stuttgart: Medilog – Cystometer

Verhandlungsbericht der Deutschen Gesellschaft
für Urologie, 31. Tagung (1979), 523–525

Generalversammlung

Protokoll der ordentlichen Mitgliederversammlung der Deutschen Gesellschaft für Urologie am 19. 10. 1979 im Kongreßgebäude des Deutschen Museums in München

Der Präsident, Prof. Dr. W. Mauermayer, begrüßt die anwesenden Mitglieder um 17.05 Uhr. Er stellt fest, daß die Versammlung satzungsgemäß eingeladen wurde, die Tagesordnung den Mitgliedern rechtzeitig angekündigt war und damit die Versammlung beschlußfähig ist.

Der Präsident stellt durch offene Abstimmung fest, daß die vorliegende Tagesordnung einstimmig genehmigt wird.

Tagesordnung

1. Prämienverleihung für die wissenschaftliche Ausstellung

Der Präsident gibt die Preisträger für die zwei besten wissenschaftlichen Arbeiten bekannt, die von der Kommission für den Nitze-Preis, der in diesem Jahr nicht verliehen wird, da keine Arbeit eingegangen ist, ermittelt wurden. Es wurde eine klinische Arbeit und eine experimentelle Arbeit prämiiert.

Folgende Arbeitsgruppen erhielten gleichrangig jeweils einen mit 2000,– DM ausgestatteten Preis:

1. Als klinische Arbeit: Tauber, R., Carl, D., Staehler, G., Rohrhurst, M., Grabs, G. (München): „Die Blockade des Nervus obturatorius bei der TUR von Blasentumoren“

2. Als experimentelle Arbeit: Wirth, M. P., Ackermann, R., (Würzburg): „Heterotransplantation menschlicher Hodentumoren“

2. Prämienverleihung für das wissenschaftliche Filmprogramm

Drei Filme wurden gleichwertig prämiiert:

De Sy, W., Oosterlinck, W., (Gent-Belgien, a. G.): „Einzeitige Harnröhrenplastik mit freiem Hautlappen“

Marberger, M., Hohenfellner, R. (Mainz): „Regionale Nierenkühlung: Unser klinisches Vorgehen“

Sparwasser, H., Lampante, L. (Koblenz): „Endourethrale Tefloninjektion bei Harninkontinenzen“

Nach längerer Diskussion wurde beschlossen, jeden Preis mit je 1000,– DM zu dotieren.

Durch einstimmigen Beschluß mit einer Enthaltung wurde entschieden, daß in Zukunft der Filmpreis auf 4000,– DM erhöht wird. Er kann in zwei Teile geteilt werden.

3. Wahl des Präsidenten für das Amtsjahr 1980/81 und des Kongreßortes 1981

Der Präsident begründet den einstimmigen Vorschlag des Geschäftsführenden Vorstandes und des Ausschusses, Herrn Prof. Dr. K. F. Albrecht, Wuppertal, zum Präsidenten für das Kongreßjahr 1980/81 zu wählen.

Bei der geheimen Zettelwahl entfallen auf Herrn Prof. Dr. Albrecht von insgesamt 99 abgegebenen Stimmen 92 bei einer Enthaltung.

Zwei Stimmen waren ungültig. Zwei Stimmen entfielen auf Dr. Knipper, Hamburg, je eine Stimme auf Prof. Klosterhalfen, Hamburg, und Prof. Sigel, Erlangen.

Damit ist Herr Prof. Dr. K. F. Albrecht mit 92 von 97 gültigen Stimmen zum Präsidenten für die Kongreßperiode 1980/81 gewählt.

Herr Prof. Dr. K. F. Albrecht nimmt die Wahl an und dankt den Mitgliedern der Gesellschaft für das entgegengebrachte Vertrauen. Der Kongreß wird im Oktober 1981 in Köln stattfinden.

4. Bericht über das Geschäftsjahr 1978/79

a) Der Präsident berichtet, daß eine ständige Fortbildungskommission der deutschen Urologen eingerichtet wurde. Von der Wissenschaftlichen Gesellschaft gehören der Kommission an: Prof. Dr. Nagel, Priv.-Doz. Dr. Eickenberg, Priv.-Doz. Dr. Hartung. Vom Berufsverband der Deutschen Urologen gehören der Kommission Herr Dr. Knipper, Herr Prof. Dr. Sökeland und Herr Dr. Winz an. Leiter der Kommission ist Prof. Dr. Nagel, Vertreter Dr. Knipper.

b) Facharztprüfungen sind in drei deutschen Bundesländern durch gesetzliche Bestimmungen vorgeschrieben. Dazu müssen Rahmenrichtlinien für die Prüfer erarbeitet werden. Die ständige Fortbildungskommission soll diese Aufgabe zusätzlich übernehmen und bald einen Vorschlag vorlegen.

c) Der Versammlung wird die Gründung eines Onkologischen-urologischen Arbeitskreises mitgeteilt. Der Kommission gehören an die Herren Eickenberg, Hartung, Jacobi, Jellinghaus, Leistenschneider, Mellin und Weißbach. Koordinator des Arbeitskreises soll Herr Prof. Dr. Mellin, Essen, sein.

d) Auf eine Anfrage von Herrn Prof. Dr. Weißbach, Bonn, berichtet Herr Prof. Dr. Nagel, Berlin, über die Aktivitäten der Deutschen Gesellschaft für Urologie zu den Therapiestudien des Bundesministeriums für Forschung und Technologie. Zur Diskussion sprach Prof. Dr. Zingg, Bern.

e) Die Zeitschrift Urologe A soll offizielles Organ der Deutschen Gesellschaft für Urologie werden. Die Verlautbarungen der Deutschen Gesellschaft für Urologie sollen im Urologen A und im Urologen B abgedruckt werden.

5. Bericht des Schatzmeisters über die Kassenlage

Eine Prüfung der Kasse ist satzungsgemäß erst 1980 erforderlich.

6. Bericht des Archivars

Noch auf dem letzten Urologenkongreß in Essen konnte eine sehr wertvolle Sammlung alter Kupferstich-Tafeln erworben werden. Es handelt sich um 91 Tafeln, die in den Jahren von 1820 bis 1847 von Froriep in Ergänzung zu Coopers Handbuch der Chirurgie in Weimar herausgegeben wurden und urologische Krankheiten sowie urologische Instrumente jener Jahre darstellen. Trotz der weiteren Verknappung an urologischen Antiquariatsangeboten gelang es, noch einige wichtige ältere urologische Werke zu erwerben, so: Bell: Abhandlung vom Wasserbruch. Desault: Traite des maladies des voies urinaires von 1792, und ein französisches Werk von Nauchė von 1805, ferner Albarran's Werk „Les Tumeurs de la Vessie“ und Zangemeister „Atlas der Cystoskopie des Weibes“, sowie aus der Reihe: „Neue Deutsche Chirurgie“: Bd. 2: Voelcker: „Chirurgie der Samenblasen“ von 1912 und Bd. 36: Demel: „Chirurgie des Hodens und des Samenstranges“ 1926.

Aus einer Sammlung alter lateinischer Dissertationen über urologische Themen von 1600 bis 1857 wurden rund 140 Dissertationen gekauft, aus der Reihe französischer Dissertationen 37 von 1805 bis 1895. Zusätzlich wurden einige alte urologische Instrumente erworben. Spenden für das Archiv sind auch im vergangenen Jahr leider nicht eingegangen.

7. Bericht des ersten Schriftführers

Der erste Schriftführer, Prof. Dr. Albrecht, berichtet, daß insgesamt 59 Herren die Aufnahme in die Deutsche Gesellschaft für Urologie beantragt und entsprechende Bürgen angegeben haben. Diesen Anträgen wurde vom Ausschuß der Deutschen Gesellschaft für Urologie zugestimmt.

13 Mitglieder der Deutschen Gesellschaft verstarben in der letzten Kongreßperiode. 6 Mitglieder beantragten ihren Austritt aus der Deutschen Gesellschaft für Urologie aus Altersgründen.

Der Vorstand der Deutschen Gesellschaft für Urologie hat diesen Anträgen zugestimmt.

8. Verschiedenes

Der Maximilian Nitze-Preis konnte auch in diesem Jahr nicht verliehen werden, da keine Arbeit eingegangen ist. Es wurde beantragt, die Ausschreibung zu überprüfen, damit in Zukunft geeignete Arbeiten eingereicht werden können.

Es wurde eine Satzungsänderung angeregt, damit der designierte Präsident mit seiner Wahl Mitglied des Geschäftsführenden Vorstandes der Deutschen Gesellschaft für Urologie wird, um die Kongreßvorbereitungen besser mit dem Vorstand koordinieren zu können. Damit würde der vorherige Präsident erster Vizepräsident werden und der designierte Präsident für die übernächste Kongreßperiode zweiter Vizepräsident. Der scheidende Präsident, Herr Prof. Dr. W. Mauermayer, dankt allen Beteiligten für die Mitarbeit bei der Durchführung des Münchener Kongresses und wünscht dem neuen Präsidenten, Herrn Prof. Dr. R. Nagel, für sein Präsidentenjahr viel Erfolg!

Prof. Dr. K. F. Albrecht
1. Schriftführer
der Deutschen Gesellschaft für Urologie
Heusnerstr. 40
D-5600 Wuppertal 2

Satzung der Deutschen Gesellschaft für Urologie

(Stand September 1977)

§ 1

Die Deutsche Gesellschaft für Urologie ist eine Vereinigung von Urologen und urologisch interessierten Ärzten. Sie dient der Förderung der Wissenschaft, insbesondere auf dem Gebiete der Urologie. Der Zweck wird erreicht durch Gedankenaustausch, wissenschaftliche Anregungen und Arbeiten auf allen Gebieten der Urologie. Wissenschaftliche Arbeiten werden im Auftrag und auf Weisung des Vereins durchgeführt. Die Gesellschaft veranstaltet in regelmäßigen Abständen ihren Kongreß. Sämtliche wissenschaftlichen Vorträge werden veröffentlicht. Die auf dem Gebiete der Urologie tätigen Ärzte sollen in der Berufsausbildung gefördert werden.

Sitz der Gesellschaft ist München im Bezirk des Amtsgerichtes München. Sie ist in das Vereinsregister eingetragen. Sie verfolgt ausschließlich und unmittelbar gemeinnützige Zwecke und erstrebt keinen Gewinn. Etwaige Überschüsse und sonstige Zuwendungen werden ausschließlich dem Gesellschaftszweck zugeführt. Die Mitglieder haben keinen persönlichen Anspruch an das Vermögen, auch nicht bei Auflösung der Gesellschaft. Das Geschäftsjahr ist das Kalenderjahr.

§ 2

Die Gesellschaft besteht aus Mitgliedern, Ehrenmitgliedern und korrespondierenden Mitgliedern.

§ 3

Mitglied kann jeder approbierte Arzt werden, der Interesse für das Fachgebiet der Urologie hat. Dem Aufnahmeantrag ist eine schriftliche Befürwortung durch zwei Mitglieder der Gesellschaft beizufügen. Über die Aufnahme entscheidet der Ausschuß. Die Zustellung der Mitgliedskarte erfolgt nach Einzahlung der Aufnahmegebühr und des Beitrages für das laufende Geschäftsjahr.

§ 4

Jedes Mitglied zahlt eine Aufnahmegebühr sowie jährliche Mitgliedsbeiträge, deren Höhe von der Mitgliederversammlung festgelegt wird. Tritt ein Mitglied in den Ruhestand, so kann es auf Antrag von der Beitragspflicht befreit werden. Der Vorstand kann unter besonderen Umständen auch andere Mitglieder auf Zeit von der Beitragspflicht befreien.

§ 5

Ein Mitglied, welches trotz zweimaliger schriftlicher Mahnung durch den Schatzmeister mit der Beitragszahlung länger als ein Jahr im Rückstand bleibt, gilt als ausgeschieden.

§ 6

Bei einem Mitglied, welches das Ansehen der Vereinigung schädigt, kann auf Antrag des Vorstandes die Mitgliederversammlung auf Ausschluß erkennen.

Hierzu ist Zweidrittelmehrheit der anwesenden Mitglieder erforderlich. Die Abstimmung ist geheim und geschieht durch Stimmzettel. Ein Ausschlußantrag muß allen Mitgliedern mindestens 14 Tage vorher schriftlich mitgeteilt werden.

§ 7

Der freiwillige Austritt eines Mitgliedes erfolgt durch schriftliche Anzeige an den Schriftführer der Gesellschaft.

§ 8

Zu Ehrenmitgliedern können Ärzte oder Gelehrte ernannt werden, welche die urologische Wissenschaft oder die Gesellschaft in hervorragender Weise gefördert haben. Die Ernennung erfolgt auf Antrag des Vorstandes in der Mitgliederversammlung durch widerspruchslose Zustimmung oder durch Stimmzettel. Bei der Zettelwahl bedarf es einer Mehrheit von zwei Dritteln der abgegebenen Stimmen.

Die Ehrenmitglieder haben die Rechte der Mitglieder ohne deren Pflichten.

In gleicher Weise können Ärzte oder Gelehrte des In- und Auslandes zu korrespondierenden Mitgliedern ernannt werden. Korrespondierende Mitglieder haben die Rechte der Mitglieder, jedoch nur beratende Stimme.

§ 9
Der Vorstand besteht aus dem Präsidenten, dem Vizepräsidenten, dem ersten und zweiten Schriftführer und dem Schatzmeister.

Der Präsident vertritt die Gesellschaft gerichtlich und außergerichtlich nach außen. Er beruft die Sitzungen des Vorstandes, des Ausschusses und die Mitgliederversammlung ein und leitet die Verhandlungen. Er ist gehalten, jährlich eine Ausschußsitzung und mindestens alle 2 Jahre eine Mitgliederversammlung einzuberufen. Bei Verhinderung wird er vom Vizepräsidenten vertreten. Die ausgeschiedenen Präsidenten sind ständige Mitglieder des Ausschusses, bis sie in den Ruhestand treten.

Der 1. Schriftführer leitet das Sekretariat der Gesellschaft, besorgt den Schriftverkehr und führt das Sitzungsprotokoll.

Der Schatzmeister verwaltet das Vermögen der Gesellschaft und zieht die Beiträge ein. Er ist, ebenso wie der 1. Schriftführer, zeichnungsberechtigt.

Der Ausschuß besteht aus dem Vorstand, den ständigen, vier nichtständigen Ausschußmitgliedern und dem jeweiligen Vorsitzenden des Berufsverbandes der Deutschen Fachärzte für Urologie e. V. Beschlüsse des Ausschusses werden mit einfacher Stimmenmehrheit der Anwesenden gefaßt. Bei Stimmengleichheit entscheidet die Stimme des Präsidenten.

Über die Einnahmen und Ausgaben ist Buch zu führen. Es darf keine Person durch Verwaltungsaufgaben, die den Zwecken des Vereins fremd sind oder durch verhältnismäßig hohe Vergütungen begünstigt werden.

Der Archivar ist ein Organ der Gesellschaft.

§ 10
Der Vorstand leitet die Geschäfte der Gesellschaft.

Er kann beliebige Aufgaben seines Geschäftsbereiches weiteren Mitgliedern der Gesellschaft übertragen.

Beschlüsse des Vorstandes werden mit einfacher Stimmenmehrheit der Anwesenden gefaßt. Bei Stimmengleichheit entscheidet die Stimme des Präsidenten.

§ 11
Die Amtsdauer des Präsidenten erstreckt sich über die Kongreßperiode.

Dic Wahl des Präsidenten erfolgt in der Mitgliederversammlung durch Stimmzettel; einfache Mehrheit entscheidet. Wird diese im ersten Wahlgang nicht erzielt, so erfolgt eine Stichwahl zwischen den beiden Mitgliedern, die die meisten Stimmen erhalten haben. Der Präsident der vorausgegangenen Kongreßperiode wird stets Vizepräsident. Der ausscheidende Präsident ist für die nächste Kongreßperiode nicht wählbar.

Die Wahl der Schriftführer und des Schatzmeisters erfolgt in der Mitgliederversammlung, wenn notwendig durch Stimmzettel, mit einfacher Mehrheit. Die Wahl erfolgt für die Dauer von zwei Kongreßperioden. Wiederwahl auch für die nächste Kongreßperiode ist zulässig.

Die Wahl der nicht ständigen Ausschußmitglieder erfolgt in der Mitgliederversammlung, wenn notwendig, durch Stimmzettel, für die Dauer von 4 Jahren. Eine Wiederwahl ist nicht zulässig.

Die Wahl des Archivars erfolgt in der Mitgliederversammlung durch Stimmzettel, die einfache Mehrheit entscheidet. Die Wahl erfolgt für einen unbefristeten Zeitraum. Eine Abwahl des Archivars kann auf Antrag des Vorstandes nur in der Mitgliederversammlung erfolgen. Hierzu ist eine ⅔-Mehrheit der anwesenden Mitglieder erforderlich. Die Abstimmung muß allen Mitgliedern auf der Einladung zur Mitgliederversammlung angekündigt werden.

§ 12
Scheidet ein Mitglied des Vorstandes im Laufe seiner Amtszeit aus, so kann sich der Vorstand bis zur nächsten Mitgliederversammlung durch Zuwahl aus dem Ausschuß ergänzen.

§ 13
Der Vorstand hat mindestens alle 2 Jahre der Mitgliederversammlung einen Geschäftsbericht sowie die Abrechnung vorzulegen. Der Präsident beruft zwei Mitglieder zur Prüfung der Abrechnung. Die Mitgliederversammlung nimmt den Prüfungsbericht entgegen und erteilt dem Vorstand Entlastung.

§ 14
Eine Mitgliederversammlung ist ferner auch dann einzuberufen, wenn das Interesse der Gesellschaft es erfordert oder die Einberufung schriftlich vom zehnten Teil der Mitglieder unter

Angabe des Zweckes und der Gründe vom Vorstand verlangt wird.

§ 15
Änderungen der Satzungen können der Mitgliederversammlung nur dann zur Beschlußfassung vorgelegt werden, wenn sie 4 Wochen vorher eingereicht sind und auf der Tagesordnung stehen.

§ 16
Die wissenschaftlichen Tagungen der Deutschen Gesellschaft für Urologie finden in regelmäßigen Abständen statt. Der Tagungsort wird jedesmal durch den Ausschuß bestimmt. Der Präsident legt das Kongreßprogramm dem Ausschuß vor.

§ 17
Vorträge sind dem Präsidenten termingerecht mit Inhaltsangabe anzumelden. Annahme und Sprechzeit werden vom Ausschuß bestimmt.

Vortragsanmeldungen (Erstautor) für die Tagung der Deutschen Gesellschaft für Urologie können nur durch Mitglieder der Gesellschaft erfolgen. Nichtmitglieder der Deutschen Gesellschaft für Urologie können nur auf Einladung des Vorstandes einen Vortrag halten.

§ 18
Die Deutsche Gesellschaft für Urologie läßt die wissenschaftlichen Berichte in Form eines Kongreßbandes erscheinen unter Schriftleitung des jeweiligen Präsidenten.

§ 19
Auflösung der Gesellschaft: Der Antrag auf Auflösung der Gesellschaft wird der Tagesordnung nur eingefügt, wenn er von sämtlichen Vorstandsmitgliedern oder mindestens von der Hälfte der Mitglieder überhaupt unterzeichnet ist. Zur Beschlußfassung über diesen Antrag ist die nächste ordentliche Mitgliederversammlung zuständig, wenn dieselbe von mindestens zwei Dritteln der Mitglieder besucht ist.

Im Falle der Beschlußunfähigkeit muß der Vorstand innerhalb von 6 Wochen eine außerordentliche Mitgliederversammlung ordnungsgemäß unter Angabe der Tagesordnung einberufen, die dann unabhängig von der Zahl der erschienenen Mitglieder beschließt. Ein Beschluß, die Gesellschaft aufzulösen, kann in beiden Mitgliederversammlungen nur durch eine Mehrheit von drei Viertel der anwesenden Mitglieder gefaßt werden. Die Mitgliederversammlung, welche die Auflösung der Gesellschaft beschließt, verfügt zugleich über die Ausführung der Auflösung und über die Verwendung des Vermögens der Gesellschaft.

Für die Auflösung der Gesellschaft gelten die gesetzlichen Vorschriften. Das Gesellschaftsvermögen fällt bei der Auflösung oder Wegfall der bisherigen Zwecke an die Deutsche Forschungsgemeinschaft, die es unmittelbar und ausschließlich für gemeinnützige Zwecke zu verwenden hat. Eine Zuwendung von Vermögen oder Vermögensteilen an Mitglieder der Deutschen Gesellschaft für Urologie ist ausgeschlossen. Beschlüsse über Verwendung des Vermögens der Gesellschaft sowie Beschlüsse über Satzungsänderungen, die die Zwecke der Gesellschaft und die Verwendung ihres Vermögens betreffen, sind auch vor Inkrafttreten dem zuständigen Finanzamt mitzuteilen. Über die Verwendung im einzelnen und die Beachtung der Bestimmungen der vorhergehenden Absätze entscheidet die Mitgliederversammlung.

Verzeichnis der Mitglieder der Deutschen Gesellschaft für Urologie

(Stand September 1980)

Organe der Gesellschaft

Geschäftsführender Vorstand:

Präsident: Mauermayer, W., Prof. Dr., D-8000 München

Vizepräsident: Mellin, P., Prof. Dr., D-4300 Essen

1. Schriftführer: Albrecht, K.-F., Prof. Dr., D-5600 Wuppertal

2. Schriftführer: Frohmüller, H., Prof. Dr., D-8700 Würzburg

Schatzmeister: Brachmann, W., Dr., D-2000 Hamburg

Ständige Ausschußmitglieder:

Brosig, W., Prof. Dr., D-1000 Berlin
Büscher, H. K., Prof. Dr., D-3000 Hannover
Dettmar, H., Prof. Dr., D-4000 Düsseldorf
Lutzeyer, W., Prof. Dr., D-5100 Aachen
Marberger, H., Prof. Dr., A-6020 Innsbruck
Schmiedt, E., Prof. Dr., D-8000 München
Zoedler, D., Dr., D-4000 Düsseldorf

Nichtständige Ausschußmitglieder:

Haefele, H., Dr., D-6908 Wiesloch
Frick, J., Prof. Dr., A-5020 Salzburg
Müller-Marienburg, H. Dr., D-8800 Ansbach
Planz, Prof. Dr., D-6400 Fulda
Heck, D., Dr., D-6800 Mannheim
(als Vorsitzender des Berufsverbandes der Deutschen Fachärzte für Urologie)
Knipper, W., Dr., D-2000 Hamburg, als beratendes Mitglied
(Ehrenpräsident des Berufsverbandes der Deutschen Fachärzte für Urologie)
Archivar: Schultze-Seemann, F., Dr., D-1000 Berlin

Ehrenmitglieder

Alken, Carl-Erich, Geh. Sanitätsrat, Prof. Dr. Dr. h.c., ehem. Direktor der Urolog. Univ.-Klinik, Lagerstraße 33, D-6650 Homburg (Saar)

Babics, Antal, Prof. Dr., Ulloi 78/B, Budapest VIII (Ungarn)

Boshamer, Kurt, Prof. Dr., Facharzt für Chirurgie und Urologie, Chefarzt im Ruhestand, Haardter Straße 6, D-6730 Neustadt/Weinstraße 1

van Camp, K., Prof. Dr., Antwerpen (Niederlande)

Constantini, Alfiero, Prof. Dr., Direktor der Urologischen Klinik Florenz (Italien)

Culp, David A., M. D., Professor of Urology, University of Iowa College of Medicine, Iowa City, USA

Deuticke, Paul, Prof. Dr., Facharzt für Urologie, Metternichgasse 7, A-1030 Wien III

Donker, Pieter Jakob, Prof. Dr., Warmonderweg 16, Oegstgeest (Niederlande)

Flachenecker, G., Prof. Dr.-Ing., München

Fritjofsson, Ake, Prof. Dr., Associate Professor, Chief of the Department of Urology, University Hospital, S-75014 Uppsala 14

Giertz, Gustav, Prof. Dr., Facharzt für Urologie, Karolinska Sjukhuset, S-10401 Stockholm 60

Giuliani, L., Prof. Dr., Genua (Italien)

Goodwin, W. E., Prof. Dr., University of California (UCLA), Los Angeles (USA)

Heusch, Karl, Prof. Dr., Facharzt für Urologie und Chirurgie, Chefarzt der Urolog. Klinik i. R., Kaiser-Friedrich-Allee 39, D-5100 Aachen

Ichikawa, Tokuji, Prof. Dr., Director of the First National Hospital of Tokyo, Toyamacho, Shinjuku-ku, Tokyo 1 (Japan)

Linder, Fritz, Prof. Dr. Dr. h.c., Direktor der Chirurg. Univ.-Klinik, D-6900 Heidelberg

Ljunggreen, Einar, Prof. Dr., Carlanderska Sjukhemmet, S-41255 Göteborg

Madsen, P. O., Prof. Dr., Chief of Urology Service, Veterans Administration Hospital, 2500 Overlook Terrace, USA-35705 Madison, Wisconsin

Mayor, Georges, Prof. Dr., Facharzt f. Chirurgie u. Urologie, Ord. Prof. f. chirurg. Urologie, Universität Zürich u. Direktor der Urolog. Univ.-Klinik, Kantonsspital, Rämistraße 100, CH-8000 Zürich

Ravasini, Giorgio, Prof. Dr., Facharzt für Urologie, Chefarzt der Urologischen Univ.-Klinik i. R., Clinica Urologica Monoblocco Ospedaliero, Riviera

Mugnai 8, I-35100 Padova

Rocca-Rosetti, S., Prof. Dr., Triest (Italien)

Russell Scott jr., Prof. Dr., Aspen/Colorado (USA)

Staehler, Werner, Prof. Dr., Facharzt für Urologie, Sommerhalde 23, D-7400 Tübingen 6

Takayasu, Hisao, Prof. Dr., University of Tokyo, Hongo (Japan)

Wildbolz, Egon, Prof. Dr., Sulgeneckstraße 25, CH-3000 Bern

Zenker, Rudolf, Prof. Dr. Dr. h.c., Hauensteinstraße 14, D-8000 München 90

Korrespondierende Mitglieder

Allwall, Nils, Prof. Dr., Direktor der Med. Univ.-Klinik (Nierenklinik), S-2205 Lund 5

Angeloff, Angel, Dr., Abt. Urologie im Zentrum der Chirurgie, Johann-Wolfgang-Goethe-Universität, Theodor-Stern-Kai 7, D-6000 Frankfurt/Main

Auvert, Jean, Prof. Dr., 78. Av. de Suffren, F-75015 Paris

Bakker, N. J., Verguiliuslaan 84, (NL-Hertogenbosch)

Balogh, Ference, Prof. Dr., Facharzt für Urologie, Direktor der Urolog. Univ.-Klinik, Munkecy Mihaly u. 2, Pecs (Ungarn)

Band, David, Dr., Edinburgh/Schottland

Bartrina, Josef, Prof. Dr., Diagonal 419, Barcelona (Spanien)

Boer, Pieter W., Prof. Dr., Direktor der Urologischen Abteilung, Reichsuniversität Groningen, Academisch Ziekenhuis, Oostersingel 59, Groningen (Niederlande)

Belonoschkin, Boris Alexander, Doz. Dr. habil., Facharzt für Frauenheilkunde, Stellvertr. Chefarzt der Frauenklinik, 10064 Sodersjukhuset, S-10401 Stockholm

Biedermann, Günther, Priv.-Doz. Dr., Chirurg. Univ.-Klinik, A-6020 Innsbruck

Blasucci, Paolo, Prof. Dr., unbekannt verzogen

Bodechtel, Gustav, Prof. Dr., Med. Univ.-Klinik, Ziemssenstraße 1, D-8000 München

Bruni, Pasquale, Prof. Dr., Libero Docente in Urologia, Primario Urologo, Ospedale S. Gennaro, Via Giovenale 9, I-80122 Napoli

Couvelaire, Roger, Prof. Dr., 44, Rue Boileau, Paris (Frankreich)

Costantini, Alfiero, Prof. Dr., Direktor der Urologischen Klinik in Florenz (Italien)

Darget, Raymund, Prof. Dr., Urolog. Klinik der Universität Bordeaux, Rue Casteja 17, Bordeaux (Frankreich)

Dix, Victor Wilkinson, Prof. Dr., Tunbridge Wells, 8 Shandon Close, Kent (England)

Donker, P. J., Dr., Leiden (Niederlande)

Duff, Francis Arthur, Dr., Lecturer Urology, Vice-President, Royal College of Surgeons, 9, Fitzwilliam Place, Dublin (Irland)

Eckstein, Herbert B., Prof. Dr., The Hospital for Sick Children, Great Ormond Street, London, WC1N 4JH (England)

Enfedjieff, Michael, Doz. Dr., Facharzt für Chirurgie u. Urologie, Vorstand der Urolog. Klinik, Staatskrankenhaus, Dr. R. Angeloff, Sofia (Bulgarien)

Ercole, Ricardo, Prof. Dr., Br. Oronno 755, Rosario (Argentinien)

Flachenecker, Gerhard, Prof. Dr., Lehrstuhl für Hochfrequenztechnik an der Bundeswehrhochschule München

Gammelgaard, Peter A., Prof. Dr., Professor of Surgery, University of Copenhagen, Copenhagen (Dänemark)

Garcia, Alberto E., Dr., Paraguay 1352, Buenos Aires (Argentinien)

Giuliani, Luciano, Prof. Dr., Direktor der Urologischen Klinik in Genua (Italien)

Glenn, James F., Prof. Dr., Head, Dept. of Urology, Duke University, Durham, North Carolina (USA)

Grégoir, W., Prof. Dr., Université Libre des Bruxelles, Fakulté de Médicine et de Pharmacie, Hospital Universitaire Brugman, Clinique Urologique Place Van Gehuchten, 1020 Bruxelles/Belgien

Hanley, Howard, Dr., Devonshire Street, Portland Place W 1, London (England)

Hjort, Erling, Dr., Akershus Fylke, Kirurkisk avdeling, Midstuen, Oslo (Norwegen)

Howald, Rudolf, Dr., Facharzt für Urologie und Chirurgie, Leimenstraße 57, CH-4000 Basel

Ikoma, Fumihiko, Prof. Dr., Direktor der Urologischen Klinik der Medizinischen Hochschule Hyogo 1–1, Mukogawa-cho, J-663 Nishinomijya (Japan)

Kuess, René, Prof. Dr., 63 Avenue Niel, F-75 Paris XVII

Leander, Gösta, Dr., Nybrogatan 34, S-10401 Stockholm

Mandel, J. V., Dr., 79 Harley Street, London W 1 (England)

Minder, Julius, Prof. Dr., Facharzt für Urologie, o. ö. Prof. d. Urologie an der Universität Budapest, FMH, Börsenstraße 16, CH-Zürich

Patton, John, Dr., Walter Reed Army Hospital, Washington 12, D. C. (USA)

Perez, Castro Enrique, Prof. Dr., Facharzt für Urologie, Abteilungschef des Servicio de Urologia de la Ciudad Sanitaria Provincial Francisco Franco, Calle Doctor Esquerdo 46, Madrid 2 (Spanien)

Petkovic, Sava, Prof. Dr., Facharzt für Chirurgie u. Urologie, Uroloska Klinika, Medicinskog Fakulteta Belgrad, General Zdanora 51, Belgrad (Jugoslawien)

Pytel, Anton, Prof. Dr., Member Corr. Akademie Med. Sciences, Scientific Advisor of the Urological Klinik 2, Moskauer Med. Institutes, Kotelnitscheskaja naber. I/15, w. 49, Moskau-240 (UdSSR)

Raposo-Montero, Luis, Dr., Facharzt für Urologie (Privatklinik), Huerfanas, 15, Santiago de Compostela/Spanien

Rauchenwald, Karl, Dr., Facharzt für Urologie und Chirurgie, Vorstand der Urolog. Abt. am Landeskrankenhaus, St.-Veiter-Straße 47, A-9010 Klagenfurt

Rocca-Rossetti, Prof., Dr., Professor der Urolog. Klinik in Triest (Italien)

Scott, Russell jr., M. D., Leiter des Amtes für Fort- und Weiterbildung der Amerikanischen Gesellschaft für Urologie, P. O. Box 1129, Aspen, Colorado 81611 (USA)

Serav, Kemal, Prof. Dr.

Serralach, Prof. Dr., Pelayo 40, Barcelona (Spanien)

Sestic, Zlatko, Dr., Facharzt für Urologie, Trg M. Oreskovica 2, Zagreb (Jugoslawien)

Sorrentino, Michelangelo, Prof. Dr., Riviera di Chiaia 207, I-Neapel

Szendröi, Z., Doz. Dr., Urolog. Univ.-Klinik, P. O. Box 194, H-1428 Budapest

Schaffhauser, Franz, Doz. Dr., unbekannt verzogen

Turner-Warwick, Richard, Prof. Dr., 51 Harley House, Marylebone Road, London N.W.I. (England)

Van Camp, Koenraad, Prof. Dr., Ordinarius für Urologie an der Universität Antwerpen (Niederlande)

Weyeneth, Richard, Prof. Dr., unbekannt verzogen

Wesolowski, Stefan, Prof. Dr., Facharzt für Urologie, Leiter der Urolog. Univ.-Klinik, Oczki 6, Warschau (Polen)

Zielinski, J., Prof. Dr., ul. Sklodowskiej-Curie 30/9, PL-40048 Katowiece

Ordentliche Mitglieder

(680 Mitglieder)

Aberle, Albrecht, Dr., Facharzt f. Urologie u. Chirurgie, Schwarzwaldstr. 24, D-6800 Mannheim 1

Ackermann, Rolf, Priv.-Doz. Dr. med., Facharzt für Urologie, Oberarzt der Urologischen Klinik und Poliklinik der Universität, Luitpoldkrankenhaus, D-8700 Würzburg

Adam, Oswald, Dr., Facharzt für Chirurgie und Urologie, Niedergelassener Chirurg und Belegarzt im Michaeliskrankenhaus, Schlüterstraße 6/III, D-2000 Hamburg 13

Adolphs, Hans-Dieter, Dr., Facharzt für Urologie, Urol. Universitätsklinik, Venusberg, D-5300 Bonn

Aeikens, Bernhard, Dr., Urologische Klinik der Med. Hochschule Hannover, Karl-Wiechert-Allee 9, D-3000 Hannover 61

Al-Abadi, Hussein, Dr., Urologische Klinik und Poliklinik der FU Berlin, Klinikum Charlottenburg, Spandauer Damm 130, D-1000 Berlin 19

Albescu, Ion V., Dr., Kreiskrankenhaus, D-8304 Mallersdorf

Albrecht, Dieter, Dr., Facharzt für Urologie, An der Weide 31, D-2800 Bremen

Albrecht, Karl-Friedrich, Prof. Dr., Facharzt für Urologie und Chirurgie, Direktor der Urologischen Klinik der Städt. Krankenanstalten, Heusnerstraße 40, D-5600 Wuppertal-Barmen

Albring, Helmut, Dr., Facharzt für Urologie, Leitender Arzt der Urologischen Abteilung am Josef-Krankenhaus, Kleiststraße 10, D-4690 Herne

Alfermann, Friedhelm, Dr., Facharzt für Urologie u. Chirurgie, Leitender Arzt der Urologischen Abt. des Elisabeth-Krankenhauses, Weinbergstraße 7, D-3500 Kassel

v. Allesch, Wilhelm, Dr., Facharzt für Urologie, Chefarzt der Urolog. Abt. Krankenhaus Seepark, D-2851 Debstedt

Allhoff, Ernst, Dr., Urologische Universitätsklinik, Joseph-Stelzmann-Straße 9, D-5000 Köln 41

Almstedt, Ulrich, Dr., Facharzt für Urologie, Bahnhofstraße 30a, D-3100 Celle

Altvater, Gerhard, Dr., Facharzt für Urologie, Chefarzt der Urolog. Abt. des Johanniter-Krankenhauses, D-4200 Oberhausen-Sterkrade

Altwein, Jens E., Prof. Dr., Leiter der Urolog. Abteilung des Bundeswehrkrankenhauses, Hindenburgkaserne, Mähringerweg 105/I, D-7900 Ulm

Ammari, Bassam, Dr., Oberarzt der Urologischen Abteilung des Marienhospitals, Nassauer Straße 13/19, D-4700 Hamm 1

Aranyossy, Szolt, Dr., Facharzt für Urologie, Hefnersplatz 1, D-8500 Nürnberg

Arnholdt, Fritz, Prof. Dr., Parlerstraße 27, D-7000 Stuttgart 1

Arnold, Uwe-Christian, Dr., Urologische Klinik und Poliklinik der FU Berlin, Klinikum Charlottenburg, Spandauer Damm 130, D-1000 Berlin 19

Bach, Dietmar, Dr., Urologische Universitätsklinik, Venusberg, D-5300 Bonn

Bacher, Karl, Dr., Facharzt für Urologie u. Chirurgie, Donnersbergstraße 9, D-6170 Frankenthal

Bandhauer, Klaus, Prof. Dr., Facharzt für Urologie, Chefarzt der Urolog. Klinik am Kantonsspital, CH-9006 St. Gallen

Bandtlow, Klaus, Dr., Facharzt für Urologie, Bahnhofstraße 12, D-8220 Traunstein

Bargenda, Bernhard, Dr., Facharzt für Urologie, Chefarzt der Urologischen Abt. des Städt. Auguste-Viktoria-Krankenhauses, Rubensstraße 125, D-1000 Berlin 41

Bartels, Henning, Dr., Chefarzt der Urologischen Abteilung des Ev. Krankenhauses Göttingen, An der Lutter 24, D-3400 Göttingen-Weende

Bartsch, Georg, Doz. Dr., Urologische Univ.-Klinik, Anichstraße 35, A-6020 Innsbruck

Bastian, H. P., Priv.-Doz. Dr., Saarbrücker Straße 19 a, D-5000 Köln 91

Basting, R., Dr., Urologische Klinik des Klinikums der Johannes-Gutenberg-Universität, Langenbeckstraße 1, D-6500 Mainz

Bauer, Hartwig Wilhelm, Dr., Urolog. Klinik und Poliklinik der Ludwig-Maximilians-Universität München, Klinikum Großhadern, Marchioninistraße 15, D-8000 München 70

Bauer, Karl-Michael, Prof. Dr., Facharzt für Urologie und Chirurgie, Chefarzt der Urolog. Abt. und Ärztl. Direktor, Städt. Krankenhaus, D-8200 Rosenheim

Bauermeister, Hermann, Dr., Hemmingstedter Weg 6, D-2000 Hamburg 52

Baumbusch, Friedrich, Prof. Dr., Facharzt für Urologie u. Chirurgie, Direktor der Urolog. Klinik der Städt. Krankenanstalten, Lutherplatz 40, D-4150 Krefeld

Baumgärtel, Hermann, Prof. Dr., Chefarzt der Urologischen Klinik im Krankenhaus Siloah, Auestraße 46, D-3000 Hannover

Baumgart, Rolf, Dr., Facharzt für Urologie und Chirurgie, Chefarzt der Urolog. Abt. der Städt. Krankenanstalten, An den Voßbergen 70/99, D-2900 Oldenburg

Baumüller, A., Dr., Chirurg. Univ.-Klinik, Abt. Urologie, Hugstetterstraße 55, D-7800 Freiburg/Br.

Baur, Alfons, Dr., Facharzt für Urologie, Laudahnstraße 33, D-5000 Köln 41

Baur, Hans-Helmut, Dr., Chefarzt der Urolog. Abt. der Kreiskrankenhauses, Schloßhausstraße 100, D-7920 Heidenheim/Brenz

Beckendorf, Fritz, Dr., Facharzt für Chirurgie, Steinbrink 1, D-3352 Einbeck

Becker, Hermann, Dr., Facharzt für Urologie, Urologische Universitätsklinik und Poliklinik des Universitätskrankenhauses Eppendorf, Martinistraße 52, D-2000 Hamburg 20

Behr, Jürgen, Dr., Facharzt für Urologie, Chefarzt der Urolog. Abt. des Evang. Krankenhauses, Forster Weg 34, D-3450 Holzminden

Behrendt, Johannes, Dr., Urologische Universitätsklinik der GHS, Hufelandstraße 55, D-4300 Essen 1

Bellenberg, Hans-Günther, Dr., Chefarzt der Urolog. Abt. des St. Delisabeth-Krankenhauses, Ginnheimer Straße 3, D-6000 Frankfurt/Main

Berglin, Thorwald, Dr., Sahlgrenska Krankenhaus, Götabergsgatan 22, S-41134 Göteborg

Bergmann, G., Dr., Facharzt für Urologie, Chefarzt der Urologischen Abteilung in der Klinik Dr. Bergmann, Helmholtzstraße 14–61, D-5300 Bonn 1

Bergmann, Max, Prof. Dr., Leiter der Urolog. Abt. im Allg. Krankenhaus, A-4020 Linz/Donau

Berndt, Rudolf, Dr., Facharzt für Urologie u. Chirurgie, Chefarzt der Urolog. Abt., Städt. Krankenhaus Neukölln, Rudower Straße 56, D-1000 Berlin 47

Bichler, Karl-Horst, Prof. Dr., Facharzt für Urologie, Direktor der Urologischen Univ.-Klinik Tübingen, Calwer Straße 7, D-7400 Tübingen

Bieberbach, Joachim, Dr., Facharzt für Urologie, Minister-Stüve-Straße 6, D-3000 Hannover-Linden

Bielenberg, Dieter, Dr., Facharzt für Urologie, Schillerstraße 1, D-2900 Oldenburg

Biernat, Walter, Dr., Facharzt für Erkrankungen der Harnwege, Ringstraße 3, D-3110 Uelzen

Bischoff, W., Priv.-Doz. Dr., Oberarzt der Urologischen Abteilung der Chirurgischen Universitätsklinik, Klinikum der Albert-Ludwigs-Universität, Hugstetter Straße 5, D-7800 Freiburg

Blasche, Paul, Med.-Dir. Dr., Facharzt für Urologie und Chirurgie, Chefarzt d. Urolog. Abt. am Städt. Stiftungskrankenhaus, Ludwigstraße 9, D-6720 Speyer

Blech, Manfred, Dr., Klinik und Poliklinik für Urologie der Universität Göttingen, Robert-Koch-Straße 40, D-3400 Göttingen

Bleicken, Hans Gerd, Dr., Facharzt für Urologie und Chirurgie, Chefarzt der Urolog. Abt. der Ev.-luth. Diakonissenanstalt, Knuthstraße 1, D-2390 Flensburg

Bless, Klaus-Diethelm, Dr., Facharzt für Urologie, Am Schölzbach 90–92, D-4270 Dorsten

Blum, Dieter, Dr., Facharzt für Urologie, Hefnersplatz 1, D-8500 Nürnberg

Blumensaat, Carl, Dr., Uferstraße 12, D-8992 Wasserburg

Blumenstock, Ulrich, Dr., Facharzt für Urologie, Schulenburgring 128, D-1000 Berlin 42

Bode, Hans-Ulrich, Dr., Urologische Klinik des Zentralkrankenhauses, Kliniken der Freien Hansestadt Bremen, St.-Jürgen-Straße, D-2800 Bremen

Boden, Otto, Dr., Facharzt für Urologie, Chefarzt der Urolog. Abt. des St.-Hildegardis-Krankenhauses, Dürener Straße 290, D-5000 Köln-Lindenthal

Böck, Fritz, Dr., Facharzt für Urologie, Unterländer Straße 52, D-7000 Stuttgart 40

Böcker, R., Prof. Dr., Oberarzt der Urolog. Univ.-Klinik der Universität Düsseldorf, Moorenstraße 5, D-4000 Düsseldorf 1

Bödeker, Jürgen, Priv.-Doz. Dr., Urolog. Univ.-Klinik, CH-3012 Bern

Böhringer, Konrad, Dr., Facharzt für Urologie u. Chirurgie, Friedrich-Verleger-Straße 5, D-4800

Bielefeld

Boeminghaus, Frank, Prof. Dr., Urologische Universitätsklinik, Moorenstraße 5, D-4000 Düsseldorf

Böttger, Paul, Dr., Facharzt für Urologie, Bahnhofstraße 96, D-6050 Offenbach

Bofinger, Günther, Dr., Facharzt für Urologie, Kimmichstraße 2, D-7000 Stuttgart 31

Bogdan, Roman, Dr., Facharzt für Urologie, Bundesallee 95, D-1000 Berlin 41

Boll, Klaus, Dr., Chefarzt der Urologischen Abteilung, Mathias-Spital, D-4440 Rheine

Bondarenko, Georg, Dr., Stadtkrankenhaus, D-2190 Cuxhaven

Bopp, Günter, Dr., Facharzt für Urologie, Chefarzt des Urol. Hauptabteilung am Kreiskrankenhaus, D-7090 Ellwangen/Jagst

Borgmann, Volker, Dr., Facharzt für Urologie, Oberarzt der Urologischen Klinik und Poliklinik der FU Berlin, Klinikum Charlottenburg, Spandauer Damm 130, D-1000 Berlin 19

Brachmann, Werner, Dr., Facharzt für Urologie und Chirurgie, Chefarzt der Urolog. Abteilung des Allg. Krankenhauses Barmbek, Rübenkamp 148, D-2000 Hamburg 60

Brandstäter, Peter, Dr., Facharzt für Urologie und Chirurgie, Chefarzt der Urologischen Abteilung des Kreiskrankenhauses, Posilipostraße, D-7140 Ludwigsburg

Brauer, Robert, Dr., Facharzt für Urologie, Hallerstraße 26, D-8500 Nürnberg

Braun, Hans-Peter, Dr., Chefarzt der Urolog. Abt. des St.-Vinzenz-Krankenhauses, Holzstraße 4 a, D-6720 Speyer

Braun, Reiner, Dr., Facharzt für Urologie, Oberarzt der Urolog. Klinik des Schwerpunktkrankenhauses Wetzlar, Bachstraße 66, D-6301 Heuchelheim

Bravetta, Giovanni, Doz. Dr., Primario Urologo, Ospedale Bassini-Milano, Legnano 32, I-20121 Milano

Brehmer, Bernd, Priv.-Doz. Dr., Facharzt für Urologie, Klinikum Niederberg, Robert-Koch-Straße, D-5620 Velbert

Bremicker, Dieter, Dr., Urologische Abteilung des Knappschaftskrankenhauses, D-4600 Dortmund

Brenner, Werner, Dr., Facharzt für Urologie und Chirurgie, D-8100 Garmisch-Partenkirchen

Bressel, Max, Dr., Facharzt für Chirurgie u. Urologie, Chefarzt der Urolog. Abt. im Allg. Krankenhaus Hamburg-Harburg, Eißendorfer Pferdeweg 52, D-2100 Hamburg 90

Broda, Dr., Urolog. Abt. des Friederikenstiftes Hannover, Humboldtstraße 5, D-3000 Hannover

Broegger, Karl-Josef, Dr., Facharzt für Urologie und Chirurgie, Moerser Straße 127 (Rheinhof), D-4005 Meerbusch 1

Brosig, Wilhelm, Prof. Dr., Facharzt für Chirurgie u. Urologie, Direktor der Urolog. Univ.-Klinik der Freien Universität Berlin im Klinikum Steglitz, Hindenburgdamm 30, D-1000 Berlin 45

Brühl, P., Prof. Dr., FA für Urologie u. Laboratoriumsdiagnostik, 1. Oberarzt d. Urolog. Univ.-Klinik, Venusberg, D-5300 Bonn

Brunzema, Friedrich, Dr., Facharzt für Urologie, Chefarzt der Urologischen Abteilung d. Marien-Hospitals, Rochusstraße 2, D-4000 Düsseldorf 30

Bülow, Hartwig, Priv.-Doz. Dr. med., Facharzt für Urologie, Oberarzt der Urologischen Klinik und Poliklinik der Universität, Luitpoldkrankenhaus, D-8700 Würzburg

Bünz, Werner, Dr., Facharzt für Chirurgie u. Urologie, Karlstraße 35, D-2000 Hamburg 76

Büscher, Hans-Kaspar, Prof. Dr., Facharzt für Urologie, Leitender Arzt der Urolog. Abt. des Friederikenstiftes, Humboldtstraße 5, D-3000 Hannover

Burk, K., Dr., Urolog. Univ.-Klinik, Robert-Koch-Straße 8, D-3550 Marburg/L.

Busch, Rainer, Dr., Facharzt für Urologie, Urologische Universitätsklinik und Poliklinik des Universitätskrankenhauses Eppendorf, Martinistraße 52, D-2000 Hamburg 20

Buskühl, Dr. med., Kirchenstraße 15, D-8031 Gröbenzell

Butz, Manfred, Dr. Ass.-Prof., Facharzt für Urologie, Urologische Universitätsklinik der FU Berlin im Klinikum Steglitz, Hindenburgdamm 30, D-1000 Berlin 45

Carl, Peter, Priv.-Doz. Dr. habil., Facharzt für Urologie, Chefarzt des Urolog. Abt. d. Kreiskrankenhauses Deggendorf, Perlasberger Straße 41, D-8360 Deggendorf

Chaussy, Christian, Dr., Urologische Klinik der Universität München, Klinikum Großhadern, Marchioninistraße 15, D-8000 München 70

Chiari, Reinhard, Priv.-Doz., Facharzt für Urologie, Oberarzt der Urolog. Klinik des Akademischen Krankenhauses Fulda, D-6400 Fulda

Christians, Jochen, Dr., Leitender Arzt der Urolog. Abt. d. Evang. Krankenhauses, D-4200 Oberhausen

Class, Gerhard, Dr., Facharzt für Urologie, Dreiköniggasse 17, D-7900 Ulm

Correia-Branco, Manuel J., M.D.D.A.B., 389 Broadway, Cambridge, Massachusetts 02139 (USA)

Crona, Hugo, Dr., Lasarettet, S-Uddewilla

Crone-Münzebrock, Helmut, Dr., Facharzt für Urologie, Am Schifferwall 5, D-3140 Lüneburg

Czaja, Dieter, Dr., Facharzt für Urologie, Ostwall 191, D-4150 Krefeld 1

Danger, Wilhelm, Dr., Facharzt für Chirurgie u. Urologie, Am Hang 14, D-4800 Bielefeld

Dathe, Günter, Dr., Facharzt für Urologie u. Chirurgie, Oberarzt der Urolog. Abt. der Chirurg. Univ.-Klinik, D-6000 Frankfurt/Main

Daut, Hans, Dr., Chefarzt des Sanatoriums Reinhardsquelle, D-3590 Bad-Wildungen-Reinhardshausen

Decristoforo Anton, Prim. Dr., Leiter der Urologischen Abteilung, Krankenhaus Ried, Schloßberg 1, A-4910 Ried im Innkreis

Dege, Hans-Albert, Dr., Finkenweg 3, D-7419 Grächingen

Degenhardt, W., Facharzt für Urologie, Oberarzt der Urolog. Klinik, Westfalendamm 403–407, D-4600 Dortmund 1

Deilmann, Friedrich-Wilhelm, Dr., Facharzt für Chirurgie u. Urologie, Chefarzt des Krankenhauses der Barmherzigen Brüder i. R., Urolog. Abt., Sickingenstraße 14, D-5500 Trier

Deilmann, Wolfgang, Dr., Urologische Klinik und Poliklinik der Universität des Saarlandes, D-6650 Homburg/Saar

Dettmar, Hermann, Prof. Dr., Facharzt für Urologie, Direktor der Urologischen Univ.-Klinik, Moorenstraße 5, D-4000 Düsseldorf

Dettmar, Horst, Dr., Urologische Universitätsklinik der GHS, Hufelandstraße 55, D-4300 Essen

Devens, K., Prof. Dr., Facharzt für Chirurgie, Kinderchirurgische Klinik der Universität, Lindwurmstraße 4, D-8000 München 2

Dewes, Rudolf, Dr., Facharzt für Urologie, Schwachhauser Heerstraße 155, D-2800 Bremen

Diemer, Dr., Kreiskrankenhaus, D-3440 Eschwege

Diener, Wolfgang, Dr., Facharzt für Urologie u. Chirurgie, Chefarzt d. Urolog. Abt. des Evang. Jung-Stillung-Krankenhauses, D-5900 Siegen

Dietz, Paul, Dr., Facharzt für Urologie, Leineweber straße 55, D-4330 Mülheim/Ruhr

Djulepa, Jasenko, Priv.-Doz. Dr., Facharzt für Urologie, Hermann-Ehlers-Straße 20, D-6730 Neustadt/Weinstraße

Dreikorn, K., Prof. Dr., Oberarzt der Urologischen Abteilung d. Chirurg. Univ.-Klinik, Im Neuenheimer Feld 110, D-6900 Heidelberg 1

Dührig, Herbert, Dr., Facharzt für Urologie u. Chirurgie, Fuhlsbütteler Straße 104, D-2000 Hamburg 60

Ebbinghaus, Klaus-Dieter, Dr., Facharzt für Urologie u. Chirurgie, Chefarzt der Urolog. Abt. an den Krankenhäusern des Kreises, D-5800 Lüdenscheid-Hellersen

Ebhardt, Klaus, Prof. Dr., Humboldtstraße 51, D-7530 Pforzheim

Edelhoff, Julius, Med.-Dir. Dr., Facharzt für Chirurgie, Chefarzt der Chirurg. Klinik des Städt. Krankenhauses Süd, Kronsfelder Allee 69–73, D-2400 Lübeck

Egger, Bernd, Dr. med., Oberarzt d. Urol. Klinik und Poliklinik der TU München, Klinikum rechts der Isar, Ismaninger Straße 22, D-8000 München 80

Eichler, Heinz, Dr., Facharzt für Urologie, Kasinostraße 2 a, D-6230 Ffm.-Höchst

Eickenberg, Hans-Udo, Dr., Facharzt für Urologie, Oberarzt der Urolog. Klinik des Univ.-Klinikums der Gesamthochschule Essen, Hufelandstraße 55, D-4300 Essen

Eisenberger, Ferdinand, Prof. Dr., Facharzt für Urologie, Direktor der Urolog. Klinik des Katharinenhospitals, Kriegsbergstraße 60, D-7000 Stuttgart 1

Ekmann, Hans, Doz. Dr., Facharzt für Chirurgie u. Urologie, Sahlgrenska Sjukhuset, Linnéplatsen 4, S-Göteborg SV

Elsässer, Erich, Prof. Dr., Facharzt für Chirurgie u. Urologie, Chefarzt der Urolog. Abt. des Krankenhauses der Barmherzigen Brüder, D-8000 München 2

vom Ende, Volker, Dr. med., Facharzt f. Urologie, Belegarzt am DRK-Krankenhaus, Moislinger Allee 8, D-2400 Lübeck

Engehausen, Gerhard, Dr., Facharzt für Urologie, Chefarzt d. Urolog. Klinik d. Evang. Krankenhauses „Lutherhaus", Hellweg 100, D-4300 Essen 14

Engelking, Rüdiger, Prof. Dr., Facharzt für Urologie, Direktor der Urolog. Univ.-Klinik, D-5000 Köln 41

Erkens, Helmut, Dr., Facharzt für Chirurgie u. Urologie, Chefarzt der Urolog. Abt. St.-Vinzenz-Hospital, Merheimer Straße 217, D-5000 Köln 60

Fabian, Peter, Dr., Facharzt für Urologie, Utbremerstraße 100, D-2800 Bremen

Faris, Faruk, Dr., Facharzt für Urologie, Ufergarten 1, D-5650 Solingen

Faul, Peter, Priv.-Doz. Dr., Facharzt für Urologie, Chefarzt der Urolog. Abt. des Stadtkrankenhauses, D-8940 Memmingen

Federschmidt, Klaus, Dr., Facharzt für Urologie, Chefarzt der Urolog. Abt. d. Ev. Johannes-Krankenhauses, Schildescher Straße 99, D-4800 Bielefeld 1

Feiber, Helmut, Dr., Urologische Univ.-Klinik, Lindenweg 9, D-3550 Marburg/Lahn

Fensterer, Monika, Dr. med., Fachärztin f. Urologie, Urolog. Klinik, Stadtkrankenhaus, D-6050 Offenbach

Fiedler, Helmut, Dr., Facharzt für Urologie u. Chirurgie, Städt. Auguste-Viktoria-Krankenhaus, Urolog. Abteilung, Rubensstraße 125, D-1000 Berlin 441

Fiedler, Ulrich, Prof. Dr., Facharzt für Urologie, Düppelstraße 19, D-1000 Berlin 37

Figdor, Peter Paul, Univ.-Doz. Dr., Facharzt für Urologie, Vorstand der Urologischen Abteilung des Kaiser-Franz-Josef-Spitals der Stadt Wien, Kundratstraße 3, A-1100 Wien

Fischer, Dirk, Dr. Dr., Urolog. Abt. des Allgem. Krankenhauses Hamburg-Harburg, Eißendorfer Pferdeweg 52, D-2100 Hamburg 90

Fischer, Johannes, Dr., Facharzt für Urologie, Spielbudenplatz 5, D-2000 Hamburg 4

Flüchter, Stephan Heribert, Dr., Lehrstuhl und Abteilung für Urologie, Universität Tübingen, Calwer Straße 7, D-7400 Tübingen 1

Forner, Lothar, Dr., Facharzt für Urologie u. Chirurgie, Marktstraße 31, D-2940 Wilhelmshaven

Frank, Wolfgang, Dr., Facharzt für Urologie und Chirurgie, Urolog. Klinik Dr. Castringius, Germeringer Straße 32, D-8033 Planegg b. München

Frei, Albert, Dr., Facharzt für Urologie, Chefarzt der Urolog. Klinik, Städt. Krankenhaus, D-7700 Singen/Hohentwiel

Frick, Julian, Prof. Dr., Urolog. Abteilung der Landeskrankenanstalten, A-5020 Salzburg

Friedrich, Carola, Dr., Fachärztin für Urologie, Naumburger Straße 2, D-8500 Nürnberg

Frieling, Horst, Dr., Facharzt für Urologie, Unterm Fröndenberg 18, D-5860 Iserlohn

Fritsch, Fedor, Dr., Oberarzt der Urolog. Klinik der Univ.-Klinik, Ljubljana (Jugoslawien)

Fröhlich, Günther, Dr., Facharzt für Urologie, Chefarzt der Urolog. Abteilung St.-Franziskus-Hospital, Franziskusstraße, D-2842 Lohne

Frohmüller, Hubert, Prof. Dr., Direktor der Urologischen Klinik und Poliklinik der Universität, Luitpoldkrankenhaus, D-8700 Würzburg

Frohne, Karl-Heinz, Dr., Facharzt für Urologie und Chirurgie, Bismarckstraße 92, D-2870 Delmenhorst

Funfack, Hans-Joachim, Dr., Facharzt für Urologie und Chirurgie, Marktstraße 53, D-7470 Albstadt 1

Funk, Klaus, Dr., Facharzt für Urologie, Chefarzt der Urolog. Abt. am Knappschaftskrankenhaus, D-4650 Gelsenkirchen

Funke, Peter-Jörg, Dr., Oberarzt der Urolog. Klinik der Ruhr-Universität Bochum, Josefs-Hospital, Widumer Straße 8, D-4690 Herne 1

Gaca, Adalbert, Prof. Dr., Facharzt für Urologie, Leibnizstraße 18 a, D-6200 Wiesbaden-Sonnenberg

Gallenmüller, Karl, Dr., Hafendamm 40, D-2390 Flensburg

Garcia, Martinez, Dr., J. Polo de Medina 1, Murcia (Spanien)

Gasser, Georg, Prim.-Univ.-Prof. Dr., Facharzt für Urologie, Vorstand der Urolog. Abteilung d. Krankenhauses der Stadt Wien-Lainz, Wolkersbergenstraße 1, A-1130 Wien

Gassert, Kurt, Dr., Facharzt für Urologie, Bahnhofstraße 52, D-6798 Kusel

Gasteyer, K. H., Dr., Krankenhaus Nordwest der Stiftung Hospital zum Heiligen Geist, Steinbacher Hohl 2–26, D-6000 Frankfurt (Main) 90

Geister, Helmut, Dr., Facharzt für Urologie u. Chirurgie, Chefarzt der Urolog. Klinik der Städt. Krankenanstalten, D-2160 Stade

Gerecht, Wolfgang, Dr., Facharzt für Urologie, Ärtehaus, D-6630 Saarlouis 2

Germann, Walter, Dr., Facharzt für Urologie, Alpenstraße 1, CH-6004 Luzern

Gieselmann, Heinrich, Dr., Chefarzt der Urolog. Abteilung, Vinzenz-Krankenhaus, Lange Feldstraße 31, D-3000 Hannover 71

Giesselmann, Walter, Dr., Facharzt für Urologie und Chirurgie, Im Kampe 45, D-3000 Hannover 51

Gilch, Wilhelm, Dr., Heinrichstraße 16, D-6400 Fulda

Glantschnig, Wilfrid, Dr., Facharzt für Urologie, Moarfeldweg 6, A-9900 Lienz/Osttirol

Glavicki, Stevan, Dr., Facharzt für Urologie, Urolog. Abt., Krankenhaus Siloah, Auestraße 46, D-3000 Hannover

Gleißner, Otto, Dr., Masurenallee 9, D-3590 Bad Wildungen

Gloede, Horst, Dr., Facharzt für Urologie u. Chirurgie, Steindamm 14, D-2000 Hamburg 1

Goebels, Rudolf, Dr., Facharzt für Urologie, Adolf-Flecken-Straße 10, D-4040 Neuss

Gödde, Steffen, Prof. Dr., Facharzt für Urologie, Chefarzt der Urolog. Klinik des St.-Johannes-Hospitals, An der Abtei 7–11, D-4100 Duisburg 11

Goedert, Jean, Dr., Facharzt für Urologie, 31, Bd Joseph II, Luxemburg

Göttinger, Hans, Dr., Urologische Klinik und Poliklinik der Universität München, Klinikum Großhadern, Marchioninistraße 15, D-8000 München 70

Goldmann, Konrad, Dr., Facharzt für Urologie, Bertholdstraße 45, D-7800 Freiburg

Gonnermann, Horst, Dr., Facharzt für Urologie, Wandsbeker Marktstraße 24, D-2000 Hamburg 70

Grabner, Friedrich, Dr., Facharzt für Urologie, Leiter der Abteilung Urologie des Nephrologischen Zentrum Niedersachsen, Am Vogelsang 37, D-3510 Hannoversch-Münden

Gröninger, Karl-Heinz, Dr., Facharzt für Urologie u. Chirurgie, Rankestraße 72, D-8500 Nürnberg

Grohmann, Walter, Dr. med., Urolog. Klinik und Poliklinik der Ludwig-Maximilians-Universität München, Klinikum Großhadern, Marchioninistraße 15, D-8000 München 70

Günthert, Ernst-Albrecht, Dr., Facharzt für Urologie, Leopoldstraße 58/IV, D-8000 München 50

Gumbrecht, Hans, Facharzt für Urologie, Chefarzt

der Urolog. Abt. d. Missionsärztl. Klinik, Salvatorstraße, D-8700 Würzburg

Gunkel, Horst, Dr., Facharzt für Urologie, Westenfelder Straße 16, D-4640 Wattenscheid

Gunst, Werner, Dr., Facharzt für Urologie, Chefarzt der Urolog. Abt. des Kreiskrankenhauses, D-7950 Biberach/Riß

Gutwinski, Erhard, Dr., Facharzt für Urologie, Kemnater Straße 50, D-7301 Ostfildern 1

Haefele, H., Dr. med., Facharzt für Urologie, Hauptstraße 114, D-6908 Wiesloch

Hagenmüller, Albrecht, Dr., Facharzt für Urologie, Hauptmann-Bauer-Weg 18, D-8110, Murnau/Oberbayern

Haidlen, Wolfgang, Dr., Chefarzt der Urolog. Abt. des Ev. Diakonissenkrankenhauses, Roenbergstraße 38, D-7000 Stuttgart

Hak-Hagir, A., Prim. Dr. med., Allgemein Öffentl. Krankenhaus, A-383 Waidhofen an der Thaya/Niederösterreich

Halbig, W., Dr. med., Urolog. Klinik der Univ.-Klinik, Moorenstraße 5, D-4000 Düsseldorf 1

Hallwachs, Otto, Prof. Dr., Facharzt für Urologie, Dir. d. Städt. Urolog. Klinik, Grafenstraße 9, D-6100 Darmstadt

Hamann, Franz, Dr., Facharzt für Urologie, Erster Oberarzt der Urologischen Klinik, Terrasse 30, D-3500 Kassel

Hamida, Chedly, Dr., Facharzt für Urologie, Hôspital Charles Nicole, Tunis (Tunesien)

Hannappel, J., Dr., Abteilung für Urologie der Med. Fakultät der RWTH, Goethestraße 27–29, D-5100 Aachen

Hanschke, Hanns-Jürgen, Prof. Dr., Facharzt für Urologie u. Chirurgie, Chefarzt d. Urolog. Klinik im Stadtkrankenhaus, D-2190 Cuxhaven

Hansen, Fritz Hellmuth, Dr., Facharzt für Urologie, Leiter der Urolog. Abt. im Stadtkrankenhaus, Bastion 2, D-2370 Rendsburg

Hartig, Dieter, Dr., Facharzt für Urologie, Chefarzt der Urolog. Abt. im Albert-Schweitzer-Krankenhaus, D-3410 Northeim

Hartmann, Michael, Dr., Facharzt für Urologie, Oberarzt im Bundeswehrkrankenhaus, Urologische Abteilung, Lesserstraße 180, D-2000 Hamburg 70

Hartung, Fritz, Dr., Hirschstr. 1, D-7410 Reutlingen

Hartung, Rudolf, Priv.-Doz. Dr., Facharzt für Urologie, Oberarzt der Urologischen Klinik und Poliklinik der TU München, Klinikum rechts der Isar, Ismaninger Straße 22, D-8000 München 80

Harzmann, Rolf, Dr., Oberarzt der Urolog. Univ.-Klinik, Calwer Straße 7, D-7400 Tübingen

Hasche-Klünder, Rütger, Prof. Dr., Facharzt für Urologie, Gerrit Engelkestraße 1, D-3007 Gehrden

Haschek, Horst, Prof. Dr., Facharzt für Urologie, Abteilungsvorstand der Urolog. Abt. der Wiener Allg. Poliklinik, Mariannengasse 10, A-Wien IX

Haselberger, J., Dr. med., Oberarzt d. Urolog. Klinik der Städt. Krankenanstalten, Postfach 23, D-6800 Mannheim 1

Hasse, Erich, Dr. Dr., Facharzt für Urologie, Frankfurter Straße 67, D-6050 Offenbach

Haubensak, Klaus, Prof. Dr., Oberarzt der Urolog. Univ.-Klinik, D-6650 Homburg/Saar

Haug, Roland, Dr. med., Urolog. Klinik des Städt. Krankenhauses, Virchowstraße 10, D-7700 Singen (Hohentwiel)

Hauge, Alexander, Prof. Dr., Facharzt für Urologie, Chefarzt der Urolog. Abt. der Kurklinik Quellental, Wiesenweg, D-3590 Bad Wildungen-West

Hauri, D., Priv.-Doz. Dr., Oberarzt der Urolog. Univ.-Klinik, Kantonsspital, Rämistraße 100, CH-8006 Zürich

Hautkappe, Wilhelm, Dr., Facharzt für Urologie, Chefarzt der Urolog. Abteilung, Karolinenhospital, Norbertusstraße 19, D-5760 Neheim-Hüsten 2

Hautmann, Richard, Dr., Abteilung Urologie der Med. Fakultät an der RWTH Aachen, Goethestraße 27/29, D-5100 Aachen

Heck, Dieter, Dr., Facharzt für Urologie, Tullastraße 3, D-6800 Mannheim

Hegemann, Dr., Chefarzt der Urolog. Abteilung des Marienhospitals, D-5040 Brühl

Heim, Günter, Dr., Facharzt für Urologie, Hauptstraße 37, D-8998 Lindenberg/Allgäu

Heinert, Gerd, Dr., Abteilung für Urologie im Zentrum der Chirurgie, Joh.-Goethe-Univ., Theodor-Stern-Kai, D-6000 Frankfurt/Main

Heinrich, Werner, Facharzt für Urologie, Chefarzt der Urolog. Abt. am Städt. Krankenhaus Moabit, Turmstraße 21, D-1000 Berlin 21

Heinrich, W. D., Dr., Facharzt für Urologie, Rüttenscheider Straße 62 a, D-4300 Essen

Heinzelmann, Karl Gerhard, Dr., Obermedizinalrat, Facharzt für Chirurgie und Urologie, Humboldtweg 5, D-6450 Hanau

Heising, J., Dr. med., Oberarzt an der Urolog. Univ.-Klinik Köln, Josef-Stelzmann-Straße 9, D-5000 Köln 41

Henftling, Theo, Dr., Facharzt für Urologie, Inhaber u. Leiter einer Privatklinik, Oststraße 24, D-7100 Heilbronn/Neckar

Hennig Otto, Prof. Dr., Facharzt für Chirurigie u. Urologie, Burgmairstraße 20, D-8900 Augsburg

Henning, Klaus, Dr., Urolog. Abteilung, Landeskrankenhaus, St. Veiter Straße 47, A-9010 Klagenfurt

Heravi, Peter Bagher, Dr., Facharzt für Urologie, Pirmasenser Straße 23, D-6783 Dahn/Pfalz

Heredia-Demis, César, Dr., Facharzt für Urologie, Pérez Aranibar 280, Lima-Miraflores (Peru)

Hering, Franz-Josef, Abteilung Urologie der Mode. Fakultät der RWTH, Goethestraße 27/29, D-5100 Aachen

Hermanek, Paul, Prof. Dr., Leiter der Abteilung für Klinische Pathologie i. d. Chirurg. u. Urolog. Klinik d. Univ. Erlangen-Nürnberg, Maximiliansplatz, D-8520 Erlangen

Herrberg, Werner, Dr., Facharzt für Urologie, Ebershaldenstraße 22, D-7300 Esslingen/Neckar

Hertel, E., Priv.-Doz. Dr., Chefarzt der Urologischen Abteilung des Städt. Krankenhauses, Sebastianstraße 18, D-8070 Ingolstadt

Hess, Herbert, Dr., Chefarzt der Urologischen Abteilung Krankenhaus Salem, Zeppelinstraße 33, D-6900 Heidelberg

Heusterberg, Karl-Heinz, Dr., Facharzt für Urologie, Neuhauser Straße 4, D-8000 München 2

Hild, Franz, Dr. (unbekannt verzogen)

Hilden, Heinrich, Dr., Facharzt für Urologie, Glogauer Straße 15, D-8500 Nürnberg-Langwasser

Hilgenfeldt, Otto, Prof. Dr., Facharzt für Chirurgie, Parkstraße 17, D-4630 Bochum

Hochberg, Klaus, Prof. Dr., Facharzt für Urologie, Chefarzt der Urolog. Klinik, Städt. Krankenanstalten, Mainaustraße, D-7750 Konstanz 1

Hoeltzenbein, Josef, Prof. Dr., Facharzt für Chirurgie, Zum Guten Hirten 31, D-4400 Münster

Hörenz, Gerhard, Dr., Facharzt für Urologie, Rauhe Gasse 23, D-3100 Celle

Hörr, Ernst, Diakonissenanstalt, D-7170 Schwäbisch Hall

Hoffmann, Dietrich, Dr., Facharzt für Urologie, Johannisstraße 19–20, D-4500 Osnabrück

Hoffmann, Günter, Dr., Facharzt für Urologie, Theaterstraße 7, D-3000 Hannover

Hoffmann, Heinz, Dr., Urologische Klinik und Poliklinik der FU Berlin im Klinikum Steglitz, Hindenburgdamm 30, D-1000 Berlin 45

Hofstetter, A., Prof. Dr., Chefarzt der Urolog. Abteilung im Städt. Krankenhaus Thalkirchner Straße, Thalkirchner Straße 48, D-1000 München 2

Hohenfellner, Rudolf, Prof. Dr., Facharzt f. Urologie, Direktor der Urolog. Univ.-Klinik, Langenbeckstraße 1, D-6500 Mainz

Holder, Erich, Prof. Dr., Facharzt für Urologie und Chirurgie, Vorstand der 1. Chirurg. Klinik der Städt. Krankenanstalten, Flurstraße 17, D-8500 Nürnberg

Homann, Walter, Dr., Urologische Univ.-Klinik der GHS, Hufelandstraße 55, D-4300 Essen 1

Hosek, Milan, Dr., Facharzt für Urologie, Ordinarius für Urologie, Qúenz Prostějov-nemocnice, Krankenhaus, Břno-Mendlovo nám 6 (CSSR)

Hubmann, Guntram, Dr. med., Urolog. Klinik der Stadt im Klinikum Barmen, Heusnerstraße 40, D-5600 Wuppertal 2

Hubmann, Rolf, Prof. Dr., Chefarzt der Urolog. Abt. d. Allg. Krankenhauses St. Georg, Lohmühlenstraße 5, D-2000 Hamburg 1

Hubmer, Gerhart, Prof. Dr., Leiter d. Departement f. Urologie d. Univ.-Klinik f. Chirurgie, Auenbruggerplatz, A-8036 Graz

Hüdepohl, Ferdinand, Prof. Dr., Facharzt für Chirurgie u. Urologie, Branitzer Platz 5, D-1000 Berlin 19

Huhn, K. H., Dr., Facharzt für Urologie, Mainzer Straße 212, D-6580 Idar-Oberstein

Huland, Hartwig, Dr., Facharzt für Urologie, Urologische Universitätsklinik und Poliklinik des Universitätskrankenhauses Eppendorf, Martinistraße 52, D-2000 Hamburg 20

Huntgeburth, Wilhelm, Dr., Facharzt für Urologie, Karlstraße 36, D-4790 Paderborn

Huth, Eberhard, Dr., Facharzt für Urologie, Ludmillastraße 15 a, D-8300 Landshut

Hutschenreiter, Gert, Dr., Urologische Klinik der Johannes-Gutenberg-Universität, Langenbeckstraße 1, D-6500 Mainz

Huttinger, F., Dr., Chefarzt d. Urolog. Abt. Krankenhaus Harlaching, Sanatoriumsplatz 2, D-8000 München 90

Ichim, V., Dr. habil., Urolog. Univ. Klinik, Panduri-Hospital, SOS, Pandurilor Nr. 20, Bukarest (Rumänien)

Ikinger, U., Dr., Urologische Abteilung der Chirurgischen Klinik, Klinikum der Universität Heidelberg, Im Neuenheimer Feld 110, D-6900 Heidelberg 1

Jacobi, G. H., Dr., Urologische Klinik des Klinikums der Johannes-Gutenberg-Universität, Langenbeckstraße 1, D-6500 Mainz

Jäppelt, Manfred, Dr., Facharzt f. Urologie, Reichsstraße 40, D-5600 Wuppertal-Barmen

Jakse, G., Dr., Facharzt f. Urologie, Urolog. Univ.-Klinik, Anichstraße 35, A-6020 Innsbruck

Janca, Kosta, Prof. Dr., Bulevar M. Tita 18/IV, Novi Sad (Jugoslawien)

Jannopoulos, B., Dr., Facharzt für Urologie, D. Aiginitoustraße 4, Athen 811 (Griechenland)

Jansen, Dr., Facharzt für Urologie, Theaterstraße 54–56, D-5100 Aachen

Jellinghaus, Wilfried, Priv.-Doz. Dr. med., Facharzt für Urologie, Urologische Klinik und Poliklinik der Universität, Luitpoldkrankenhaus, D-8700 Würzburg

Jenne, Kurt, Dr., Urologische Klinik und Poliklinik der Universität des Saarlandes, D-6650 Homburg/Saar

Jocham, Dieter, Dr. med., Urolog. Klinik und Poliklinik der Ludwig-Maximilians-Universität, Klinikum Großhadern, Marchioninistraße 15, D-8000 München 70

Jonas, Dietger, Dr., Paul-Ehrlich-Straße 50, D-6000 Frankfurt/Main

Jonas, Udo, Prof. Dr., Rijksuniversiteit Leiden, Academisch Ziekenhuis, Afdeling Urologie, Rijnsburgerweg 10, Leiden (Holland)

Joos, Th., Dr., Am Haselnußstrauch 13, D-8000 München 45

Joost, Jörg, Dr., Urolog. Univ.-Klinik, Anichstraße 35, A-6020 Innsbruck

Jüngling, Robert, Dr., Güntherstraße 18 a, D-8500 Nürnberg

Jung, Hans Peter, Dr., Facharzt für Urologie, Leitender Arzt der Urolog. Abt. am Thurgauischen Kantonsspital, CH-8596 Münsterlingen

Jurković, Kurt, Dr., Facharzt für Urologie, Elisabethstraße 7, A-4020 Linz

Karcher, Götz, Dr. med., Hauptstraße 14, D-7918 Illertissen

Karcher, Günther, Facharzt für Urologie, Chefarzt der Urolog. Abt. des Stadtkrankenhauses, D-6050 Offenbach/Main

Kastert, Hans-Bernhard, Dr., Urolog. Univ.-Klinik im Landeskrankenhaus, D-6650 Homburg/Saar

Kaufmann, Joachim, Prof. Dr., Facharzt für Urologie, Chefarzt der Urolog. Klinik Altona, Paul-Ehrlich-Straße 1, D-2000 Hamburg 50

Kazkaz, Hischam, Dr., Oberarzt der Urologischen Klinik, Robert-Koch-Krankenhaus, D-3007 Gehrden/Hannover

Kelâmi, Alpay, Prof. Dr., Facharzt f. Urologie, Oberarzt der Urolog. Klinik und Poliklinik der FU Berlin, Klinikum Steglitz, Hindenburgdamm 30, D-1000 Berlin 45

Keller, Albert, Dr., Facharzt für Urologie, St.-Trudpert-Krankenhaus, Urologische Klinik, D-7530 Pforzheim

Keller, Erwin, Dr., Hauptplatz 19, A-3300 Amstetten

Keller, Lutz, Dr., Facharzt für Urologie, Chefarzt der Urolog. Abteilung des Kreiskrankenhauses, Röntgenstraße 20, D-7270 Nagold

Kemper, Jens, Dr. med., Urolog. Klinik u. Poliklinik d. FU Berlin, Klinikum Charlottenburg, Spandauer Damm 130, D-1000 Berlin 19

Kemper, Klaus, Urolog. Klinik, D-6631 Berus

Kersting, Dieter, Dr., Chefarzt der Urolog. Abteilung Städtische Krankenanstalten, Auf der Freiheit 16, D-5758 Fröndenberg

Kesslinger, H., Dr., Facharzt für Chirurgie und Urologie, Maximilianstraße 10, D-8940 Memmingen

Khaffaf, Necib, Dr., Facharzt für Urologie, Sandstraße 38, D-3008 Garbsen 1

Kierfeld, G., Prof. Dr., Leitender Arzt der Abteilung für Urologie im Zentrum für operative Medizin, Städt. Krankenhaus, Dhünnberg 60, D-5090 Leverkusen 1

Kiermeier, Katharina, Dr., Fachärztin für Urologie und Chirurgie, Oberärztin der Krankenanstalten Karlsruhe, Urolog. Klinik, Moltkestraße 14, D-7500 Karlsruhe

Kirchheim, Dieter, 5213 Klahanie Court N. Olympia Washington, 98502 (USA)

Kissler, K., Dr. med., Facharzt für Urologie, Hochkalterstraße 1, D-8262 Altötting

Kleinefenn, Otto, Dr., Facharzt für Urologie, Wißmannstraße 10, D-4200 Oberhausen

Kletschke, Hans-Gottfried, Dr., Facharzt für Urologie, Chefarzt der Urolog. Abteilung d. DRK-Krankenhauses Jungfernheide, Max-Dohrn-Straße 10, D-1000 Berlin 10

Klingelhöfer, Karl-Heinz, St.-Elisabeth-Hospital, D-4530 Ibbenbüren

Klippel, Karl-Friedrich, Prof. Dr., Facharzt für Urologie, Urologische Klinik im Klinikum der Johannes-Gutenberg-Universität, Langenbeckstraße 1, D-6500 Mainz

Klosterhalfen, Herbert, Prof. Dr., Direktor der Urolog. Univ.-Klinik, Martinistraße 52, D-2000 Hamburg 20

Knauth, Horst, Dr., Facharzt für Urologie, Augsburger Straße, D-8860 Nördlingen

Knebel, Ludwig, Dr., Urologische Klinik, Klinikum Mannheim der Universität Heidelberg, Postfach 23, D-6800 Mannheim

Kneise, Gerhard, Dr., Facharzt für Chirurgie, Chefarzt des Kreiskrankenhauses, D-7118 Künzelsau (Württ.)

Knipper, Wolfgang, Dr., Facharzt für Chirurgie u. Urologie, Chefarzt der Urolog. Abt. des Marienkrankenhauses, Alfredstraße 9, D-2000 Hamburg 76

Knuth, Olaf, Dr., Facharzt für Urologie, Urologische Klinik, Wagnerstraße 3–5, D-3400 Göttingen

Köllermann, M., Priv.-Doz. Dr., Facharzt für Urologie, Chefarzt der Urologischen Klinik, D-6200 Wiesbaden

König, Karl, Prof. Dr., Facharzt für Urologie, Karlstraße 107, D-5340 Bad Honnef

Körner, Friedrich, Prof. Dr., Facharzt für Urologie u. Chirurgie, Steinstraße 12, D-7830 Emmendingen

Kösters, Stefan, Dr. med., Urolog. Klinik d. Städt. Krankenanstalten, Lutherplatz 40, D-4150 Krefeld 1

Kövesdi, Sándor, Facharzt fdr Urologie, Speckbacher-
straße, A-6380 St. Johann (Tirol)

Kollberg, Stig Wilhelm, Dr., Facharzt für Urologie, Chefarzt der Urolog. Klinik, Centrallasarettet, S-46200 Vänersborg

Kolle, Peter, Prof. Dr., Direktor der Urolog. Univ.-Klinik, Karl-Wiechert-Allee 9, D-3000 Hannover

Kollwitz, Arne-Andreas, Prof. Dr., Facharzt der Urologie, Chefarzt der Urolog. Abt. des Franziskus-Krankenhauses, Burggrafenstraße 1, D-1000 Berlin 30

Konjetzny, Karl-Heinz, Dr., Facharzt für Urologie, Leiter der Urolog. Abt. des Krankenhauses Maria-Hilf, Schwarzenbergstraße 12, D-2100 Hamburg 90

Konrad Gunter, Dr., Urologische Klinik und Poliklinik der Universität des Saarlandes, D-6650 Homburg/Saar

Kopper, Bernd, Dr., Urologische Klinik und Poliklinik der Universität des Saarlandes, D-6650 Homburg/Saar

Korte, Hermann, Dr., Facharzt für Chirurgie u. Urologie, Chefarzt der Urolog. Abt. im Heilig-Geist-Krankenhaus, Graseggerstraße 105, D-5000 Köln

Korth, Knut, Dr., Chefarzt der Urologischen Abteilung im Loretto-Krankenhaus, Mercystraße 6–14, D-7800 Freiburg

Kowohl, Klaus, Dr., Facharzt für Urologie, Wilhelmstraße 12, D-5210 Troisdorf

Kracht, Heinz, Dr., Facharzt für Urologie, Leitender Arzt der Urolog. Abteilung des Marienhospitals, Virchowstraße 135, D-4650 Gelsenkirchen

Krafft, Peter, Dr., Facharzt für Urologie, Ludwigstraße 13, D-8390 Passau

Kraft, Klaus, Dr., Facharzt für Urologie, Chefarzt der Urolog. Abteilung des Krankenhauses St. Liborius, Liboriusstraße, D-3590 Bad Wildungen

Krassel, Berthold, Dr., Facharzt für Urologie u. Chirurgie, Myliusstraße 6, D-7140 Ludwigsburg

Kreiß, Gunther, Dr., Facharzt für Urologie, Albert-Roller-Straße 7, D-7050 Waiblingen

Kress, Lothar, Dr., Facharzt für Chirurgie u. Urologie, Chefarzt der Urolog. Abt., Städt. Krankenhaus „Hetzelstift“, D-6730 Neustadt a. d. Weinstraße

Kronsbein, Heinrich, Dr., Facharzt für Urologie, Hamburger Allee 18, D-3000 Hannover

Krüger, E., Dr. med., Facharzt f. Urologie, Chefarzt der Urolog. Abteilung d. Maria-Josef-Hospitals, Lindenstraße 29, D-4402 Greven

Kuber, W., Dr., Urologische Universitätsklinik, Alserstraße 4, A-1090 Wien 9

Kürn, Karl-Günter, Dr., Facharzt für Urologie, Karl-Bröger-Straße 27, D-8500 Nürnberg 40

Kuhnen, B., Dr., Chefarzt der Urolog. Abt. des St.-Marien-Hospitals Lünen, D-4628 Lünen

Kult, Klaus, Dr., Hobökentwiete 65 b, D-2000 Hamburg 56

Kunit, Gerhard, Dr., Facharzt für Urologie, Oberarzt der Urologischen Abteilung des Landeskrankenhauses Salzburg, A-5020 Salzburg

Kuntz, R., Dr. med., Urolog. Klinik und Poliklinik der TU München, Klinikum rechts der Isar, Ismaninger Straße 22, D-8000 München 80

Kurth, K. H., Dr., Facharzt für Urologie, Afdeeling Urologie, Erasmus Universiteit, Postbus 1738, Rotterdam (Holland)

von Kusserow, Hans-Jochen, Dr., Facharzt für Urologie, Humperdinckstraße 25, D-4000 Düsseldorf-Benrath

Lachmund, Joachim, Dr., Rathenaustraße 15, D-3000 Hannover 1

Lahm, Wilhelm, Dr., Facharzt für Urologie und Chirurgie, Cranachstraße 3, D-4800 Bielefeld 1

Landmann, Erik, Dr., Facharzt für Urologie, Tautenburger Straße 2 f, D-1000 Berlin 46

Lang, Heiner, Dr., Facharzt für Urologie, Bahnhofstraße 31, D-6680 Neunkirchen

Lange, Helmut, Dr., Facharzt für Urologie, Arnekenstraße 9 b, D-3200 Hildesheim

Lauer, Helmut, Dr., Facharzt für Urologie und Chirurgie, Grüntenstraße 5, D-8972 Sonthofen

Lauschke, Wolfgang, Dr., Facharzt für Urologie, Römerfeld 16, D-5070 Bergisch-Gladbach

Legner, Christoph, Dr., Facharzt für Urologie, Schillerstraße 51, D-6660 Zweibrücken

Lehmann, Hans-Dieter, Dr., Facharzt für Urologie u. Chirurgie, Chefarzt der Urolog. Abt., Neufelder Straße 32, D-5000 Köln 80

Leisinger, H.-J., Dr., Spezialarzt für Urologie FMH, Leitender Arzt der Urologischen Abteilung des Kantonspitals, CH-8202 Schaffhausen

Leistenschneider, Wolfgang, Dr., FA für Urologie, Urolog. Klinik und Poliklinik der FU Berlin, Klinikum Charlottenburg, Spandauer Damm 130, D-1000 Berlin 19

Leliefeld, H. H.-J., Dr. med., Poliklinik d. Abteilung Urologie d. Mediz. Fakultät an der Rhein.-Westf. Hochschule Aachen, Goethestraße 27–29, D-5100 Aachen

Lent, Volkmar, Dr., Facharzt für Urologie, Chirurg. Klinik, Ostmerheimer Straße 200, D-5000 Köln-Merheim

Lenzner, Arnim, Dr., Leitender Arzt der Urolog. Abt. des St.-Elisabeth-Krankenhauses, Königsweg 14, D-2300 Kiel

Lichtenauer, Peter, Prof. Dr., Facharzt für Urologie, Leiter d. Urolog. Abt. d. Medizinischen Akademie, Ratzeburger Allee 160, D-2400 Lübeck

Limmer, Heinz, Dr., Ostwall 100, D-4150 Krefeld

Linde, Fritz, Dr., Facharzt für Chirurgie u. Urologie, Dörfflerstraße 12, D-3550 Marburg/Lahn

Lindner, Arnulf, Dr., Schwanenweg 1, D-4600 Dortmund

Lingau, Wieland, Dr., Facharzt für Urologie, Nymphenburger Straße 160, D-8000 München 2

Linke, K. H., Dr., Facharzt für Urologie und Chirurgie, Chefarzt der Urolog. Abt. d. Kreis- und Stadtkrankenhauses, Landrat-Beushausen-Straße 26, D-3320 Alfeld/Leine

Lipsky, H., Prim. Doz. Dr., Urologische Abteilung, Landeskrankenhaus Leoben, A-8700 Leoben

Litos, Michael, Dr., Facharzt für Urologie, Ypsilanton 29, Athen 139 (Griechenland)

Litz, Karl, Dr., Facharzt für Chirurgie u. Urologie, Am Höhenblick 26, D-7932 Munderkingen

Ljubović, Esad, Prof. Dr., Facharzt für Chirurgie und Urologie, Ul. Djure Djakovića, Ciglane, A-1, Ulaz I, J-71000 Sarajevo

Loebenstein, Heinrich, Prim. Dr., Facharzt für Urologie, Vorstand der Urolog. Abt. der Krankenanstalt Rudolfstiftung, Boerhavegasse 8, A-1030 Wien

Löhe, Edgar, Dr., Facharzt für Urologie, Solinger Straße 58, D-4018 Langenfeld

Loening, Stefan, Dr., M. D., Assistent-Professor, University of Iowa Hospitals and Clinics, Dpt. of Urology, Iowa City, Iowa 52242 (USA)

Lohmann, Raimund, Dr., Facharzt für Urologie, Tannenbergstraße 25, D-5450 Neuwied

Lompa, Helmuth, Dr., Facharzt für Urologie u. Chirurgie, Weyprechtstraße 5, D-6100 Darmstadt

Lorentzen, Friedemann, Dr., Urologische Universitätsklinik der GHS, Hufelandstraße 55, D-4300 Essen

Luchesi, Joseph Christian, Dr., Facharzt für Urologie u. Chirurgie, Frankfurter Straße 50, D-6350 Bad Nauheim

Ludwig Gerd, Priv.-Doz. Dr., Facharzt für Urologie, Oberarzt der Urologischen Klinik der Städt. Krankenanstalten, D-6800 Mannheim 1

Lupp, Werner, Dr., Lindauer Straße 16, D-7750 Konstanz

Lurz, Hans, Dr., Facharzt für Urologie, Chefarzt der Urolog. Abt. im Diakonissenkrankenhaus, Speyerstraße 96, D-6800 Mannheim

Lutzeyer, Hans Wolfgang, Prof. Dr., Facharzt für Chirurgie u. Urologie, Vorstand der Abt. Urologie der Med. Fakultät, Goethestraße 27/29, D-5100 Aachen

Lux, Bernhard, Dr. med., Urolog. Klinik der Krankenhausstiftung, Untere Sandstraße 32, D-8600 Bamberg

Lymberopoulos, Stavros, Prof. Dr., Chefarzt d. Urolog. Abt. Knappschaftskrankenhaus, Dr.-Hans-Böckler-Platz, D-5124 Bardenberg

Maar, K., Priv.-Doz. Dr., Oberarzt der Urologischen Univ.-Klinik, Moorenstraße 5, D-4000 Düsseldorf 1

Madersbacher, H., Priv.-Doz. Dr., Oberarzt der Urolog. Univ.-Klinik, Anichstraße 35, A-6020 Innsbruck

Maier, Wolfgang A., Dr., Direktor der Kinderchirurgischen Klinik der Städt. Krankenanstalten, Karl-Wilhelm-Straße 1, D-7500 Karlsruhe 1

Makrigiannis, Dimitros, Dr., B. Frideriki 19 a, Larissa (Griechenland)

Mankabady, Dr., Rheinhöhenweg 9, D-5060 Bergisch-Gladbach

Marberger, Johannes, Prof. Dr., Facharzt für Urologie, Vorstand der Urolog. Univ.-Klinik, Anichstraße 35, A-6020 Innsbruck

Marberger, Michael, Prof. Dr., Facharzt für Urologie, Urolog. Abteilung der Krankenanstalt Rudolfsstiftung, Juchgasse 25, A-1030 Wien

Marquardt, Hans-Dieter, Prof. Dr., Facharzt für Urologie und Chirurgie, Chefarzt der Urolog. Klinik der Univ.-Klinik, Prittwitzstraße 43, D-7900 Ulm

Marquardt, Henning, Prof. Dr., Facharzt für Urologie, Reichsstraße 103, D-1000 Berlin 19

Marx, F. J., Dr., Oberarzt der Urologischen Universitätsklinik München, Klinikum Großhadern, Marchioninistraße 15, D-1000 München 70

Massier, Johannes, Dr., Facharzt für Urologie, Kaiserallee 15, D-7500 Karlsruhe

Mast, Georg, Dr., Urologische Klinik und Poliklinik der Universität des Saarlandes, D-6650 Homburg/Saar

Matouschek, Erich, Prof. Dr. Dr., Facharzt für Urologie u. Chirurgie, Direktor der Urolog. Klinik, Moltkestraße 14, D-7500 Karlsruhe 1

Matthiesen, B., Dr., Facharzt für Urologie, Chefarzt der Urologischen Klinik, Robert-Koch-Krankenhaus, Von-Reden-Straße 1, D-3007 Gehrden/Hannover

Matz, Joachim, Dr., Facharzt für Urologie u. Chirurgie, Bermpohlstraße 19 a, D-2820 Bremen 70

Mauermayer, Wolfgang, Prof. Dr., Facharzt für Urologie, Direktor der Urolog. Klinik und Poliklinik der Techn. Universität, Klinikum rechts der Isar, Ismaninger Straße 22, D-8000 München 80

May, Peter, Prof. Dr., Facharzt für Urologie, Chefarzt der Urolog. Klinik des Allg. Krankenhauses, D-8600 Bamberg

Mayer, Hans Peter, Dr. med., Urolog. Klinik und Poliklinik der Ludwig-Maximilians-Universität München, Klinikum Großhadern, Marchioninistraße 15, D-8000 München 70

Medenwaldt, Bernd, Dr., Facharzt für Urologie, Urologische Universitätsklinik und Poliklinik des Universitätskrankenhauses Eppendorf, Martinistraße 52, D-2000 Hamburg 20

Meinertz, Otto, Dr., Facharzt für Chirurgie u. Urologie, Gärtnergasse 11–15, D-6500 Mainz

Meixner, Dr., Chefarzt d. Urolog. Abt. d. Städt. Krankenanstalten, D-8510 Fürth

Melchior, Hans-Jörg, Prof. Dr., Leiter der Urolog. Klinik, Terrasse 30, D-3500 Kassel

Mellin, Hans-Eberhard, Dr., Urologische Universitätsklinik München, Klinikum Großhadern, Marchioninistraße 15, D-8000 München 70

Mense, Gerhard, Dr., Facharzt für Urologie, Landgraf-Karl-Straße 10, D-3500 Kassel-Wilhelmshöhe

Menzel, Elmar, Dr., Facharzt für Urologie, Chefarzt d. Urolog. Abt. am Knappschafts-Krankenhaus, Röntgenstraße 1 a, D-4250 Bottrop

Meridies, Reinhard, Prof. Dr., Facharzt für Urologie, Leitender Arzt der Urolog. Abteilung d. Prosper-Hospitals, Hohenzollernstraße 13, D-4350 Recklinghausen

Meurer, Otto, Dr., Facharzt für Urologie, Rheinbabenstraße 5, D-4000 Düsseldorf 30

Meuser, Herbert, Dr., Facharzt für Urologie, Blutgasse 5, A-Wien 1

Meyer-Delpho, Walter, Dr., Facharzt für Urologie, Terrasse 30, D-3500 Kassel

Michel, Hubert, Dr., Facharzt für Urologie, Wilhelminenstraße 20, D-6100 Darmstadt

Michel, Rainer, Dr., Facharzt für Urologie, Gaisbühl, D-7988 Wangen (Allgäu)

Miller, Fritz, Dr., Facharzt für Urologie, Neue Straße 3, D-7900 Ulm/Donau

Miller, R., Dr., Leitender Arzt der Urologischen Abteilung des Kreiskrankenhauses, Christophstraße 1, D-7320 Göppingen

Mira-Llinares, Antonio, Dr., Facharzt für Urologie u. Chirurgie, C/s. Pascual Perez, Alicante (Spanien)

Moeller, Jürgen, Dr., Facharzt f. Urologie, Wilhelmstraße 57, D-6840 Lampertheim

Möllhoff, Helmut, Dr., Facharzt für Urologie und Chirurgie, Chefarzt d. Urolog. Abteilung des Marien-Hospitals, Robert-Koch-Straße 21, D-4370 Marl

Mönch, Roland, Dr., Urolog. Klinik des Akademischen Krankenhauses, D-6400 Fulda

Moissidis, Perikles, Dr., Facharzt für Urologie, Oberarzt der Urologischen Abteilung der Augusta-Krankenanstalt, Bergstraße 26, D-4630 Bochum

Molitor, Walter, Dr., Facharzt für Urologie, Postwiesenstraße 80 d, D-7530 Pforzheim

Molnar, Stefan, Dr., Facharzt für Urologie, Weinstraße 7, D-8000 München 2

Moncada-Ochoa, José, Dr. med., Oberarzt d. Urolog. Klinik der Stadt Klinikum Barmen, Heusnerstraße 40, D-5600 Wuppertal 2

Moonen, W. A., Dr., Gagellaan, Sint-Michielsgestel (Niederlande)

Moormann, J. G., Prof. Dr., Facharzt für Urologie, Krankenhaus der Barmherzigen Brüder, Nordallee 1, D-5500 Trier

de Moraes Forjaz jr., Nelson Garcia, Professor Dr., Adjunto do Serviço de Urologia da Faculdada Médica de Pós-Graduação das Santas Casas de São Paulo, Rua Irlanda Nr. 102, São Paulo (Brasilien)

Morkos, Nabil, Dr., Facharzt für Urologie, Senftenberger Ring 13, D-1000 Berlin 19

Mossig, Heinrich, Dr., Urologische Abteilung des Krankenhauses der Stadt Wien-Lainz, Wolkersbergenstraße 2, A-1130 Wien

Müller, Kurt, Dr., Facharzt für Urologie, König-Karl-Straße 38, D-7000 Stuttgart 50

Müller-Beissenhirtz, Peter, Dr., Facharzt für Urologie, Chirurgische Klinik, Salzdalumer Straße 90, D-3300 Braunschweig

Müller-Dieckert, Detlef, Dr., Facharzt für Urologie, Marktplatz 29/31, D-3352 Einbeck 1

Müller-Marienburg, Hatto Wilhelm Ludwig, Dr., Facharzt für Urologie, Chefarzt der Urolog. Abteilung des Stadt- und Kreiskrankenhauses Ansbach, Heidingsfelder Weg 22, D-8800 Ansbach

Müssiggang, Hartwig, Dr., Facharzt für Urologie u. Chirurgie, Leiter der Urologie der Poliklinik Univ. München, Pettenkoferstraße 8 a, D-8000 München 2

Mukherjee, Kajad Kumar, Dr., Facharzt für Chirurgie u. Urologie, Westenhellweg 103, D-4600 Dortmund

Mund, Erich, Dr., Facharzt für Urologie, Leitender Arzt der Urolog. Abt. d. Evang. Krankenhauses, Bahnhofstraße 63, D-5810 Witten/Ruhr

Naber, Kurt, Prof. Dr., Chefarzt der Urolog. Abt. St.-Elisabeth-Krankenhaus, Schulgasse 20, D-8440 Straubing

Nagel, Heinz, Dr., Facharzt für Urologie, Ebertplatz 9, D-5000 Köln 1

Nagel, Reinhard, Prof. Dr., Facharzt für Urologie, Direktor d. Urolog. Klinik und Poliklinik, Freie Universität Berlin, Klinikum Charlottenburg, Spandauer Damm 130, D-1000 Berlin 19

Nagels, Heinz, Dr., Facharzt für Urologie, Kettwiger Straße 2–10, D-4300 Essen

Narath, Peter, Dr., Urologische Abteilung des Landeskrankenhauses Graz, A-8020 Graz

Neide, Ernst Leo, Karl-Theodor-Straße 95, D-8000 München 40

Nitzschke, U., Dr. med., Urolog. Abt. d. Eberhard-Karls-Universität, Calwer Straße 7, D-7400 Tübingen 1

Nürnberger, N., Dr., Urologische Universitätsklinik, Alserstraße 4, A-1090 Wien 9

Nuri, Mehdi, Prof. Dr., Facharzt für Urologie, Leitender Urologe, Ev. Krankenhaus, Waldstraße 73, D-5300 Bonn-Bad Godesberg

Obé, Gerhard, Dr., Facharzt für Urologie, Sulzbachstraße 28, D-6600 Saarbrücken 3

Obmann, Karl-Heinz, Dr., Facharzt für Urologie, Köthener Weg 18, D-6800 Mannheim 42

Oderwald, W. H. J., Uroloog, Rederijklann 32, Mierlo

(Niederlande)

Offermann, Heribert, Dr., Facharzt für Chirurgie, Chefarzt der Chirurg. Abt. des St.-Willehad-Hospitals, Ansgaristraße 12, D-2940 Wilhelmshaven

Ohler, Ernst, Dr., Facharzt für Urologie, Roma 82, I-28051 Cannero (Riviera)

Orestano, Fausto, Prof. Dr., Via Pietro D'Asaro 48, Palermo (Italien)

Osterhage, Hans-Rainer, Priv.-Doz. Dr., Facharzt für Urologie, Urologische Klinik und Poliklinik der Universität, Luitpoldkrankenhaus, D-8700 Würzburg

Oswald, Karl, Dr., Facharzt für Urologie, Chefarzt d. Urolog. Abt. des Städt. Krankenhauses St. Elisabeth, D-5440 Mayen (Eifel)

Otto, Peter, Facharzt für Urologie, Aeschenweg 116, D-7750 Konstanz

Overbeck, Holger, Dr. med., Urolog. Klinik und Poliklinik der FU Berlin, Klinikum Charlottenburg, Spandauer Damm 130, D-1000 Berlin 19

Pačes, Václar, Prof. Dr., Facharzt für Urologie, Vorstand der Urolog. Klinik des Institutes für die ärztliche Fortbildung in Prag, Nomocnice Bulorka, Praha 8-Libeu (ČSSR)

Palmlöv, Andreas, Facharzt für Urologie, Chefarzt der Urolog. Klinik, Erika Sjukhus, Box 12600, S-11282 Stockholm

Palmtag, H., Priv.-Doz. Dr., Oberarzt der Urologischen Abteilung der Chirurgischen Klinik, Klinikum der Universität Heidelberg, Im Neuenheimer Feld 110, D-6900 Heidelberg 1

Patel, V. J., Dr. med., Oberarzt d. Urolog. Abteilung des Städt. Krankenhauses, Sebastianstraße 18, D-8070 Ingolstadt/Donau

Pauer, Prim. Dr., Leiter d. Urolog. Abt. d. Allg. Krankenhauses, A-4600 Wels (Österreich)

Peczat, Rolf, Dr., Facharzt für Urologie, Im Zingel 5, D-3200 Hildesheim

Peters H. J., Priv.-Doz. Dr., Wildenburgstraße 16, D-5000 Köln 41

Petritsch, Peter H., Univ.-Doz. Dr., Dept. Urologie, Chirurgische Universitätsklinik, Auenbruggerplatz, A-8036 Graz

Pfaffel, Regina, Dr., Fachärztin für Urologie, Steinacher Straße 5, D-1000 Berlin 62

Pfeiffer, Hans, Dr., Facharzt für Chirurgie, Uhlandstraße 24, D-7120 Bietigheim (Württemberg)

Pilz, Lothar, Dr., Facharzt für Urologie, Königswall 6, D-4350 Recklinghausen

Planz, Konrad, Prof. Dr., Chefarzt der Urolog. Abt. d. Akadem. Krankenhauses, D-6400 Fulda

Pompino, Hermann-Josef, Prof. Dr., Facharzt für Urologie, Facharzt für Chirurgie-Kinderchirurgie, Leitender Arzt der chirurgischen und urologischen Abteilung an der DRK-Kinderklinik, Wellersbergstraße 60, D-5900 Siegen 1

Popelier, Guy, Dr., Facharzt für Urologie, Belgielei 199, B-2000 Antwerpen

Potempa, Joachim, Prof. Dr., Facharzt für Urologie, Direktor der Urolog. Klinik der Städt. Krankenanstalten, Klinikum d. Univ. Heidelberg, D-6800 Mannheim

Praetorius, Georg-Michael, Dr., Facharzt für Urologie, Waldstraße 6 b, D-8032 Gräfelfing

Praetorius, Michael, Dr., Facharzt für Urologie und Chirurgie, Agnes-Bernauer-Straße 71, D-8000 München 21

Puigvert Gorro, Antonio, Prof. Dr., Cartagena 340, Barcelona 13 (Spanien)

Range, Rolf-Werner, Dr., Facharzt für Urologie, Karpfenstraße 15, D-7200 Tuttlingen

Rapp, Walter, Dr., Facharzt für Chirurgie u. Urologie, Oberarzt d. Stadtkrankenhauses, Ernst-Reuter-Straße 70, D-6090 Rüsselsheim

Rathert, Peter, Prof. Dr., Chefarzt der Abteilung Urologie der Krankenanstalten Düren, D-5160 Düren

Rattenhuber, U., Dr., Urologische Klinik der Universität München, Klinikum Großhadern, Marchioninistraße 15, D-8000 München 70

Rave, Bernhard, Dr., Facharzt für Urologie und Chirurgie, Hohenzollernstraße 30, D-4350 Recklinghausen

Redecker, Klaus-Dietrich, Dr., Facharzt für Urologie u. Chirurgie, Chefarzt der Urolog. Abt. des Krankenhauses, Goethestraße 13, D-7520 Bruchsal

Reh, Norbert, Dr., Facharzt für Urologie und Chirurgie, Mühlenstraße 83, D-4050 Mönchengladbach

Rehker, Heinrich, Dr., Facharzt für Urologie, Chefarzt der Belegabteilung am St.-Agnes-Hospital, Nobelstraße 26, D-4290 Bocholt (Westfalen)

Reichert, Hans-Erich, Dr., Urologische Klinik und Poliklinik der Universität des Saarlandes, D-6650 Homburg/Saar

Reinecke, F., Dr. med., Facharzt f. Urologie, Hamburger Straße 208, D-2000 Hamburg 76

Reinicke, Rolf, Dr., Facharzt für Urologie, Astfelder Straße 1, D-3380 Goslar 1

Reissfelder, Günter, Dr., Urologische Klinik und Poliklinik der Universität des Saarlandes, D-6650 Homburg/Saar

Reuter, Hans-Joachim, Prof. Dr., Facharzt für Urologie, Urolog. Privatklinik, Humboldtstraße 16, D-7000 Stuttgart 1

Reuter, Ulrich-Heinz, Dr., Facharzt für Urologie und Chirurgie, Chefarzt der Urolog. Klinik, Portastraße 7–9, D-4950 Minden (Westfalen)

Richter, Claus-Heinrich, Dernburgstraße 2, D-1000 Berlin 19

Riedel, B., Prof. Dr., Facharzt f. Urologie, Leitender Arzt der Urolog. Klinik des Reinhard-Nieter-Krankenhauses, Friedrich-Paffrath-Straße 100, D-2940 Wilhelmshaven

Rilling, Johann Georg, Dr., Facharzt für Urologie, Niedere Straße 52, D-7730 Villingen

Ringert, Rolf-Hermann, Dr., Urologische Universitätsklinik der GHS, Hufelandstraße 55, D-4300 Essen 1

Roblick, Dr., Facharzt für Urologie, Ärztlicher Leiter der Urolog. Abteilung d. Kreis- und Stadtkrankenhauses Wunsiedel-Marktredwitz, Postfach 5 40, D-8590 Marktredwitz

Rodeck, G., Prof. Dr., Direktor der Urolog. Univ.-Klinik, Robert-Koch-Straße 8, D-3550 Marburg/Lahn

Röhl, Lars, Prof. Dr., Facharzt für Urologie, Direktor der Urolog. Abt. der Chirurg. Univ.-Klinik, D-6900 Heidelberg

Rösner, Norbert, Dr., Facharzt für Urologie, Urologische Universitätsklinik, Robert-Koch-Straße, D-3550 Marburg/Lahn

Rohrbach, Klaus, Dr., Facharzt für Urologie, Zingel 17, D-3200 Hildesheim

Roßner, Eckhard, Dr., Facharzt für Urologie, Haferacker 14, D-2104 Hamburg 92

Rost, Armin, Dr., Urolog. Klinik u. Poliklinik im Klinikum Steglitz, Hindenburgdamm 30, D-1000 Berlin 45

Rothauge, Carl Friedrich, Prof. Dr., Facharzt für Urologie, Leiter der Abt. für Urologie der Justus-Liebig-Universität, Klinikstraße 37, D-6300 Lahn 1

Rothenberger, K.-H., Dr., Oberarzt der Urologischen Klinik, Thalkirchner Straße 48, D-8000 München 2

Rübben, H., Dr., Abteilung für Urologie der Med. Fakultät der RWTH, Goethestraße 27/29, D-5100 Aachen

von Rütte, Bernhard, Priv.-Doz. Dr., Spezialarzt für Chirurgie u. Urologie FMH, Effinger Straße 15, CH-3008 Bern

Rugendorff, Erwin Walter, Dr. Dr., Facharzt für Urologie, Ludwigsplatz 11, D-6300 Gießen 1

Ruile, Kurt, Prof. Dr., Facharzt für Urologie, Chefarzt der Urolog. Klinik der Städt. Krankenanstalten, D-7730 Villingen-Schwenningen

Rummelhardt, Sepp, Prof. Dr., Facharzt für Urologie, Urolog. Univ.-Klinik Wien, Alserstraße 4, A-1130 Wien

Rutishauser, Georg, Prof. Dr., Facharzt für Urologie und Chirurgie, Chefarzt der Urologischen Klinik des Departements für Chirurgie der Universität Basel, Kantonsspital, CH-4054 Basel

Sachse, Detlef, Dr., Facharzt für Urologie, An der Farrwiese, D-6650 Homburg/Saar

Sachse, Hans, Prof. Dr., Facharzt für Urologie, Chefarzt der Urolog. Klinik der Krankenanstalten, Flurstraße 17, D-8500 Nürnberg

Sackmann, Uwe, Dr. med., Urologische Univ.-Klinik, Calwer Straße 7, D-7400 Tübingen

Salim, Semir, Dr. med., Oberarzt der Urologischen Klinik und Poliklinik der FU Berlin, Klinikum Charlottenburg, Spandauer Damm 130, D-1000 Berlin 19

Sauerwein, Dieter, Dr., Facharzt für Urologie, Chefarzt der Urolog. Abt., Werner-Wicker-Schwerpunktklinik, Im Kreuzfeld, D-3590 Bad Wildungen-West

von Scanzoni, Curt, Dr., Facharzt für Urologie, Jasperallee 19, D-3300 Braunschweig

Scultéty, Sándor, Dr., Facharzt für Urologie u. Chirurgie, Chefarzt der Urolog. Abt. des Stadtkrankenhauses, Postfach 4 55, Szeged (Ungarn)

Seidl, Peter, Dr., Facharzt für Urologie, Turfweg 4, D-8400 Regensburg

Seiferth, Jürgen, Prof. Dr., Chefarzt der Urolog. Abteilung des St.-Bonifatius-Hospitals, Am Wall-Nord 31–33, D-4450 Lingen/Ems

Semmelroch, Hermann, Dr., Facharzt für Chirurgie, Chefarzt der Chirurg. Abt. u. Direktor des Stadtkrankenhauses, D-8458 Sulzbach-Rosenberg

Senge, Theodor, Prof. Dr., Facharzt für Urologie, Direktor an der Ruhruniversität Bochum, Josefs-Hospital, Widumerstraße 8, D-4690 Herne 1

Seppelt, Ulrich, Dr. med., Oberarzt d. Urolog. Abteilung im Klinikum der Univ., Hospitalstraße 40, D-2300 Kiel

Sharaya, Ali, Dr. med., Oberarzt d. Urolog. Abteilung d. St.-Vincenz-Hospitals Duisburg

Sichert, Wolfram, Dr., Wilhelmstraße 29, D-5100 Aachen

Sickinger, Kurt, Dr., Rothenbaumchaussee 179, D-2000 Hamburg 13

Sigel, Alfred, Prof. Dr., Facharzt für Chirurgie u. Urologie, Vorstand d. Urolog. Klinik d. Univ. Erlangen-Nürnberg, Niendorfstraße 15, D-8520 Erlangen

Simmet, Johannes, Dr., Facharzt für Urologie, Odilienplatz 1, D-6638 Dillingen

Simon, Jürgen, Dr., Facharzt für Urologie, Tegeler Weg 4, D-1000 Berlin 10

Sinagowitz, Priv.-Doz. Dr., Facharzt für Urologie, Chirurgische Universitätsklinik, Abteilung Urologie, Hugstetter Straße 55, D-7800 Freiburg/Breisgau

Singer, Heinz, Prof. Dr., Chefarzt d. Kinderchirurg. Abt. d. Städt. Krankenhauses Schwabing, Kölner Platz 1, D-8000 München 40

Sintermann, R., Dr. med., Oberarzt der Urologischen Klinik und Poliklinik der TU München, Klinikum rechts der Isar, Ismaninger Straße 22, D-8000 München 80

Skerra, Gerhard, Dr., Facharzt für Urologie, Grafweg 5, D-5830 Schwelm

Smoler, Hans, Dr., Facharzt für Urologie, Am Pfänderholz 15, D-7971 Isny

Socha, Paul, Dr., Facharzt für Chirurgie u. Urologie, Königswiese 19, D-4650 Gelsenkirchen-Buer

Soder, Erich, Dr., Facharzt für Chirurgie u. Urologie, Chefarzt der Chirurg. Abt. des Städt. Krankenhauses, D-6740 Landau (Pfalz)

Sökeland, Jürgen, Prof. Dr., Facharzt für Urologie, Direktor der Urolog. Klinik, Westfalendamm 403–407, D-4600 Dortmund

Sommerkamp, H., Prof. Dr., Leiter der Urolog. Abt. der Chirurg. Univ.-Klinik, Hugstetter Straße 55, D-7800 Freiburg i. Brsg.

Sonnenberg, Sigmar, Dr., Facharzt für Urologie, Hochstraße 48, D-4850 Bottrop

Sparwasser, Herbert, Dr., Facharzt für Urologie u. Chirurgie, Chefarzt der Urolog. Klinik d. Städt. Krankenhauses, Kemperhof, D-5400 Koblenz

Speckmann, Friedrich, Dr., Facharzt für Urologie, Hermann-Löns-Straße 25, D-4600 Dortmund

Spranger, Rudolf, Dr., Facharzt für Urologie, Oberarzt der Urolog. Abteilung am Städt. Urban-Krankenhaus, Dieffenbachstraße 1, D-1000 Berlin 61

Schabert, Peter, Priv.-Doz. Dr., Facharzt für Urologie, Chefarzt des Elisabeth-Krankenhauses, Hubertusstraße 100, D-4070 Rheydt

Schalkhäuser, K., Dr., Leitender Arzt der Urolog. Abteilung des Kreiskrankenhauses, D-8250 Dorfen

Schendzielorz, Fritz, Dr., Facharzt für Chirurgie und Urologie, Leitender Arzt der Urolog. Abt. des St.-Josef-Krankenhauses, Kardinal-Krementz-Straße 1–5, D-5400 Koblenz

Schiller, Manfred, Dr., Facharzt für Urologie u. Chirurgie, Promenadeplatz 10, D-8000 München 2

Schilling, A., Dr., Urologische Universitätsklinik München, Klinikum Großhadern, Marchioninistraße 15, D-8000 München 70

Schimatzek, Anton, Dr., Univ.-Facharzt für Urologie, Oberarzt d. Urolog. Poliklinik der Stadt Wien, Reischachstraße 3/7, A-1090 Wien

Schindler, Eckehard, Dr., Medizinische Hochschule, Urologische Klinik, D-3000 Hannover

Schindler, Ernst, Dr., Facharzt für Urologie u. Chirurgie, Med.-Direktor, Chefarzt der Versorgungskuranstalt (Land Hessen) u. des Sanatoriums Bellevue, Langemarckstraße 9, D-3590 Bad Wildungen

Schmandt, Werner, Prof. Dr., Urolog. Abt. d. Chirurg. Univ.-Klinik Münster, Jungeblodtplatz 1, D-4400 Münster

Schmich, Hubert, Dr., Facharzt für Urologie und Chirurgie, Leiter der Urolog. Abteilung am Krankenhaus Maria Hilf, Dahlienweg 3–5, D-5483 Bad Neuenahr-Ahrweiler 1

Schmidt, Albrecht C., Dr., Chefarzt der Urolog. Abt. Diakoniekrankenhaus Schwäbisch Hall, D-7170 Schwäbisch-Hall

Schmidt, Joachim, Dr., Facharzt für Chirurgie u. Urologie, Oberarzt der Urolog. Klinik des Stadtkrankenhauses, Ob den Reben 3, D-7700 Singen

Schmidt, Peter, Dr., Untermarkt 13, D-6460 Gelnhausen

Schmidt, Theodor H., Dr., Facharzt für Urologie, Chefarzt der Urologischen Klinik, D-8630 Coburg, Landkrankenhaus

Schmidt-Mende, Manfred, Prof. Dr., Facharzt für Urologie und Chirurgie, Treiberstraße 9, D-3200 Hildesheim

Schmiedt, Egbert, Prof. Dr., Facharzt für Chirurgie u. Urologie, Direktor der Urolog. Klinik u. Poliklinik der Universität München, Klinikum Großhadern, Marchioninistraße 15, D-8000 München 70

Schmitz, Werner, Prof. Dr., Urolog. Abteilung des Kreiskrankenhauses, D-4930 Detmold

Schmucki, O., Dr., Oberarzt der Urologischen Universitätsklinik, Kantonsspital, Rämistraße 100, CH-8091 Zürich

Schmutte, E., Dr., Facharzt für Urologie, Gutzkowstraße 9, D-6000 Frankfurt/Main

Schönefeld, Gerhard, Dr., Urologische Universitätsklinik München, Klinikum Großhadern, Marchioninistraße 15, D-8000 München 70

Schöngart, Klaus, Dr., Facharzt für Chirurgie u. Urologie, Wilhelm-Busch-Straße 2, D-3006 Burgwedel 1

Schrader, Gerd, Dr., Oberarzt der Urolog. Abteilung des Kreiskrankenhauses, Fuhrberger Straße 4, D-3006 Burgwedel 1

Schreiber, Berthold, Dr., Facharzt für Urologie, Chefarzt am St.-Marien-Hospital, Urolog. Abteilung, Mühlenstraße 5–9, D-4660 Gelsenkirchen-Buer

Schreiner, Hellmuth, Dr., Facharzt für Urologie u. Chirurgie, Bahnhofsplatz 6, D-6930 Eberbach

Schreiter, F., Dr., Leitender Arzt der Urolog. Abteilung, Verbandskrankenhaus Schwelm, Dr.-Möller-Straße 15, D-5830 Schwelm

Schröder, Carl-Heinz, Prof. Dr., Städt. Krankenhaus, D-4540 Lengrich

Schröder, F. H., Prof. Dr., Direktor der Urologischen Klinik, Erasmus-Universität, NL-3002 Rotterdam

Schroeter, Heinz, Dr., Facharzt für Urologie, Nowackanlage 15/17, D-7500 Karlsruhe 1

Schrott, Karl M., Priv.-Doz. Dr., Urolog. Univ.-Klinik, Maximiliansplatz, Postfach 35 60, D-8520 Erlangen

Schubert, G. E., Prof. Dr., Direktor des Pathologischen Institutes d. Stadt Wuppertal, Arrenberger Straße 20–56, D-5600 Wuppertal 1

Schüler, H., Dr., Abteilung für Urologie der Chirurg. Univ.-Klinik, D-6900 Heidelberg

Schüller, Jörg, Dr. med., Urolog. Klinik und Poliklinik der Ludwig-Maximilians-Universität, Klinikum Großhadern, Marchioninistraße 15, D-8000 München 70

Schütz, W., Dr. med., Urolog. Klinik und Poliklinik der TU München, Klinikum rechts der Isar, Ismaninger Straße 22, D-8000 München 80

Schütze, Richard, Dr., Facharzt für Urologie, Königstraße 1 b, D-7000 Stuttgart 1

Schulte-Vels, Klaus, Dr., Facharzt für Urologie, Oberarzt der Urolog. Abteilung, Städt. Krankenanstalten, Auf der Freiheit 16, D-5758 Fröndenberg

Schultheis, Theodor, Prof. Dr., Facharzt für Urologie, Brunnenallee 52, D-3590 Bad Wildungen

Schultze-Seemann, Fritz, Dr., Facharzt für Urologie u. Chirurgie, Alt Moabit 62, D-1000 Berlin 21

Schulze, Walter, Dr., Facharzt für Urologie, Marktstraße 26/28, D-3040 Soltau

Schulze-Brüggemann, Bernd, Dr., Facharzt für Urologie, Urologische Klinik der Städt. Kliniken Osnabrück, Caprivistraße 1, D-4500 Osnabrück

Schuster, Detlev, Dr., Facharzt für Urologie u. Chirurgie, Oberarzt d. Urolog. Abt. d. Stadtkrankenhauses Hof, Eppenreuther Straße 9, D-8670 Hof

Schwaab, Hans-Hartmut, Dr. med., Oberarzt der Urolog. Abteilung der St.-Barbara-Klinik Heesen, D-4700 Hamm 5

Schwaiger, Rainer, Dr., Urologische Klinik und Poliklinik der Universität des Saarlandes, D-6650 Homburg/Saar

Schwander, Gottfried, Dr., Facharzt für Urologie, Beethovenstraße 53, D-6000 Frankfurt/Main 1

Schwartz, Lothar, Dr., Facharzt für Urologie, Chefarzt der Urolog. Abt., Krankenhaus, D-5940 Lennestadt-Altenhundem

Staehler, G., Priv.-Doz. Dr., Urolog. Klinik und Poliklinik d. Ludwig-Maximilian-Universität, Klinikum Großhadern, Marchioninistraße 15, D-8000 München 70

Stähler, Hartmut, Dr., Facharzt für Urologie u. Chirurgie, Chefarzt der Urolog. Klinik Krankenhauszweckverband, Henisiusstraße 1, D-8900 Augsburg

Stammel, Ulrich, Dr., Facharzt für Urologie, Kaiserring 23, D-4230 Wesel

Stangel, Dr., Facharzt für Urologie, Alte Freiheit 3, D-5600 Wuppertal 1

Steffens, Ludwig, Dr., Facharzt für Urologie, Chefarzt der Urolog. Abt. des St.-Antonius-Krankenhauses, D-5180 Eschweiler

Steffens-Krebs, Dieter, Dr., Facharzt für Urologie und Chirurgie, Chefarzt des Stadtkrankenhauses, Laustraße 30, D-3590 Bad Wildungen

Stiehler, Günter, Dr., Facharzt für Urologie, Warendorfer Straße 97, D-4400 Münster (Westfalen)

Stockamp, Karl, Prof. Dr., Hockenheimer Straße 20, D-6703 Limburgerhof

Stöber, Ulrich, Dr. med., Oberarzt d. Urolog. Klinik der Mediz. Hochschule, Karl-Wiechert-Allee 9, D-3000 Hannover 61

Stöhrer, Manfred, Dr., Chefarzt der Urologischen Abteilung d. Berufsgenossenschaftlichen Unfallklinik Murnau, D-8110 Murnau/Obb.

Stoll, Hans, G., Dr., Facharzt für Chirurgie u. Urologie, Direktor der Urolog. Klinik, Kliniken der Freien Hansestadt Bremen, Zentralkrankenhaus, St.-Jürgen-Straße, D-2800 Bremen

Straube, Winfried, Prof. Dr., Facharzt für Urologie, Chefarzt der Urologischen Abteilung des Marienhospitals, Hospitalstraße 24, D-4300 Essen 12

Strauss, Wolfgang, Dr., Facharzt für Urologie und Chirurgie, Belegarzt der Urolog. Abteilung, Kreiskrankenhaus, Ernst-Putz-Straße 4, D-8788 Bad Brückenau 2

Strobel, Alois, Dr. med., Urolog. Klinik und Poliklinik der Ludwig-Maximilians-Universität, Klinikum Großhadern, Marchioninistraße 15, D-8000 München 70

Strohmenger, Paul, Prof. Dr., Facharzt für Urologie, Chefarzt der Urolog. Klinik, Städt. Kliniken Osnabrück, Caprivistraße 1, D-4500 Osnabrück

Strothotte, Erich, Dr., Facharzt für Urologie und Chirurgie, Kleine Flurstraße 9, D-5600 Wuppertal-Barmen

Studemund, Hartwig, Dr., Facharzt für Urologie, Lornsenstraße 9, D-2300 Kiel

Tauber, Roland, Dr. med., Urolog. Klinik und Poliklinik der Ludwig-Maximilians-Universität, Klinikum Großhadern, Marchioninistraße 15, D-8000 München 70

Taupitz, Artur, Prof. Dr., Facharzt für Urologie, Chefarzt der Urolog. Klinik des Städt. Krankenhauses, D-6750 Kaiserslautern

Teodorescu, Alexandru, Dr., Facharzt für Urologie, judetul OLT (0500), Slatina (Rumänien)

Terhorst, Bodo, Prof. Dr., Chefarzt der Urolog. Abt., Caritaskrankenhaus, Uhlandstraße 7, D-6990 Bad Mergentheim

Thelen, Anton, Prof. Dr., Facharzt für Chirurgie u. Urologie, Beethovenstraße 6, D-7800 Freiburg

Thelen Paul, Dr., Facharzt für Urologie, Im Klapperhof 52, D-5000 Köln 1

Therhag, Hans G., Dr., Dürerstraße 32, D-5620 Velbert

Thiel, Karl Heinz, Dr., Facharzt für Chirurgie u. Urologie, Chefarzt der Urolog. Abt. der Städt. Krankenanstalten, Jägerhausstraße 26, D-7100 Heilbronn

Thiele, Rudolf, Dr., Facharzt für Urologie, Reichsstraße 22, D-8850 Donauwörth

Thüroff, J., Dr. med., Urolog. Klinik der Johannes-Gutenberg-Universität, Langenbeckstraße 1, D-6500 Mainz

Timmermann, Oscar, Dr., Facharzt für Urologie, Arminstraße 24, D-4650 Gelsenkirchen

Tramoyeres, Cases Alfredo, Dr., Facharzt für Urologie, Chef der Urolog. Abt. Ciudad Sanitaria La Fe, Avd. Alferez Provisional, Valencia (Spanien)

Truss, Friedrich, Prof. Dr., Facharzt für Urologie, Direktor der Klinik und Poliklinik für Urologie der Univ. Göttingen, Robert-Koch-Straße 40, D-3400 Göttingen

Tschervenakow, Anton, Dr., Facharzt für Chirurgie u. Urologie, Vorstand des Lehrstuhls für Urologie am Institut für ärztliche Fortbildung, Belo More 8, Sofia (Bulgarien)

Tscholl, R., Priv.-Doz. Dr., Kantonsspital, Leitender Arzt d. Urolog., Klinik, CH-5001 Aarau

Tunn, Ulf, Dr., Facharzt für Urologie, Leitender Oberarzt der Urologischen Klinik im Josefs-Hospital, D-4690 Herne 1

Uhlir, Karel, Prof. Dr., Direktor der Urolog. Univ.-Klinik, Pekařská, Brno (ČSSR)

Ulbricht, Roland, Dr. med., Urolog. Klinik und Poliklinik der FU Berlin, Klinikum Charlottenburg, Spandauer Damm 130, D-1000 Berlin 19

Ulrich, Heinz Jürgen, Dr., Facharzt für Urologie, Pferdemarkt 16, D-2400 Lübeck

Ulshöfer, B., Dr., Urologische Klinik und Poliklinik der Universität, Robert-Koch-Straße 8, D-3550 Marburg/Lahn

Ultzmann, Harald, Dr., Facharzt für Urologie, Alserstraße 27, A-1080 Wien

Unger, Joachim, Dr., Facharzt für Urologie und Chirurgie, Leitender Arzt d. Urologischen Abt. am Städt. Krankenhaus, D-8830 Treuchtlingen

Unger, Victor, Dr., Facharzt für Urologie u. Chirurgie, Viktoriastraße 2, D-6600 Saarbrücken

Urlesberger, Hadwin, Dr., Urologische Abteilung, Landeskrankenhaus, St.-Veiter-Straße 47, A-9010 Klagenfurt

Vahlensieck, Winfried, Prof. Dr., Facharzt für Urologie, Direktor der Urolog. Univ.-Klinik, D-5300 Bonn-Venusberg

Vardakis, Georg, Dr., Facharzt für Urologie, Trift 19, D-3100 Celle

Vieth, Burghard, Dr. med., Facharzt f. Röntgenologie, Urolog. Klinik und Poliklinik der FU Berlin, Klinikum Charlottenburg, Spandauer Damm 130, D-1000 Berlin 19

Voegele, Ulrich, Dr., Fischertor 1, D-4950 Minden

Völter, Dieter, Prof. Dr., Urologischen Abteilung des St.-Trudpert-Krankenhauses, D-7530 Pforzheim

Vogt, Wolfgang-Erich, Dr., Facharzt für Urologie, Tauentzienstraße 13, D-1000 Berlin 30

Voigt, Konrad, Dr., Facharzt für Urologie, Käthestraße 9, D-1000 Berlin 28

Vouros, Demetrios, Doz. Dr., Facharzt für Urologie, Chefarzt der Urologischen Abteilung, Theagenion Medical Institut, Serronstr. 2, Thessaloniki (Griechenland)

Wagener, Klaus, Dr., Facharzt für Urologie, Chefarzt im Sanatorium Hartenstein, D-3590 Bad Wildungen

Wagenknecht, Lothar-Viktor, Priv.-Doz. Dr., Urologische Univ.-Klinik, Martinistraße 52, D-2000 Hamburg 20

Wagner, W., Priv.-Doz. Dr., Facharzt für Urologie, Chefarzt d. Urolog. Abt., St. Josefs-Hospital, Kurfürstenstraße 69, D-4150 Krefeld-Uerdingen

Walczak, Michael, Dr., Facharzt für Urologie, Oberarzt der Urolog. Abt. d. St.-Antonius-Hospitals, Dechant-Decker-Straße, D-5180 Eschweiler

Walther, Volker, Dr. med., Baumgartenstraße 30, D-8150 Holzkirchen

Walz, P. H., Dr., Urologische Klinik, Klinikum der Johannes-Gutenberg-Universität, Langenbeckstraße 1, D-6500 Mainz

Wand, Heribert, Prof. Dr., Facharzt für Urologie und Chirurgie, Leiter der Abteilung für Urologie im Klinikum der Univ. Kiel, Hospitalstraße 40, D-2300 Kiel

Wandschneider, Gerhard, Dr., Primarius, Univ.-Doz., Vorstand d. Urolog. Abt. d. Landeskrankenhauses Graz, Petersbergenstraße 61, A-8042 Graz

Wanner, Klaus, Dr. med., Oberarzt d. Urolog. Klinik am Katharinenhospital, Kriegsbergstraße 60, D-7000 Stuttgart 1

Wassmuth, Klaus, Dr., Stadtkrankenhaus, Urologische Abteilung, Würzburger Weg 22, D-8832 Weißenburg

Weber, Wolfgang, Prof. Dr., Leiter der Abteilung für Urologie im Zentrum der Chirurgie d. Joh.-v.-Goethe-Univ., Theodor-Stern-Kai 7, D-6000 Frankfurt/Main

Wehner, Walter, Dr., Facharzt für Urologie, Chefarzt der Urolog. Klinik, Hohenzollernstraße 7–9, D-7000 Stuttgart-S

Weidner, W., Dr., Lehrstuhl und Abteilung für Urologie der Justus-Liebig-Universität, Klinikstraße 37, D-6300 Gießen

Weigele, Günter Norbert, Dr., Facharzt für Urologie, Marktplatz 1, D-7410 Reutlingen

Weigner, K., Dr. med., Oberarzt der Urolog. Abteilung des Knappschafts-Krankenhauses, Dr.-Hans-Böckler-Platz, D-5102 Würselen 1

Weißbach, L., Priv.-Doz. Dr., Oberarzt der Urolog. Univ.-Klinik, Venusberg, D-5300 Bonn

Weissteiner, Gerhard, Dr., Urologische Univ.-Klinik, Anichstraße 35, A-6020 Innsbruck

Wellstein, Hans, Dr., Facharzt für Urologie, Holzstraße 21, D-7000 Stuttgart 1

Wenderoth, Heinz, Dr., Facharzt für Urologie u. Chirurgie, Chefarzt der Urolog. Klinik d. Allg. Krankenhauses, Buscheystraße 15 a, D-5800 Hagen

Werner, Horst, Dr., Facharzt für Urologie u. Chirurgie, Chefarzt der Urolog. Abt. des St.-Elisabeth-Krankenhauses, Werthmannstraße 1, D-5000 Köln 41

Westenfelder, Martin, Priv.-Doz. Dr., Facharzt f. Urologie, Oberarzt der Abteilung für Urologie des Klinikums der Universität Freiburg, Hugstetter Straße 55, D-7800 Freiburg

Wichmann, D., Dr. med., Leitender Arzt d. Urolog. Abt. d. St.-Franziskus-Hospitals, D-2842 Lohne

Widok, Klaus, Dr., Allgäuer Straße 1, D-8000 München 71

Wieland, Wolf F., Dr. med., Urolog. Klinik und Poliklinik der Ludwig-Maximilians-Universität, Klinikum Großhadern, Marchioninistraße 15, D-8000 München 70

Wienhöwer, Reiner, Dr., Facharzt für Urologie, Oberarzt d. Klinik Golzheim, Urologische Abt., Friedrich-Lau-Straße 11, D-4000 Düsseldorf

Wigger, Curt, Dr., Facharzt für Urologie, Gartenstraße 14, D-4930 Detmold

Wilbert, Heinz, Dr., Facharzt für Urologie und Chirurgie, Siegfriedstraße 31, D-6520 Worms/Rhein

Wilhelm, E., Dr. med., Urolog. Univ.-Klinik, Maximiliansplatz, D-8520 Erlangen

Wille-Baumkauff, Horst, Prof. Dr., Facharzt für Urologie, Moltkestraße 1, D-3300 Braunschweig

Wiltschke, Heribert, Prim. Dr., Facharzt f. Urologie, Kajetanerplatz 5, A-5020 Salzburg

Winkler, Peter, Dr., Facharzt für Urologie, Lahnstraße 9, D-5000 Köln 50

Winz, Richard, Dr., Facharzt für Urologie, Burgwall 64, D-4400 Münster

Wirth, Manfred, Dr. med., Urolog. Klinik und Poliklinik der Univ. Würzburg, Luitpoldkrankenhaus, D-8700 Würzburg

Witschel, Rüdiger, Dr. med., Facharzt f. Urologie, Belegarzt in der Klinik Dr. Strempel, Bahnhofstraße 20, D-4970 Bad Oeynhausen 1

Witzel, Reinhold, Dr., Facharzt f. Urologie, Lennéstraße 9 a, D-5300 Bonn

Woelk, Eberhard, Dr., Facharzt für Urologie, Chefarzt der Urolog. Abt. Kath. Krankenhaus Du-Zentrum, Knappenstraße 10, D-4100 Duisburg 17

Wöller, Albrecht, Dr., Schloßstraße 23, D-4330 Mülheim/Ruhr

Wohlrabe, Kurt, Dr., Facharzt f. Urologie, Altendorfer Straße 288, D-4300 Essen 1

Wolterhoff, Hermann, Dr., Facharzt für Urologie, Poststraße 14, D-4010 Hilden

Wortberg, Klaus, Dr., Facharzt für Urologie, Albertinenkrankenhaus, D-4503 Dissen

Wricke, Gerhard, Dr., Facharzt für Urologie und Chirurgie, Bonifatiusplatz 8, D-6500 Mainz

Wulff, Hans Diederich, Prof. Dr., Facharzt für Urologie, Chefarzt d. Urolog. Klinik, Schwarzenmoorstraße 70, D-4900 Herford

Wurdas, Hermin, Dr., Facharzt für Urologie, Theodor-Heuss-Platz 1–3, D-4040 Neuß

Zechner, O., Dr., Urologische Universitätsklinik, Alserstraße 4, A-1090 Wien 9

Zeiss, Peter, Facharzt für Urologie, Ludwig-Dürr-Straße 46, D-8021 Icking

Zeman, Emil, Univ.-Doz. Dr., Facharzt für Urologie, Hohentwielstraße 33, D-7000 Stuttgart 1

Ziegler, Manfred, Prof. Dr., Direktor der Urolog. Univ.-Klinik, D-6650 Homburg/Saar

Ziegler, Wilhelm, Dr., Facharzt für Urologie, Schillerstraße 10, D-7600 Offenburg (Baden)

Zikic, Dr. Dr., Behringstraße 13, D-4930 Detmold

Zimmermann, Armin, Dr. med., Facharzt für Urologie, Rasenweg 8, D-3406 Bovenden 1

Zingg, Ernst, Prof. Dr., Facharzt für Chirurgie u. Urologie, Direktor der Urolog. Univ.-Klinik, CH-3010 Bern (Schweiz)

Zink, Roman A., Dr. med., Urolog. Klinik und Poliklinik der Ludwig-Maximilians-Universität, Klinikum Großhadern, Marchioninistraße 15, D-8000 München 70

Zöckler, Hans-Theodor, Dr., Facharzt für Urologie, Urologische Klinik der Med. Hochschule, Karl-Wiechert-Allee 9, D-3000 Hannover-Kleefeld

Zoedler, Dietmar, Dr., Facharzt für Urologie, Chefarzt der Urolog. Abt. der Klinik Golzheim, Friedrich-Lau-Straße 11, D-4000 Düsseldorf

Zorn, Dietrich, Prof. Dr., Facharzt für Urologie, Aussiger Wende 17, D-3000 Hannover-Kirchrade

Zurborg, Clemens, Dr., Facharzt für Urologie, Chefarzt der Urolog. Abt. des Krankenhauses Maria-Hilf, Oberwiesenstraße 94, D-4150 Krefeld

Zwergel, Th., Dr. med., Urolog. Abt. der Eberhard-Karls-Univ. Tübingen, Calwer Straße 7, D-7400 Tübingen 1

Nicht eingegangene Manuskripte

Kinderurologie: Hauptthema Reflux

1. Grundlagen, Fortschritte der Diagnostik und Vorabklärung

Refluxnephropathie: Neuere klinische und experimentelle Aspekte

H.-U. Eickenberg

Stand der Immunologie in der Urologie

Grundlagen der Tumorimmunologie

V. Schirrmacher

Fortbildungsseminar Ultraschall und Computertomographie

Niere

Was leistet die Computertomographie im Vergleich zur Echographie bei der Diagnostik renaler Raumforderungen?

G. v. Kaick, W. Jaschke, H. Palmtag, U. Ikinger

Prostata, Blase

Der Wert der Computer-Tomographie beim Staging von Harnblasen- und Prostatakarzinomen

A. Rost, O. H. Wegener, H. Ch. Koch, U. Fiedler

Autorenregister